후두음성언어의학 3판

발성의 이해와 음성치료

대한후두음성언어의학회
KOREAN SOCIETY OF LARYNGOLOGY, PHONIATRICS AND LOGOPEDICS

범문에듀케이션

발간사

후두음성언어의학(Laryngology, Phoniatrics and Logopedics)은 후두, 음성, 언어 및 연하장애의 진단과 치료를 아우르는 융합적인 학문으로, 의학 · 언어학 · 청각학 · 재활과학 등 다양한 분야와 긴밀하게 연결되어 있습니다. 이에 따라 대한후두음성언어의학회는 지속적으로 교과서를 개정하여 발전하고 변화하는 지식을 담아내고자 노력해 왔습니다. 이러한 노력의 결과로 2025년 3월, 오래 기다렸던『후두음성언어의학』제3판이 발간됨을 대한후두음성언어의학회 회원 여러분과 함께 축하하고자 합니다.

『후두음성언어의학』은 우리말로 쓰인 최초의 음성언어의학 교과서로, 후두 및 음성의학에 관심 있는 학생과 다양한 관련 전문가들에게 후두 해부학과 생리학, 음성 산출 과정, 그리고 음성 질환의 진단과 치료에 대한 이해를 돕고자 집필되었습니다. 2012년 12월 초판이 발간된 이후 2016년 11월에 2판이 출간되었으며, 이번 3판은 9년 만의 개정판으로 보다 최신의 학문적 흐름을 반영하였습니다. 특히, 2판에서 처음 시도되어 호평받았던 동영상 자료를 더욱 확대하고, 삽화를 추가하여 내용 전달의 효과를 극대화하였습니다. 또한, 8개의 새로운 챕터를 신설하여 후두음성언어의학 분야의 최신 연구와 임상적 관심사를 충실히 반영하였습니다.

『후두음성언어의학』 제3판의 발간을 지지하고 후원해주신 대한후두음성언어의학회 회원 여러분께 진심으로 감사드립니다. 특히, 높은 완성도로 이번 개정판을 이끌어주신 김한수 편집위원장님께 깊이 감사드리며, 2판부터 의학적 · 예술적으로 최고 수준의 삽화를 제작해주신 류준선 편집위원님께도 특별한 감사를 전합니다. 또한, 교육, 진료 및 연구로 바쁜 일정 속에서도 헌신적으로 노력해주신 모든 편집위원님들께도 깊은 감사의 말씀을 드립니다.

이번 개정을 통해『후두음성언어의학』이 보다 체계적이고 심층적인 내용을 담아, 학생들과 임상의들에게 더욱 유용한 지침서가 되기를 바랍니다. 빠르게 변화하는 의학적 지식과 기술을 반영하여 지속적으로 발전하는 것이 본 교과서의 역할이며, 앞으로도 대한후두음성언어의학회는 학문적 발전과 임상 적용을 위해 꾸준한 연구와 노력을 이어나갈 것입니다. 이 책이 후두음성언어의학을 연구하고 실천하는 모든 이들에게 유익한 길잡이가 되기를 바라며, 독자 여러분의 지속적인 관심과 격려를 부탁드립니다.

2025년 3월 6일

대한후두음성언어의학회 회장 **권택균**

머리말

'후두음성언어의학 1판'은 제가 처음으로 저자로 집필한 교과서였습니다. 또한 편집위원회 간사로 참여하게 되면서, 교과서 편찬의 전반적인 과정을 배울 수 있는 기회가 되었습니다. 이후 2판 편집위원회도 함께 하게 되었고, 이번에는 제3판의 편집위원장으로 봉사하게 되면서 세 번 연속으로 교과서 편집에 참여하는 영광스러운 기회를 가질 수 있게 되었습니다.

이번 교과서를 개정하면서 가장 고민을 했던 건 2판 교과서와 어떤 차별점을 둘 것인가였습니다. 편집위원장으로 내정되고 다시 살펴본 2판 교과서는 출판 후 7년이 지났지만 내용이나 디자인, 삽화 등 어느 한 부분도 크게 손볼 필요가 없을 만큼 역작이었습니다. 당시로서는 파격적으로 동영상을 QR코드로 제공하였고, 언어재활을 공부하는 학생들을 위한 판형을 따로 마련하는 등 큰 수정 없이 증쇄본으로 출판을 해도 될 수준이었습니다. 이에 몇 차례의 편집위원회를 통해 2판 교과서의 방향성은 유지하되 출판 이후 7년이 지난 시점의 최신 지견을 추가하고 정년, 퇴임 등으로 학교를 떠나신 저자분들을 교체하는 선에서 '작은' 개편을 하기로 결정하였습니다. 그러나 막상 새로 출판된 3판을 두고 보니 2판에 비해 8챕터가 추가되었고 전체 저자의 거의 절반에 해당하는 27분의 새로운 집필진이 참여한 '중간' 수준의 개정판을 내놓게 되었습니다. 총 4섹션, 31개챕터, 108개의 삽화, 69개의 동영상으로 확장된 '후두음성언어의학 제 3판'은 다른 나라의 그 어떤 교과서에도 뒤지지 않으며, 후두학의 전 분야를 망라할 뿐만 아니라 우리 독자들이 이해하기 가장 편한 국문으로 제공되는 '우리들의' 전문교과서가 되었다고 생각됩니다.

2023년부터 시작된 1년반의 여정이 마무리되는 이 순간 머리말을 쓰면서 많은 고마운 분들이 생각납니다. 무엇보다도 의정사태라는 초유의 상황에서도 진료, 연구를 묵묵히 수행하시면서 옥고를 내어 주신 집필진 여러분들께 깊은 감사의 말씀을 드립니다. 촉박한 편집일정에도 불구하고 이번에도 본문을 이해하기 쉽게 핵심을 그림으로 표현해 주신 류준선 선생님이 안 계셨다면 제3판은 완성되지 못했을 것입니다. 여덟 분의 편집위원님들은 마지막 인덱싱 작업까지 직접 챙기면서 출판일을 맞추어 주셨습니다. 범문에듀케이션의 이재선 이사님, 신선희 부장님은 마치 우리 학회 회원이신 것처럼 경험과 열정을 가지시고 역작을 다듬어 주셨습니다. 그러나 무엇보다도 힘든 상황에서도 3판이 세상에 나오게 된 데에는 권택균 회장님 이하 우리 학회 회원분들의 성원이 가장 큰 힘이 되었음은 두말할 필요가 없을 것입니다. 2012년 제1판이 나온 이후 10여 년의 기간 동안 제3판의 교과서가 나오게 된 것은 우리 학회의 저력을 그대로 보여준 것이라 생각합니다.

편집위원장으로서 이번 교과서가 이비인후과 전문의 외에 후두음성학에 관심이 있는 전공의, 언어재활사, 관련 학과 학생들에게 도움이 되리라 생각하면서, 제4판의 밑거름이 되길 기대해 봅니다.

2025년 3월

대한후두음성언어의학회 교과서 편집위원장 **김한수**

대한후두음성언어의학회 교과서 편집위원회

편집위원장	김한수	이화여자대학교 이비인후과
아트워크 위원	류준선	국립암센터 이비인후과
편집간사	정우진	서울대학교 이비인후과
편집간사보	진영주	강원대학교 이비인후과
편집위원	이상혁	성균관대학교 이비인후과
	이승진	한림대학교 언어청각학부
	이윤세	울산대학교 이비인후과
	임재열	연세대학교 이비인후과
	조정해	가톨릭대학교 이비인후과

집필진

강은현 가천대학교 성악과
권성근 서울대학교 이비인후과
권순복 부산대학교 언어정보학과
권택균 서울대학교 이비인후과
김돈규 중앙대학교 재활의학과
김동영 가천대학교 이비인후과
김성태 동신대학교 언어치료학과
김재옥 강남대학교 교육대학원 언어치료교육전공
김지성 건양대학교 보건복지대학원 언어치료학과
김지원 울산대학교 이비인후과
김진평 경상대학교 이비인후과
김청수 가톨릭대학교 이비인후과
김한수 이화여자대학교 이비인후과
김향희 연세대학교 재활의학교실/언어병리학과
류준선 국립암센터 이비인후과
박영학 가톨릭대학교 이비인후과
박일석 한림대학교 이비인후과
박정제 경상대학교 이비인후과
박진우 동국대학교 재활의학과
박혜상 한림대학교 이비인후과
박희준 부산가톨릭대학교 언어청각치료학과
선동일 가톨릭대학교 이비인후과
손영익 성균관대학교 이비인후과
손진호 경북대학교 이비인후과
손희영 동남권원자력의학원 이비인후과
송윤경 동명대학교 언어치료청각재활학과
송창면 한양대학교 이비인후과
신유섭 아주대학교 이비인후과
엄은실 한양대학교 성악과
유미란 동아방송예술대학교 K-POP과
유재연 호남대학교 언어치료학과
유창환 국립암센터 이비인후과
윤미선 나사렛대학교 언어치료학과
은영규 경희대학교 이비인후과
이병주 부산대학교 이비인후과
이상준 단국대병원 이비인후과
이상혁 성균관대학교 이비인후과
이승원 순천향대학교 이비인후과
이승진 한림대학교 언어청각학부
이연우 고신대학교 언어치료학과
이영미 이화여자대학교 언어병리학과
이윤세 울산대학교 이비인후과
이진춘 부산대학교 이비인후과
임 선 가톨릭대학교 재활의학과
임재열 연세대학교 이비인후과
정수연 이화여자대학교 이비인후과
정우진 서울대학교 이비인후과
정은재 서울대학교 이비인후과
정필상 단국대병원 이비인후과
조정해 가톨릭대학교 이비인후과
주영훈 가톨릭대학교 이비인후과
진성민 성균관대학교 이비인후과
진영주 강원대학교 이비인후과
차원재 서울대학교 이비인후과
최경효 울산대학교 재활의학과
최성희 대구가톨릭대학교 언어청각치료학과
최승호 울산대학교 이비인후과
최예린 명지대학교 통합치료대학원 언어치료학과
최정석 인하대학교 이비인후과
표화영 조선대학교 언어치료학과
하승희 한림대학교 언어청각학부
홍용태 전북대학교 이비인후과
홍현준 연세대학교 이비인후과

(가나다 순)

차례

동영상 차례

Chapter	Chapter Title	Video Title	QR-Code	Video Contributor
18	기질적 음성장애의 음성치료	18-3. 복부 횡격막 호흡 훈련		동신대학교 김성태
		18-4. 흡기 발성 훈련		동신대학교 김성태
19	신경학적 음성장애 음성치료	19-1. 시각적 피드백의 예-Real time pitch		고신대학교 이연우
20	특수 문제를 가진 환자의 음성치료	20-1. Lax Vox-1 bubble without phonation		대구가톨릭대학교 최성희
		20-2. Lax Vox-2 bubble with phonation		대구가톨릭대학교 최성희
		20-3. Lax Vox-3 sustained phonation (middle-low-high)		대구가톨릭대학교 최성희
		20-4. Lax Vox-4 gliding		대구가톨릭대학교 최성희
		20-5. Lax Vox-5 sentence		대구가톨릭대학교 최성희
		20-6. Lax Vox-6 singing		대구가톨릭대학교 최성희
		20-7. 인공후두기_Moksori		대구가톨릭대학교 최성희
22	행동적 음성치료	22-1. 구강개방법		호남대학교 유재연
		22-2. 노래조로 말하기		호남대학교 유재연
		22-3. 음성배치-최적음도		호남대학교 유재연
		22-4. 하품-한숨		호남대학교 유재연
		22-5. 호흡훈련		호남대학교 유재연
		22-6. 후두마사지		호남대학교 유재연
23	총체적 음성치료 프로그램	23-1. 휴식상태에서 편안히 호흡하기		동명대학교 송윤경
		23-2. 휴식상태에서 호흡 조절하기		동명대학교 송윤경
		23-3. 측면으로 누워 복식호흡 조절하기		동명대학교 송윤경
		23-4. 바로 앉아서 호흡하기		동명대학교 송윤경
		23-5. 서서 호흡하기		동명대학교 송윤경
		23-6. 무성마찰음 및 유성마찰음으로 강세 연습하기		동명대학교 송윤경
		23-7. 나란히 서서 복식호흡으로 발성 연습하기		동명대학교 송윤경
		23-8. 마주보고 서서 복식호흡으로 발성 연습하기		동명대학교 송윤경
		23-9. (무성, 유성 마찰음과 다양한 모음으로) 한 박자씩 2개의 강세 발성하기		동명대학교 송윤경
		23-10. (무성, 유성 마찰음과 다양한 모음으로) 한 박자씩 3개의 강세 발성하기		동명대학교 송윤경

Chapter	Chapter Title	Video Title	QR-Code	Video Contributor
23	총체적 음성치료 프로그램	23-11. (무성, 유성 마찰음과 다양한 모음으로) 반 박자와 한 박자 섞어 4개의 강세 발성하기		동명대학교 송윤경
		23-12. (무성, 유성 마찰음과 다양한 모음 및 자음으로) 반 박자와 한 박자 섞어 5개의 강세 발성하기		동명대학교 송윤경
		23-13. (무성, 유성 마찰음과 다양한 모음 및 자음으로) 반 박자와 한 박자 섞어 13개의 강세 발성하기		동명대학교 송윤경
		23-14. 이완발성으로 마무리하기		동명대학교 송윤경
		23-15. 모음 /i/로 최대연장발성		동명대학교 송윤경
		23-16. 모음 /o/로 상승활창훈련		동명대학교 송윤경
		23-17. 모음 /o/로 하강활창훈련		동명대학교 송윤경
		23-18. 모음 /o/로 근력훈련		동명대학교 송윤경
		23-19. 편안한 음도로 /m/ 연장 발성		동명대학교 송윤경
		23-20. 강도 및 음도에 변화를 주며 /m/ 연장 발성		동명대학교 송윤경
		23-21. 공명음성으로 단어 말하기		동명대학교 송윤경
		23-22. 공명음성으로 문장 말하기		동명대학교 송윤경
		23-23. 간단한 시도로 공명음성 캘리브레이션하기		동명대학교 송윤경
		23-24. 공명음성으로 메사 디 보체		동명대학교 송윤경
24	반폐쇄성도훈련법	24-1. 물저항빨대발성		건양대학교 김지성
		24-2. 빨대발성		건양대학교 김지성
		24-3. 양순유성마찰음		건양대학교 김지성
		24-4. 입술트릴발성		건양대학교 김지성
		24-5. 허밍발성		건양대학교 김지성
25	난청인의 언어치료	25-1. 청각장애 음성치료 사례: 과소비성 치료		나사렛대학교 윤미선
31	대중음악 가창과 발성의 이해	31-1. 성대접촉 변화 연습방법		동아방송예술대학교 유미란

SECTION 1

발성의 기초

LARYNGOLOGY, PHONIATRICS AND LOGOPEDICS

CHAPTER 01

후두의 해부학적 구조

류준선 • 유창환

후두는 상부소화기관과 호흡기관의 교차 부위에 위치하며, 세 번째에서 여섯 번째 경추 사이에 있다. 일반적으로 피열후두개주름 *aryepiglottic fold*, 후두개첨단, 후연합부 *posterior commissure*로 이루어진 후두 입구 *laryngeal inlet*로부터 윤상연골 *cricoid cartilage*의 하연까지를 후두라고 하며, 전경부에서 하인두와 기관을 연결한다. 후두는 주로 연골로 이루어진 골격구조와 이들을 연결하는 근육과 인대를 점막이 덮고 있는 복잡한 구조를 가지고 있다. 다양한 성대근의 근육의 수축과 이완에 의해서 연골과 인대의 위치가 바뀌며 호흡, 발성, 연하를 조절하고 기도를 보호한다.

출생 시에는 후두개의 끝부분이 제2 경추 높이에 있으며 연구개 *soft palate*와 닿아 있다가, 3세가 될 때까지 경부에서 하강하여 소아에서 후두는 세 번째에서 다섯 번째 경추 사이에 위치한다. 사춘기가 되면 갑상연골 *thyroid cartilage*이 성장하면서 윤상연골이 하강하여 여섯 번째 경추에 위치하게 되며, 노년기에 접어들면 일곱 번째 경추에 위치한다(그림 1-1).[1]

소아에서는 성인에서 촉지되는 갑상융기 *thyroid eminence*를 촉진하기가 어려우며, 윤상갑상막 *cricothyroid membrane*은 작은 틈처럼 촉진된다. 이후 후두가 하강함에 따라 갑상융기는 돌출하고, 윤상갑상막은 함몰하는 곡선 구조를 형성한다. 후두의 하강과 함께 구인두의 공간이 넓어지고 후두개는 곡률이 두드러지는데, 출생 후부터 3세까지 증가하고, 이후 성인이 될 때까지 서서히 변화한다. 신생아에서 주로 관찰되는 후두개 접힘과 두껍고 짧은 피열후두개주름 *aryepiglottic fold*은 후두연화증 *laryngomalacia*의 원인이 되기도 한다. 피열연골 *arytenoid cartilage*은 출생 시에는 다른 후두 구조물에 비해 크며, 성대의 일부를 가리기도 한다. 청소년기에 접어들면서 후두의 성장에 따른 성대 길이의 증가, 피열연골의 비례적 감소에 의해 후두입구는 더 삼각형 모양을 형성한다.

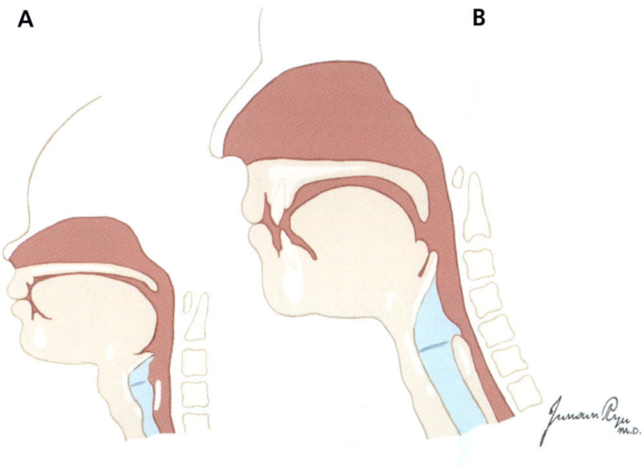

그림 1-1 신생아와 성인의 후두 위치 비교. A. 신생아의 후두 위치, B. 성인의 후두 위치.

I 후두의 골격

후두는 설골과 함께 3개의 독립 연골과 3쌍의 연골들로 구성되어 있다. 독립연골은 각각 갑상연골, 윤상연골, 후두개연골 *epiglottic cartilage*이며, 짝을 이루고 있는 연골은 피열연골, 소각연골 *corniculate cartilage*, 설상연골 *cuneiform cartilage*이다. 이 중 갑상연골, 윤상연골, 후두개연골은 설골 *hyoid bone*과 함께 후두의 골격을 형성한다(그림 1-2).

설골은 U자 모양으로 후방이 열려 있는 뼈로 두개저 *skullbase*와 하악골 *mandible*에 근육과 인대로 지지되어 있다. 후두에서 가장 큰 갑상연골은 설골 아래 존재하며, 앞쪽에서 보았을 때 뒤쪽에 날개가 있는 V자처럼 보인다. 갑상연골은 성대를 보호하고 지지하는 역할을 한다. 피열연골은 성대 움직임에 가장 중요한 역할을 하는 연골로 피열연골에 붙어 있는 후두내근 *intrinsic*

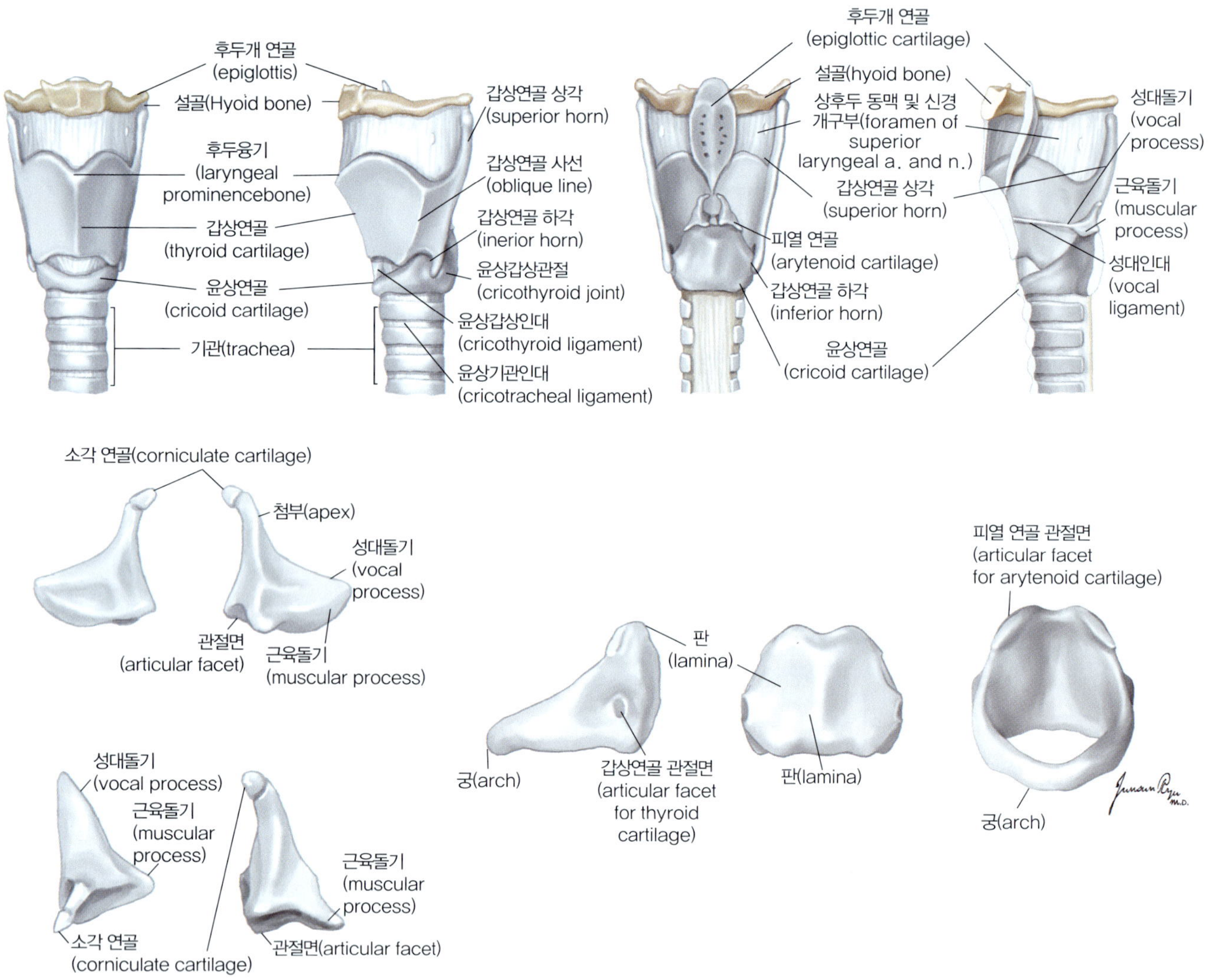

그림 1-2 **후두의 골격.**

*laryngeal muscle*들과, 윤상피열관절*cricoarytenoid joint*과의 움직임에 의해 성대의 개폐, 음의 높낮이*pitch* 등이 결정된다. 윤상연골은 기도 안에 있는 원형 모양의 연골로 갑상연골 아래에 위치하며 기관과 연결되고 피열연골, 갑상연골과 관절을 이루고 있다. 후두개연골은 갑상연골의 앞-내부 표면 아래쪽으로 붙어 있는 잎사귀 모양의 구조이다. 상부는 열려 있고 설기저부까지 올라가 있으며 하인두를 향해 돌출되어 있다.

1. 설골

설골은 U자형의 뼈로서 체부*body*와 양측 대각*greater horn*, 소각*lesser horn*으로 구성되며 후두 골격의 상부를 차지하는 구조물이다.[2] 설골은 상부로는 두개저와 하악골과 근육과 인대로 지지되어 있고 정중, 외측 갑상설골인대*thyrohyoid ligament*, 갑상설골막*thyrohyoid membrane*과 근육에 의해 갑상연골에 연결된다. 혀의 각종 설근들과 흉골갑상근*sternothyroid muscle*을 제외한 후두외근*extrinsic laryngeal muscle*이 설골하부에 부착해 있으므로 설골은 후두의 움직임에 중요한 역할을 한다.

2. 갑상연골

갑상연골은 설골의 하방 1 cm 정도에 존재하며, 후두연골 중 가장 크다. 이름에서 알 수 있듯이 갑상연골은 방패 모양으로 성대를 보호하고 지지하는 역할을 한다. 연골의 안쪽 중앙 부위에 연골막이 결여된 작은 융기가 있는데, 이곳에 전연합부건*anterior commissure tendon*이 부착되어 있다. 좌우 대칭으로 2개의 사각 연골판*cartilage lamina*이 융합하여 정중앙의 V자형의 후두 융기*laryngeal prominence*를 만드는데 이를 갑상 절흔*thyroid notch*이라고 한다. 후두 융기의 각도는 성인 남성에서 90°, 여성에서 120°이다. 갑상연골판은 후방으로 개방되어 있으며, 뒤쪽 가장자리가 연장되어 상각*superior horn*, 하각*inferior horn*을 이룬다. 갑상연골의 위쪽으로는 갑상설골막과 근육을 통해 설골과 붙어 있고, 아래쪽으로는 윤상갑상인대*cricothyroid ligament*와 윤상갑상근*cricothyroid muscle*이 부착되어 있다. 후두외근 중 흉골갑상근이 갑상연골판에 붙어 있다.

3. 윤상연골

윤상연골은 갑상연골과 기관 사이에 존재한다. 갑상연골과 달리 반지 모양이며, 상기도에서 유일하게 완전한 원형의 연골이다. 1쌍의 윤활관절이 갑상연골과 윤상연골 사이에 존재하는데, 양측 관절은 언제나 함께 움직이며, 윤상연골이 갑상연골의 하각에서 관절 횡축으로 회전할 수 있도록 한다. 따라서 근육의 수축과 이완에 따라 후방에 위치하는 윤상갑상관절*cricothyroid joint*을 축으로 갑상연골과 윤상연골의 전방 간격이 변화하며, 이러한 움직임은 성대의 길이를 조절하는 데 중요한 작용을 한다. 윤상연골은 상기도에서 유일한 완전한 원형연골이므로, 기관절개술 시 손상을 주어 연골괴사가 초래되면 성문하협착증*subglottic sternosis*이 유발된다. 삽관튜브 풍선의 공기압이 높거나 장기간 삽관튜브 풍선의 위치가 윤상연골 부위에 있을 경우에도 연골 내부 점막의 염증과 허혈로 인한 육아종이 형성되어 성문 하부 협착의 원인이 된다.

4. 피열연골

피열연골은 좌우 1쌍의 피라미드 모양의 구조로, 윤상연골의 후방 연골판 상부에 위치한다. 각 피열연골은 기저부와 3개의 돌기를 갖고 있다. 연골의 기저부는 오목하여 윤상연골과 부드러운 관절면을 이루며, 기저부에서 성대돌기*vocal process*와 근육돌기*muscular process*가 나온다. 긴 성대돌기는 전방으로 나와 성대 인대에 부착한다. 근육돌기는 후외측으로 나와 후방으로는 후윤상피열근*posterior cricoarytenoid muscle*, 전방으로는 외윤상피열근*lateral cricoarytenoid muscle*에 부착한다. 세 번째 돌기는 첨부로서 소각연골*corniculate cartilage*과 관절을 이룬다. 피열연골은 갑상연골의 전면 중간의 후방 내면에서 기시하는 갑상피열근*thyroarytenoid muscle*과 서로 연결되어 있다. 이 근육은 동일한 기시부를 갖는 2개의 근육으로 나뉘어, 하나는 피열연골의 하부 내측에 위치하는 성대돌기 부위에서 피열연골의 하부 외측으로 붙게 되고 다른 하나는 피열연골의 첨부에서 외측 근육 돌기로 붙는다.

5. 후두개연골

후두개연골은 독립된 하나의 잎새 모양의 연골이다. 상부 자유연은 넓고 둥글며, 하부는 좁아져 줄기 같은 구조이다. 후두개경*petiole of epiglottis*은 갑상절흔 바로 아래 정중선에서 갑상연골의 내측면으로 갑상후두개인대에 부착되어 있다. 후두개연골은 위로 혀기저부까지 이어진다. 이 연골의 전상방에는 설골 내면과 연결되는 설골후두개인대*hyoepiglottic ligament*가 있어 후두개전공간*preepiglottic space*의 경계를 이룬다. 다른 후두연골들이 유리연골인 것에 반해 탄성연골*elastic cartilage*로 이루어져 있으며 많은 작은 구멍이 있어서 작은 혈관과 점액선*mucous gland*이 나오는데, 이는 성문 상부암의 파급통로가 된다.

6. 소각연골*corniculate cartilage*과 설상연골*cuneiform cartilage*

소각연골은 탄성연골로 구성되며, 짝으로 피열연골의 첨부에 놓여 있어 피열연골의 첨부를 후내측으로 신전시킨다. 윤활관절이 형성되나, 융합이 일어나기도 한다. 설상연골은 작고 짝으로 연장된 탄성연골로서 피열후두개주름*aryepiglottic fold*에 위치하여 피열후두개주름의 탄성을 유지시켜 준다. 그 외에 작은 탄성연골로서 맥립연골*triticeal cartilage*도 각 갑상설골의 외측에서 작은 연골 혹은 골조직으로 종종 발견된다.

II 후두의 근육

후두의 근육은 후두외근*extrinsic laryngeal muscle*과 후두내근*intrinsic laryngeal muscle*으로 나뉜다. 후두외근은 후두를 전체적으로 올리거나 내리며, 각 연골의 운동에 영향을 준다. 후두내근은 성대의 위치와 긴장도를 변화시킴으로써 성대의 모양을 바꾼다. 대부분의 후두내근은 피열연골에 부착되어 있다.

1. 후두외근

후두외근들은 피대근*strap muscle*이라고 하며 경부에서 후두의 위치를 유지하는 역할을 한다. 후두를 올리고 내리는 운동은 각 연골 사이의 근육을 긴장시키거나 연골 사이의 각을 변화시켜 후두내근의 강도와 길이를 변화시킴으로써 음성에 영향을 줄 수 있고, 후두골격의 안정화를 유지하여 후두내근이 효과적으로 작용할 수 있도록 한다. 이들 근육들은 설골과의 위치에 따라 설골상근*suprahyoid muscle*과 설골하근*infrahyoid muscle*으로 나뉜다. 설골상근이 이복근*digastric muscle*, 하악설골근*mylohyoid muscle*, 이설골근*geniohyoid muscle*, 그리고 경돌설골근*stylohyoid muscle*이 있다.[3] 설골하근은 갑상설골근*thyrohyoid muscle*, 흉골갑상근, 흉골설골근*sternohyoid muscle*, 견갑설골근*omohyoid muscle* 등이 있다(그림 1-3).

1) 설골상근

이복근의 전복은 설골을 앞쪽으로 당겨 위로 올리는 역할을 한다. 이복근의 후복과 경돌설골근은 설골을 뒤쪽으로 당겨 설

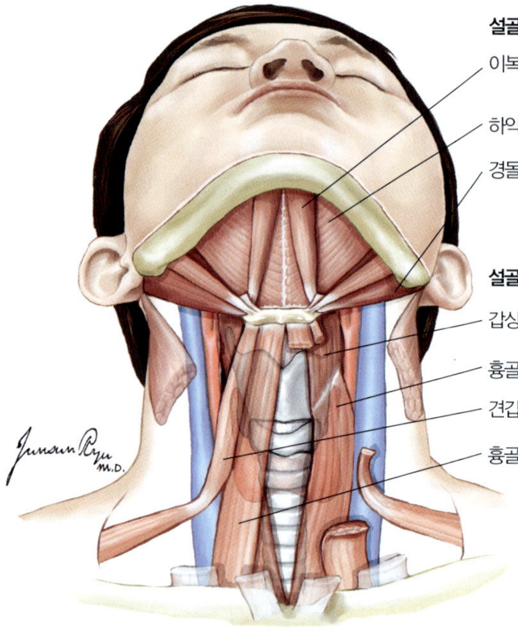

그림 1-3 후두외근의 해부학적 위치.

골을 올리는 역할을 한다. 하악설골근*mylohyoid muscle*과 이설골근*geniohyoid muscle*은 설골을 올리면서 앞으로 당기는 역할을 한다. 후두외근의 상호관계는 후두의 수직위치를 조절하는 데 필요하다(그림 1-4).

2) 설골하근

갑상설골근*thyrohyoid muscle*의 수축은 갑상연골을 위쪽, 앞쪽으로 들어 올려서 성대의 근육의 긴장을 증가시킨다. 흉골갑상근의 수축은 갑상연골의 위치를 낮추는 역할을 한다. 흉골설골근과 견갑설골근*omohyoid muscle*은 설골을 아래로 당겨 내려주는 역할을 한다.

2. 후두내근

후두내근은 성대의 외전, 내전, 그리고 긴장에 관여한다. 성대가 발성에 있어 핵심적 부위라면 성대의 모양과 움직임은 대부분 후두내근의 활동에 의한 것이다. 따라서 근전도 검사와 수술을 포함한 여러 목적으로 각 후두근의 기능을 자세히 이해하는 것이 상당히 중요하다(표 1-1). 후두내근은 5개의 근육으로 이루어져 있으며 피열연골, 갑상연골, 또는 윤상연골과 부착되어 있는 부위에 따라 이름이 매겨진다(그림 1-5). 대부분의 후두내근의 한쪽은 피열연골과 부착되어 있고 다른 한쪽은 갑상연골 또는 윤상연골과 부착되어 있다. 여기에는 성대의 내전에 관여하는 갑상피열근, 외윤상갑상근, 피열간근과, 유일하게 후

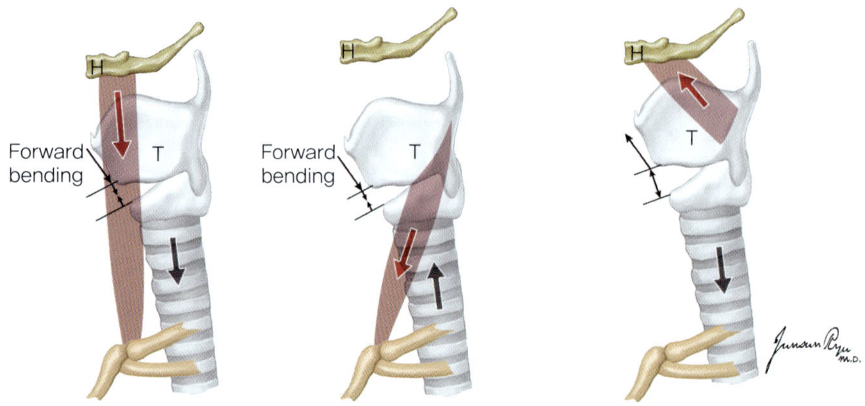

그림 1-4 후두외근의 수축 시 후두의 이동방향.

표 1-1 후두내근의 기능.

성대에 미치는 영향	윤상갑상근	갑상피열근	외윤상피열근	피열간근	후윤상피열근
위치	방정중	내전	내전	내전	외전
길이	길어짐	짧아짐	길어짐	짧아짐	길어짐
두께	얇아짐	두꺼워짐	얇아짐	두꺼워짐	얇아짐
점막긴장도	증가	감소	증가	감소	증가

두를 능동적으로 외전시키는 후윤상피열근이 포함된다. 윤상갑상근은 피열연골에 부착되지 않으며 피열연골의 운동에는 직접 작용하지는 않는다. 대신 윤상갑상근은 갑상연골과 윤상연골의 앞쪽 모서리에 연결된다.

피열연골은 후두를 움직이는 가장 중요한 부분으로, 피열연골의 운동에 따라 성대의 위치가 결정된다. 과거에는 피열연골의 움직임을 성대의 위치에 따라 내전/외전으로 구분하는 2차원적 방법으로 기술하였다. 하지만 굴곡형 내시경의 발달과 3D모델링의 발전으로 인해 현재 피열연골의 움직임을 3차원적으로 이해할 수 있게 되었다.[4,5] 피열연골의 움직임을 이해하기 위해서는 피열연골과 윤상피열관절의 관계를 아는 것이 중요하다. 윤상피열관절의 종축*longitudinal axis*을 중심으로 피열연골은 내외측 흔들림 운동*rocking movement*을 하고, 전후 활주성운동*gliding movement*을 한다. 또한 윤상피열관절의 종축과 수직 방향으로 내외 회전운동*roatating movement*을 한다(그림 1-6). 피열연골이 흔들림 운동이 가능한 이유는 윤상연골축 자체가 피열연골이 후두내근의 수축으로 인한 큰 회전 운동과, 피열윤상연

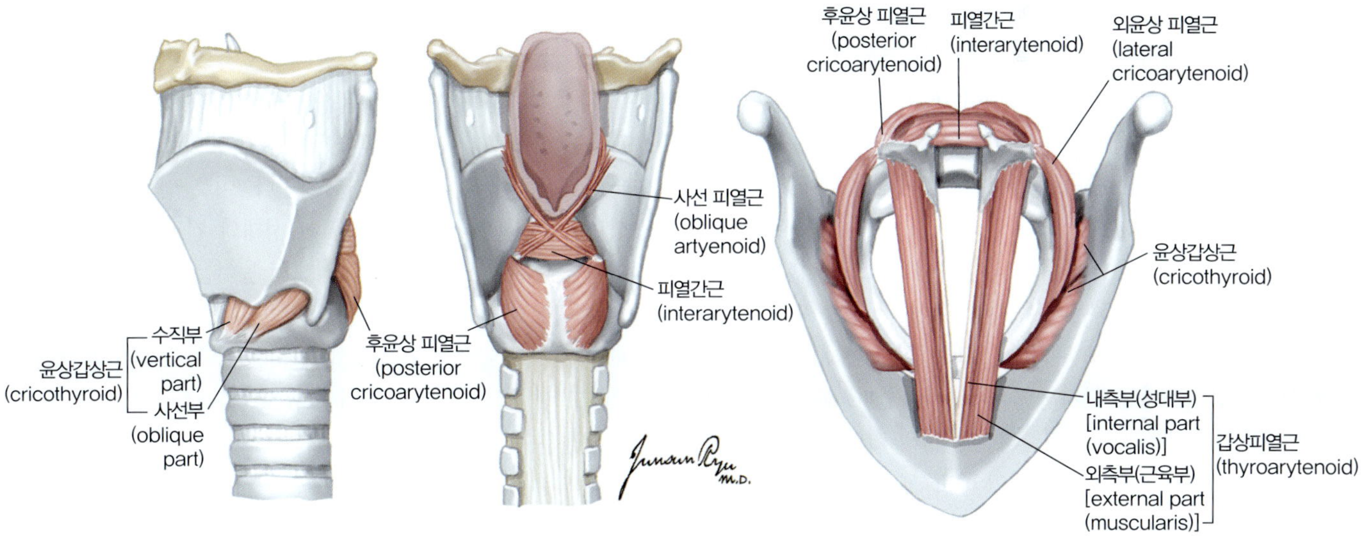

그림 1-5 후두내근의 해부학적 위치.

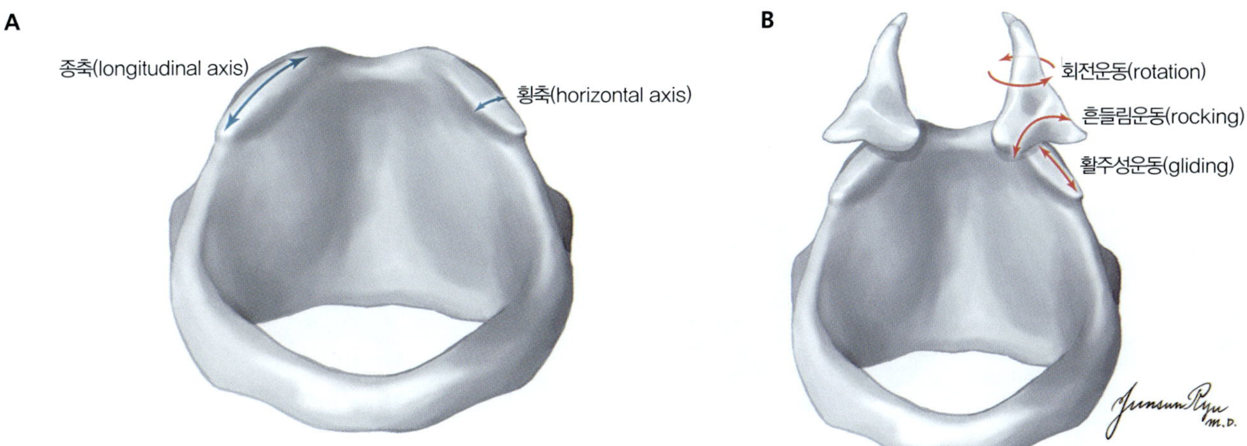

그림 1-6 피열연골의 3차원적 움직임.

골의 점막이 윤상연골로부터 피열연골이 탈출하는 것을 막아주기 때문이다. 또한 관절의 후면에는 강력한 후윤상피열인대*posterior cricoarytenoid ligament*가 있어 피열연골이 후두강내로 빠지는 것을 방지해 준다. 이로 인해 후두내근이 수축할 때 성대가 외전/내전하기도 하고, 길이가 길어지고/짧아지기도 한다. 피열연골은 후두가 열릴 때는 외측 흔들림 운동, 후방 활주성운동, 외회전운동을 한다. 반대로 후두가 닫힐 때는 내측 흔들림 운동, 전방 활주성운동, 내회전운동을 한다. 후윤상피열근이 수축하면 피열연골의 근육돌기를 후하방으로 당기게 되는데, 이때 피열연골의 성대돌기는 윤상피열관절을 축으로 하여 외상방으로 회전되어 성대가 외전된다. 반대로 외윤상피열근은 피열연골의 근육돌기를 전하방으로 당겨서, 피열연골을 내측으로 회전시킨다. 이때 피열연골의 성대 돌기는 내하방으로 회전하여 성대가 내전된다.

갑상피열근은 성대의 내전에 관여하기도 하지만, 주로 성대의 긴장도를 조절하여 성대 접촉을 늘이는 역할을 한다. 피열간근은 두 피열연골을 연결하고 있어서 내전에 영향을 주는 것으로 알려져 있으나 최근 후두 움직임의 3D 모델링을 이용한 연구에서는 피열간근만 수축할 경우 성대 주름을 외전시킨다는 보고도 있다.[4,6]

최근에는 피열후두개주름의 작은 근육 다발도 성대 내근으로 인정받고 있다. 이 작은 근육 다발은 성문상부를 수축시키는 기능을 하고 있는 것으로 알려져 있고, 발살바*Valsalva*와 연하 시 관련되며 성대과기능 환자들이 주로 사용한다. 윤상갑상근이 수축하면 갑상연골과 윤상연골의 앞부분의 거리가 가까워지면서 성대 길이가 길어지고 긴장도가 증가하여, 음의 높이가 증가한다.

성대의 움직임은 각 후두내근 수축의 벡터합으로 나타나지만, 각 후두내근 내에도 근육이 분절 구획화*compartmentalization*되어 있어 성대의 정교한 움직임을 가능하게 한다. 예를 들어, 갑상피열근은 내측의 성대부와 외측의 근육부로 나뉘어져 있고, 후윤상피열근 역시 서로 다른 신경의 지배를 받은 수평부*horizontal part*와 수직부*vertical part* 두 부분으로 나뉘어져 있다.

1) 윤상갑상근

윤상갑상근*cricothyroid muscle*, CT는 후두내근 중 가장 크다. 과거에는 직근복*vertical belly*과 사근복*oblique belly*만이 기술되어 왔으나 최근 다른 수평근복*horizontal belly*이 존재함이 밝혀졌다(그림 1-7).[7] 직근복과 사근복은 윤상연골궁의 전방과 외방에서 기시하여 갑상연골판의 하부 끝에 부착된다. 수평근복은 윤상연골궁의 후방에서 기시하여 후외측으로 주행하여 갑상연골판의 하부의 내측에 부착된다. 각각의 근육분절의 정확한 기능은 밝혀져 있지 않으나 서로 다른 기능을 하는 것으로 생각된다. 직근복이 수축하게 되면 전면의 윤상연골은 위로 당겨지고 윤상갑상관절을 축으로 후면의 윤상연골판은 하방으로 전위되어 윤상연골과 갑상연골의 사이가 가까워진다. 이로 인해 피열연골과 갑상연골 사이의 거리가 증가되어 성대의 긴장도가 증가되며, 길이가 늘어나고 얇게 펴진다. 성대의 높이는 낮아진다. 사근복과 수평근복이 수축하게 되면 갑상연골이 윤상연골에 비해 앞으로 당겨지는 활주성 운동을 하게 되는데, 주로 후두의 호흡기능 및 고음발성의 시작에 관여한다(그림 1-8).[7,8] 다른 모든 후두내근들은 반회후두신경의 지배를 받으나, 윤상갑상근은 상후두신경 외분지의 지배를 받는다.

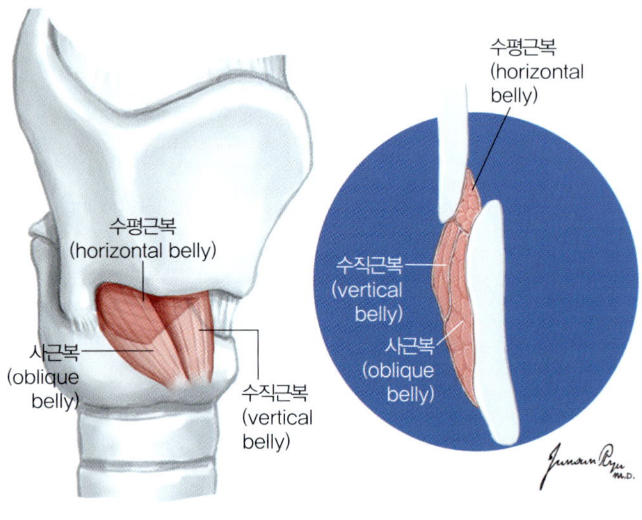

그림 1-7 윤갑갑상근의 단절면(우측).

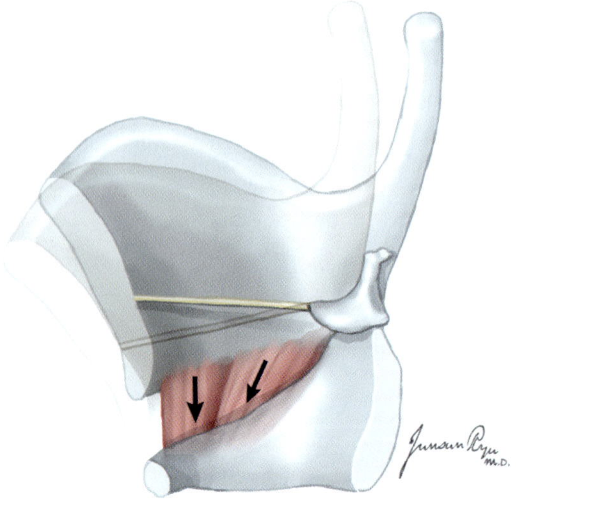

그림 1-8 윤상갑상근의 기능.

2) 후윤상피열근

후윤상피열근*posterior cricoarytenoid muscle, PCA*은 후두내근에서 두 번째로 큰 근육이며, 윤상연골판의 후면의 넓은 부분 중 함몰부에서 기시한다. 섬유들은 외측과 상측으로 동측 피열연골의 근육돌기에 부착한다. 각기 다른 기능을 가지는데 상부 섬유는 수평근복이고, 중간 섬유는 사근복이며, 하부 섬유는 직근복으로 나뉜다(그림 1-9). 직근복과 사근복은 흡기 시 수축하여 피열연골의 근육돌기를 후하방으로 당기는데, 이때 윤상피열관절이 후하방으로 탈구되는 것을 막아주게 된다. 결국 윤상피열관절을 축으로 피열연골의 성대돌기는 외상방으로 회전하여 성대의 외전운동에 관여한다. 반면에 수평근복은 피열연골의 성대돌기만을 외측으로 이동시켜, 발성 시 갑상피열근 수축으로 인한 성대 긴장에 대항하여 피열연골의 위치를 안정시킨다.[4,9,10] 즉 후윤상피열근육이 수축하게 되면 성대는 외전하며, 길이는 길어지고 얇아진다(그림 1-10). 후윤상피열근은 후두의 유일한 외전근으로, 반회후두신경의 지배를 받는다. 따라서 양측성 반회후두신경 손상 등 후윤상피열근이 양측 모두 탈신경화될 경우 심각한 기도폐색이 발생할 수 있다.

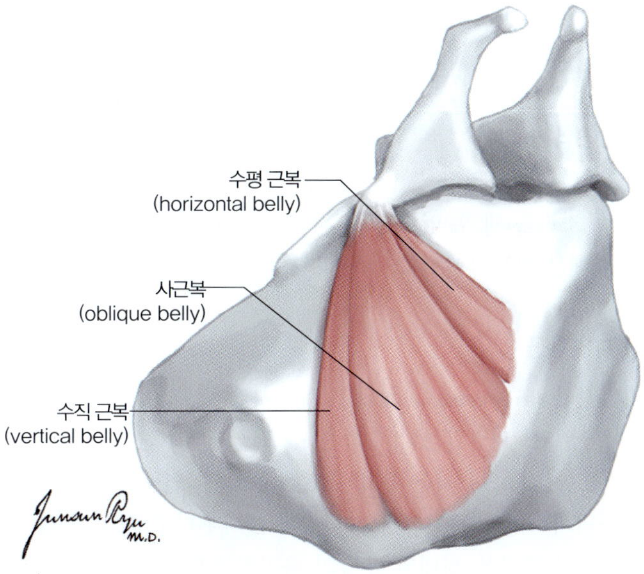

그림 1-9 **후두상피열근.**

3) 외윤상피열근

외윤상피열근*lateral cricoarytenoid muscle, LCA*은 윤상연골의 후외측 상부에서 기시하여 피열연골의 근육돌기 전방 측면에 부착한다. 외윤상피열근이 수축하게 되면 피열연골의 근육돌기를 전하방으로 당기며 피열연골의 성대돌기를 내측으로 회전시키며, 피열연골은 윤상피열관절을 축으로 전방 활주운동을 한다. 이때 피열연골의 성대돌기는 전하방으로 이동하며, 내측으로 회전한다(그림 1-11). 즉, 성대를 내전시키며 높이를 낮게 하고 길이를 길게 하여 얇게 만드는 근육이다. 특히 양측 성대가 내전할 때 성대돌기가 서로 닿게 하는 역할을 한다. 성대를 닫는 가장 중요한 내전근*adductor muscle*이며 성대의 긴장근*tensor muscle* 역할도 한다. 반회후두신경의 지배를 받는다.

4) 갑상피열근

갑상피열근*thyroarytenoid muscle, TA*은 세 번째로 큰 후두내근이다. 두 부분으로 나뉘어져, 내측 부분은 내갑상피열근*internal thyroar-*

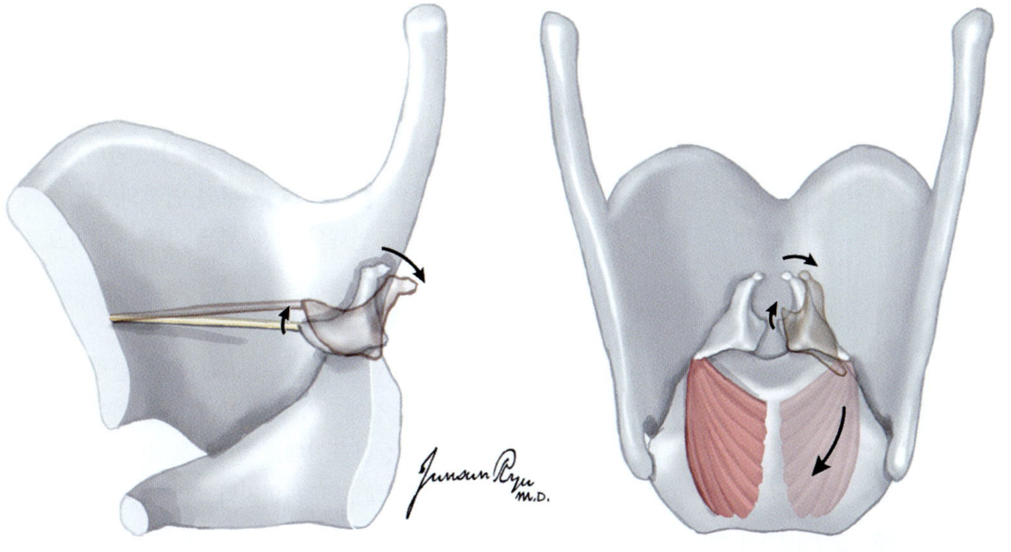

그림 1-10 **후윤상피열근의 기능.**

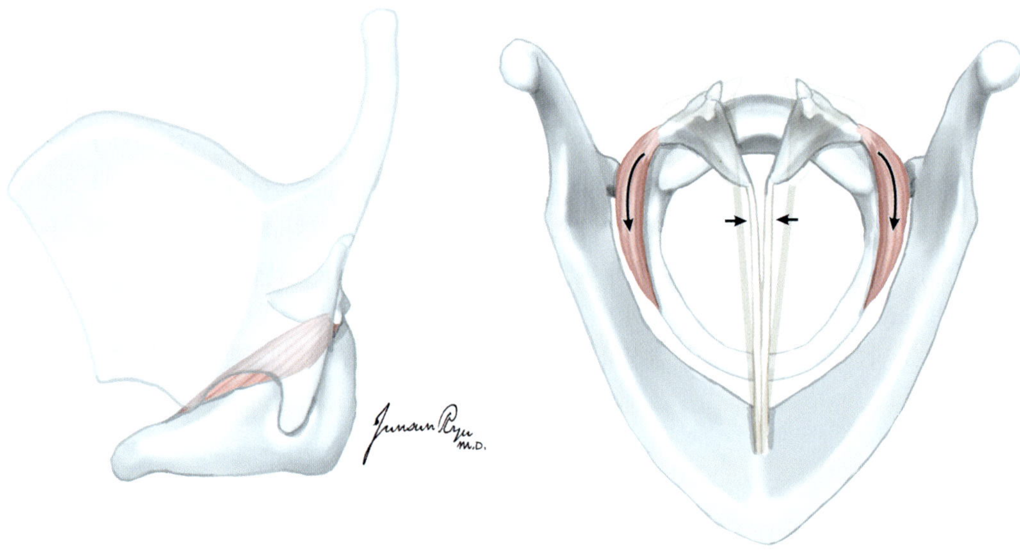

그림 1-11 외윤상피열근의 기능.

ytenoid muscle 혹은 성대부*vocalis*이라고 하며, 외측 부분은 외갑상피열근*external thyroarytenoid muscle* 또는 근육부*muscularis*라고 한다. 내측 부분의 성대부는 성대의 긴장도에 주로 영향을 미쳐 발성에 관여하며, 반면에 외측 부분인 근육부는 성대를 내전시키는 역할을 하는 것으로 알려져 있다. 갑상피열근 중 내측을 이루는 성대부는 성대의 몸체를 형성한다. 갑상피열근의 외측부가 수축되면 성대를 내전시키고 높이를 낮춰 주며, 길이를 짧게 만들고 두껍게 해준다(그림 1-12). 그러므로 덮개*cover*는 보다 느슨해지며, 반면 체부*body*는 견고해진다. 갑상피열근의 성대부, 특히 성대부의 수축은 내전을 보다 효과적으로 만들고 높은 음도로 큰 소리를 낼 수 있도록 해준다. 갑상피열근은 반회후두신경의 지배를 받는다.

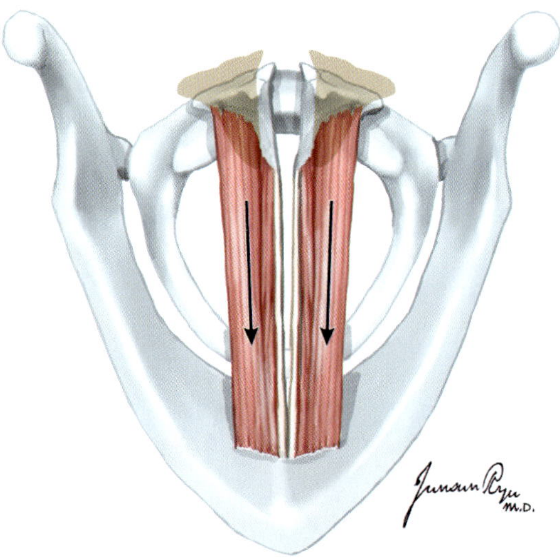

그림 1-12 갑상피열근의 기능.

5) 피열간근

피열간근*interarytenoid muscle, IA*은 유일하게 짝을 이루지 않는 후두내근이다. 피열간근의 수축은 주로 성대의 내전에 관계된다고 알려져 있으나 최근의 3D 모델링을 통한 연구를 보면, 피열간근의 단독 수축은 성대의 외전과 관계된다고 보고된 바 있다.[4,6] 이 근육은 성대의 후방의 움직임에만 관계하며, 전방에 해당하는 막성부 강직에는 거의 관여하지 않는다(그림 1-13). 반회후두신경의 지배를 받는다.

III 후두의 막과 인대

후두의 다양한 부분은 점막주름, 인대, 막으로 연결되어 있다. 후두강의 점막은 혀, 인두와 연결되어 있으며 여러 개의 주름을 형성한다. 인대와 막은 후두 외막과 내막으로 나눌 수 있다.

1. 후두외막

갑상설골막*thyrohyoid membrane*은 설골의 하부 경계에서 갑상연골의 상부 경계까지 이어지는 넓은 섬유 탄성막이다. 외측으로는 외측 갑상설골인대로 인해 두꺼워져 있고, 중앙에서는 정중갑상설골인대로 두꺼워진다. 정중갑상설골인대의 외측으로 상후두혈관과 신경이 후두로 들어간다.

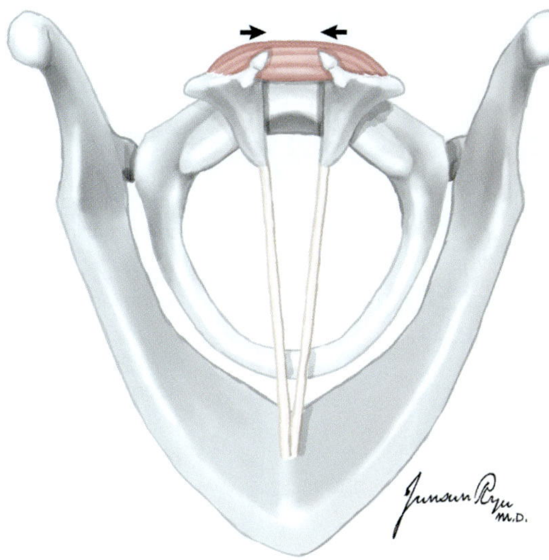

그림 1-13 피열간근의 기능.

2. 후두내막

후두는 섬유탄성 조직으로 덮여 있다. 넓은 섬유탄성막은 후두의 내부골격계를 형성하며, 2개의 부분으로 나뉜다. 윗부분은 사각막 *quadrangular membrane* 으로 피열연골과 후두개연골의 사이에 있다(그림 1-14).[11] 사각막은 전방으로 후두개의 외측경계를 따라 이어지며 아래로 후두개경의 부착부근처의 갑상연골까지 이어진다. 후방으로 소각연골에서부터 피열연골의 성대돌기까지 이어진다. 사각막의 상방 경계는 피열후두개주름 안쪽의 자유 공간이며, 하방 경계는 가성대가 위치하는 전정인대이다.[12]

섬유탄성막의 아랫부분은 삼각막 *triangular membrane* 혹은 탄성원추막 *conus elasticus* 이다. 삼각막은 하방으로 윤상연골궁의 상연에서 기시하여 위쪽으로 향하며, 전방은 갑상연골 하연내측면의 중앙에 부착하고, 후방은 피열연골의 성대돌기에 부착한다. 삼각막의 두꺼운 전방 부분은 윤상갑상인대가 된다. 삼각막이 상방으로 자유연에 이어짐에 따라 내측으로 오목하게 얇아져 원추형으로 변형된다. 삼각막의 상방 끝부분은 두꺼워지고 갑상연골로부터 피열연골의 하측 함몰부까지 이어진다. 이것이 성대인대 *vocal ligament* 이며 진성대에 위치한다. 성대인대가 갑상연골에 부착하는 곳이 브로일스 건 *Broyles tendon* 이다. 이는 양측 인대를 덮고 있는 상피부와 함께 전연합부를 이룬다.

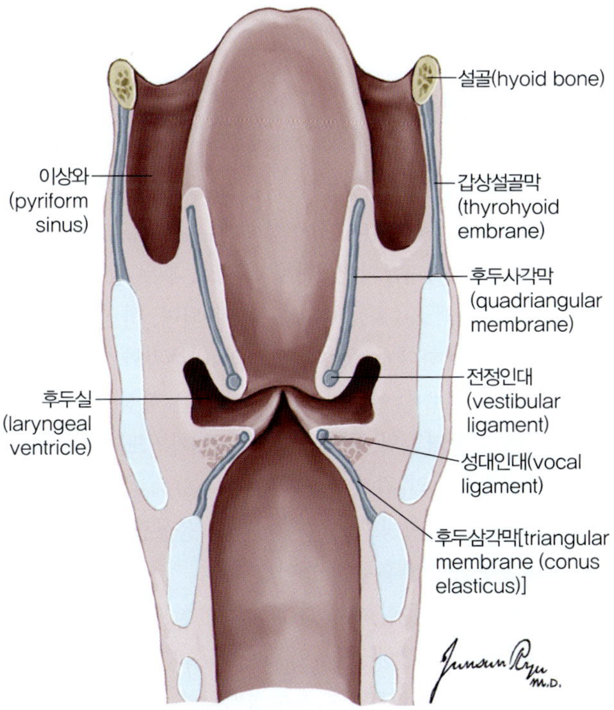

그림 1-14 후두의 막.

IV 후두 내 공간

후두강은 상후두구 *superior laryngeal aperture* 에서 인두와 연결되어 있다. 후두구 *laryngeal inlet* 의 경계는 전방으로 후두개, 측방으로 피열후두개주름, 후방으로 피열간절흔 *interarytenoid notch* 이다. 후두강은 점막벽으로 덮여 있고, 성문상부 *supraglottis*, 성문부 *glottis*, 성문하부 *subglottis* 의 3부위로 나눌 수 있다(그림 1-15). 전정 *vestibule* 은 후두구 *laryngeal aperture* 와 가성대 사이 부분으로 피열후두개주름의 점막보다 심부의 사각막으로 둘러싸인 공간이다. 전정주름 사이의 실제 공간이 전정틈새가 된다. 전정주름은 전정인대를 덮는 두꺼운 점막을 말하며, 후두개의 후두개경 부착 부위 바로 아래 갑상연골에 부착되어 있다. 가성대와 진성대 사이의 공간이 후두실 *laryngeal ventricle* 이다(그림 1-14). 양측 성대와 그 사이의 공간을 성문부라 한다. 성문틈은 양측 성대와 피열연골의 음성돌기들 사이의 공간으로 막사이 공간 *intermembranous space* 과 연골사이 공간 *intercartilagenous space* 으로 나뉜다. 성문틈은 후두강에 가장 좁은 부위로, 모양과 너비는 발성과 호흡 중 연골의 성대의 운동에 따라 변한다. 양측 가성대 사이의 후두전정틈은 성문부보다 넓어서 후두경검사 시 성대를 쉽게 관찰할 수 있다. 성대 아래로 윤상연골의 하연까지 이르는 공간이 성문 하부이며, 기관의 내강과 연속되어 있다. 후두개곡 *vallecula* 은 후두개와 혀기저부, 이상와 사이에 있는 공간으로 후두 양측에 피열후두개주름으로 경계 지어지는 하인두 부분이다.

1. 후두개전공간

후두개전공간 *preepiglottic space* 은 후두개와 갑상연골의 상부, 갑상설골막 사이에 존재한다. 상방은 설골후두개인대, 전방은 갑

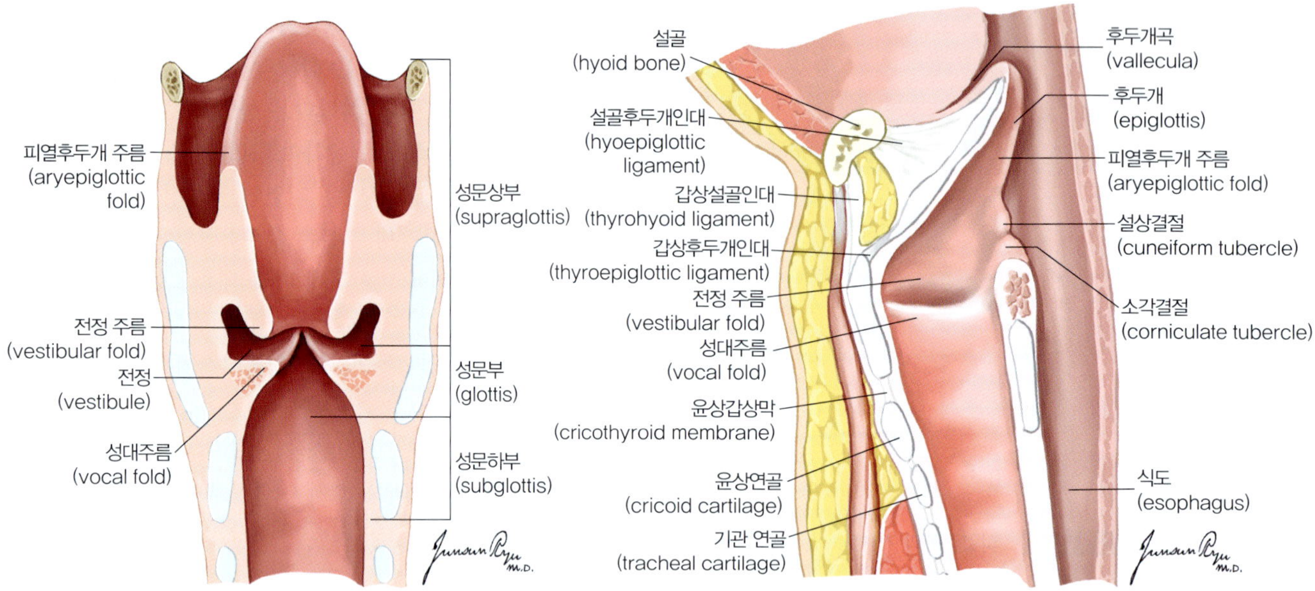

그림 1-15 후두의 해부학적 분류.

상설골막과 인대, 그리고 후하방은 후두개와 갑상후두개인대로 경계되는 역피라미드 모양의 공간으로, 측방으로는 성문주위공간의 상부와 통한다. 이 공간은 지방과 엉성한 윤문상조직*loose areolar tissue*으로 차 있으며, 성문 상부암이 후두개연골의 작은 구멍을 통해 쉽게 전파되는 곳이다.

2. 성문주위공간

성문주위공간*paraglottic space*은 외측으로 갑상연골, 윤상연골의 내연골막과 내측 탄성원추 사이의 잠재적 공간이다. 측방으로는 갑상연골의 내면, 내하방으로는 삼각막, 내측으로는 후두실, 그리고 내상방으로는 사각막과 경계를 이룬다. 이 공간은 후두 내에서 악성 종양의 침윤에 임상적 의의를 갖고 있는데, 후두실에 침범함 후두암은 이러한 성문주위공간을 통해 쉽게 성문 상부나 성문 하부로 파급된다. 또한 이 공간은 후방으로 이상와점막*pyriform sinus mucosa*과 근접해 있으므로, 이상와에 생긴 암이 후두 내에 전파되는 통로가 되기도 하며, 반대로 후두암이 이상와 부위로 파급되는 경로이기도 한다.

3. 라인케 공간

라인케 공간*Reinke's space*은 성대인대를 느슨하게 싸고 있는 점막 직하부의 상피하 공간*subepithelial space*으로, 성대의 유리연*free vibrating margin*을 따라 존재한다. 이러한 라인케 공간은 성대의 유리연을 따라 갑상연골의 연골막에서 피열연골의 성대돌기까지 성대의 막양부 전장에 걸쳐 있으며, 성대의 상하 궁상선*arcuate line*을 경계로 구분된다.[13] 정상적인 성대의 진동은 성대고유층*lamina propria*의 세포외기질*extracellular matrix* 조성이 변화하게 되면 정상 진동 기능이 사라질 수 있다.[14] 성대의 만성적 자극과 염증으로 인해 이 공간에 부종이 호발하며, 후두미세수술 시 이 공간에 외과적 손상을 가하지 않으면 수술 후 성대에 상흔이 남지 않아, 음성 장애 없는 좋은 결과를 기대할 수 있다.

V 후두의 혈관계

후두의 혈관공급은 양측 경동맥*carotid artery*과 쇄골하동맥*subclavian artery*으로부터 시작된다. 상갑상동맥*superior thyroid artery*은 외경동맥*external carotid artery*의 첫 번째 분지로, 후두 방향으로 주행하면서 상후두동맥*superior laryngeal artery*이 되며, 하인두수축근의 외벽을 따라 주행하다가 상후두신경의 내분지와 함께 갑상설골막을 통해 후두로 들어간다. 상후두동맥은 항상 신경보다 아래에 있으며 갑상연골의 구멍을 통해 들어가기도 한다. 하갑상동맥은 쇄골하동맥의 갑상경동맥*thyrocervical trunk*의 분지로, 반회후두신경과 함께 상방으로 주행하다가 윤상갑상관절 후방의 *Killian-Jamieson* 부위에서 후두에 들어간다.

두 동맥은 서로 문합하며 후두정맥은 상, 하후두정맥이 있다. 상후두정맥은 상갑상정맥*superior thyroid vein*과 중갑상정맥*middle thyroid vein*으로 들어가며, 하후두정맥*inferior thyroid vein*은 중갑상정맥을 통해 내경정맥으로 들어가거나 일부는 하갑상정맥을

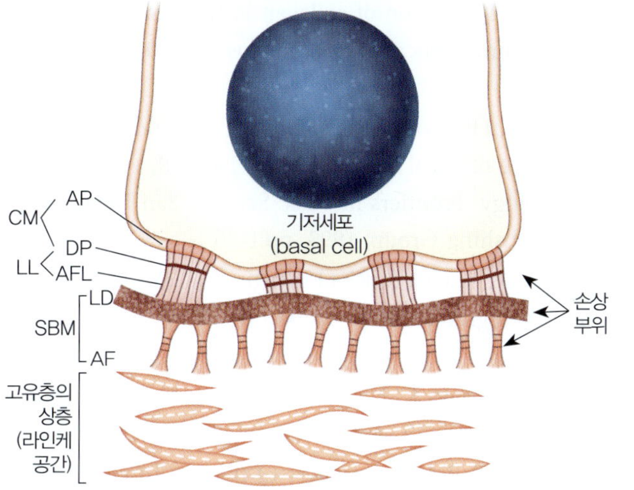

그림 1-22 성대의 기저막 구조. CM: 세포막*cell membrance*, AP: 부착판*attachment plaque*, DP: 기저막하 치밀판*subbasal dense plate*, LL: 투명판*lamina lucida*, AFL: 고정미세섬유*anchoring filament*, LD: 치밀판*lamina densa*, SBM: 기저막하 영역*subbasement membrane area*, AF: 고정섬유*ancoring fiber*

상피세포 고정체계는 외상 후 치유능력, 성대병리, 그리고 조직병리학적 감별진단 같은 관점에서 중요시된다.

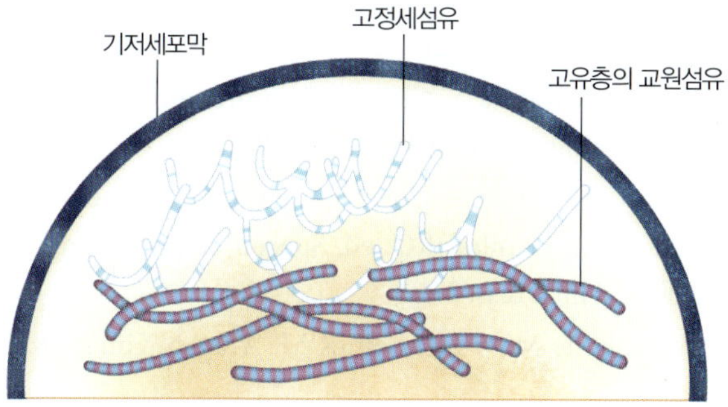

그림 1-23 상피층과 치밀판의 연결.

참고문헌

1. Sasaki CT. Development of laryngeal function: etiologic significance in the sudden infant death syndrome. Laryngoscope 1979;89:1964-1982.
2. Daniels E. Embriology of the neck. In: Tewfik TL, Der Kaloustain VM, eds. Congenital Anomalies of the Ear, Nose and Throat, 1st ed. New York: Oxford University Press, 1997, pp.321-330.
3. Hollinshead WH. Anatomy for Surgeons, Vol. 1: The Head and Neck, 3rd ed. East Washington Square, Philadelphia, Pennsylvania: Harper & Row, 1982, pp.389-441.
4. Hunter EJ, Titze IR, Alipour F: A three-dimensional model of vocal fold abduction/adduction. J Acoust Soc Am 2004;115:1747-1759.
5. Titze, I. R., and Hunter, E. J. A Two-Dimensional Biomechanical Model of Vocal Fold Posturing. J Acoust Soc Am 2007;121:2254 – 2260.
6. Ricz H, Bastos P, Aguiar-Ricz L, et al. Electrophysiologic activity of the vestibular fold. Arch Otolaryngol Head Neck Surg 2010;136:616-620.
7. Mu L, Sanders I. The Human Cricothyroid Muscle: Three Muscle Bellies and Their Innervation Patterns. J Voice 2009;23:21 – 28.
8. Hong KH, Ye M, Kim YM, et al. Functional differences between the two bellies of the cricothyroid muscle. Otolaryngol Head and Neck Surg 1998;118:714 – 722.
9. Sanders I, Wu BL, Mu L, et al. The innervation of the human posterior cricoarytenoid muscle: Evidence for at least two neuromuscular compartments. Laryngoscope 1994;104:880-884.
10. Zaretsky L, Sanders I. The three bellies of the canine cricothyroid muscle. Ann Otol Rhinol Laryngol 1992;101:3-15.
11. Lev MH, Curtin HD. Larynx. Neuroimaging Clin N Am 1988;8:235-256.
12. Graney DO, Flint PW. Anatomy of the larynx. In: Cummings CW, Fredricson JM, Harker LA, et al, eds. Otolaryngology: Head and Neck Surgery, 3rd ed. St Louis: Mosby Year Book, 1998, pp.1823-1833
13. Hirano M. Morphological structure of the vocal cord as a vibrator and its variations. Folia Phoniatrica 1974;26:89-94.
14. Courey MS. Homologous collagen substances for vocal fold augmentation. Laryngoscope 2001;111: 747-758.
15. Welsh LW. The noraml human laryngeal lymphatics. Ann Otol Rhinol Laryngol 1964;73: 569-582.
16. Steinberg J, Khane GJ, Fernandes CMC, et al. Anatomy of the recurrent laryngeal nerve: a redescription. J Laryngol Otol 1986;100:919-927.
17. Kahane JC. Functional histology of the larynx. In: Cummings CW, Fredrickson JM, Harker LA, et al, eds.

Otolaryngology: Head and Neck Surgery, 3rd ed, vol 3. St Louis: Mosby Year Book, 1998, pp.1853-1868.

18. English DT, Blevins CE. Motor units of laryngeal muscles. Arch Otolaryngol 1969;89:778-784.

19. Gray SD. Basement membrane zone injury in vocal nodules. In: Gauffin J, Hammarberg B, eds. Vocal Fold Physiology: Acoustic, Perceptual, and Physiological Aspect of Voice Mechanisms. San Diego: Singular Publishing Group, 1991, pp.21-28.

20. Hirano M, Kakita Y. Clinical Examination of Voice. New York: Springer-Verlag 1981, pp.1-98.

21. Hirano M, Kakita Y. Cover-body theory of vocal fold vibration. In: Daniloff RG, ed. Speech Science. San Diego: College-Hill Press, 1985.

22. Madruga de Melo EC, Lemos M, Aragao Ximenes Filho J, et al. Distribution of collagen in the lamina propria of the human vocal fold. Laryngoscope 2003;113:2187-2191.

23. Gray SD, Hirano M, Sato K. Molecular and cellular structure of vocal fold tissue. In: Titze IR, ed. Vocal Fold Physiology: Frontiers in Basic Science. San Diego: Singular Publishing Group, 1993, pp.1-36.

24. Hirano M, Kurita S, Kiyokawa K. et al. Posterior glottis: morphological study in excised human larynges. Ann Otol Rhinol Laryngol 1986;95:576-581.

25. Hirano M, Sato K, Nakashima T. Fibroblasts in human vocal fold mucosa. Acta Otolaryngol 1999;119:271-276.

26. Gray SD. Cellular physiology of the vocal folds. Otolaryngol Clin North Am 2000;33:679-698.

CHAPTER 02

후두의 미세구조

권성근

I 성대의 미세구조

1. 성대의 층별 구조

성대는 서로 다른 조직학적 특성을 보이는 층별 미세구조로 이루어져 있다.[1,2,3,4] 성대는 층은 크게 3개로 구분할 수 있는데, 얕은 층부터 순서대로 각각 상피*epithelium*, 고유층*lamina propria*, 근육층*muscle layer*이다. 이 중 고유층은 다시 천층*superficial layer*, 중간층*intermediate layer*, 심층*deep layere*으로 구성되므로, 성대를 총 5개의 층으로 구분하기도 한다. 최근에는 상피와 고유층의 천층 사이의 기저막대*basement membrane zone*에 대해서도 잘 알려졌다(그림 2-1).[4,5]

성대의 이러한 층별 구조는 다양한 형태의 성대진동을 통한 발성과 발성의 조절을 가능하게 한다. 또한 성대의 미세구조를 이해하는 것은 안전하고 효과적인 음성수술*phonosurgery*을 위하여 필수적이라 할 수 있겠다.

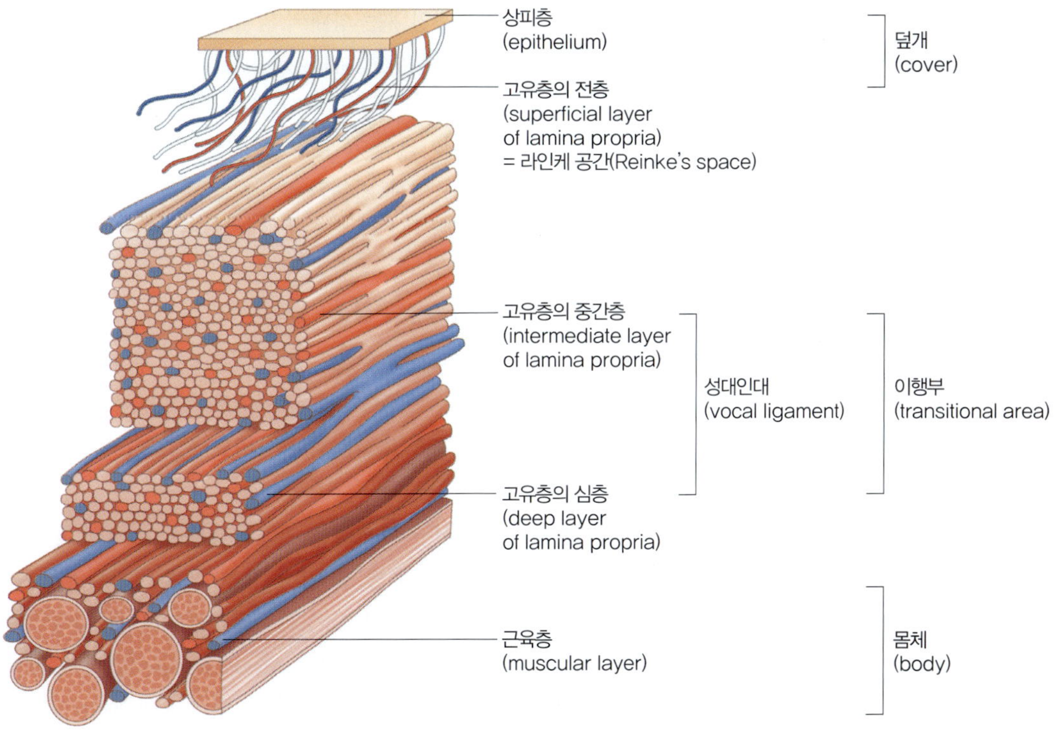

그림 2-1 성대의 미세구조.

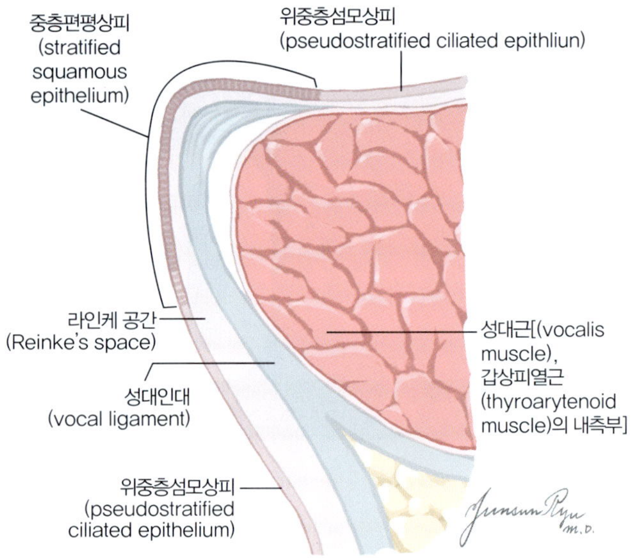

그림 2-2 성대연의 단면.

1) 성대의 상피층

성대의 상피층은 가장 바깥쪽에 위치하는 0.05~0.10 mm 두께의 얇은 층이다. 성대의 진동 유리면을 제외한 상피층은 점액을 분비하는 전형적 호흡 상피인 위중층섬모원주상피*pseudostratified ciliated columnar epithelium*로 구성되어 있다. 그러나 성대의 진동 유리면은 비각질 중층편평상피*non-keratinizing stratified squamous epithelium*로 덮여 있어, 발성 시 양측 성대의 접촉으로 인한 충격으로부터 성대를 보호하는 데 적당하다(그림 2-2). 진동 유리면의 비각질 중층편평상피에는 점액샘*mucous gland*이 없으므로 성대진동면의 윤활성은 그 주변에서 흘러 들어오는 점액에 의존하게 된다.

상피층은 성문전부*anterior glottis*와 성문후부*posterior glottis*에서도 서로 다른 양상을 보인다. 성문전부는 발성에 직접적으로 관여하는 만큼 진동 유리면에 중층편평상피가 존재한다. 반면 성문후부는 일반적인 호흡기 점막과 유사하게 위중층섬모상피로 덮여 있다.

2) 성대의 고유층

성대의 고유층*lamina propria*은 천층*superficial layer*, 중간층*intermediate layer*, 심층*deep layer*으로 구분된다. 천층은 임상적으로 라인케 공간*Reinke's space*이라고도 불리며, 중간층과 심층은 함께 성대인대*vocal ligament*로 불린다.

고유층에는 섬유아세포*fibroblast*, 근섬유아세포*myofibroblast*, 대식세포*macrophage* 등의 세포들이 존재한다. 그러나 고유층에는 상대적으로 세포 성분에 비해 세포외기질*extracellular matrix, ECM* 성분이 풍부하기 때문에 특유의 점탄성*viscoelasticity*을 유지할 수 있다.

(1) 고유층의 천층

고유층의 천층, 또는 라인케 공간은 섬유와 세포외기질로 구성된 0.3~0.5 mm 두께의 느슨한 결합조직으로, 성대의 점탄성을 제공하여 발성을 가능케 하는 중요한 구조이다. 천층은 중간층이나 심층과는 다른 특성을 지니는데 탄력섬유*elastic fiber*와 교원섬유*collagen fiber*의 농도가 낮고, 섬유들의 길이가 짧고, 정렬이 잘 되어있지 않아 불규칙한 방향성을 띤다. 신생아에서는 고유층의 층별 구조가 발달하지 않아, 고유층의 대부분이 천층과 비슷한 특성을 가진다.

천층의 근섬유아세포*myofibroblast*는 발성 시 발생하는 진동 손상을 치유하는 역할을 하므로 일반적인 발성에 의해서는 성대조직이나 기능이 쉽게 손상되지 않는다. 하지만 음성의 오남용 등으로 손상이 발생한 경우, 근섬유아세포의 복구에는 시간이 필요하기 때문에 조직의 회복을 위해서는 2~3일 정도의 음성 휴식이 필요하다. 그 기간 동안 더 심한 자극이 가해지면 근섬유아세포의 회복 능력을 압도하여 성대에 반흔이 발생하게 된다.

(2) 고유층의 중간층

고유층의 중간층은 심층과 함께 성대인대를 구성한다. 이 2개의 층은 잘 분리되지 않고, 탄력섬유와 교원섬유가 풍부하게 분포하고 있으며, 섬유들은 앞뒤 방향으로 정렬되어 있다.

성대인대는 성대의 앞쪽과 뒤쪽에서 두꺼워지는데, 이를 각각 전후두황반*anterior macula flava*과 후후두황반*posterior macula flava*이라고 한다(그림 2-3). 후두 황반에는 섬유아세포, 탄력섬유와 세포외기질이 풍부하여 성대의 진동이 잘 이루어지도록 하며, 진동에 의한 기계적 손상으로부터 성대를 보호하는 역할도 한다.[6,7,8]

(3) 고유층의 심층

고유층의 심층에도 섬유 성분들이 풍부한데, 특히 교원섬유*collagen fiber*의 농도가 높다. 교원섬유는 성대의 길이가 증가할 때 인장 응력*tensile stress*이 커져도 잘 버티게 해준다.

3) 성대의 근육층

성대의 5개 층 중 가장 깊은 것은 갑상피열근*thyroarytenoid muscle*의 근육층이다. 갑상피열근은 앞쪽으로 갑상연골*thyroid cartilage*, 뒤쪽으로는 피열연골*arytenoid cartilage*에 붙어 있는 후두내근으로, 갑상피열근의 내측부를 성대근*vocalis muscle*이라고 부르기도 한다. 이 근육 섬유는 성대의 방향과 평행하게 앞뒤 방향으로 배치되어 있다. 근육층은 성대 전체 부피의 2/3 정도를 차지한다.

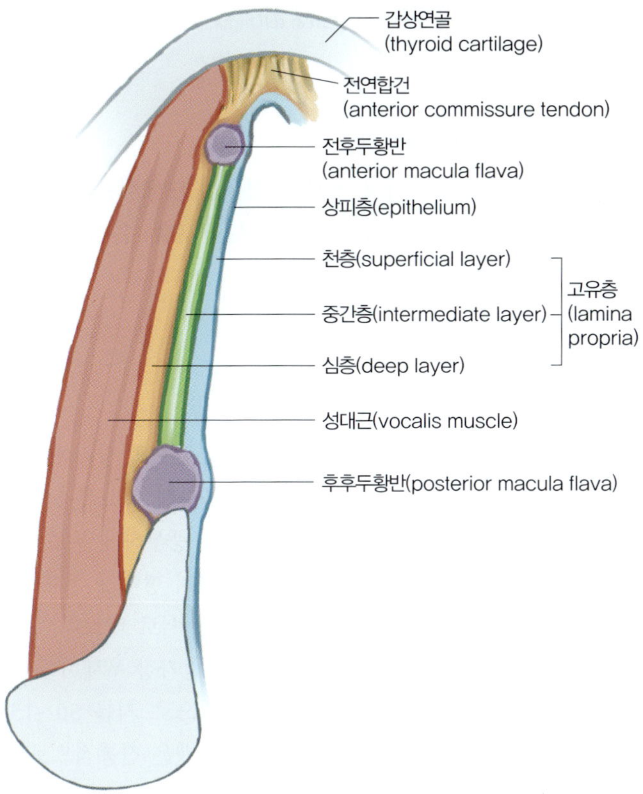

그림 2-3 성대의 구조.

4) 성대의 기저막대

성대의 상피층 바로 아래에는 기저막대*basement membrane zone*가 존재한다. 기저막대는 상피세포들의 바닥에 놓인 얇은 시트와 같은 구조로, 상피층을 고유층에 고정시키고 고유층의 다양한 세포외기질 성분을 가두어 두는 역할을 한다.

기저막대는 전자현미경 상 투명하게 보이는 투명판*lamina lucida*과 치밀하게 보이는 치밀판*lamina densa*으로 구성된다. 투명판은 기저세포하 치밀판*subbasal dense plate*과 고정미세섬유*anchoring filament*로 구성되어 있다(그림 2-4).

상피층의 기저세포*basal cell* 세포막의 부착판*attachment plaque*은 기저막대 투명판의 기저세포하 치밀판과 고정미세섬유를 통해 기저막대 치밀판으로 연결된다. 치밀판은 다시 기저막하영역*sub-basement membrane area*의 고정섬유*anchoring fiber*를 통해 고유층의 천층에 연결된다. 이러한 기저막대의 섬세한 고정성 구조물들에 의해 세포 성분의 상피층이 무정형의 세포외기질이 풍부한 고유층의 천층에 고정되는 것이다.[4,5,9]

따라서 이러한 고정 체계가 파괴되면 음성장애가 생길 수 있다. 예를 들어, 성대결절에서는 기저막대가 파괴되고 고정섬유가 고유판으로부터 분리된다. 또한, 단위 면적당 고정섬유의 수가 적은 사람의 경우 성대결절이 발생하기 쉽다고 알려져 있다. 이처럼 기저막에 의한 상피층의 고정 체계는 성대병리의 조직병리학적 이해에 중요한 요소이다.

2. 고유층의 세포와 세포외기질

성대의 고유층은 점성*viscosity*과 탄성*elasticity*을 모두 지니는데, 이러한 점탄성은 성대의 진동을 가능하게 하는 중요한 특성이다.[10] 고유층에는 세포들뿐만 아니라 세포외기질*extracellular matrix, ECM*이 풍부하게 존재하기 때문에 점탄성을 띠게 된다.

1) 고유층의 세포

성대 고유층에는 섬유아세포, 근섬유아세포, 성대 성상세포 등의 세포 성분들이 존재한다.

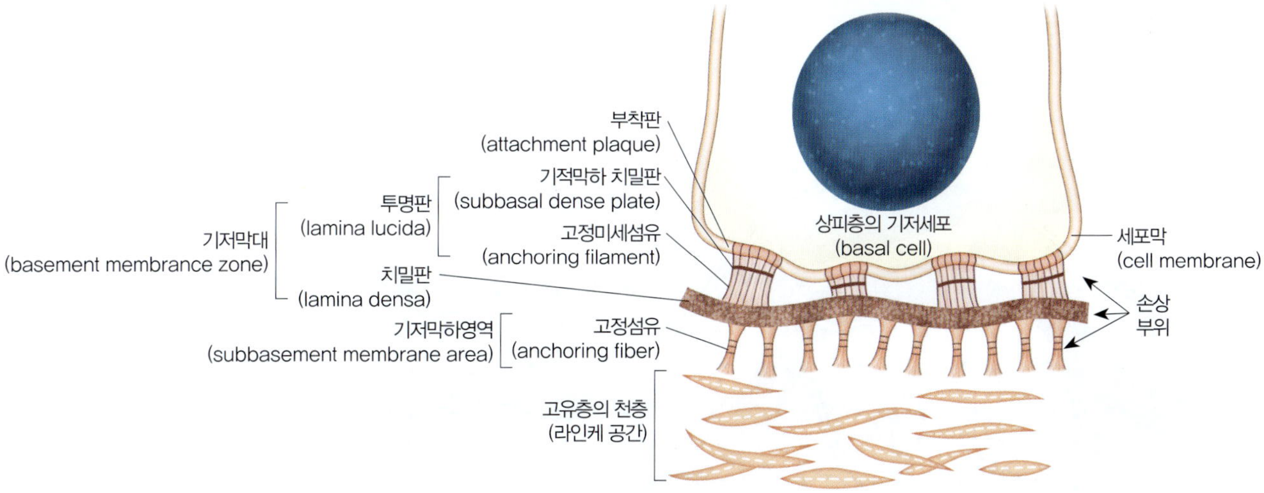

그림 2-4 성대의 기저막 구조.

(1) 섬유아세포

섬유아세포*fibroblast*는 방추형*spindle shape* 혹은 성상*stellate*의 모양을 띠는 세포로, 고유층의 주성분인 세포외기질을 생성하는 역할을 한다. 섬유아세포는 평상시 주로 황반*macula flava*에 비활성 상태로 존재한다. 비활성 상태의 섬유아세포는 비타민 A와 지질 성분들을 함유하고 있다.

(2) 근섬유아세포

근섬유아세포*myofibroblast*는 평활근 세포*smooth muscle cell*의 특성과 섬유아세포의 특성을 모두 갖고 있다.[11] 오늘날에는 조직 손상이 발생하여 섬유아세포가 활성화되면 근섬유아세포가 되어 조직 복구*tissue repair* 과정에 관여함이 잘 알려져 있다. 근섬유아세포는 조직 복구 이후에는 일반적으로 세포사멸*apoptosis*을 거치지만, 지속적인 염증이나 손상에 의하여 근섬유아세포가 비정상적으로 활성화되고 살아남으면 과도한 세포외기질이 축적되는 섬유화*fibrosis*가 발생한다.[12,13,14]

(3) 성대 성상세포

전술하였듯이 고유층의 성대인대는 앞쪽과 뒤쪽에서 후두 황반*macula flava*을 이룬다. 최근에는 후두 황반에 성대 성상세포*vocal fold stellate cell*가 존재함이 알려졌다.[15]

성대 성상세포는 비타민 A를 저장하고 있는 지질 방울*lipid droplet*을 가지고 있으며, 세포외기질의 대사와 성대 점막의 발달에도 중요한 역할을 한다. 성대 성상세포는 일종의 조직 줄기세포*tissue stem cell*로 생각되며, 성대 성상세포가 위치하는 후두 황반은 성대의 줄기세포 적소*stem cell niche* 역할을 하는 것으로 보인다.[10,16]

2) 고유층의 세포외기질

성대 고유층의 세포외기질 성분은 섬유성 단백질*fibrous protein*과 프로테오글리칸*proteoglycan* 등으로 구분할 수 있다(그림 2-5).[17,18,19,20]

(1) 섬유성 단백질

① 콜라겐

콜라겐*collagen*은 세포외기질의 뼈대 역할을 하여 인장력에 대한 저항성을 제공하는 섬유성 단백질이다. 콜라겐은 고유층의 천층에는 드물게 분포하나, 고유층의 심층에는 풍부하게 분포한다. 콜라겐 단백질에는 20여 개가 넘는 여러 가지 형태가 존재하지만, 신체 조직마다 우세한 콜라겐의 종류는 서로 다르다. 그중 성대의 고유층에는 3형 콜라겐*collagen type 3*이 가장 우세하다.[4]

콜라겐으로 구성된 교원섬유는 일반적으로 지름 50~150 nm가량의 섬유를 지칭한다. 반면 3형 콜라겐은 전통적으로 망상 섬유*reticular fiber*라고도 불리는 50 nm 이하의 얇은 섬유를 구성한다.[21,22] 망상 섬유는 가지 형태로 갈라지거나 다른 망상 섬유와 연결되는 등 섬세한 3차원 네트워크를 형성한다. 또한 망상 섬유 사이의 잠재적 공간에는 다른 섬유성 단백질이나 당단백질, 프로테오글리칸 등이 함께 자리잡고 있다. 망상 섬유는 발성 중에 가장 많은 진동을 보이는 성대 가장자리 주변에서 주로 발견되며, 발성 중 진동을 방해하지 않으면서도 성대 점막의

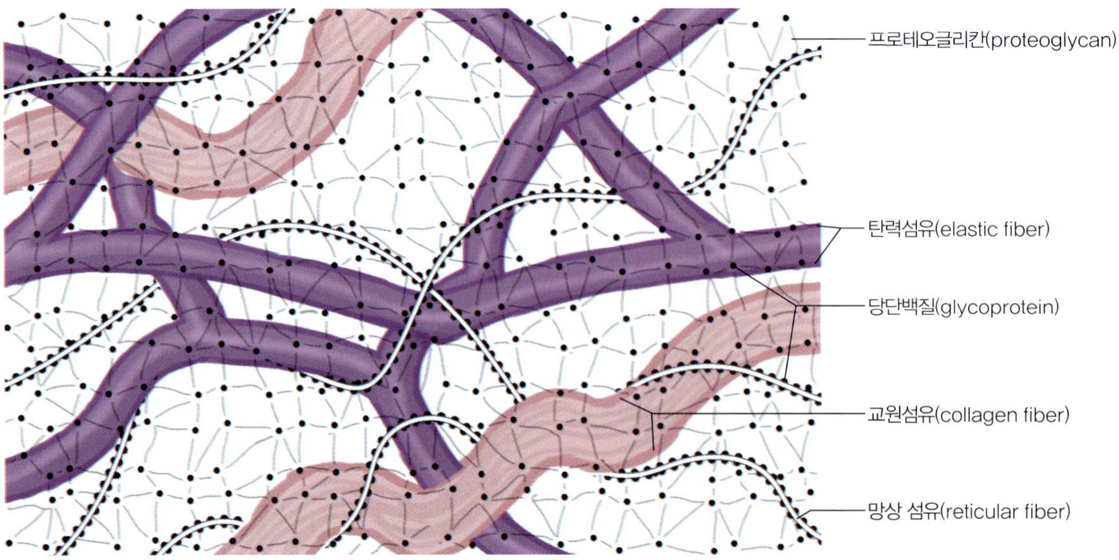

그림 2-5 고유층 천층(라인케 공간)의 세포외기질.

구조를 유지하는 데 기여한다.[10]

② 엘라스틴

엘라스틴*elastin*은 고유층의 천층에 주로 분포하는 얇은 섬유성 단백질이다.[10,18,19] 무정형의 엘라스틴은 미세섬유*microfibril*와 함께 탄력섬유를 구성한다. 탄력섬유는 성대처럼 신장과 수축을 반복하는 조직에 탄성력을 제공한다.

엘라스틴 단백질의 전구체인 트로포엘라스틴*tropoelastin*은 리실 산화효소*lysyl oxidase*에 의해 교차결합*crosslink*을 형성하며 엘라스틴으로 조립된다(그림 2-6). 엘라스틴은 지름 10 nm가량의 미세섬유로 덮여 있다. 미세섬유는 당단백질인 피브릴린*fibrillin*과 셀룰로오스 등으로 구성되어 있으며, 탄력섬유의 형성 과정에서 엘라스틴의 침적을 돕고 탄력섬유의 구조를 유지하는 역할을 한다. [23]

③ 피브로넥틴

피브로넥틴*fibronectin*은 세포외기질의 장력 등 기계적 특성을 조절하고 세포 부착*cell adhesion*을 매개하는 단백질이다.[18,19] 피브로넥틴은 세포의 인장력에 의해 몇 배까지 늘어날 수 있는 특징을 지닌다. 피브로넥틴은 세포외기질의 다른 분자들이나 세포 부착과 관련된 막단백질인 인테그린*integrin*, 성장 인자*growth factor*들이나 사이토카인*cytokine* 등 다양한 분자에 특이적으로 결합할 수 있다.[19,24] 이로 미루어 볼 때, 피브로넥틴은 기계적 자극에 대한 구조변화를 통해 기계조절자*mechanoreceptor* 역할을 하는 것으로 보인다.[25]

피브로넥틴은 성대에서 주로 고유층의 천층에 존재한다. 피브로넥틴은 정상 성대에도 존재하지만, 손상 후 특히 성대결절*vocal fold nodules*이나 반흔 조직에서 특히 증가한다.[26]

(2) 프로테오글리칸

히알루론산을 제외한 프로테오글리칸*proteoglycan, PG*은 단백질 핵에 글리코사미노글리칸*glycosaminoglycan, GAG* 사슬이 공유결합된 형태를 가진다. 프로테오글리칸은 친수성을 지녀 하이드로겔*hydrogel*을 형성하며, 강한 압축력에 저항할 수 있게 해준다. 프로테오글리칸은 세포외기질을 구성하는 요소일 뿐만 아니라 수용체 매개 신호전달*receptor-mediated signaling*을 통한 여러 세포 현상의 조절에도 관여하는 것으로 생각된다.[19,20]

프로테오글리칸은 단백질 핵, GAG 사슬 등에 따라 크게 3가지로 구분된다: (1) 작은 류신이 풍부한 프로테오글리칸*small leucine-rich PG, SLRP*, (2) 모듈식 프로테오글리칸*modular PG*, (3) 세포 표면 프로테오글리칸*cell surface PG*. [20,27]

GAG는 이당류*disaccharide* 단위가 비분지성*unbranched*으로 반복되는 다당류*polysaccharide* 구조로, 황산화 여부에 따라 다시 구분할 수 있다. 황산화된 GAG로는 콘드로이틴 황산*chondroitin sulfate*, 헤파란 황산*heparan sulfate*, 케라탄 황산*keratan sulfate*, 더마탄 황산*dermatan sulfate* 등이 있으며, 황산화되지 않은 GAG로는 히알루론산이 있다(그림 2-7).

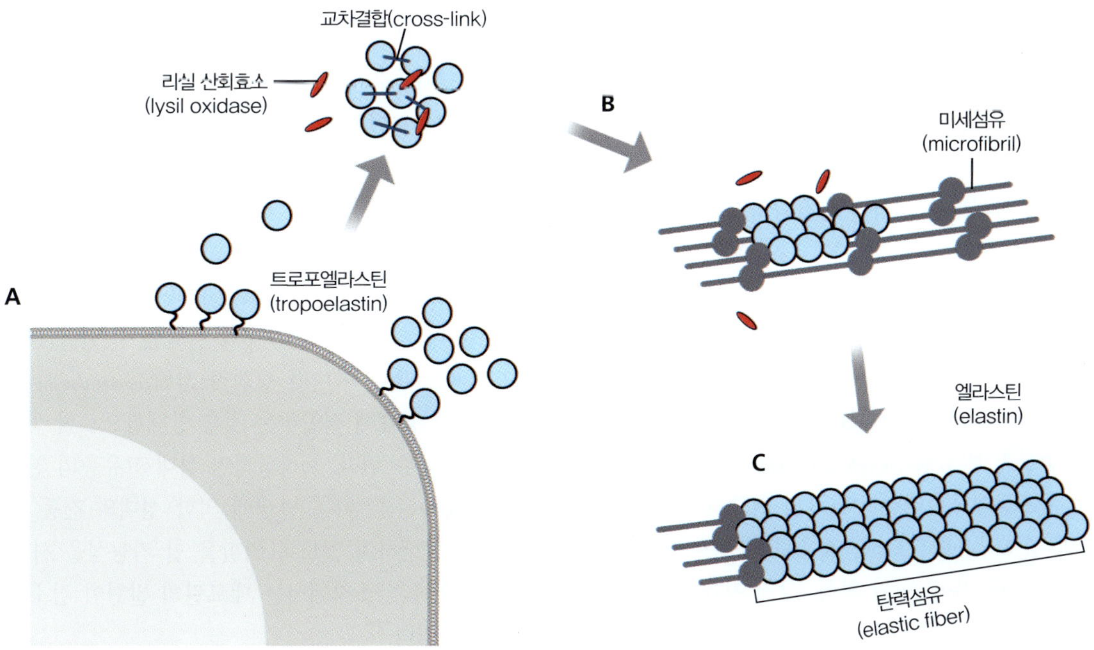

그림 2-6 **탄력섬유의 생성.**

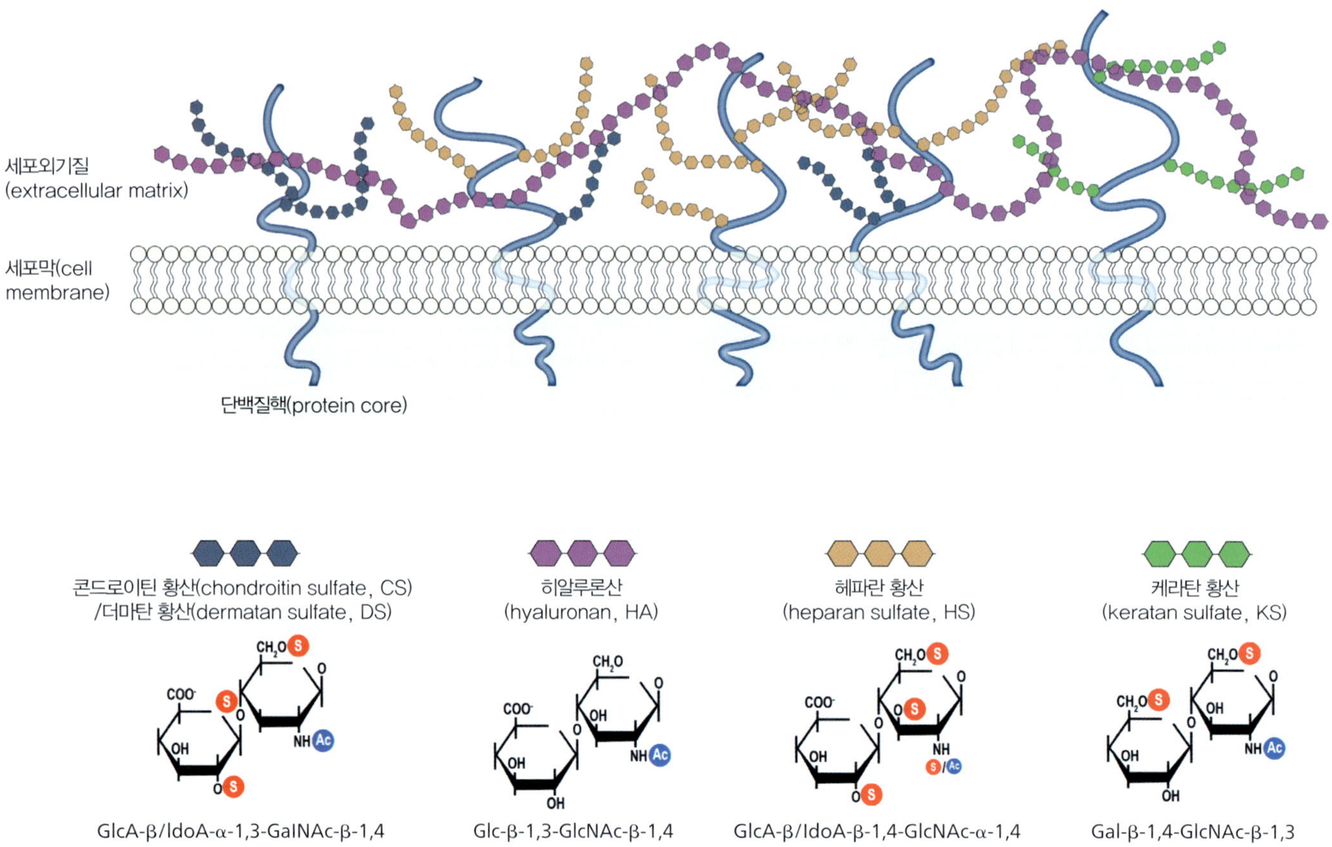

그림 2-7 Glycosaminoglycan (GAG)의 구분.

히알루론산*hyaluronic acid, HA*(히알루로난*hyaluronan*)은 단백질에 결합하지 않는 GAG 고분자이다. 히알루론산은 강한 친수성*hydrophilic*을 띠어, 물이 결합하면 부피가 1,000배가량 증가한다. 이러한 특성에 의해 고유층의 세포외기질은 공간 충진 특성*space-filling property*을 갖게 되어, 성대에 가해지는 압축력에 대항하여 버틸 수 있게 된다. 성인 여성 성대의 고유층 천층은 남성에 비해 히알루론산을 적게 함유하는데, 이는 여성이 음성외상*phonotrauma*에 더 민감하다는 임상적 관찰과도 일치한다.[17] 히알루론산은 성대 고유층의 조직 점성도*viscosity*에 영향을 주는 주요 분자이며, 목소리의 기본주파수*fundamental frequency* 조절에도 중요한 역할을 한다.[10,28]

① 작은 류신이 풍부한 프로테오글리칸(SLRP)

SLRP는 류신이 풍부한 반복*leucine-rich repeat, LRR* 구조를 가진 단백질 핵을 가지는 프로테오글리칸이다(그림 2-8). LRR 구조는 다른 단백질과의 상호작용이 가능한 것으로 생각되며 콜라겐 형성, 암 조직의 성장과 전이, 혈관 형성, 상처 치유 등 다양한 생물학적 과정에서의 조절 기능이 알려졌다.[20]

데코린*decorin*은 대표적인 SLRP로, 12회 반복되는 LRR을 지닌 단백질 핵에 콘드로이틴 황산 또는 더마탄 황산의 GAG 단일 사슬이 결합된 프로테오글리칸이다.[29] 데코린은 더마탄 황산 사슬을 통해 콜라겐에 결합하여 콜라겐 원섬유*collagen fibril*의 형성을 조절할 수 있다.

오늘날에는 이와 같은 구조적 역할뿐만이 아니라 다양한 단백질 상호작용을 통한 데코린의 세포 조절 기능들이 알려졌다.[30] 다양한 기능을 가진 성장 인자인 TGF-β는 섬유아세포를 근섬유아세포로 활성화하여 세포외기질의 생성을 촉진하고 분해를 막아 세포외기질이 과도하게 축적되는 섬유화*fibrosis* 반응을 일으킨다. 데코린은 TGF-β에 결합할 수 있어 TGF-β를 중화하고 억제할 뿐만 아니라 경쟁적 저해*competitive inhibition*를 통해 TGF-β가 수용체에 결합하는 것을 방해함으로써 섬유화와 반흔 형성을 막을 수 있다.[31] 정상적인 성대 고유층의 천층에는 데코린이 존재하는데, 이는 발성에 의한 성대의 진동 손상에 의해 섬유화가 발생하지 않도록 역할을 할 가능성을 시사한다.[32] 실제로 성대 반흔 조직에서는 데코린의 발현이 감소되어 있음이 확인된 바 있다.[33]

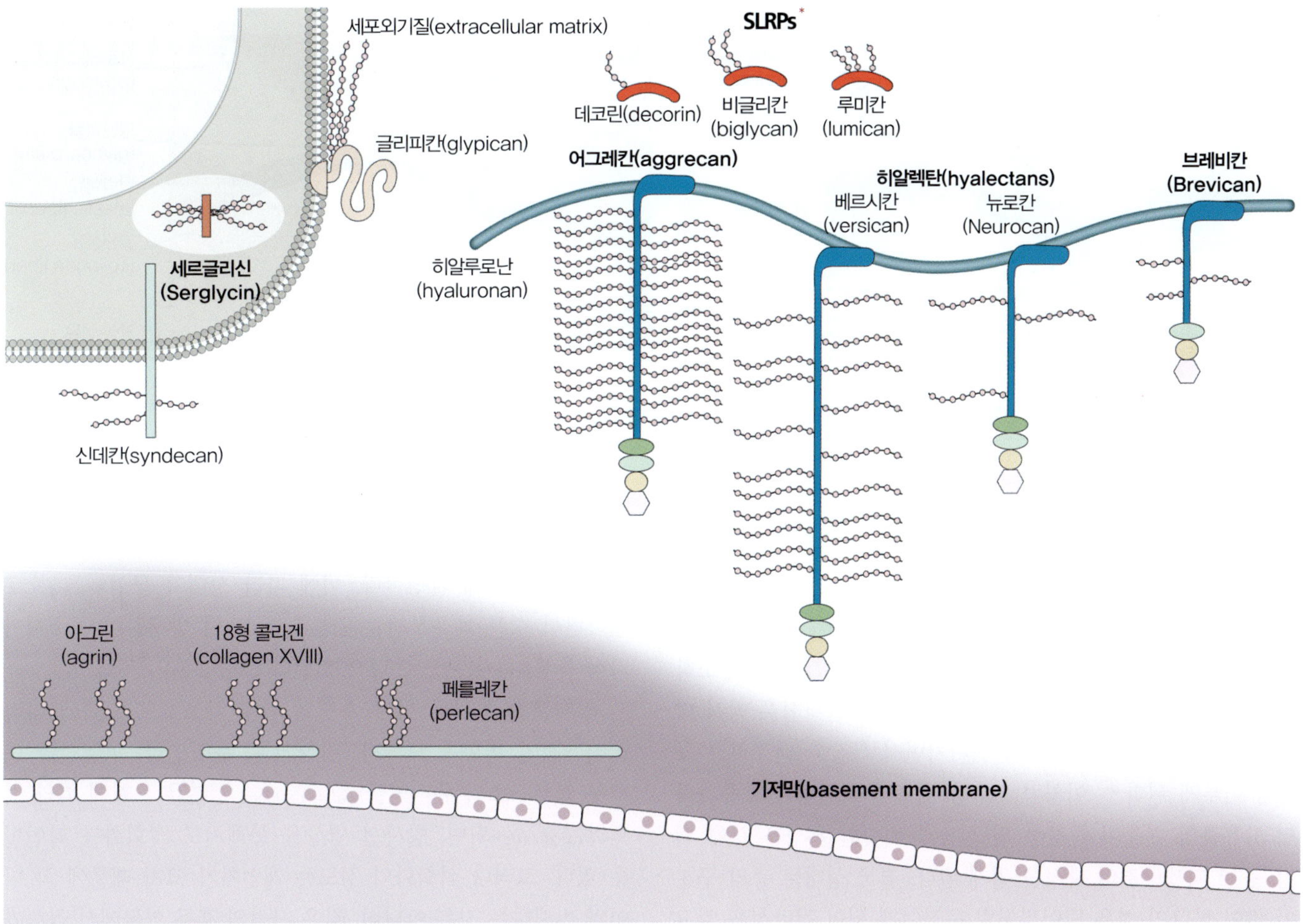

그림 2-8 프로테오글리칸의 분류.

*SLRP (small leucine-rich proteoglycan): 작은 류신이 풍부한 프로테오글리칸

② 모듈식 프로테오글리칸

모듈식 프로테오글리칸은 히알루론산에 결합하는 히알렉탄*hyalectan*과 히알루론산에 결합하지 않는 히알루론산 비결합성 프로테오글리칸*non-HA-binding PG*으로 구분할 수 있다. 전자에는 베르시칸*versican*, 어그레칸*aggrecan* 등이 있으며, 후자로는 페를레칸*perlecan*, 아그린*agrin*, 15형 콜라겐, 18형 콜라겐 등이 있다.

③ 세포 표면 프로테오글리칸

세포 표면 프로테오글리칸에는 신데칸*syndecan*처럼 막을 관통하는 종류와 글리피칸*glypican*처럼 글리코실포스파티딜이노시톨*glycophosphatidylinositol, GPI*에 연결된 종류로 구분할 수 있다.

II 성대의 미세구조의 발달과 노화

1. 성대 미세구조의 발달

신생아의 성대는 섬유와 세포외기질의 농도가 낮은 성긴 조직으로, 성대인대 등 성대의 층별 구조가 아직 존재하지 않는다. 따라서 신생아의 성대는 발성을 위한 성대의 점탄성이 불충분한 상태이다.

발성에 의해 성대에 기계적 자극이 가해지면, 후두 황반의 성대 성상세포가 활성화된다. 출생 후 발성을 하지 못하는 소아의 경우 황반과 성상세포가 발달하지 않는다. 활성화된 성상세포는 성대의 고유층으로 세포외기질을 활발하게 합성하기 시작한다. 이렇게 형성된 세포외기질의 3차원 구조에 의해 성대는 점차 층별 구조와 점탄성을 갖추게 된다. 이러한 성대 미세구조의 발달과 성숙은 청소년기에 이르러 완료된다.

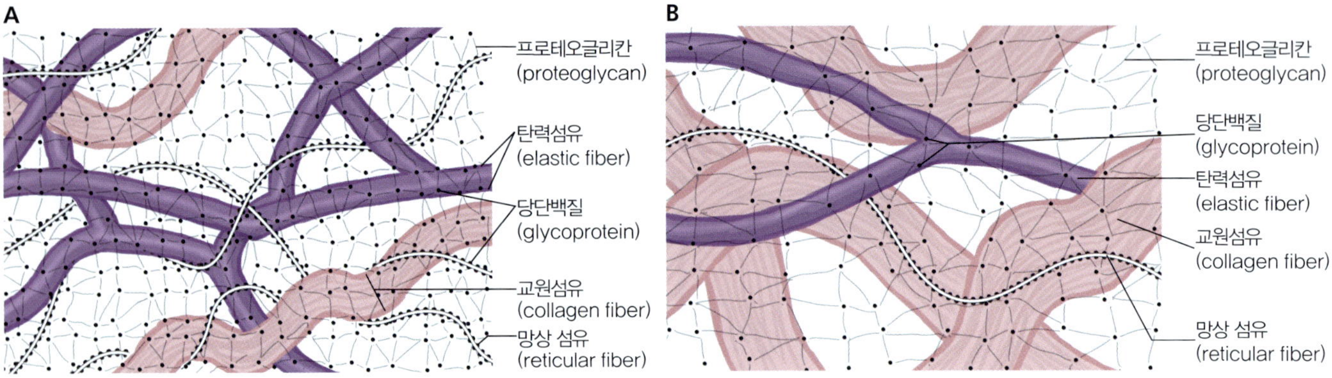

그림 2-9 고유층 천층(라인케 공간)의 세포외기질. **A.** 젊은 성인의 성대. **B.** 노인의 성대.

2. 성대 미세구조의 노화

노화가 이뤄짐에 따라 성대 고유층의 세포외기질의 3차원적 구조가 변화할 뿐만 아니라 세포외기질 분자들의 양적, 질적 변화가 수반된다.[10,34]

노화에 따라 고유층 천층의 망상 섬유*reticular fiber*는 감소하는 반면 교원섬유는 증가한다(그림 2-9).[35,36] 탄력섬유 역시 더 다양한 방향으로 배치되고 가지를 치면서 복잡한 네트워크 구조를 이루게 된다.[37] 이처럼 고유층 천층의 교원섬유가 증가하면 고유층의 천층이 중간층 및 심층과 비슷한 특성을 갖게 되어, 층별 미세구조의 특성을 잃게 된다. 결국 성대는 층의 구분이 없이 하나의 섬유 덩어리처럼 움직이게 되어 점탄성을 잃고 진동 양상이 바뀌게 된다.

특히 노인 남성에서는 갑상피열근의 위축*atrophy*과 함께 고유층 천층의 두께가 감소하며, 이는 특히 성대의 가운데 부분에서 두드러진다. 반면 전후두황반과 후후두황반 부분은 두께의 감소가 미미하게 발생한다. 이에 따라 성대가 궁형*bowing*으로 변하면서 성문 폐쇄부전*glottal incompetence*이 발생하여 목소리가 기식 음성*breathiness*으로 나오게 된다(그림 2-10).[38]

성대뿐만 아니라 성대 주변의 연골 구조물도 노화에 따라 조직학적인 변화를 보인다. 갑상연골, 윤상연골, 피열연골 등 후두 연골구조의 유리연골*hyaline cartilage* 성분은 노화에 따라 석회화*calcification*되며, 방사선 영상을 통해서도 석회화를 확인할 수 있다. 그러나 석회화의 정도는 개인차가 크기 때문에 꼭 나이와 비례하는 것은 아니며, 젊은 사람의 후두 연골에서 골화가 관찰되기도 한다.[39,40]

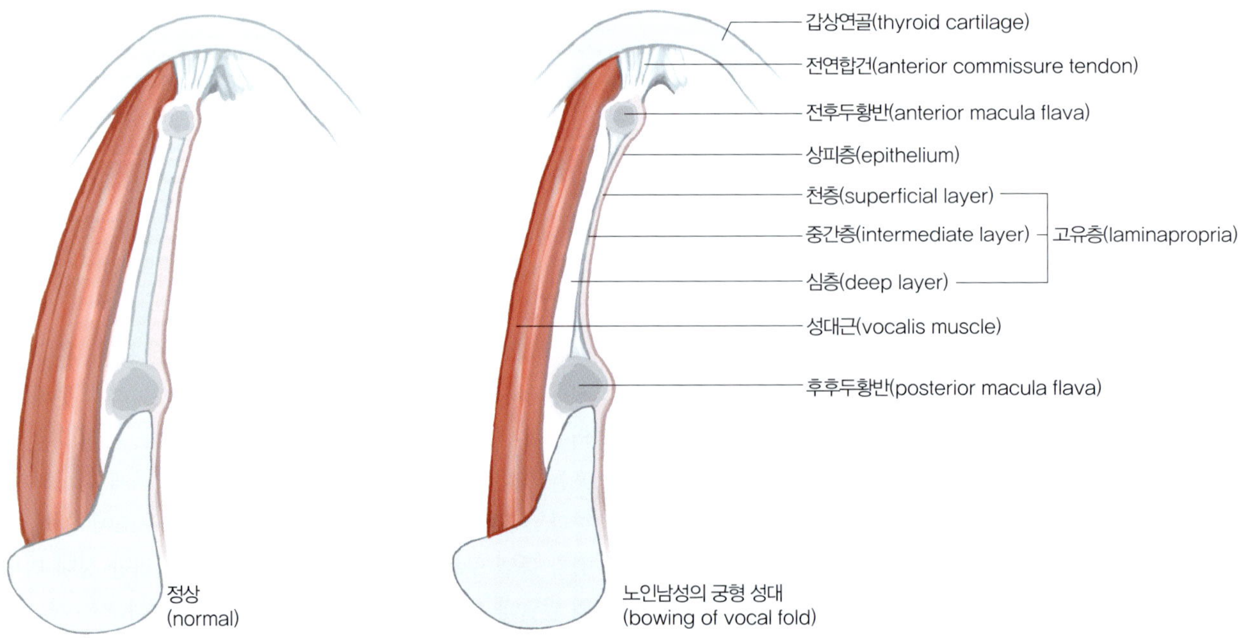

그림 2-10 노인 남성의 궁형 성대(bowing of vocal fold).

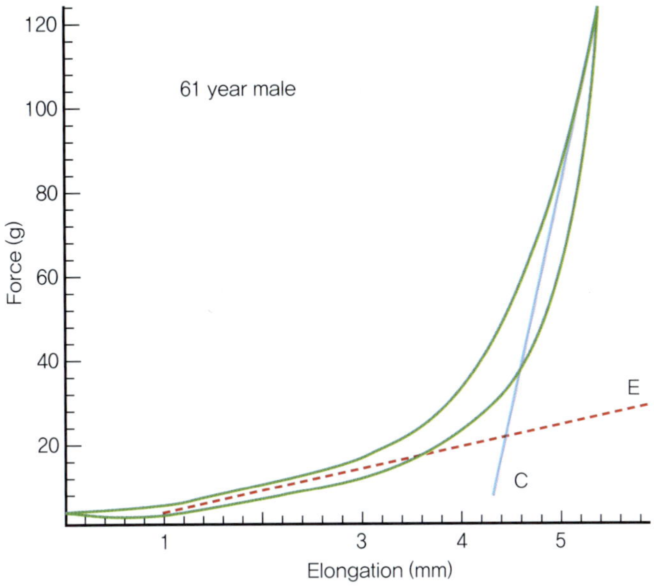

그림 2-11 인간 성대 응력-변형률 곡선.

III 성대의 미세구조와 역학적 특성

인간 성대 조직의 응력-변형률 곡선*stress-strain curve*은 비선형적인 양상을 띤다(그림 2-11).[41] 성대의 종 방향*longitudinal direction*으로 응력이 가해지면 성대 조직은 늘어나는데, 이때 신장*stretch* 초기와 후기의 반응 특성이 다른 것이다. 초기에는 작은 응력에 의해서도 성대가 쉽게 늘어나지만, 변형률이 대략 30%인 시점부터는 큰 응력을 가해야만 성대가 늘어난다.

이러한 비선형적 특성은 성대의 미세구조 및 섬유성 단백질의 분포와 연관이 있다. 탄성계수*Young's modulus*는 응력-변형률 곡선상 기울기를 의미하는데, 기울기가 작은 부분은 성대에 탄력을 제공하는 엘라스틴으로 구성된 탄력섬유의 탄성계수를 따르며, 가파른 부분은 성대에 저항성을 제공하는 콜라겐으로 구성된 교원섬유의 탄성계수를 따른다.[41,42]

이러한 성대의 미세구조에 의한 역학적 특성은 발성 시 기본주파수*fundamental frequency, F_0*의 조절 및 고음 발성의 원리를 잘 설명하기도 한다. 발성 시 기본주파수는 다음 공식 $F_0 = \frac{1}{2L}\sqrt{\frac{\sigma}{\rho}}$ (진동하는 현의 진동수 방정식)을 따른다.[43] 고음 발성 시 윤상갑상근*cricothyroid muscle*의 수축에 의해 성대의 길이가 길어진다. 이때 비선형적인 응력-변형률 곡선에 따른 응력(σ)의 큰 증가가 길이(L) 증가의 효과를 압도하며 기본주파수(F_0)의 증가, 즉 고음 발성으로 이어질 수 있다.

IV 성대의 덮개-몸체 이론

1974년 Minoru Hirano는 성대의 진동과 관련하여 덮개-몸체 이론*cover-body theory*을 제시하였다.[44,45,46] 발성 시 성대의 상피*epithelium*와 고유층의 천층*superficial layer of lamina propria*은 하나의 진동체로 작용함을 밝히며, 이것을 덮개*cover*로 표현하였다. 더 깊은 층에 있는 갑상피열근*thyroarytenoid muscle*은 덮개 부분과 느슨하게 연결되어 있어 덮개와는 별개의 진동체로 작용하며, 이를 몸체*body*로 표현하였다. 즉 덮개-몸체 이론은 발성 시 성대의 진동이 덮개와 몸체라는 2개의 진동체에 의해 발생하는 것으로 설명하면서 성대의 기능 해부학의 기본 이론으로 자리잡았다.

성대의 층별 물리적 특성에 대한 이해가 깊어짐에 따라, 오늘날에는 덮개와 몸체 사이에 이행부*transition zone*를 포함하여 3개의 층으로 설명하기도 한다.[10,43] 이때 상피와 고유층의 천층이 덮개에 해당되고, 고유층의 중간층과 심층, 즉 성대인대*vocal ligament*가 이행부에 해당되며, 갑상피열근은 몸체에 상응한다.

Hirano의 덮개-몸체 이론은 성대의 물리적 특성 및 발성 현상의 특징을 잘 설명하여 오늘날 많은 성대 연구의 기반이 되고 있다.

Ingo Titze는 사람 성대 조직의 물리적 특성에 대한 데이터를 바탕으로 성대의 층별 응력-변형률 곡선*stress-strain curve*을 이론적으로 제시한 바 있다(그림 2-12).[43,47] 성대 조직에 일정한 종 변형률*longitudinal strain*이 가해졌을 때 성대인대(이행부)에 비해 상피(덮개)에는 큰 응력이 발생하는 반면 갑상피열근(몸체)에는 작은 응력이 발생한다는 것인데, 이러한 층별 차이는 실증적 연구를 통해서도 비슷하게 재현된다.[48,49]

덮개의 응력은 갑상피열근의 수축과, 이행부의 응력은 윤상갑상근의 수축과 각각 연관성을 보인다. 갑상피열근과 윤상갑상근의 조절에 의한 성대의 층별 응력의 균형은 발성 시 음정*pitch*과 성구*vocal register*를 조절하는 데 있어 중요한 역할을 한다(그림 2-13).[43,47] 이처럼 덮개-몸체 이론은 성대의 조직학에 기반을 둘 뿐만 아니라 성대의 물리적 특성과 기능을 잘 설명한다.

V 성대의 모델링

1. 단일 질량 모델과 이중 질량 모델

동물이나 사람의 성대를 이용한 생체 외*ex vivo* 및 생체 내*in vivo* 연구들이 많이 있지만, 진동하는 성대는 매우 작고 섬세하기 때문에 연구에는 상당한 제한점이 따른다.

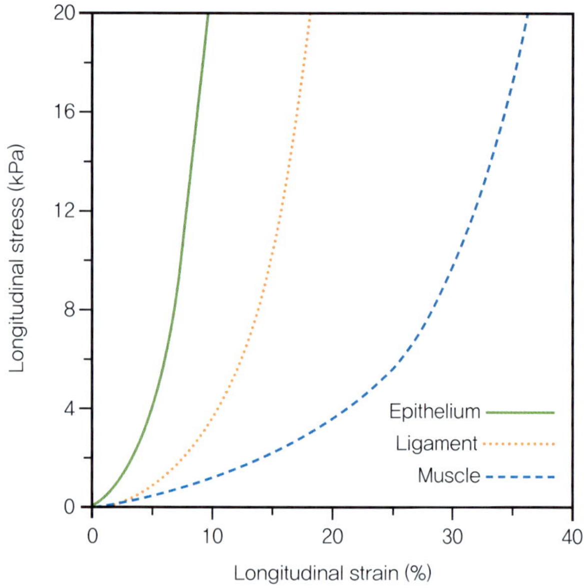

그림 2-12 인간 성대 조직의 부위별 가상 응력-변형(stress-strain) 곡선.

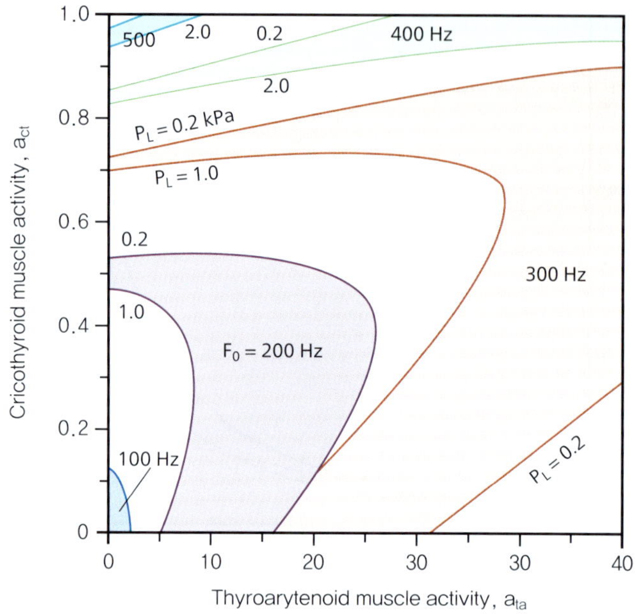

그림 2-13 Muscle activation plot (MAP) with constant F_0 bands for the body-cover model that includes lung pressure.

초창기의 성대 모델인 단일 질량 모델*one-mass model*은 성대의 진동을 감쇠*damping*가 일어나는 단일 질량의 진동계*oscillatory system*로 상정하였다.[50] 이 모델은 당겨진 용수철에 달린 물체의 감쇠 진동을 묘사하는 것과 유사하다. 이로부터 발전한 이중 질량 모델*two-mass model*은 성대를 2개의 결합 진동자*coupled oscillators*로 가정하였다.[51]

이러한 모델들은 비교적 단순한 방식으로 공기의 흐름에 의한 성대의 진동 특성을 어느 정도 설명할 수 있다. 그러나 성대의 미세구조에 의한 점탄성*viscoelasticity*이나 기하학적 형태, 성대 병리에 따른 진동의 비대칭성이나 불규칙성을 고려하지 못한다는 한계를 지녔다.

2. 유한 요소 모델

최근 수십 년간 성대의 미세구조와 그 물리적 특성이 많이 밝혀졌고, 이와 더불어 컴퓨터를 이용한 연산력이 크게 증가하였다. 이에 따라 연속체 역학*continuum mechanics* 이론과 컴퓨터 시뮬레이션을 이용한 성대진동의 모델링 연구가 활발하게 이뤄지고 있다.

성대의 3차원 유한 요소 모델*finite element model*은 진동 시스템의 공학적 분석에 사용되는 유한요소해석*finite element analysis*을 바탕으로 발전하였다. 유한 요소 모델에서는 비균질성*inhomogenous* 이방성*anisotropic* 물질들로 이루어진 복합 진동체를 묘사할 수 있다. 이를 통해 성대의 현실적인 기하학적 형태뿐만 아니라 성대의 층별 미세구조 특성, 공기역학적 힘*aerodynamic force* 등을 반영할 수 있다.

Alipour는 덮개, 성대인대, 몸체의 층별 점성*viscosity*와 전단계수*shear modulus*를 각각 독립적으로 활용한 유한 요소 모델을 제안하였다.[52,53] 이 모델은 성대의 층별 미세구조의 물리적 특징을 개별적으로 반영함으로써 사실에 가까운 성대진동을 모사할 수 있으며, 성대의 진동면을 따라 발생하는 점막 파동*mucosal wave*을 구현해낸다. 즉 발성 시 성대 표면의 점들이 타원형 운동을 하며, 점막 파동이 성대 관상면의 아래쪽에서 위쪽으로 전파됨을 시사하였다.[54] 이러한 결과는 적출된 성대의 진동을 연구한 실증적 연구에 의해서도 뒷받침되고 있다.[55,56,57,58] 뿐만 아니라, 이러한 유한 요소 모델은 보다 복잡한 모델링 및 다양한 성대의 병태생리에 대한 모델링의 기반이 되고 있다.[59,60]

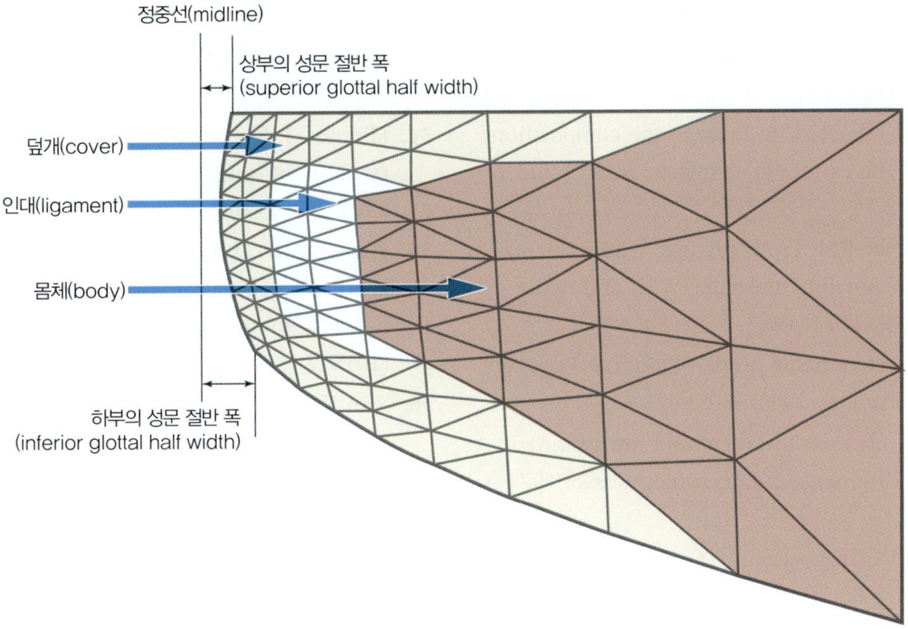

그림 2-14 관상면에서 본 유한 요소 모델의 성대 메시(mesh) 구조.

참고문헌

1. Hirano M. Phonosurgery. Basic and clinical investigation. Otologia 1975; 21 (1):299-303.
2. Hirano M. Clinical Examination of Voice. Springer-Verlag; 1981.
3. Hirano M, Kakita Y, Ohmaru K, Kurita S. Structure and mechanical properties of the vocal fold. Speech and language: Elsevier; 1982. p.271-97.
4. Gray SD. Molecular and cellular structure of vocal fold tissue. Vocal fold physiology 1993:1-17.
5. Gray SD, Pignatari SS, Harding P. Morphologic ultrastructure of anchoring fibers in normal vocal fold basement membrane zone. Journal of Voice 1994; 8 (1):48-52.
6. Veerina-Voli S, Hirano M, Karovic-Krzelj V. Macula flava in the vocal fold of human fetus. Acta oto-laryngologica 1988; 105 (1-2):144-8.
7. Sato K, Hirano M. Histologic investigation of the macula flava of the human vocal fold. Annals of Otology, Rhinology & Laryngology 1995; 104 (2):138-43.
8. Fayoux P, Devisme L, Chevalier D, Merrot O, Gosselin B. Histologic structure and development of the laryngeal macula flava. Annals of Otology, Rhinology & Laryngology 2004; 113 (6):498-504.
9. Levendoski EE, Leydon C, Thibeault SL. Vocal fold epithelial barrier in health and injury: a research review. J Speech Lang Hear Res 2014; 57 (5):1679-91.
10. Sato K. Functional histoanatomy of the human larynx. Springer; 2018.
11. Majno G, Gabbiani G, Hirschel B, Ryan G, Statkov P. Contraction of granulation tissue in vitro: similarity to smooth muscle. Science 1971; 173 (3996):548-50.
12. Henderson NC, Rieder F, Wynn TA. Fibrosis: from mechanisms to medicines. Nature 2020; 587 (7835):555-66.
13. Wynn TA, Ramalingam TR. Mechanisms of fibrosis: therapeutic translation for fibrotic disease. Nature medicine 2012; 18 (7):1028-40.
14. Walraven M, Hinz B. Therapeutic approaches to control tissue repair and fibrosis: Extracellular matrix as a game changer. Matrix Biology 2018; 71:205-24.
15. Sato K, Hirano M, Nakashima T. Stellate cells in the human vocal fold. Annals of Otology, Rhinology & Laryngology 2001; 110 (4):319-25.
16. Sato K, Umeno H, Nakashima T. Vocal fold stem cells and their niche in the human vocal fold. Annals of Otology, Rhinology & Laryngology 2012; 121 (12):798-803.
17. Titze Ingo R., Abbott KV. Vocology: the science and practice of voice habilitation.

18. Frantz C, Stewart KM, Weaver VM. The extracellular matrix at a glance. J Cell Sci 2010; 123 (Pt 24):4195-200.
19. Karamanos NK, Theocharis AD, Piperigkou Z, Manou D, Passi A, Skandalis SS, et al. A guide to the composition and functions of the extracellular matrix. FEBS J 2021; 288 (24):6850-912.
20. Schaefer L, Schaefer RM. Proteoglycans: from structural compounds to signaling molecules. Cell and tissue research 2010; 339 (1):237-46.
21. Fawcett D. Connective tissue proper. Bloom & Fawchett: A Textbook of Histology 1986; 9:139-42.
22. Sato K. Reticular fibers in the vocal fold mucosa. Annals of Otology, Rhinology & Laryngology 1998; 107 (12):1023-8.
23. Wise SG, Weiss AS. Tropoelastin. The international journal of biochemistry & cell biology 2009; 41 (3):494-7.
24. Zollinger AJ, Smith ML. Fibronectin, the extracellular glue. Matrix Biology 2017; 60:27-37.
25. Smith ML, Gourdon D, Little WC, Kubow KE, Eguiluz RA, Luna-Morris S, Vogel V. Force-induced unfolding of fibronectin in the extracellular matrix of living cells. PLoS biology 2007; 5 (10):e268.
26. Gray SD. Benign pathologic responses of the larynx. Current Opinion in Otolaryngology & Head and Neck Surgery 1997; 5 (2):129-32.
27. Iozzo RV, Murdoch AD. Proteoglycans of the extracellular environment: clues from the gene and protein side offer novel perspectives in molecular diversity and function. The FASEB Journal 1996; 10 (5):598-614.
28. Chan RW, Gray SD, Titze IR. The importance of hyaluronic acid in vocal fold biomechanics. Otolaryngology-Head and Neck Surgery 2001; 124 (6):607-14.
29. Neill T, Schaefer L, Iozzo RV. Decorin: a guardian from the matrix. The American journal of pathology 2012; 181 (2):380-7.
30. Zhang W, Ge Y, Cheng Q, Zhang Q, Fang L, Zheng J. Decorin is a pivotal effector in the extracellular matrix and tumour microenvironment. Oncotarget 2018; 9 (4):5480.
31. Harper J, Spiro R, Gaarde W, Tamura R, Pierschbacher M, Noble N, et al. Role of Transforming Growth Factor b and Decorin in Controlling Fibrosis. Methods in Enzymology 1994; 245:24-8.
32. Gray SD, Titze IR, Chan R, Hammond TH. Vocal fold proteoglycans and their influence on biomechanics. The Laryngoscope 1999; 109 (6):845-54.
33. Thibeault SL, Bless DM, Gray SD. Interstitial protein alterations in rabbit vocal fold with scar. Journal of Voice 2003; 17 (3):377-83.
34. Hirano M, Kurita S, Sakaguchi S. Ageing of the vibratory tissue of human vocal folds. Acta oto-laryngologica 1989; 107 (5-6):428-33.
35. Hammond TH, Gray SD, Butler JE. Age-and gender-related collagen distribution in human vocal folds. Annals of Otology, Rhinology & Laryngology 2000; 109 (10):913-20.
36. Sato K, Hirano M, Nakashima T. Age-related changes of collagenous fibers in the human vocal fold mucosa. Annals of Otology, Rhinology & Laryngology 2002; 111 (1):15-20.
37. Sato K, Hirano M. Age-related changes of elastic fibers in the superficial layer of the lamina propria of vocal folds. Annals of Otology, Rhinology & Laryngology 1997; 106 (1):44-8.
38. Sato K, Sakaguchi S, Hirano M. Histologic investigation of bowing of the aged vocal folds. Larynx Jpn 1996; 8:11-4.
39. Turk LM, Hogg DA. Age changes in the human laryngeal cartilages. Clinical Anatomy: The Official Journal of the American Association of Clinical Anatomists and the British Association of Clinical Anatomists 1993; 6 (3):154-62.
40. Garvin HM. Ossification of laryngeal structures as indicators of age. Journal of forensic sciences 2008; 53 (5):1023-7.
41. Gray SD, Alipour F, Titze IR, Hammond TH. Biomechanical and histologic observations of vocal fold fibrous proteins. Annals of Otology, Rhinology & Laryngology 2000; 109 (1):77-85.
42. Chan RW, Fu M, Young L, Tirunagari N. Relative contributions of collagen and elastin to elasticity of the vocal fold under tension. Annals of biomedical engineering 2007; 35:1471-83.
43. Titze IR, Martin DW. Principles of voice production. Acoustical Society of America; 1998.
44. Hirano M. Morphological structure of the vocal cord as a vibrator and its variations. Folia phoniatrica et logopaedica 1974; 26 (2):89-94.
45. Hirano M. Cover-body theory of vocal cord vibration. Speech science 1985:1-46.
46. Vahabzadeh-Hagh AM, Zhang Z, Chhetri DK. Hirano's cover-body model and its unique laryngeal postures

revisited. Laryngoscope 2018; 128 (6):1412-8.

47. Hirano M. Structure and vibratory behavior of the vocal folds. Dynamic aspects of speech production 1977:13-30.

48. Titze IR, Riede T. A cervid vocal fold model suggests greater glottal efficiency in calling at high frequencies. PLoS Comput Biol 2010; 6 (8).

49. Cochereau T, Bailly L, Orgéas L, Bernardoni NH, Robert Y, Terrien M. Mechanics of human vocal folds layers during finite strains in tension, compression and shear. Journal of biomechanics 2020; 110:109956.

50. Flanagan J, Landgraf L. Self-oscillating source for vocal-tract synthesizers. IEEE Transactions on Audio and Electroacoustics 1968; 16 (1):57-64.

51. Ishizaka K, Flanagan JL. Synthesis of voiced sounds from a two-mass model of the vocal cords. Bell system technical journal 1972; 51 (6):1233-68.

52. Alipour-Haghighi F, Titze IR. Elastic models of vocal fold tissues. The Journal of the Acoustical Society of America 1991; 90 (3):1326-31.

53. Alipour F, Berry DA, Titze IR. A finite-element model of vocal-fold vibration. The Journal of the Acoustical Society of America 2000; 108 (6):3003-12.

54. Vampola T, Horáček J, Klepáček I. Computer simulation of mucosal waves on vibrating human vocal folds. Biocybernetics and biomedical engineering 2016; 36 (3):451-65.

55. Berry DA, Montequin DW, Tayama N. High-speed digital imaging of the medial surface of the vocal folds. The Journal of the Acoustical Society of America 2001; 110 (5):2539-47.

56. Döllinger M, Berry DA, Berke GS. Medial surface dynamics of an in vivo canine vocal fold during phonation. The Journal of the Acoustical Society of America 2005; 117 (5):3174-83.

57. Doellinger M, Berry DA. Visualization and quantification of the medial surface dynamics of an excised human vocal fold during phonation. Journal of Voice 2006; 20 (3):401-13.

58. Boessenecker A, Berry DA, Lohscheller J, Eysholdt U, Doellinger M. Mucosal wave properties of a human vocal fold. Acta acustica united with acustica 2007; 93 (5):815-23.

59. Jiang JJ, Zhang Y, McGilligan C. Chaos in voice, from modeling to measurement. Journal of Voice 2006; 20 (1):2-17.

60. Jones CL, Achuthan A, Erath BD. Modal response of a computational vocal fold model with a substrate layer of adipose tissue. The Journal of the Acoustical Society of America 2015; 137 (2):EL158-EL64.

LARYNGOLOGY, PHONIATRICS AND LOGOPEDICS

CHAPTER 03

발성 생리

임재열

I 서론

인간의 발성기관은 세 개의 부분으로 구분된다(그림 3-1).[4,6] 첫 번째 발성기관은 호흡기*breathing apparatus*로 발성 시 공기 에너지를 전달하는 compressor와 같은 역할을 한다. 두 번째 기관은 호흡기로부터 올라온 공기 기류를 분절함으로써 소리 에너지로 전환시키는 sound generator 역할을 담당하는 성대*vocal folds*이다. 세 번째 기관은 인두강, 구강, 비강으로 구성된 공명강, 또는 성도*vocal tract*로 여과와 공명의 과정을 통해 성대에서 생성된 성문음을 다듬는 filter 또는 resonator 역할을 담당한다. 성도의 모양은 연구개, 혀, 입술, 그리고 턱을 움직여서 다양하게 변화시킬 수 있으며 조음*articulation* 과정을 통해 언어적으로 의미 있는 말소리*speech*가 완성된다.

호흡, 발성, 공명, 조음의 말소리 생성 과정을 대략적으로 살펴보면 아래와 같다.[1-3] 폐로 공기를 들이마신 후 다시 공기를 방출하면서 공기의 흐름, 즉 기류가 발생한다. 이때 성대가 닫

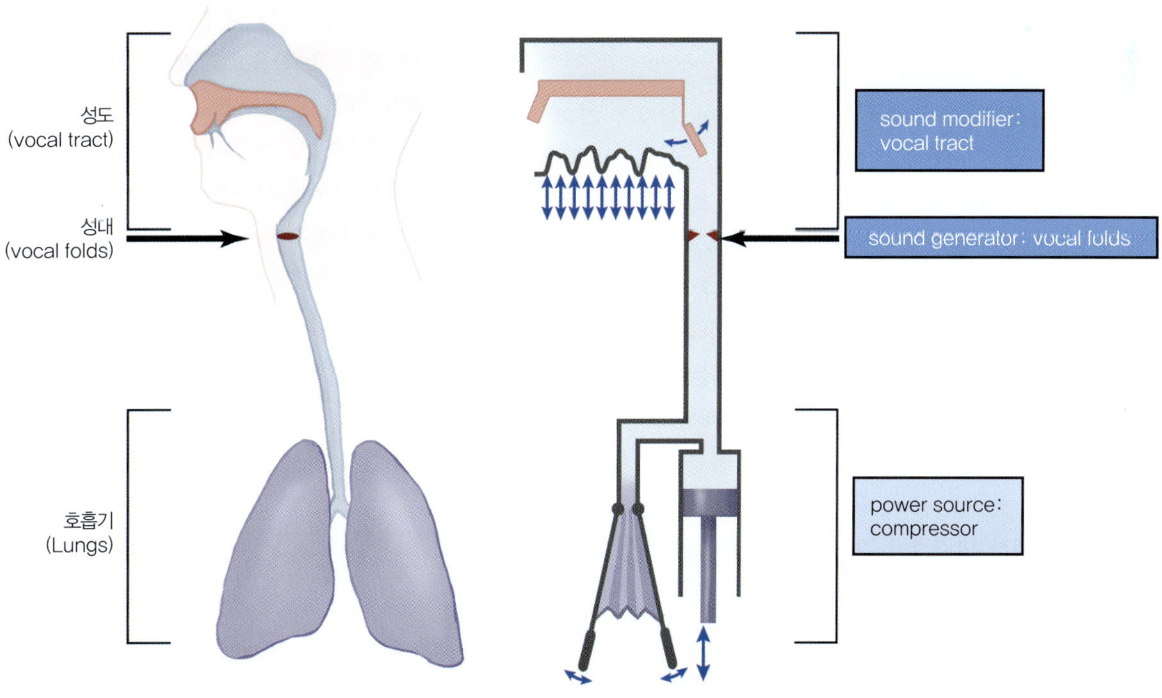

그림 3-1 발성기관. 인간의 발성기관은 (1) 공기 에너지를 생성, 전달하는 compressor 역할을 하는 호흡기, (2) 공기 기류를 분절함으로써 소리 에너지로 전환시키는 sound generator 역할을 하는 성대, (3) 여과와 공명의 과정을 통해 성문음을 다듬는 sound modifier 역할을 하는 성도로 구분된다.

히고 성문(성대 주름 사이의 공간)*glottis* 하부에 압력이 증가하면서 호기류에 의해 성문하부 부분이 열리게 된다. 이후 성문상부가 열려 성문틈이 생기며 베르누이 효과*Bernoulli effect*에 의한 성문부 압력 하강과 성대의 점탄성에 의해 성문이 다시 닫히게 되는데, 이 과정이 반복되면서 기류의 공기 에너지가 주기적으로 단절되어 진동 에너지로 변하게 된다. 이때 생성되는 음파*glottal wave*는 주기적인 진동수를 가지며 정수배의 배음들*harmonic partials*로 구성된다. 이러한 성대의 주기적인 진동수가 주관적인 음의 높이*pitch*를 결정한다. 백색광이 다양한 주파수의 빛으로 구성되어 있는 것처럼 성문음은 기본주파수만 존재하는 순음이 아니라 여러 주파수대의 배음들이 섞여 있는 복합음으로 구성된다.[5,10] 이러한 배음들이 가지는 에너지는 성대부터 입술까지의 소리의 길, 즉 성도*vocal tract*를 통과하면서 선택적인 주파수의 감쇄 및 증폭 과정을 통해 공명에너지를 형성하며, 이때 공명주파수에 의해 모음의 음질*acoustic quality*이 결정되고 음색*vocal trimbre*이 만들어진다. 즉, 세 개의 발성기관 중에 음성의 음향학적 특성과 음색을 결정하는 것은 성대와 성도이며 본 챕터에서는 특히 호흡기와 성대의 생리적 기능에 대해 주로 살펴보기로 한다. 발성기관의 해부와 구조 및 발성학과 음향물리는 다른 챕터에서 소상히 다룰 예정이다.

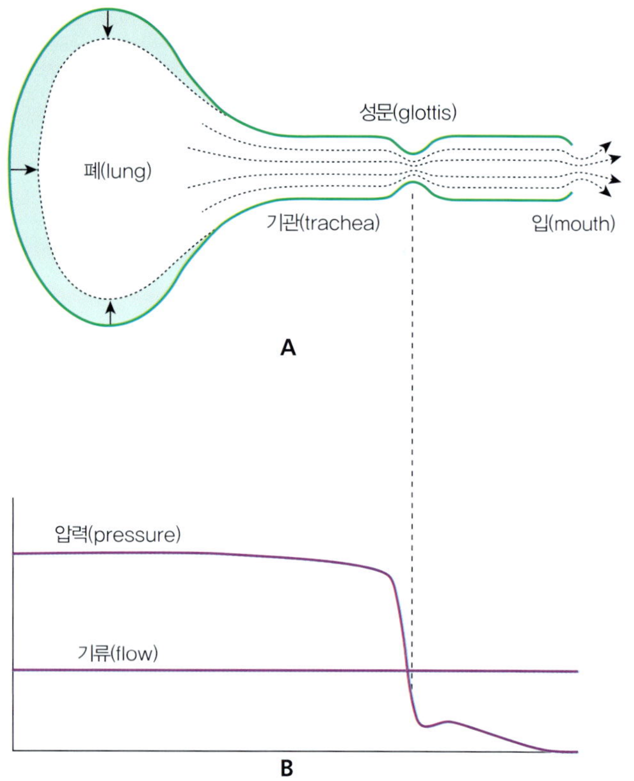

그림 3-2 호흡 압력과 기류. 폐가 수축되어 기도를 지나 좁아진 성문을 통과할 때 압력이 급격히 낮아지지만 공기의 양은 줄지 않고 같은 양을 유지하게 된다.

II 발성을 위한 호흡 *Respiration*

1. 호흡기의 발성을 위한 기능

흉곽은 목의 아랫부분부터 복부 사이에서 폐와 심장을 감싸 보호하고 있다. 흉곽 아랫부분에는 복강이 있으며 횡격막*diaphragm*에 의하여 흉강과 복강이 분리되어 있다. 폐는 성대와 성도로 기류를 흘려보냄으로써 소리를 만들어낼 수 있는 에너지를 공급한다. 평소 일상 생활에서의 호흡은 생존을 위한 최소한의 호흡 능력만으로 아무런 문제가 없을 것이나 성악가나 가수 등 음성을 전문적으로 사용하는 사람들에게는 호흡이 특히 더욱 중요하다. 따라서 호흡에 대한 원리를 이해하고 횡격막의 사용을 극대화하는 흉복식 호흡 또는 복식 호흡을 사용하는 훈련을 전문적으로 배우게 된다. 횡격막은 마치 주사기의 피스톤의 역할처럼 아래로 내려가면 기압 차에 의하여 공기가 폐 안으로 흡입되고, 위로 올라가면 폐 안의 공기가 밖으로 방출된다(그림 3-1). 흡기에 관여하는 흡기근에는 횡격막 이외에 외늑간근*external intercostal muscle*이 주로 작용하며 대흉근, 소흉근, 흉쇄유돌근 등 주변 보조호흡근육들이 같이 작용하여 흉곽을 팽창 상승시킨다. 말소리 생성과 관련된 호기는 팽창된 흉곽의 복원력에 의한 수동적 과정으로 이루어지나, 강한 말소리의 생성이나 노래를 하는 경우처럼 큰 압력이 필요한 노력성 호기 시에는 상부 복부근의 수축 작용으로 복압을 증가시켜 횡격막을 위로 밀어 올리며, 내늑간근*internal intercostal muscle*의 수축으로 흉곽을 압축시켜 높은 폐압*lung pressure*을 형성하게 된다. 폐가 수축되어 발생한 기류가 기도를 지나 좁아진 성문을 통과할 때 압력이 급격히 낮아지지만 공기의 양은 줄지 않고 같은 양을 유지하게 된다(그림 3-2). 이때 성문하압은 폐압과 동일하게 높은 반면, 성문을 통과한 후 성문상부압은 감소하게 되며 이러한 성문하압과 성문상부압의 차이에 따라 일정한 양의 기류가 성문부를 빠르게 통과하게 된다. 이처럼 호흡과 관련된 근육들은 흡기와 호기시 서로 다른 기능을 가지고 길항작용을 하고 있으며 호기 시 복부 근육의 작용으로 인해 급속하게 호흡이 몸 밖으로 빠져나가는 것을 횡격막이 지탱을 하여 공기의 흐름을 조절하게 되는데, 이를 '호흡 조절'이라 한다.

2. 발성에 필요한 적절한 호흡 기술

19세기 중반 Francesco Lamperti는 이와 같이 들숨과 날숨에 관여하는 근육들이 서로 적절한 평형을 이루면서 길항작용을 하는 호흡조절 과정을 발성적 항쟁*lotta vocale, vocal struggle*이라 설명하였고, 이는 아포지오*appoggio* 형성을 위한 호흡법의 기본 과정이라 하였다.[4] 아포지오는 호흡의 압력을 적절하게 조절하여 후두조직의 긴장과 적절한 관계를 형성하고 성구*vocal register*와 공명을 원활하게 조절해 나가기 위한 발성 테크닉이라 할 수 있다. 아포지오의 주요 요소는 첫째, 신체의 축을 바로 세우는 것, 둘째, 성대가 있는 후두의 위치를 편안하고 낮게 유지하는 것, 셋째, 노래하면서 모든 음정의 처음부터 끝까지 호흡의 중심을 횡격막 아래의 복부에서 느끼는 과정을 포함한다.

III 발성 *Phonation*

1. 성대진동의 원리

음성을 생성하는 기본요소의 하나인 성대진동의 원리로는 신경자극으로 인하여 진동하는 것이 아니라 공기역학적 원리와 성대의 점탄성에 의하여 진동한다는 근탄성 공기역학 이론*myoelastic aerodynamic theory*이 인정되고 있다.[6,10] Hirano는 성대의 몸체*body*를 이루는 갑상피열근*thyroarytenoid muscle*과 탄력원추막*conus elasticus*은 발성 시에 계속 내전된 상태로 남아 있는 반면에, 그 위에 놓여 있으면서 덮개*cover* 역할을 하는 점막과 점막고유층은 발성 시에 생성되는 압력 변화로 주기적인 진동운동을 일으켜서 성문음을 유발시킨다는 몸체-덮개설*body and cover theory*을 주장하였다. 즉 이러한 공기역학적 이론에 따르면 닫혀 있는 성대의 하연*lower lip*을 열어주기 위해 폐로부터 성대 쪽으로 밀어 올려주는 공기 압력이 필요한데, 이를 성문하압*subglottic pressure*이라 한다. 일상적인 대화를 위해서는 7~10 cmH_2O 정도의 압력이 필요한 것으로 되어있고, 이렇게 충분한 성문하압이 형성되면 이에 의해 성대가 벌어지면서 성대의 점막 진동이 시작된다. 성대가 열리는 과정은 우선 성문하압에 의해 성대 유리연의 하연이 먼저 벌어지고, 그 다음 상연이 벌어질 때까지 진행이 된다. 성대의 상연이 벌어지면 동시에 성대 하연이 닫히는 과정이 시작되는데, 이때 호기류가 성문의 좁은 통로를 지나면서 좁은 공간에 빠른 유속이 생겼을 때 발생되는 음압, 즉 베르누이 효과*Bernoulli effect*와 성대 자체의 탄성 작용으로 성대의 하연부터 다시 닫히게 된다(그림 3-3). 또한 성대의 진동이 지속적으로 이루어지는 데에는 베르누이 효과뿐만 아니라 성대의 상연과 하연이 비대칭적으로 진동한다는 three-mass model과, 성대 위쪽 성도의 공기 기둥*air column*이 성대가 닫혔을 때에도 계속 앞으로 가려는 관성*inertance*에 의해 설명되기도 한다.[10] 이와 같은 성대 점막의 종적인 시간적 위상차에 따른 움직임*vertical phase difference*에 의해 성대 점막은 마치 파형*mucosal wave*과 같은 움직임을 만들어내며 진동을 하게 된다(그림 3-4).

베르누이 효과는 유체의 유속과 압력의 관계를 수량적으로 나타낸 법칙으로, 유체는 좁은 통로를 흐를 때 속력이 증가하고 넓은 통로를 흐를 때 속력이 감소하는데, 유체의 속력(운동 에너지)이 증가하면 에너지 보존 법칙에 의해 압력(위치 에너지)이 낮아지고, 반대로 감소하면 압력이 높아지게 된다(그림 3-5A).[7,10] 비행기가 앞으로 나갈 때 주 날개 뒤로 흐르는 공기의 속도는 날개 위쪽과 아래쪽이 다르다. 아래쪽보다 위쪽이 훨씬 빠른데, 결국 공기의 속도가 빠른 위쪽보다 공기의 속도가 느린 아래쪽의 압력이 커져 압력이 큰 아래쪽 공기가 날개를 밀어 올리기 때문이다(그림 3-5B). 발성 시 성문이 닫히면 위아래

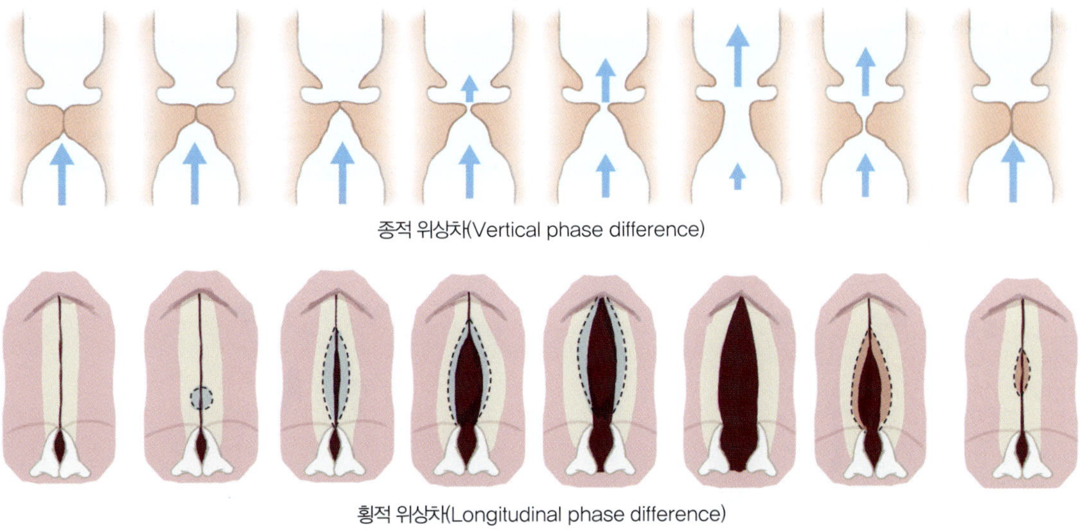

그림 3-3 발성 시 성대의 움직임과 성문 개폐의 모양. 발성 시 성대의 상연과 하연이 종적 시간적 위상차를 두고 개폐된다(상). 성문 개폐 시 성문부 횡적 모양의 변화(하).

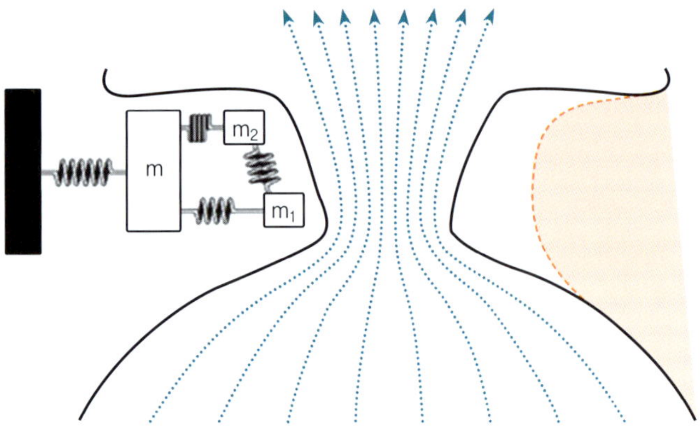

그림 3-4 **Three mass model.** 성대의 진동이 지속적으로 이루어지는 데에는 베르누이 효과, 성대의 점탄성뿐만 아니라 성대의 상연과 하연의 비대칭적 진동이 작용한다는 three-mass model을 설명하는 도식도.

사이에 압력차이가 생성되게 되는데 성문하압은 폐압과 같고 성문상부압은 대기압과 같게 된다. 따라서 성문하부에 형성된 압력에 의해 성문부가 열리게 되면 성문상부와의 압력차에 의해 공기 분자가 성문부를 통과하게 되는데, 이때 성분하부에 축적된 공기 분자가 좁은 성문부 통로를 통과하기 위해서는 빠르게 지나가야 할 것이며(동일한 시간에 동일한 수의 공기 입자가 지나가기 위해) 성문부의 공기입자의 밀도가 상대적으로 작아지므로 압력은 감소하게 된다. 만일 좁은 성문부 통로를 같은 속도로 통과하게 되면 성문하부의 압력이 지속적으로 상승할 것이고 너무 빠른 속도로 통과하게 되면 성분상부가 팽창될 것이다. 물론 공기 분자가 다시 넓은 통로인 성문상부에 도달하게 되면 다시 속도를 늦추면 운동 에너지가 감소하여 위치 에너지가 회복된다. 발성 시에 성대를 벌어지게 하는 힘이 성대를 닫히게 하는 힘보다 커지면 성대가 열렸다가, 반대로 성대를 닫게 하는 힘이 더 커지게 되면 성대가 닫히는 현상이 주기적으로 생기므로 이러한 주기적인 on-off 개폐에 의한 기류의 차단으로 일정한 패턴의 기류 변화인 성문파형이 발생되며, 이것이 음원 신호*voice source signal*를 형성한다(그림 3-6).

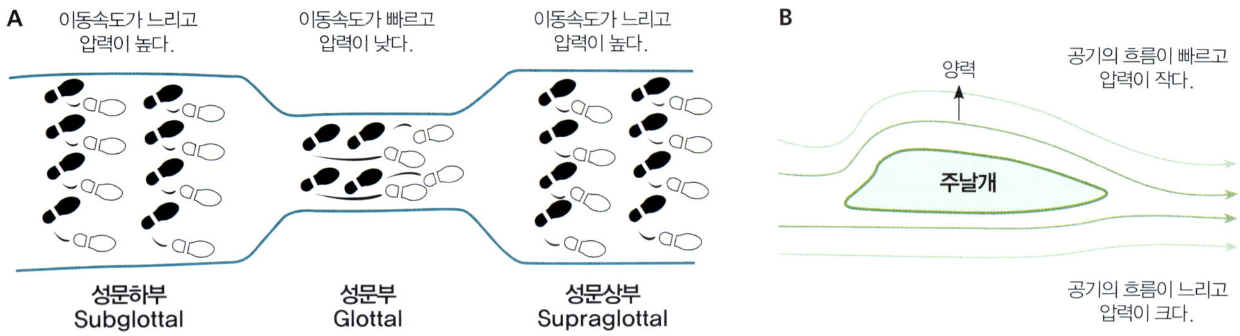

그림 3-5 **베르누이 효과***Bernoulli effect*. **A.** 일정한 역학적 에너지를 유지하면서 좁은 통로를 통과하기 위해서는 속력(운동 에너지)은 증가하고 에너지 보존 법칙에 의해 압력(위치 에너지)이 감소하게 된다. **B.** 비행기 날개의 원리. 비행기가 앞으로 나갈 때 주 날개 뒤로 흐르는 공기의 속도와 압력은 날개 위쪽과 아래쪽이 다르다.

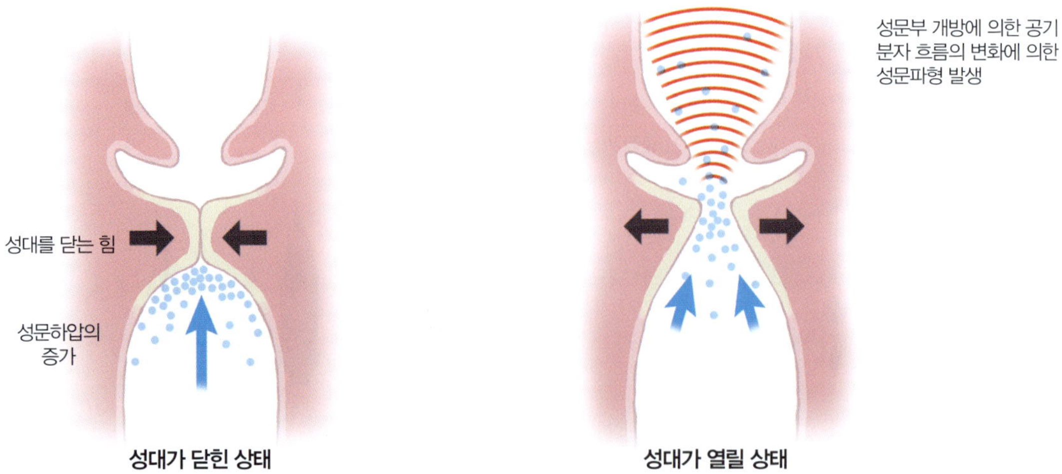

그림 3-6 **음원 신호 생성의 원리.** 주기적인 on-off 개폐에 의한 기류의 차단으로 음원 신호가 되는 성문파형*glottal wave*이 발생한다.

2. 성문파의 생성

음원 신호(성문음)가 생성되는 기본 메커니즘을 자세히 살펴보기 전에 신호 자체를 간략하게 살펴보는 것이 이해에 도움이 된다. 그림 3-7에 그래프로 표시된 기류와 같이 성문을 통과하는 패턴화된 기류로 설명할 수 있다. 폐의 공기 압력에 의해 발동된 기류의 흐름이 점진적으로 증가하고, 정점에 도달한 다음 갑자기 감소하여 멈춘다. 잠시 멈춘 후에는 같은 패턴이 반복되는데, 이러한 공기 흐름의 패턴을 성문파*glottal wave*라고 한다. 기류의 급격한 차단이 음성의 음원이 되는 것은 충격파와 같은 공기 흐름의 갑작스러운 중단이 성도내 공기 분자의 진동을 유발하기 때문이다. 자동차가 갑자기 고속도로에 정차할 때 발생하는 연쇄반응 충돌처럼 갑작스러운 정지로 인해 움직이는 공기 입자가 일종의 임펄스와 같은 충격파*impulse-like shock wave*를 발생시킨다. 성도에 있는 공기 분자의 진동을 흥분시키는 충격파는 Hz로 측정된다(1 Hz는 초당 한 번의 반복과 같다). 한 사이클의 시작부터 다음 사이클의 시작까지의 시간 간격을 주기*period*라고 하며 ms 단위로 측정한다. 음성의 강도는 임펄스의 크기와 관련이 있다.

음원 신호는 일종의 정제되지 않은 형태의 음성으로 일련의 순음들로 구성된 복합음으로 구성되며, 음원 신호를 구성하는 다양한 주파수 성분들은 성도를 거치면서 최종적으로 입 밖으로 나오는 음성을 형성하는 재료가 된다. 다양한 주파수 구성성분들은 스펙트럼*spectrum*으로 설명할 수 있는데, 스펙트럼의 가장 낮은 주파수를 기음*fundamental tone*이라고 하고 나머지 주파수를 배음*harmonics*이라고 하며, 기본주파수보다 높은 배음과 잡음을 상음*overtones*이라 하며, 기본주파수와 모든 상음을 합하여 부분음*partials*이라고 한다(그림 3-8). 즉, 가장 낮은 부분음은 기본주파수*fundamental frequency*이며, 다른 모든 부분음은 기본주파수에 정수배의 주파수를 갖는다. 예를 들어, 두 번째 부분음의 주파수는 기본주파수의 2배이다. 세 번째 부분음의 빈도는 기본주파수의 3배이다.

이처럼 성문 개폐운동의 결과로 발생되는 성문음은 기본주파수(F_0)와 배음을 갖게 되며 유성음은 성대의 떨림이 있으므로 소리를 정확하게 지각하도록 하는 규칙적인 진동수를 보이며 무성음은 성대의 진동이 없이 성도의 수축으로 인한 마찰음과 같은 잡음으로 이루어지며 유성음의 진동수보다 높은 진동수를 가지고 있다.[4,5,10] 말소리는 보통 80~400 Hz의 진동수를 갖지만, 무성음의 경우는 2,000 Hz 이상이 되는 경우가 흔히 있다. 인간이 귀로 들을 수 있는 가청주파수는 16~20,000 Hz 정도이다. 중년이 되면 들을 수 있는 음은 15,000 Hz 이하가 되고 나이가 들면 점점 더 좁아지게 된다. 20~30대 정상 성인 남자가 보통 크기, 보통 높이로 모음을 발성할 때의 기본주파수는 약 100~150 Hz 정도이며, 여자의 경우 200~300 Hz가량 된다. 그러나 높은 소리를 내거나 노래를 할 때에는 상당히 높은 주파수를 낼 수 있다. 어린이는 갓 태어나서 가장 높고 나이가 들수록 급격히 기본주파수가 하향한다. 성대의 진동 속도를 증가시킴으로써 주파수는 점점 더 높아지고 이 빠른 연속된 공기 덩이를 '윙'하는 소리*buzz*로 들을 수 있으며 성도의 조정에 의해 음향학적 특성이 완성된다. 따라서 폐에서 나온 기류는 음파 생성을 위한 공기 에너지를 공급해 주고, 성대는 이 공기 에너지를 가청이 가능한 소리 에너지로 바꾸고, 성도는 이를 증폭한 공명 에너지를 형성하며 동시에 모양을 변경하여 이 단조로운 음을 구별할 수 있는 음성으로 조음한다.

3. 주파수와 강도 조절

인간이 가지고 있는 장점 중에 하나가 목소리의 높이를 조절할 수 있다는 것이다. 이론적으로 사람의 성대는 7옥타브*octave*의 음역을 가질 수 있다고 하나, 특별한 발성 훈련을 받지 않은 보

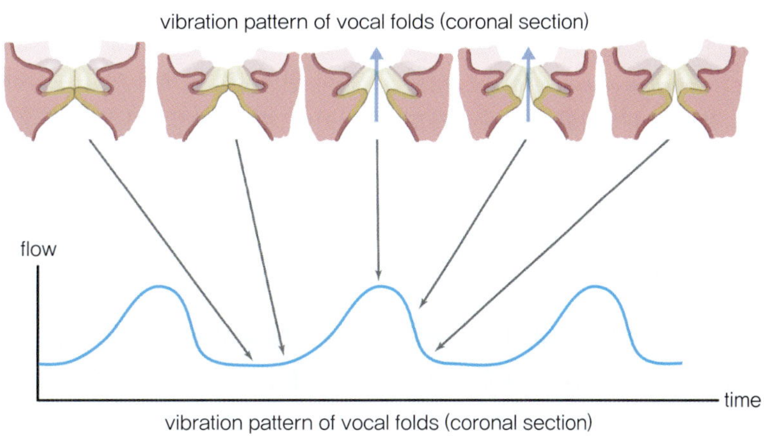

그림 3-7 **Glottal wave 생성.** 성문부 개폐에 의한 주기적 기류 단절에 의해 공기 흐름의 패턴이 발생하는데 이를 성문파형*glottal wave*이라고 한다.

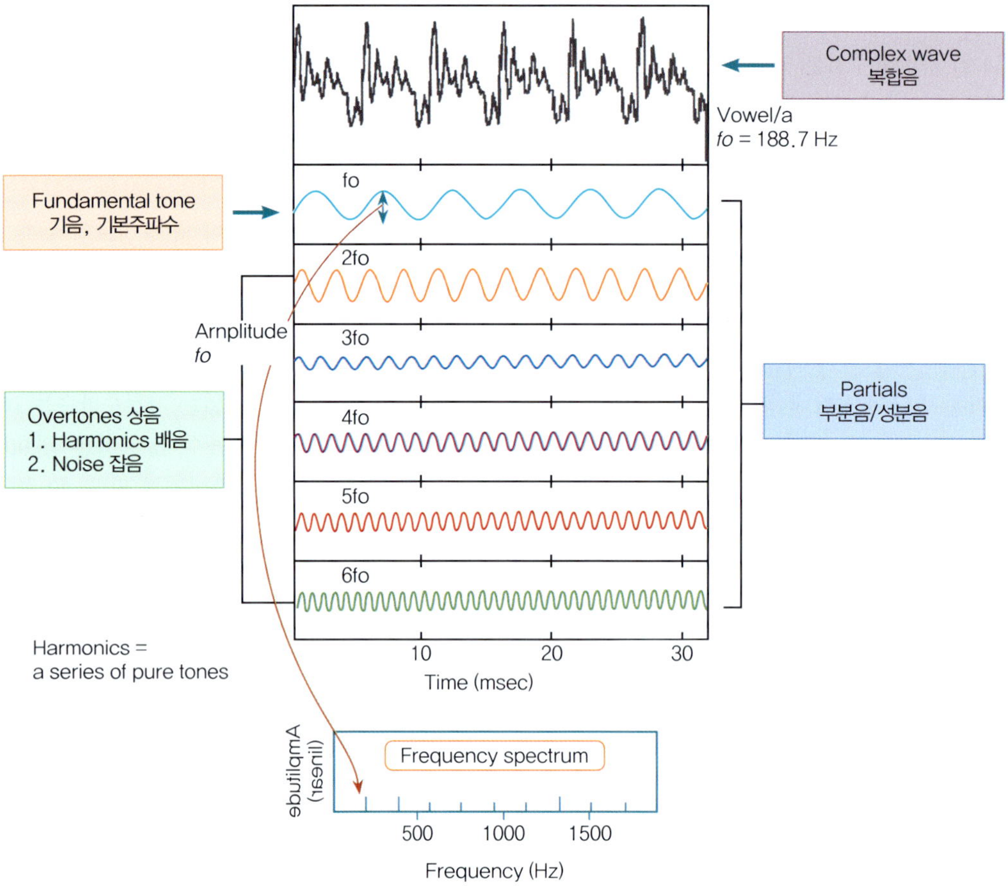

그림 3-8 **음성의 스펙트럼 분석.** 음원 신호는 다양한 순음들로 구성된 복합음이며, 스펙트럼으로 주파수 구성 성분을 분석하면 가장 낮은 주파수인 기본주파수와 정수배인 배음으로 구분할 수 있다.

통 사람의 경우 약 2옥타브의 기본주파수 범위에서 성문음을 만들 수 있고, 잘 훈련받은 성악가의 경우 약 4옥타브까지 소리 높낮이를 조절할 수 있다. 목소리의 높낮이 조절은 현악기 현의 높낮이 조절과 비슷하여 다음과 같은 사항이 결정적인 역할을 한다:[7,10] 1) 진동에 관여되는 성대의 길이*length*, 2) 성대의 두께 및 질량*thickness and mass*, 3) 긴장도*tension*, 4) 성대 고유의 점탄성*viscoelasticity*과 같은 생체역학적 특성. 성대내근 중 윤상갑상근*cricothyroid muscle*과 갑상피열근*thyroarythenoid muscle*과 같은 성대 긴장근이 서로 상호보완적으로 작용하여 성대의 길이와 긴장도를 조절하여 음의 높낮이를 결정한다. 윤상갑상근이 수축되고 갑상피열근이 이완되는 경우를 생각해 보면, 윤상갑상근은 갑상연골 부분을 아래로 끌어내면서 성대의 길이를 길어지게 한다. 이때 갑상피열근이 이완되면 성대는 길어지고 성대점막의 긴장도는 증가하고 기본주파수는 증가한다. 갑상피열근이 수축되고 윤상갑상근이 비활성화되는 경우, 성대를 두껍게 만들고 내부 몸체의 긴장도는 올라가나 길이는 줄어들고 점막의 긴장도가 줄어들어 기본주파수는 낮아진다. 즉 고음으로 갈수록 갑상피열근의 활동은 줄어들고 윤상갑상근이 주도적인 역할을 하고 가성이나 높은 고음에서는 갑상피열근의 활동은 거의 없거나 완전히 이완되고 윤상갑상근의 활동에 의하여 고음이 나는 것이다.

성대의 층 구조 중 성대 고유층의 두께가 충분하여야 성대의 점막 파동이 원활하게 생겨난다. 남성은 노인성 변화에 의해 성대가 위축되어 성대 점막이 얇아지게 되면 성문폐쇄가 충분히 일어나지 않으며 이를 보상하기 위해 성대는 긴장을 증가시키며 기본주파수가 상승하여 음도는 높아지고 소리의 강도는 작아지게 된다. 이와 반대로, 음성 오남용 혹은 흡연에 의해 성대의 부종이 일어나면 성대의 부피가 증가하게 되며, 이로 인해 무거워진 성대를 진동시키기 위해 더 많은 압력을 요구하게 되며, 무거워진 성대로 인해 성대의 진동수가 감소하여 기본주파수는 감소하고 음도는 낮아지게 된다. 성대 고유층의 점탄성을 유지하기 위해서는 균형 있는 식사와 수분 고음이 필수적이다. 실제로 성대의 장력*stiffness*은 음식, 탈수, 약, 호르몬 변화, 스트레스 등에 의한 화학적 불균형으로 변화할 수 있다. 또한 음성

오남용과 같은 연장 발성 시 성대 조직내 온도 상승이 발생하게 되며, 성대의 반복적인 신장 작용과 수축 작용이 오랜 시간 반복될 때 성대 점탄성의 변화에 의해 장력에 영향을 주어 음도 조절에 장애가 발생할 수 있다.

음의 강도는 성문파가 성도 내 공기로 전달하는 공기 분자량의 함수이며 성문파의 진폭이 클수록 결과적으로 음성 신호가 더 강해진다. 공기 공급 장치의 압력을 높이면 성문이 열릴 때마다 성문을 통해 밀려나는 공기의 양이 효과적으로 증가할 것이므로 폐압이 증가하면 음성 강도가 높아진다. 성대의 공기를 음향 진동으로 변경하는 데 있어 주요 책임을 지는 것이 기류 흐름의 갑작스러운 중단 때문이므로 기류의 on-off가 급격할수록 결과적으로 발생하는 음성 신호가 더 강력해진다. 따라서 발성 강도는 성문파의 가파른 감소 단계와 관련이 있으며, 이 효과는 더 높은 압력뿐만 아니라 더 높은 압력이 생성할 기류의 증가에 저항하는 성대 주름의 생체역학의 자발적인 변화에 의해 달성되므로 강도 증가는 기류 흐름에 대한 증가된 성문 저항의 조절된 상호 작용에 의해 생성된다. 또한 빠른 속도로 성문 폐쇄가 일어나야 성대원음의 배음이 많아지고 풍부한 음질을 만든다.

4. 성구 *registers*

후두 레지스터 혹은 성구*laryngeal register*는 성도와 상관없이 성대의 특정한 움직임으로 인해 기본주파수의 연속적인 범위에 걸쳐 생성되며 기본주파수 범위는 서로 다른 성구의 기본주파수 범위와 겹치기도 한다. Modal register는 훈련되지 않은 화자가 가장 일반적으로 사용하는 기본주파수 범위(남성의 경우 약 75~450 Hz, 여성의 경우 130~520 Hz)의 발성 기능으로 생성된다. 이 레지스터는 이들이 어떻게 정의되는지에 따라 “chest”, “head” 또는 “low”, “mid” 및 “high” registers를 포함할 수 있다. Pulse register는 주파수 척도의 낮은 끝(남성의 경우 25~80 Hz, 여성의 경우 20~45 Hz)의 F_0 범위에서 발생한다. 보통 박동성으로 인식되며, “vocal fry”, “glottal fry” 또는 음악 용어 “strobass”와 광범위하게 동의어로 사용된다. Loft register는 주파수 범위의 상단에 포함되며(남성의 경우 275~620 Hz, 여성의 경우 490~1,130 Hz), 일반적으로, “falsetto”에 해당한다. 그림 3-9에 도시된 바와 같이, pulse register는 단면이 넓은 성대 닫힘으로 달성되며, 질량 증가와 긴장도 감소, 장력의 부족과 탄성 반동으로 인한 낮은 기본주파수를 나타낸다. 일반적으로 더 크고 긴 성문파와 번갈아 가는 더 약하고 짧은 성문파의 패턴을 보여준다. Pulse register가 성대 긴장도 감소의 극단을 나타내는 반면 loft register는 반대의 경우로 긴장도가 매우 높은 수준으로 증가함으로 인해 성대 주름이 얇아진다. 높은 긴장도와 함께 증가된 회복력은 개방 단계를 조기에 종료하게 하고 더 큰 탄성에 의해 추진되는 정중선으로의 복원 역시 빠르게 진행된다. 전체적으로 loft register는 높은 성대 F_0를 생성하고 성문 크기의 감소는 감소된 음성 강도를 형성한다.

Pulse register

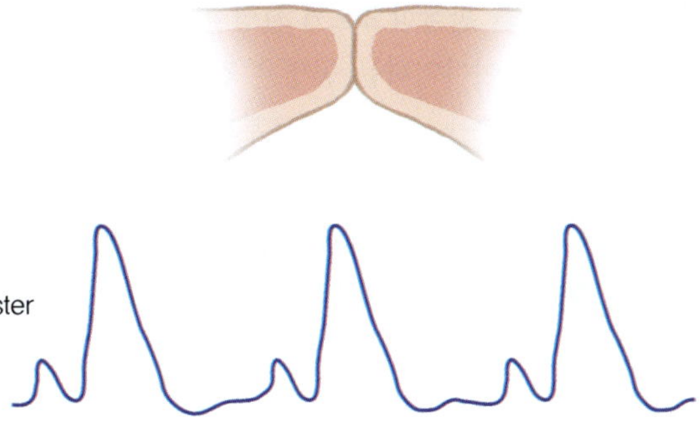

Loft register

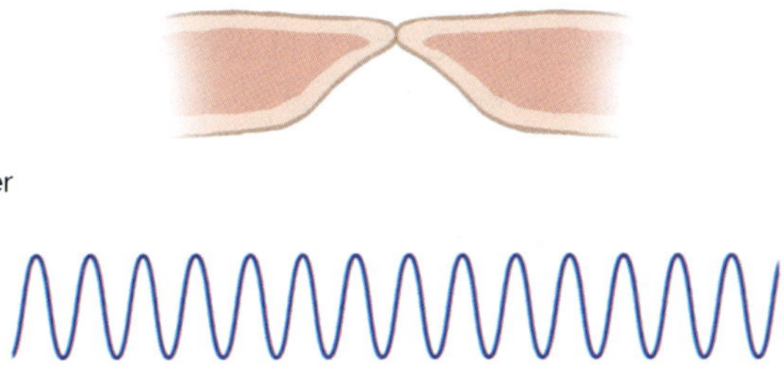

그림 3-9 성구. Pulse register와 loft register에 의한 성대 움직임에 따른 생성 파형.

IV 공명 *Resonance*

1. 공명이란?

현악기의 줄이 진동하는 진동음은 현악기의 공명통을 울려서 크고 아름다운 소리가 발생되는데 사람의 성도에서도 성대에서 만들어진 성문음*glottal sound*이 성도를 통과하면서 특정 주파수들에 대해서는 공명 과정을, 그 외의 주파수들에 대해서는 여과 과정을 거치면서 입술이나 콧구멍 바깥으로 방출되어 말소리를 만들어 낸다. 현악기나 사람의 목소리는 기본주파수와 그 배수의 파장들로 구성되는 배음들이 함께 만들어지며, 사람 말소리의 모음과 유성자음은 음원인 성대에 의한 주기적인 공기 진동이 공명계인 성도를 공진시킴으로써 발생된 음성파형으로 시간에 따라 변화하는 주기적인 복합파형을 가지고 있다. 사람의 성도는 성대 쪽은 막혀 있고 입 쪽은 열려 있는 일측 개방 공명관의 형태를 보이므로 성도의 공명은 이와 유사한 형태의 튜브에서의 공명현상을 관찰함으로써 설명할 수 있다.

물리학에서 이야기하는 공명은 진동계가 자신의 고유 진동수와 같은 진동수를 가진 외부로부터의 힘을 받았을 때 그 진폭*amplitude*이 뚜렷하게 증가하는 현상으로 정의하며, 입력과 반사된 에너지의 동기화에 의해 생성된 현상이다. 양쪽 끝이 닫힌 매우 긴 동굴의 끝에서 박수를 치게 되면 반대쪽 끝에서 반사되는 같은 박수 소리가 생성되며, 잠시 후 되돌아와서 다시 반사되고 그 과정은 반복된다. 따라서 박수 소리는 동굴을 앞뒤로 이동하게 되는데 박수 사이의 시간 간격은 소리가 반대쪽 끝을 이동하는 거리에 의해 결정되며, 동굴의 길수록 소리 사이의 간격이 길어진다(즉, 박수 빈도가 낮아짐). 공명관의 한쪽 또는 양쪽 끝이 열려 있으면 기류의 급격한 변화로 반사가 여전히 발생하지만 닫힌 끝보다 열린 끝에서 더 많은 소리 에너지가 손실된다. 만일 돌아오는 박수 소리의 같은 시간 간격으로 박수 소리를 생성할 때, 즉 정확히 반복적으로 친다고 상상해 보면 새로 친 박수 소리와 돌아온 박수 소리가 더 크게 울려 퍼지게 된다. 공명에 의해 거의 노력하지 않고도 큰 소리를 만들 수 있게 되며 이러한 현상이 공명관 안에서 일어나는 공명이다.

공명이 하나의 주파수에서만 발생하는 것은 아니나 특정 주파수에서 발생하며 공진기의 길이에 영향을 받는다. 공명주파수는 튜브의 길이에 따라 달라지며, 튜브가 길수록 공명주파수가 낮아진다. 이 경우 튜브 안을 이동하는 소리가 여러 번 있지만 서로 방해하지 않는다. 따라서 공진기는 여러 공명주파수를 설정한다. 공진기의 음색의 진폭은 점차 증가하여 공명주파수에서 절정에 달할 것인데, 그 이유는 반사파가 음원이 있는 부분으로 진행하여 입력된 소리와 완벽한 동기화 상태에 있기 때문이다. 마찬가지로 입력 사인파의 주파수가 공명주파수에서 멀어지면 진폭이 점차 감소한다.

2. 성도 공명 *vocal tract resonance*

성도가 공진관으로 작용하여 발생하는 공명을 음형대*formants*라고 부르며 주파수는 음형대 주파수*formant frequency*라고 명명한다.[5,9,10] 성악가에게는 4~5개의 음형대가 있으며, 두 개의 가장 낮은 1, 2 음형대가 대부분의 모음 음질을 조절하는 반면, 3, 4 5 음형대는 개인별 음색의 차이를 만든다. 성도 길이는 모든 음형대 주파수에 영향을 미친다. 성인 남성의 경우 17~20 cm의 성도 길이를 가지고 있다. 원통형 성도 모양을 가정하면 음형대 주파수는 500 Hz, 1500, 2500 Hz 등의 홀수 배수 근처에서 발생하며, 성인 여성은 성인 남성보다 성대가 짧기 때문에 음형대 주파수는 성인 남성보다 평균 15% 더 높다. 음형대 주파수의 생성과 관련된 규칙은 다음 장에서 자세히 다룰 것이며 본 챕터에서는 간략히 생성 원리에 대해서만 설명하기로 한다. 일측 개방 공명관에서의 공명주파수들은

$$Fn=(2n-1)C/4L,\ (n=1, 2, 3, 4\cdots)$$

C : speed of sound in the vocal tract (350m/sec),

L : length of vocal tract (17~18 cm)

의 수식에 따라 설명할 수 있는데, 여기서 F는 공명주파수, C는 공기 중에서 소리의 속도(340 m/sec)이고 L은 공명관의 길이를 의미한다. 따라서 첫 번째 공명은 최저공명주파수(C/4L)가 되고, 두 번째 공명주파수는 3C/4L로 최저공명주파수의 3배, 세 번째 공명주파수는 최저공명주파수의 5배의 순으로 높아지는 것을 알 수 있다. 이와 같은 방식으로 성인 남자에서 성대 직상방에서 입술까지의 거리가 약 17 cm이고, 그 단면적이 일정하다고 가정하면 제1음형대 F_1은 500 Hz, 제2음형대 F_2는 1,500 Hz, 제3음형대 F_3는 2,500 Hz에서 형성된다는 것을 알 수 있다.

위의 수식으로부터 알 수 있듯이 성도의 길이를 변화시키면 공명주파수가 변하게 된다. 성도의 길이가 성인 성도의 반 정도인 유아(약 8.5 cm)의 경우 음형대 주파수는 1,000, 3,000, 5000 Hz 근처에서 형성되며, 여성의 성도는 남성에 비하여 약 15% 정도 짧아서 남자에 비하여 높은 위치인 600, 1,800, 3,000 Hz 부근에서 형성된다. 잘 훈련된 성악가의 경우 일반인들과 달리 약 2,500~3,000 Hz 근처에 에너지 집중대가 형성되며, 이 영역 때문에 오케스트라의 연주 속에서도 성악가의 목소리가 청중들의 귀에 명료하게 들리는 것이라 설명하였는데 이것이 성악가 음형대*singer's formant*이다. 성악가 음형대가 형성되는 주파수 영역은 여성성부의 알토*alto*를 포함한 남성성부에서 서로 큰 차이를 보이지는 않으나, 베이스*bass* 쪽으로 갈수록 약간씩 낮은 주파수에서 형성되는 것으로 알려져 있다. Sundberg가 성도내의 후두 주변부에 위치하는 작은 공명기*epilarynx tube*의 존재를 통하여 설명함으로써, 성악가 음형대의 형성에 대하여 증명하고자 하였다.[9] 이를 통해 성악가들이 성악가 음형대를 만들어 내기 위해서는 발성 시 하인두부를 넓혀주고, 후두를 아래로 내려(또는 고정시켜) 성도의 길이를 길게 만들어 주는 두 가지 요소에 의하여 형성되는 것으로 추정할 수 있다.

3. 음원-필터 이론 *source filter theory*

성도 공명관은 음원 신호를 필터링하기 때문에 음형대 주파수 스펙트럼에 큰 영향을 미친다. 모음 스펙트럼은 피크와 계곡처럼 특성화되며 이는 음형대 주파수에 가장 가깝게 놓여 있는 부분이 강해지기 때문이다. 이러한 방식으로 성도 공명은 모음 스펙트럼을 형성*form*하므로 음형대라는 용어로 명명되었다. 성대의 진동과 성도의 공명과정을 거쳐 입 밖으로 소리가 나오며 실제 우리의 귀에 들리는 사람의 목소리는 상당한 음향학적 에

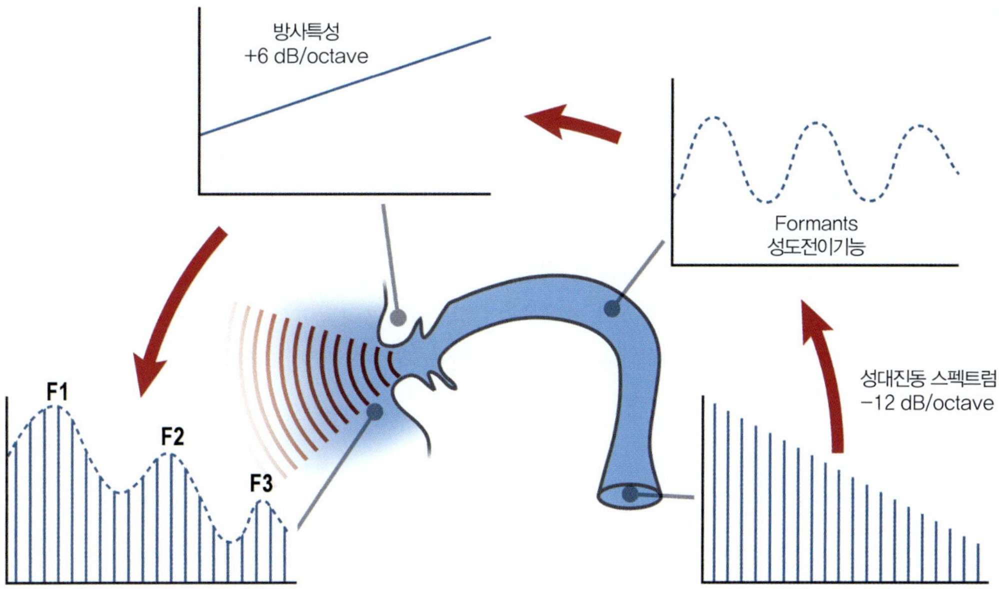

그림 3-10 성도 전이 기능. 성도의 모양과 혀와 입술의 위치에 따라 공명주파수가 변하는데 이를 성도 전이 기능이라고 한다. 기본음과 배음들은 공명관을 통과하지 않는 경우 1옥타브 올라갈 때마다 12 dB 감소하나, 성도 전이 기능에 의해 공명에너지로 전이되고 입 밖으로 방사되면서 필터효과에 의해 1옥타브마다 6 dB씩 증가한다.

너지의 변화를 거쳐서 나오게 된다. 음원-필터 이론*source filter theory*을 통해 성대에서 만들어진 원음이 성도를 통해 지나갈 때 성도의 크기와 모양에 따라 여과와 공명과정을 거치면서 에너지의 변화가 일어나는 과정을 단순화하여 설명할 수 있다.[5,6,10] 이 이론을 이해하기 위해서는 성대의 진동에 의해 생기는 음원 에너지를 스펙트럼의 관점에서 보아야 하며, 원음인 성대의 진동소리와 마지막으로 소리가 나오는 입술 근처의 소리에 대하여 스펙트럼 분석을 하면, 이들 음파 각각의 변화된 상태를 비교해 볼 수 있다.

우선 성대원음에 대한 스펙트럼분석을 하면 기본주파수와 그의 배음들을 볼 수 있는데 높은 주파수대의 배음이 낮은 주파수대의 배음에 비하여 그 강도가 약해짐에 따라 주파수가 증가할수록 한 옥타브당 12 dB씩 강도가 줄어드는 에너지 변화가 나타난다. 이때 성대를 빠르게 닫아서 성문접촉 시간을 길게 하면, 즉 성문접촉율을 높일수록 스펙트럼 검사에서 배음의 크기 감소 정도가 작아지므로 발성효율을 높일 수 있다. 많은 배음들로 구성된 성대원음은 성도의 공명주파수에 대한 반응에 따라 여과 및 공명되는 과정을 거치게 되는데, 성대원음의 배음이 성도의 공명주파수와 일치하거나 근접해 있는 경우는 증폭이 되고, 일치하지 않거나 멀리 떨어져 있는 경우는 에너지를 잃거나 감쇄*attenuation*된다. 그 후, 입술에 이른 소리는 입밖으로 배출될 때의 필터효과, 즉 방사 특성*radiation characteristics*에 의해 그 에너지가 감소하는데, 낮은 주파수대의 에너지 감소가 높은 주파수대의 에너지 감소보다 크게 일어나게 되어 결과적으로는 주파수가 한 옥타브씩 올라갈 때마다 6 dB씩 커져 있는 에너지 차이를 보이게 된다(그림 3-10).

4. 섭동이론 *perturbation theory*

사람의 성도는 고정된 모양의 튜브가 아니기 때문에 말을 하는 과정에서, 특히 모음을 발성하는 과정에서 구강이나 인두의 다양한 부분들이 좁아지거나 길이의 변화가 일어나게 되는데, 이때 모음의 특성을 결정짓는 성도의 모양에 따라서 각각 다른 주파수에서 공명이 일어나고 서로 다른 음형대 주파수를 갖게 된다. 이와 같이 성도, 즉 공명관을 지나는 기류의 부분적 마찰로부터 음형대 주파수의 변화를 예측하는 것이 섭동이론이다.[5,10] 이 이론을 요약하면 성도가 모음 발성을 위해 수축을 해서 좁아지는 부분이 생기는데 좁아지는 부분이 마디*node* 근처이면 음형대 주파수가 올라가고, 배*anti-node* 근처가 좁아지면 음형대 주파수가 내려가며, 그 외 입술이 둥글게 모아지거나 성도의 길이가 길어지면 음형대 주파수가 내려간다는 것이다.

V 조음 *Articulation*

음형대가 성도 공명이라는 것을 상기하면, 우리는 모음을 형성하는 것이 성도 공명을 통해라는 것을 깨달을 수 있다. 모음은 성대가 진동하여 발생하는 유성음이다. 성대진동에 의해 발생한 성문음이 성도를 통과하는 동안 혀, 입술의 변화에 따라 공명강의 모양이 변하게 되고, 따라서 음형대의 위치가 바뀌게 되어 다양한 모음이 형성된다. 공명강의 모양 변화, 즉 협착점의 변화는 입술이나 치아의 벌림 상태, 혀의 높이 및 앞뒤 위치 조절, 인두강의 단층면의 크기 조절 등에 의해 영향을 받는다. 일반적으로 모음의 구분은 주로 제1음형대와 제2음형대의 위치에 따라서 나타나게 된다. 반면 우리나라 말의 자음의 조음은 모음의 조음과는 전혀 다르다. 무성자음 조음 시 성대는 벌어져 있어서 성대진동이 일어나지 않는다. 즉 자음은 무성음이다. 자음의 생성은 성도의 좁은 공간을 통과하는 기류가 형성하는 일종의 잡음 생성과정이라 할 수 있다. 자음은 조음 방법에 따라 파열음*plosive*, 마찰음*fricative*, 파찰음*affricate*, 유음*liquid*으로 분류하며, 조음 치에 따라서는 양순음*bilabials*, 치조음*alveolar*, 경구개음*pala* 연구개음*velar*, 성문음*glottal*으로 분류한다. 비음*nasal consonant*인 "ㄴ, ㅁ, ㅇ"은 다른 자음과 다르게 성대음을 만들어 내는 유성음이면서, 소리 에너지가 구강을 통하여 나오지 못하며, 비강 통해 공명되면서 조음되는 특성을 가지고 있다. 조음과 언어산출 과정은 제5장에서 자세히 다루어질 것이다.

참고문헌

1. 남도현, 최홍식: 호흡과 발성. 군자출판사, 2007
2. 대한후두음성언어의학회: 후두음성언어의학 2판, 범문에듀케이션, 2016
3. 진성민: 후두의 해부생리 및 발성원리. 대한후두음성언어의학회지 2017:28(1):5-10
4. Robert Thayer Sataloff: Voice Science. Plural Publishing, 2005
5. Reetz, H., & Jongman, A. Phonetics. Wiley-Blackwell, 2009.
6. John S. Rubin et al. Diagnosis and treatment of voice disorders, 4th Edition. Plural Publishing, 2014
7. Atkinson JE. Correlation analysis of the physiological factors controlling fundamental voice frequency. J Acoust Soc Am. 1978;63:211-222.
8. Gramming P, Sundberg J, Ternstrom S, et al. Relationships between changes in voice pitch and loudness. J Voice. 1988;2:118-126
9. Sundberg J. The singer's formant revisited. Voice. 1995;4:106-119.
10. Titze IR. Principle of voice production, 2nd ed. New Jersy: Prentice Hall;2000

CHAPTER 04

음향 물리

권순복

I 서론

우리 귀로 들을 수 있는 자연계의 소리나 인간의 음성은 음원*sound source*으로부터 방사된 압력파*pressure wave*가 매질*medium*을 통해 전달된 것으로, 이러한 소리가 일으키는 파동을 음파*sound wave*라고 한다. 이때 압력파는 매질의 입자들이 진동하는 과정에서 만들어지며, 이들이 주변의 밀도보다 높아지는 과정과 낮아지는 과정이 발생하면서 파형*waveform*을 만든다. 소리가 만들어 내는 파동인 음파는 크게 단순파*simple wave, sine wave*와 복합파*complex wave*로 나누어 볼 수 있다(그림 4-1). 합성으로 만들어진 굵은 실선의 파형은 주기*cycle*가 0.008초로 주파수가 125 Hz인 주기파를 나타낸다. 이러한 파형이 가진 주기에 의해 생성되는 주파수를 기본주파수*fundamental frequency*라고 한다.[3] 단순파는 파형의 가장 단순한 형태를 말하며, 사인 곡선의 형태를 보이는 파형을 말한다. 복합파는 둘 이상의 요소가 합쳐진 형태의 파형을 의미하며, 복합파는 파형 내부에 주기적으로 반복되어 나타나는 일정한 패턴이 관찰되는 주기파*periodic wave*와 파형 내부에서 이러한 주기적인 패턴이 관찰되지 않는 비주기파*aperiodic wave*로 나눌 수 있다.[2]

II 입자운동

입자운동이 파동운동과 같은 방향인 유형의 파동을 종파*longitudinal wave*라고 하며, 음파는 공기 속에서나 액체 속에서나 종파이다. 직각인 방향으로 운동하는 횡파*transverse wave*는 돌을 던

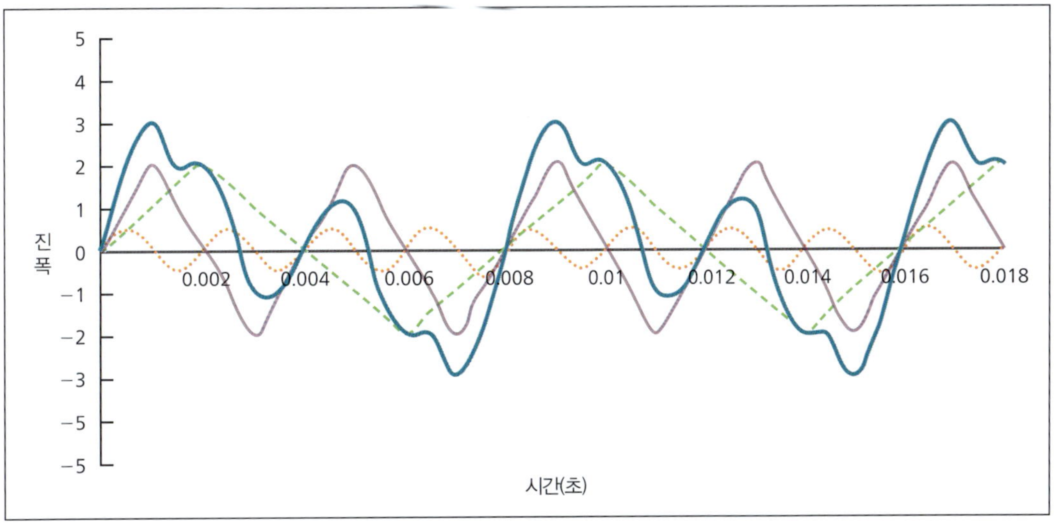

그림 4-1 단순파와 복합파. 위 그래프에서 점선은 단순파를, 실선은 복합파를 각각 나타낸다.

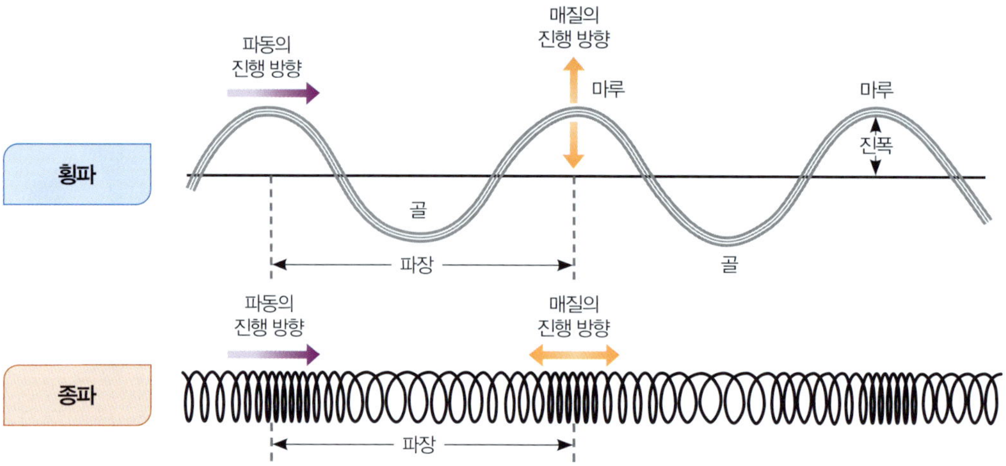

그림 4-2 종파와 횡파.

지거나 손가락을 물에 담글 때 관찰되는 파동을 말한다(그림 4-2). 소리가 우리 귀에 전달되려면 그 물결을 전해줄 매개체가 필요한데, 보통의 경우에는 대기 중에 있는 공기 입자가 매개체 역할을 한다. 물속에서도 우리는 소리를 듣는데 물속에서 우리가 소리를 듣게 되는 것은 공기 입자들의 운동으로 말미암은 것이 아니라, 물 분자들의 운동으로 비롯되는 것이다. 이렇게 소리가 만들어 내는 파동*fluctuation* 혹은 물결을 음파*sound wave*라고 한다. 그런데 이 음파는 전달되는 소리의 특성에 따라서 파동의 모양, 즉 파형*waveform*이 달라진다.

1. 압축과 희박

소리가 전달되는 과정에서 관여하는 매질(예, 공기)의 입자들이 진동하는 과정에서 만들어지는 압력파는 입자 간의 평형이 자기 위치에서 자리바꿈 또는 변위*displacement*를 할 때 발생하며,[1] 주변의 입자를 방해하면서 퍼져 나가게 된다. 따라서 소리는 어떤 근원에 의해 매체를 통해서 들릴 수 있는 압력파의 파동, 즉 입자운동이라고 할 수 있다. 이와 같은 압력파의 전달과정에서 매질 입자들의 밀도가 주변의 밀도보다 높아지거나 낮아진 부분이 교대로 나타나면서 파형을 만들어 음원으로부터 압력파가 나아가는데 입자의 밀도가 높아진 부분을 압축(마루)*compression*, 밀도가 낮아진 부분을 희박(골)*rarefaction*이라 하며(그림 4-3), 하나의 압축과 하나의 희박에 의해 하나의 주기가 만들어진다. 따라서 어떤 진동체가 100 Hz의 주파수를 갖는다면 압축과 희박이 각각 1초에 100회 반복된 것을 의미한다.

2. 종파와 횡파

종파는 입자의 운동이 파동운동과 같은 방향인 유형의 파동을 가리킨다. 즉, 물결의 파문과 같은 방향(평행)으로 움직인다. 음파는 공기 속에서나 액체 속에서나 종파의 형태이다. 한편, 횡파에서는 매질의 입자가 물결의 움직임에 대해 수직으로 움직인다. 예를 들어, 파동이 오른쪽에서 왼쪽으로 움직일 때 그 입자들은 그들의 정지 위치에서 위아래로 바뀌게 된다. 물결은 횡파이며 이것은 돌이 연못에 빠져서 물속에 파문(물결)이 일 때 분명해진다. 종파는 압축과 희박을 교차하면서 앞으로 진행하지만, 수면파와 같은 횡파는 수면에서 최고점*peak*과 최저점*valley*으로 나타난다.[5]

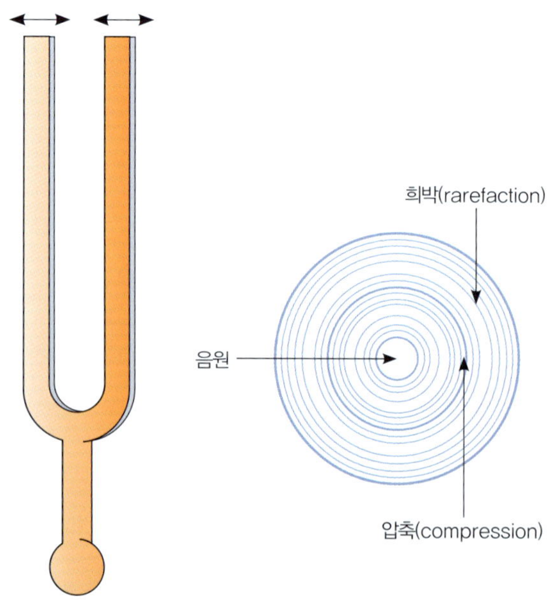

그림 4-3 압축(마루)과 희박(골).

III 소리의 강도

파동의 방향을 따라서 전달되는 힘을 파형의 강도*intensity*라고 하는데, 음파의 경우 강도란 두말할 나위 없이 음의 강도를 의미한다. 강도는 단위 면적에 전달되는 힘을 의미하며, 음압의 제곱에 비례한다. 그 단위는 watt/m^2 혹은 watt/cm^{2}로 표시한다.

우리는 사실 소리의 절대적인 강도보다는 상대적인 강도에 관심이 있다. 즉, 소리의 절대 강도보다는 우리가 기준으로 삼는 소리보다 얼마나 큰지 혹은 작은지가 더 중요하다. 상대적인 강도란 측정한 강도 값을 기준이 되는 강도 값으로 나눈 값을 말한다. 소리의 상대적인 강도를 측정하는 단위가 바로 dB(데시벨, decibel)인데, 이것은 1 Bel(벨)의 10분의 1에 해당하는 값이어서 Bel 단위 앞에 d(데시, deci)가 붙은 것이다. 이 dB 단위는 인간의 청각 기관이 음의 강도를 감지하는 방식이 로그 척도를 따르므로 로그 척도*logarithmic scale*를 사용한다.[3]

0 dB SPL sound pressure level이란 우리 귀가 들을 수 있는 최소한의 강도를 가진 소리를 의미한다. 10 dB SPL이란 우리 귀가 들을 수 있는 강도의 10배를 의미하고, 20 dB SPL이란 우리 귀가 들을 수 있는 강도의 10^{2}배, 즉 100배를 의미한다.

$$dB = 20\log_{10}(P_a/P_b)$$

IV 단순배음운동

많은 물체들은 시간에 따라 규칙적으로 반복하는 진동을 한다. 그리고 모든 유형의 진동에는 어떤 공통적인 기본 특성이 있다. 진자*pendulum*의 왕복운동에서 정지위치*rest position*에는 위치에너지*place energy, PE*가 제로이고, 힘을 수어 좌우 방향으로 변위가 일어나 최대 지점에 이르면 다시 운동에너지*kinetic energy, KE*는 제로가 되지만 위치에너지는 최대가 된다. 이러한 주기운동에서는 무게추가 원래 위치에너지가 제로인 지점을 통과할 때 운동에너지가 최대가 되는 것이다(그림 4-4).

진자를 한 번 움직여 제자리로 올 때를 1주기라 하는데 만약 1초에 10주기가 만들어진다면, 우리는 초당 주기 수를 10 cycle per second (cps)라고 한다. 또한 정지위치에서부터 진동의 최고 또는 최저 지점까지의 거리를 진폭*amplitude*이라 한다. 무게추를 정지위치로부터 진동시키면 일정한 속도로 움직이는 종이 위에 무게추가 진동하는 흔적이 곡선으로 나타난다. 이 곡선은 가장 단순한 방식의 진동을 나타내며, 이러한 진동을 정현진동*sinusoidal vibration* 또는 단순배음운동*simple harmonic motion*이라고 한다.

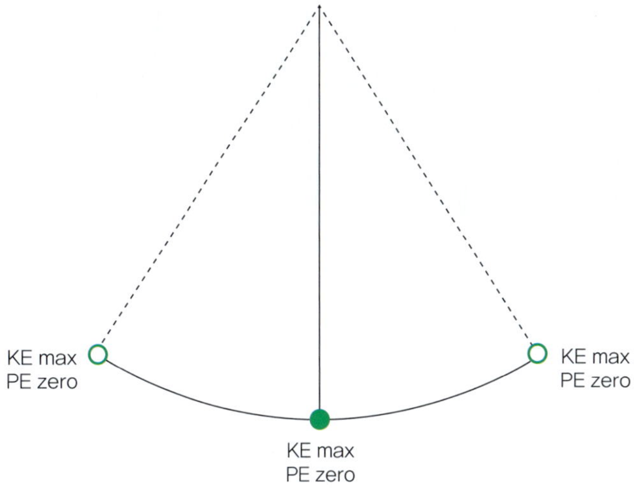

그림 4-4 진자의 운동.

V 파형

소리 신호는 일반적으로 파형*waveform*으로 나타내며 시간에 따른 진폭의 정도를 보여준다(그림 4-5). 파형은 단순파와 복합파로 나누어진다. 순음*pure tone*은 하나의 주파수만을 가지고 단순배음운동을 하는 단순파이지만 대부분의 언어음은 복합파로 하나 이상의 주파수를 가진다. 2개 이상의 파형들 사이에는 시간관계, 즉 위상관계가 존재한다.

그림 4-6에서 보듯이, 복합파(즉, 복합주기진동)는 음파가 같은 모양을 일정하게 되풀이되는 주기파와 불규칙한 형태의 진동주기로 인해서 반복적인 형태를 갖고 있지 않은 비주기파로 구분할 수 있다. 예를 들어 공명음과 같은 연속적 진동은 주기적이기 때문에 악음*musical tone*이 되고, 장해음은 비주기적이기 때문에 소음*noise*이다.[1] 그런데 각 공명체들의 감쇽 정도가 다르기 때문에, 가장 흔하게 나타나는 음파의 형태는 준주기적 파형*quasiperiodic wave*이다.

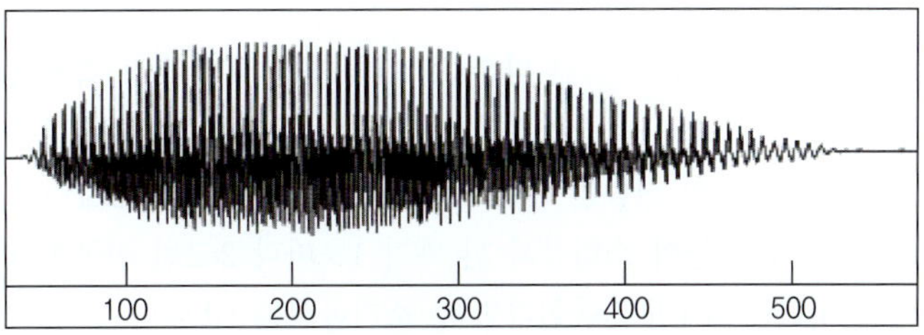

그림 4-5 파형([a]).

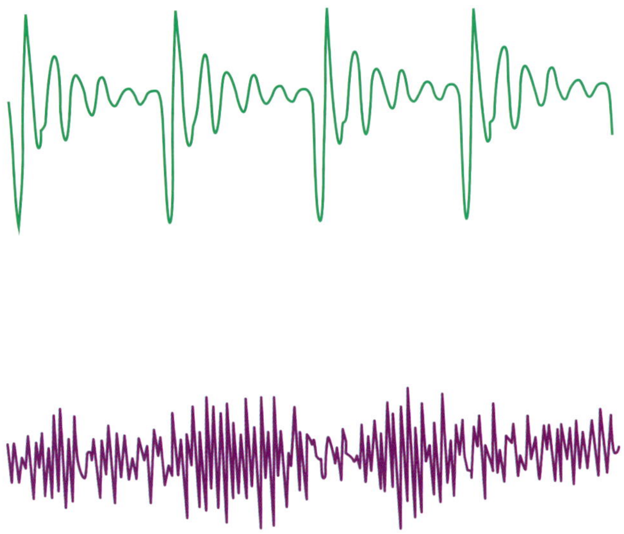

그림 4-6 주기파(위: [a])와 비주기파(아래: [s]).

VI 음파의 간섭 현상

다른 모든 파동과 같이 음파도 간섭을 한다. 이 경우 마루와 마루가 만나면 진폭이 증가한다. 그러나 마루와 골이 만나면 진폭은 감소한다. 음파의 경우 마루는 압축에, 골은 희박에 해당한다. 이러한 간섭 현상은 모든 종파와 횡파에서 일어난다. 그림 4-7에서 보여주는 것처럼, 주파수의 신호가 서로 간섭하는 경우가 있을 수 있다. 즉, (a)와 (b) 지점에서는 앞서 언급한 압축과 압축(마루와 마루)이 만나서 소리가 증폭되는 보강간섭*constructive interference*이 나타나고 (c)와 (d)지점에서는 반대로 압축(마루)과 희박(골), 또는 희박(골)과 압축(마루)이 만나서 감폭되는 소멸간섭*destructive interference*이 나타난다.

만일 같은 진동수로 동일한 소리가 나오는 두 개의 스피커로부터 같은 거리에 앉아 있으면 두 스피커의 중첩효과로 소리는 커진다. 소리의 압축과 희박이 박자에 맞추어 같은 위상으로 도달하기 때문이다. 그러나 스피커를 약간 옮겨서 스피커로부터의 경로 차이가 반파장이 되게 하면 한 스피커의 희박을 다른 스피커의 압축이 채우게 된다. 이 경우 주위의 벽면이 음파를 반사하지 않으면 아무런 소리도 들리지 않는다.

그런데 진동수가 약간 다른 두 개의 음정의 소리가 합쳐지면, 합성음의 소리가 작아졌다, 커졌다를 반복한다. 이와 같은 소리의 주기적인 진동은 간섭 때문에 일어나며, 맥놀이*beat*라고 부른다. 예를 들어 소리굽쇠 한 개가 1초마다 262번 진동하고 다른 하나는 264번 진동한다면 두 소리굽쇠는 1초마다 두 번씩 박자가 맞게 된다. 즉 2 Hz의 맥놀이를 들을 수 있다. 전체적으로는 평균 진동수인 263 Hz에 해당하는 음질이 된다.

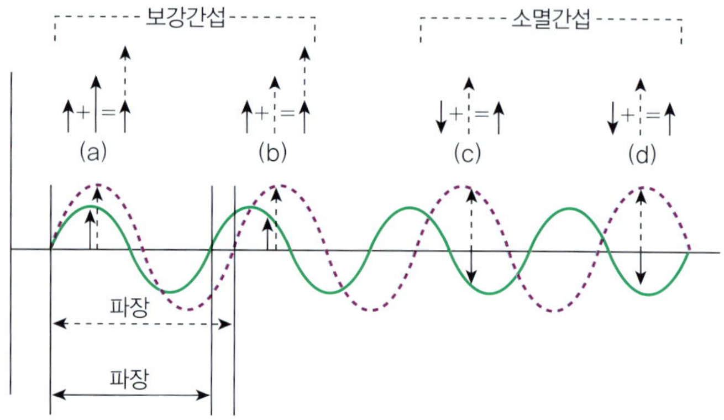

그림 4-7 보강간섭과 소멸간섭.

VII 스펙트럼과 스펙트로그램

1. 스펙트럼

스펙트럼*spectrum*은 방출이나 파동의 구성체가 갖는 정연한 정렬로 복합적인 신호를 가진 것을 한 가지 혹은 두 가지 신호에 따라서 분해한 후에 표시하는 기술을 말한다. 즉, 기본 성분들을 분석하여 어떠한 성분들이 얼마나 들어가 있는지를 보여주는 것을 의미한다. 스펙트럼이란 복합파를 분석하여 어떠한 단순파들의 합으로 구성되어 있는지를 분석해 주는 것을 말한다(그림 4-8).

즉, 복합파를 구성하는 성분음들의 주파수*frequency*와 진폭*amplitude*으로 나타낸 것으로, 소리의 음파를 분석하여 어떠한 재료들이 이 소리를 이루고 있는가를 알려주는 것이다. 음파를 분석한 스펙트럼도 간단히 말하면 대상이 되는 소리를 분석하여 그 소리가 어떠한 재료들이 얼마만큼의 양으로 배합되어 만들어졌는가를 알려주는 것이다. 무지개는 빛의 스펙트럼이고 소리의 스펙트럼은 시간의 개념이 없이 그 음파를 구성하고 있는 내용물의 질과 양을 보여주는 것이라고 할 수 있다.[4,5]

2. 스펙트로그램

스펙트로그램*spectrogram*은 시간에 따른 각 주파수의 음향에너지를 시각화한 것으로 1940년대부터 이용되기 시작하였다. 즉, 스펙트로그램은 스펙트럼에 시간의 축이 덧붙여, 주파수와 진폭의 시간에 따른 변화를 보여주는 3차원적인 그림이라고 할 수 있다. 스펙트럼의 x축이 주파수, y축이 진폭이라면 스펙트로그램은 x축은 시간, y축은 주파수, z축은 진폭이다. 3차원의 그래프를 2차원의 평면에 나타내기 위해서 3번째 축인 z축, 즉 진폭 또는 강도를 나타내는 축은 진하기(명암)로 표현된다. 결국 스펙트로그램이란 시간의 축 위에 해당되는 스펙트럼을 계속 연결해 놓은 것이라고 할 수 있다(그림 4-8).[6,7,8,9]

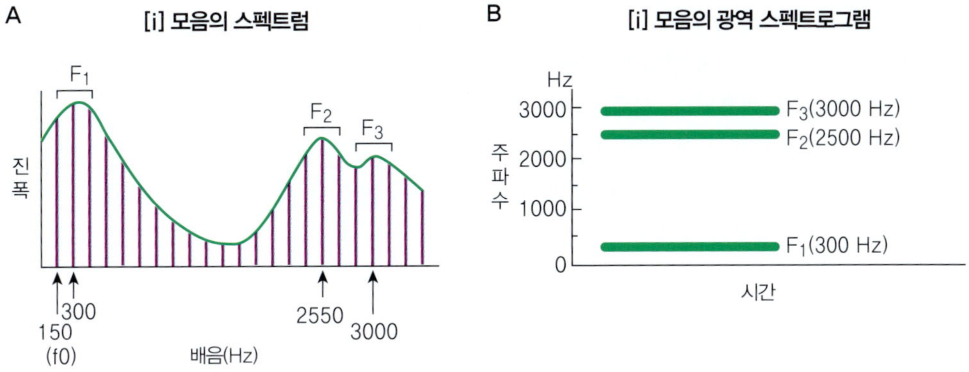

그림 4-8 **스펙트럼(A) vs. 광대역 스펙트로그램(B).**

스펙트로그램은 그 대역의 폭에 따라 협대역 스펙트로그램*narrow band spectrogram*과 광대역 스펙트로그램*wide band spectrogram*의 2가지로 나뉠 수 있다(그림 4-9).

1) 광대역

광대역 스펙트로그램의 가장 큰 특징은 음형대*formant*를 나타내는 에너지의 주파수대가 상대적으로 넓다는 것이다. 각 에너지 주파수대의 중심은 특정 순간에 공명의 실제 정점인 음형대주파수로, 주파수대가 차지하는 주파수 범위는 음형대주파수 대역으로 볼 수 있다. 협역 스펙트로그램에서 에너지 주파수대의 상대적으로 어두운 부분은 신호의 강도를 어림잡는 데 사용되며, 성도의 공명곡선에서 나타나는 음형대 사이의 상대적으로 넓은 수평의 빈 공간은 골, 즉 저점공명, 비공명을 나타낸다. 광대역 스펙트로그램은 협대역 스펙트로그램과는 달리 성도에서 공명되는 비주기적 음원을 효과적으로 보여준다.

광대역 스펙트로그램을 형성하는 데 이용되는 여과기*filter*의 주파수 대역은 일반적으로 300~500 Hz 사이이다. 이렇게 상대적으로 넓은 주파수 대역의 여과기는 그 범위 안에 들어오는 하나, 둘, 셋 또는 그 이상의 배음에 동일하게 반응하게 된다. 즉, 여과기는 그 주파수 대역 내의 에너지를 개별적인 배음으로 변형시키지 않는다. 광대역 스펙트로그램에는 striation이라는 가는 세로줄이 나타나고 있는데 이것은 성대의 떨림을 나타낸다. 광대역 스펙트로그램에서는 음형대주파수, 지속시간, 진폭, 주파수 등의 정보를 알 수 있다.

2) 협대역

협대역 스펙트로그램의 여과기의 주파수 대역폭*bandwidth*은 보통 30~50 Hz 사이이다. 협대역 스펙트로그램에서는 각 주파수 구성 성분들을 가로선으로 관찰할 수 있게 되며, 가로선의 진하기는 각 성분 주파수의 강도와 일치하게 된다. 협대역 스펙트로그램상의 여러 시간적 위치에서 주파수 배음이 완전히 보이지 않는 것은 그곳에서 성도를 자극하는 주기적인(배음) 음원이 없음을 말해 준다. 이러한 부분은 [ʃ], [s] 그리고 [p]와 같은 무성음이 생성될 때 나타난다. 협대역 스펙트로그램은 각각의 배음 주파수들을 나타내고 있어 기본주파수의 계산이 가능하다. 다시 말해서 맨 밑에서부터 배음을 헤아려서 보통 다섯 번째 있

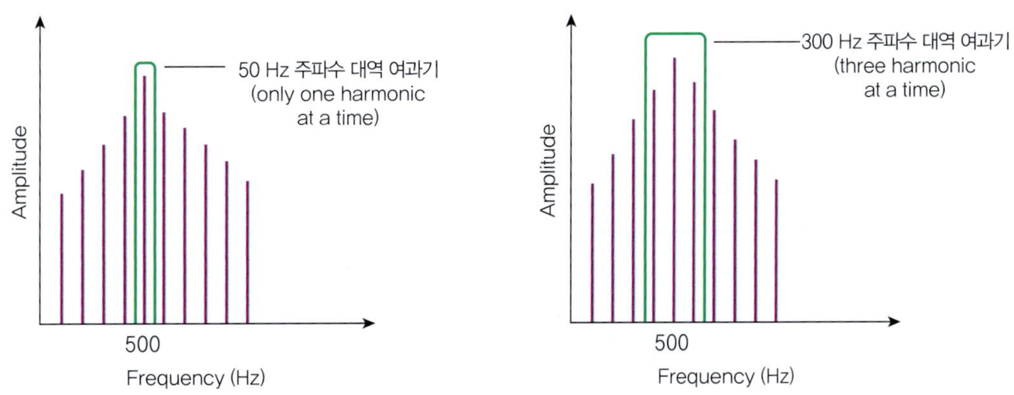

그림 4-9 **협대역 vs. 광대역.**

는 배음을 5로 나누면 그 값이 바로 기본주파수가 된다. 따라서 협대역 스펙트로그램에서는 배음 주파수들의 변화가 그대로 드러나므로 억양의 변화를 파악하는 데 이용된다. 실제로 음성과학자는 음성신호의 배음 구조보다 성도의 공명 변화에 더 많은 관심을 갖고 있다. 협대역 스펙트로그램은 음형대주파수에 대한 약간의 정보를 제공해 주지만, 그 정보가 광대역 스펙트로그램에 포함되어 있는 것만큼 유용하거나 적합하지 않다.

VIII 기본주파수와 옥타브

1. 기본주파수

기본주파수*fundamental frequency, F_0*란 하나의 복합주기 가운데 가장 낮은 주파수의 구성성분으로 가장 낮음 배음을 가리키며, 사람의 목소리에서는 성대의 진동주파수와 같은 주파수를 갖고 있다. 귀에 의하여 수용된 언어음의 자극은 청각중추*auditory center*로 전달되지만, 청각중추에서는 자연 음향의 주파수 상태로 지각하는 것이 아니라 기본주파수로 지각한다. 예를 들어, 어떤 특정 복합음의 기본주파수가 300 Hz이고 600 Hz와 900 Hz, 1,200 Hz, 1,500 Hz라는 배음구조를 가지고 있어도 우리는 기본주파수인 300 Hz만을 듣게 된다. 최대공약수인 300 Hz는 복합파장의 기본 패턴이 되는 비율이기 때문이다. 이때 기본주파수 300 Hz보다 높은 배음을 통틀어 상음*overtone*이라 한다.

주기적 복합파에서 배음의 진폭을 나타내기 위해서는 세로축 진폭, 가로축 주파수를 표시하는 선형 스펙트럼이 필요하다. 이때 최저 주파수는 기본주파수로 표현된다. 예를 들면, 기본주파수가 200 Hz라면 이보다 높은 주파수는 기본주파수의 2배(400 Hz), 3배(600 Hz) 등으로 표현된다. 반면에 비주기적 복합파의 스펙트럼은 모두 또는 대다수의 합성 주파수로 각 주파수의 수직선으로 구별되기보다는 곡선으로 나타난다. 사람에서 기본주파수의 범위는 후두의 신체적 차이점과 성대의 길이 또는 근육구조(즉, 성대의 두께)에 따라 차이를 보인다. 일반적으로 남성의 목소리는 65~500번의 진동을 갖게 되고, 여성의 목소리는 130~1,000번의 진동수를 갖게 된다. 그러나 말할 때의 평균 진동수는 남성이 100~130번 정도, 여성이 200~260번 정도의 진동을 하게 된다.[5,10]

2. 옥타브

우리 귀의 본능적 청지각은 배음보다는 옥타브*octave*에 친숙하다. 위에서 살펴보았듯이, 배음은 기본주파수의 배수관계로 소리의 높낮이를 분석한 반면, 옥타브는 기본주파수를 기준으로 하여 상하 대수적 관계로 소리를 분석하는 방법이다. 사실, 옥타브는 음악에서 표기하는 주파수의 주기이다. 서양음악에서 한 옥타브란 8도 음정을 말하지만, 주파수의 관점에서 볼 때 1옥타브는 최고 주파수가 최저 주파수의 두 배가 되는 주파수 대역을 말한다(그림 4-10). 또한 1/3옥타브는 최고주파수가 최저주파수의 $2^{1/3}$을 말한다. 음향학에서 옥타브에 관심을 가지는 이유는 가청주파수 범위인 20~20000 Hz의 넓은 주파수 범위를 손쉽게 나타낼 수 있고, 또한 인간의 귀가 느끼는 주파수 변동이 옥타브와 밀접한 관련을 가지고 있기 때문이다.

옥타브는 두 주파수의 2:1 비율이다. 예를 들어, 피아노 건반의 중간 '도'(C4)의 기본주파수가 260 Hz라면, 한 옥타브 위의 '도'(C5)의 기본주파수는 520 Hz이다. 다른 방식으로 옥타브와 기본주파수와의 관계를 살펴보도록 하자. 사실 옥타브 대역 분석의 동기는 통상적으로 보통 사람의 주파수에 대한 인식 정도

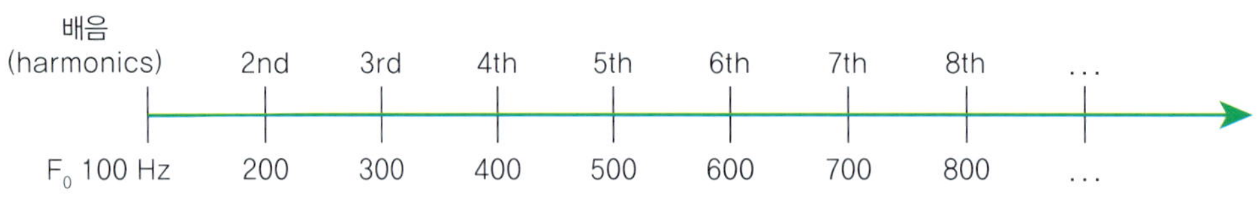

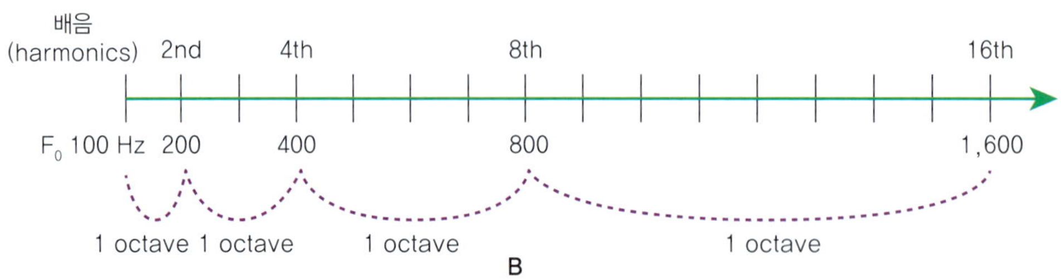

그림 4-10 A. 기본주파수와 배음의 관계, B. 기본주파수와 옥타브의 관계.

가 상대적인 점에 근거하고 있으며 음압 등으로 표현한다. 옥타브의 변화를 주파수로 계산하기 위해서는 아래와 같이 기준이 되는 주파수의 2의 지수배를 곱한다.

1옥타브 위 : $1{,}000 \text{ Hz} \times 2^1 = 2{,}000 \text{ Hz}$
2옥타브 위 : $1{,}000 \text{ Hz} \times 2^2 = 4{,}000 \text{ Hz}$
3옥타브 위 : $1{,}000 \text{ Hz} \times 2^3 = 8{,}000 \text{ Hz}$
1/2옥타브 위 : $1{,}000 \text{ Hz} \times 2^{1/2} = 1{,}414 \text{ Hz}$
1/2옥타브 아래 : $1{,}000 \text{ Hz} \times 2^{-1/2} = 1{,}000 \times \sqrt{1/2} = 707 \text{ Hz}$
1옥타브 아래 : $1{,}000 \text{ Hz} \times 2^{-1} = 1{,}000 \times 1/2 = 500 \text{ Hz}$

IX 진폭과 감폭

1. 진폭

진폭*amplitude*은 입자들의 최대변위를 일컫는다. 그리고 이는 소리의 크기와 관련 있으며, 소리의 에너지(강도)를 나타낸다. 다시 말해서 진폭은 기준선(정지점)에서 곡선의 최대변위까지 측정된다. 음파에서의 진폭이란 공기 입자가 본래의 위치에서 이동한 거리를 뜻하는 용어이나, 일반적으로는 그런 이동에 의해 변한 공기 압력을 말한다. 이 압력은 표면의 일정 단위 영역에 가해지는 힘의 양으로서 Pa(파스칼, pascal)이라는 단위로 측정한다.[9]

평균 기본주파수와 같이 평균 진폭은 책을 읽거나, 대화, 지속적인 모음 발성과 같은 발화과제에서 평균 진폭 수준*average amplitude level*을 말한다. 지각적으로, 이것은 말산출 활동 동안에 사람이 산출할 수 있는 크기에 해당한다. 보통 성인 남성과 여성은 일반적으로 65~80 dB SPL 범위에서 평균 70 dB SPL로 정상적인 대화를 한다.

2. 감폭

시간이 갈수록 변위의 폭이 줄어드는 것을 감폭*damping*이라 한다. 이때 운동이 점차 사그라져도 주파수에는 변함이 없다. 감폭은 마찰에 의한 에너지 손실에 기인한다. 스프링에 매달린 추나 진자의 변위를 그래픽으로 나타내면 사인곡선이 생성된다. 그러나 마찰력 때문에 진동의 각 사이클은 조금씩 에너지를 상실하게 된다. 움직이는 질량의 에너지는 운동에너지라고 하며, 그것의 안정상태(전위 에너지)로부터 질량이 사라진 에너지를 위치에너지라고 한다. 총 에너지는 위의 두 에너지로부터 생성된다. 스프링의 경우, $KE = 1/2mv^2$과 $PE = 1/2Ky^2$가 된다. 전위에너지는 변위가 최대값이 되었을 때 가장 크다. 이것은 안정상태로의 가속이 최고가 된다는 것을 의미한다. 운동에너지는 변위가 최고일 때 최소가 된다. 실제로 질량은 순간 멈추어서 방향을 바꾸게 된다.

진동의 진폭은 각 진동 사이클마다 줄어들지만, 진동의 주파수는 동일하다는 것이다. 연속적인 진동에서 진폭이 감소하는 것을 감폭이라고 한다. 점선이 그러한 시간에 따른 진폭의 변화를 나타낸다. 그것은 쇠락 곡선*decay curve*과 포락선*envelope*을 나타내며, 진폭의 감소 비율은 감폭률이라고 한다. 진폭의 감소가 일정한 비율로 일어난다는 것에 주목하자. 예를 들어 진자*pendulum*를 외부에서 한 번 치면 그 진자는 한동안 오가며 움직이다가 서서히 멈추게 된다. 이는 공기 중의 마찰이나 저항과 같은 요인으로 진동이 감폭됨을 말하여 준다.

진자가 움직인 거리가 작아짐에 따라 진자도 점점 천천히 움직이므로 진동주기는 언제나 똑같다. 감폭의 정도가 큰 음파일수록 그 배음들을 연결한 포락선이 넓게 퍼져 있고, 감폭이 덜 되는 주기 파형일수록 뾰족한 포락선을 보이고 있음을 알 수 있다. 따라서 전자의 경우는 공명 가능한 주파수대의 범위가 좁아지게 된다. 감폭의 속도는 진동체*vibrator*에 따라 다르게 진행되는데, 소리굽쇠가 진동할 때는 감폭이 느리게 진행된다. 이렇게 감폭이 느릴수록 한번 시작된 진동이 그치는 데 시간이 더 오래 걸리며, 또 그러한 진동체가 공명을 할 때에도 다른 진동체보다 시간이 더 오래 걸린다. 그러나 감폭이 빠른 진동체일수록 진동을 시작했다가 그치는 데 걸리는 시간도 짧고 공명하는 데 걸리는 시간도 짧다.

X 음압 수준 *Sound pressure level, SPL*

소리의 강도를 표시할 때 절대적인 값과 상대적인 값으로 표현할 수 있다. Watt/m^2와 파스칼(P_a)은 모두 소리의 절대적인 힘을 나타내는 단위이고, 소리의 상대적인 힘을 나타내는 단위가 있는데 이것이 데시벨(dB)이다. 데시벨(dB)은 인간의 청각기관이 음의 강도를 감지하는 방식을 연구한 것을 바탕으로 산출된 단위로 로그단위를 바탕으로 하고 있다. 이러한 상대적인 에너지를 산출하는 식은 $dB = 20 \log_{10}(P_a/P_b)$로 표현할 수 있고, 여기서 P_a는 측정한 에너지 값, P_b는 기준이 되는 에너지 값이 된다. 이때 우리가 측정한 값을 무엇과 비교하는가에 따라 그 값이 달라질 수 있는데, 많이 쓰는 기준은 절대가청임계값*absolute sound threshold*인 20 μPa이다. 따라서 이 값을 기준으로 계산된 강도의 수준을 음압 수준*sound pressure level, SPL*이라 하고, 0 dB SPL이라 함은 우리 귀가 들을 수 있는 최소한의 소리를 의미한다.[8]

XI 주파수

주파수는 주기파에서 반복적으로 관찰되는 한 단위의 패턴이 일정한 시간 내에 얼마나 반복되는가를 나타내는 것이다. 보통 알파벳 소문자 f로 표시하며, 단위는 hertz (Hz) 또는 cycle per sec (cps)를 쓴다. 따라서 1 Hz라 함은 1초에 반복적으로 관찰되는 한 단위의 패턴이 한 번 있음을 의미한다. 피치*pitch*는 어떤 주파수의 음을 듣고 어떻게 느끼는가를 표현하는 단어이다. 따라서 주파수가 클수록 피치는 높다고 표현한다. 주파수가 증가함에 따라 주기는 이에 비례하여 감소한다. 이러한 주기와 주파수 간의 상호관계는 다음과 같은 공식으로 표현할 수 있다.

$$\text{Frequency(f)} = 1/\text{period(T)}$$

예를 들어, 음파의 진동주기가 5 ms (0.005sec)이면 그 주파수는 200 Hz가 된다.

성대의 진동이 1초에 100회 행해지면 100 Hz를 가진 소리가 된다. 사람에 따라 그들의 귀에 적당한 주파수 범위가 존재한다. 앞에서 언급하였듯이, 젊고 건강한 인간의 귀에는 낮게는 20 Hz, 높게는 20,000 Hz의 진동을 감지할 수 있다. 그런데 대부분의 유용한 음성 정도는 200~5,000 Hz에 담겨 있다. 20 Hz 이하의 소리를 초저음속*infrasonic* 또는 아음속*subsonic*이라 하고, 20,000 Hz 이상의 소리를 초음파*ultrasonic*라고 한다.

XII 파장

그림 4-11에서 보듯이 같은 위상인 서로 이웃하는 마루*peak*와 마루 사이의 거리 혹은 골*valley*과 골 사이의 거리를 파장*wavelength*이라 한다. 즉, 파장은 파동이 한 번의 주기를 완전히 이루는 시간 동안 진행한 거리를 말한다. 파장을 표시하는 기호는 그리스 문자인 람다(λ)이다. 공기를 통과하는 음파의 속도는 실온에서 초당 약 344 m인데, 만약에 음파의 주파수를 알 수 있다면, 파장은 다음의 공식으로 구할 수 있다.

$$\lambda = \frac{\nu}{f}$$

where ν = velocity and f = frequency

XIII 속도

속도*velocity*란 어떤 물체가 가지는 특정 방향으로의 속력*speed*을 의미하는데, 소리의 속도(ν)는 파장(λ) × 주파수(f)라는 수식으로 표현할 수 있다.

$$\nu = \lambda \cdot f$$

where ν = velocity, λ = wavelength and f = frequency

그러나 소리의 전달속도는 매질의 체적 탄성률과 밀도에 영향을 받는다. 따라서 공기보다 밀도가 매우 작고 체적 탄성률은 비슷한 헬륨의 경우에는 공기에서보다 속력이 약 3배가 된다. 여러 물질에서의 음속을 표 4-1에 제시하였다. 이 값들은 또한 온도에 따라 달라지는데, 특히 기체에서의 경우 음속은 18 C당 약 0.60 m/sec씩 증가한다. 그러나 속도는 온도가 일정하게 유지되는 한 압력과는 무관하다.

XIV 공명

물리학에서 이야기하는 공명이라는 것은 진동계가 그 고유진동수와 같은 진동수를 가진 외부로부터의 힘을 주기적으로 받

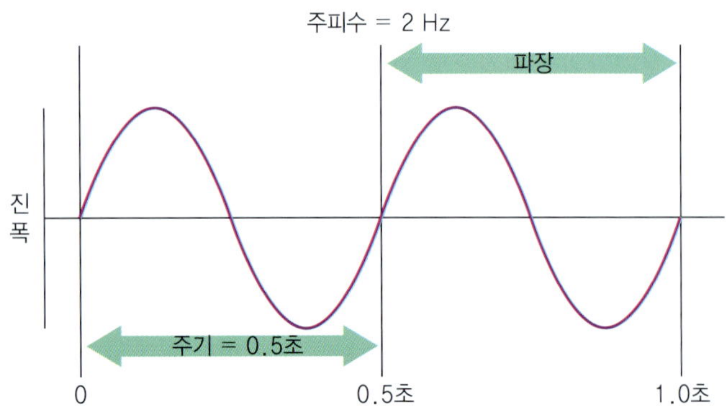

그림 4-11 파장.

표 4-1 여러 물질에서의 소리의 속도.

매질	물질	음속(m/s)
기체	공기(28°C)	344
	헬륨(20°C)	999
	수소(20°C)	1,330
액체	물(0°C)	1,402
	물(20°C)	1,482
	물(100°C)	1,532
	수은(20°C)	1,451
고체	뼈	3,445
	놋쇠	3,480
	유리	5,170
	강철	5,000

아 진폭이 뚜렷하게 증가하는 현상이라 정의할 수 있는데, 이러한 주파수들을 그 진동계의 또는 시스템의 공명주파수*system's resonance frequency*라고 한다. 사람의 성도*vocal tract*도 성대로부터 만들어진 소리의 주파수들 중에 특정 주파수들에 대해서만 공명을 일으키는데, 이러한 성도의 공명주파수는 성도의 길이나 모양에 따라 달라지게 된다.

성도의 공명에 대하여 알아보기 위해서는 튜브를 모델로 튜브 내에서 음파의 간섭 현상을 살펴보면 쉽게 이해할 수 있다. 사람의 성도는 성대 쪽은 막혀 있고 입 쪽은 열려 있는 튜브의 형태를 보이므로 튜브도 그와 같은 모양인 것에서 음파의 간섭 현상과 공명현상에 대하여 알아보면 된다. 그림 4-12A에서, 막혀 있는 쪽에서는 성대의 떨림으로 소리를 만들어내는 음원이 위치한 부분이고, 반대편의 열린 부분은 입술이라고 가정해 보자. 음원이 시작되는 지점은 소리가 밀려나오는 압력파가 시작되는 곳이기 때문에 압축 상태이고 이것이 전달되어 튜브를 따라 진행하여 열려 있는 부분(입술)까지 오면, 이 압축상태의 압력파가 갑자기 열린 공간을 만나면서 희박의 상태로 변하는데, 이때 이 희박이 규모가 압축의 규모와 거의 비슷한 크기가 되면서 압력파의 압력이 거의 0에 가까워져서 열린 공간으로는 압력파가 거의 진행해 나가지 못하는 현상이 생긴다. 즉 입술 근처는 압력이 거의 0이 되고 압축도 희박도 아닌 상태로 된다. 그런데 음파의 진행에 있어서 매질 내에서 그 음향학적 저항이 갑작스럽게 변화되는 상황에서는 반사파를 만드는 현상이 발생하는데, 이 경우도 동일한 현상이 일어나서 반사파가 음원이 있는 부분으로 진행하게 된다. 이와 같은 과정이 한 번의 왕복 과정이 되며, 음원으로 만들어지는 파형들은 이런 왕복과정을 되풀이하게 된다. 이 과정에서 정상파가 만들어지는데, 막혀 있는 부분(음원 부분)은 두 개의 파가 합쳐지면서 압력이 두 배가 되고, 열려 있는 부분은 두 개의 파가 서로 상쇄되면서 압력이 0이 된다.

그림 4-12를 보면, A는 에너지가 0이 되는 Z.C. (zerocrossing)가 열린 부분에서 처음 만들어지고 이때 닫힌 부분의 에너지는 약 두 배가 되는 파형인데, 가장 낮은 음형대가 만들어지는 파의 파장은 튜브 길이의 4배인 경우를 나타낸다. 즉 튜브

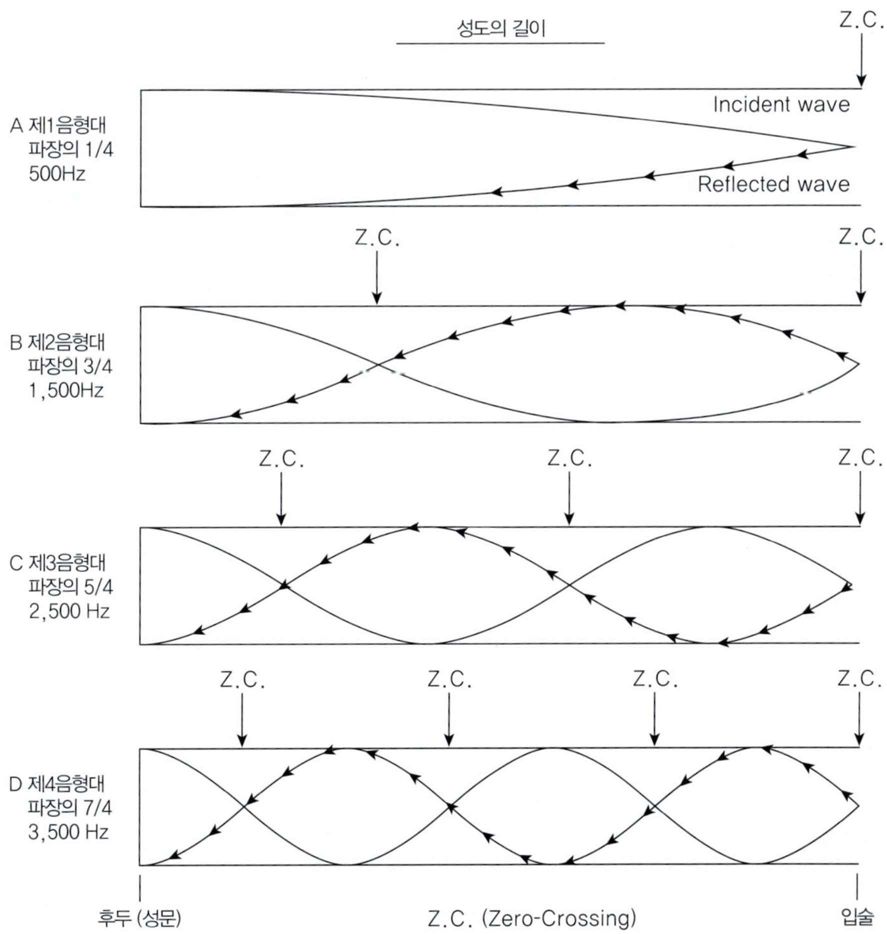

그림 4-12 한쪽 끝이 열리고 한쪽 끝이 닫힌 관의 공명주파수.

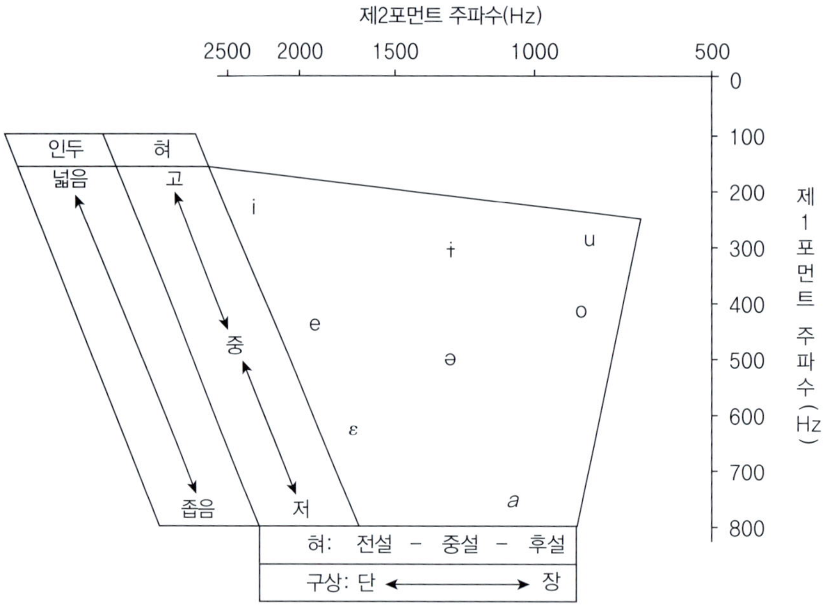

그림 4-13 혀의 위치와 강의 크기, 음형대주파수와의 관계.

의 길이가 파장의 1/4일 때 가장 낮은 음형대가 형성된다는 것이다. 그림 4-12의 B에서는 튜브의 길이가 파장의 3/4일 때 두 번째 음형대가 만들어지는 것을 알 수 있다. 또한 그림 4-12의 C에서는 튜브의 길이가 파장의 5/4일 때 세 번째 음형대가 만들어지는 것을 알 수 있다. 그래서 이러한 과정을 몇 가지 수식의 연산과정을 거쳐 한쪽이 막히고 한쪽은 열려 있는 튜브에서 음형대주파수를 구하는 식을 $F_n = (2n - 1)(c/4L)$, [F: formant frequency of open-closed tube, n: any positive integer, c: speed of sound, L: length of tube]로 표현할 수 있고, 때문에 이렇게 한쪽이 막히고 한쪽은 열려 있는 공명튜브를 quarter-wave resonance tube라고 한다.[15]

XV 조음과 음향특성

물리음향적인 특성은 조음의 결과로 생겨난 것이다. 즉 음향적인 특성은 특정한 음에 대해 조음기관의 산출의 결과로부터 얻어진 결과라는 것이다. 예를 들면 혀가 내려가면 설근이 인두강 쪽으로 후퇴하고 혀가 올라가면 설근이 인두강으로부터 멀어지게 된다. 이로 인하여 고모음일수록 인두강이 넓어져 낮은 주파수대에서 공명하고, 반대로 저모음일수록 인두강이 좁아져 높은 주파수대에서 공명하게 되는 것이다.

1. 조음과 음형대주파수

음형대주파수는 1) 구강과 인두강의 면적, 2) 입의 개방 정도, 3) 구강의 길이 등과 깊은 관계가 있다. 즉, 제1음형대(F_1)는 인두강의 면적과 입의 개방 정도와 관계가 있다. 반면에 제2음형대(F_2)는 구강의 길이와 밀접한 관련이 있다. 즉 구강의 면적이 작아진다는 것은 인두강의 면적이 커진다는 것을 의미하는데 인두강이 넓어지면 F_1이 작아진다. 저모음으로 내려가면 갈수록 인두강이 좁아지기 때문에 F_1의 값이 커지게 된다. 또한 공명강의 앞부분인 구강은 전설모음에서는 체적이 줄고 후설모음으로 갈수록 인두강의 체적이 커지는 것을 볼 수 있다. 따라서 전설고모음의 경우에는 혀를 앞쪽으로 이동시키면서 구강의 길이가 감소하게 되고 이에 따라 F_2가 상승하게 된다. 우리는 앞에서 성도의 길이가 길수록 주파수가 더 떨어진다는 사실을 이미 알고 있다.[14]

그림 4-14에서 모음 /i/, /a/, /u/에 대한 음형대주파수(F_1, F_2, F_3)가 위에서 언급된 내용을 그대로 보여주고 있음을 알 수 있다. 즉 /i/에서는 혀가 높아지고 개구도[1)]가 감소하기 때문에 F_1이 매우 낮고, 인두강의 크기가 최대가 되기 때문에 F_2는 매우 높이 실현된다. /a/에서는 턱과 혀의 하강으로 개구도가 커지기 때문에 전반적으로 F_1은 높아지고 F_2는 감소한다. 또한 /u/의 경우에는 턱과 혀의 상승으로 개구도가 낮아지기 때문에 F_1은 낮아지고 혀를 뒤쪽으로 이동시키기 때문에 구강의 체적

1) 개구도와 가청도는 음절의 형성을 가늠하는 잣대로 제안되었다. 개구도*aperture*는 스위스의 Ferdinand de Saussure(1916)에 의해 제안되었으며, “자음과 모음을 발음할 때 입을 벌리는 정도”를, 그리고 가청도*sonority*는 덴마크의 Otto Jespersen(1904)에 의해 제안되었으며, 동일한 조건에서 얼마나 더 멀리 들리는가를 가리킨다.

	i	a	u
F_3	3,000	2,500	2,500
F_2	2,300	1,000	900
F_1	250	800	300

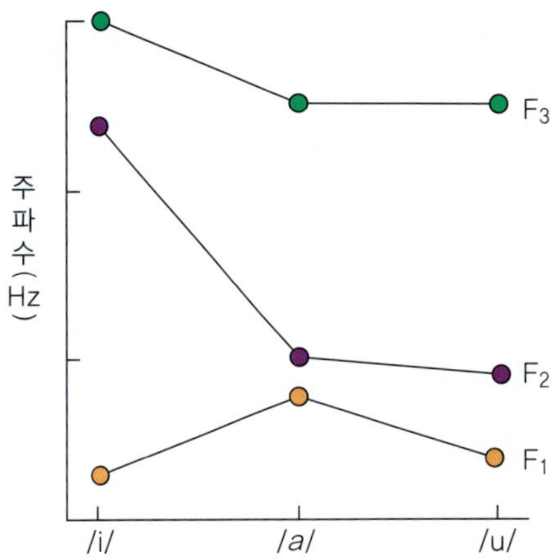

그림 4-14 /i/, /a/, /u/에 대한 음형대주파수 값 비교.

은 커지게 된다. 구강의 크기가 증가한다는 것은 상대적으로 인두강의 크기가 감소된다는 것을 의미하기 때문에 F_2는 다소 높게 나타난다는 것을 예측할 수 있다.[12]

전체적인 음형대주파수의 규칙은 표 4-2에 요약되어 있다.

이처럼 음형대주파수와 조음기관은 서로 상관적으로 작용한다. 다만 실제 음향자료에서는 F가 크게 상승되지 않은 것에 주목할 필요가 있다. 여기서 우리는 음향자료가 반드시 정확하게 조음상의 특징을 그대로 반영하지 않을 수도 있다는 사실을 알아야 한다.

비음화된 모음은 여과기 구실을 하는 성도가 연구개를 내려서 비강을 열고 구강과 비강으로 이중화되어 작용하므로, 일반모음 시 발견되는 비교적 단순한 음형대가 나타나지 않는다. 이러한 이중 공명체계는 낮은 공명주파수들의 에너지는 증가시키고, 나머지 공명주파수들의 에너지는 감소시키는 반공명*antiresonance* 작용을 한다. 비음의 생성 시 연구개의 출구를 개방함으로써 야기되는 성도의 연장은 더 넓은 주파수 대역을 만들게 되고, 넓게 맞춰진 공명기는 좁게 맞춰진 공명기보다 더 크게 감폭된다. 이것을 "동일한 압력 아래에서는 체적이 커지면 압력이 떨어진다"라는 보일의 법칙*Boyle's law*2)에 따라 공명이 감소되어 생기는 현상으로 풀이할 수 있다. 반공명은 비자음뿐만 아니라 비강공명기의 해부학적 특성 때문에 생길 수 있다. 예를 들어, 연인두가 개방되어 나오는 소리는 비강 내벽의 부드러운 점막이나 경련에 의해서 흡수되기 때문에 비자음은 강도를 잃게 된다. 또한 콧구멍 안에 있는 털도 소리의 세기를 어느 정도 약화시키는 데 기여한다.[11,13]

그림 4-15는 비자음을 생성하는 동안 음형대가 약해지는 것을 보여주고 있다. 스펙트로그램에서 [m], [n], [ŋ]과 관련된 반공명의 주파수는 조음위치에 따라 다양하다. 양순비자음이 [m]은 [n]이나 [ŋ]에서보다도 500~1,500 Hz 범위에서 더 낮아지는 반공명의 특징이 있다.

2) 보일의 법칙은 17세기 영국의 물리학자이며 화학자인 Robert Bolyle(1627~1691)이 주장한 법칙으로 "밀폐된 기체에서 압력과 부피의 곱이 일정하다"라는 것이다. 즉, 이 법칙을 설명하는 공식은 PV=K이다. 여기서 P = pressure, V = volume, K = constant이며 이 공식에 따라 "기체의 부피가 늘어나면 기체의 압력이 줄어들고 기체의 부피가 줄어들면 압력은 높아진다"라는 것이다.

표 4-2 음형대주파수의 일반규칙.

성도(vocal tract)의 길이	성도의 길이가 길면 길수록 평균 포먼트주파수는 떨어진다. (남녀 및 아동의 성도 참조)
F_1의 하강	구강의 전반부에 수축이 크면 클수록 F_1이 하강한다. 예) 고모음
F_1의 상승	인두강에 수축이 되면 F_1은 상승한다. 예) 저모음
F_2의 하강	후설이 수축되면 F_2가 하강하는 경향이 있다. 예) 후설모음
F_2의 상승	전설이 수축되면 F_2가 상승하는 경향이 있다. 예) 전설모음
모든 포먼트주파수의 하강	원순성(lip rounding)에 의하여 모든 포먼트의 주파수가 하강한다.

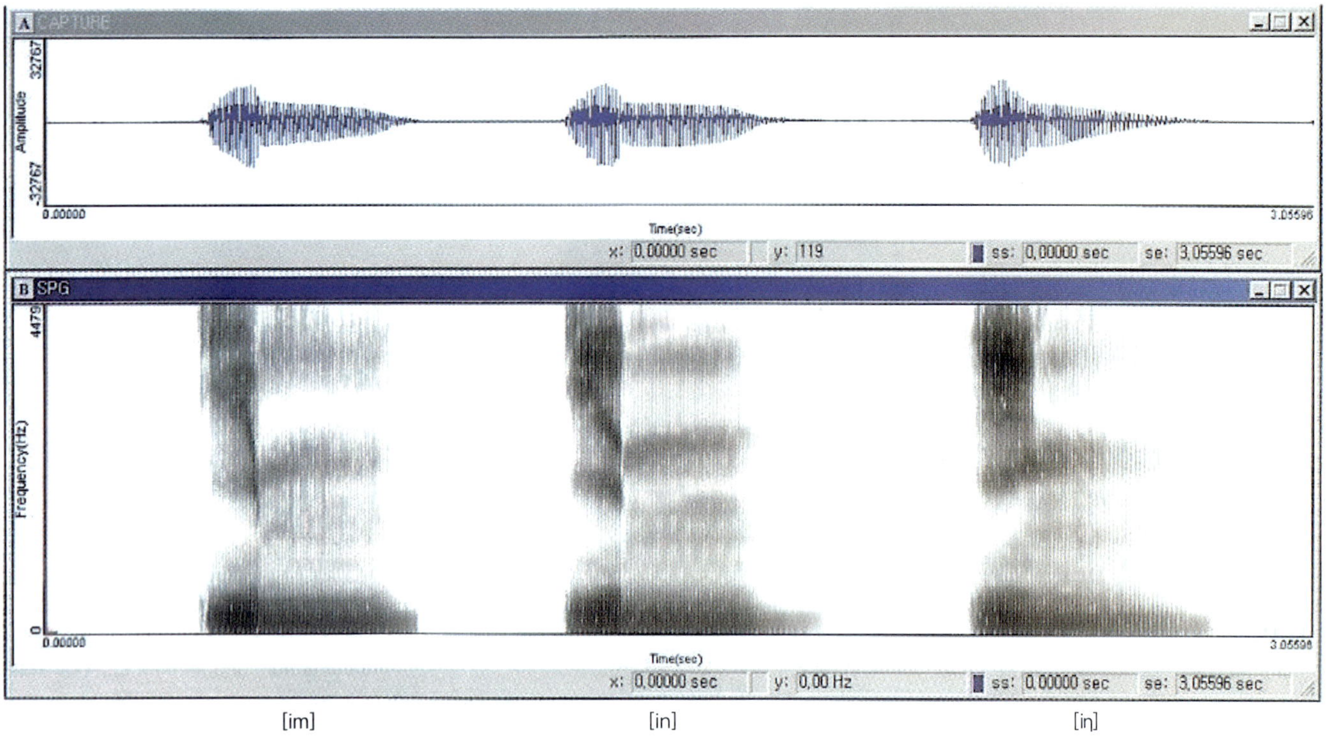

그림 4-15 비음화 모음의 반공명을 보여주는 스펙트로그램.

2. 성도

성도*vocal tract*[3]는 음향공명기로서 성문*glottis*에서 입술*lips*에 이르는 후두 뒷부분의 모든 공기 통로를 포함한다(그림 4-16). 즉, 성도는 소리를 걸러내는 여과기로 기능을 한다. 혀의 위치, 턱을 벌리는 정도, 입술 모양 등에 의해 성도의 모양이 달라질 때마다 다른 공명체가 되어 개별음이 만들어지는 것이다. 후두는 성대의 진동으로 발생하는 모든 유성음의 음원이 된다.[4] 모음의 경우, 폐로부터 성대를 통과하기까지는 동일한 음이지만 다른 모양의 성도를 지나면서 에너지의 분포가 변해 서로 다른 모음으로 들리게 된다.

3) 성도의 길이는 신장과 목표 모음에 따라 다소 간의 차이가 있으나 성인 남성의 경우 170~180 mm, 성인 여성의 경우 140~150 mm, 아동의 경우 132~142 mm, 유아의 경우 85~95 mm로 보고되고 있다.

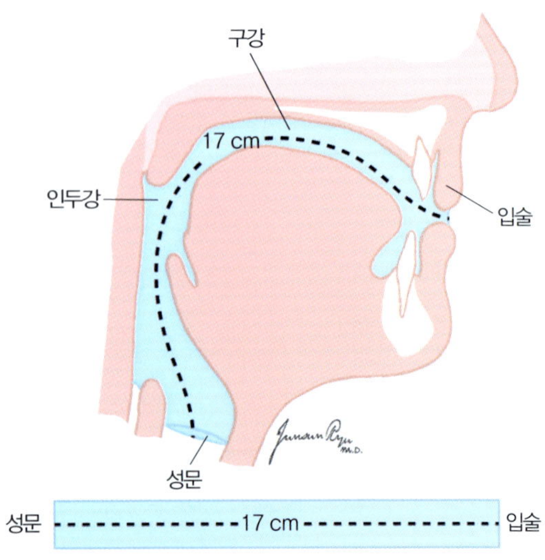

그림 4-16 성도(한국 성인 남성).

3. 성도의 길에 따른 스펙트럼의 변화

사람에게 성도는 곡선으로 되어 있거나 거의 90°에 가깝게 구부러져 있지만 성도의 많은 음향학적 성질은 하나의 공명하는 관*tube*에 의하여 이해될 수 있다. 성도는 성인 남성의 경우 대략 17 cm이고 성인 여성은 성인 남성의 대략 5/6 정도로서 14 cm이며, 유아의 경우 대략 성인 남성의 절반인 8.5 cm이다. 모음을 낼 때는 적어도 한쪽 끝이 닫히고 다른 쪽(즉, 입술 쪽) 끝이 열린 관으로 생각할 수 있다. 관의 양쪽 끝이 폐쇄되었을 때 공명주파수는 0이지만, 한쪽 끝이 닫히고 다른 쪽 끝이 열린 관에서의 최저 공명주파수는 500 Hz이다. 성도의 길이는 공명주

4) [h] 같은 마찰음은 무성음이지만 성대에서도 마찰이 생기므로 후두에서의 음원을 가진다고 말한다. 공명체인 성도는 다른 공명체들과 같이 입력된 에너지에 선택적으로 반응하는 특징이 있다.

파수를 결정하는 데 중요한 변수로서 작용한다. 즉, 공명주파수는 성도가 길면 길수록 그 값은 낮아지고, 길이가 짧아지면 높아진다.

청자가 판단한 주기적인 복합음의 피치는 배음의 기본 주파수와 일치한다. 놀라운 것은 배음 사이에 기본주파수가 존재하지 않아도, 청각체계는 좀 더 낮은 배음의 상실을 보상하며 기본주파수를 듣게 된다. 예를 들어, 600 Hz, 900 Hz, 그리고 1,200 Hz로 구성된 복합음은 최대공약수인 300 Hz의 피치로 인식된다.

XVI 결론

우리에게 소리란 매우 구체적이면서도 추상적인 것이다. 소리가 우리 귀에 들리기 때문에 그 존재가 매우 구체적이라고 생각할 수도 있다. 하지만 아주 작은 공기 입자들의 빠른 운동이 전파되어 우리 귀로 들어오는 것이기 때문에 그 존재가 매우 추상적일 수도 있다. 공기 입자의 크기는 너무나 작아서 우리의 육안으로 관찰할 수도 없고, 공기 입자의 운동 또한 속도가 너무 빨라서 우리의 일상적인 시간 개념밖에 존재한다. 음향음성학적 측면에서 이 공기 입자들의 운동을 슬로우 비디오에 담아 몇 배로 확대한 뒤 그 특성을 분석하는 일이라고 생각하면 좋을 것이다. 소리가 우리 귀에 전달되려면 그 물결을 전해줄 매개체가 필요하다. 보통의 경우에는 대기 중에 있는 공기 입자가 매개체 역할을 한다. 하지만 꼭 공기 입자만이 그 매개체로서 작용할 수 있는 것은 아니다. 물속에서도 우리는 소리를 듣는다. 물속에서 우리가 소리를 듣게 되는 것은 공기 입자들의 운동으로 말미암은 것이 아니라, 물 분자들의 운동으로 이루어지는 것을 의미한다. 물속에서 소리가 이상하게 들리는 것은 바로 공기와 물이 가지는 매개체로서의 성질이 다르기 때문이다.

성도를 거쳐 입 밖으로 나온 음성신호는 음향 물리적인 방법으로 귀에 전달되기 때문에 이러한 음성신호의 본질을 파악하는 것이 중요하다. 사람의 음성이나 자연계에서 발생되는 소리는 자체적으로 이중성을 가지고 있다. 즉, 소리는 음향물리학적 관점에서 보면 대기에서의 파동이라고 할 수 있고, 심리음향학적 관점에서 보면 음파의 형태를 가진 소리 자극의 인지 또는 지각이라고 할 수 있다. 예를 들어, 스피커를 통해서 나오는 기압의 변화는 물리적인 개념의 소리이고, 그 스피커에서 나오는 소리를 듣는 사람에게 소리는 심리음향학적 개념이다. 소리는 이같이 자체적으로 이중성을 가지고 있으며, 이러한 이중성은 어떠한 관점에서 소리를 보는가에 따라 다르다.

참고문헌

1. 고도홍. 언어기관의 해부와 생리. 소화, 2007.
2. 김기호, 양병곤, 고도홍, 구희산, 양병곤(공역). 음성과학. 한국문화사, 2004.
3. 신지영. 말소리의 이해. 한국문회사, 2021.
4. Boone, D, McFarlane, S., Von Berg, S., & Zraick. R. The Voice and Voice Therapy. Pearson, 2009.
5. Borden, G., Harris, K., & Raphael, L. Speech Science Primer. Williams & Wilkins, 1994.
6. Clark, J., & Yallop C. Phonetics and Phonology. Blackwell, 3rd ed, 2007.
7. Ferrand, C. Speech Science. Allyn and Bacon, 2nd ed, 2007.
8. Fry, D. The Physics of Speech. Cambridge Textbooks in Linguistics, 1984.
9. Kent, R. The Speech Sciences. Singular Publishing Group, Inc., 1997.
10. Kent, R. & Read C. Acoustic Analysis of Speech. Singular-Thomson Learning, 2nd ed, 2002.
11. Ladefoged, P, & Johnson K. A Course in Phonetics. Wadsworth, 6th ed., 2011.
12. Laver, J. Principles of Phonetics. Cambridge University Press, 1994.
13. Reetz, H., & Jongman, A. Phonetics. Wiley-Blackwell, 2009.
14. Stevens, K. Acoustic Phonetics. The MIT Press, 1999.
15. Titze IR. Princeple of voice production, 2nd ed. New Jersy: Pretince Hall;2000

CHAPTER 05

언어 발달과 조음

이영미

의사소통은 사람들 간에 생각, 의견, 감정 등의 메시지를 교환하는 과정으로, 메시지는 구어*spoken language*, 문어*written language*, 몸짓*gestured language*과 같은 언어학적인 방법으로 표현된다.[1] 언어는 세상의 사물, 사건, 생각 등을 표현하기 위해 약속된 기호이며 말, 문자, 수어에 의해 표현되는 상징 체계이다. 말소리로 표현되는 언어의 상징체계는 구어, 문자로 표현되는 언어의 상징체계는 문어, 몸짓으로 표현되는 언어의 상징체계는 수어이다. 언어는 사람과 사람 사이에 의사소통을 하기 위한 일차적 수단이 되며, 의사소통 상황, 언어 규칙 및 문법에 맞게 표현되어야 한다. 말은 조음기관의 근육 활동에 의해서 산출되며, 언어를 표현하기 위한 여러 방법 중 하나이다. 하지만 말은 사람이 태어나서 처음으로 배우는 주요한 방법이면서 가장 자연스럽고 효율적으로 의사 전달을 할 수 있는 방법이기 때문에, 여러 언어학적 방법 중에서 매우 중요하다고 할 수 있다. 아동은 주양육자와의 의미 있는 상호작용 속에서 상대방의 말을 지속적으로 듣고, '말소리-상징-의미' 사이의 연결에 대해서 학습해야만 언어와 말을 습득할 수 있게 된다. 이처럼 언어와 말은 독립적으로 존립하는 것이 아니라 서로 상호작용하면서 발달한다. 특히, 아동의 언어 발달은 사회성, 인지, 학습 능력 발달의 기반이 되며, 정확한 말소리 산출을 통해 의미 전달의 효과를 극대화한다. 이러한 이유로 연령에 적절한 언어와 조음 발달은 신체 및 정서 발달과 함께 아동의 중요한 발달 과업으로 여겨지고 있다. 따라서 본 장에서는 아동의 시기별 언어 발달, 말소리 산출에 중요한 조음 원리와 산출 과정을 살펴보고자 한다.

I 시기별 언어 발달

1. 언어이전기

사람은 신생아 때부터 다른 사람과 의사소통을 할 수 있는 본능적인 기제를 나타낸다. 출생 직후 아기는 울음으로 자신의 욕구를 표현하며, 뚜렷한 맥락 없이 미소를 짓거나 찡그리기도 한다. 이러한 행동들이 차츰 의사소통을 유도하는 수단으로 사용되며, 다른 사람과 의사소통을 하고자 하는 목표 지향적인 행동이나 의도 단계로 발전하게 된다. 언어이전기 아동의 의사소통 행동 단계를 바탕으로 언어 발달을 살펴보면 다음과 같다.

1) 초보적 의사소통 행동 단계(0~3개월)

아기는 배가 고프거나 기분이 좋을 때에 울음, 미소, 눈맞춤과 같은 초보적인 의사소통 행동을 보인다.[1] 이 시기 아기는 자신의 행동이 다른 사람에게 영향을 미친다는 것을 인식하지는 못하지만, 반사적인 울음과 미소는 부모로 하여금 즉각적으로 행동하게 하는 의사소통적 효과를 가진다.

2) 목표 지향적인 의사소통 행동 단계(4~7개월)

이 시기의 아동은 자신이 내는 소리, 몸짓, 눈맞춤 등이 성인의 행동에 영향을 미칠 수 있다는 것을 깨닫는다. 하지만 아동은 사람과 사물에 대해서 확실하게 인식하지 못하여, 성인의 얼굴을 쳐다보거나 물건을 요구하는 것과 같은 구체적인 의사소통 행동은 나타나지 않는다. 이 시기, 아동은 양순음(/ㅁ, ㅂ, ㅃ, ㅍ/)과 모음이 결합된 다양한 소리를 내기 시작하며, 성인의 과장된 운율과 목소리에 반응한다.[2] 그리고 아동은 소리내기를 좋아하는 것에만 그치지 않고, 성인과 차례를 바꿔가며 소통하는 발성 차례 주고받기 *vocal turn-taking*를 한다.[1]

3) 도구적인 전환기 행동 단계(8~11개월)

아동은 계획된 목적을 이루기 위해서 분명하고 명확한 행동을 하기 시작한다. 예를 들면, 안아 달라고 팔을 벌리거나 "어, 어"와 같은 발성을 하면서 원하는 사물을 향해 손가락을 가리킨다. 이 시기에는 아동이 내던 소리가 차츰 음절에 가까운 소리로 발전하며 양순음, 비음, 치조음 등과 모음이 결합된 음절성 옹알이 *canonical babbling*를 산출한다.[3] 음절성 옹알이는 언어 이전 단계와 언어 단계를 연결하기 때문에, 이 단계에서 산출된 말소리들이 첫 낱말을 이루는 기본이 된다. 초기에는 '마마', '바바'와 같은 반복적인 소리를 내다가 점차로 '마미', '맘마', '아바'와 같이 다양한 음절로 표현되는 소리를 내기 시작한다.[4] 아동은 음절성 옹알이를 산출함으로써 자신의 발성과 조음기관을 탐험하고 조절하는 능력을 키워 나가며, 특정 낱말(예: 엄마, 곤지곤지, 빠이빠이 등)을 이해할 수 있게 된다.

4) 의도적 의사소통 행동 단계(11~14개월)

이 시기의 아동은 의도적인 의사소통 행동을 보인다. 의도적인 의사소통 행동이란 자신의 행동이 상대방의 행동에 영향을 미칠 수 있다는 인과관계를 이해하는 것을 의미하며, 아동은 본인의 의사소통 목적이 달성될 때까지 의사소통을 시도한다.[1] 예를 들면, 아동은 장난감이 손에 닿지 않을 때 소리를 내기도 하고, 엄마와 장난감을 번갈아 쳐다봄으로써 엄마가 본인에게 장난감을 주기를 바라는 의사소통 의도를 명확하게 보이기도 한다. 이때에는 운율을 변화시키는 다양한 발성 패턴이 나타나며, 이러한 발성들은 점차 낱말로 발전하게 된다. 또한, 아동이 이해하는 낱말이 많아지고, 의사소통 맥락에 맞게 일관되게 낱말을 표현하는 경우가 많아진다(예: 손을 흔들면서 "빠이빠이" 말하기, 업히면서 "어부바" 말하기, 배고플 때 먹을 것을 가리키며 "맘마" 말하기 등).

2. 낱말 산출기(1~2세)

1) 첫 낱말기

돌이 지나면서 아동은 말로 의사소통을 하기 시작한다. 이 시기의 아동은 아직까지 제스처나 옹알이를 많이 사용하지만, 본격적으로 낱말을 사용하기 시작한다. 이때의 낱말은 대다수가 구체적인 참조물을 지닌 사물이나 사람인 경우가 많다. 예를 들면, '맘마, 물, 까까, 엄마, 아빠' 등이 여기에 해당된다. 아동이 돌이 지나면서 첫 낱말을 산출한 이후 10개 내외의 낱말을 습득하는 데 걸리는 기간에는 개인 간에 차이가 크다. 어떤 아동은 수주일이 걸리는 반면, 어떤 아동은 수개월이 걸리기도 한다.[5]

2) 낱말 조합기

평균적으로는 1세 6개월 전후에 낱말 조합이 시작되지만, 일반적으로는 2세쯤에 실제 대화에서 낱말 조합을 본격적으로 사용한다. 대략 1세 6개월이 되면 아동은 50~100개 정도의 낱말을 표현할 수 있으며, 1세 6개월부터 2세 사이에 표현하는 낱말의 수가 급격하게 증가한다. 이 시기의 아동은 사물에 이름이 있다는 것과 사물이 눈에 보이지 않아도 존재한다는 사물 영속성 *object permanence*의 개념을 인지적으로 습득하는데, 이러한 인지 발달은 아동의 낱말 습득 속도가 가속화하는 데 도움을 준다.[6]

3. 기본 문법 탐색기(2~3세)

2~3세 아동은 새로운 말소리와 참조물을 빠르게 연결 *fast mapping*할 수 있게 되면서 표현하는 낱말의 수를 늘려 나간다.[1,7] 2세 후반 아동의 언어 표현은 점차로 한국어의 문법에 맞추어지기 시작하며, 3세경에는 우리말의 기본 구문구조(예: '주어+목적어+서술어', '주어+부사어+서술어' 등)를 활발하게 사용한다. 이 시기의 아동은 간단한 지시를 이해하여 수행하고, 간단한 질문에 대답할 수 있다. 그러나 여전히 대화에서 자기 중심적인 경향이 강하며, 과거나 눈 앞에 보이지 않는 일에 대해서는 언어적으로 적절하게 표현하지 못한다.

4. 기본 문법 세련기(4~5세)

이 시기의 아동은 유치원 및 학교 생활, 책 읽기 등을 통한 언어 경험으로 다양한 낱말을 습득하며, 관계를 나타내는 낱말(예: '길다-짧다', '두껍다-얇다' 등)을 본격적으로 습득한다. 또한, 한 문장 안에 주어와 서술어가 두 개 이상 사용된 문장을 말할 수도 있으며, 4~5세에는 긴 문장을 말하기도 한다. 이 시기의 자기 주장과 의견을 적절하게 말하며, 상대방의 말에 적절하게 반응할 수 있게 된다.[8]

5. 고급 문법기(6세 이후)

학령기 아동은 한자어와 추상적인 명사의 사용이 점차로 늘어나 성인과 비슷한 수준의 대화를 하게 된다. 이 시기의 아동은 다양한 부사어를 대화에 사용하고, 성인이 사용하는 의미와 가깝게 낱말을 사용한다. 또한, 기존에 습득한 우리말의 문법에 대한 지식을 바탕으로 보다 복잡한 구문구조와 문법형태소를 습득한다. 이때의 아동은 상대방의 입장을 고려하면서 대화를 할 수 있으며, 특정 주제에 대한 질문과 답변도 자연스러워진다. 학령기 아동의 언어는 이야기 말하기와 읽기 발달과 밀접한 연관성을 지니면서 발달하게 된다.[8]

II 조음

말소리는 인간의 조음기관을 통해서 산출되는 언어학적으로 의미 있는 소리로 정의되며, 음운*phonology*과 말운동 조절*motor control*의 관점에서 살펴볼 수 있다. 화자는 메시지 전달을 위해 어떤 말소리를 내야 하는지에 대한 음운 지식이 필요하고 발동, 발성 및 공명, 조음 과정에서의 생리적인 과정을 통해 말소리를 산출한다. 발동 과정에는 폐가, 발성 과정에는 후두가, 공명 과정에는 성도가, 조음 과정에는 조음기관이 각각 중요한 역할을 한다(그림 5-1). 즉, 말소리를 산출하기 위해서는 폐에서 충분한 기류가 제공되어야 하고(발동 과정), 기류가 성문을 통과하고 성대를 진동시켜 소리를 만들어 내야 하며(발성 과정), 성대에서 만들어진 소리는 인두를 거치고 구강이나 비강을 거치면서 증폭되고 변형된다(공명 과정). 이렇게 공명된 소리는 조음기관을 통과하면서 말소리로 산출된다. 앞장의 발성 생리 부분에서 발동과 발성에 대해 설명하고 있어, 본 장에서는 조음에 대해서만 국한하여 설명하고자 한다.

1. 조음기관

조음기관은 조음에 직접 관여하는 기관을 말하며, 입천장, 치아, 턱, 입술, 혀가 여기에 포함된다. 조음기관은 구강 내 윗부분과 아랫부분으로 구분되며, 구강 윗부분에는 윗입술, 위턱, 윗니, 입천장이, 구강 아랫부분에는 아랫입술, 아래턱, 아랫니, 혀가 있다. 조음은 구강의 아랫부분이 구강의 윗부분을 향해 움직이는 동작을 의미하며, 능동적으로 움직이는 아랫부분이 조음체, 조음체가 향하는 윗부분이 조음점이 된다. 우리는 조음체인 혀와 조음점인 입천장을 사용하여 한국어 말소리를 산출한다. 이러한 이유로, 조음기관 중 입천장과 혀를 세부적으로 살펴볼 필요가 있다.

입천장은 치경*alveolar*, 경구개*hard palate*, 연구개*soft palate*, 구개수*uvula*로 구분된다(그림 5-2). 치경은 치아 뒤에 불룩하게 튀어나온 딱딱한 부분, 경구개는 위로 올라간 딱딱한 부분, 연구개는 뒤쪽에 말랑말랑한 부분, 구개수는 연구개 끝에 내려온 부분이다. 치경과 경구개는 뼈로 이루어져 있어 단단하고, 연구개와 구개수는 근육으로 이루어져 있어서 말랑말랑하다.[2]

혀는 근육덩어리로 이루어져 있으며, 조음에서 가장 중요한

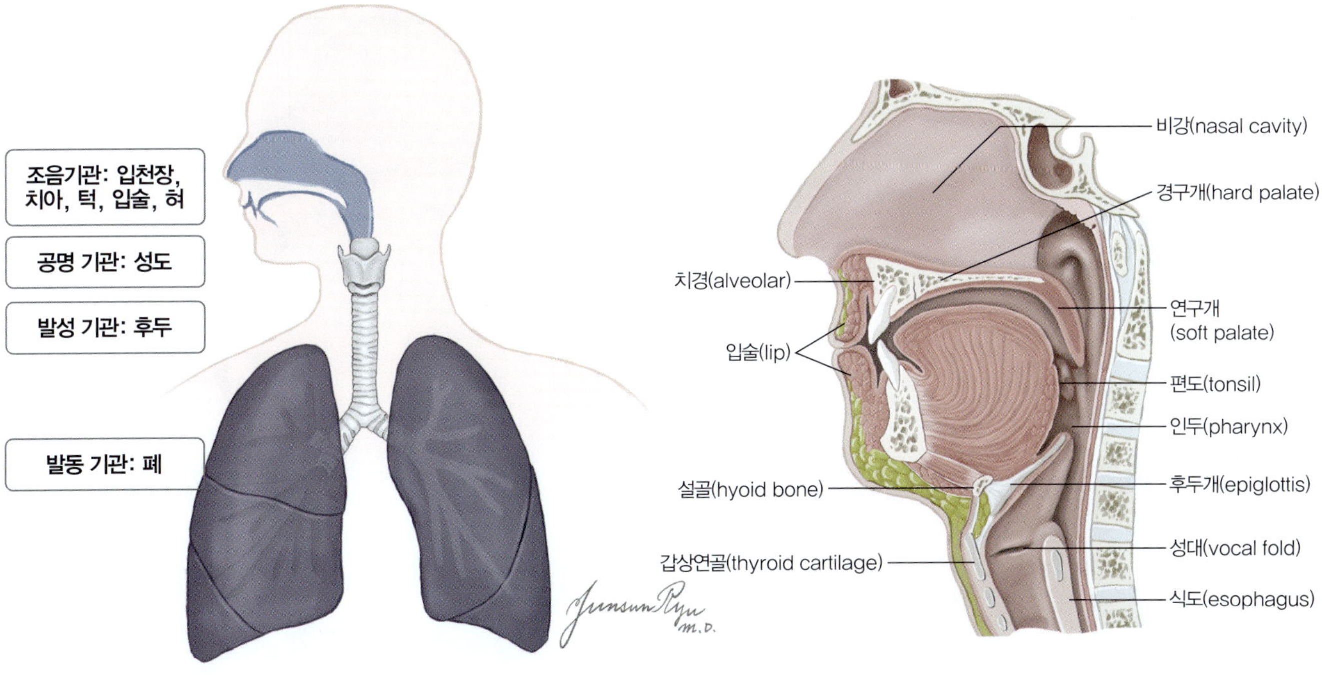

그림 5-1 말 산출 기관(좌)과 조음기관(우).

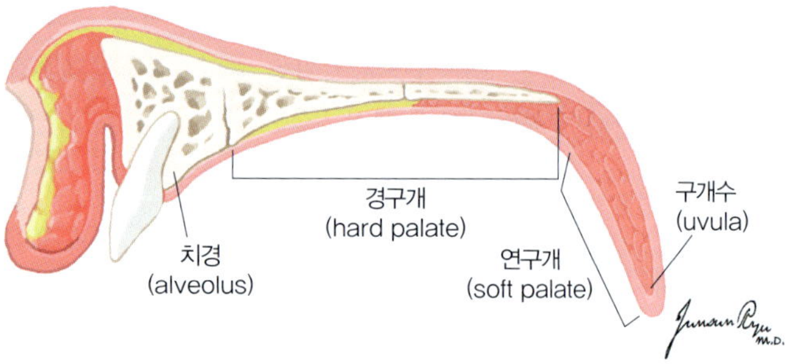

그림 5-2 입천장 위치와 명칭.

기관이다. 혀는 크게 혀끝*tongue tip*, 혓날*blade*, 혓몸*tongue body*, 혓등*dorsum*, 혀뿌리*root*로 나눌 수 있으며, 혓등은 전설과 후설의 두 부분, 혹은 전설, 중설, 후설의 세 부분으로 구분된다(그림 5-3). 혀끝은 혀의 가장 앞부분이고, 혓날은 혀끝에서 10~15 mm에 해당하는 부분이다. 우리가 자연스럽게 입을 다문 채로 있을 때, 치경에 닿는 부분이 혓날이다. 혓등은 혓날의 뒷부분으로, 경구개나 연구개에 닿는 부분이다. 혀뿌리는 인두벽과 마주하고 있으며, 말소리 산출 시 성도의 모양을 변형시킨다. 혀끝, 혓날, 혓등은 주로 자음을 산출할 때 사용되며, 혓몸은 앞뒤나 위아래로 움직여서 모음을 산출할 때 사용된다.[2,3,4]

2. 조음 과정

우리는 조음기관을 이용하여 성도의 특정 부위를 좁히거나 막음으로써, 기류를 변형시켜 다양한 말소리를 만든다. 조음 과정을 기준으로 말소리는 모음과 자음으로 구분된다.[3] 성도에서 나온 기류가 구강 통로 중앙부에서 방해받는 정도가 약하면 모음으로, 방해받는 정도가 심하면 자음으로 분류한다.[10] 조음체가 조음점에 가까워지면 기류 방해 정도가 커지며, 멀어지면 기류 방해 정도가 약해진다. 이때, 턱은 기류 방해에 결정적인 영향을 미친다. 예를 들면, 턱을 벌려 조음체가 조음점에서 멀어지면 기류의 방해 정도가 약해지고, 턱을 올려 조음체가 조음점에 가까워지면 방해 정도가 강해진다. 우리는 턱을 올리거나 내리면서 기류를 변형시켜 모음을 산출하고, 턱을 올린 상태에서 입술을 붙이거나 혀를 입천장에 이동시키면서 기류를 변형시켜 자음을 산출한다.[2,3,4]

1) 우리말 모음 산출

우리말 모음은 성대의 진동을 거친 기류가 구강에서 공명 과정을 거친 후에 산출되는 구강공명음이다. 구강공명음을 산출하려면, 입천장올림근*levator veli palatini muscle* 수축으로 연구개를 올려서 비강 통로를 막아야 한다(그림 5-4). 모음은 구강 통로에서 방해를 적게 받아서 산출되는 말소리로, 혀의 고저, 혀의 전

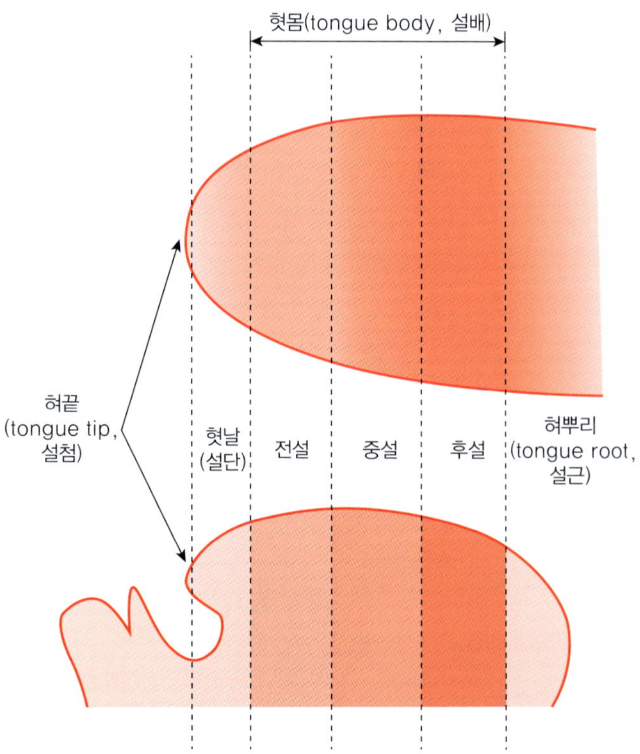

그림 5-3 혀의 위치와 명칭.

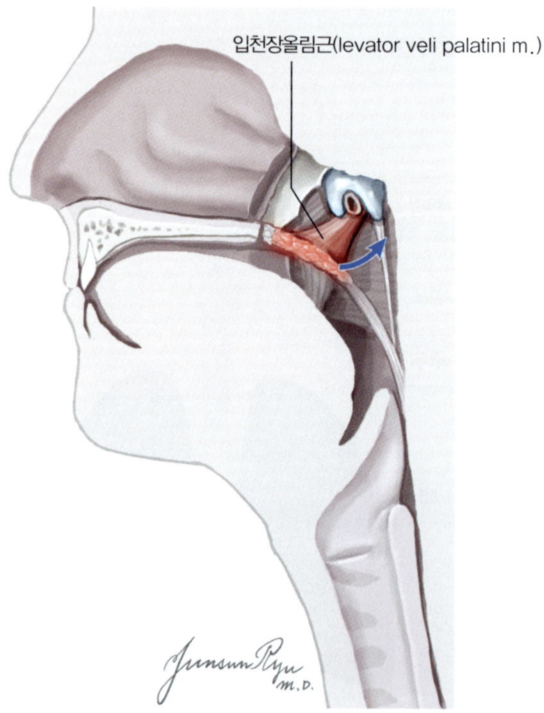

그림 5-4 연구개 입천장올림근.

표 5-1 우리말의 단모음 분류.

구분	전설모음		후설모음	
	평순	원순	평순	원순
고모음	ㅣ	(ㅟ)	ㅡ	ㅜ
중모음	ㅔ	(ㅚ)	ㅓ	ㅗ
저모음	(ㅐ)		ㅏ	

후, 입술 모양으로 성도의 모양을 변형시켜 산출된다.[3]

혀의 고저를 조절하는 조음기관은 일차적으로는 턱이지만, 최종적으로는 혓몸의 높이가 모음의 소리를 결정한다.[3] 고모음 /이, 으, 우/는 턱을 올려 구강을 많이 폐쇄하는 반면에, 저모음 /아/는 턱을 내려 구강을 많이 개방한다. 혀의 전후 위치를 조절하는 조음기관은 혓몸이다. 혓몸이 앞으로 가서 앞쪽이 최고점이 되면 전설모음 /이, 에/가 산출되고, 혓몸이 중간에 있어서 혓등의 중간이 최고점이 되면 후설모음 /으, 아/가 산출되며, 혓몸이 뒤로 가서 혓등의 뒤쪽이 최고점이 되면 후설모음 /우, 오, 어/가 산출된다.[2,3,10] 그리고 입술 모양을 편평하게 하면 평순모음 /이, 에, 으, 어, 아/가 산출되며, 입술 모양을 둥글게 하면 원순모음 /우, 오/가 산출된다(표 5-1).

2) 우리말 자음 산출

자음은 기류가 구강 통로 중앙부에서 방해를 많이 받아서 산출되는 말소리로, 구강과 비강을 통과하면서 만들어진다. 구강음은 연인두 폐쇄된 상태에서 기류가 구강으로만 산출되는 소리이며, 비강음은 연인두 폐쇄되지 않은 상태에서 기류가 구강과 비강을 통해 동시에 산출되는 소리이다.[10,11] 자음은 조음방법, 조음위치, 발성 유형에 따라 구분된다(표 5-2).

조음방법은 기류의 방해 유형과 관련된 것으로, 우리말 자음은 파열음, 파찰음, 마찰음, 유음, 비음으로 구분된다. 파열음은 조음체가 조음점에 완전히 붙였다가 터트리면서 나는 소리이다. 마찰음은 난기류가 형성될 정도로 구강 통로를 많이 좁혀서 내는 소리이다. 파찰음은 조음체가 조음점에 완전히 붙였다가 부분적으로 개방되고, 구강 통로를 좁힌 상태로 기류를 내보내다가 완전히 구강을 개방하면서 내는 소리이다. 유음은 조음 시에 혀끝을 치경에 붙여서 구강 정중앙 부분을 막고 구강 측면으로 기류를 내보내면서 내는 소리이다. 비음은 비강 통로를 연 채로 구강 막았다가 터트리면서 내는 소리이다.[2,3]

우리말의 조음위치를 살펴보면, 입술과 관련된 조음위치로

표 5-2 우리말 자음체계.

조음방법 \ 조음위치		양순음	치경음	경구개음	연구개음	성문음
파열음	평음	ㅂ	ㄷ		ㄱ	
	긴장음	ㅃ	ㄸ		ㄲ	
	기식음	ㅍ	ㅌ		ㅋ	
파찰음	평음			ㅈ		
	긴장음			ㅉ		
	기식음			ㅊ		
마찰음	평음		ㅅ			
	긴장음		ㅆ			
	기식음					ㅎ
유음			ㄹ			
비음		ㅁ	ㄴ		ㅇ	

는 양순음이 있으며, 혀끝이나 혓날과 관련된 조음위치로는 치경음이 있고, 혓등과 관련된 조음위치로는 경구개음과 연구개음이 있으며, 성문과 관련된 조음위치에는 성문음이 있다. 우리말에서 조음방법에 따른 조음위치별 자음을 살펴보면, 파열음과 비음의 대표적인 조음위치는 양순음, 치경음, 연구개음이다. /ㅂ, ㅃ, ㅍ, ㅁ/는 두 입술을 붙여서 내는 양순음이며, /ㄷ, ㄸ, ㅌ, ㄴ/는 혓날을 치경에 붙여서 내는 치경음이고, /ㄱ, ㄲ, ㅋ, ㅇ/은 혓등을 연구개에 붙여서 내는 연구개음이다. 마찰음의 조음위치는 치경음과 성문음이다. /ㅅ, ㅆ/는 혓날을 치경으로 가까히 좁혀서 내는 치경음이며, /ㅎ/는 성대를 좁혀서 내는 성문음이다. 파찰음의 조음위치는 경구개음으로, /ㅈ, ㅉ, ㅊ/는 혓날로 앞쪽 경구개를 좁히면서 낸다. 마지막으로 유음의 조음위치는 치경이며, /ㄹ/는 혀끝을 치경에 붙여서 낸다.[2,4]

우리말 자음은 모두 무성음으로, 발성의 여부가 아닌 긴장성 및 기식성의 정도에 따라 평음, 경음, 격음으로 구분한다. 평음은 경음과 격음에 비해 성대 및 조음기관의 긴장이 적다. 경음과 격음은 평음에 비해 긴장성이 더해진 소리이다. 경음과 격음의 긴장성을 만들기 위해서는 구강 내 압력을 높여야 하는데, 이를 위해 선행 모음의 길이를 짧게 하여 폐쇄시간을 길게 한다. 경음과 격음은 기식의 정도로 구분한다. 경음은 기류 산출과 동시에 후행 모음 산출을 위한 성대진동이 거의 동시에 일어난다. 반면에, 격음은 기류 산출 후에 시간 간격을 두고 후행 모음의 성대진동이 이루어지므로, 기류 산출과 성대진동 사이에 기식이 산출된다.

참고문헌

1. 김영태(2014). 아동언어장애의 진단 및 치료(2판). 서울: 학지사
2. 김민정(2014). 임상중심 말소리장애. 서울: 학지사.
3. 김수진, 신지영(2020). 말소리장애(2판). 서울: 시그마프레스.
4. 김영태, 심현섭(2007). 조음음운장애. 서울: 박학사.
5. 심현섭, 김영태, 김진숙, 김향희, 배소영, 신문자, 이승환, 이정학, 한재순, 윤혜련, 김정미,권미선 (2014). 의사소통장애의 이해(2판). 서울: 학지사.
6. 홍경훈, 김영태(2001). 아동의 의사소통 의도 습득에 대한 종단 연구. 언어청각장애연구, 6(1), 17-39.
7. 홍경훈, 심현섭(2002). 유아의 말소리 발달 특성: 18~24개월 종단연구. 언어청각장애연구, 7(2), 105-125.
8. Bates, E., Thal, D., & MacWhinney, B. (1991). A functionalist approach to language and its implications for assessment and intervention. In T. M. Gallagher (Ed.), *Pragmatics of Language: Clinical Practice Issues*. San Diego: Singular Publishing Group.
9. Bernthal, J. E., Bankson, N. W., & Flipsen P. Jr. (2013). *Articulation and phonological disorders: Speech sound disorders in children (7th ed.)*. Boston, MA: Allyn and Bacon.
10. Cheng, H. Y. Murdoch, B. E., Coozee, J. V., Scott, D. (2007). Physiologic development of tongue-jaw coordination from childhood to adulthood. *Journal of Speech, Language and Hearing Research, 50(2)*, 352-360.
11. Kent, R. D. (2017). Normal aspects of articulation. In J. E. Bernthal, N. W. Bankson, & P. Jr. Flipsen (Eds.). *Articulation and phonological disorders: Speech sound disorders in children (8th ed.)*. Pearson Education Inc.

CHAPTER 06

뇌와 음성언어

김향희

I 음성언어와 신경계

'음성(언어)' 또는 '말소리'라는 복잡한 물리음향학적(physio-acoustic) 산물은 인지적, 감정적 상태에서 생성된다. 여기서 '인지적' 상태란 화자 스스로 의도를 갖고 자발적으로 음성을 내는 것을 뜻하는 반면, '감정적'이란 놀람이나 아픔 등과 같이 갑작스러운 상황에서 불수의적으로 소리를 내게 되는 것을 의미한다.

이처럼 자의적(수의적) 혹은 비자의적(불수의적) 음성이 생성되기 위해서는 우리 몸의 신경계, 근육계, 골격계, 호흡계 등을 포함한 다양한 계(통)의 생리적인 활동이 유기적이고 조화롭게 이루어져야 한다. 이들 계통 중 '신경계'는 음성 산출, 즉 '발성'과 관련된 근골격계 및 호흡계 등을 제어하는 중추적인 역할을 한다.

신경계는 중추신경계*central nervous system, CNS*와 말초신경계*peripheral nervous system, PNS*로 구성되어 있다(그림 6-1). 중추신경계는 뇌*brain*와 척수*spinal cord*로 이루어져 있고, 이 중 '뇌'는 신체의 각 부분을 통솔하는 역할을 하며 대뇌*cerebrum*, 소뇌*cerebellum*, 뇌간*brain stem*으로 구분된다. 음성언어를 비롯한 언어 활동과 관련된 중추신경계는 주로 '뇌'에 국한되어 있으며, '척수'는 사지 운동 및 감각에 관여한다. 대뇌는 대뇌피질*cerebral cortex*과 피질하*subcortex* 영역의 회백질, 그리고 회백질 간을 이어주는 백질*white matter*로도 분류된다.

한편, 말초신경계는 중추신경계와 여러 신체 기관 사이를 연결해준다. 즉, 중추신경계의 운동 명령을 신체로 전달하여 신체 기관의 움직임을 관장하는 동시에, 신체 기관으로 받아들여진 감각을 중추신경계로 전달함으로써 감각-운동 통합 활동에 기여한다. 말초신경계는 수의적 운동에 관여하는 체성신경계*somatic nervous system*와 불수의적 운동과 관련된 자율신경계*autonomic nervous system*로 구성되어 있다. 체성신경계는 다시 뇌신경*cranial nerves*과 척수신경*spinal nerves*으로 나뉘는데, 이들 각각은 뇌 또는 척수로부터 시작되는 신경이다. 한편, 자율신경계는 불수의적이며 신체의 의식 및 자발적인 통제와는 독립적으로 작용하여 체내 환경 및 항상성을 유지시키는 역할을 한다. 자율신경계는 교감신경*sympathetic nerves*과 부교감신경*parasympathetic nerves*으로 다시 나뉜다.

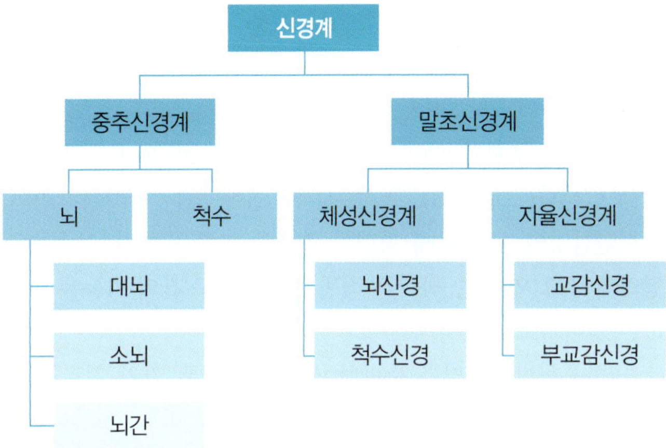

그림 6-1 신경계의 조직.

이들 중추신경계와 말초신경계를 대뇌피질, 변연계, 대뇌피질하 영역, 소뇌, 뇌간과 뇌신경핵, 뇌신경 및 척수신경 등으로 세분하여 자세히 알아보기로 한다.

1. 대뇌피질

발성과 관련된 뇌 영역들은 다양하며 기능적으로 서로 밀접하게 연결되어 있다.[15] 발성에 일차적으로 관여하는 대뇌피질 영역은 '전운동영역*premotor area*'이다.[2] 전운동영역에서는 특정한 목적의 발성을 위하여 발성 '프로그래밍'을 관장한다. 프로그래밍이란 목소리를 발성 양식(예, 말소리, 노래 등)이나 자질(예, 음량, 음도, 음색 등)에 맞게 생성할 수 있도록 구현하는 일을 말한다. 전운동영역은 발성 기능뿐만 아니라 전반적인 말 운동 및 사지 운동의 프로그래밍을 담당하기도 한다.

전운동영역에서 프로그래밍된 발성 활동을 실질적으로 '집행'하는 영역은 '일차운동영역 *primary motor area*'이다.[5] 일차운동영역은 일명 운동 '호먼큘러스 *homunculus*'로 불리는 '작은 거인'의 모양을 띠고 있다(그림 6-2). 일차운동영역 중 후두 기능에 관여하는 영역은 '일차통합발성센터 *primary integrative vocalization center, PIVC*'로서 외측고랑 *lateral sulcus* 의 하단쪽 하외측 *inferolateral* 에 위치한다. 또한, 발성 시에 혀와 턱의 운동에 관여하는 피질 영역 역시 후두 영역 가까이에서 찾아볼 수 있다.

한편, 발성이나 발성 학습은 청각에 크게 의존하며 대뇌를 포함한 신경계가 발성 활동 프로그램을 생성하거나 수정할 때에 주요 감각 피드백을 필요로 한다.[19] 즉, 일차통합발성센터는 상측두엽, 외측 및 내측 보충운동영역 *supplementary motor area* 및 뇌섬 *insula* 을 포함한 다양한 영역으로부터 입력과 지속적인 제어를 받는다(그림 6-3). 특히, 상측두엽에 있는 일차청각영역, 청각연합영역, 베르니케 영역이 중요한 역할을 한다. 보충운동영역의 주요 역할 중 하나는 좌반구와 우반구 간의 기능을 조정하는 일이기도 하다.[6]

일차통합발성센터를 출발한 신경신호는 두 가지 경로로 뇌간의 연수 *medulla* 까지 전달된다(그림 6-3). 첫 번째 경로는 직접경로(A 경로)로서 대뇌피질의 일차통합발성센터로부터 연수까지 직접적으로 이어지는 '피질뇌간로'이다. 둘째는 간접경로(B 경로)인데, 일차통합발성센터를 출발하여 대뇌피질하 영역에 위치한 띠이랑 *cingulate gyrus* 과 수로관주위회백질 *peri-aquaductal grey*, 뇌간의 뇌교 *pons*, 그리고 연수의 망상체 *reticular formation* 를 거쳐 의핵 *nucleus ambiguus* 까지 전달된다.

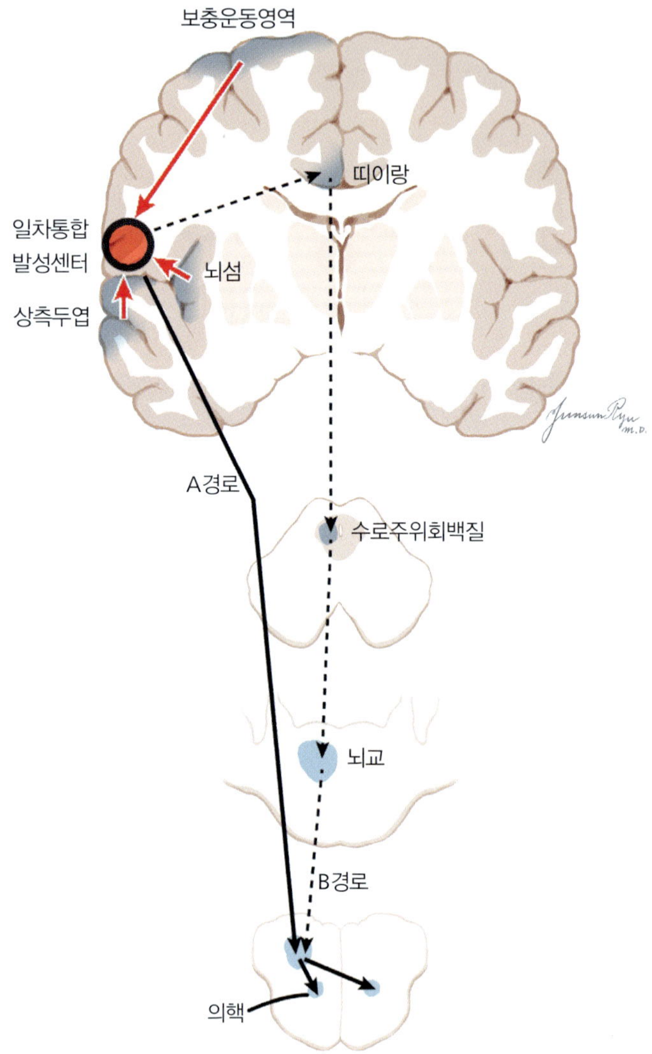

그림 6-3 발성운동 신경신호의 전달 통로.

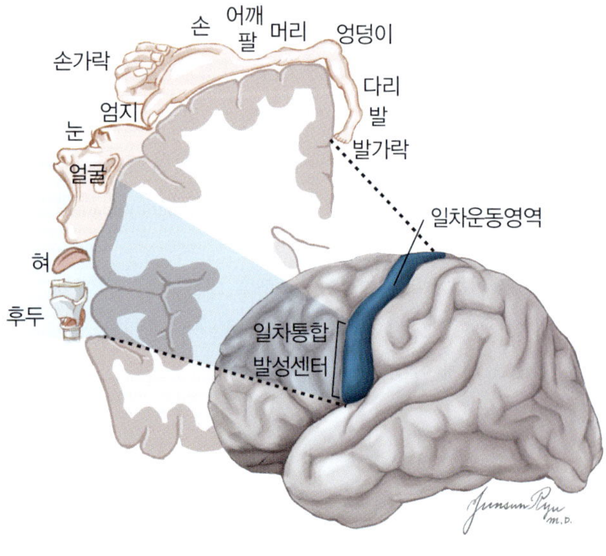

그림 6-2 운동 호먼큘러스와 일차통합발성센터.

2. 변연계

변연계 *limbic system* 는 대뇌피질, 뇌량 *corpus callosum*, 그리고 시상하부 *hypothalamus* 사이의 경계에 위치한 뇌영역으로서 광범위한 신경회로 구조에 관여한다. 변연계는 해마 *hippocampus*, 편도체 *amygdala*, 선조체 *corpus striatum*, 띠이랑 등으로 구성되며 정서, 감정 등을 통제하는 역할을 하고 행동의 동기, 학습, 기억 과정 등에 깊이 관여한다.

앞서 '1. 대뇌피질' 부분에서 언급된 신경신호의 전달 통로 중 간접경로는 '띠이랑-수도관주위회백질-의핵'을 거치며 변연계 구조를 포함한다. 인간을 포함한 영장류는 변연계 구조에 의존하는 비언어적 감정 발성 회로를 지니고 있기도 한다.[10,13] 일부 후두운동 행동들 중 울기, 소리 지르기 등과 같은 감정적 발성은 변연계와 후두감각운동 조절 간의 신경계적 회로로서 설명되기도 한다. 예컨대, 감정적 스트레스로 인하여 긴장발성 장애가 나타나기도 하고, 수도관주위회백질이 손상되면 함묵증 *mutism* 을 일으키기도 한다.

3. 대뇌피질하 영역

대뇌피질의 내부에는 피질하 영역으로서 기저핵 *basal ganglia* 과 시상 *thalamus* 이 자리잡고 있다. 기저핵은 여러 개의 핵군으로 이루어져 있는 회백질 구조로서 꼬리핵 *caudate nucleus*, 조가비핵 *putamen*, 창백핵 *globus pallidus* 이라는 3개의 핵으로 구성된다. 기저핵은 대뇌피질의 운동영역 및 뇌간(특히 중뇌)의 운동핵과 연계되어 운동 기능에 간접적으로 영향을 준다. 대뇌피질로부터 기저핵으로 유입되는 신경신호는 꼬리핵과 조가비핵으로 형성된 선조체 *corpus striatum* 로 입력되고, 반대로 기저핵으로부터 대뇌피질까지의 신경신호는 창백핵에서 시상을 거쳐 빠져 나간다(그림 6-4). 발성 기능에서 기저핵은 음성 감정을 효율적으로 해독하고 이에 반응하는 데 기여하는 것으로 알려져 있다.[3]

한편, 시상은 대뇌의 중앙에 좌우 한 쌍으로 위치한 달걀 모양의 구조이다. 시상은 신체에서 들어오는 운동 및 감각 정보(청각, 미각, 시각, 촉각)를 대뇌피질로 전달하여 대뇌내에서 정보 처리 및 해석을 하도록 하는 중계소의 역할을 한다. 시상은 다수의 핵으로 구성되어 있는데, 이 핵들은 특정 유형의 정보를 처리하기 위하여 기능적으로 전문화되어 있다. 감각 기능의 경우, 후각을 제외한 모든 감각 정보는 이들 핵으로 직접 이동한다. 시상 구조로는 전핵 *anterior nucleus*, 4쌍의 복부핵인 복부전핵 *ventral anterior nucleus*, 복부외측핵 *ventrolateral nucleus*, 복부후내측핵 *ventral posteromedial nucleus*, 복부후외측핵 *ventral posterolateral nucleus*, 그리고 외측등핵 *lateral dorsal nucleus*, 외측후핵 *lateral posterior nucleus*, 시상베개 *pulvinar nucleus*, 등내측핵 *dorsomedial nucleus* 이 있다(그림 6-5). 또한, 4쌍의 복부핵 근처에는 내측무릎체 *medial geniculate body* 와 외측무릎체 *lateral geniculate body* 가 자리잡고 있다. 내측무릎체는 귀로 들리는 소리 신호를 받아들여서 청각피질로 전송하는 역할을 담당하므로, 대뇌에서 발성에 대한 피드백을 활용할 수 있도록 한다. 이들 핵들 중 복부전핵과 복부외측핵은 운동 기능에 관여한다.

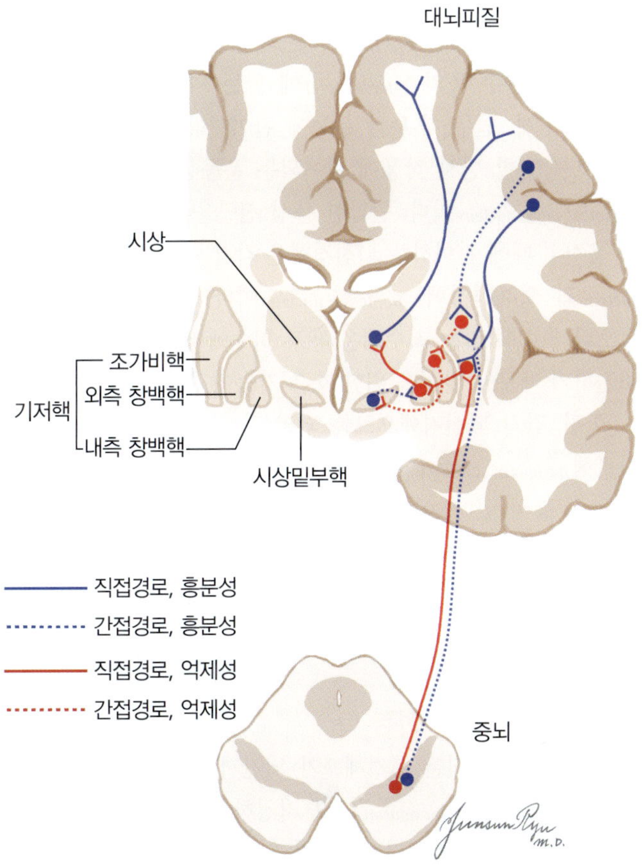

그림 6-4 **기저핵과 주변 구조와의 연결.**

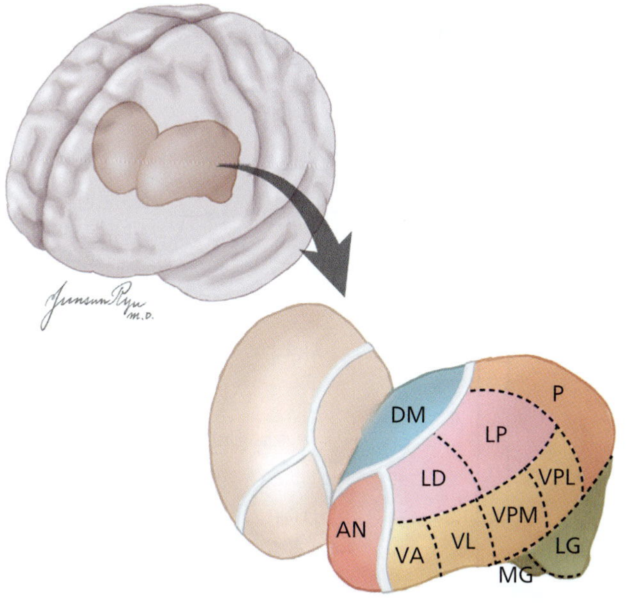

그림 6-5 **시상의 구조.** 약자설명: AN: 전핵; VA: 복부전핵; VL: 복부외측핵; VPM: 복부후내측핵; VPL: 복부후외측핵; LD: 외측등핵; LP: 외측후핵; P: 시상베개; DM: 등내측핵; MG: 내측무릎체; LG: 외측무릎체

4. 소뇌

소뇌*cerebellum*는 대뇌 후두엽과 뇌간 뒤에 위치하며, 한 쌍의 소뇌엽으로 이루어져 있다. 소뇌의 주요 기능으로는 대뇌피질 등을 포함한 다른 영역에서 전해진 움직임을 조화롭게 조절하는 것인데, 말을 할 때에 운동 기관의 속도, 운동범위, 방향, 힘 등에서 세밀한 움직임과 협응에 중요한 역할을 한다. 대뇌피질에서 계획된 움직임에 대한 정보는 '피질-기저핵-시상-피질 회로'를 통해 소뇌와 기저핵으로 보내지는데(그림 6-6), 운동 기관의 속도, 운동범위, 방향, 힘 등에서 세밀한 움직임과 협응을 담당한다. 소뇌와 기저핵은 대뇌피질 연합영역으로부터 환경적 맥락과 움직임을 수행하는 신체 구조에 대한 정보를 받을 뿐만 아니라, 전운동영역과 보충운동영역으로부터 운동 목표에 대한 정보를 취합한다. 기저핵이 근육의 운동 양식(즉, 흥분 또는 억제 기능)을 선택하는 반면, 운동에 대한 협응 제어는 소뇌에 의해 이루어진다. 소뇌는 기저핵과 함께 음성 감정을 처리하는 역할을 한다.

5. 뇌간과 뇌신경핵

뇌간은 중뇌*midbrain*, 뇌교*pons*, 그리고 연수*medulla*로 이루어져 있다. 뇌간에는 뇌신경의 핵들이 모여 뇌신경핵군을 형성한다. 뇌신경핵은 한 가지 뇌간 구조에만 국한되기도 하고, 뇌간 위아래로 길게 걸쳐 위치하기도 하는데, 좌우 총 19쌍으로 이루어져 있다. 한편, 하나의 뇌신경핵이 여러 개의 뇌신경에 관여하기도 하고(예, '의핵' → 뇌신경 9번, 10번), 여러 개의 뇌신경핵이 한 개의 뇌신경과 관련되기도 한다(예, '삼차신경의 척수핵'과 '저작핵' → 뇌신경 5번).

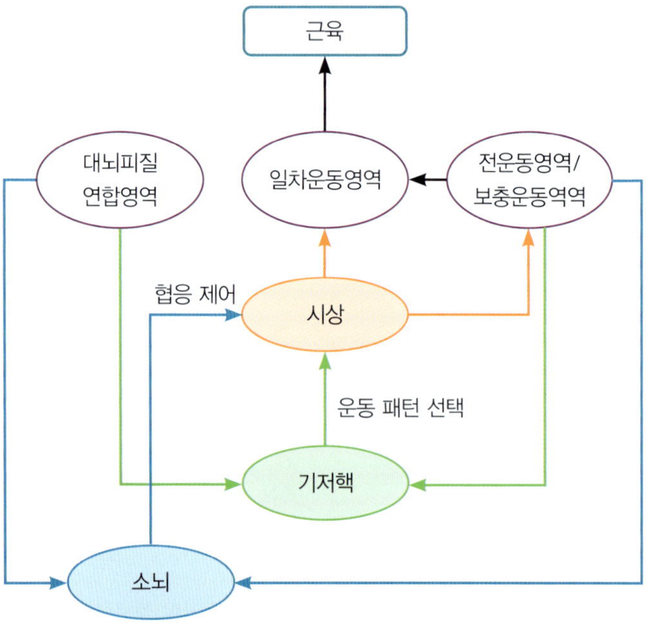

그림 6-6 소뇌와 주변 뇌영역 간의 신경회로.

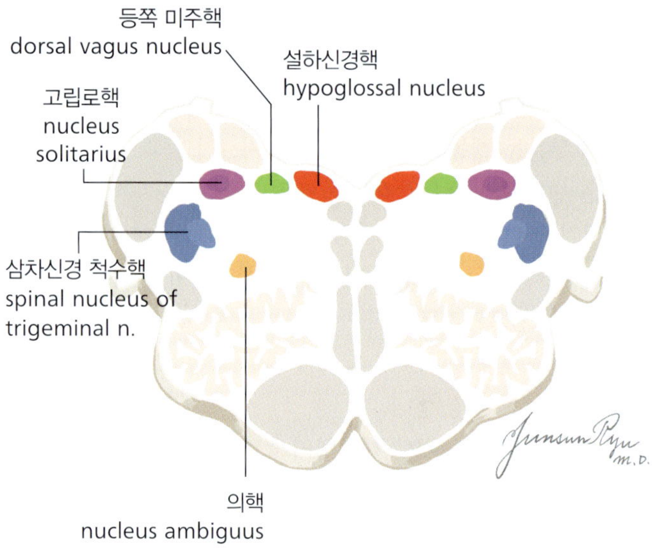

그림 6-7 음성조절에 관여하는 뇌간(연수) 뇌신경핵.

뇌교와 연수로 이어지는 구조에는 후두 기능에 관여하는 주요 핵들이 있다(그림 6-7). 후두 근육을 제어하는 운동 신경세포의 핵은 연수 등외측*dorsolateral*에 있는 의핵*nucleus ambiguus*으로서 연구개, 인두, 후두근 운동에 관여한다. 후두 기능 중 기도보호를 위한 반사 작용에 관여되는 운동신경핵은 등쪽 미주핵*dorsal vagus nucleus*이다. 원활한 음성 전달을 위하여 턱 또는 혀를 움직일 때에 관여하는 뇌신경핵은 각각 안면운동핵*facial motor nucleus*과 설하신경핵*hypoglossal nucleus*이다. 뇌간에 위치하지는 않으나 척수에 있는 척수핵은 흉부 척수에 있는 복부 호기근을 조절하기 때문에 발성을 위한 호흡 기능에 중요하다.

한편, 감각 뇌신경핵으로는 뇌교 및 연수에 걸쳐 위치한 고립로핵*nucleus of solitary tract*과 삼차신경 척수핵*spinal nucleus of trigeminal nerve* 등이 있다. 이들 뇌신경핵은 뇌교와 연수에 걸쳐 있으며, 고립로핵은 장기감각에, 삼차신경 척수핵은 체감각(촉각, 압각, 통각 및 온도각)에 관여한다. 특히, 고립로핵은 기도에서 발생하는 장기감각 정보를 받아들여서 시상으로 전달한다.

6. 뇌신경 및 척수신경

대뇌로부터 시작되는 신경세포가 뇌간까지 연결되면 이를 '상위신경세포*upper motor neuron*'라고 지칭하고, 상위신경세포의 연결지점은 뇌간이다. 뇌간으로부터 또 다시 연결되는 신경세포는 '하위신경세포*lower motor neuron*'인데 '뇌신경*cranial nerve*' 또는

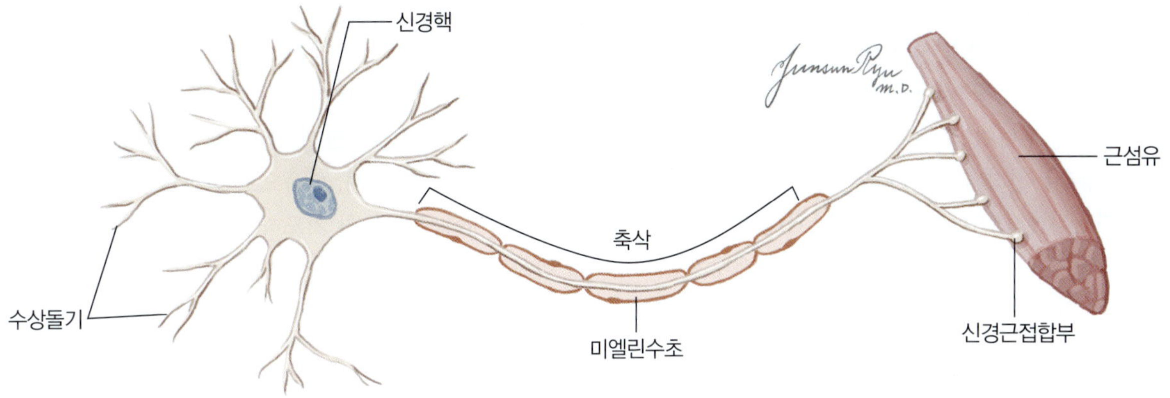

그림 6-8 신경세포의 구조.

'척수신경'이다. 운동신경세포로서의 하위신경세포는 신경세포체 및 내부의 신경핵, 수상돌기, 축삭, 그리고 근섬유에 붙어있는 신경근접합부로 구성된다(그림 6-8).

중추신경계와 이어지는 말초신경계 중 뇌신경은 머리와 목 기관들의 기능에 관여하며, 좌우 총 12쌍이 있다. 기능에 따라 감각신경, 운동신경, 감각과 운동을 모두 담당하는 복합신경으로 구분된다. 이들 중 발성, 후두, 삼킴 및 호흡 기능과 관련된 뇌신경과 척수신경에 대한 요약은 표 6-1과 같다.

9번 설인신경*glossopharyngeal nerve*은 운동 및 감각 모두에 관여하는 복합신경이다. 운동가지는 인두경돌인두근*stylopharyngeus*과 연결되어 인두 및 후두의 상승에 기여한다. 감각으로는 일반감각, 특수감각, 장기감각과 관련되며 구토 반사 시 감각을 전달하거나, 혀에서 느껴지는 맛 감각을 전달하는 것이 주요 기능이다.

표 6-1 발성, 후두, 삼킴 및 호흡 기능과 관련된 뇌신경과 척수신경.

신경	가지	기능	뇌신경핵
설인신경 (glossopharyngeal nerve) (뇌신경 9번)	– 운동: 운동가지 – 일반감각: 혀가지(lingual branch)/편도가지(tonsillar branch)/인두가지(pharyngeal branch)/고막가지(tympanic branch) – 특수감각: 혀가지 – 장기감각: 경동맥체(carotid body)/경동맥동(carotid sinus) – 부교감기능: tympanic plexus(고막신경총) 등	– 운동: 인두경돌인두근(stylopharyngeus)과 연결되어 인두 및 후두 상승에 기여함 – 감각: 일반감각(혀, 편도, 인두, 고막), 특수감각(맛), 장기감각(혈압) – 부교감기능(타액분비)	– 운동: 의핵 – 감각: 고립로핵, 하부타액핵(inferior salivatory nucleus),
미주신경 (vagus nerve) (뇌신경 10번)	– 상후두신경(superior laryngeal nerve)의 외부가지 및 내부가지 – 되돌이후두신경(recurrent laryngeal nerve)	– 운동: 상후두신경의 외부가지는 윤상갑상근(cricothyroid muscle)에 분포하며, 음도에 관여함. 되돌이후두신경은 윤상갑상근을 제외한 5쌍의 후두 내근에 분포하며, 성대의 개폐에 관여함 – 감각: 상후두신경의 내부가지는 후두 상부와 인후두에 분포하여 장기감각에 관여함	– 운동: 의핵 – 감각: 고립로핵
부신경(accessory nerve) (뇌신경 11번)	– 척수뿌리(spinal root) – 두개뿌리(cranial root)	– 운동: 척수뿌리는 어깨 및 목 부분의 흉쇄유돌근과 승모근의 움직임에 관여함. 두개뿌리는 미주신경과 더불어 구개근, 인두근, 후두근의 움직임에 관여함	– 운동: 척수뿌리(척수핵), 두개뿌리(의핵)
척수신경(spinal nerve)	경신경 8쌍, 흉신경 12쌍, 요신경 5쌍, 천골신경 5쌍, 미골신경 1쌍	– 운동: 경추 척수 손상에 따른 호흡근 장애가 음성 기능 저하를 야기할 수 있음	

10번 미주신경*vagus nerve* 역시 운동 및 감각에 관여하는 복합신경이다. 미주신경은 두 가지 신경, 즉 상후두신경과 되돌이후두신경로 구성되어있다. 상후두신경의 외부가지는 윤상갑상근*cricothyroid muscle*에 분포하며, 후두 운동에 관여하면서 음도 기능을 맡고 있다. 상후두신경의 내부가지는 후두 상부와 인후두에 분포하여 장기감각에 관여한다. 되돌이후두신경은 윤상갑상근을 제외한 5쌍의 후두 내근에 분포하며 성대의 개폐에 관여한다. 감각의 경우 인후두와 귀 등으로부터 느껴지는 일반감각, 즉 통각, 촉각, 온도각을 전달한다. 또한 내장기관의 장기감각, 에도 주요하게 관여하는데 두개 부교감*cranial parasympathetic* 기능의 75%를 차지한다.

11번 부신경은 척수뿌리*spinal root*와 두개뿌리*cranial root*로 나뉜다. 부신경의 척수뿌리는 주로 목부분의 흉쇄유돌근과 승모근에 신경을 분포시킨다. 두개뿌리는 곧바로 미주신경과 만나기 때문에 부신경의 두개뿌리는 미주신경으로 간주하기도 하며, 미주신경과 더불어 구개근, 인두근, 후두근에 운동 신경 분포에 기여한다.[8] 그러므로 부신경이 손상되면 동측 흉쇄유돌근, 승모근, 갑상피열근의 문제를 야기할 수 있다.[21]

한편, 척수신경은 척수 전각 및 후각으로부터 나온 총 31쌍의 신경 다발인데, 전각으로부터는 운동신경, 후각으로부터는 감각신경이 이어진다. 척수신경의 종류로는 경신경 8쌍, 흉신경 12쌍, 요신경 5쌍, 천골신경 5쌍, 미골신경 1쌍이 있다. 이들 중 경추 척수 손상에 따른 호흡근 장애가 음성 기능 저하를 수반할 수 있다.[9]

II 기능별 신경계의 역할

신경계는 후두 기능에 따라 다양한 역할을 한다. 후두의 기능으로 가장 중요한 역할은 발성 활동인데, 성대를 비롯한 후두 기관의 움직임을 제어한다. 다음으로 신경계는 후두의 반사적 기능에도 관여하는데, 특히 기도하 기관을 보호하기 위하여 후두가 반사적으로 반응하게 된다. 마지막으로 신경계는 발성에 필요한 호흡 기능과 후두 기능 간 조절을 담당한다.

1. 발성 활동의 제어

우리는 발성이라고 하면 일반적으로 음성을 자유자재로 제어하는 수의적*volitional* 혹은 의지적 측면에 집중하게 된다. 이러한 수의적 발성 제어는 신경학적 측면에서 총 4단계로 나누어 설명해볼 수 있다(그림 6-9). 제1단계와 제2단계는 '중추적 발성 제어*central phonatory control*'이며, 여기서는 중추신경계에 속한 영역들에서 발성이 계획되고 프로그래밍된 신경신호가 말초신경계로 내려가도록 하는 운동 명령이 실제로 집행된다. 제3단계와 제4단계는 '말초적 발성 제어*peripheral phonatory control*' 단계인데, 뇌간의 뇌신경핵에서 말초기관으로 명령을 내려 보내서 발성에 관여하는 근육들이 실제로 움직일 수 있도록, 근육 기관을 움직이게 되는 단계이다.

발성 활동 제어의 세 가지 주요 구성 요소는 피드포워드 제어*feedforward control*, 청각 피드백 제어*auditory feedback control*, 그리고 체성감각피드백 제어*somatosensory feedback control*이다(그림

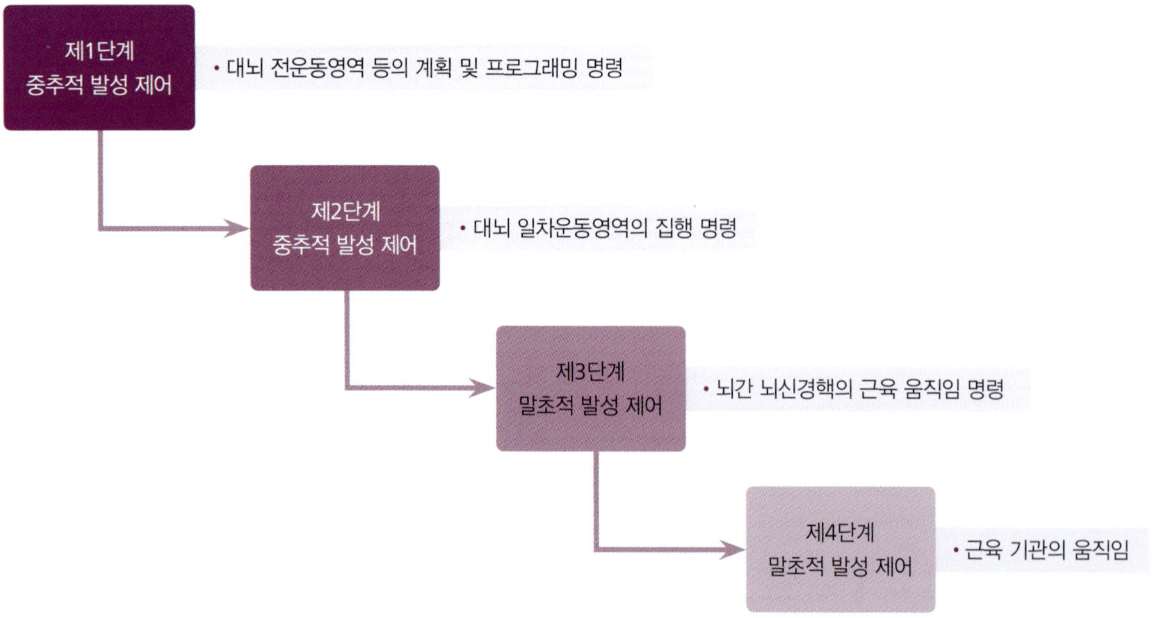

그림 6-9 발성 제어의 단계.

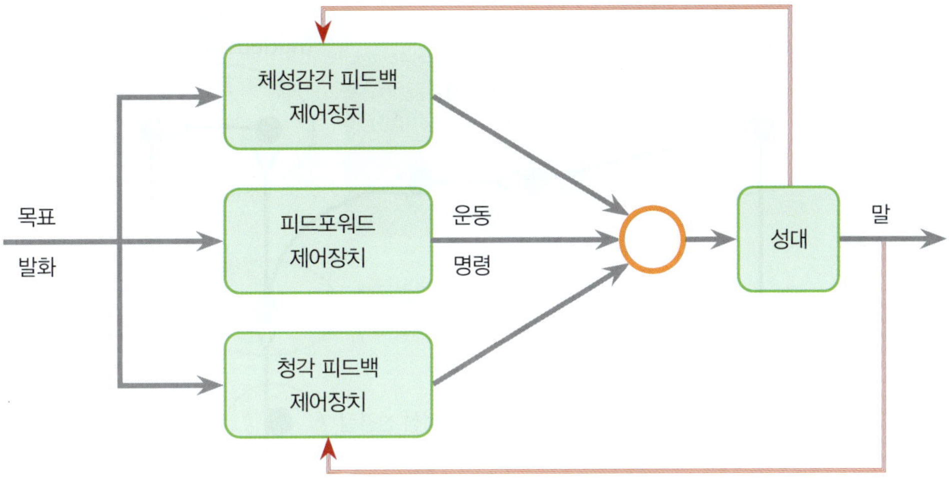

그림 6-10 발성 활동 제어의 세 가지 주요 구성 요소.

6-10). 발성은 세 개의 제어장치로 전송되는 일련의 학습된 목표를 읽는 것으로부터 시작된다.

그런 다음 피드포워드 제어장치가 발성 활동의 '목표'에 지정된 대로 발성 기관에 운동 명령을 보낸다. 운동 목표란 발성에 대한 음향 신호를 생성하기 위해 발성 기관을 움직여 기관의 위치나 속도에 대한 시계열*time series* 이다.[19]

발성이 시작되면서 청각 피드백 제어장치는 '청각 목표'를 '청각 피드백'과 비교하고 오류가 감지되는 경우에는 수정하도록 발성 기관에 명령을 보낸다. 예컨대, 윤상갑상막(성대근 긴장)과 갑상피열판(성대근 수축) 사이의 관계에 의하여 성대진동의 속도 또는 기본주파수가 결정되며,[20] 청각 피드백에 의해 정확하게 제어된다.[11]

마지막으로 체성감각 피드백 제어장치는 '체성감각 목표'를 성도의 현재 체성감각 상태와 비교하고 그 상태가 목표에서 벗어나면 수정하도록 명령을 보낸다.

위의 세 가지 구성 요소는 앞서 살펴본 대뇌의 영역들과 관련이 있다. 피드포워드 제어는 좌측 전운동영역에서 일차운동영역으로 운동 명령이 전달되면서 이루어지며, 우측 전운동영역으로부터 피드백 제어를 받게 된다. 발성에 따른 음성신호는 상측두회에 의하여 청각오류가 감지되어 이 역시 우측 전운동영역으로 전달된다. 일차운동영역에서 근육으로 전달된 신경신호는 발성을 위한 후두근을 움직이게 하며, 움직임에 따른 체감각 피드백은 대뇌의 체감각피질 영역으로 보내진다.

앞서 다루었듯이 띠이랑을 포함한 변연계, 수도관주위회백질, 그리고 의핵으로 이어지는 피질뇌간로의 간접 경로는 웃음, 울기, 소리 지르기, 기침하기 등과 같은 감정적 발성과 더 관련이 있다. 변연계와 연결되는 수도관주위회백질은 기본적인 호흡과 호흡노력, 성대내전, 성대긴장과 같이 발성에 필요한 후두운동양상을 조절하는 데 중요한 역할을 한다. 특히 조가비핵, 외부 창백핵 및 시상하핵, 여러 소뇌 소엽 및 핵이 음성 감정을 효율적으로 해독하고 이에 반응하는 데 중요한 역할을 한다. 음성 감정 처리에 직접적으로 관여할 뿐만 아니라 상부 전두엽 및 측두회, 편도체 및 소뇌와 같은 감정 처리에 관여하는 것으로 알려진 구조와의 연결을 통해 기저핵이 관여한다는 증거가 점차적으로 보고되고 있다. 기저핵과 소뇌는 음향 자극의 시간적 패턴을 분석하여 피질에 대한 피드백에 대한 두드러진 감정적 단서를 추출할 수 있다.

2. 후두의 반사적 기능

후두의 주요 기능들 중 하나는 음식이나 물 등을 삼킬 때 기도를 보호하는 일이다. 이를 위하여 설인두, 인두, 후두 및 기관지 감각수용체와 관련된 감각반사반응의 지속적인 제어를 받는다. 기도로 이물질이 침범하는 것을 방지하기 위하여 후두는 불수의적인 보호 반응으로서 후두 내전근을 폐쇄시키는 반사 작용을 한다. 이를 후두내전근반사*laryngeal adductor reflex, LAR* 또는 후두폐쇄반사라고 한다.[4]

후두내전근반사에 관여하는 뇌신경은 상후두신경*superior laryngeal nerve*과 반회후두신경*recurrent laryngeal nerve*인데, 뇌간과 긴밀하게 이어져 그 역할을 하게 된다. 그림 6-11에서 보듯이 감각 정보, 즉 구심성 신호는 성대로부터 상후두신경의 내부분지를 거쳐 동측의 고립로핵*nucleus tractus solitarius*으로 전달된다. 이어서 동측 의핵을 거쳐 운동 정보인 원심성 신호, 즉 성대의 동측 내전을 유도하는 반회후두신경 자극으로 이어진다. 한편, 반대편인 대측의 경우에는 고립로핵으로부터 망상체를 거쳐 대측

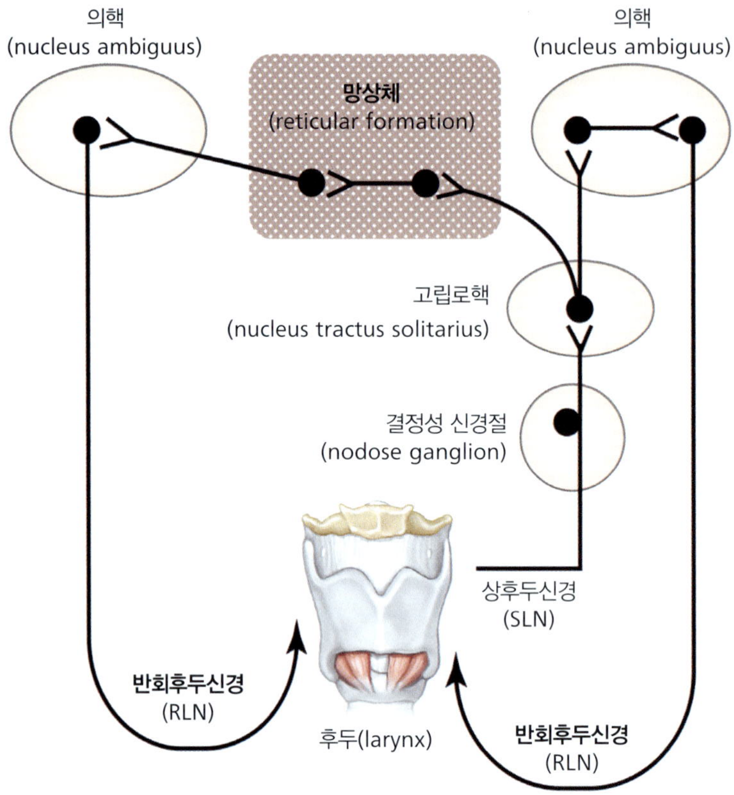

그림 6-11 후두내전근반사의 신경계 제어.

의핵을 지나, 대측 성대 내전을 유도하는 반회후두신경 자극으로 이어진다. 이로써, 성대 내전근육인 갑상피열근이 즉각적인 근수축을 일으키면서 성대가 닫히게 된다.

3. 호흡

호흡 기능과 발성 기능은 불가분의 관계이다. 올바른 발성을 위해서는 호흡이 필요하며 후두나 폐의 보호를 위하여 호흡을 적절히 멈추는 것이 필요하기도 하기 때문이다. 발성이 시작되기 전에는 흡기*inspiration*를 통해 폐활량을 증가시킴으로써 성대진동을 시작하는데 필수적인 충분한 성문하압과 공기 흐름을 생성하고 발성을 지속하기 위한 호기*expiration* 단계를 유지시킬 수 있다.[7] 호흡은 설인신경, 미주신경이 관여하며, 호흡 시에 혈관 내의 산소량을 감지하여 호흡을 조절하는 역할을 한다. 이렇게 성대가 닫히게 되는 운동 기능뿐만 아니라 '호흡', 특히 '호기' 단계가 억제되기도 한다. 삼키는 동안의 무호흡증은 상부 기도 폐쇄로 인한 폐쇄성 무호흡증이 아니라 일반적으로 호기 시 활성을 중단하고 삼키기에 의해 호흡 리듬이 재설정되는 현상이다.[18]

참고문헌

1. 김향희. 신경언어장애의 해부생리. 서울: 학지사. 2025
2. Bohland JW, Guenther FH. An fMRI investigation of syllable sequence production. Neuroimage. 2006 Aug 15;32(2):821-41. doi: 10.1016/j.neuroimage.2006.04.173. Epub 2006 May 26. PMID: 16730195.
3. Ceravolo, L., Frühholz, S., Pierce, J. et al. Basal ganglia and cerebellum contributions to vocal emotion processing as revealed by high-resolution fMRI. Science Reports 11, 10645 (2021). https://doi.org/10.1038/s41598-021-90222-6
4. Domer AS, Kuhn MA, Belafsky PC. Neurophysiology and clinical implications of the laryngeal adductor reflex. Current Otorhinolaryngology Reports. 2013 Sep;1(3):178-182. doi: 10.1007/s40136-013-0018-5. PMID: 25254155; PMCID: PMC4171040.
5. Eichert N, Papp D, Mars RB, Watkins KE. Mapping hu-

man laryngeal motor cortex during vocalization. Cerebral Cortex. 2020;30(12): 6254-6269.

6. Hertrich I, Dietrich S, Ackermann H. The role of the supplementary motor area for speech and language processing, Neuroscience & Biobehavioral Reviews, 2016;68:602-610.
7. Jiang J, O'mara T, Conley D, Hanson D. Phonation threshold pressure measurements during phonation by airflow interruption. Laryngoscope. 1999;109:425 – 432
8. Johal J, Iwanaga J, Tubbs K, Loukas , Oskouian RJ, Tubbs RS. The accessory nerve: a comprehensive review of its anatomy, development, variations, landmarks and clinical considerations. The Anatomical Record. 2018;302(4):620-629.
9. Johansson K, Seiger Å, Forsén M, Holmgren Nilsson J, Hartelius L, Schalling E. Assessment of voice, speech and communication changes associated with cervical spinal cord injury. International Journal of Language & Communication Disorders. 2018 Jul;53(4):761-775.
10. Jürgens U. Neural pathways underlying vocal control. Neuroscience and Biobehavioral Reviews. 2002;26(2):235 – 258.
11. Larson CR, Burnett TA, Kiran S, Hain TC. Effects of pitch-shift velocity on voice Fo responses. Journal of Acoustical Society of America. 2000;107(1):559-564.
12. Langerman J, Doukas SG, Hasegawa H, Goodrich J, Lerner M, Sasaki C. In search of a longitudinal animal model of evoked swallow function. Laryngoscope Investigative Otolaryngology. 2018;14;3(3):191-197.
13. Ludlow CL. Central nervous system control of the laryngeal muscles in humans. Respiratory Physiology & Neurobiology. 2005;147(2 – 3):205 – 222.
14. Ludlow CL. Laryngeal reflexes: physiology, technique, and clinical use. Journal of Clinical Neurophysiology. 2015a;32(4):284-293.
15. Ludlow CL. Central nervous system control of voice and swallowing. Journal of Clinical Neurophysiology. 2015b;32(4):294-303.
16. Marchese SM,Farinelli V.,Bolzoni F., Espost R, Cavallari P. Overview of the cerebellar function in anticipatory postural adjustments and of the compensatory mechanisms developing in neural dysfunctions. Applied Sciences. 2020;10(15), 5088.
17. Parrell, B., & Houde, J.F. (2019). Modeling the role of sensory feedback in speech motor control and learning. Journal of Speech, Language, and Hearing Research. 2019;62 8S:2963-2985.
18. Paydarfar D, Gilbert RJ, Poppel CS, Nassab PF. Respiratory phase resetting and airflow changes induced by swallowing in humans. The Journal of Physiology. 1995;483(1):273-288.
19. Smith DJ, Stepp C, Guenther FH, Kearney E. Contributions of auditory and somatosensory feedback to vocal motor control. Journal of Speech, Language, and Hearing Research. 2020;63(7):2039-2053.
20. Titze IR, Luschei ES, Hirano M. Role of the thyroarytenoid muscle in regulation of fundamental frequency. Journal of Voice. 1989;3(3):213-224.
21. Yanes-Díaz J, García-López I, Pérez SS, Sánchez JCC, Argüelles CF, Bouzas JG. Is Immobile vocal fold related to the spinal accessory nerve agenesis?: a case report. Journal of Voice. 2023;37(5):799.

SECTION 2

음성평가

LARYNGOLOGY, PHONIATRICS AND LOGOPEDICS

CHAPTER 07

문진과 후두의 육안적 관찰

김청수

음성은 호흡과 발성기관에 의해서 생성되며, 공명과 조음기관에 의해서 알아듣기 좋은 소리로 만들어진다.

음성문제로 내원한 경우 발성기관인 성대를 관찰하여 병변의 유무를 확인하는 것도 중요하지만 환자의 호흡이 발성하기에 적절한지, 공명과 조음기관의 운동이 의도대로 일어나는지 확인하는 것도 중요하다. 정상적인 음성은 우리의 의지대로 조절할 수 있기 때문에, 환자의 호흡 발성 조음 등의 기관이 정상임에도 음성문제를 보일 경우 신경 정신학적 접근이 필요할 수 있다.

정상 음성에 대한 객관적인 정의는 없다. 음성은 개인의 지문처럼 개개마다 특색이 있다. 따라서 어떤 음성이 정상이고, 어떤 음성이 비정상이다 라고 말하는 것이 어렵지만, 일반적으로 정상 음성은 음질*sound quality*이 듣기 좋아야 한다. 즉 잡음이 없고 단조롭지 않은 것이 좋다. 둘째, 음도가 성별과 나이에 맞아야 하며, 셋째, 음의 강도가 일상 대화 중 너무 크거나 작지 않고 적절해야 하며, 넷째, 음도와 강도를 변화시켜 언어의 뜻과 감정을 적절히 표현하는 유연성을 가져야 한다.

음성의 평가방법은 크게 3가지 범주로 나눌 수 있다. 첫 번째는 자가 평가 방법으로 자신의 음성에 대한 평가를 본인이 내리는 것이다. 이러한 방법은 대개 시술이나 처치 전후 환자의 만족, 불만족을 조사하는 데 유용하다. 두 번째 방법은 전문 음성평가자에게 평가받는 방법이다. 훈련된 평가자는 본인의 청각적 인지능력을 사용하여 환자를 종합적으로 평가하는 것으로, 현재 임상에서 많이 사용되고 신뢰받는 방법이다. 그러나 평가자마다 환자에 대한 평가가 다를 수 있고, 평가자의 컨디션에 따라 같은 환자라도 평가 결과가 달라질 수 있다는 점, 마지막으로 통일된 평가 방법의 부재로 평가자에 따라 선호하는 평가 방법이 달라진다는 문제점이 있다.[1] 세 번째는 음향 기계와 프로그램을 이용한 정량적 방법이 있다. 이 방법은 평가할 때 환자의 작은 변화가 평가 결과에 큰 영향을 미치며, 정량적 결과만으로 음성을 평가하기 어려운 단점이 있다.

I 문진

1. 병력

음성문제로 환자가 내원한 경우 증상의 종류, 발현 시기와 기간 등을 기본적으로 기술하여야 하며, 음성에 직접적인 영향을 미치는 음성 남용, 음주, 흡연의 기왕력과 간접적으로도 영향을 줄 수 있는 다양한 전신질환에 대해서도 살펴봐야 한다. 그리고 환자의 후두 혹은 성대와 연관된 수술 및 시술의 기왕력과 복용하고 있는 약물도 파악하여야 한다.

2. 음성 증상

대부분의 환자는 애성을 주소로 내원한다. 그렇지 않은 경우, 환자의 이전 목소리에 대한 정보와 기록이 없는 상태에서는 환자의 표현을 가급적 그대로 기술하고 환자가 호소하는 증상을 의학적 용어로 덧붙여 기록하는 것이, 시간이 지난 후에도 환자를 파악하는 데 도움이 된다. 진료 중 정상적인 목소리로 생각되는 환자도, 특정 상황에서 '음이 안 올라갈 수 있고', '음이탈'이 종종 발생하기도 하며, '목소리가 쉽게 피곤해지는' 등의 증상을 호소할 수 있다.

3. 전신질환

후두와 성대의 질환뿐 아니라 전신질환도 음성문제를 일으킬 수 있다. 음성이 만들어지는 3가지 요소, 즉 호흡, 발성, 공

표 7-1 음성 증상과 연관된 질환.

증상	연관 질환
Breathiness	Glottic gap (Vocal fold paralysis, vocal fold mass lesion, etc)
Choking	Vocal fold paralysis, CVA, COPD
Hypo nasal voice	Obstruction nasal air flow (tonsil, adenoid hypertrophy, CHR etc)
Stridor	Bilateral vocal fold paralysis, laryngeal stenosis, paradoxical vocal fold motion
Dysphagia	Laryngeal carcinoma, unilateral vocal fold paralysis, CVA
Odynophonia	Vocal fold granuloma, MTD
Globus	LPR, neurologic disease, paralaryngeal mass
Laryngospasm	Gastroesophageal reflux disease, nerve injury
Paralaryngeal pain	Muscular tension dysphonia, neuralgia of the SLN
Velopharyngeal insufficiency	Myasthenia gravis, ALS, vagal paralysis
Vocal fatigue	Vocal fold atrophy or paralysis, neurogenic dysphonia
Vocal tremor	Parkinson's disease, spasmodic dysphonia, benign essential tremor, myoclonus

CVA = Cerebrovascular accident; COPD = Chronic Obstructive: Pulmonary Disease; MTD = Muscle tension dysphonia; LPR = Laryngopharyngeal reflux; SLN = The superior laryngeal nerve; ALS = Amyotrophic lateral sclerosis.

명 및 조음에 영향을 미치는 질환은 직간접적으로 음성에 영향을 준다.

비정상적인 호흡은 발성 효율을 떨어뜨리고, 보상작용으로 이차적인 음성 장애를 유발할 수 있다. 천식과 만성 폐쇄성 폐질환은 호흡 곤란뿐 아니라 기도 과민, 기침을 유발하여 성대 및 후두의 이상 소견과 증상을 일으킬 수 있다. 급격한 체중감소는 발성기관인 성대근의 감소로도 이어져 쉰 목소리를 유발할 수 있다. 발성기관의 기계적인 손상을 발생시킬 수 있는 기도 삽관, 위 내시경 시술의 기왕력을 확인하는 것도 중요하다. 갑상선 호르몬 저하증은 성대점막부종을, 사춘기의 성호르몬의 변화는 소아의 목소리를 여성과 남성의 목소리로 변화시킨다. 성인이 된 후에도 여성은 월경에 주기에 따라 혹은 폐경 시 음성이 변화할 수 있다. 남성은 남성호르몬인 안드로겐이 근육세포의 발달에 영향을 주므로 남성호르몬이 감소하는 노인에서 근육의 위축으로 음성증상을 야기할 수 있다.[2]

인두, 비강 그리고 구강의 문제는 공명과 조음에 영향을 미친다. 편도, 아데노이드 비대 및 비강의 하비갑개 비대증 수술 후 일시적 비음도 증가 및 비강 공명의 증가는 이를 반증한다고 할 수 있다.[3] 인두 및 구강의 수술과 방사선치료력에 대해서도 파악하여야 한다. 표 7-1은 음성 증상을 유발하는 연관질활을 표시하였다.

4. 약물력

다양한 약물이 직접 혹은 간접적인 음성을 변화시킬 수 있다. 약물의 복용이 일시적이면 그 효과가 제한적이지만, 지속적인 복용은 음성문제로 내원한 환자의 치료에 영향을 미치기 때문에 약물의 부작용에 대한 정보가 필요하다.

직접적인 영향을 주는 약물은 애성, 음성 장애, 말 장애 등과 관련 있는 것으로, diazepam과 같은 신경 안정제와 valproic acid와 같은 간질약은 구음 장애를, enalapril maleate와 같은 ACE inhibitor는 쉰 목소리를 유발할 수 있다.

간접적인 영향을 주는 약물은 탈수, 입마름, 설사 등으로 성대를 건조시키고, 점액의 농도를 높일 수 있다. 대표적으로 항히스타민이나 항정신정 약물 등은 성대를 마르게 하여 성대점막 진동에 영향을 줄 수 있다. 스테로이드 흡입제는 성대점막에 자극을 주어 점막 부종과 칸디다증을 유발할 수 있다. 그리고 apsirn과 같은 NSAID는 성대내 출혈 성향을 올릴 수 있다.[4,5]

표 7-2는 음성장애과 연관된 약물을 표시하였다.

II 후두의 검사

동영상

다음은 후두검사에서 살펴보아야 할 것을 정리한 것이다.

표 7-2 음성장애의 연관된 일반 약품.

약물 종류	부작용
Antihistamines	Dryness of vocal tract
Diuretics	
Decongestants	
Antidepressants	
α-blockers	
Vitamin C	
Antitussive	
Antipsychotics	
Steroid inhalers	Vocal fold inflammation Mucosal irritation
Sedative	Dysarthria or tremor
Anticonvulsant	
Angiotension-converting enzyme (ACE) inhibitors or Angiotension receptor blockers(ARBS)	Laryngeal hypersensitivity Chronic cough
Aspirin/nonsteroidal anti-inflammatory drugs	Predisposes to vocal fold hemorrhage
Androgen	Lowers vocal pitch

1. 후두의 구조

후두는 대개 좌우가 대칭이다. 이러한 대칭에 구조에 많이 어긋나 있는 경우 성대*vocal fold*, 후두계곡*valleculare*, 이상와*piriform sinuses*, 피열 후두개 주름*aryepiglottic fold*, 가성대*ventricular fold* 등을 관찰하여 종괴의 유무, 부종 등을 살펴보는 것이 중요하다. 그리고 이상와 폐쇄*obliteration*는 간과하기 쉽기 때문에 반대측과 비교하는 것이 도움이 되며, 이상와의 침고임*saliva pooling* 여부도 확인하는 것이 좋다.

2. 성대의 운동

성대 앞은 전연합*anterior commissure*으로 고정되어 있어서 성대의 움직임은 성대의 후방과 연결되는 피열연골의 운동에 의해 결정된다. 내시경을 이용한 성대 평가는 성대의 움직임과 대칭성을 우선적으로 관찰한다. 낮은 음에서 높은 음으로 음도를 높이는 것*pitch glide*은 성대의 움직임과 대칭성을 확인하는 데 도움이 된다. 성대점막의 파동운동 및 대칭성과 같은 미세 평가는 스트로보스코피, 카이모그라피와 같은 특수기구가 도움이 될 수 있으며, 여기에 대한 내용은 다음 챕터에서 심도 있게 기술되어 있다.

성대마비가 관찰되면 고정된 성대 위치를 기준으로 정중위*median position*, 부정중위*paramedian position, 3-5 mm* 중간위*intermediate position, 7 mm*, 전측위*slight abduction, 14 mm*, 측위*full abduction, 18-19 mm*로 구분하여 기술한다. 그리고 관찰 당시 성대의 움직임이 저하된 경우 성대 폐쇄 반사작용*glottic closure reflex*으로 나타날 수 있으므로, 얼마간의 시간 간격을 두고 다시 검사하는 것이 성대마비의 감별에 도움을 준다. 그리고 높은 음을 내는 중에 후두개가 기울어지는 것을 보고 상후두신경의 외부 분지의 기능저하를 생각할 수 있다.[6]

정상적인 성대의 운동은 호흡 그리고 연하와 연관되어 일어난다. 호흡 시에는 성대가 벌어져 호흡이 용이하게 되고, 발성 시에는 성대가 좁아져 성대가 진동하고 발성 효율을 올리게 된다. 호흡 시에 성대가 닫혀서 호흡이 곤란한 경우가 발생하는 데 이런 경우를 역설성 성대 운동장애*paradoxical vocal fold motion disorder*라고 한다. 음식물을 삼키는 연하 시에는 흡인으로부터 호흡기를 보호하기 위한 움직임이 일어난다. 우선 성대와 가성대가 내전하여 닫히고 후두가 전상방으로, 설근부가 후하방으로 움직여 기도 입구가 설근부 아래로 이동함과 동시에 후두개는 기도가 덮게 된다. 이때 발생하는 성대의 내전은 발성 시 내전과는 차이가 있다. 피열연골이 내회전하여 성대를 내전시키는 것은 발성 시와 비슷하지만 동시에 피열연골은 앞쪽으로 흔들림 운동*anterior rocking*과 외측 활주성 운동*lateral gliding movement*을 함으로써 기도를 막는 효과를 낸다.

3. 점액

성대의 끈적한 점액*thickened mucus*은 대개 성대가 건조한 경우, 혹은 흡연, 인후두 역류로 인한 지속적인 자극으로 발생하는 경우가 많다. 이상와에 타액이나 점액이 고인 경우는 연하와 관련되는 인두근의 수축, 후두감각 등의 문제가 있을 수 있다. 관찰되는 시야에서 점액이 많은 경우, 환자에게 기침을 유도하거나 물을 마시는 행위를 통하여 점액을 시야에서 제거 후 관찰하여야 한다.

4. 성대 혈관

성대에서 관찰되는 혈관은 가늘고 성대의 자유연과 평행하게 주행하는 것이 정상이다. 그러나 혈관이 확장되어 있거나 혈관의 끝이 성대의 자유연과 닿아 있는 경우는 출혈의 위험이 높다. 혈관의 출혈은 용종의 형태로 혹은 성대 전반에 걸쳐 나타날 수 있다. 최근의 출혈은 성대내 혈액고임으로 쉽게 구분할 수 있고, 어느 정도 시간이 경과된 병변은 멍처럼 갈색의 형태로 나타날 수 있다.

5. 성대 자유연

성대는 어느 정도 두께가 있다. 발성하는 동안 양측 성대가 동시에 붙었다 떨어지는 것이 아니라 성대의 자유연의 하부와 상부가 물결치듯 움직인다. 성대 자유연의 두드러진 병변과 전반적인 모양, 그리고 발성 시 성문 틈*glottic gap*은 내시경으로 평가할 수 있다. 그러나 자유연의 작은 병변은 후두경이나 후두 내시경으로 진단하기에는 어려움이 있고, 스트로보와 같은 특수검사의 도움이 필요하다.

6. 성문상부의 운동

성문상부는 발성하는 방법에 따라 다양하게 움직인다. 음을 높이는 경우는 양측 인두벽이 좁아지며, 앞뒤가 좁아지는 경우는 singer's formant 형성에 도움이 된다.

그러나 발성하는 동안 지속적으로 성문상부의 수축이 관찰되는 경우 근긴장성 발성장애*muscle tension dysphonia*로 생각할 수 있다. 이런 근긴장성 발성장애는 일차적으로 발생하기도 하지만, 기저 질환을 보상하기 위해서 2차적으로도 발생할 수 있다.

참고문헌

1. Dwivedi RC, Kazi RA, Agrawal N, Nutting CM, Clarke PM, Kerawala CJ, et al. *Evaluation of speech outcomes following treatment of oral and oropharyngeal cancers. Cancer Treat Rev 2009;35(5):417-24.*
2. 우주현. *전신질환과 관련된 음성장애의 치료. 대한후두음성언어의학회지* 2016;27(1):5-10.
3. 구수권, 권순복, 김영준, 정성훈, 문지승. *caviA Study on Voice Change after Septoplasty with Turbinoplasty. 대한이비인후과학회지 두경부외과학 2016;59(5):377-82.*
4. Bock JM. *Medications and Vocal Function. Otolaryngol Clin North Am 2019;52(4):693-702.*
5. Nemr K, Di Carlos Silva A, Rodrigues DA, Zenari MS. *Medications and Adverse Voice Effects. J Voice 2018;32(4):515.e29-.e39.*
6. Roy N. *Denervation of the external branch of the superior laryngeal nerve: laryngeal and phonatory features. Curr Opin Otolaryngol Head Neck Surg 2011;19(3):182-7.*

CHAPTER 08

청지각적 및 자기보고식 음성평가

김재옥

음성을 판단하는 기준으로 음도, 강도, 음질 및 공명 등이 있다. 특히 음성장애로 인해 변화된 쉰 목소리 또는 거친 목소리의 특성은 음질로 표현될 수 있다.[1] 음성장애 환자의 음질을 평가하는 것은 이를 통해 치료의 방향을 결정하고 그 효과를 판단하기 때문에 매우 중요하다.[2,3] 음질은 음향학적으로 복잡한 성질을 지니고 있어 환자의 음성과 음성장애의 중증도를 평가할 때는 음향분석기기를 이용한 객관적 음성평가와 더불어 임상가가 귀로 들어 주관적으로 판단하는 청지각적 음성평가를 함께 실시해야 한다.[4~6]

이외에도 환자 자신이 본인의 음성을 직접 평가하는 다양한 자기보고식 평가방법이 있다. 여러 가지 음성평가도구 중에서 임상에서 어떠한 도구를 사용하는 것이 가장 좋은지를 말하기는 어렵다. 다만 임상가는 얻고자 하는 정보가 무엇인지에 따라 적절한 음성평가도구를 사용해야 하고, 사용하는 도구의 타당성, 신뢰성 및 실용성을 함께 고려해야 한다.[7] 또한 객관적 평가, 임상가에 의한 청지각적 평가 및 환자의 자기보고식 평가를 고려한 종합적인 음성평가를 통해 보다 정확한 진단과 치료가 가능해진다. 따라서 환자의 음성을 평가할 때에는 시간적인 제약과 같은 어려움이 있더라도 다양한 방면에서의 평가 접근이 이루어져야 할 것이다.

I 청지각적 음성평가

동영상 ▶

청지각적 음성평가*auditory-perceptual voice analysis*는 객관적인 검사에 의해 평가할 수 없는 복잡한 음질의 특성을 짧은 시간에 총체적으로 평가함으로써 장비를 사용하지 않고도 음성장애의 정도 및 의사소통에 미치는 영향을 평가할 수 있다는 장점이 있다. 이에 청지각적 음성평가는 음성평가의 '정석*gold standard*'이라고 여겨져 임상에서 가장 유용하게 사용되는 평가방법이다.[8~10] 또한 청지각적 음성평가는 임상가가 수술치료, 약물치료 또는 행동치료와 같은 음성장애의 중재방법을 결정하는 기준이 되며, 치료 결과를 종합적으로 모니터하며 연구하는 데에도 매우 중요하다.[10~15]

임상가는 청지각적 음성평가를 통해 환자의 음성 특성을 분류하고 음성장애의 중증도를 평가할 수 있다. 그러나 이는 평가자에 의한 주관적인 평가이기 때문에 평가의 신뢰도를 확보하는 것이 중요하며, 평가자의 반복적인 훈련과 적절한 평가 척도*scale*를 선택하는 것이 중요하다.

음성을 평가할 때 사용되는 평가 척도로는 등간 척도*equal-appearing interval scale, EAI*, 시각아날로그척도*visual analog scale, VAS*, 직접 크기 측정법*direct magnitude estimation, DME* 등이 있다.[16~18] EAI와 같은 리커트 척도*Likert scale*는 동일한 간격으로 부여된 숫자 중에서 특정 영역의 수준을 대표하는 숫자를 선택하여 중증도를 평가하며, 등간 척도를 이용한 청지각적 음성평가로는 GRBAS 척도가 있다.[14] VAS는 양쪽 끝 지점에 극단값(가령, 한쪽 끝은 '정상', 다른 한쪽 끝은 '매우 심각')을 갖는 연속선(일반적으로 100 mm) 위에 평가자가 판단하는 특정 평가 영역의 수준에 해당하는 지점에 사선을 표시하고 0점 위치부터 표시된 지점까지의 거리를 측정하여 중증도를 평가한다. Consensus Auditory-Perceptual Evaluation of Voice (CAPE-V)가 VAS의 대표적인 예이다. EAI가 VAS에 비해 신뢰도가 높고 평가의 편차가 적은 반면 VAS는 미세한 차이를 판단하는 데 적합하다.[17,19] 그러나 EAI나 VAS는 평가 범위 내에서 특정 정도에 편중되는 체계적인 편중화*systematic bias* 경향이 나타날 수 있고, 주어진 척도 내에서만 선택해야 하기 때문에 평가 영역을 세밀하게 평가하기 어려울 수 있다.[20] 다른 방식의 평가 척도로 DME가 있다. DME척도는 음성을 평가할 때 평가 기준치 점수 또는 첫 번째 음성 자료와 비교하여 점수를 매기는 방식이다.

1. 등간 척도

전통적으로 청지각적 음성평가는 EAI를 이용한 방법이 다양하게 개발되어 왔다. 그 예로 Stockholm Voice Evaluation Approach (SVEA)[13,21,22] Buffalo III Voice Profile (BVP),[23] Vocal Profile Analysis Scheme (VPA),[24] GRBAS 척도[25] 등이 있다.

Stockholm Voice Evaluation Approach (SVEA)는 스웨덴의 Hammarberg (1980)[13]가 처음 개발하였으며, 1995년과 2000년에 개정되었다.[21,22] SVEA는 음질을 평가하는 13항목으로 구성되어 있다. 각 항목은 '실성증/간헐적 실성증*aphonia/intermittent aphonia*, 바람 새는 소리*breathy*, 과기능/긴장/쥐어짜는 소리*hyperfunctional/tense/pressed*, 과소기능/이완*hypofunctional/ lax*, 보컬프라이/삐걱거리는 소리*vocal fry/creakiness*, 거친 소리*roughness*, 쇠창살/긁는 소리*gratings/scrapiness*, 불안정한 음질/음도*unstable voice quality/vocal pitch*, 음도/성구 일탈*pitch/register breaks*, 이중음성*diplophonic*, 진성구/가성구*Modal/Falsetto register*, 음도*pitch*, 강도*loudness*'로 0점(정상)부터 4점(매우 심각함)의 5점 EAI를 사용한다.

Buffalo III Voice Profile은 미국에서 Wilson (1987)[23]에 의해 개발된 것으로, 아동의 음성을 다양한 측면에서 평가할 수 있다. '후두 긴장*laryngeal tone*, 음도, 강도, 비강공명, 구강공명, 호흡, 근육상태(과긴장 또는 과소긴장), 음성남용, 말속도, 말산출 시 불안 정도, 말명료도*speech intelligibility*, 전반적인 음성평가'의 12항목으로 구성되며, 1점부터 5점의 EAI이다. 이 방법은 음성 특성과 함께 전반적인 음성행동을 평가하는 데 목적이 있다.

Vocal Profile Analysis Scheme (VPA)은 영국에서 Laver (1980)[24]가 음질을 청지각적으로 평가하기 위해 개발했다. VPA는 음성 특징을 생리적 기반에 근거하여 음질을 평가하는 방식이다. 이 방법은 3개의 하위 범주에 36개의 항목을 사용하여 연속 발화 시의 음질을 분석한다. 이 중 25개 항목은 성도(상후두) 특성, 7개 항목은 발성 특성, 4개 항목은 전반적인 근육(후두와 성도) 긴장 특성을 평가하며, 각 항목은 1점부터 6점의 EAI로 구성되어 있다.[26]

GRBAS 척도는 청지각적 음성평가 중 가장 보편적으로 사용되는 방법으로, 1969년 일본의 이비인후과 의사인 Isshiki 등(1969)이 제시한 것을 일본음성언어의학회*Japanese Society of Logopedics and Phoniatrics*가 완성하고 이비인후과 의사 Hirano가 1981년에 논문에 발표하면서 알려졌다.[2,25] GRBAS 척도에서 G*grade*는 음성의 전반적인 쉰 소리 또는 비정상적인 음성의 정도, R*rough*는 성대진동의 불규칙성을 나타내는 거친 소리 정도(동영상 8-1), B*breathy*는 성문 사이로 나오는 공기 누출에 의해 생성되는 잡음과 관련된 바람 새는 소리 정도(동영상 8-2), A*asthenic*는 음성의 힘이 부족하여 발생하는 약한 소리 정도(동영상 8-3), 그리고 S*strained*는 발성 시 과도한 긴장에 의해 발생하는 쥐어짜는 소리 정도(동영상 8-4)를 평가한다. 각 척도는 0, 1, 2, 3의 4점 EAI로 0점은 정상, 4점은 매우 나쁜 소리를 뜻한다(동영상 8-5). 선행연구들에 의하면 GRBAS 척도는 짧은 시간 내에 평가가 가능하고, 평가자의 숙련성에 큰 영향을 받지 않기 때문에 평가자 내와 평가자 간 신뢰도가 비교적 높은 신뢰할 만한 측정법으로 음성치료 전후를 평가하는 데 유용하다.[12,27~29] 또한 음성의 전체적인 이상도를 평가하는 G 척도는 객관적 음성평가인 음향학적 검사와의 상관관계가 높다.[10,30,31] 그러나 GRBAS 척도는 음도, 강도 등의 항목이 세분화되어 있지 않고 음질만을 평가한다는 단점이 있다.[32] 가령 연축성 발성장애*spasmodic dysphonia*나 음질 외의 다른 특성이 있는 음성장애를 평가하는 데 있어 매우 제한적이다. 또한 평가방법에 대한 명확한 프로토콜이나 분석지침이 제공되지 않기 때문에 청지각적 음성평가의 신뢰도에 영향을 줄 수 있으며,[15] EAI의 특성상 주어진 척도 점수 이외에 음질을 보다 세분화하여 평가할 수 없고, 음질의 미세한 변화에 대한 민감성이 낮다는 단점이 있다.[32]

그 밖에 Bassich와 Ludlow (1986)[33]도 4점 EAI로 이루어진 13개 항목을 제시했으며, Boone (1994)[34]이 개발한 8개 항목의 7점 EAI로 구성된 Boone Voice Rating Scales이 있다.

청지각적 음성평가를 훈련하기 위한 목적으로 Oates 등(1998)[35]에 의해 'A Sound Judgement'라는 소프트웨어가 제작되어 학생이나 초보검사자들을 위해 사용되고 있다. 이 프로그램은 다양한 음성장애 환자들의 음성을 제공하고 있으며, 평가자가 이를 듣고 '고음, 저음, 단음, 큰소리, 작은 소리, 쥐어짜는 소리, 거친 소리, 보컬프라이, 음도일탈, 발성일탈, 음성정지*voice arrest*, 가성, 떨림*tremor*, 이중음성'의 항목별로 평가하게 한 후 음성언어재활사들이 평가한 피드백이 제공됨으로써 음도와 음질에 대한 평가자의 청지각적 판단력을 증진시키는 데 목적이 있다. 또한 Iwarsson과 Petersen (2011)[36]이 9개의 항목에 4점 척도로 이루어진 EAI를 평가의 내적인 기준을 세우는 훈련용으로 개발했다. 이 척도는 '실성증, 이중음성, 거친 소리*coarse*, 과기능성, 보컬프라이, 바람 새는 소리, 성구일탈*register break*, 쇠창살소리, 전반적인 발성장애 정도'의 항목을 평가하도록 구성되어 있다.

2. 시각아날로그척도

청지각적 음성평가의 표준화된 척도를 사용할 목적으로 언어재활사와 음성과학자 그룹이 미국언어병리학회*American Speech-Lan-*

guage-Hearing Association, ASHA의 음성과 음성장애 3분과 Special Interest Division (SID) 3: Voice and Voice Disorders (현재는 Special Interest Group, SIG 3)의 후원을 받아 2002년 6월 Consensus Conference for Perceptual Measure of Voice Quality를 실시하여 VAS인 Consensus Auditory Perceptual Evaluation of Voice (CAPE-V, ASHA, 2002)[37]를 개발하였다. CAPV-E는 GRBAS 척도와 함께 국내를 포함한 여러 국가에서 많이 사용하고 있다.

CAPE-V는 검사자가 모음, 문장 및 자발화 샘플을 듣고 '전반적인 중증도, 거친 소리, 바람 새는 소리, 쥐어짜는 소리, 음도, 강도'의 6개 주요 항목을 평가하고, 추가로 '공명, 이중음성, 보컬프라이, 가성발성, 실성증, 불안정한 음도, 떨림, 가래 끓는 소리' 등을 평가한다. 평가자는 각 항목마다 100 mm의 연속선 위에 정상에서 벗어난 정도를 표시하고, 선 왼쪽 끝부터 표시된 지점까지의 거리를 점수로 제시한다. 연속선에서 왼쪽으로 갈수록 정상 음성에 가깝고 오른쪽으로 갈수록 나쁜 음성을 의미한다. 각 연속선 아래에 표시된 중증도('MI' = 약간 비정상적인, 'MO' = 중간 정도의 비정상적인, 'SE' = 매우 비정상적인)를 참고하면 판단에 도움이 될 수 있다. 연속선 아래에 중증도(MI, MO, SE)를 표시하는 방식에 따라 2가지 유형의 CAPVE-V 양식이 있다. 하나는 MI, MO, SE를 지각 정도와 음향 간의 상관관계에 기반하여 약 10 mm, 35 mm 및 72 mm에 비등거리 non-equidistant placement로 배치함으로써 심각하게 나쁜 음질에 해당하는 영역이 상대적으로 넓게 분포해 있다. 다른 하나는 MI, MO, SE를 10 mm, 50 mm, 90 mm에 동일한 간격으로 위치시킨 양식이다. 임상에서 두 양식을 모두 사용할 수 있으나 반복적으로 음질을 평가할 경우에는 동일한 양식을 사용해야 한다.[95] 또한 최근에는 이러한 중증도를 완전히 삭제하여 표시하지 않고 100 mm 연속선만을 제시하기도 한다. 본 교재에서는 중증도를 동일한 간격으로 위치시킨 양식을 제시하였다(표 8-1). 또한 그 양상들이 일관("C")되게 나타나는지 또는 간헐적("I")으로 나타나는지도 기록한다. 또한 과제에 따라 다양한 특성이 나타날 경우 과제별로 구분하여 음질을 평가할 수 있다. 이와 더불어 최성희(2018)는 6개의 짧은 한국어 표준문장을 개발하였으며, 이를 CAPVE-V 등의 청지각적 음성평가 시 사용할 수 있다(표 8-2).[96]

최근에는 평가 시 조건을 실시간 음성/녹음 음성, 헤드폰/스피커 사용 여부, 평가기준 제시 여부 등에 따라 음질 평가가 달라질 수 있기 때문에 이를 추가로 기재하도록 하는 새로운 양식이 제시되기도 하였다.[97]

CAPE-V와 같은 VAS는 GRBAS 척도와 같은 EAI에 비해 보다 세분화되어 있어 음질의 작은 차이점을 보다 잘 파악할 수 있다.[36] 또한 CAPE-V는 음질뿐 아니라 음도, 강도, 그리고 다른 항목들도 추가할 수 있어 GRBAS 척도에서 평가하지 못하는 기타 음질의 특성을 보다 구체적으로 파악할 수 있는 장점이 있고, 훈련된 검사자가 평가할 경우 검사자 내 신뢰도 및 검사자 간 신뢰도가 높다.[38~40] 그러나, 훈련되지 않은 평가자의 경우에는 평가자 간 신뢰도가 EAI에 비해 다소 낮은 경향을 보인다.[41]

CAPE-V가 개발되기 이전에 청지각적 음성평가에 사용되었던 VAS로는 네덜란드에서 Dejonckere 등(1993)[27]에 의해 GRBAS 척도를 포함한 15개 항목(전반적인 중증도, 습관적 발성음도(정상부터 고음, 정상부터 저음), 억양(너무 높음, 너무 낮음), 이중음성, 떨림, 음도일탈, 습관적 음성강도(너무 큼, 너무 작음), 바람새는 소리, 거친 소리, 성대진동 멈춤(무발성 순간), 공명, 비성, 음성의 전반적 톤(과긴장, 긴장저하), 음성개시 voice onset(강한 시작, 부드러운 시작), 말 속도(너무 빠름, 너무 느림)을 10 cm 일직선(왼쪽 끝 = 정상, 오른쪽 끝 = 매우 병리적) 상에 평가하도록 하는 방법이 제안되었다.

최근에는 포르투갈의 신경과학자, 언어병리학자, 의용공학자, 컴퓨터공학자들이 'VoicePE (Voice Perceptual Evaluation)' 라는 음질평가 훈련용 프로그램을 개발하였으며, 해당 홈페이지에서 프로그램을 무료로 다운받을 수 있다(https://fe.up.pt/voicestudies/artts/software.php).[42] 이 프로그램은 Grade, Roughness, Breathiness, Asthenicity, Strain의 5개 항목을 VAS로 평가하도록 구성되어 있다.

3. 직접 크기 측정법 척도

EAI나 VAS 외에 청지각적 음성평가 척도로 DME가 있다. DME는 평가 기준치 modulus를 제시하거나 그렇지 않은 경우로 구분되는데, 평가 기준치를 제시할 경우에는 특정 숫자가 부여된(일반적으로 100) 평가 기준치에 해당하는 음성 샘플을 들은 후 평가하고자 하는 음성 자료를 평가 기준치와 비교하여 점수를 매기는 방식이다.[43] 평가 기준치가 없는 경우에는 처음 들은 음성 자료에 임의의 점수를 부여하고 이후의 음성을 첫 번째 음성 자료와 비교하여 점수를 매기는 방식으로 이루어진다. DME는 EAI나 VAS에 비해 편리성은 떨어지지만 체계적인 편중화 경향이 없고, 평가 영역을 좀 더 세밀하게 평가할 수 있는 장점이 있다.[20] 음성장애 중증도를 DME와 EAI를 사용하여 청지각적으로 평가하고 이들 간의 상관성을 분석한 연구에 따르면, DME와 EAI 모두 높은 수준의 평가자 내와 평가자 간 신뢰도를 보였지만 DME와 EAI 간에는 비선형적 curvilinear 상관관계를 보였다. 이는 음성장애 중증도의 청지각적 속성을 선형적으로 동일한 간격으로 분할하여 평가하는 EAI에 비해 DME가 좀 더 타당하고 신뢰로운 척도라고 하였다.[18]

표 8-1 Consensus Auditory-Perceptual Evaluation of Voice (CAPE-V).

Consensus Auditory-Perceptual Evaluation of Voice (CAPE-V)

이름: ____________________ 검사일자: ____________________

다음 과제를 수행하는 동안 각 음질 관련 변수의 척도를 평가하시오.

1. 모음 /a/와 /i/를 각 3~5초간 연장발성
2. 문장 발화
   a. The blue spot is on the key again.
   b. How hard did he hit him?
   c. We were away a year ago.
   d. We eat eggs every Easter.
   e. My mama makes lemon muffins.
   f. Peter will keep at the peak.
3. 자발화(질문에 대한 답변): "당신의 음성문제에 대해 말해주세요" 또는 "당신의 음성이 어떻게 기능하고 있는지 말해주세요."

Legend:	C = 일관된	I = 간헐적	
	MI = 약간 비정상적인	MO = 중간 정도로 비정상적인	SE = 매우 비정상적인

전반적인 중증도	MI	MO	SE	C	I	____ /100
거친소리	MI	MO	SE	C	I	____ /100
바람새는 소리	MI	MO	SE	C	I	____ /100
쥐어짜는 소리	MI	MO	SE	C	I	____ /100
음도 (비정상 정도를 표시): ________	MI	MO	SE	C	I	____ /100
강도 (비정상 정도를 표시): ________	MI	MO	SE	C	I	____ /100
________	MI	MO	SE	C	I	____ /100
________	MI	MO	SE	C	I	____ /100

공명에 대한 소견: 정상 기타(설명)) ____________________

다른 증상(가령, 이중음성, vocal fry, 가성발성, 실성증, 불안정음도, 떨림, 가래끓는소리, 그 외 관련 용어)

임상가: ____________________

출처: American Speech-Language-Hearing Association. Consensus auditory-perceptual evaluation of voice (CAPE-V). Rockville Pike, American Speech-Language-Hearing Association; 2002.

표 8-2 음질 평가를 위한 한국어 표준문장.

1	모든 한국어 단모음이 포함된 문장	친구한테 가면서 꼭 전화를 한다.
2	'ㅎ'으로 시작되는 문장	하루에 한 번 할인 행사를 한다.
3	모두 유성음으로 된 문장	5월 5일은 어린이날이에요.
4	강한 성대접촉을 유도하는 문장	이 앞에 아이가 앉아 있다.
5	비음이 포함된 문장	매일 운동하고 물을 많이 마신다.
6	무성파열음이 가중된 문장	커피가 튄 파카를 털었다.

출처: 최성희. 음성장애 환자의 음질 평가를 위한 표준문장 개발. Audiol Speech Res 2018:14(2):128-142

4. 청지각적 음성평가의 타당도와 신뢰도 향상을 위한 노력

음성장애 정도를 청지각적으로 정확하게 평가하기 위해서는 평가자의 훈련된 귀*trained ear*가 가장 중요하다.[44~46] 음성은 하나의 특성으로 구성된 것이 아니라 다차원적인 특성으로 구성되어 있기 때문에 이를 청지각적으로 구분하기가 어렵고, 평가자가 이용하는 척도와 음질, 평가자의 숙련도나 주관 등에 의해 검사결과의 신뢰도가 영향을 받게 된다.[9,45,46] 따라서 청지각적 음성평가의 신뢰도를 높이기 위해서는 평가자의 표준화된 능력을 향상시켜야 하며,[47] 이는 훈련과 경험에 의해서 가능하다.[33,48] 평가 경험이 풍부하고 충분한 훈련을 받은 평가자는 훈련되지 않은 평가자에 비해 보다 일률적인 평가가 가능하다.[4,36,38~40,46,49] Bassich와 Ludlow (1986)[33]는 경험이 부족한 평가자가 청지각적 음성평가 시스템으로 정상 음성과 병리학적 음성을 14가지 측면을 평가하여 80% 정도의 일치율을 보이려면 최소 8시간의 훈련이 요구된다고 하였다. 따라서 일률적이고 정확하며 신뢰할 수 있는 청지각적 음성평가를 위해서는 적절한 평가 척도를 사용하고 평가방법을 숙지해야 할 뿐 아니라 평가자의 귀를 숙련시키고 내적인 기준을 마련하기 위한 상당 기간의 훈련이 필수적이다.[47]

II 자기보고식 음성평가

임상가는 기계나 기구를 이용한 객관적 평가와 환자의 음질을 듣고 판단하는 청지각적 평가를 통해 음성장애의 정도를 측정한다. 이러한 평가방법은 음성장애의 정도를 계량화할 수 있기 때문에 음성장애를 진단하는 데 있어 구체적인 자료로 사용되며, 치료에 따른 효과를 측정하고 기록하기 용이하다.[50] 그러나 이들은 측정기구, 측정방식 또는 측정자에 따라 다르게 측정될 수 있다. 또한 음성장애의 정도가 유사하게 평가되더라도 환자마다 호소하는 음성장애의 정도가 다를 수 있어 임상가에 의한 음성평가는 환자가 호소하는 음성과 관련된 일상생활에서의 기능적, 신체적 그리고 정서적인 불편감을 측정하기는 어렵다. 이에 환자 본인이 지각하는 음성장애의 정도를 평가하는 것이 필요하다. 환자마다 음성 사용의 정도, 음성이 직업이나 생활에 미치는 정도, 음성문제에 대한 인식이나 개인의 성격 등에 따라 자신의 음성장애에 대한 인식과 태도가 다르므로 환자 측면에서 음성평가를 시행함으로써 치료의 궁극적 목표인 환자의 음성에 대한 개별화된 만족도를 보다 정확하게 평가할 수 있다.[1]

음성은 다차원적이기 때문에 하나의 평가방법으로는 이를 정확히 진단하기 어려우므로 다양한 평가방법을 적용하여 종합적으로 분석할 필요가 있다. 임상가에 의해 정상 음성으로 판정을 받았다 하더라도 환자는 음성을 원활하게 산출하기 어렵거나 여전히 불편감을 호소할 수 있으며, 이와는 반대로 환자가 자신의 음성을 정상이라고 판단할지라도 임상가에 의해서는 음성장애가 있다고 평가될 수 있다. 음향학적 분석이나 공기역학적 검사와 같은 객관적 검사, 임상가에 의한 청지각적 검사와 환자가 평가하는 주관적 평가 결과가 항상 일치하는 것은 아니라는 것이다.[38,50~54]

음성장애가 생활에 미치는 정도를 파악하기 위해 사용되는 환자에 의한 자기보고식 음성평가는 설문 형식을 주로 이용하는데, 음성장애지수*Voice Handicap Index, VHI*,[55] 음성과 관련된 삶의 질*Voice-Related Quality of Life, V-RQOL*,[56] 음성결과조사*Voice Outcome Survey, VOS*,[57] 음성활동 및 참여프로파일*Voice Activity and Participation Profile, VAPP*,[58] 음성증상척도*Voice Symptom Scale, VoiSS*,[8] 성대기능지수*Glottal Function Index, GFI*,[59] 아이오와 환자음성색인*Iowa patient's voice index, IPVI*,[38] 음성평가척도*Voice Rating Scale, VRS*,[41] 음성장애 대처능력 질문*Voice Disability Coping Questionnaire, VDCQ*,[60] 목소리 자기조절 척도*Voice Perceived Present, VPPC*,[61,62] 음성피로도*Vocal Fatigue Index, VFI*,[63] 음성 파국화 지수*Voice Catastrophization Index, VCI*[64] 등이 있다. 이들은 주로 성인 환자용으로 개발된 도구인 반면, 아동을 대상으로 하는 자기보고식 음성평가 도구로는 소아음성장애지수*Pediatric Voice Handicap Index, pVHI*,[65] 아동용 음성결과조사*Pediatric Voice Outcome Survey, PVOS*,[66] 아동용 음성과 관련된 삶의 질*Pediatric Voice-Related Quality-of-Life, PV-RQOL*,[67] 아동용 음성증상 설문*pediatric-voice symptom questionnaire, PVSQ*[68] 등이 개발되었다. 노인용으로는 노인의 음성과 관련된 삶의 질을 평가하는 노인음성지수*aging voice index, AVI*[69] 등이 있다.

특정 집단을 위한 자기보고식 음성평가도구로 가창자를 위한 가수음성장애지수*Singing Voice Handicap Index, SVHI*,[70] 성악가용 노래장애지수*Classical Singing Handicap Index, CSHI*,[71] 편안하게 노래하는 능력에 대한 평가*Evaluation of the Ability to Sing Easily, EASE*,[72] 성전환 음

성에 관한 남성에서 여성으로의 음성전환자의 성전환 음성평가 질문 *transsexuals voice questionnaire for male-to-female transsexuals, TVQ (MtF)*,[73] 성대기능장애 음성평가 *vocal fold dysfunction questionnaire, VCDQ*[74]가 개발되어 사용되고 있다. 또한 기존 평가도구의 문항 수를 줄여 간략하게 만든 성인용 VHI-10[75]과 아동음성장애지수-10 *Children's Voice Handicap Index-10, CVHI-10*[76]이 있으며, 가수용 SVHI-10[77]이 있다.

환자의 자기보고식 음성평가는 객관적으로 평가된 음성장애의 정도와는 상관없이 환자가 경험하는 음성문제와 관련된 불편감이나 어려움, 음성문제로 초래될 수 있는 사회적 제약이나 활동제한 정도를 주관적으로 평가함으로써 음성이 환자의 일상생활에 미치는 영향이나 치료효과를 평가할 수 있다. 특히 전문적 또는 직업적으로 음성을 사용하는 사람들의 경우 음성 변화에 민감하기 때문에 주관적 자기보고식 음성평가를 실시하는 것은 매우 중요하다. 자기보고식 음성평가는 궁극적으로 환자의 기능적인 문제, 불편감의 정도를 보다 정확하게 파악하고 임상가로 하여금 음성장애의 원인을 찾아 환자상태를 호전시키는 데 직접적인 도움이 된다.[7]

환자의 자기보고식 평가도구들 중에서 VHI와 V-RQOL이 국내를 포함한 여러 국가에서 자국어로 번안되어 보편적으로 사용되고 있다. 최근에는 VAPP, VFI, VoiSS, VCI, AVI, VTDS 등이 한국어로 번안되어 임상에서 활용되고 있다. 표 8-3은 한국어로 번안되어 사용되고 있는 환자의 자기보고식 음성평가 도구들에 관한 이정민 외(2022)[78]의 내용과 최근에 발표된 평가도구들을 추가하여 발표 연도순으로 정리한 자료이다. 이 중에서 국내에서 번안되어 많이 사용되고 있는 VHI, V-RQOL, VFI를 살펴보고자 한다.

표 8-3 한국어로 번안된 자기보고식 음성평가.[98]

국내 자기보고식 음성평가도구	저자(연도)	원 저자(연도)	하위 영역	문항 수	척도 유형(점수)	총 점수	절단점(cut-off point)
한국어판 음성장애지수(Korean Voice Handicap Index, K-VHI)	김재옥 외(2007)[1] 윤영선(2007)[8]	Jacobson et al. (1997)[55]	기능 신체 정서	30	5-point Likert scale (0~4)	0 (best) ~ 120 (worst)	12.1(Lee et al.(2020)
한국어판 음성장애지수-10 (Korean Voice Handicap Index-10, K-VHI-10)	윤영선(2008)[81]	Rosen et al. (2004)[75]	기능 신체 정서	10	5-point Likert scale (0~4)	0 (best) ~ 40 (worst)	–
한국어판 음성관련 삶의 질 척도 (Korean Version of the Voice-related Quality of Life, K-VQOL)	김재옥(2007)[1]	Hogikyan & Sethuraman (1999)[56]	사회-심리 신체	10	5-point Likert scale (1~5)	0 (worst) ~ 100 (best)	91(Lee et al., 2020)
한국어판 소아음성장애지수 (Korean Pediatric Voice Handicap Index, pVHI-K)	박성신 외(2011)[82]	Zur et al. (2007)[65]	기능 신체 정서	23	5-point Likert scale (0~4)	0 (best) ~ 92 (worst)	–
한국어판 아동음성장애지수-10 (Korean Children's Voice Handicap Index-10, K-CVHI-10)	라상학 외(2022)[86]	Ricci-Maccarini et al. (2013)[99] Ricci-Maccarini et al. (2016)[83]	기능 신체 정서	10	5-point Likert scale (0~4)	0 (best) ~ 40 (worst)	3.5
한국어 가수음성장애지수 (Korean version of Singing Voice Handicap Index, K-SVHI)	이아람 외(2013)[87]	Cohen et al. (2007)[70]	기능 신체 정서	36	5-point Likert scale (0~4)	0 (best) ~ 144 (worst)	–
음성활동 및 참여 프로파일-한국판(Korean Voice Activity and Participation Profile, K-VAPP)	이승진 외(2016)[100]	Ma & Yiu (2001)[58]	활동제한 참여제약	28	11-point EAI scale (0-10)	0 (best) ~ 280 (worst)	14.5
한국어판 음성피로도 검사 (Korean Vocal Fatigue Index, K-VFI)	김민주(2017)[89] 강영애 외(2017)[90]	Nanjundeswaran et al. (2015)[63]	피로감 신체 휴식 후 호전	19	5-point Likert scale (0~4)	0 (best) ~ 76 (worst)	

(계속)

국내 자기보고식 음성평가도구	저자(연도)	원 저자(연도)	하위 영역	문항 수	척도 유형 (점수)	총 점수	절단점(cut-off point)
한국어판 음성증상척도(Korean Voice Symptom Scale, K-VoiSS)	Son et al (2018)[101]	Deary et al. (2003)[8]	기능 신체 정서	44	5-point Likert scale (1-5)	44 (best) ~ 220 (worst)	–
한국어판 음성 파국화 지수 (Korean Voice Catastrophization Index, K-VCI)	Lee et al. (2021)[102]	Shoffell-havakha. (2019)[103]	부정적 생각(rumination) 확대(magnification) 무력감(helplessness)	13	5-point Likert scale (0-4)	0 (best) ~ 65 (worst)	
한국어판 노인음성지수(Krean Aging Voice Index, K-AVI)	배인호 외 (2019)[104]	Etter et al. (2019)[69]		23	5-point Likert scale (0~4)	0 (best) ~ 92 (worst)	–
노인성음성지수-한국어판(Aging Voice Index-Korean, AVI-KR)	표화영 외 (2021)[105]	Etter et al. (2019)[69]		23	5-point Likert scale (0~4)	0 (best) ~ 92 (worst)	11
한국어판 성도불편감 척도 (Korean Vocal Tract Discomfort Scale, K-VTDS)	Lee et al. (2022)[106]	Mathieson (1993)[107]	증상의 빈도 증상의 중증도	8	5-point Likert scale (0-6)	0 (best) ~ 48 (worst)	–
갑상선 수술 관련 음성 및 증상 설문(Thyroidectomy-related Voice and Symptom Questionnaire, TVSQ)	Hwang et al. (2022)[108]		음성 변화 인후두와 목의 불편감	20	5-point Likert scale (0-4)	0 (best) ~ 80 (worst)	–
한국어판 음성장애 대처 설문지 (Voice disability coping questionnaire, VDCQ)	장미현 외 (2022)[109]	Epsteint et al. (2009)[110]	사회적 지원 정보 추구 수동적 대처 회피	15	6-point Likert scale (0-5)	0 (best) ~ 75 (worst)	
한국판 목소리 자기조절 척도 (Korean Voice Perceived Present, K-VPPC)	이정민 외 (2022)[111]	Frazier et al. (2011)[112]		8	4-point Likert scale (1-4)	8 (worst) ~ 32 (best)	
음성노력도 검사(Adapted BORG CR-10 for vocal effort ratings)	정지행 (2022)[113]	Baldner et al. (2015)[114]	–	1	11-point Likert scale (0-10)	0 (no effort)~ 10 (maximum effort)	

1. 음성장애지수

1) 성인용 음성장애지수

음성장애지수*VHI*는 환자가 직접 평가하는 주관적인 음성평가 중 가장 대표적으로 사용되는 평가도구로, 음성장애가 생활에 미치는 불편 정도를 측정한다. VHI는 1997년에 Jacobson 등(1997)[55]에 의해 처음 개발되었다. 국내에서는 김재옥 등(2007)[1]과 윤영선(2007)[80]이 음성장애지수 K-VHI를 한국어로 번안하여 신뢰도와 타당도를 검증하였다(표 8-4). VHI는 총 30문항으로 구성되었고, 각 문항은 5점 리커트(Likert) 척도(0 = '전혀 그렇지 않다' ~ 4 = '항상 그렇다')로 총 점수는 0점에서 120점까지 가능하며, 원점수가 높을수록 음성으로 인한 불편감이 높다고 평가된다. VHI는 크게 기능*functional*, 신체*physical*, 정서*emotional*의 세부영역으로 나뉘며, 각 영역은 10문항씩으로 구성된다. 기능 영역은 환자의 음성장애가 일상생활에 미치는 영향에 대해 평가하고, 신체 영역은 음성장애로 야기되는 후두불편감이나 음성산출의 특성과 관련 있으며, 정서 영역은 음성장애로 인한 심리적인 반응이나 감정에 대해 평가한다. VHI는 다양한 음성실환군에서 음성장애로 인한 심리장애를 측정하는 타당성과 신뢰성이 높은 도구이다.[1,54,81] 국내에서 376명의 음성장애 환자군과 132명의 정상음성 대조군을 대상으로 실시한 Lee 등의 연구[79]에 따르면 K-VHI의 절단점*cut-off point*은 12.1점으로, 총점이 절단점 이상인 경우 음성문제로 인해 경험하는 불편감 정도가 정상음성군에 비해 높다고 해석할 수 있다.

Rosen 등(2004)[75]은 임상에서의 시간적인 한계를 극복하고 보다 효율적으로 사용할 목적으로 30개의 문항으로 구성된 VHI를 10개의 문항으로 축소하여 VHI-10을 만들었다. VHI-10은 기능 5문항, 신체 3문항, 정서 2문항으로 구성되어 있으며, VHI와 동일한 척도를 사용하여 총 점수는 0점에서 40점까지 가능하다. 국내에서도 윤영선 등[81]이 한국어로 번안하여

표 8-4 한국어판 음성장애지수(Korean-Voice Handicap Index, KVHI).

다음은 목소리와 목소리가 생활 속에 미치는 영향을 설명하는 것들입니다. 여러분이 얼마나 자주 경험하는지를 동그라미로 표시해 주십시오.

0 = 결코 그렇지 않다 1 = 거의 그렇지 않다 2 = 때때로 그렇다 3 = 거의 항상 그렇다 4 = 항상 그렇다

Part 1 : F						
F1.	다른 사람들이 내 목소리 때문에 내 말을 알아듣기 어려워한다.	0	1	2	3	4
F2.	시끄러운 곳에서 사람들이 내 말을 이해하기 어려워한다.	0	1	2	3	4
F3.	집 안에서 가족을 부를 때 가족들이 내 말을 알아듣기 힘들어한다.	0	1	2	3	4
F4.	전화통화를 하고 싶지만 피하게 된다.	0	1	2	3	4
F5.	내 목소리 때문에 사람들이 많은 곳에 가는 것을 꺼리는 경향이 있다.	0	1	2	3	4
F6.	내 목소리 때문에 친구, 이웃이나 친척들과 상대적으로 덜 이야기한다.	0	1	2	3	4
F7.	얼굴을 마주보고 말할 때에도 상대방이 못 알아듣고 말한 것을 반복해달라고 한다.	0	1	2	3	4
F8.	내 목소리 때문에 나의 일상생활이나 사회생활에 어려움을 겪는다.	0	1	2	3	4
F9.	내 목소리 때문에 대화에 끼어들지 못한다는 느낌을 갖는다.	0	1	2	3	4
F10.	내 목소리로 인해 내 수입에 영향을 받는다.	0	1	2	3	4
Part 2 : P						
P1.	말할 때 숨이 찬다.	0	1	2	3	4
P2.	내 목소리는 하루에 시간에 따라 변한다.	0	1	2	3	4
P3.	사람들은 내게 "목소리에 무슨 문제 있어요?"라고 물어본다.	0	1	2	3	4
P4.	내 목소리가 갈라지고 탁하게 들린다	0	1	2	3	4
P5.	목소리를 내기 위해 힘을 줘야 된다고 느낀다.	0	1	2	3	4
P6.	내 목소리가 언제 명료하게 들릴지 예측하기가 힘들다.	0	1	2	3	4
P7.	내 목소리를 변화시키기 위해 노력한 적이 있다.	0	1	2	3	4
P8.	나는 말할 때 많은 노력이 필요하다.	0	1	2	3	4
P9.	저녁에 내 목소리가 더 나빠진다.	0	1	2	3	4
P10.	말하는 도중에 내 목소리가 "지쳐서" 나오지 않을 때도 있다.	0	1	2	3	4
Part 3 : E						
E1.	내 목소리 때문에 다른 사람들에게 말할 때 긴장하게 된다.	0	1	2	3	4
E2.	사람들이 내 목소리를 거슬려 한다.	0	1	2	3	4
E3.	다른 사람들이 내 목소리 문제를 잘 이해해 주지 못한다.	0	1	2	3	4
E4.	내 목소리 문제 때문에 화가 난다.	0	1	2	3	4
E5.	내 목소리 문제 때문에 덜 외향적이다.	0	1	2	3	4
E6.	내 목소리로 인해 나는 장애가 있다고 느낀다.	0	1	2	3	4
E7.	사람들이 다시 말을 해 달라고 할 때마다 비참하다.	0	1	2	3	4
E8.	사람들이 다시 말을 해 달라고 할 때마다 당황스럽다.	0	1	2	3	4
E9.	내 목소리로 인해 무능력하다고 느낀다.	0	1	2	3	4
E10.	내 목소리 장애가 부끄럽다.	0	1	2	3	4

출처: 김재옥, 임성은, 박선영, 최성희, 최재남, 최홍식. 한국어판 음성장애지수와 음성관련 삶의 질의 타당도 및 신뢰도 연구. 음성과학. 2007;14(3):111-125.

156명의 음성장애 환자군과 정상 대조군 33명을 대상으로 신뢰도와 타당도를 검증한 K-VHI-10을 개발하였다(표 8-5).

2) 소아음성장애지수

VHI는 성인용으로 개발된 것으로 아동에게 적용하기 위하여 Zur 등(2007)[65]은 기존의 VHI를 부모나 보호자가 대신 작성할 수 있는 형태로 변형하고 타당성을 검증한 pVHI를 개발하였다. pVHI는 23개의 문항으로 구성되어 있으며, VHI와 마찬가지로 세 개의 하위영역으로 나뉜다. 이는 5점 리커트 척도(0 = '전혀 없다' ~ 4 = '항상 있다')이며, 총 점수는 0점부터 92점의 범위로 점수가 높을수록 아동이 음성으로 인해 경험하는 불편감이 높다고 해석한다. pVHI는 박성신 등[82]에 의해 한국어로 번안되어 한국어판 소아음성장애지수, pVHI-K로 사용되고 있다(표 8-6).

또한 Ricci-Maccarini (2013, 2016) 등[76,83]은 성인용 VHI-10과 Connor 등(2008)[84]의 자료를 이용하여 10문항으로 간소화하여 아동이 직접 평가하는 CVHI-10과 보호자용인 CVHI-10-P을 개발하였다. 이는 5점 리커트 척도로 구성되어 있으며, 총점이 0점부터 40점으로 구성된다. 이를 국내에서 라상학(2015)[85]이 한국어판 아동음성장애지수-10, K-CVHI-10으로

표 8-5 **한국어판 음성장애지수-10** (Korean Voice Handicap Index-10, K-VHI-10).

다음의 질문에 대해 본인이 느끼는 증상이 어느 정도인지 숫자에 동그라미(또는 V표)로 표시하십시오.

0 = 전혀 그렇지 않다 1 = 거의 그렇지 않다 2 = 가끔 그렇다 3 = 자주 그렇다 4 = 항상 그렇다					
F1 목소리 때문에 상대방이 내 말을 알아듣기 힘들어한다.	0	1	2	3	4
F3 시끄러운 곳에서는 사람들이 내 말을 이해하기 어려워한다.	0	1	2	3	4
P10 사람들이 나에게 목소리가 왜 그러냐고 묻는다.	0	1	2	3	4
P14 목소리를 내려면 힘을 주어야 나오는 것 같다.	0	1	2	3	4
F16 음성문제로 개인 생활과 사회 생활에 제한을 받는다.	0	1	2	3	4
P17 목소리가 언제쯤 맑게 잘 나올지 알 수가 없다(예측이 어렵다)	0	1	2	3	4
F19 내 목소리 때문에 대화에 끼지 못하여 소외감을 느낀다.	0	1	2	3	4
F22 음성문제로 인해 소득(수입)에 감소가 생긴다.	0	1	2	3	4
E23 내 목소리 문제로 속이 상한다.	0	1	2	3	4
E25 음성문제가 장애로(핸디캡으로) 여겨진다.	0	1	2	3	4

출처: 윤영선, 김향희, 손영익, 최홍식. 한국어판 음성장애지수(voice handicap index, VHI)의 타당도 및 VHI-10의 임상적 유용성. Communication Sciences and Disorders. 2008;13(2):1-26.

표 8-6 **한국어판 소아음성장애지수**(Korean Pediatric Voice Handicap Index, pVHI-K).

한국어판 소아음성장애지수(pVHI-K: Pediatric Voice Handicap Index-Korean)

Name : Age : 세 Gender: 남자 / 여자

다음 문장을 읽고 현재 아동의 상태에 맞는 곳에 동그라미 표시해 주세요

0 = 전혀 그렇지 않다 1 = 거의 그렇지 않다 2 = 가끔 그렇다 3 = 자주 그렇다 4 = 항상 그렇다					
Part 1 : Functional part					
1. 목소리 때문에 상대방이 아동의 말을 알아듣기 어려워한다.	0	1	2	3	4
2. 시끄러운 곳에서 사람들이 아동의 말을 이해하기 어려워한다.	0	1	2	3	4
3. 집에서 아동이 가족을 부를 때 아동의 말을 알아듣기 힘들어 한다.	0	1	2	3	4
4. 아동이 목소리 때문에 말하는 것을 꺼리는 경향이 있다.	0	1	2	3	4
5. 아동이 목소리 때문에 친구, 친척이나 이웃들과 상대적으로 덜 이야기를 한다.	0	1	2	3	4
6. 얼굴을 마주보고 말할 때에도 상대방이 못 알아듣고, 말한 것을 다시 말해 달라고 한다.	0	1	2	3	4
7. 아동이 목소리 문제로 개인, 교육(학교), 사회생활에 제한을 받는다.	0	1	2	3	4
Part 2 : Physical part					
1. 목소리 때문에 사람들이 내(아동) 말을 알아듣기 어려워 한다.	0	1	2	3	4
2. 아동 목소리는 하루 동안 자주 변한다.	0	1	2	3	4
3. 사람들이 아동 음성에 대해 "목소리에 무슨 문제가 있어요?"라고 묻는다.	0	1	2	3	4
4. 아동의 목소리는 거칠고 탁하게 들린다.	0	1	2	3	4
5. 아동의 목소리가 언제 명료하게 들릴지 예측하기가 힘들다(언제 맑게 나올지 알 수가 없다.)	0	1	2	3	4
6. 아동은 말을 할 때 목소리를 내려고 힘을 준다.	0	1	2	3	4
7. 아동의 목소리는 저녁에 더 악화된다.	0	1	2	3	4
8. 아동은 말하다가 목소리가 나오지 않을 때도 있다.	0	1	2	3	4
9. 아동은 말할 때 사람들이 알아듣게 하려고 소리를 지른다.	0	1	2	3	4
Part 3 : Emotional part					
1. 아동이 목소리 때문에 다른 사람과 말할 때 긴장하게 된다.	0	1	2	3	4
2. 사람들이 아동의 목소리를 거슬려 한다.	0	1	2	3	4
3. 다른 사람들이 아동의 목소리 문제를 잘 이해해 주지 못하는 것 같다.	0	1	2	3	4
4. 아동이 목소리 문제 때문에 좌절감을 느낀다.	0	1	2	3	4
5. 아동은 목소리 문제 때문에 적극이지 못할 때가 있다.	0	1	2	3	4
6. 아동은 사람들이 다시 말을 해 달라고 할 때마다 짜증을 낸다.	0	1	2	3	4
7. 아동은 사람들이 다시 말을 해 달라고 할 때마다 당황스러워한다.	0	1	2	3	4

출처: 박성신. 한국어판 소아음성장애지수(Pvhi-K; Pediatric Voice Handicap Index-Korea): 표준화를 위한 예비연구. 대한음성언어의학회지. 2011:137-142.

표 8-7 한국어판 아동음성장애지수-10 (Korean-Children's Voice Handicap Index;, K-CVHI-10).

다음은 문장을 읽고 현재 아동의 상태에 해다하는 곳에 동그라미 표시해 주세요.					
0 = 전혀 그렇지 않다　1 = 거의 그렇지 않다　2 = 가끔 그렇다　3 = 자주 그렇다　4 = 항상 그렇다					
1. 목소리 때문에 사람들이 내(아동) 말을 알아듣기 어려워 한다.	0	1	2	3	4
2. 시끄러운 곳에서 사람들이 내(아동) 말을 이해하기 어려워한다.	0	1	2	3	4
3. 목소리 때문에 사람들과 함께 있는 것을 꺼리는 경향이 있다.	0	1	2	3	4
4. 목소리 때문에 대화에 끼지 못하는 것 같다.	0	1	2	3	4
5. 목소리 때문에 일상생활과 학교 생활에 어려움이 있다.	0	1	2	3	4
6. 목소리를 낼 때 목에 힘을 줘야 한다.	0	1	2	3	4
7. 내(아동) 목소리는 거칠고 탁하다.	0	1	2	3	4
8. 내(아동) 목소리 때문에 속상하다.	0	1	2	3	4
9. 내(아동) 목소리 때문에 좌절감을 느낀다.	0	1	2	3	4
10. 사람들이 내(아동) 목소리에 대해 "목소리에 무슨 문제가 있어요?"라고 묻는다.	0	1	2	3	4

출처: 라상학, 최성희, 이경재, 최철희. 학령기 아동의 한국어판 아동음성장애지수-10 (CVHI-10)의 타당도 및 신뢰도: 진단 검사를 위한 ROC곡선과 절단점 분석. Commun Sci Disord. 2022;27(1):202-211

번안하여 신뢰도와 타당도를 검증하였다(표 8-7). K-CVHI-10과 K-CVH-10-PI의 절단점은 모두 3.50점이다.[86]

3) 가수음성장애지수

음성을 전문적으로 사용하는 가수는 일반인에 비해 음성문제에 대해 더욱 민감하기 때문에 일반인의 음성문제에 초점이 맞춰져 있는 VHI를 사용할 경우 가수들이 경험하는 음성 관련 불편감을 파악하기에는 어려움이 있다. 이에 Cohen 등은 노래할 때의 음성 불편감 정도를 주관적으로 평가할 수 있는 36개 문항의 Singing Voice Handicap Index SVHI[70]와 이를 10문항으로 축소한 SVHI-10를 개발했다.[77]

국내에서도 이아람과 심현섭(2008, 2013)[87,88]이 성악가를 위한 한국어 가수음성장애지수 K-SVHI의 신뢰도와 타당도를 검증하였다(표 8-8). SVHI는 총 36개의 문항으로 신체, 정서, 사회, 경제적 측면의 4개 하부영역으로 구성되어 있다. 각 문항은 5점 리커트 척도 척도(0 = '전혀 그렇지 않다' ~ 4 = '항상

표 8-8 성악가를 위한 한국어 음성장애지수(Korean Singing Voice Handicap Index, K-SVHI).

다음의 질문에 대해 최근에 본인이 느끼는 증상이 어느 정도인지 숫자에 동그라미(또는 V표)로 표시하십시오.					
0 = 전혀 그렇지 않다　1 = 거의 그렇지 않다　2 = 가끔 그렇다　3 = 자주 그렇다　4 = 항상 그렇다					
1. 노래할 때 힘이 많이 들어간다.	0	1	2	3	4
2. 목소리가 갈라지고 끊긴다.	0	1	2	3	4
3. 노래로 인해 좌절된다.	0	1	2	3	4
4. 노래할 때 사람들이 목소리가 왜 그러냐고 묻는다.	0	1	2	3	4
5. 나의 노래 실력이 매일 변한다.	0	1	2	3	4
6. 목소리가 나오지 않아 노래를 이을 수 없을 때도 있다.	0	1	2	3	4
7. 노래할 때의 목소리 때문에 화가 난다.	0	1	2	3	4
8. 발성 문제로 노래하기가 싫다.	0	1	2	3	4
9. 내 노래가 부끄럽다.	0	1	2	3	4

(계속)

다음의 질문에 대해 최근에 본인이 느끼는 증상이 어느 정도인지 숫자에 동그라미(또는 V표)로 표시하십시오.					
10. 고음을 낼 수 없다.	0	1	2	3	4
11. 노래하기 전에 발성 문제 때문에 불안해진다.	0	1	2	3	4
12. 말할 때 음성이 정상이 아니다.	0	1	2	3	4
13. 노래할 때 목이 건조하다.	0	1	2	3	4
14. 연주 시 특정 곡을 제외한 적이 있다.	0	1	2	3	4
15. 내 노래에 자신이 없다.	0	1	2	3	4
16. 노래할 때 목소리가 정상이 아니다.	0	1	2	3	4
17. 내가 원하는 목소리를 내는 것이 쉽지 않다.	0	1	2	3	4
18. 노래할 때 소리를 밀어내야 한다.	0	1	2	3	4
19. 바람 새는 소리를 조절하기 힘들다.	0	1	2	3	4
20. 찢어지는 소리를 조절하기 힘들다.	0	1	2	3	4
21. 노래할 때 큰소리 내기가 힘들다.	0	1	2	3	4
22. 노래할 때 음정을 유지하기가 힘들다.	0	1	2	3	4
23. 내 노래에 대해 걱정이 된다.	0	1	2	3	4
24. 노래할 때 목소리가 힘이 들어간 것처럼 보인다.	0	1	2	3	4
25. 노래하고 난 후, 말할 때 쉰 목소리가 난다.	0	1	2	3	4
26. 음질이 일정치 않다.	0	1	2	3	4
27. 연주 시 내 목소리가 청중에게 잘 들리지 않는다	0	1	2	3	4
28. 노래할 때의 문제가 핸디캡으로 느껴진다.	0	1	2	3	4
29. 노래할 때 목소리가 쉽게 피로해진다.	0	1	2	3	4
30. 노래하는 동안 목에 통증이 생기고 간질거리거나 숨이 막힌다.	0	1	2	3	4
31. 노래할 때 어떤 목소리가 나올지 확신하지 못한다.	0	1	2	3	4
32. 노래를 잘 부를 수 없어서 상실감을 느낀다.	0	1	2	3	4
33. 노래할 때의 문제들로 인해 소득이 줄어들까 걱정된다.	0	1	2	3	4
34. 목소리 문제로 음악계에서 소외된 느낌이 든다.	0	1	2	3	4
35. 노래할 때의 문제들로 무력감을 느낀다.	0	1	2	3	4
36. 노래할 때의 문제들로 연주, 계약, 리허설, 연습을 취소해야 할 때가 있다.	0	1	2	3	4

출처: 이아람, 심현섭. The Korean version of the singing voice handicap index. Commun Sci Disord. 2013;18(2):194-202.

그렇다')로 총 점수는 0점에서 144점까지 가능하며, 총점이 높을수록 가수가 경험하는 음성과 관련된 불편감이 높다고 해석할 수 있다.

2. 음성과 관련된 삶의 질

VHI와 더불어 환자의 주관적 음성평가 도구로 잘 알려진 V-RQOL은 1999년 Hogikyan과 Sethuraman (1999)[56]에 의해 개발된 도구로, 음성장애와 관련된 삶의 질을 평가하는 데 유용하게 사용된다. V-RQOL은 10문항으로 이루어져 있으며, 사회-정서*social-emotional*와 신체*physical* 영역의 두 영역으로 구성된다. 성인용으로 개발된 V-RQOL은 아동의 부모나 보호자가 응답하는 형식의 PVRQOL[67]이 개발되었다. PV-RQOL은 V-RQOL와 동일하게 10문항으로 구성되어 있다.

국내에서는 김재옥 등(2007)[1]에 의해 V-RQOL이 한국어로 번안된 후 131명의 음성장애군과 111명의 정상군을 대상으로 신뢰도와 타당도를 검증했다(K-VRQOL, 표 8-9). K-VRQOL은 5점 리커트 척도(1 = '문제가 전혀 없다' ~ 5 = '문제가 더 이상 나쁠 수 없을 만큼 심각하다')이지만 이를 표준화하여 0점에서 100점으로 총점이 제시된다. 0점은 음성장애로 인해 삶의 질이 매우 나쁘다는 것을 의미하고, 100점은 음성장애가 삶의 질에 아무런 영향을 미치지 않는다는 것을 의미한다. K-VRQOL의 절단점은 91점으로 보고되었다.[79]

3. 음성피로도 검사

VFI는 음성사용에 의한 신체적 변화나 경험 및 휴식 이후 증상 호전 정도를 환자가 주관적으로 평가하는 자기보고식 평가 도구로 2015년에 Nanjundeswaran 등(2015)[63]에 의해 개발되었다. VFI는 총 19개의 문항으로 구성되어 있으며, 음성피로와 음성사용 기피(11개), 음성과 관련된 신체 불편감(5개), 휴식 후 음성개선(3개)의 세 영역으로 구분된다. 국내에서는 김민주(2017)[89]가 한국어로 번안한 K-VFI를 직업적 음성사용인 50명과 일반인 29명을 대상으로 신뢰도와 타당도를 검증하였고, 강영애 등(2017)[90]이 임상적용을 위해 한국어로 번안한 버전이 따로 있다. K-VFI는 5점 리커트 척도(0 = '전혀 아니다' ~ 4 = '항상 그렇다')로 총점 0점부터 76점의 범위를 보이며, 총점이 높을수록 음성피로도가 높다는 것을 의미한다. 특히 언어재활사와 청각장애인을 대상으로 실시한 K-VFI는 이들의 업무 또는 청각장애로 인한 음성피로 정도를 측정하는 데 유용하였다.[91~94] 그 외에도 다양한 자기보고식 음성평가가 있다.

여러 음성평가 도구 중 어떠한 도구가 가장 좋은 도구인지 평가하기 어렵다. 다만 임상가는 얻고자 하는 정보가 무엇인지에 따라 추구하는 목적에 맞는 도구를 적절하게 사용하여야 하며, 사용하는 도구의 타당성, 신뢰성 및 실용성을 고려해야 한다.[7] 또한 객관적 음성평가, 검사자에 의한 청지각적 평가 및 환

표 8-9 한국어판 음성과 관련된 삶의 질(Korean-Version of Voice-Related Quality of Life, K-VQOL).

당신의 목소리 문제가 당신의 일상생활에 어떻게 영향을 미치는지를 알고자 합니다. 본 설문지에서 목소리와 과련되어 발생 가능한 문제들을 찾고자 합니다. **지난 2주** 동안 목소리가 어떤지를 고려해서 각 문항에 응답해 주시기 바랍니다. 옳고 틀린 정답은 없습니다.

목소리 문제가 생겼을 때의 심각한 정도와 얼마나 자주 목소리 문제가 생기는지를 고려하여 각 항목에서 얼마나 "**나쁜지**(당신이 가지고 있는 **문제의 정도가**)"를 체크해 주시기 바랍니다. 다음의 평가척도를 참고로 하여 체크해 주시기 바랍니다.

1 = 문제가 전혀 없다. 2 = 약간 문제가 있다. 3 = 중간 정도 문제가 있다 4 = 문제가 많다 5 = 문제가 더 이상 나쁠 수 없을 만큼 심각하다.

내 목소리 때문에 얼마나 큰 문제가인가?					
1. 내 목소리 때문에 시끄러운 상황에서 크게 말하기가 힘들거나 남들이 내 말을 잘 알아듣기 힘들어한다.	1	2	3	4	5
2. 말할 때 숨이 차고 숨을 자주 쉰다.	1	2	3	4	5
3. 때때로 말을 시작할 때 어떤 소리가 나올지 예측하기 힘들다.	1	2	3	4	5
4. (내 목소리 때문에) 때때로 불안하거나 당황스럽다.	1	2	3	4	5
5. (내 목소리 때문에) 때때로 우울해진다.	1	2	3	4	5
6. (내 목소리 때문에) 전화 통화하는 데 어려움이 있다.	1	2	3	4	5
7. (내 목소리 때문에) 직업이나 전문적인 일을 하는 동안 어려움이 있다.	1	2	3	4	5
8. (내 목소리 때문에) 등부로 나가 사회 생활하는 것을 피하게 된다.	1	2	3	4	5
9. 남들이 이해할 수 있도록 반복해서 말을 해야만 한다.	1	2	3	4	5
10. 내 목소리 때문에 덜 외향적이다	1	2	3	4	5

KVQOL 측정을 위한 점수 환산표(표준화 점수)	
KVQOL 전반적인 점수 환산 공식	$100 - \frac{(\text{원점수} - \text{영역별 혹은 전체에 해당하는 문항 수})}{(\text{가능한 최고 원점수} - \text{문항 수})} \times 100$
사회-정서 영역ㅋ(문항: 4, 5, 8, 10)	$100 - \frac{(\text{원점수} - 4)}{16} \times 100$
신체 기능 영역(문항: 1, 2, 3, 6, 7, 9)	$100 - \frac{(\text{원점수} - 6)}{24} \times 100$

출처: 김재옥, 임성은, 박선영, 최성희, 최재남, 최홍식. 한국어판 음성장애지수와 음성관련 삶의 질의 타당도 및 신뢰도 연구. 음성과학. 2007;14(3):111-125.

자의 주관적 평가에 의한 종합적인 음성평가를 통해 임상가뿐 아니라 환자 중심에서 보다 정확하게 음성을 평가하고 정확한 진단을 내림으로써 적합한 치료를 계획할 뿐 아니라 치료의 결과를 평가할 수 있기 때문에 임상 현장에서는 시간적인 제약이 있다 하더라도 다양한 방면에서의 평가 접근이 이루어져야 할 것이다.

참고문헌

1. 김재옥, 임성은, 박선영, 최성희, 최재남, 최홍식. 한국어판 음성장애지수와 음성관련 삶의 질의 타당도 및 신뢰도 연구. 음성과학. 2007;14(3):111-125.
2. Carding PN, Wilson JA, MacKenzie K, Deary IJ. Measuring voice outcomes: State of the science review. J Laryngol Otol. 2009;123(8):823-829.
3. Behrman A. Common practices of voice therapists in the evaluation of patients. J Voice. 2005;19(3):454-469.
4. 이영아. 청지각적 음성평가 훈련이 언어병리학 전공 대학원생의 음성평가 신뢰도에 미치는 효과. [국내석사학위논문]. 강남대학교 교육대학원; 2010.
5. Eadie TL, Baylor CR. The effect of perceptual training on inexperienced listeners' judgments of dysphonic voice. J Voice. 2006;20(4):527-544.
6. Woisard V, Bodin S, Puech M. The voice handicap index: Impact of the translation in French on the validation. Rev Laryngol Otol Rhinol (Bord). 2004;125(5):307-312.
7. Sapienza C, Hoffman-Ruddy B. Voice disorders. San Diego: Pleural Publishing; 2009.
8. Deary IJ, Wilson JA, Carding PN, MacKenzie K. VoiSS: A patient-derived voice symptom scale. J Psychosom Res. 2003;54(5):483-489.
9. Ma EP, Yiu EM. Multiparametric evaluation of dysphonic severity. J Voice. 2006;20(3):380-390.
10. Oates J. Auditory-perceptual evaluation of disordered voice quality: Pros, cons and future directions. Folia Phoniatr Logop. 2009;61(1):49-56.
11. Bele IV. Reliability in perceptual analysis of voice quality. J Voice. 2005;19(4):555-573.
12. Bhuta T, Patrick L, Garnett JD. Perceptual evaluation of voice quality and its correlation with acoustic measurements. J Voice. 2004;18(3):299-304.
13. Hammarberg B, Fritzell B, Gauffin J, Sundberg J, Wedin L. Perceptual and acoustic correlates of abnormal voice qualities. Acta Otolaryngol. 1980;90(5-6):441-451.
14. Kreiman J, Gerratt BR, Kempster GB, Erman A, Berke GS. Perceptual evaluation of voice quality: Review, tutorial, and a framework for future research. J Speech Hear Res. 1993;36(1):21-40.
15. Kempster GB, Gerratt, BR, Abbott KV, Barkmeier-Kraemer J, Hillman RE. Consensus Auditory-Perceptual Evaluation of Voice: Development of a standardized clinical protocol. Am J Speech Lang Pathol. 2009;18(2):124-132.
16. Wuyts FL, De Bodt MS, Van de Heyning PH. Is the reliability of a visual analog scale higher than an ordinal scale? an experiment with the GRBAS scale for the perceptual evaluation of dysphonia. J Voice. 1999;13(4):508-517.
17. Grant S, Aitchison T, Henderson E, et al. A comparison of the reproducibility and the sensitivity to change of visual analogue scales, borg scales, and likert scales in normal subjects during submaximal exercise. Chest. 1999;116(5):1208-1217.
18. Lee YW, Park HJ, Lim DW, Kim GH. Usefulness of direct magnitude estimation (DME) in auditory perceptual assessments measuring dyspohonia severity. J Voice. In press.
19. Nemr K, Simões-Zenari M, Cordeiro GF, Tsjio D, Ogawa AI, Ubrig MT, Menezes MHM. GRBAS and CAPE-V scale: high reliability and consensus when applied at different times. J Voice. 2012;26(6):812.e17-22.
20. Stevens SS. Psychophysics. 1974. NewYork: Wiley.
21. Hammarberg B, Gauffin J. Perceptual and acoustic characteristics of quality differences in pathological voices as related to physiological aspects. In: Fujimura O, Hirano M, eds. Vocal fold physiology: Voice quality control. San Diego: Singular; 1995:283-303.
22. Hammarberg B. Stockholm Voice Evaluation Approach. 29th Annual Symposium: Care of the professional voice. Philadelphia, Voice Foundation; 2000.
23. Wilson DK, ed. Voice problems in children. 3rd ed ed. Baltimore: Williams & Wilkins Publishers; 1987.
24. Laver J. Phonetic evaluation of voice quality. In: Kent RD, Ball MJ, eds. Voice quality measurement. San Diego: Singular; 2000:37-48.
25. Hirano M. Clinical examination of voice. NY: Springer Verlag; 1981.
26. San Segundo E, Mompean JA. A simplified Vocal Profile Analysis Protocol for the assessment of voice quality and

speaker similarity. J Voice. 2017;31(5):644.e11-644.e27.
27. Dejonckere PH, Obbens C, de Moor GM, Wieneke GH. Perceptual evaluation of dysphonia: Reliability and relevance. Folia Phoniatr (Basel). 1993;45(2):76-83.
28. Murry T, Medrado R, Hogikyan ND, Aviv JE. The relationship between ratings of voice quality and quality of life measures. J Voice. 2004;18(2):183-192.
29. Neuenschwander MC, Sataloff RT, Abaza MM, Hawkshaw MJ, Reiter D, Spiegel JR. Management of vocal fold scar with autologous fat implantation: Perceptual results. J Voice. 2001;15(2):295-304.
30. Anders LC, Hollien H, Hurme P, Sonninen A, Wendler J. Perception of hoarseness by several classes of listeners. Folia Phoniatr (Basel). 1988;40(2):91-100.
31. De Bodt MS, Wuyts FL, Van de Heyning PH, Croux C. Test-retest study of the GRBAS scale: Influence of experience and professional background on perceptual rating of voice quality. J Voice. 1997;11(1):74-80.
32. Moerman MB, Martens JP, Van der Borgt MJ, Peleman M, Gillis M, Dejonckere PH. Perceptual evaluation of substitution voices: Development and evaluation of the (I)INFVo rating scale. Eur Arch Otorhinolaryngol. 2006;263(2):183-187.
33. Bassich CJ, Ludlow CL. The use of perceptual methods by new clinicians for assessing voice quality. J Speech Hear Disord. 1986;51(2):125-133.
34. Boone DR, McFarlane SC, Von Berg SL, Zraick RI, eds. The voice and voice therapy. 9th ed ed. NY: Pearson; 2013.
35. Oates J, Russell A. Learning voice analysis using an interactive multi-media package: Development and preliminary evaluation. J Voice. 1998;12(4):500-512.
36. Iwarsson J, Petersen NR. Effects of consensus training on the reliability of auditory perceptual ratings of voice quality. J Voice. 2012;26(3):304-312.
37. American Speech-Language-Hearing Association. Consensus auditory-perceptual evaluation of voice (CAPE-V). Rockville Pike, American Speech-Language-Hearing Association; 2002.
38. Karnell MP, Melton SD, Childes JM, Coleman TC, Dailey SA, Hoffman HT. Reliability of clinician-based (GRBAS and CAPE-V) and patient-based (V-RQOL and IPVI) documentation of voice disorders. J Voice. 2007;21(5):576-590.
39. Kelchner LN, Brehm SB, Weinrich B, et al. Perceptual evaluation of severe pediatric voice disorders: Rater reliability using the consensus auditory perceptual evaluation of voice. J Voice. 2010;24(4):441-449.
40. Zraick RI, Kempster GB, Connor NP, et al. Establishing validity of the consensus auditory-perceptual evaluation of voice (CAPE-V). Am J Speech Lang Pathol. 2011;20(1):14-22.
41. Wingate JM, Brown WS, Shrivastav R, Davenport P, Sapienza CM. Treatment outcomes for professional voice users. J Voice. 2007;21(4):433-449.
42. Freitas SV, Pestana PM, Almeida V, Ferreira A. Audio-Perceptual Evaluation of Portugeses voice disorders-an inter- and intrajudge reliability study. J Voice. 2014;28(2).201-215.
43. 하승희. 과대비성의 청지각적 평가의 등간 척도와 직접 크기 측정법 비교 연구. 언어청각장애연구. 2009;14(4) :563-573.
44. 표화영. 음성장애의 지각적 평가. 한학문화; 2004.
45. Gerratt BR, Kreiman J, Antonanzas-Barroso N, Berke GS. Comparing internal and external standards in voice quality judgments. J Speech Hear Res. 1993;36(1):14-20.
46. Kent RD. Hearing and believing: Some limits to the auditory-perceptual assessment of speech and voice disorders. journal of speech language pathology of America. 1996;5:7-23. Am J Speech Lang Pathol. 1996;5:7-23.
47. Fex S. Perceptual evaluation. J Voice. 1992;6(2):155-158.
48. De Bodt MS, Wuyts FL, Van de Heyning PH, Croux C. Test-retest study of the GRBAS scale: Influence of experience and professional background on perceptual rating of voice quality. J Voice. 1997;11(1):74-80.
49. Gelfer M. Perceptual attributes of voice: Development and use of rating scales journal of voice, volume 2, issue 4, 320 - 326 J Voice. 1988;2(4):320-326.
50. 김재옥, 최홍식. 평가자의 청지각적 음성평가와 대상자의 주관적 음성평가 비교. Commun Sci Disord. 2009;14(2):223-235.
51. Hsiung MW, Pai L, Wang HW. Correlation between voice handicap index and voice laboratory measurements in dysphonic patients. Eur Arch Otorhinolaryngol. 2002;259(2):97-99.
52. Jones SM, Carding PN, Drinnan MJ. Exploring the relationship between severity of dysphonia and voice-related quality of life. Clin Otolaryngol. 2006;31(5):411-417.
53. Wheeler KM, Collins SP, Sapienza CM. The relationship between VHI scores and specific acoustic measures of mildly disordered voice production. J Voice. 2006;20(2):308-317.

54. Woisard V, Bodin S, Yardeni E, Puech M. The voice handicap index: Correlation between subjective patient response and quantitative assessment of voice. J Voice. 2007;21(5):623-631.

55. Jacobson BH, Johnson A, Grywalski C, et al. The voice handicap index (VHI): Development and validation. Am J Speech Lang Pathol. 1997;6(3):66-70.

56. Hogikyan ND, Sethuraman G. Validation of an instrument to measure voice-related quality of life (V-RQOL). J Voice. 1999;13(4):557-569.

57. Gliklich RE, Glovsky RM, Montgomery WW. Validation of a voice outcome survey for unilateral vocal cord paralysis. Otolaryngol Head Neck Surg. 1999;120(2):153-158.

58. Ma EP, Yiu EM. Voice activity and participation profile-assessing the impact of voice disorders on daily activities. J Speech Lang Hear Res. 2001;44(3):511-524.

59. Bach KK, Belafsky PC, Wasylik K, Postma GN, Koufman JA. Validity and reliability of the glottal function index. Arch Otolaryngol Head Neck Surg. 2005;131(11):961-964.

60. Epstein R, Hirani SP, Stygall J, Newman SP. How do individuals cope with voice disorders? introducing the voice disability coping questionnaire. J Voice. 2009;23(2):209-217.

61. Frazier P, Keenan N, Anders S, Perera S, Shallcross S, Hintz S. Perceived past, present, and future control and adjustment to stressful life events. J Pers Soc Psychol 2011;100(4):749-765.

62. Frazier P, Anders S, Shallcross S, Keenan N, Perera S, Howard K, et al. Further development of the temporal model of control. J Couns Psy chol 2012;59(4):623-630.

63. Nanjundeswaran C, Jacobson BH, Gartner-Schmidt J, Abbott KV. Vocal Fatigue Index (VFI): development and validation. J Voice. 2015;29(4):433-440.

64. Shoffel-Havakuk H, Chau S, Hapner ER, et al. Development and validation of the voice catastrophization index. J Voice. 2019;33:232 – 238.

65. Zur KB, Cotton S, Kelchner L, Baker S, Weinrich B, Lee L. Pediatric voice handicap index (pVHI): A new tool for evaluating pediatric dysphonia. Int J Pediatr Otorhinolaryngol. 2007;71(1):77-82.

66. Hartnick CJ, Volk M, Cunningham M. Establishing normative voice-related quality of life scores within the pediatric otolaryngology population. Arch Otolaryngol Head Neck Surg. 2003;129(10):1090-1093.

67. Boseley ME, Cunningham MJ, Volk MS, Hartnick CJ. Validation of the pediatric voice-related quality-of-life survey. Arch Otolaryngol Head Neck Surg. 2006;132(7):717-720.

68. Lima L, Behalu M. Pediatric vocal symptoms questionnaire (PVSQ): Four new versions for parental evaluation and self-evaluation. Int J Pediatr Otorhinolaryngol. 2020:131:109816.

69. Etter NM, Hapner ER, Barkmeier-Kraemer JM, Gartner-Schmidt JL, Dressler EV, Stemple JC. Aging Voice Index (AVI): Reliability and Validity of a Voice Quality of Life Scale for Older Adults. J Voice; 2019: 33(5), 807.e7-807.e12.

70. Cohen SM, Jacobson BH, Garrett CG, et al. Creation and validation of the singing voice handicap index. Ann Otol Rhinol Laryngol. 2007;116(6):402-406.

71. de Avila MEB, Oliveira G, Behalu M. Classical singing handicap index (CSHI) in erudite singers. Pro Fono. 2010;22(3):221-226.

72. Phyland DJ, Pallant JF, Thibeault SL, Benninger MS, Vallance N, Smith JA. Measuring vocal function in professional music theater singers: construct validation of the Evaluation of the Ability to Sing Easily (EASE). Folia Phoniatr Logop. 2014;66(3).100-108.

73. Dacakis G, Davies S, Oates JM, Douglas JM, & Johnston JR. Development and Preliminary Evaluation of the Transsexual Voice Questionnaire for Male-to-Female Transsexuals. J Voice. 2013;27(3):312-320.

74. Folwer SJ, Thurston A, Chesworth B, Cheng V, Constantinou P, Vyas A, Lillie S, Haines J. The VCDQ-a Quesionnaire for symptom monitoring in vocal cord dysfunction. Clin Exp Allergy. 2015;45(9):1406-1411.

75. Rosen CA, Lee AS, Osborne J, Zullo T, Murry T. Development and validation of the voice handicap index-10. Laryngoscope. 2004;114(9):1549-1556.

76. Ricci-Maccarini A, De Maio V, Murry T, Schindler A. Development and validation of the children's voice handicap index-10 (CVHI-10). J Voice. 2013;27(2):258.e23-258.e28.

77. Cohen SM, Statham M, Rosen CA, Zullo T. Development and validation of the Singing Voice Handcaip-10. Laryngoscope. 2009;119(9):1864-1869.

78. 이정민, 정수연, 김한수. 국내에서 개발된 음성장애 환자의 자기보고식 평가도구에 대한 문헌 고찰. Korean J Otorhinolaryngol-Head Neck Surg. 2022;65(1):655-668.

79. Lee YW, Kim GH. 2020. Discriminative and predictive

ability for screening the Korean dysphonic patients using self-reported questionnaires. Clin Arch Commun Disord 2020;5(2):85-95.

80. 윤영선. 한국어판 음성장애지수(Korean-Voice Handicap Index): 번안본 검증 및 새 지수 개발. [국내박사학위논문]. 연세대학교 일반대학원; 2007.

81. 윤영선, 김향희, 손영익, 최홍식. 한국어판 음성장애지수 (voice handicap index, VHI)의 타당도 및 VHI-10의 임상적 유용성. Communication Sciences and Disorders. 2008;13(2):1-26.

82. 박성신. 한국어판 소아음성장애지수(Pvhi-K; Pediatric Voice Handicap Index-Korea): 표준화를 위한 예비연구. 대한음성언어의학회지. 2011:137-142.

83. Ricci-Maccarini A, De Maio V, Murry T, Schindler AN. Development and validation of the Children's Voice Handicap Index-10 for Parents. J Voice. 2016 Jan;30(1):120-126.

84. Connor NP, Cohen SB, Theis SM, Thibeault SL, Heatley DG, & Bless DM. Attitudes of children with dysphonia. J Voice. 2008;22(2):197-209.

85. 라상학. 한국어판 아동음성장애지수-10(children's voice handicap index: CVHI-10)의 신뢰성과 타당성 연구. [국내석사학위논문]. 대구가톨릭대학교 의료과학대학원; 2015.

86. 라상학, 최성희, 이경재, 최철희. 학령기 아동의 한국어판 아동음성장애지수-10 (CVHI-10)의 타당도 및 신뢰도: 진단 검사를 위한 ROC곡선과 절단점 분석. Commun Sci Disord. 2022;27(1):202-211.

87. 이아람. 성악가를 위한 한국어 음성장애지수(K-SVHI)의 적용 연구. [국내석사학위논문]. 이화여자대학교 일반대학원; 2008.

88. 이아람, 심현섭. The Korean version of the singing voice handicap index. Commun Sci Disord. 2013;18(2):194-202.

89. 김민주. 직업적 음성 사용인의 음성피로도 검사(Vocal Fatigue Index)와 음성장애지수(Voice Handicap Index)의 상관도 연구. [국내석사학위논문]. 이화여자대학교 일반대학원; 2017.

90. 강영애, 장재원, 구본석. 음성장애환자 대상 음성피로와 음성평가 간 상관 및 음성피로도 설문(Voice Fatigue Index)의 임상적용. Korean J Otorhinolaryngol-Head Neck Surg. 2017;60(5):232-242.

91. 김지성, 최성희. 한국 언어재활사의 음성피로 및 음성과 관련된 삶의 질. COMMUN SCI DISORD. 2018;23(4);1078-1090.

92. 전혜연, 김지연, 성철재. 언어재활사의 주관적 음성피로도와 관련된 음향적 특성. 말소리와 음성과학. 2022;14(3):87-101.

93. 김지성. 후두과긴장의 중증도와 주관적인 음성평가와의 상관계. Commun Sci Disord. 2022;27(3);671-677.

94. 이동훈, 허명진. Acoustic characteristics and voice fatigue in hearing impaired adult males according to the degree of hearing loss. Audiol Speech Res. 2023;19(3):201-207.

95. Nagel KF. Challenges to CAPE-V as a Standard. Perspect ASHA Spec Interest Groups SIG 3, 2016;1(Part 2): 47-53. doi:10.1044/persp1.SIG3.47.

96. 최성희. 음성장애 환자의 음질 평가를 위한 표준문장 개발. Audiol Speech Res 2018:14(2):128-142.

97. Solomon N, Kempster GB, Nagle KF. Development and rationale for the Consensus Auditory-Perceptual Evaulation of Voice-Revised (CAPE-Vr). 2024. Retrived from Open Science Framework. https://osf.io/preprints/psyarxiv/e84tn

98. 윤영선, 김향희, 손영익, 최홍식. 한국어판 음성장애지수 (voice handicap index, VHI)의 타당도 및 VHI-10의 임상적 유용성. Communication Sciences and Disorders. 2008;13(2):1-26.

99. Ricci-Maccarini A, De Maio V, Murry T, Schindler A. Development and validation of the children's voice handicap index-10 (CVHI-10). J Voice.2013;27(2):258.e23-258.e28.

100. 이승진. 음성 활동 및 참여 프로파일-한국판(K-VAPP): 타당성 검증 연구. Commun Sci Disord. 2016;21(4):695-708.

101. Son HY, Lee, C-Y, Kim KA, Kim S, Jeong HS, Kim JP. The Korean Version of the Voice Symptom Scale for Patients with Thyroid Operation, and Its Use in a Validation and Reliability Study. J Voice. 2018;32(3):367-373.

102. Lee YW, Kim GH, Bae IH, Park HJ, Kwon SB. Korean Voice Catastrophization Index (K-VCI): Validation of the Voice Catastrophization Index for Koreans. J Voice.2021;35(1):160.e7-160.e13.

103. Shoffel-Havakuk H, Chau S, Hapner ER, et al. Development and validation of the voice catastrophization index. J Voice. 2019;33:232 – 238

104. 배인호, 성의숙, 이진춘. 한국어판 노인음성지수의 신뢰도와 타당도. 대한후두음성언어의학회지.2019;30(1):21-27.

105. 표화영, 임재열, 임성은, 이승진. 성별에 따른 정상 및 음성장애 노인 화자의 음성관련 삶의질 비교: 노인성 음성지수-한국어판(Aging Voice Index-Korean version, AVI-KR)을 이용하여. Commu Sci Disord;26(4):933-943.

106. Lee HN, Yoo JY, Han JH, Park YS, Jung DY, Park JH. Transcultural Adaptation and Validation of the Korean Version of the Vocal Tract Discomfort Scale. J Voice,2022;36(1):143.e15-143.e23.

107. Mathieson L. Vocal tract discomfort in hyperfunctional dysphonia. J Voice. 1993;2:40-48

108. Hwang Y-S, Shim M-R, Kim G-J, Lee D-H, Nam I-C, Park J-O, Kim S-Y, Park Y-H, Bae J-S, Lee S-H, Kim J-S, Sun D-I. Development and Validation of the Thyroidectomy-Related Voice and Symptom Questionnaire (TVSQ). J Voice.2022;36(1):145.e15-145.e22.

109. 장미현, 김효정. 한국어판 음성장애 대처 설문지(VDCQ)의 타당도 및 임상적 유용성. 언어치료연구.2022;31(2):1-9.

110. Epstein R, Hirani SP, Stygall J, Newman SP. How do individuals cope with voice disorders? Introducing the Voice Disability Coping Questionnaire. J Voice.2009;23(2):209-17.

111. 이정민, 정수연, 김빛나, 김한수. 한국판 목소리 자기조절 척도의 신뢰도 및 타당도 예비연구. J Korean Soc Laryngol Phoniatr Logop. 2022;33(2):103-109.

112. Misono S, Meredith L, Peterson CB, Frazier PA. New perspective on psychosocial distress in patients with dysphonia: The moderating role of perceived control. J Voice 2016;30(2):172-6.

113. 정지행, 김재옥. 교사의 음성문제 유발 요인 및 주관적 음성평가에 대한 원격수업과 대면수업 간 비교. Commun Sci Disord.2023;28(2):327-339.

114. Baldner EF, Doll E, van Mersbergen MR. A Review of Measures of Vocal Effort With a Preliminary Study on the Establishment of a Vocal Effort Measure. J Voice. 2015;29(5):530-41.

CHAPTER 09

공기역학적 검사

김지원

I 서론

발성은 다양한 기관에 의해 복잡한 생성 단계를 거쳐 이루어진다. 일차적으로 호흡과 관련하여 폐와 호흡근의 기능은 중요하다. 발성은 주로 호기 시에 이루어지며 폐의 여러 가지 질환으로 인하여 발성 장애가 발생한다. 천식, 폐기종, 폐암 등의 질환을 앓는 환자에게 발성 장애가 발생할 수 있으며 정상인이라 하더라도 감기, 폐렴 등의 질환을 앓으면 일시적으로 발성 장애가 오는 경우가 있다. 수술이나 기타 손상으로 폐를 다치는 경우에도 발성에 지장을 받는 경우가 많고 임상에서도 발성을 하는 데 지장을 주는 폐질환이 많다.

폐로 흡인된 공기가 숨을 내뱉는 동안에 좁혀진 성대 사이를 통과하면서 진동을 일으켜 발성이 이루어지므로 폐의 기능이 중요하고, 이때 성대 사이를 통과하는 공기의 양이나 속도는 발성에 매우 중요한 역할을 한다.

보통 음성 검사 시 폐기능 검사*pulmonary function test, PFT*를 필수적으로 실시하지는 않는다. 폐기능 검사는 필요시 폐기능 검사실에서 실시할 수 있고 음성 검사기기에 추가로 장착을 할 수 있는 장치가 판매되고 있다. 초시계로 최장발성지속시간*maximum phonation time, MP*을 측정하거나 특수 장비를 이용하여 최장발성지속시간을 포함한 공기역학적 검사*aerodynamic study*를 시행할 수 있다. 공기역학적 검사도 환자 간에 변동이 심하므로 정상치를 얻어서 서로 비교하기보다는 한 환자에게서 치료 전후 경과를 보는 목적으로 더 많이 활용한다. 임상에서 많이 사용하는 공기역학적 검사는 성대를 통과하는 공기에 대한 물리적인 검사인데 이를 위해 Phonatory function analyser나 Aerophone II, Phonatory Aerodynamic System Model 6600 (PAS)라는 특수 장비를 사용한다. 국내에서는 주로 Aerophone II, PAS를 많이 사용하므로 두 장비를 위주로 설명하고자 한다(그림 9-1).

발성 기전을 살펴보면 우선 양측 성대가 내전하면서 성대가 닫힌다. 동시에 성대의 하부에서 올라오는 내쉬는 공기가 올라오면서 압력이 발생하여 성대가 수동적으로 반복적으로 열리고 닫혀서 진동을 한다. 이때 성대 자체의 탄력성, 베르누이 효과*Bernoulli effect* 그리고 성문하압*subglottal pressure*이 동시에 작용을 한다. 성대 사이를 통과하는 기류는 성대의 개폐에 따라 규칙적으로 이어졌다 끊어졌다 하면서 성대에서 구강과 비강에 이르는 성도의 공명 현상으로 음향이 생긴다. 결론적으로 발성의 에너지원은 허파에서 내쉬는 날숨에서 만들어진다. 성대를 중심으로 발생하는 상하의 압력 차이와 날숨의 양과 흐르는 속도 사이의 관계는 전기학에서 다루는 옴의 법칙을 적용하여 설명하기도 한다(V = I × R, V: 전압, I: 전류, R: 저항). 또한 이 식을 기본으로 하여 여러 가지 변수를 도출하기도 한다.

PAS를 사용하여 기류율*airflow rate*, 성문하압 등을 측정한 수

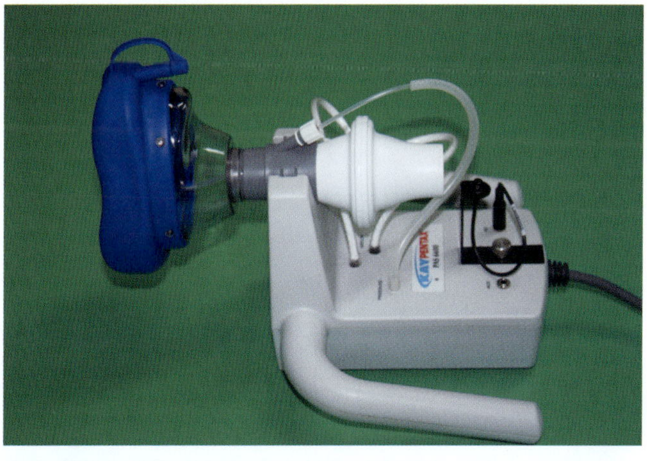

그림 9-1 **Phonatory Aerodynamic System (PAS).** 본 장비는 마스크 그리고 연결된 센서들이 박스 안의 변환기로 신호를 보내 컴퓨터와 연동이 된다.

치들은 공기역학적 검사의 한 수치로 간주한다. 아울러 폐활량을 포함한 폐기능 검사 수치와 여러 조건에서의 발성 지속 시간 등을 구하여 이를 공기역학적 검사에 넣기도 한다. 각각의 측정치를 이용해 일정한 공식에 의해 2차적으로 도출된 수치도 있다. 예를 들면 발성지수*phonation quotient, PQ*는 폐활량*vital capacity*을 발성지속시간으로 나누어 만들어지는 수치로 기기로 측정되지 않는다. 또한 발성지속시간을 측정하면서 발성지속시간 동안의 호기량*phonation volume*을 측정할 수 있는데, 일반적으로 발성 시 호기량과 폐활량 간에 큰 차이가 없어서 발성 시 호기량을 발성지속시간으로 나눈 평균 호기류율을 발성지수로 사용할 수도 있다. 이외에 발성과 공기의 흐름을 동시에 측정하고 성문하압을 같이 측정한 후 자동적으로 여러 변수들을 기록하며 2차적으로 도출되는 변수들도 자동 계산하여 결과값으로 보여주므로 실험자는 필요한 수치를 선택하여 활용하면 된다. 임상적으로 공기역학적 검사만으로 후두의 상태를 보여줄 수 없으므로 음성 검사와 근전도 검사 그리고 성대의 영상 검사도 함께 하여 후두의 상태에 대한 해석을 하게 된다.

앞서 언급한 변수들은 국내에서는 주로 폐기능 검사 기기와 Aerophone II 등으로 측정되어 결과들이 발표되었고 최근에는 PAS라는 장비가 보급되고 있다(그림 9-1).

특히 Aerophone II와 PAS는 동일한 회사인 KayPentax Corp의 제품이면서도 성문하압을 측정하는 방법은 약간 달라서 기준이 되는 정상치도 따로 구하여 사용해야 할 것이다. 본서에서는 공기역학적 검사의 정상치를 Aerophone II 혹은 PAS로 측정된 수치를 제시한다. 특히 공기역학적 검사를 하는 경우 한 환자를 중심으로 치료 전후 비교를 한다면 장비의 종류에 관계없이 의미 있게 활용할 수 있을 것이다. 환자 간의 수치 비교는 측정 조건에 따라 변동이 있으므로 상당히 조심스럽게 해야 하며, 또 공기역학적 검사는 후두 질환의 진단에는 도움이 되지 않는다.

II 폐기능검사

1. 폐활량 *vital capacity, VC*

음성을 만드는 에너지는 폐에서 나오는 호기류이므로 공기가 적당한 압력으로 성대 사이를 통과해야 한다. 따라서 공기역학적 검사에서 보는 것은 호기류가 적절히 공급되는지를 보는 것이다. 음성 분석 장비에서는 폐기능 검사의 모든 항목을 시행하지는 않고 간단히 폐활량을 측정하여 그대로 활용하거나 발성지수 등의 2차 변수를 도출하여 사용하기도 한다. 발성지수는 간단한 공식으로 구할 수 있는데 폐활량을 최장발성지속시간으로 나눈 값을 사용한다. 폐활량은 대부분의 병원의 폐기능 검사실에서 검사를 할 수 있으므로 추가적인 시설이나 장비 없이 검사가 가능하다. 또 최장발성지속시간은 초시계로 간단히 검사를 할 수 있으므로 두 값을 구한다면 발성지수를 계산할 수 있다. 발성지수는 폐활량을 최대발성지속시간으로 나눈 값으로 아래와 같이 계산한다.

Averaged phonation airflow or PQ = VC / MPT (mL/s)

폐기능 검사는 내과적으로 더 의미가 있으며 폐활량 등의 환기 기능이 발성에 중요하다. 환기 기능 이상으로 음성 장애가 생긴다면 발성 및 발화의 지속이 어려워지는 증상으로 나타난다. 즉, 긴 어구를 단숨에 말할 수 없어서 자주 숨을 쉬게 된다. 폐의 환기 기능이 떨어지면 최장 발성 지속시간이 줄어들 수 있다. 이런 경우 후두의 정밀 검사도 같이 하여 성문 폐쇄 부전 여부도 확인해야 한다. 일반적으로 폐기능이 상당히 떨어져야 음성의 세기가 약해지고 음질의 이상이 생긴다. PAS를 이용한 폐활량검사는 다음과 같이 한다. PAS 장비에 붙어 있는 마스크를 코와 입이 밀폐되도록 얼굴에 밀착시킨 후 폐활량 검사 프로그램을 실행한다. 이 상태에서 환자로 하여금 숨을 크게 들이쉰 후 마스크에 숨을 "후우" 하고 크게 내쉬도록 한다. 저장된 그래프에서 호기지속시간, 최대호기류율, 최대 호기량 등의 분석 자료가 나온다. 흡기 시작에서 호기 종료까지를 적절히 지정을 하면 폐활량이 계산되어 나온다. PAS를 이용한 검사에서는 폐활량이 expiratory volume으로 표시되고 호기시간*expiratory airflow duration*과 최대호기류율*peak expiratory airflow*도 동시에 기록된다(그림 9-2, 9-3, 표 9-1).

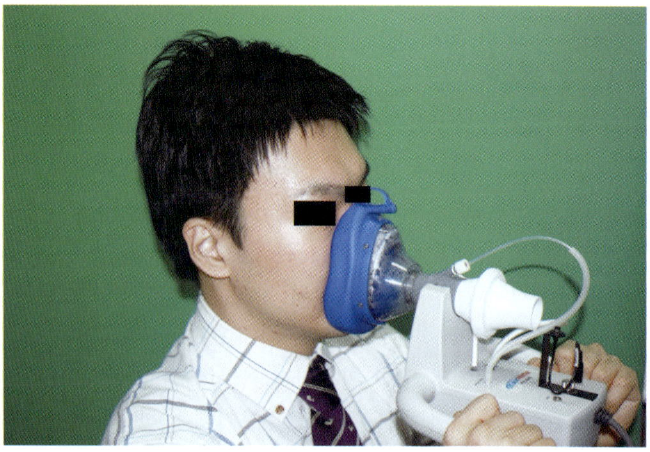

그림 9-2 PAS를 착용 후 검사하는 장면. 마스크로 코와 입을 공기가 새지 않도록 밀폐시킨 후 양측 손잡이를 단단히 잡고 검사를 한다. 코로 바람이 새는 경우는 코를 클립으로 막고 할 수도 있다. 이 장비로 성문하압, 최장발성시속 시간 등을 측정할 수 있다.

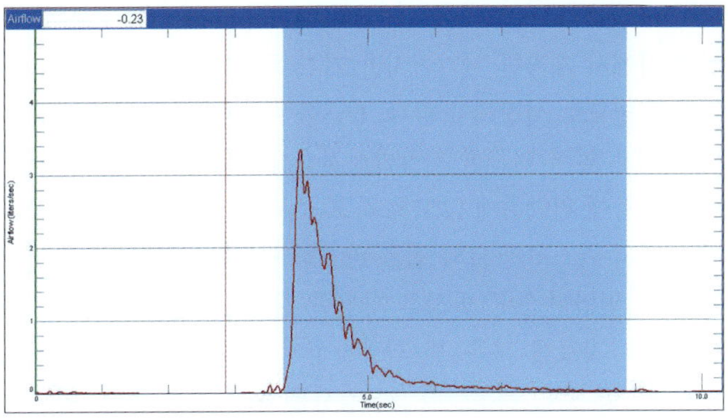

그림 9-3 **폐활량의 측정(phonatory aerodynamic system).** 35세 여자 환자로 성대마비로 검사를 하였고 그래프가 초기에 올라가다가 급격히 떨어진다. 폐활량은 1.75 Liters로 상당히 떨어져 있지만 성대마비로 인해 후두가 저항 역할은 못해 제대로 된 폐기능 검사가 잘 안 된 것으로 판단된다. 파란색으로 변한 부위를 계산하여 표 9-1과 같은 결과가 나온다.

표 9-1 **환자의 폐활량 측정표.**

VITAL CAPACITY	
Expiratory Airflow Duration	4.45 sec
Peak Expiratory Airflow	2.32 l/sec
Expiratory Volume	1.75 l

그림 9-3에서 파란색으로 분석 범위를 설정하면 위와 같은 결과가 나온다.
Expiratory volume = Vital capacity

III 공기역학적 검사

동영상

1. 최장발성지속시간 *maximum phonation time, MPT*

최장발성지속시간은 발성 능력 측정법 중 가장 간단하여 초시계로 측정하거나 음성분석장비로 측정한다. 이 방법으로 호흡 및 후두를 조절할 수 있는 능력을 복합적으로 판단할 수 있으며, 발성 장애의 치료 전후에 측정하여 치료 효과를 객관적으로 비교할 수 있다. 초시계를 이용한 측정법은 피험자로 하여금 호흡을 길게 들이마신 후 "아" 발성을 숨이 찰 때까지 끊이지 않고 하도록 한다. 이때 시간을 측정하면 된다. 측정을 3회하고 이 중 최대치를 사용한다. 또한 검사 전에 환자에게 충분히 설명을 하고 연습을 시킨 후 시행하면 된다(그림 9-4, 표 9-2).

PAS로 검사하는 방법은 다음과 같다. 검사 장비에서 마스크로 입과 코가 완전히 덮인 상태에서 공기가 새지 않도록 얼굴에 밀착을 시킨다. 이 상태에서 숨을 크게 들이쉰 다음 "아" 소리를 가장 편안한 음의 높이와 세기로 길게 내어서 소리가 안 나올 때까지 지속하면 자동적으로 기록이 된다. 기록된 그래프를 기준으로 발성 시간과 종료 시간을 정해주면 최장발성지속시간을 측정할 수 있다. 이 방법을 3회 반복하여 최대치를 취하여 결과로 사용한다. 이때 피검자가 일부러 기류량을 줄여서 발

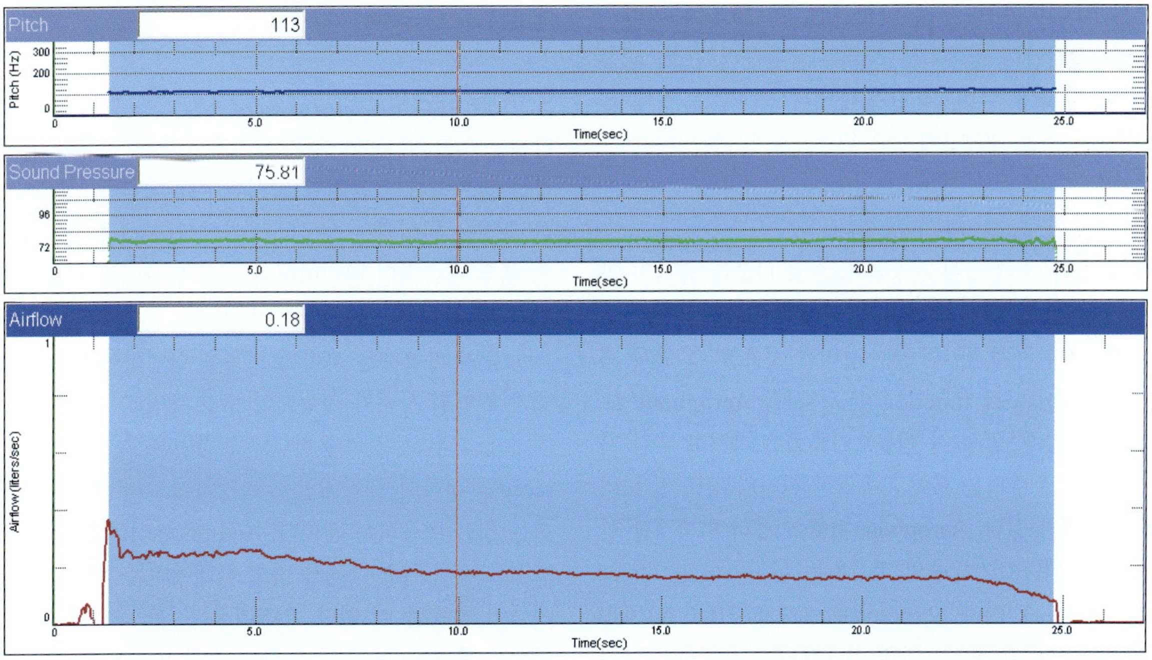

그림 9-4 **최장발성 지속시간(Phonatory Aerodynamic System, PAS).** 위부터 기본주파수*pitch*, 음의 강도*sound pressure*, 기류량*airflow*의 순서로 보인다.

표 9-2 최장발성 지속시간 측정결과.

Maximum SPL	76.01 dB
Minimum SPL	54.21 dB
Mean SPL	71.71 dB
SPL Range	21.8 dB
Mean SPL During Voicing	71.86 dB
Mean Pitch	195.03 Hz
Phonation Time	5.95 Sec
Peak Expiratory Airflow	0.36 Lit/Sec
Mean Expiratory Airflow	0.14 Lit/Sec
Expiratory Volume	0.93 Liters

그림 9-4의 기류량의 파란 분석 범위를 지정하면 결과가 나온다.

성 지속시간을 연장하는 것을 방지하고자 피검자를 검사 전에 미리 교육 및 연습을 시켜야 한다. 또한 검사자는 피검자가 검사를 하는 동안 모니터의 그래프 등을 보면서 피검자가 제대로 검사를 하도록 독려한다. 이때 발성 시 기류량도 동시에 측정되어 평균호기류율도 측정할 수 있다. 측정 시 최장발성지속시간이 40초 이상이면 반복 측정 시 휴식을 충분히 한 후 시행하고 40초 이내이면 연속하여 측정하면 된다.

Aerophone II로 측정한 한국인의 최장발성지속시간은 남자 20.8초(10.5~34.2초), 여자 17.2초(10.2~29.3초)이고 PAS로 측정한 최장발성지속시간의 정상치는 미국인은 40~59세 기준 남자 22.96초(9.19~49.17초), 여자 19.82초(5.79~29.46초)이다.

최장발성지속시간이 짧아지는 경우는 폐활량의 감소, 뇌성마비나 기타 운동장애, 반회후두신경 마비나 성대구증, 성대 폴립으로 유발되는 성문 폐쇄장애 등을 원인으로 들 수 있다.

2. 평균호기류율 *mean airflow rate, MAFR*

발성 시 일정 시간 내에 성문을 통해 밖으로 나오는 공기의 양을 발성 시 평균호기류율이라 한다. 최근에는 컴퓨터로 기기의 조율과 측정을 간편하게 할 수 있는 장비를 사용할 수 있게 되었다. 장비는 Phonatory function analyser나 Aerophone II, PAS 등을 들 수 있다. 발성 시 평균호기류율을 가지고 피검 자간에 비교하는 것은 주의를 요하고 동일한 환자의 치료 전후 비교에 활용은 의미가 있다. Aerophone II를 이용하여 측정한 한국인의 발성 시 평균호기류율의 정상치는 남자 167.1 ml/sec (86.3~386.7 ml/sec), 여자 129.6 ml/sec (77.0~310.0 ml/sec)이고 PAS로 측정한 미국인의 발성 시 평균호기류율의 정상치는 40~59세에서는 남자 160 ml/sec (30~440 ml/sec), 여자 140 ml/sec (30~330 ml/sec)이다. Aerophone II와 PAS는 동일 회사에서 제작한 기기이지만 기기 특성이 다르므로 정상 측정값을 별도로 설정해야 한다. PAS를 이용한 발성 시 호기류율의 측정은 앞서 언급한 최장발성지속시간과 유사하다. 일단 환자를 의자에 편안하게 앉도록 하고 충분한 흡기를 시킨 후 공기가 밀폐된 마스크가 코와 입을 완전히 덮도록 하여 얼굴에 밀착시킨 후 편안한 "아" 발성을 가능한 길게 유지하도록 한다. 이 방법으로 자료를 모은 후 최장발성지속시간과 평균호기류율, 발성기류량 등을 측정한다. 이 검사를 하는 경우 숨을 크게 들이쉬고 최대 노력하에 발성하는 것과 편안하게 5초 정도 발성하는 것과 검사치의 차이가 있을 수 있다(PAS에서는 최대 발성과 편안한 발성 시의 두 가지 검사를 별도로 할 수 있다). 이것은 최장발성지속시간을 측정하는 경우에도 마찬가지로 적용이 된다. 각 검사 기관의 조건에 따라 두 가지 검사를 다 할 수도 있지만 보통은 최대 발성을 하도록 하여 측정을 하는 것이 무난하고, 환자의 치료 경과를 보는 경우는 일정한 방법으로 측정하여 기록하면 될 것이다(그림 9-2, 9-4, 표 9-2).

음성 검사기기에 따라서는 최장발성지속시간을 측정하면 여러 가지 변수들을 자동으로 계산해주는 기능도 활용할 수 있다. 평균호기류율을 바로 측정할 장비가 없다면 폐활량과 최장발성지속시간을 각각 측정하여 발성지수를 도출하여 평균호기류율 대신 사용할 수도 있다.

평균호기류율의 병적인 증가는 성대마비나 성대용종, 후두암 등의 성문 폐쇄부전에서 관찰되고 병적인 감소는 성문저항이 증가하는 기능적 장애의 상태로 vocal fry나 경련성 발성장애에서 볼 수 있다.

3. 성문하압 *subglottal pressure*

발성을 일으키는 에너지는 호기류이다. 호기류가 일정 압력 이상을 유지해야 효율적인 발성이 이루어진다. 성문하압의 정확한 측정을 위해서는 성문하 공간에 압력계를 삽입해야 하나 이는 매우 침습적인 방법이어서 실제 임상에서 사용하는 것이 무리가 있다. 임상적으로는 간접적으로 성문하압을 측정하는데, /ㅍ/ 등의 파열자음 사이에 모음을 삽입하여 발성하게 하면 성대가 개방된 상태가 지속되어 구강 내압과 성문하압이 거의 일치하게 되는 것을 이용한다. 이 방법은 기기와 연결된 mouth piece를 통하여 구강내압을 측정하여 이를 성문하압으로 반영하는 것을 이용하는 것이다. Aerophone II에서는 "이－피－피" 발성을 시켜 압력 측정을 하고 국내에서는 이 방법을 통한 정상치들이 발표된 바 있다. PAS에서는 "파－파－파" 발성을 시켜 압력을 측정한다. 두 방법 간의 수치 비교는 할 수 없으므로 각각의 정상치를 별도로 만들어야 한다(그림 9-5, 9-6).

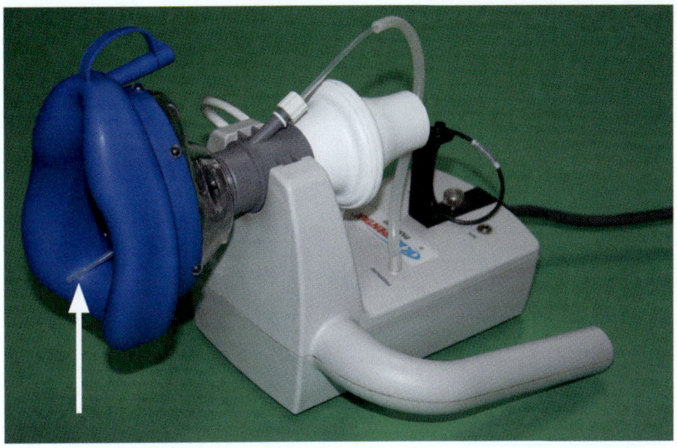

그림 9-5 **성문하압의 측정 시의 세팅.** 마스크 안으로 나온 튜브(화살표)를 입술로 물고 마스크를 얼굴에 밀착 후 검사한다. "파" 발성 시 입술이 열리면서 기류가 나오기 직전에 압력이 급격히 올라간다. 이 시점에서 구강압력과 성문하압이 동일해지므로 구강압력을 측정하면 이것이 성문하압으로 간주할 수 있다.

PAS를 이용한 성문하압 측정은 다음과 같다. 마스크 안으로 2 mm 두께의 실리콘 튜브를 삽입한 후 환자로 하여금 얼굴에 마스크를 공기가 새지 않도록 밀착시킨다. 입술로 실리콘 튜브를 살짝 문 상태에서 "파-파-파" 발성을 시킨다. 이때 발성은 1초에 "파" 발성이 2번 정도 하도록 미리 연습을 시킨 후 실행한다. 저장된 그래프에서 성문하압 그래프가 잘 나오는 부위를 선택하여 분석을 실행하면 검사치가 표로 나온다(표 9-3). 성문

표 9-3 **성문하압 측정결과.**

VOICING EFFICIENCY	
Maximum SPL	77.15 dB
Mean SPL	72.77 dB
Mean SPL During Voicing	72.88 dB
Mean Pitch	201.36 Hz
Pitch Range	115.99 Hz
Expiratory Airflow Duration	0.52 Sec
Peak Air Pressure	9.28 cm H_2O
Mean Peak Air Pressure	8.23 cm H_2O
Peak Expiratory Airflow	0.4 1Lit/Sec
Target Airflow	0.28 Lit/Sec
Expiratory Volume	0.14 Liters
Mean Airflow During Voicing	0.27 Lit/Sec
Aerodynamic Power	0.225 watts
Aerodynamic Resistance	29.03 $H_2O/(l/s)$
Acoustic Ohms	29.61 ds/cm^5
Aerodynamic Efficiency	11.91 ppm

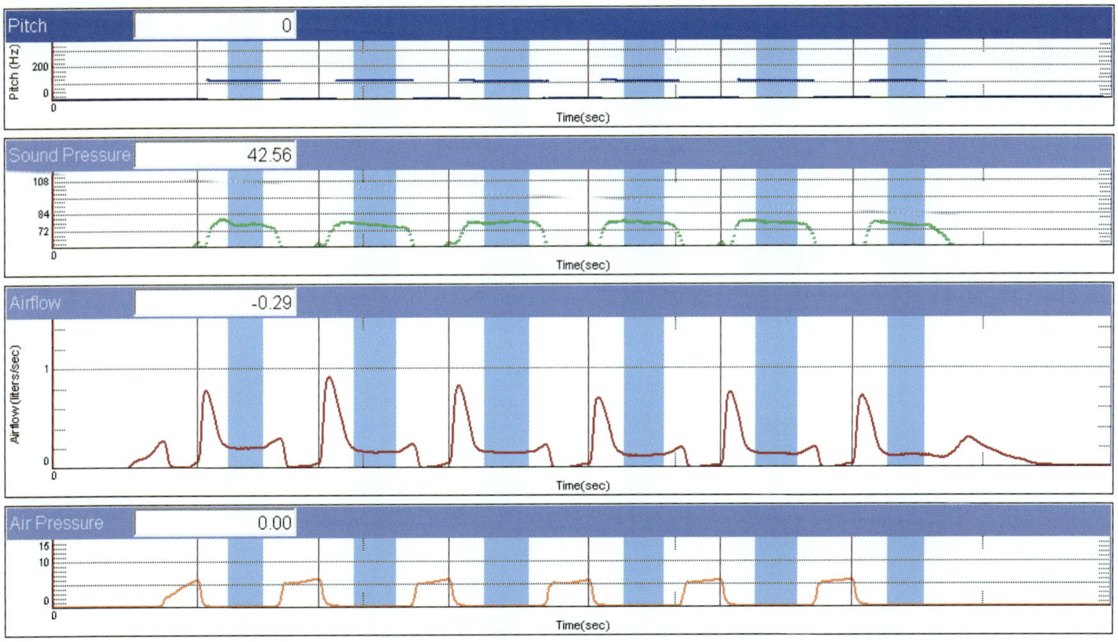

그림 9-6 **성문하압 검사 그래프.** 위부터 주파수$_{pitch}$, 음의 강도$_{sound\ pressure}$, 기류량$_{airflow}$, 압력$_{air\ pressure}$.

하압은 PAS에서 voicing efficiency라는 항목에서 측정된다. 또한 peak air pressure (cm H_2O) 혹은 mean peak air pressure (cm H_2O)로 표시한다. 또한 동시에 측정되는 성문하압을 평균 호기류율로 나누면 후두저항도*laryngeal airway resistence, Rlaw*(혹은 PAS에서는 aerodynamic resistence)가 결과치로 도출된다. 이는 성문하압과 함께 후두의 밸브 역할을 측정하는 척도로 사용하기도 한다.

그림 9-6의 그래프를 분석하여 여러 변수들이 계산된다. Peak Air Pressure는 성문하압*subglottal pressure*이고 Aerodynamic Resistance는 후두 저항*laryngeal resistence*이다. 기타 기류량 등 다양한 변수를 측정할 수 있다

참고로 Aerophone II로 측정한 한국인의 성문하압의 정상치는 남자 4.1 cm H_2O (1.3~8.7), 여자 3.5 cm H_2O (1.2~8.8)이고 PAS로 측정한 40~59세 미국인의 성문하압 정상치는 남자 7.13 cm H_2O (4.11~9.63), 여자 5.88 cm H_2O (2.83~12.99)이다.

성문하압의 병적인 증가는 진행된 성문암과 같이 성문협착이나 기도 폐쇄병변에서 볼 수 있고, 감소는 폐기능 저하나 기관절개공을 지고 있는 경우에서 볼 수 있다.

4. 발성지수 *phonation quotient, PQ*

폐활량을 최장발성지속시간으로 나눈 값을 발성지수(PQ)라고 한다. 공식은 다음과 같이 표시한다.

PQ = VC /MPT (PQ: phonation quotient,
VC: vital capacity, MPT: maximum phonation time)

발성지수는 최장발성지속시간을 측정 후 별도로 측정한 폐활량 값을 이용하여 계산한다. Aerophone II나 PAS를 사용하면 발성 시 호기량*phonation volume, PV*을 자동으로 측정하고 평균 호기류율도 일관적으로 계산해준다. 정상 성인에게는 폐활량과 발성 시 호기량 간에 차가 적어서 측정 편의상 발성지수를 평균 호기류율 대신 사용할 수 있다. 앞의 공식에 따르면 PQ = VC/MPT에서 VC는 PV와 유사하다 했으므로 PQ = PV/MPT = MAFR로 식을 유도할 수 있다. 따라서 발성지수를 구할 수 있으면 이 수치를 평균호기류율 대신 사용할 수 있다. 이 약식 방법은 PAS 같은 검사 장비가 없는 경우 MAFR을 추정할 수 있는 방법으로 알아두면 유용할 것 같다.

발성지수의 정상치는 남자 145 ml/sec, 여자 170 ml/sec 정도이다. 발성지수는 만성 후두염, 성대결절, 진행된 후두암, 성대마비 등에서 증가한다.

참고문헌

1. 문영일. 기류 저지법을 이용한 발성시의 공기역학적 검사에 관한 연구. 대한이비인후과학회지. 1996;39(7):1087-92.
2. 문영일, 이윤영, 김문정, 이재연. 후두질환 환자에서 기류저지법을 이용한 공기역학적 검사에 관한 연구. 대한이비인후과학회지. 1998;41(3):350-9.
3. 서장수, 송시연, 권오철, 김준우, 이희경, 정옥란. 음성검사 중 공기역학적 검사에서 한국인의 정상 평균치. 대한음성언어의학회지. 1997;8(1):27-32.
4. 서장수, 송시연, 정유선, 김정수, 지덕환, 이무경. 정상인과 성대용종 환자에서의 공기역학적 검사. 대한음성언어의학회지. 1999;10(1):5-11.
5. 일본음성언어의학회(안회영역). 음성검사법 임상편. 1994(제2판).
6. Solomon NP, Helou LB, Makashay MJ, Stojadinovic A. Aerodynamic Evaluation of the Postthyroidectomy Voice. J Voice. 2011.
7. Zraick RI, Smith-Olinde L, Shotts LL. Adult Normative Data for the KayPENTAX Phonatory Aerodynamic System Model 6600. J Voice(epub). 2011.

CHAPTER 10

성대진동검사

정수연

음성이 생성되는 발성*phonation*은 공기가 성대를 통과하면서 성대를 진동시켜 소리가 만들어지는 과정이다. 성대의 진동은 음성의 질에 가장 중요한 부분을 차지하나 초당 100회 이상 진동을 하기 때문에 단순 후두내시경을 통한 정밀한 평가는 불가능하다. 성대진동을 평가하기 위해 다양한 검사 장비와 기구가 사용되고 있고 각 검사의 원리에 대한 충분한 이해를 바탕으로 한 항목 결과 해석이 음성장애의 진단에 도움이 된다.

I 후두 스트로보스코피 *Laryngeal stroboscopy*

1. 후두 스트로보스코피의 역사와 원리

스트로보스코프*stroboscope* 효과는 정기적인 섬광에 의해 물체가 정지하거나 느리게 움직이는 것처럼 보이는 현상이다. 이는 시각적 효과 중 탈봇의 법칙*Talbot's law*을 이용하는데 이는 인간의 눈이 순간적인 섬광, 즉 짧은 빛의 노출이 망막에 투사되면 약 0.2초 동안 망막에 상이 남는 것을 이용한다. 이는 깜박임이 없는*flicker-free* 영상을 제공하며 주로 영화, 비디오의 프로젝션에서 개별 프레임을 빠르게 보여줘도 부드러운 운동처럼 보이게 하는 기술을 말한다. 스트로보스코프 효과는 빛의 노출 속도가 물체의 움직임의 주기(주파수)와 일치한다면 움직이는 물체는 정지된 것처럼 보이나 빛의 노출 속도와 움직임의 주기가 다르면 조금씩 다른 정지 이미지가 눈에 투사되는 것을 말한다. 탈봇의 법칙에 뇌는 이 이미지를 융합하여 따로 각각의 이미지가 아닌 움직이는 영상으로 인식한다.[1]

스트로보스코프는 스트로보스코프 효과를 이용하여 주기적으로 움직이는 물체를 느리게 움직이거나 정지한 것처럼 보이게 하는 기구를 말한다. 스트로보스코프 효과를 얻기 위해서는 빛의 주기가 0.2초 이내로 바뀌는 짧은 빛이 필요하고 물체의 움직임과 빛이 주사되는 주파수를 조정할 수 있는 장치가 필요하다. 1832년 Stampfer가 제작한 최초의 스트로보스코프는 구멍이 있는 원반을 물체의 움직임과 다른 주기로 회전하여 관찰하는 방식을 사용하였다. 1895년 Oertel이 처음으로 성대의 진동주파수를 확인하고 회전판의 속도를 조절하여 성대진동을 관찰하는 데 사용하였다(그림 10-1).[2] 초기의 후두 스트로보스코피는 헤드미러에 스트로보스코프의 빛을 비추고 후두경에 반사된 빛으로 후두를 관찰하는 방식이었다. 정상 성대의 관찰에는 이용되었으나 병적 성대의 진단에는 화질의 제한과 주파수의 한계로 사용되지 못했다. 지금 사용하는 스트로보스코프는 전자회로의 발달로 고강도의 빛을 짧은 기간 동안 방출하는 기술

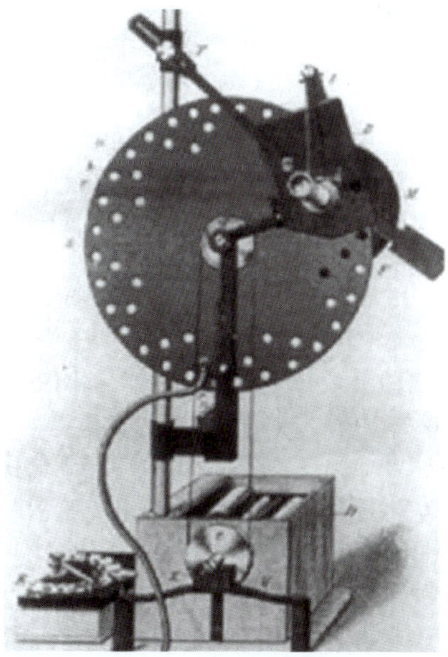

그림 10-1 Oertel이 고안한 후두스트로보스코프(1895년).

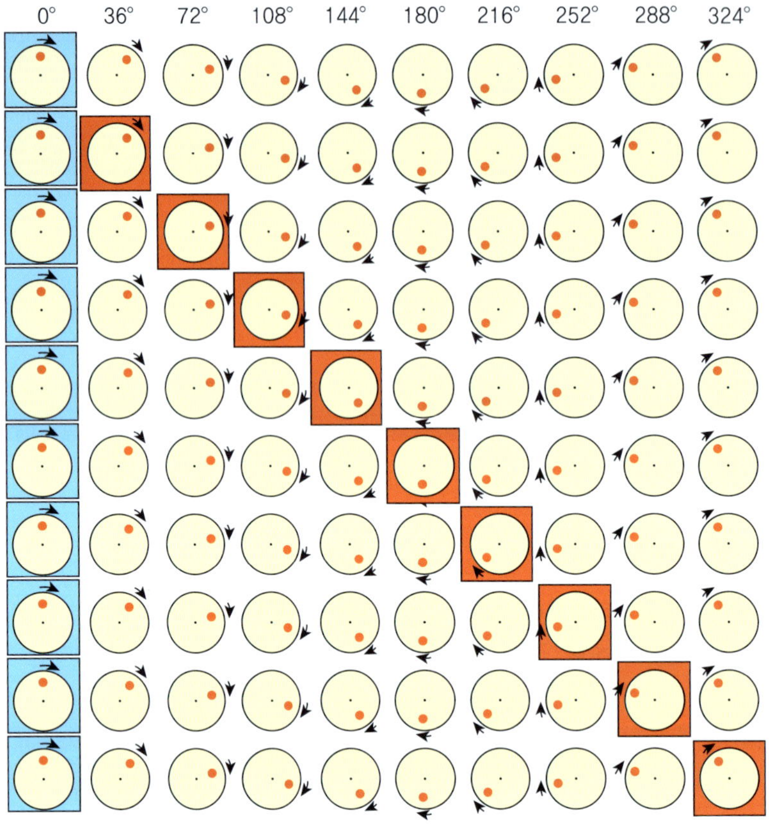

그림 10-2 1초에 100회 회전하는 원반(주파수 10 Hz).

의 확보와 비디오기술의 개선으로 후두경 검사와 동시에 녹화를 할 수 있게 되며 임상에서 사용하게 되었다.

후두 스트로보스코피의 원리를 좀 더 자세히 설명하면 다음과 같다(그림 10-2). 그림의 원반은 1초에 100바퀴를 주기적으로 회전하므로 100 Hz의 주파수를 가진다. 이때 발광주파수를 똑같이 100 Hz의 속도로 비추게 된다면 그림에서 파란 테두리의 세로열처럼 원반은 0도에 움직이지 않고 정지된 모양으로 관찰된다. 이때 다른 위상에서의 정지된 모습을 보고 싶다면 발광주파수가 아닌 시점을 변경하면 다른 위상의 정지상을 관찰할 수 있다. 원반의 회전하는 모습을 연속으로 관찰하기 위해서는(붉은색 대각선 열) 회전주기가 100 Hz인 경우 91 Hz의 주파수로 발광주파수를 더 늦게 비추면 천천히 회전하는 원반을 볼 수 있다. 즉 실제 원반은 1초에 100회 회전하나 관찰자의 뇌는 1초에 10회 회전하는 것으로 원반상을 볼 수 있다. 이러한 상의 분절을 얻는 방법은 광원을 반복적으로 주사하는 방법과 광원을 지속적으로 비추고 카메라의 셔터 속도를 조절하는 두 가지 방법이 있다.

2. 검사 방법

1) 기계적 구성 요소

임상에서 사용하는 후두 스트로보스코피의 스트로보스코프 효과를 위해 성대의 주파수를 확인하기 위한 장치, 주파수의 조절이 가능한 광원, 성대를 직접 관찰하기 위한 후두경이 필요하다.

(1) 환자의 주파수 감지 장치

후두 스트로보스코프 영상을 얻기 위해서는 환자의 기본주파수 감지가 필요하다. 초창기 스트로보스코피는 이를 위해 전기성문파형검사*electroglottography*를 이용하였다. 이는 목에 전기성문파형검사장치를 부착하여 기본주파수를 얻는 것인데 전자 성문파형의 특징상 양측 성대의 진동이 비대칭적이거나 성대병변이 있는 환자에서는 정확도가 낮고 피부 접촉이 불안정하거나 피부에 병변이 있는 경우에는 사용에 제한이 생긴다. 1990년대 후반에서 2000년대 초반 사이 이러한 제한점을 보완하기 위해 마이크를 통해 환자의 음성에서 기본주파수(F0)를 얻는 방식으로 변화하였다.

(2) 광원 및 스트로보 제어 시스템

후두 스트로보스코프는 고강도 제논*Xenon* 또는 LED 광원을 사용하여 빠르고 간헐적인 빛의 섬광을 생성하여 슬로우 모션 또는 정지된 이미지의 착각을 만든다.

(3) 내시경 및 광학 시스템

정확한 점막 진동영상을 얻기 위해 고해상도 카메라가 장착된 후두경을 사용한다. 초기의 스트로보스코피는 10 mm 두께의 경성 내시경만이 사용되었지만 최근에는 굴곡형 내시경 또한 사용이 가능하여 구역 반응 없이 성대의 이미지를 얻을 수 있다.

2) 환자의 준비

검사는 앉은 자세에서 진행한다. 후두 스크로보스코프의 경우 기본주파수의 확인이 필요하기 때문에 마이크가 부착되어 있는 스트로보스코피의 경우 내시경을 바로 시행하며 전기성문파형을 동시에 확인하거나 목에 밴드로 마이크를 부착하는 모델의 경우에는 환자의 목에 밴드를 착용한다. 강직형 내시경을 이용할 경우 외래에서 환자는 앉은 자세를 취한 뒤 상체를 앞으로 20도 가량 기울인다. 턱을 앞으로 내미는 자세인 sniffing position(냄새 맡는 자세)을 취하게 되는데, 이는 턱과 함께 설근부를 앞으로 보내 후두를 더 잘 볼 수 있도록 한다. 이후 환자가 혀를 내밀게 한 뒤 검사자는 환자의 혀를 잡아 앞으로 당기며 후두를 관찰한다. 굴곡형 내시경을 이용할 경우 후두경을 환자의 비강으로 삽입한다. 비강내에서 중비도 또는 하비도를 통과하여 비인두에 도달한다. 비인두에서 구인두로 통과할 때는 환자에게 코로 호흡하라고 하는 것이 연구개의 수축을 방지하여 검사 진행을 용이하도록 한다. 이후 환자의 기본주파수 획득을 위해서 '이' 소리를 내도록 한다.

3. 관찰 항목

후두 스트로보스코피는 굴곡형후두경과 같이 성문부, 성문상부, 성문하부의 형태 및 병변을 관찰한다. 피열연골의 움직임, 양측 성대의 높이, 대칭성을 확인한다. 저음에서 고음으로 이동하는 음은 상후두신경 기능이상의 발견이 가능하다. 후두 스트로보스코피의 특성을 이용한 성대점막에서의 관찰 항목은 다음과 같다.

1) 성문폐쇄 형태 *glottic closure configuration*

성문폐쇄는 성문의 내전 시 폐쇄기*closed phase* 동안 성문의 폐쇄 정도를 평가한다. 스트로보스코피의 평가 항목에서의 폐쇄는 막성성대*membranous part*의 폐쇄를 일컫는다. 폐쇄 정도에 따라 완전*complete*, 불완전*incomplete* 및 불일치*inconsistent*로 나누고, 불완전폐쇄는 성문 틈새*glottal gap*의 모양에 따라 다시 분류한다.[3]

완전폐쇄는 성문부 사이의 벌어진 틈새가 없이 양측 점막이 완전히 접촉한 것을 말한다. 성대가 완전폐쇄 상태여도 양측의 점막 진동이 다르다면 음성장애가 발생할 수 있다. 불완전 폐쇄는 성문부의 틈의 위치에 따라 전방 성문부틈새*anterior glottal chink*, 후방 성문부틈새*posterior glottal chink*, 방추형틈새*spindle shape chink*, 모래시계형 폐쇄*hourglass configuration closure*로 분류하며 불규칙한 패턴에서는 불규칙틈새*irregular glottal chick*로 분류한다. 전방 성문부틈새는 성대구증 또는 수술 후 반흔 형성으로 나타나며 노년성 성대의 초기 및 상후두신경의 손상 시에 나타나기도 한다. 후방 성문부틈새는 여성에게 흔히 나타나며 정상성대 및 음성에서도 발생할 수 있다.[4] 병적 상태로는 상후두신경의 손상, 노년성 성대에서도 발생한다. 방추형틈새는 성문의 중간부 1/2 이상에서 성문 틈이 발생하는 것을 발한다. 노년성 성대에서 흔하게 발생하며 반회후두신경의 기능저하 심한 성대구증에서도 관찰된다. 모래시계형 폐쇄 및 불규칙 폐쇄는 성대의 점막질환으로 인해 발생한다. 대표적인 양측성 질환인 성대결절에서는 모래시계형 폐쇄가 주로 발생하며 일측성 결절을 동반한 낭종 또는 용종에서도 발생한다. 성대의 점막이 두꺼워지는 병변에서는 모래시계형 폐쇄가 발생할 수 있다.

2) 점막 진동의 진폭 *vibratory amplitude*

점막 진동의 평가항목에 있어서 점막 파동*mucosal wave*은 수직적 성대의 진동을, 성대진동의 진폭은 수평적*horizontal* 단면에서 측면으로 진행하는 성대의 진동을 표시한다. 점막 파동은 점막 고유판의 움직임을 세밀하게 반영한다면 점막 진동의 진폭은 성대 인대까지를 반영하는 지표이다. 진폭의 감소는 일측성 또는 양측성으로 나타낼 수 있다. 일측성 진폭의 감소는 주로 일측성 병변으로 성문암에서 보이며 양측성 진폭의 감소는 후두염과 같은 염증성 질환으로 인한 진동감소에서 보인다. 후두신경기능 이상의 경우 정상측에 비해 성대가 느슨해지며, 따라서 성대 진동의 진폭이 증가한다. 점막 정상 진폭의 기준은 보고자에 따라 다르나 진성대의 너비를 기준으로 1/3~2/3를 정상으로 간주한다. 점막 진동의 평가는 정상 진폭을 기준으로 무진동, 감소, 증가로 표기한다.

3) 점막 파동 *mucosal wave*

점막 파동은 진성대점막의 수직적인*vertical* 진동을 평가하는 것으로 호기류가 성문부를 통과할 때 성대 하부에서 시작된 진동이 성대를 가로질러 성대상부로 전달되는 점막의 움직임을 의미한다. 점막 부위 중 고유층 부위의 유연성을 나타내며 미묘한 발성장애를 보여주는 지표이다. 수직적 진동에 영향을 미치는 인자로는 성문점막의 유동성과 성문하압이 있다. 생리적으로는 큰소리의 발성을 할 경우 성문하압이 증가하므로 점막 파동이 증가한다. 반대로 불완전 성문폐쇄가 발생하는 노년성 성대, 성대마비에서는 성문하압이 감소하여 점막 파동이 감소한다. 점막의 유동성에 따른 변화로는 레인케 부종과 같이 점막의 유동성이 증가하는 상황에서는 점막 파동이 증가하며 점막의 유동성이 감소하는 성대 반흔, 성대구증에서는 점막 파동은 감소하거나 관찰되지 않는다. 점막 파동의 평가는 성대를 상부에서 관찰하였을 때 표면을 가로질러 보이는 것이 정상으로 평가한다. 점막파가 내측에만 국한되거나 진폭이 감소한 경우 감소로 평가하며 점막파가 보이지 않는 경우 없음으로 표시한다.

4) 무진동 부위 *non-vibrating portion*

무진동 부위란 점막이 진동하지 않는 부위를 말하며, 이는 점막 진동의 진폭과 점막 파동 두 가지가 모두 없는 부위를 말한다. 무진동 부위는 성대의 가장 표층부터 인대부위까지의 손상이 발생한 경우 나타나며 성대낭종, 성대 반흔, 성문암 등에서 나타난다.

5) 대칭성 *symmetry*

대칭성은 양측 성대의 움직임을 동시에 평가하는 항목으로 두 성대 중앙의 가상의 중심선을 기준으로 양측의 성대가 동시에 거울상으로 진동하는지를 평가한다. 이때의 진동은 점막 진동과 성대진동의 진폭 두 가지 모두의 대칭성을 평가한다. 대칭성 평가는 다음과 같이 기재한다.

양측 성대가 동시에 열리고 닫히며 양측의 진폭이 동일한 경우에 정상으로 평가한다. 양측 성대의 진동에 차이가 있을 경우 다음과 같이 예시로 기술할 수 있다. 편측 성대가 개대기*open phase*일 때 다른 성대가 폐쇄기*closed phase*를 보이는 경우 성대의 위상차*phase difference*가 있다고 기술할 수 있다. 성대의 위상차는 양측 성대점막의 경도 차이를 일으키는 병변 또는 신경학적 이상에 의해 발생할 수 있다.

6) 주기성 *periodicity*

주기성은 점막 진동 및 성대진동의 진폭이 매 일정한 주기로 발생하는지를 평가하는 것이다. 진동의 규칙성은 일정한 성문하압과 성대의 균형에 의해 발생하므로 호흡이 떨리는 환자의 기저질환, 성대의 유동성, 경도 및 폐쇄의 정도에 영향을 받는다. 일정한 높이의 발성에서 성대는 개폐기가 일정한 주기로 발행한다. 정상 목소리에서도 완벽히 주기적으로는 진동하지는 않고 정상 목소리에서도 진동 주기와 진폭의 불규칙성이 관찰되는 것이 그 증거이므로 성대는 준주기적*quasiperiodic* 진동을 보인다. 스트로보스코피에서 점막 진동을 관찰하는 방식이 기본주파수와 조금씩 차이를 둔 시기*phase*를 관찰하므로써 슬로우 비디오와 같은 영상을 얻는 것이기 때문에, 주기적인 진동을 정확히 평가하기 위해서는 스트로보스코피의 광원을 음성의 기본주파수*fundamental frequency*로 유지하는 동기화 모드*synchronized mode*에서 성대를 관찰한다. 주기적으로 진동하는 성대에서는 개폐기의 한 지점이 관찰되어 성대가 정지영상으로 보인다.

비주기적 진동은 성대점막 사이에 점액 등에 의해 일시적으로 일어날 수 있고 본태성 진전 또는 파킨슨 질환자에서 불규칙한 진동이 주기적으로 발생할 수 있다. 해당 경우에는 동기화 모드에서 성대를 관찰했을 때 성대가 진동하는 것같이 관찰된다. 성문암, 성대마비와 같이 심한 음성장애에서는 불규칙한 패턴이 불규칙적으로 발생하기 때문에 동기화 모드에서 관찰하였을 때 성대가 불규칙하게 움직이는 것을 볼 수 있다.

7) 성문 폐쇄비

성대의 진동 시 성대는 개대기와 폐쇄기를 갖는다. 여기에서 헷갈리지 않아야 할 것은 성대의 내, 외전이 아닌 내전상태에서 진동 시 관찰되는 개대기와 폐쇄기를 말한다. 정상의 개대기/폐쇄기의 비율은 1:1로 보인다. 성대 부전 마비, 노인성 성대에서는 개대기가 우세로 보이게 된다. 과기능성 음성장애에서는 폐쇄기가 우세로 나타난다. 기록은 정상 비율, 개대기 우세, 폐쇄기 우세로 기록할 수 있으며 한 시기가 2:1 이상으로 관찰되면 우세로 기록한다.

4. 결과의 해석 및 제한점

동영상

스트로보스코피의 영상은 다음과 같이 얻어진다(동영상 10-1). 스트로보스코피 검사의 제한점은 검사가 수치로 나오지 않기 때문에 검사자의 해석이 들어간다는 점이다. 환자를 실제로 관찰할 때 위의 관찰 항목을 아래 표 10-1과 같이 작성하여 체크하면 환자의 기록 및 추적관찰에 용이하다. 동영상 10-2에 보이는 좌측의 성대낭종은 대표적인 무진동 부위이다. 무진동 부위가 발생하며 이로 인해 모래시계형 폐쇄가 발생함을 볼 수 있다. 스트로보스코피는 단순 후두경에서 보이는 모든 병변의 관찰이 가능하며 동시에 점막의 진동을 평가할 수 있어 단순 후두경상 정상으로 보이나 음성장애를 보이는 환자의 진단에 매우 중요한 검사이다. 검사의 단점으로는 단순 후두경과 같이 구역반사가 심한 환자에서는 검사의 진행이 어렵고, 점막 진동 진폭

표 10-1 후두 스트로보스코피의 기록항목.

Laryngeal stroboscopy			
Fundamental frequency			Hz
Glottic closure configuration	Complete closure		
	Anterior chink		
	Posterior chink		
	Spindle shape chink		
	Hourglass configuration		
	Irregular configuration		
Vibratory amplitude	normal		
	increased	R	L
	decreased	R	L
	absent	R	L
Mucosal wave	normal		
	increased	R	L
	decreased	R	L
	absent	R	L
Non-vibrating portion	absent		
	Present	R	L
	site description		
Symmetry	symmetric		
	asymmetric		
Periodicity	periodic		
	aperiodic	R	L
		regular	irregular
open/close phase ratio	normal		
	open phase dominant		
	closed phase dominant		

의 정확한 평가를 위해서는 일정한 발성을 지속해야 하므로 심한 외전 상태의 성대마비 환자, 호흡부전 환자에서는 점막 진동을 확인하기 어렵다.

II 전기성문파형검사

1. 전기성문파형검사의 역사와 원리

전기성문파형검사*electroglottography, EGG*는 성대진동을 간접적으로 관찰하는 대표적인 비침습적 검사법이다.[5] 전기성문파형검사는 1950년대 Fabre에 의해 보고되었다.[6] 피부 임피던스를 통해 전류를 통과하는 것을 확인하여 성문접촉 정도를 평가한다.[7] 갑상연골 양측 피부에 부착시킨 한 쌍의 표면전극*electrode*을 통해 양측 성대 사이로 고주파 교류 저전류를 통과시키면 양측 성대의 접촉에 따라 성문 사이의 저항의 변화에 의한 전기적 변화가 발생한다. 성문 개방 시 양측 성대 사이에 절연체 역할을 하는 공기가 있어 전기가 흐르지 않으므로 저항은 커지고, 성대가 접촉할수록 양측 성대 사이로 전류가 흐르게 되어 저항은 작아진다. 전기적 저항의 이러한 변화들은 시간과 성문주기의 파형간의 함수관계로 나타낼 수 있다(그림 10-3).[8] 그러나 이러한 전기저항의 정도는 실제 성문의 개폐 정도를 의미하는 것이 아니라 양측 성대 사이의 접촉률을 의미하는 것으로, 양측 성대가 접촉하는 면적의 변동과 접촉된 성대의 길이에 따라 다르게 나타날 수 있다.

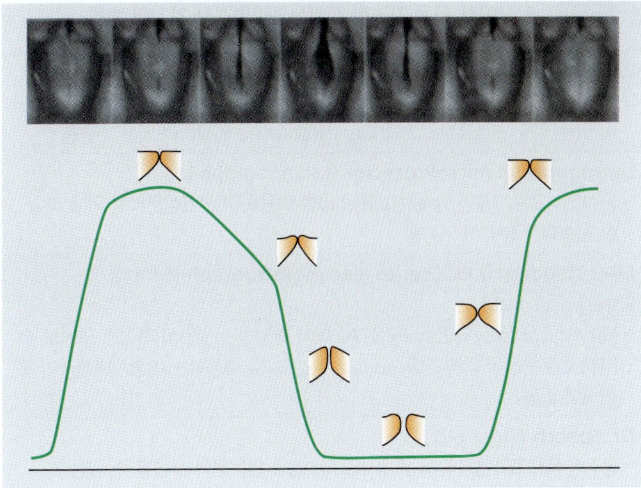

그림 10-3 전기성문파형 검사 시 성문파형과 성대점막 움직임과의 관계.

2. 측정 방법

1) 기록 장비

전기성문파형을 측정할 수 있는 장비는 여러 회사에서 출시되어 현재 사용되고 있고 대표적인 시스템은 표 10-2와 같다.

2) 검사방법

전기성문파형검사의 측정 시 환자 목 부분의 피부를 알코올 솜으로 깨끗이 닦은 후, 전극을 갑상연골 양측 피부위에 부착시키고 마이크로폰 앞에 위치시킨다. 전극을 움직여 가면서 강한 신호가 측정되는 지점을 찾아 위치시킨다. 측정 시 편안하게 일상적인 목소리로 모음 /a/를 5초 정도 연장발성시킨다. 실시간으

표 10-2 임상에서 사용 가능한 전기성문파형검사 기기의 종류.

Electroglottograph (Kay Pentax Model 6103) • 음성분석프로그램 인 CSL (Computed speech lab)이나 컴퓨터와 연동되어 있는 후두 스트로보스코피(Kay PENTAX)와 연결하여 사용 가능함
Laryngograph microProcessor (Laryngograph Ltd.) • 음성분석프로그램인 Speech Studio를 이용하여 전기성문파형 외에 다양한 음향학적 분석이 가능함
EG-2 standard와 PCX series electroglottograph (Glottal Enterprises Ltd.) • Laryngography와 Kay PENTAX에서 측정하는 일반적 측정치 외에도 수직적 후두운동의 양적 징후*quantitative indication*를 측정하는 이중채널전극이 포함되어 있음
Dr. Speech (Tiger Ltd.) • 음성분석프로그램인 Vocal assessment와 연동하여 사용할 수 있음

로 나타나는 파형을 관찰하면서 적정 수준의 진폭 신호가 얻어졌을 때 녹음을 종료한다. 분석을 위해서 처음과 끝의 1.5초 정도를 제외한 2~3초 정도의 파형을 선택하여 분석한다.

3) 성문파형 *wave shape pattern*

전기성문파형검사의 파형은 성문폐쇄진행기*closing phase*, 성문폐쇄기*closed phase*, 성문개대진행기*opening phase*, 성문개대기*open phase*로 나뉜다(그림 10-4). 성문파형 분석 시에는 기본적인 성문파형의 모양과 함께 성대진동 주기에 따른 성문폐쇄의 속도, 경사도, 절곡지점*knee point*(그림 10-4의 e에 해당)와 주기성*periodicity* 등을 관찰한다.[9]

4) 측정 항목 및 지표 해설

전기성문파형검사는 측정법 및 장비에 따라 차이가 있지만 성문개대율*open quotient, OQ*, 성문접촉률*contact quotient* 혹은 *closed quotient, CQ*, 성문접촉속도율*speed quotient, SQ*, 성문접촉률변동률*contact quotient perturbation, CQP*, 성문접촉지수변동률*contact index perturbation, CIP* 등과 같은 지표를 제시한다(그림 10-5). 이와 더불어 성문하압의 증가로 인해 음의 강도가 증가할 경우 성대접촉률이 증가하며 또한 Jitter나 Shimmer와 같은 음질 관련 변수들의 변화도 성대접촉률에 영향을 미칠 것이므로 전기성문파형 검사를 통한 성대접촉률을 제시하기 위해서는 성대접촉률을 분석할 당시의 기본주파수, 음의 강도, Jitter, Shimmer와 같은 여러 음질 관련 변수들을 함께 제시할 필요가 있다.[10]

3. 장점

전기성문파형검사는 비침습적 검사법으로 성문의 개폐에 대한 생리적, 병리적 변화에 대해 간접적인 정보를 제공한다. 조음과정에 방해를 주지 않으므로 연속 구어로부터 검사재료를 얻을 수 있고 후두원음을 추출할 수 있다. 정상 음성, 기식 음성, 긴장된 음성 등 발성패턴에 따른 성대접촉 정도를 알아보는 데 용이하고, 파형의 주기는 성대진동의 일정한 패턴이나 대칭성 등에 대한 정보를 제공해준다. 후두 스트로보스코피와 함께 다양한 음성질환에 대한 진단, 치료, 예후 판정 등에 활용되며, 아울러 전기성문파형검사상의 성대접촉률이 기본주파수, 음질, 음압 등과 밀접한 관계를 지니고 있으므로 이와 관련된 변수들을 함께 측정한다면 더욱 많은 정보를 제공할 수 있다.

4. 제한점

전기성문파형검사는 전기적 저항을 이용한 방법이므로 몇 가지 제한점이 있다.[11] 예를 들어, 두꺼운 목의 지방조직은 전극의 기능을 방해할 수 있고, 후두가 상승하거나 가성대가 접촉하면 저항도가 변화하여 파형이 변하는 등 성문부 이외의 원인에 의한 저항값의 변화를 분리해내기가 어렵다. 일반적으로 젊은 성인 남자가 젊은 성인 여자에 비해 성대접촉률이 높으며, 편안한 음

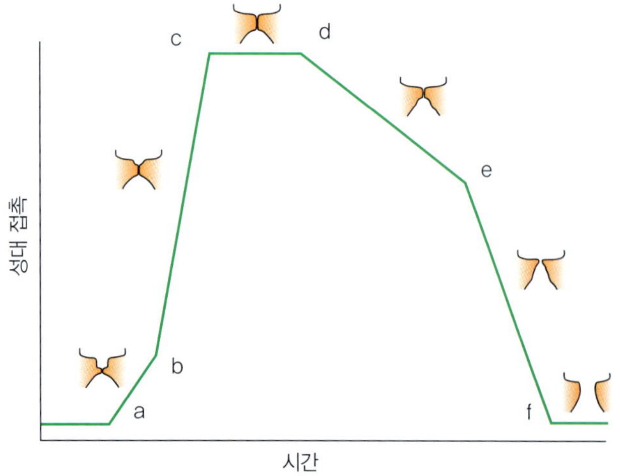

그림 10-4 전기성문파형의 원리. 성대진동의 한 주기로 볼 때, a~f 구간은 성문의 폐쇄가 일어나는 구간으로 산봉오리 형태의 정점이 특징인 성문폐쇄기*closed phase*이며, f~a 구간은 양측 성대가 떨어져 있는 성문개대기*open phase*이다. 성문폐쇄기는 지퍼가 잠기듯이 성문하연이 닫히면서 아래에서 위로 파동이 올라가는 것과 같은 형태로 성대접촉이 급격히 증가하는 구간으로 파형이 가파르게 올라가는 모양이 특징인 성문폐쇄진행기*closing phase*와, 성문하부에서부터 상부로 성대점막의 접촉이 감소하는 구간으로 파형이 내려가는 모양이 특징인 성문개대진행기*opening phase*로 나뉜다. a; 성문 하연이 닫히기 시작, b; 성문 상연이 닫힘, c; 성대접촉 최대, d; 성문 하연이 열리기 시작, e; 성문 상연이 분리, f; 성대접촉 최소.

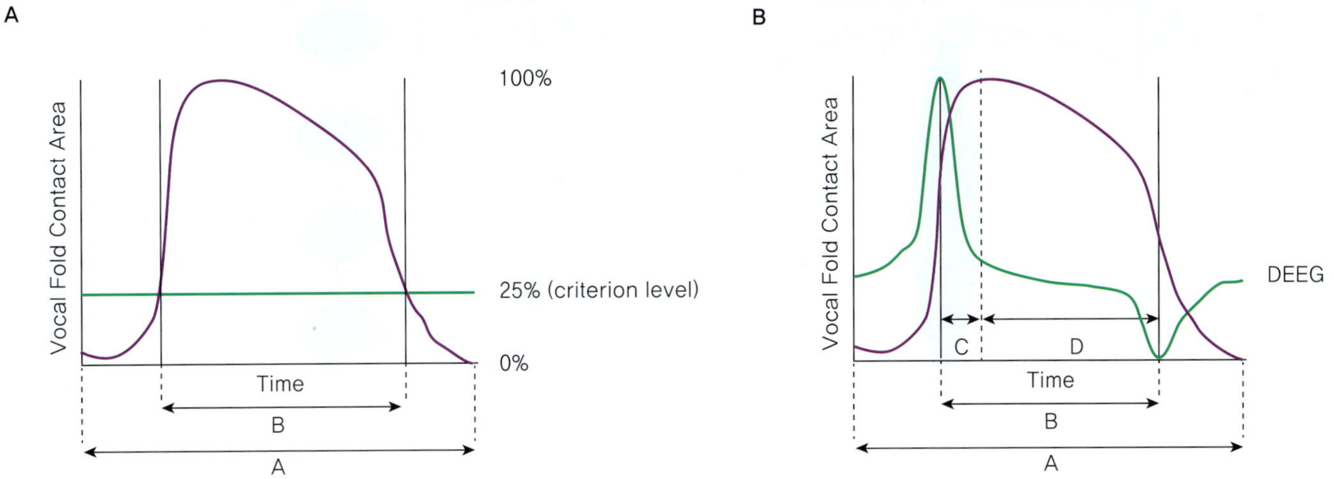

그림 10-5 전기성문파형검사의 측정지표. 측정방법은 성문 접촉률이 0.2~0.25에 도달하는 시점을 기준으로 삼는 기준점 검사법*criterion-level method*과 성문 접촉면의 변화율에 대한 DEGG (derivative of the EGG)를 통해 계산하는 두 가지 방법이 있다.[12] 측정지표는 성문폐쇄율*closed quotient*(CQ = B/A), 성문개대율*open quotient*[OQ = (A − B)/A]과 성문접촉속도율*speed quotient*(SQ = D/C)로 정의한다.

도와 음압으로 모음을 발성할 때보다 문단 읽기나 자발화 시에 기본주파수와 음압이 감소하여 성대접촉률도 감소한다.[12] 또한, 갑상연골 위에 부착되는 전극 접촉위치, 혈관 수축과 팽창의 변화에 따라 측정오류를 유발할 수 있다.[13] 한편 현재 임상에서는 여러 회사에서 제작된 장비가 사용되고 있는데, 각 장비마다 사소한 차이점이 있으므로 이를 잘 이해하고 사용해야 한다.

5. 임상적 적용

정상 음성의 전기성문파형검사에서 성문접촉률은 0.4~0.5 정도이다(그림 10-6A).[11] 반면 기식화된 음성에서는 정상 음성의 정점보다 더 대칭적이며 좁은 폐쇄구간을 가지며(성문접촉률의 감소) 성문개대기에 긴 평탄면이 있는 특징적인 파형을 보인다(그림 10-6B).[9] 성대마비의 경우, 마비의 외전 정도가 심하면 성대접촉이 이루어지지 않아 파형이 형성되지 않을 수도 있고 불완전 마비의 경우 이러한 형태의 파형을 나타낼 수 있다.[5,13,14] 반면 억압되고 긴장된 음성*pressed voice*은 성대폐쇄기가 증가한 형태를 나타낸다(그림 10-6C).[15,16] 라인케 부종의 경우에도 성대 부종의 정도에 따라 성문접촉률의 증가가 유의한 상관관계를 보이는 것으로 알려져 있다.[17] 이와 같이 성대마비와 같이 성대를 많이 벌려서 발성을 하게 되면 성대접촉률은 감소하나 반대로 과기능성 발성장애나 라인케 부종과 같이 성대접촉면이 증가할 경우 성대접촉률은 증가하게 된다. 이렇듯 정상 성대와 병리적 성대를 구분할 때 전기성문파형검사를 통한 성대접촉률의 측정은 성대접촉에 대한 유용한 정보를 제공해준다.[18] 아울러 후두 스트로보스코피와 함께 성대점막 파동에 대한 유용한 정보를 얻을 수 있다.

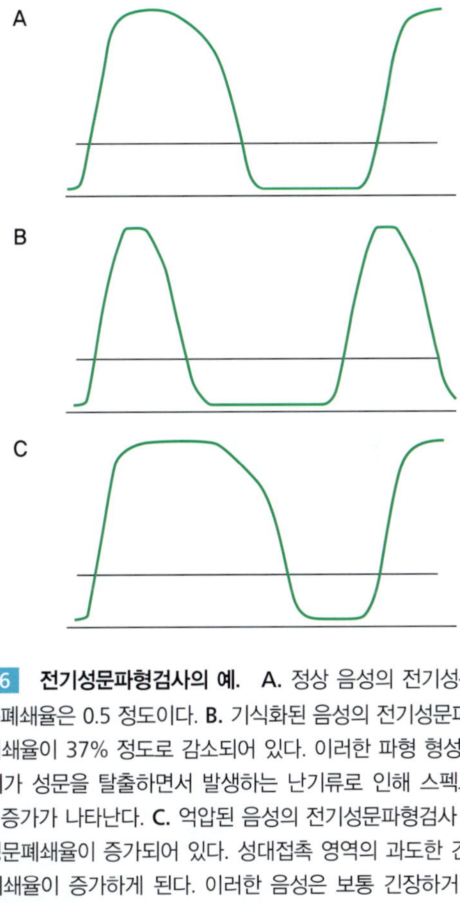

그림 10-6 전기성문파형검사의 예. **A.** 정상 음성의 전기성문파형검사 결과 성문폐쇄율은 0.5 정도이다. **B.** 기식화된 음성의 전기성문파형검사 결과 성문폐쇄율이 37% 정도로 감소되어 있다. 이러한 파형 형성 시 전형적으로 공기가 성문을 탈출하면서 발생하는 난기류로 인해 스펙트로그램상 노이즈의 증가가 나타난다. **C.** 억압된 음성의 전기성문파형검사 결과 68% 정도로 성문폐쇄율이 증가되어 있다. 성대접촉 영역의 과도한 긴장으로 인해 성문폐쇄율이 증가하게 된다. 이러한 음성은 보통 긴장하거나 목이 멘 듯한 소리로 나타난다.

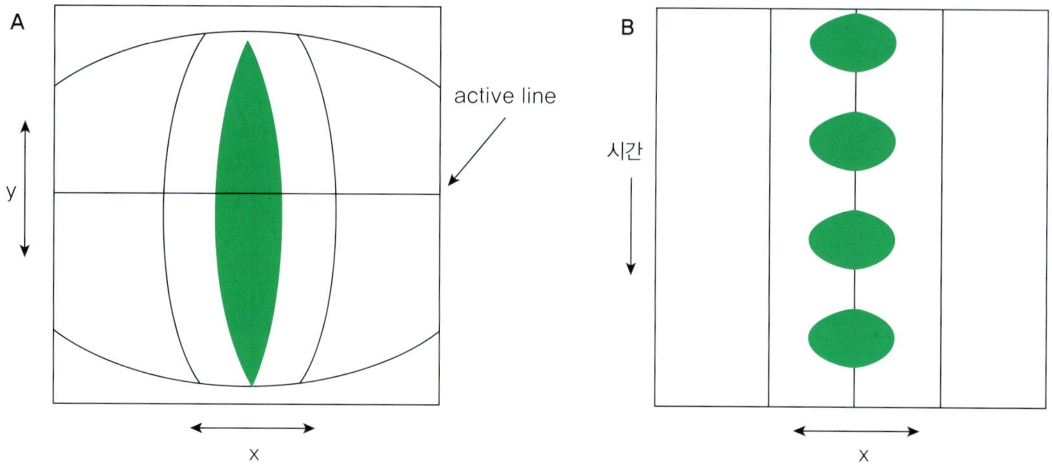

그림 10-7 **라인 스캔 비디오 카이모그래피의 원리.** A. 표준촬영 시 50 images/s로 영상을 얻는다. B. 이후 중점해서 관찰하고자 하는 부위에 하나의 선*active line*을 그어 이를 7,000 line images/s의 속도로 고속 촬영한다.

III 카이모그래피

1. 원리

초기 카이모그래피*kymography*는 슬릿 셔터*slit shutter*를 이용하여 성대진동 시 성대 표면의 일부를 연속적으로 사진필름에 기록하는 방식인 스트립 카이모그래피*strip kymography*였다.[19] 이후 이 스트립 카이모그래피 이미지를 표준영상신호로 변환하여 표준 모니터를 통해 실시간으로 볼 수 있게 해주는 라인 스캔 비디오카이모그래피*line scanning videokymography, VKG*가 개발되어 임상에 사용되었다.[20] 사용되는 비디오카메라는 표준과 고속의 2가지 모드로 동작하게 되는데, 표준모드에서는 일반 비디오카메라와 마찬가지로 초당 60장(NTSC방식)의 화면을 촬영하고 고속모드*high-speed mode*에서는 선택된 하나의 선에 대해 초당 7,000개 이상의 영상을 촬영한다(그림 10-7).

카이모그래피의 또 다른 원리로 성대의 일부만을 고속 촬영할 수 있는 스트립 카이모그래피가 소개되기 앞서 슬릿 셔터를 이용하여 성대진동 시 성대 전체의 카이모그래피 이미지를 기록할 수 있는 후두 포토카이모그래피*laryngeal photokymograpy*가 소개되었다.[19,21] 이후 후두 포토카이모그래피 이미지를 표준영상 신호로 변환해 실시간으로 볼 수 있게 해주는 2차원 스캔 비디오카이모그래피*2-dimensional scanning videokymography, 2D VKG*가 개발되었으며(그림 10-8) 이는 성대 전체 진동 상태를 실시간으로 검사할 수 있고, 환자의 움직임 등에 의한 왜곡을 피할 수 있으며, 저장된 영상을 컴퓨터의 소프트웨어상에서 주관적인 지표들을 추출하고, 사용자의 간섭을 최소화하여 정량화할 수 있도록 하며, 동시에 양측 성대 전체의 진동 양상을 비교, 관찰하여 점막 운동 상태의 분석이 가능하다.[21,22]

2. 비디오 카이모그래피와 디지털 카이모그래피의 차이

비디오 카이모그래피는 비디오 카메라만으로 측정한 영상으로, 라인 스캔 비디오 카이모그래피와 2차원 스캔 비디오 카이모그래피가 있다. 디지털 카이모그래피는 초고속 비디오 내시경 영

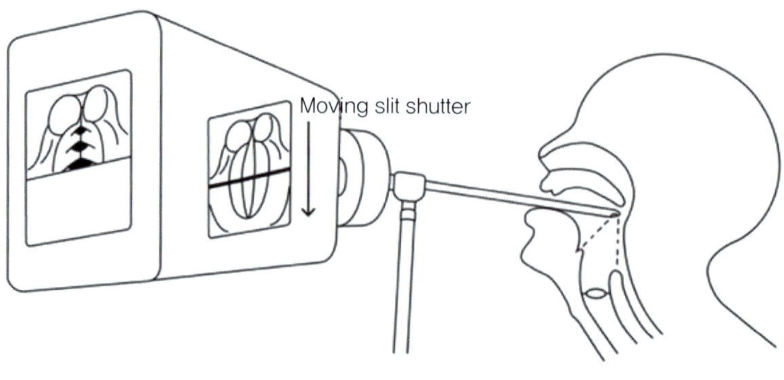

그림 10-8 **2차원 스캔 비디오카이모그래피의 원리.**

상을 촬영한 뒤, 이미지 처리 과정을 통하여 비디오 카이모그래피와 거의 유사한 영상을 얻는 방식이며, 라인 스캔 디지털 카이모그래피와 2차원 스캔 디지털 카이모그래피가 있다.

3. 측정 항목

2007년에 Svec 등은 라인 스캔 비디오 카이모그래피에서 측정할 수 있는 10가지 임상적 지표를 보고했다.[23] 후두 스트로보스코피에서 측정하는 지표인 성대점막의 진동소실*absence of vibration of the vocal fold*, 주변 환경에 따른 간섭*interference of surroundings with the vocal folds*, 성문폐쇄지속기*duration of glottal closure*, 좌우비대칭*left-right asymmetry*, 점막 파동의 양상*presence of mucosal waves*, 외측 및 내측 경계의 모양*shapes of the lateral and medial peaks*, 개대기와 폐쇄기 차이*opening vs. closing duration*, 주기 이상*cycle aberrations*, 주기 다양성*type of cycle-to-cycle variability* 그 외 phase symmetry index (PSI), amplitude symmetry index (ASI) 등의 지표가 있다(표 10-3).[23] 2차원 카이모그래피의 측정 항목은 라인 스캔 비디오카이모그래피와 거의 같으나 주기 다양성*type of cycle-to-cycle variability*은 평가가 힘들다(그림 10-9).

1) 성대점막의 진동

진동의 소실 정도에 따라 완전 또는 부분 소실로 나눌 수 있으며, 이것은 성대의 과도한 강직성 변화를 뜻한다. 후두암, 후두 유두종, 성대 반흔 등에서 볼 수 있다(그림 10-10).

표 10-3 비디오 카이모그래피에서 관찰하는 10가지 지표.

지표	특징
성대점막의 진동소실	완전 소실, 부분 소실
주변 환경에 따른 간섭	가성대의 심한 진동, 저류액의 동반 진동
주기 다양성	주기 간 다양성
성문폐쇄 지속기	성문폐쇄의 소실, 짧은 성문폐쇄율(closed quotient of > 20%), 긴 폐쇄율(closed quotient of < 60%)
좌우비대칭	진폭의 차이, 진동수의 차이, 위상의 차이, 폐쇄기 축의 이동
외측 경계*lateral peaks* 모양	외측 경계의 날카로운 모양 감소
점막 파동의 양상	파동의 감소 또는 소실, 성대자유연에서 떨어져 관찰되는 파동*distant mucosal wave*
개대기와 폐쇄기 차이	개대기가 짧은 경우, 개대기가 긴 경우
내측 경계*medial peaks* 모양	내측 경계의 날카로운 모양 증가
주기 이상*cycle aberrations*	주기 이상의 존재, 잔파동*ripple*, 이중 내측 경계*double medial peak*, 불규칙한 내측 경계*medial unsmoothness*

2) 주변환경에 따른 간섭

성대의 진동 시 가성대를 포함한 후두 주위 조직 또는 분비물이 같이 진동하는 것을 일컫는데, 이상적인 환경에서는 관찰되지 않으며 이들은 성대의 정확한 관찰에 방해가 될 뿐만 아니라 실제로 음성의 주기성이나 진폭을 악화시키는 요인으로 작용할 수 있다(그림 10-11).

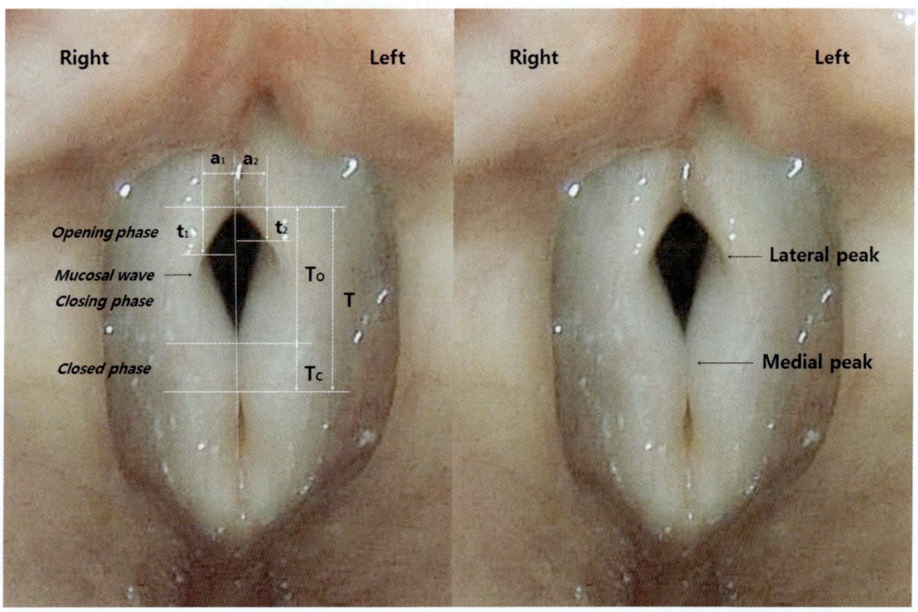

그림 10-9 2차원 스캔 비디오카이모그래피(2D scanning videokymography, 2D VKG)의 촬영영상. T: 성대진동의 한 주기, To: 개대기, Tc: 폐쇄기, a_1: 우측 성대의 진폭, a_2: 좌측 성대의 진폭, t_1: 우측 성대의 최대 개대기까지 걸린 시간, t_2: 좌측 성대의 최대 개대기까지 걸린 시간.

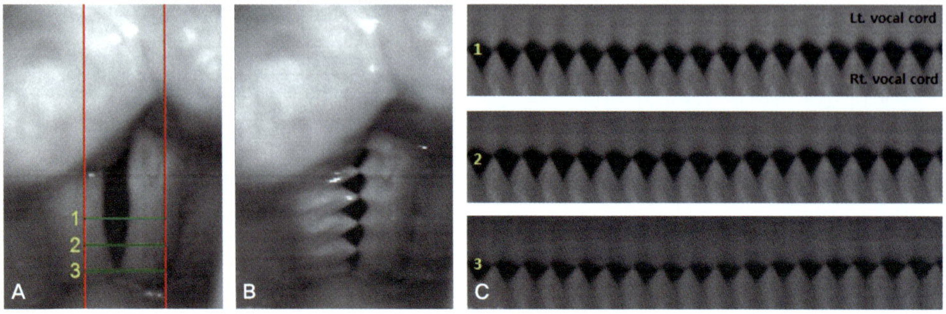

그림 10-10 좌측 성대 섬유화(fibrosis)의 초고속 비디오 내시경 영상. A. 평면 스캔 디지털 카이모그래피의 영상. B. 라인 스캔 디지털 카이모그래피의 영상. C. 소견. 양측 성대가 대칭적으로 진동하나 좌측 성대의 현저한 진동 소실을 관찰할 수 있다.

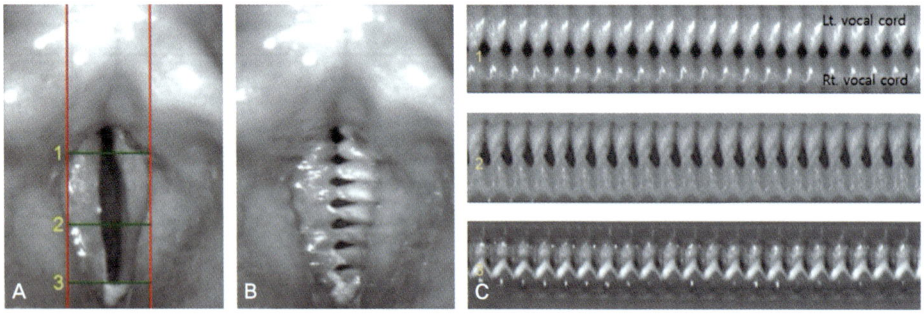

그림 10-11 우측 성대암의 초고속 비디오 내시경 영상. A. 2차원 스캔 디지털 카이모그래피의 영상. B. 라인 스캔 디지털 카이모그래피의 영상. C. 소견. 우측 성대에 암종의 침윤으로 우측 성대의 점막 진동이 감소된 소견이다. 암종의 침윤이 없는 라인 1에서는 양측 성대진동이 대칭적이나, 암종의 침윤 부위인 라인 2에서는 우측 성대의 진동이 감소된 소견을 보이며, 전연부인 라인 3에서는 분비물 및 타액점액으로 인해 정확한 성대진동을 관찰하기 어렵다.

3) 주기 다양성

진동하는 성대의 각 진동주기, 진폭 그리고 전반적인 성대 모양의 차이가 나타나는 경우를 말하며, 이는 좌우 동기화 여부에 따라 동기화 다양성과 비동기화 다양성으로 나눌 수 있다. 이러한 주기 간 다양성의 증가는 음성의 조조성을 증가시키는 요인으로 작용하는데, 좌우 비동기화 다양성은 주로 좌우 성대의 구조적 차이에 의해 발생하며 좌우 동기화 다양성은 좌우 비대칭보다는 앞뒤 비대칭에 의해 발생한다(그림 10-12).

4) 성문폐쇄 유무

이는 전통적으로 성문폐쇄율*closed quotient*로 불리며 그 정도에 따라 성문폐쇄가 소실된 경우, 감소한 경우, 증가한 경우로 나누어진다. 감소의 경우 성대의 내전 장애를, 증가의 경우 과도한 내전을 일으키는 질환을 고려할 수 있다(그림 10-13).

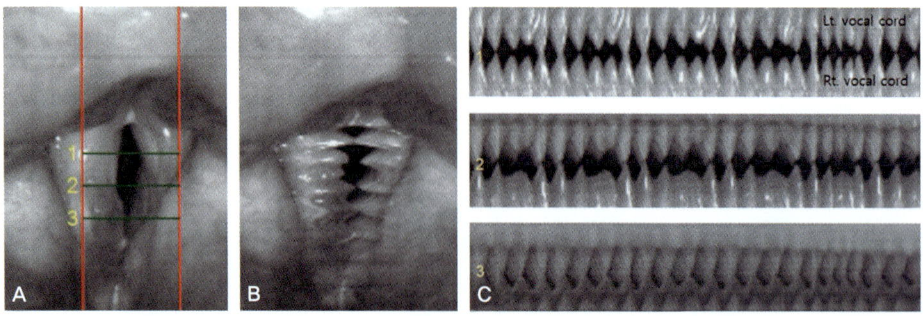

그림 10-12 우측 용종 환자의 초고속 비디오 내시경 영상. A. 2차원 스캔 디지털 카이모그래피의 영상. B. 라인 스캔 디지털 카이모그래피의 영상. C. 소견. 성대 용종으로 인하여 이중음성을 호소하였던 환자로, 변연부인 라인 2에서는 좌우측 성대의 뚜렷한 위상차를 관찰할 수 있고, 후방 부위인 라인 1에서도 용종의 영향으로 인해 양측 성대가 다소 불규칙적으로 진동하는 양상을 보이고 있다. 용종부인 라인 3에서는 양측 성대의 위상차를 보여주고 있다.

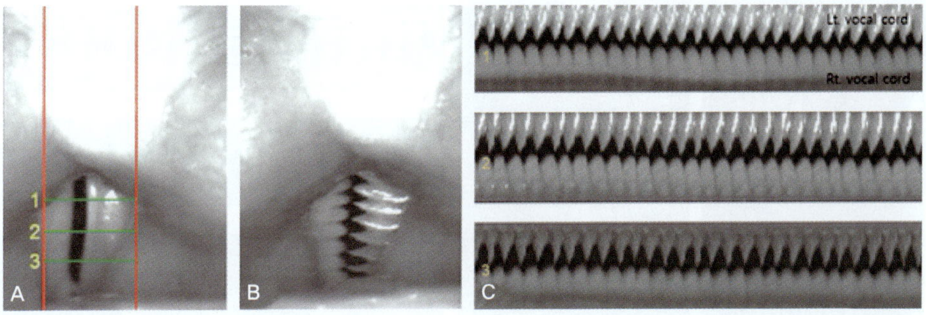

그림 10-13 **우측 성대 부전마비의 초고속 비디오 내시경 영상.** **A.** 2차원 스캔 디지털 카이모그래피의 영상. **B.** 라인 스캔 디지털 카이모그래피의 영상. **C.** 소견. 우측 성대의 점막 진동이 감소되고 양측 성대의 폐쇄부전이 있는 소견으로 좌우 진폭 차, 위상 차, 내측 경계 및 외측 경계의 차이도 관찰된다.

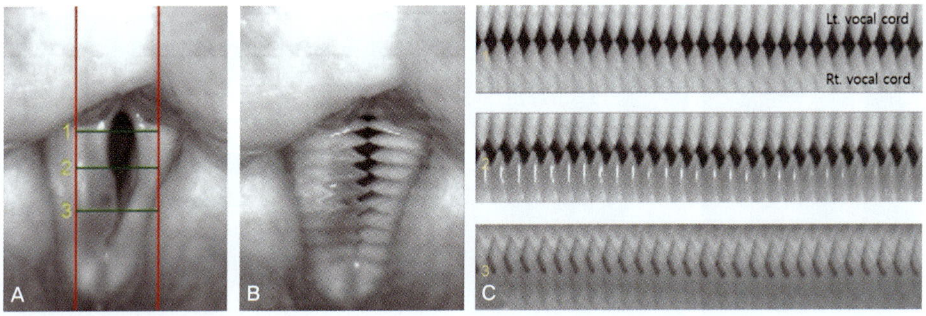

그림 10-14 **그림 9.12와 동일한 우측 용종 환자이나, 성대 용종이 다소 줄어든 시기에 촬영한 초고속 비디오 내시경 영상.** **A.** 평면 스캔 디지털 카이모그래피의 영상. **B.** 라인 스캔 디지털 카이모그래피의 영상. **C.** 소견. 성대의 용종 변연부인 라인 2에서는 좌우측 성대의 위상차를 관찰할 수 있고 또 다른 성대의 용종 부위인 라인 3에서는 용종으로 인해 양측성대가 지속적으로 접촉되어 있으며 정상인 성대 후반부 라인 1에서는 정상적인 양측 점막의 진동을 관찰할 수 있다.

5) 좌우 비대칭

좌우 성대는 부피, 긴장도 및 경직 정도가 서로 다르게 되면 진동 시 영향을 끼치게 되어 결과적으로 진폭과 주기를 비롯한 위상차를 발생시킬 뿐 아니라 폐쇄기에 성문축*glottal axis*의 변위를 가져온다. 이 중에서 가장 심각한 것이 좌우 주파수의 차이가 발생하는 경우인데, 이 경우 이중음성*diplophonia*으로 들리게 되며 일측 성대마비에서 가장 흔하게 관찰할 수 있다(그림 10-14).

6) 외측 경계 모양

이 모양은 성대의 아래쪽 경계 뒤에 오는 위쪽 경계의 지연성 움직임에 따른 수직위상차*vertical phase difference*에 의해 발생한다. 정상인 경우 성대의 가장자리에 의해 뾰족하게 관찰되나 그 예리함이 감소하거나 둥글게 변하는 경우 이러한 위상차가 감소했다는 것을 의미하며, 이는 곧 성대가 경직되어 그만큼 음성산출에 필요한 에너지의 축적이 부족한 상태라는 것을 짐작할 수 있다(그림 10-13).

7) 점막 파동의 양상

성대 가장자리의 내측 이동에 따른 성대점막 파동의 외측 이동*laterally traveling mucosal waves*으로 정의할 수 있는데, 이는 곧 점막 파동의 이동 정도가 성대 가장자리에서 성대의 위쪽 면까지 어느 정도 진동에너지를 전달할 수 있는가를 반영한다. 즉, 이러한 파동의 강도는 성대점막의 유연성 정도에 달려 있기에 점막이 유연하면 유연할수록 보다 더 강력한 외측 이동파를 생성하게 된다(그림 10-15). 정도에 따라 점막파가 소실된 경우, 점막파가 감소한 경우(점막파가 성대폭의 1/2에 미치지 못하는 경우), 충분한 점막파를 보이는 경우로 나눌 수 있다(그림 10-15).

8) 개대기와 폐쇄기 차이 비교

성대연이 외측 이동하는 동안인 개대기와 내측 이동하는 폐쇄기 사이의 시간을 비교하는 것으로서 각각 같거나 작은 경우, 그리고 큰 경우로 구분할 수 있다. 아직 확실하진 않으나 점막의 경도가 증가함에 따라 개대기가 짧아지는 경향을 보이며 성

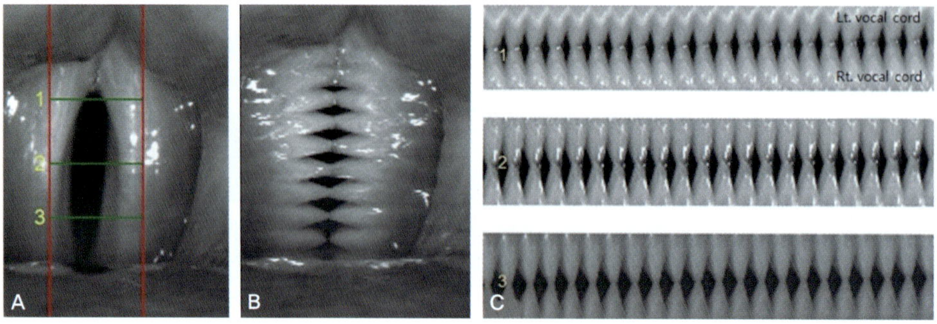

그림 10-15 우측 성대 부전마비의 초고속 비디오 내시경 영상. **A.** 2차원 스캔 디지털 카이모그래피의 영상. **B.** 라인 스캔 디지털 카이모그래피의 영상. **C.** 소견. 우측 성대의 점막 진동이 감소되고 양측 성대의 폐쇄부전이 있는 소견으로 좌우 진폭 차, 위상 차, 내측 경계 및 외측 경계의 차이도 관찰된다.

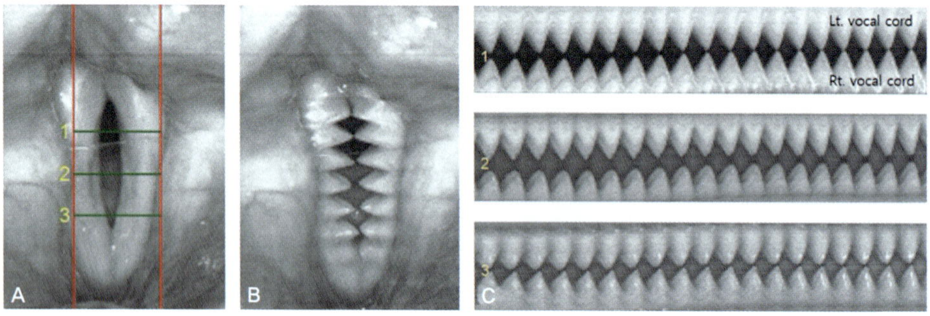

그림 10-16 노인성 발성장애 환자의 초고속 비디오 내시경 영상. **A.** 2차원 스캔 디지털 카이모그래피의 영상. **B.** 라인 스캔 디지털 카이모그래피의 영상. **C.** 소견. 성대 위축으로 발성 시 불완전한 성문폐쇄가 나타나는 소견. 성대의 전방 라인 3과 후방 라인 1에서는 규칙적으로 양측 성대의 접촉이 이루어지지만 성대의 중간 라인 2에서는 양측 sulcus와 함께 성대접촉이 이루어지지 않는 것을 확인할 수 있다. 라인 3에서 개대기와 폐쇄기의 차이를 확인할 수 있다.

대의 아래쪽 경계의 진폭이 위쪽 경계의 진폭과 비교하여 큰 경우 폐쇄기가 짧아지는 경향을 보인다(그림 10-16).

9) 내측 경계 모양

정상적인 성대의 진동에서는 성문폐쇄로 인해 내측 경계*medial peak*를 관찰하기가 쉽지 않으며 성문폐쇄부전이 있는 환자에게서 주로 관찰할 수 있다. 이것이 둥글게 관찰될 경우는 이론적으로 성대의 내측 경계가 둥근 형태를 띠고 있다는 것을 가정할 수 있고, 반대로 부드럽지 않거나 모진 경우 성대의 내측 경계가 좋지 않다는 것을 추정할 수 있으며, 갑작스런 홈이나 단절을 보이는 경우 성대구증과 같은 질환을 고려할 수 있다(그림 10-13).

10) 주기 이상

이는 비록 성대진동 주기의 차이는 없더라도 진동 시 정상적인 성대의 모양에 변화가 발생하는 경우를 말하는데, 잔파동*ripple*, 이중 내측 경계*double medial peak*, 불규칙한 내측 경계*medial unsmoothness* 등으로 나눌 수 있다. 잔파동의 경우 성대결절이나 폴립, 낭종과 같은 확실한 병변이 있을 때 전엽합부와 병변 사이의 성대점막이 진동하는 이차적인 소견으로 생각되며, 나머지 경우는 성대구증과 같이 성대에 홈이나 고랑이 파져 있는 경우 관찰할 수 있다(그림 10-12).

4. 장점

라인 스캔 비디오 카이모그래피의 장점은 뛰어난 공간적 · 시간적 해상도를 가지고 있으며 불규칙적인 성대의 움직임도 관찰이 가능하다는 점이다.[24, 25] 또한 정지된 하나의 화면에 연속적으로 나타나는 수회의 주기를 동시에 관찰할 수 있어서 보다 객관적인 검사가 가능하다는 장점도 있다.[26] 비디오 카이모그래피는 다른 초고속 이미지 촬영 장치에 비해 가격이 저렴하며 데이터 기록 시간에 비해 데이터 용량이 작기 때문에 저장장치 비용도 절감할 수 있다. 이런 장점은 2차원 스캔 비디오 카이모그래피에서도 동일하다.

5. 제한점

라인 스캔 비디오 카이모그래피는 고속모드에서는 전체 화면을 촬영할 수 없기 때문에 성대 앞뒤의 차이점을 동시에 관찰할 수 없고, 고속모드에서 선택된 지점이 적절하지 않으면 의미 없는 검사결과를 얻게 될 수 있다는 단점이 있다. 또한 신뢰성 있는 검사결과를 위해서는 검사 중에 후두내시경의 끝부분과 성대의 각을 일정하게 유지해 주어야 하는데 현실적으로 각을 일정하게 유지하는 것은 어렵다.[27] 또한 라인 스캔 비디오 카이모그래피는 성대진동의 주기, 성문폐쇄의 상태, 진동상의 좌우차, 진동의 규칙성 등 대부분을 알 수 있지만, 성대상의 동일한 부분의 궤적을 알 수는 없고 화상의 선명도에 문제가 있어서 후두스트로보스코피와 같이 비교하여 해석해야 한다. 그러나 2차원 스캔 비디오 카이모그래피는 후두 전체에 대한 형태학적 평가도 어느 정도 가능하다.

IV 초고속 비디오 후두경검사

초고속 비디오 후두경검사*ultra-high speed videolaryngoscopy*는 성대진동검사 중 성대의 진동을 실제 움직이므로 관찰하는 유일한 검사이다. 초고속 비디오 후두경검사*high speed video-laryngoscopy, HSV*는 기존의 후두 스트로보스코피로는 발견할 수 없었던 후두 병변을 평가할 수 있는 검사법으로서, 현재까지 알려진 후두영상검사 중 성대의 움직임을 가장 잘 포착해낼 수 있는 장비이다.[5,26,28,29] 성대점막 진동의 생체역학과 병변에 대한 기능적 접근을 가능하게 해주어 음성 악화 정도와 기존의 후두영상검사로 관찰한 구조적 병변의 정도가 잘 부합되지 않는 음성질환자의 평가에 많은 도움을 줄 수 있는 검사법이다.[29] 검사가 개발된 초기에는 촬영 카메라의 제한, 이미지 저장공간의 한계로 연구적 목적으로 주로 사용되었으나 비디오 및 저장장치의 발달로 사용이 증가되고 있으며 이의 유용성을 인정받아 2020년도 신의료기술 등재되었다.

1. 초고속 비디오 후두경검사의 역사와 원리

사람의 성대점막은 맨눈으로는 그 변화를 관찰할 수 없을 만큼 빠르게 진동하기 때문에 이를 관찰하기 위해서는 이를 느린 속도로 변환시키는 작업이 필요하며, 그중 가장 확실한 방법은 빠르게 진동하는 성대점막의 진동 수보다 몇 배 빠른 속도로 영상을 포착하여 그것을 사람의 눈으로 관찰할 수 있게 느린 속도로 보여주는 것이다. 이것이 초고속 카메라의 기본원리로서, 1937년 처음으로 필름을 사용한 아날로그 방식의 초고속 카메라가 개발되었다. 후두에의 적용은 1987년 Hirose가 처음으로 보고하였다.[30] 초기 초고속 카메라 시스템의 경우 영상이 흑백으로만 표현되었으나 최근에는 기술의 발달을 통해 컬러로 표현할 수 있고 높은 해상도와 빠른 속도, 더 작아진 저장공간을 필요로 한다(그림 10-17).[31]

2. 장비

현재 대표적으로 상용화된 초고속 비디오 후두경검사 시스템은 KayPENTAX Color High Speed Video system 9710 (KayPENTAX, Lincoln Park, NJ)와 Wolf High Speed Endocam 5562 (Richard Wolf Medical Instruments Corporation, Vernon Hills, IL) 2가지이다. 최근 기술의 발달로 4000 frame per second (fps)의 속도로 화면을 얻으며 일부 시스템에서는 10000 fps까지 가능하다. 평균적인 해상도는 800 × 600 pixel로 얻어지며 4~16초까지 저장이 가능하다. 녹화를 오래 하게 되면 저장공간을 많이 차지하게 되며 다시 재생해서 관찰할 때는 주로 초당 15~30초의 속도로 관찰하게 되므로 4000 fps 속도로 녹화된 1초의 영상을 관찰하기 위해서는 3분 가량의 시간이 소요된다.

3. 측정 항목

초고속 비디오 후두경검사에서 항목은 성대의 진동 모양을 평가하는 것으로 후두 스트로보스코피와 같다, 성문폐쇄 양상, 대칭성, 주기성 진동의 진폭, 점막 파동 양상, 조직의 유연성*tissue pliability*, 무진동 부위, 수직폐쇄높이*vertical closure level* 그리고 성대 자유연 등에 대한 정보를 얻을 수 있다.

초고속 비디오 후두경검사에서만 얻을 수 있는 정보로는 발화시점과 종료시점*phonation onset/off set*, 가성대와 같은 주변 조직의 진동 여부, 간헐적 진동단절*intermittent vibration break*, 좌우 성대 진동의 비대칭, 성대 내 각 부분에 따른 진동주파수의 차이 등을 들 수 있다. 초고속 비디오 후두경검사데이터는 디지털 카이모그래피*Digital Kymography* 소프트웨어와 결합하여 성대진동의 특정 라인에서 진폭과 위상을 시각화하고 분석하는 데 도움을 준다.[32] 저장된 영상을 이용하여 각 프레임별 윤곽선을 추출하여 성대 폭 면적(GAW)을 측정하여 병리적인 성대진동과 비교할 수 있다.

4. 장점

초고속 비디오 후두경검사의 가장 큰 장점은 성대의 진동주기 전체를 직접 관찰한다는 점이다. 후두 스트로보스코피는 대상자의 기본주파수를 파악하여 주기적인 진동을 하는 가정하에 분석하기 때문에 일시적 진동이상, 비주기적 진동을 감지하

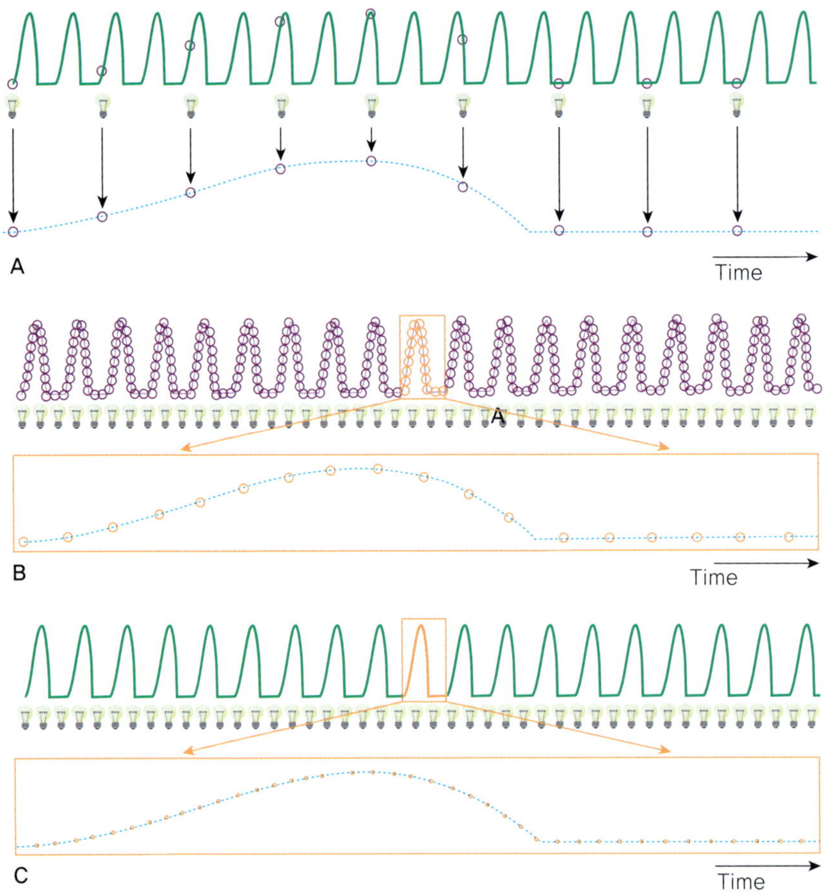

그림 10-17 후두 스트로보스코피와 초고속 비디오 후두경검사의 원리 후두. 스트로보스코피의 작동원리(A)와 초고속 비디오 후두경검사의 작동원리(B)를 비교한 것으로서, 측정하는 프레임 간격을 높일수록 빠르게 진동하는 성대점막을 좀 더 정확하게 촬영할 수 있다(C).

기가 어렵다. 초고속 비디오 후두경검사는 직접 진동을 관찰하기 때문에 그 결과 성대진동의 주기성 여부에 관계없이 성대점막의 진동을 관찰할 수 있으며, 특히 연축성 발성장애, 음성 진단과 같은 규칙적 비주기적 또는 불규칙적 비주기적 진동을 보이는 음성장애의 감별진단에 유용하게 사용될 수 있다. 스트로보스코프의 단속적인 광원과 달리 끊김 없는 광원을 제공하므로 각 프레임 사이의 정보 소실 없이 모든 정보를 얻을 수 있다(그림 10-18).

5. 제한점

초고속 비디오 후두경검사는 2020년도 신의료기술로 승인되었다. 이전에는 실제 임상에서 널리 사용되기에는 대용량의 저장장치가 필요하며 녹화 가능한 시간이 짧고 캡처된 영상을 저장하는 데 오랜 시간이 걸려 임상에의 적용보다는 주로 연구용으로 사용이 제한되었으나, 최근에 장비 기술의 발달로 임상에 적용하는 병원이 늘어가고 있다.

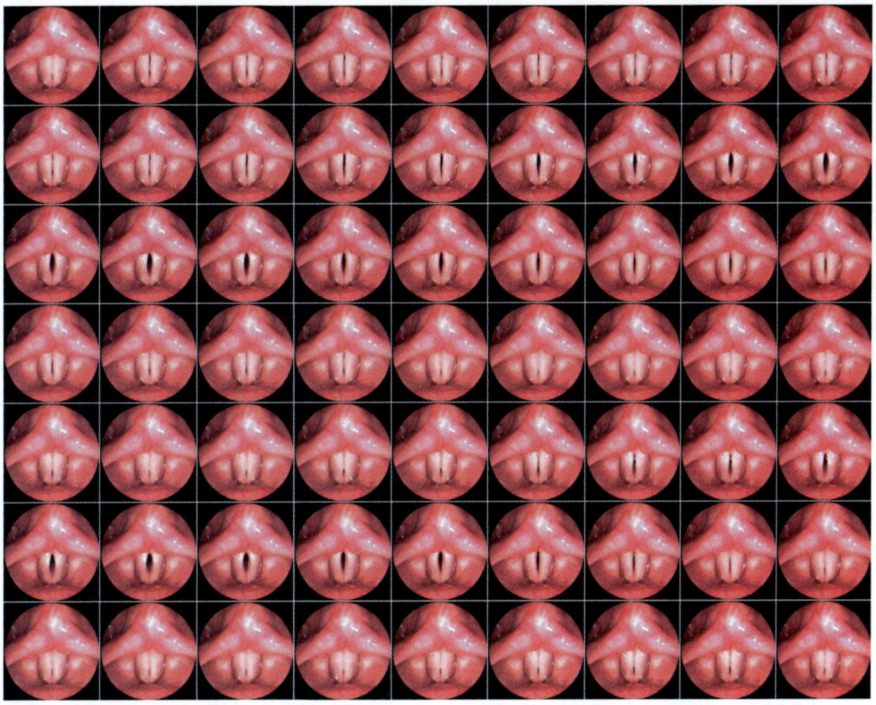

그림 10-18 초고속 비디오 후두경검사의 예 2번의 성문주기*glottal cycle* 동안 촬영한 것으로서 성대진동 수는 126 Hz이며 촬영한 프레임 간격은 4,000 fps로 한 주기 동안 32개의 사진을 얻을 수 있다.

참고문헌

1. Mehta DD, Deliyski DD, Hillman RE. Commentary on why laryngeal stroboscopy really works: clarifying misconceptions surrounding Talbot's law and the persistence of vision. J Speech Lang Hear Res. 2010;53(5):1263-7.
2. MJ Ö. Das laryngo-stroboskop und die laryngostroboskopische untersuchung. Arch Laryngol Rhinol. 1895;3:1-5.
3. Bless DM, Hirano M, Feder RJ. Videostroboscopic evaluation of the larynx. Ear Nose Throat J. 1987;66(7):289-96.
4. Woo P. Quantification of videostrobolaryngoscopic findings--measurements of the normal glottal cycle. Laryngoscope. 1996;106(3 Pt 2 Suppl 79):1-27.
5. Krausert CR, Olszewski AE, Taylor LN, McMurray JS, Dailey SH, Jiang JJ. Mucosal wave measurement and visualization techniques. J Voice. 2011;25(4):395-405.
6. P F. Une nouvelle méthode de détermination expérimentale des phases d'ouverture et de fermeture des cordes vocales: Application à l'étude de la voix humaine. Bull Acad NatMed. 1957;141:66-9.
7. Childers DG, Hicks DM, Moore GP, Eskenazi L, Lalwani AL. Electroglottography and vocal fold physiology. J Speech Hear Res. 1990;33(2):245-54.
8. Orlikoff RF. Assessment of the dynamics of vocal fold contact from the electroglottogram: data from normal male subjects. J Speech Hear Res. 1991;34(5):1066-72.
9. Painter C. Electroglottogram waveform types. Arch Otorhinolaryngol. 1988;245(2):116-21.
10. Haji T, Horiguchi S, Baer T, Gould WJ. Frequency and amplitude perturbation analysis of electroglottograph during sustained phonation. J Acoust Soc Am. 1986;80(1):58-62.
11. JO K. The analysis of electroglottographic measures of vowel and sentence in Korean healthy adults. Journal of the Korean Society of Speech Sciences 2010;12:223-8.
12. Ma EP, Love AL. Electroglottographic evaluation of age and gender effects during sustained phonation and connected speech. J Voice. 2010;24(2):146-52.
13. Zagólski O. Electroglottography in elderly patients with vocal-fold palsy. J Voice. 2009;23(5):567-71.
14. Choi HS, Chung SM, Lim JY, Kim HS. Increasing the closed quotient improves voice quality after type I thy-

roplasty in patients with unilateral vocal cord paralysis: analysis using SPEAD program. J Voice. 2008;22(6):751-5.

15. Lim JY, Lim SE, Choi SH, Kim JH, Kim KM, Choi HS. Clinical characteristics and voice analysis of patients with mutational dysphonia: clinical significance of diplophonia and closed quotients. J Voice. 2007;21(1):12-9.

16. Hosokawa K, Yoshida M, Yoshii T, Takenaka Y, Hashimoto M, Ogawa M, Inohara H. Effectiveness of the computed analysis of electroglottographic signals in muscle tension dysphonia. Folia Phoniatr Logop. 2012;64(3):145-50.

17. Lim JY, Choi JN, Kim KM, Choi HS. Voice analysis of patients with diverse types of Reinke's edema and clinical use of electroglottographic measurements. Acta Otolaryngol. 2006;126(1):62-9.

18. Herbst CT, Fitch WT, Svec JG. Electroglottographic wavegrams: a technique for visualizing vocal fold dynamics noninvasively. J Acoust Soc Am. 2010;128(5):3070-8.

19. Gall V. Strip kymography of the glottis. Arch Otorhinolaryngol. 1984;240(3):287-93.

20. Svec JG, Schutte HK. Videokymography: high-speed line scanning of vocal fold vibration. J Voice. 1996;10(2):201-5.

21. Park HJ, Cha W, Kim GH, Jeon GR, Lee BJ, Shin BJ, et al. Imaging and Analysis of Human Vocal Fold Vibration Using Two-Dimensional (2D) Scanning Videokymography. J Voice. 2016;30(3):345-53.

22. Wang SG, Park HJ, Cho JK, Jang JY, Lee WY, Lee BJ, et al. The First Application of the Two-Dimensional Scanning Videokymography in Excised Canine Larynx Model. J Voice. 2016;30(1):1-4.

23. Svec JG, Sram F, Schutte HK. Videokymography in voice disorders: what to look for? Ann Otol Rhinol Laryngol. 2007;116(3):172-80.

24. Jiang JJ, Chang CI, Raviv JR, Gupta S, Banzali FM, Jr., Hanson DG. Quantitative study of mucosal wave via videokymography in canine larynges. Laryngoscope. 2000;110(9):1567-73.

25. Verdonck-de Leeuw IM, Festen JM, Mahieu HF. Deviant vocal fold vibration as observed during videokymography: the effect on voice quality. J Voice. 2001;15(3):313-22.

26. Ahn CM, Chung DH. A Study of the Availability and Parameters of Videokymography. Korean J Otorhinolaryngol-Head Neck Surg. 2000;43(7):758-64.

27. Wittenberg T, Tigges M, Mergell P, Eysholdt U. Functional imaging of vocal fold vibration: digital multislice high-speed kymography. J Voice. 2000;14(3):422-42.

28. Kendall KA. High-speed laryngeal imaging compared with videostroboscopy in healthy subjects. Arch Otolaryngol Head Neck Surg. 2009;135(3):274-81.

29. Olthoff A, Woywod C, Kruse E. Stroboscopy versus high-speed glottography: a comparative study. Laryngoscope. 2007;117(6):1123-6.

30. Imagawa H, Kiritani S, Hirose H. [High-speed digital image recording system for observing vocal fold vibration using an image sensor]. Iyodenshi To Seitai Kogaku. 1987;25(4):284-90.

31. Larsson H, Hertegård S, Lindestad PA, Hammarberg B. Vocal fold vibrations: high-speed imaging, kymography, and acoustic analysis: a preliminary report. Laryngoscope. 2000;110(12):2117-22.

32. Kim GH, Wang SG, Lee BJ, Park HJ, Kim YC, Kim HS, et al. Real-time dual visualization of two different modalities for the evaluation of vocal fold vibration - Laryngeal videoendoscopy and 2D scanning videokymography: Preliminary report. Auris Nasus Larynx. 2017;44(2):174-81.

CHAPTER 11

음향학적 검사

진성민

사람의 목소리를 분석하는 다양한 검사 방법들 중, 목소리의 음향 신호*acoustic signal*를 컴퓨터 등을 이용하여 음파*sound wave*와 스펙트럼*spectrum* 및 스펙트로그램*spectrogram* 등으로 시각화하고 이들을 분석하는 것을 음향 음성학적 검사*acoustic analysis of voice*라 한다. 이러한 음향 음성학적 검사는 사람의 목소리에서 발성*phonation*과 조음*articulation*에 대한 음향학적 특징들을 연구하고 병적 음성에 대한 진단과 치료에 이용되기도 한다.

최근 들어 컴퓨터의 발달과 함께 목소리에 대한 다양한 음향학적 검사 프로그램들이 나와 있어 임상에서도 이 검사를 어렵지 않게 시행하고 결과를 분석할 수 있게 되었다. 그러나 음향학적 검사를 보다 정확하고 의미 있게 적용하여 사람의 성도를 통해 나오는 신호를 분석하기 위해서는 음파의 성질, 분석 방법에 따른 원리, 그리고 이와 연관된 그림과 용어들을 이해하여야 할 필요가 있다. 따라서 이 장에서는 소리의 음향학적 분석과 관련한 기본 개념과 분석방법 등에 대하여 알아보고자 한다.

I 음성녹음

음성분석은 녹음된 음성신호의 질에 의해 많은 영향을 받기 때문에 음성의 녹음과 관련된 요소들을 고려해야만 한다. 따라서 올바른 음성분석을 위한 음성신호의 녹음을 위해서는 녹음환경, 녹음장비와 매개체, 저장요구사항 등 여러 문제들을 고려해야 한다.[7]

1. 녹음 환경

음성신호 녹음에서 중요한 첫 번째 요소는 녹음 환경이다. 주변의 소음으로부터 완전하게 차단이 되어 있는 경우가 아니라면 형광등, 전화벨, 차량 소음 등의 환경소음이 녹음하고자 하는 음성신호에 섞임으로써 음향분석의 정확성, 특히 피치나 진폭의 변이를 보는 요소들에 심각한 영향을 미칠 수 있다. 따라서 이와 같은 환경소음을 철저하게 차단하는 것이 가장 중요한데, 우선 환경소음을 제거하기가 용이하지 않다면 이른 아침이나 늦은 밤과 같이 주변 소음이 가장 적은 시간을 선택하는 것도 하나의 방법이라 할 수 있다. 두 번째는 녹음실 내의 반사음이 문제가 될 수 있다. 따라서 녹음실에 흡음 장치를 설치하고 마이크를 녹음실의 벽으로부터 거리를 둔 상태로 녹음을 해야 한다.

2. 기록 장비

마이크의 경우, 테이블이나 스탠드에 위치한 대형 마이크를 선호하는 검사자들도 많이 있으나 극소형 헤드 콘덴서 마이크*miniature head mounted condenser microphone*가 여러 가지 면에서 편리할 수 있다. 이는 피검자가 머리나 몸의 위치를 바꾼다 할지라도 고품질의 녹음을 할 수 있고, 가벼운 마이크와 헤드 마운트는 장시간의 녹음에도 편리하게 사용할 수 있는 장점이 있기 때문이다. 녹음기와 매개체의 형태로는 크게 릴테이프와 카세트 테이프 같은 아날로그 테이프 녹음기와 디지털 오디오테이프 녹음기*digital audiotape recoder, DAT recoder*, 컴펙트 디스크, MP3 형태의 디지털 녹음기가 있다. 디지털 녹음기를 이용한 고품질의 녹음을 위해서는 표본 추출률*sampling rate*이 8 kHz 이상이 되어야 하는데, 이렇게 녹음이 된 경우 아날로그 녹음기에 비하여 디지털 녹음기가 더 우수하다고 할 수 있다.[8]

II 음성신호의 저장 및 분석방법

음성신호에 대한 분석은 아날로그*analogue* 신호에 대한 분석과 디지털*digital* 신호에 대한 분석으로 대별되나 최근 들어서는 주로 컴퓨터를 이용한 디지털 신호 분석 방법이 널리 이용되고 있다. 컴퓨터를 이용하여 디지털 신호를 분석하기 위해서는 연속된 아날로그 신호인 음성신호에 대한 정보를 개별화된 숫자로 변환하여 그 정보를 컴퓨터에 저장하는 과정이 필요한데, 이 과정은 디지털화*digitalization*라는 과정에 의하여 이루어진다.[7] 여기서 아날로그 신호인 사람의 목소리를 디지털로 변환시키는 과정을 AD conversion analogue to digital conversion이라 하고, 컴퓨터에 저장된 디지털 신호를 스피커를 통해 나오는 아날로그 신호로 변환시키는 과정을 DA conversion digital to analogue conversion이라 한다. 이와 같이 음성신호를 디지털화하는 데 있어서 기본적인 요소들로는 여과*filtering*, 표본 추출*sampling*, 그리고 양자화*quantization*가 있다. 이들 요소들은 최종적으로 컴퓨터에 저장된 신호 특징에 대한 중요한 결과를 지니게 된다.[7]

앞서 언급한 바와 같이 디지털화의 기본적인 과정은 연속된 아날로그 신호를 불연속 숫자 형태인 디지털 형태로 전환하는 것이다. 음향파형과 같은 아날로그 신호가 디지털화 될 때 두 가지의 작업이 동시에 일어나는데 한 가지는 시간, 즉 주파수와 관련된 요소인 표본 추출*sampling*과 신호 진폭과 관련된 양자화*quantization*가 그것이다.[1,7]

1. 표본 추출률 *sampling rate*

표본 추출률은 주파수의 정보와 관련된 요소로서, 연속적인 형태의 아날로그 신호*analogue signal*인 원래 음향신호에 1초당 몇 개의 점을 선택하여 이를 숫자화시켜 디지털 신호의 형태로 컴퓨터에 정보를 저장할 것인가 하는 것이다. 따라서 단위는 헤르츠(Hz)를 사용한다.

연속적인 형태의 신호인 음성신호를 컴퓨터에 입력할 때 주파수와 관련된 정보를 얼마만큼 선택할 것인가, 다시 말해 연속적인 형태의 신호인 원신호의 값을 어떻게 하면 정보의 손실이 없이 숫자로 표현할 수 있는가를 정해야 한다. 그림 11-1에서 보는 바와 같이 연속된 음향신호 주파수의 1/2배의 표본 또는 동일한 개수로 표본을 추출해 내었을 때는 디지털 신호로 재구성된 파형이 원래의 음향신호의 모양을 표현해 내지 못함을 알 수 있다(그림 11-1A, B). 그러나 연속된 음향신호에서 주파수의 2배에 해당하는 표본을 추출해 내었을 때는 디지털 신호로 재구성된 파형이 원래의 음향신호의 모양을 표현해 낼 수 있음을 알 수 있다(그림 11-1C). 이와 같이 분석하고자 하는 최대 주파수 영역의 2배에 해당하는 값을 표본 추출률로 선택하여 컴퓨터로 입력된 신호는 원래의 아날로그 신호와 동일한 정보를 갖게 된다는 것이 나이퀴스트 표본추출 이론*Nyquist's sampling theory*이다.

일반적으로 음악 CD를 제작할 때 정하는 표본 추출률은 인간의 가청영역(약 20~20,000 Hz)의 두 배에 해당하는 44,000 Hz까지의 표본 추출률을 이용하게 된다.[1,7]

2. 양자화 *quantization*

음성신호의 저장이나 음성 분석용 프로그램을 다룰 때 표본 추출률과 함께 염두에 두어야 하는 것이 양자화*quantization*이다.

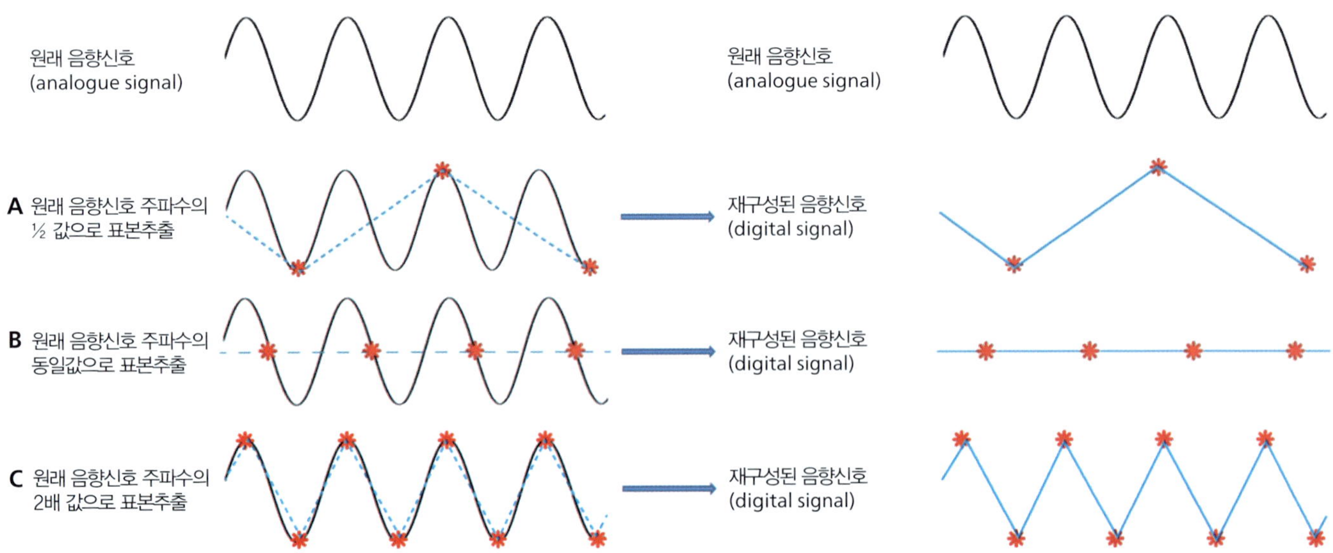

그림 11-1 나이퀴스트 표본 추출 이론*nyquist's sampling theory*. 연속 신호인 원래 음향신호에 대한 정보를 정보의 손실 없이 숫자 형태의 재구성된 음향신호로 전환하려면, 기존 주파수의 최소 2배 이상의 값을 표본으로 추출하여야 한다.

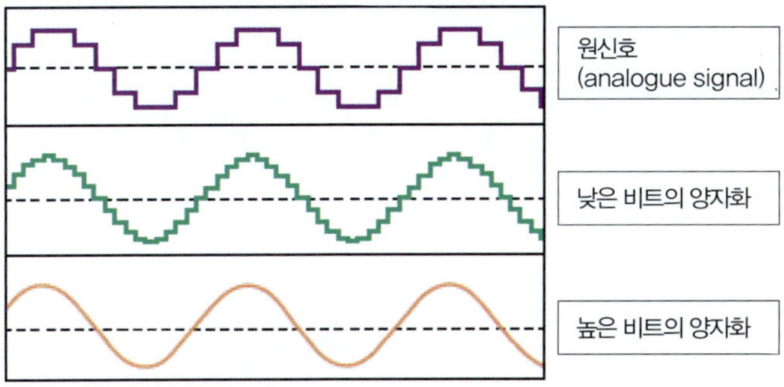

그림 11-2 양자화*quantization* 과정.

양자화는 연속적인 아날로그 신호에서 진폭*amplitude*에 대한 정보들이 불연속인 숫자의 형태인 디지털 신호로 변환되는 과정에서 얼마나 자세하게 이들에 대한 정보를 담을까 하는 것이며, 단위는 비트*bit*를 사용하게 된다.[1,7] 단, 양자화 값은 컴퓨터로 신호를 입력할 때 그 수치를 검사자가 정해주는 표본 추출률의 경우와는 달리, 일반적으로 분석기계 자체에 그 값이 정해져 있어서 검사자가 따로 그 값을 정해주지는 않는다.

원신호인 아날로그 신호에 근접한 정보를 얻기 위해서는 높은 비트의 양자화가 이루어질수록 원신호인 아날로그 신호에 가까운 정보를 저장할 수 있다. 즉, 양자화가 몇 개의 낮은 단계로 이루어진다면 양자화된 신호는 원신호와 대략적으로 비슷한 계단 형태를 띠게 된다. 그러나 높은 단계의 양자화가 이루어지는 경우 양자화된 신호는 원신호인 아날로그 신호에 더욱 근접한 형태를 띠게 되어 더 정확한 아날로그 신호의 정보를 표현할 수 있게 된다(그림 11-2).

아날로그 신호를 디지털 신호로 변환하여 녹음할 때 일반적으로 사람의 목소리는 8-bit 이상의 녹음을 하는데 이는 2^8, 즉 256단계 이상으로 양자화를 한다는 것이며, 더욱 원신호에 가까운 심세한 소리를 구현하기 위한 음악 CD의 경우는 16-bit 이상, 즉 2^{16}인 65,536단계로 양자화를 한다.[1,4,7]

이론적으로 아날로그 신호의 디지털화 과정에서 표본 추출률이나 양자화를 높은 단계로 취하면 취할수록 디지털화된 신호가 원신호에 더욱 근접할 수 있다는 가정은 가능하다. 그러나 컴퓨터의 저장용량, 분석능력, 그리고 인간의 귀로 느끼는 가청영역 등을 함께 고려하여 원신호의 정보 손실이 없는 효율적인 수준의 디지털화 과정을 취하게 된다.

3. 음파 *sound wave*

소리를 물리적 측면에서 설명하면, 음원*sound source*으로부터 방사되는 압력파*pressure wave*가 매질*medium* 내에서 전달되는 것이라 정의할 수 있고, 이러한 소리가 일으키는 파동을 음파*sound wave*라 한다.[9] 이때 우리가 주로 듣는 소리는 공기 중에서 전달되기 때문에 매질은 공기가 되는데 음원에서 만들어진 소리, 즉 압력파는 대기 중에 있는 공기 분자들을 움직이게 하고, 이 움직임은 인접해 있는 공기 분자들로 전달되어 파동을 일으키게 되며, 소리는 바로 이 파동을 타고 우리 귀에 전달되게 된다.[1,9]

음파는 가로축이 시간이고 세로축이 진폭으로 표현되는 그래프로 나타낼 수 있고, 음파에는 단순파*simple wave*와 복합파*complex wave*가 있다.[1]

1) 단순파 *simple wave*

단순파는 음파의 가장 단순한 형태로서 사인곡선*sine wave, sinusoid*이라고도 하며, 일정한 모양이 반복되는 주기파*periodic wave*, 주기*period*, 주파수*frequency*, 진폭*amplitude* 그리고 위상차*phase difference*를 관찰할 수 있다(그림 11-3).

2) 복합파 *complex wave*

복합파는[1,11] 두 가지 이상의 요소가 복합된 형태의 파형으로 사람의 목소리를 비롯하여 대부분 주변에서 들을 수 있는 소리이다. 이는 앞서 언급한 바와 같이 일정한 패턴이 반복되는 주기파*periodic wave*와 그렇지 않은 비주기파*aperiodic wave*로 나누어 볼 수 있다(그림 11-4A). 이때 모든 주기파는 그것이 아무리 복잡한 형태를 보인다 해도 일정 수의 단순파의 합으로 이루어진 것이며, 이들 단순파 각각의 주파수의 최대공약수는 복합파의

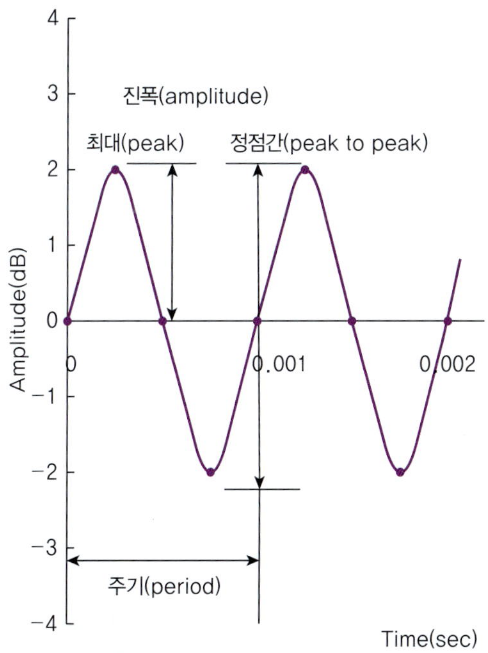

그림 11-3 단순파*simple wave, sine wave*.

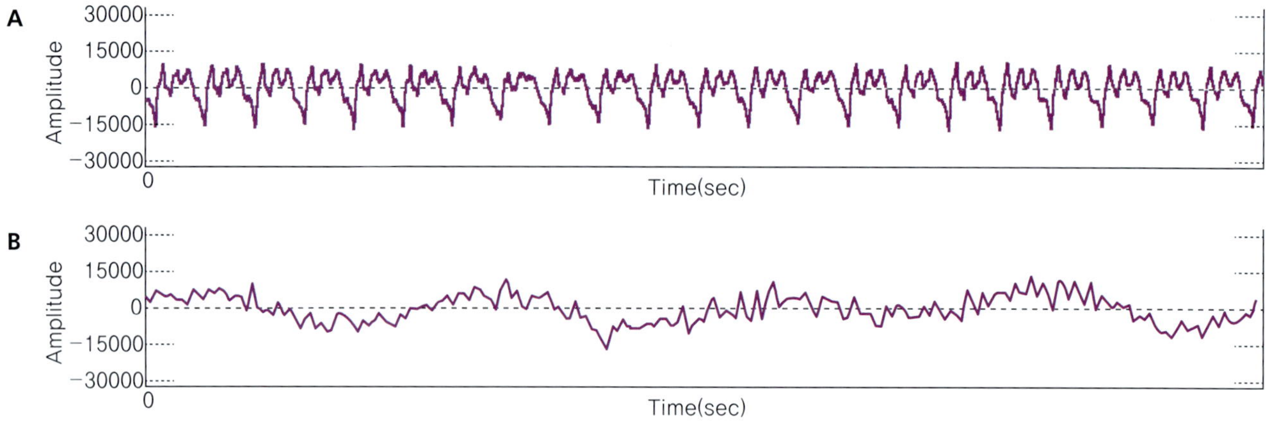

그림 11-4 **복합파**complex wave. A. 주기파periodic wave. B. 비주기파aperiodic wave.

주파수가 된다. 즉, 그림 11-4B의 복합파가 각각 250 Hz, 500 Hz, 1000 Hz, 2000 Hz, 4000 Hz의 주파수를 갖는 5개의 단순파들이 합해져서 만들어진 복합파라면, 이 복합파의 주파수는 250, 500, 1000, 2000, 4000의 최대공약수인 250 Hz가 된다.

4. 스펙트럼 *spectrum*

앞서 언급한 단순파의 경우 그 파형만으로도 그 파형이 갖는 진폭과 주파수를 쉽게 알 수 있지만, 여러 개의 단순파가 합쳐진 복합파는 그 복합파가 어떤 단순파들로 구성이 되어 있는지를 쉽게 알지 못한다. 따라서 이 복합파가 어떤 단순파들이 합쳐져서 이루어진 것인가를 보여주는 방법이 스펙트럼이다.[1,3,4,5,9]

하얀색의 햇빛을 프리즘을 통해 나누어보면 빨강부터 보라까지의 색깔들이 나뉘어져 있는 것을 관찰할 수가 있는데, 이것이 빛의 스펙트럼인 것과 같이 소리 역시 스펙트럼을 통해 분석하게 되면 그 소리를 구성하고 있는 각각의 음파의 내용들을 알 수 있다. 즉, 소리의 스펙트럼 분석은 프리즘을 이용해 빛의 스펙트럼을 볼 수 있는 것과 같은 원리인 것이다.

음파를 그래프로 표시하면 x축은 시간, y축은 진폭인 그래프로 표시되나, 이 음파를 분석하여 스펙트럼으로 표시하면 x축은 주파수, y축은 진폭인 그래프로 표시된다. 예를 들어, 주기성을 갖고 있는 복합파(그림 11-5A)를 스펙트럼 분석을 통하여 그 구성 성분을 살펴보면, 주파수와 진폭이 각각 250 Hz와 2, 500 Hz와 1, 1000 Hz와 4, 2000 Hz와 2, 4000 Hz와 1인 다섯 가지 종류의 단순파로 이루어진 것을 알 수 있다(그림 11-5B).

일반적으로 음성검사실에서 시행하는 음성신호 분석은 정확성과 신뢰성이 높은 디지털 신호 분석방법을 이용하는데, 스

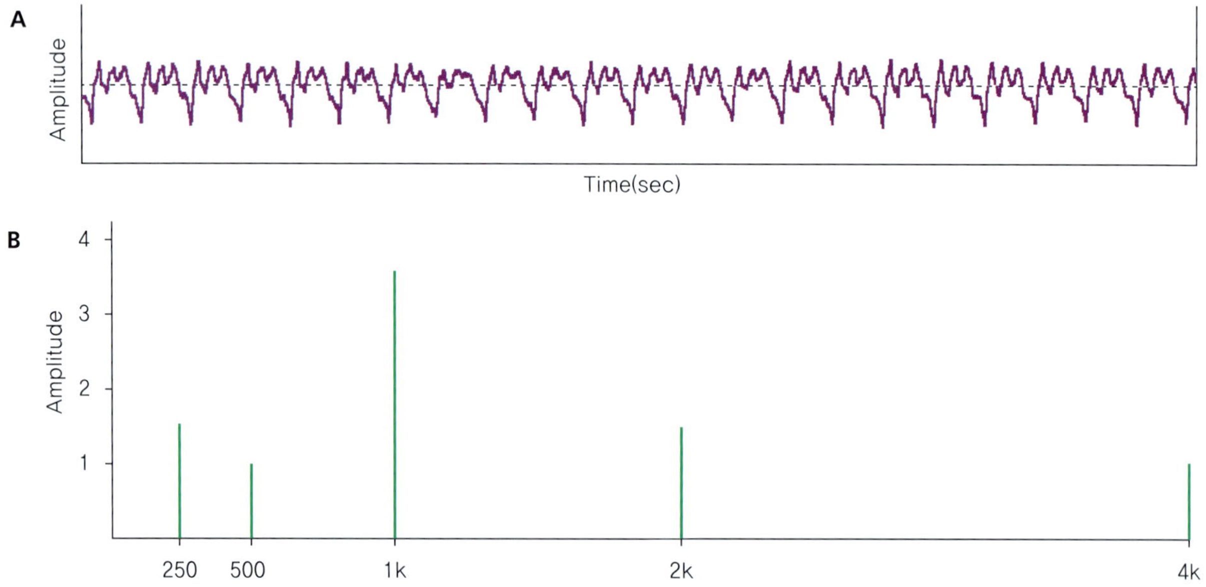

그림 11-5 A. 주기파periodic wave, B. 스펙트럼.

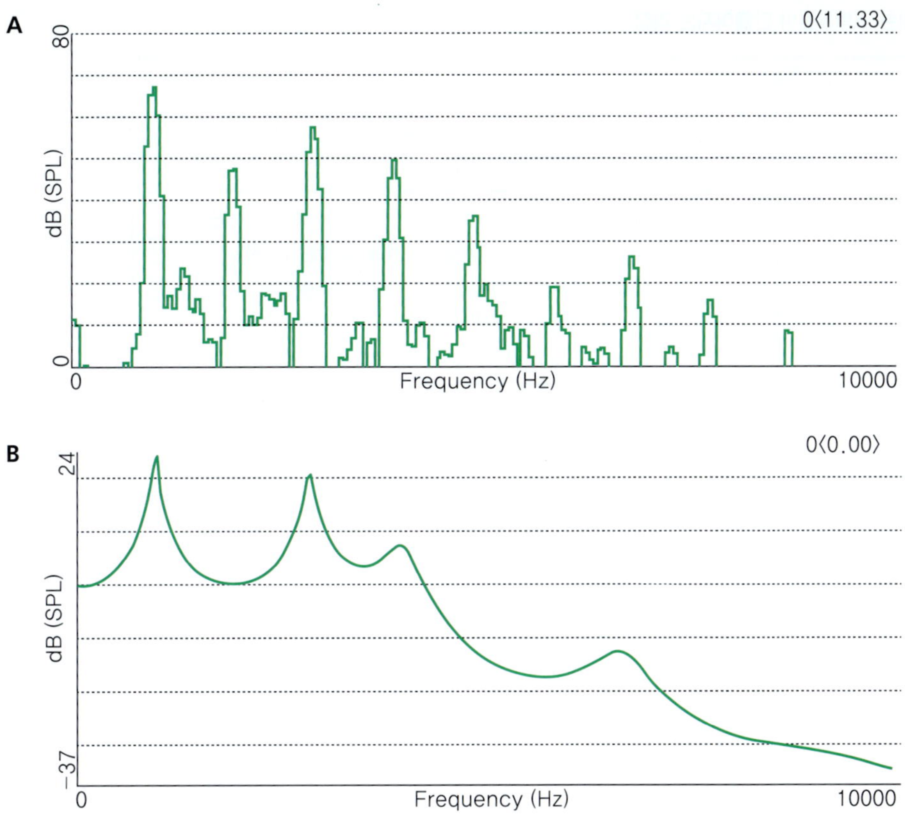

그림 11-6 **스펙트럼.** **A.** FFT 스펙트럼. **B.** LPC 스펙트럼.

펙트럼 분석에 있어 디지털 신호에서 시간 함수를 주파수 함수로 변환하는 방법은 Fourier 변환과 z 변환이 있다.

Fourier 변환을 이용하여 분석하는 방법으로는 불연속 Fourier 변환*discrete Fourier transform, DFT*이 있다. 이는 디지털 신호가 연속된 신호가 아니고 불연속적인 일련의 점의 형태이기 때문에 이를 분석함에 붙여진 이름이다. 이와 같은 변환 방식을 더 빠르게 계산하기 위해 최근에는 고속 Fourier 변환*fast Fourier transform, FFT* 방식을 사용하고 있고,[1,4,11] FFT에 의해 얻어지는 스펙트럼은 각각의 주파수별로 에너지가 어떻게 분포되어 있는지를 쉽게 알 수 있다(그림 11-6A).

z 변환을 이용하여 얻어지는 스펙트럼은 LPC*linear predictive coding* 스펙트럼이고, LPC 스펙트럼에서는 포만트*formant*에 대한 정보를 보기가 유용하다(그림 11-6B).[1,4,11,12]

스펙트럼이 만들어지는 과정을 알아보면, 우선 디지털 녹음 방식으로 얻어진 음성신호는 숫자화되어 저장되며 연속된 신호를 일련의 점들로 표현하게 된다. 이 점들을 일정한 숫자로 잘라서 몇 개의 점(윈도우 길이 = 점들이 나타내는 시간)을 한 단위로 할 것인가 결정해야 하는데 이 단위 하나의 길이를 윈도우 길이라고 하며, 결국 이는 잘라진 점들로 이루어진 시간을 의미한다. 이때 FFT에서는 2의 제곱(예, 8, 32, 64, 128, 256 · · ·)의 개수로 점들을 잘라서 분석하게 되고, 이와 같이 잘라진 점의 개수가 정해지면 점의 개수, 즉 윈도우의 길이의 역수로 취한 값이 여과기의 대역폭이 된다. 이 과정이 끝나고 난 후 앞서 잘라진 점들이 여과기를 통과하면서 각 주파수 대역폭에서 음파의 구성성분을 여과하여 각 주파수 대역의 진폭수준이 계산된다. 그 다음 각 윈도우에 비친 음향신호에 대한 각각의 파워스펙트럼*power spectrum*이 만들어지면서 스펙트럼을 완성한다(표 11-1). 앞의 내용을 숫자로 예를 들어 표현을 해보면 다음과 같다. 예를 들어, 1초의 소리를 8,000 Hz 표본 추출률(= 4,000 Hz까지 분석)로 8,000개의 점을 찍어 정보로 저장하고, 256 point(= 0.0256초)씩 잘라서 분석하고자 한다면, 여과기의 주파수 대역폭은 윈도우 길이를 역수로 취한 값이 되므로, sampling rate/윈도우 길이 = 8,000/256이 되어 주파수 대역폭은 31 Hz가 된다. 따라서 31 Hz의 주파수 대역폭을 갖는 여과기는 4,000 Hz 내에 129개가 존재하는 셈이 된다(4000 Hz /31 Hz = 129개). 이들 대역폭여과기를 잘라진 점들이 통과하면서 필요로 하는 부분의 각 주파수 대역의 진폭수준이 계산되고 각 윈도우에 비친 음향신호에 대한 스펙트럼이 만들어진다. 이에 따라 앞서 보여준 FFT power spectrum이 만들어지고, 각 주파수 대역별로 에너지 값을 얻을 수 있게 된다.[1]

표 11-1 음성신호에 대한 스펙트럼이 만들어지는 과정.

Digital 녹음방식으로 얻어진 음성신호

↓

음성신호 정보를 가지고 있는 점들을 일정한 숫자로 잘라서 몇 개의 점(윈도우 길이 = 점들이 나타내는 시간)을 한 단위로 할 것인가 결정
→ 여과기의 대역폭 결정 후, 여과기를 통과하면서 각 주파수 대역폭에서 음파의 구성성분을 여과
→ 각 주파수 대역의 진폭수준(amplitude) 계산

↓

한 윈도우에 비친 음향신호에 대한 power Spectrum이 만들어짐

↓

윈도우를 옮겨가며 각 윈도우에 비친 음향신호에 대한 Spectrum 완성

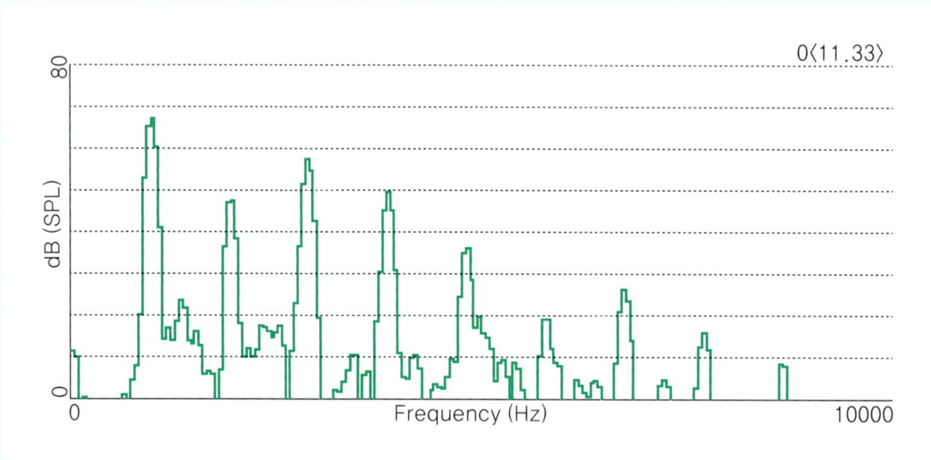

5. 스펙트로그램 *spectrogram*

우리가 일반적으로 분석하는 목소리는 시간에 따라 질과 크기가 변화하는 매우 복잡한 것이다. 다시 말해 목소리는 시간에 따라 그 구성 성분의 종류와 양이 변화한다. 따라서 스펙트로그램은 시간의 개념 없이 음파를 구성하고 있는 내용물의 질과 양을 보여주는 스펙트럼과 달리, 시간의 축을 추가하여 주파수와 진폭의 시간에 따른 변화를 보여주는 삼차원적인 그림이라 할 수 있다. 따라서 스펙트럼은 x와 y의 두 축으로 구성되어 있는 반면, 스펙트로그램은 x, y, z의 세 축을 가지고 있어서 x축을 시간, y축을 주파수, z축을 진폭(강도)으로 표시한다. 이때 z축은 스펙트로그램 상에서 색깔의 진하기로 표시되어 진하면 진폭(강도)이 큰 것으로, 연하면 작은 것으로 표시된다.[1,3,4,11]

스펙트로그램이 만들어지는 과정을 알아보면, 우선 디지털 녹음 방식으로 얻어진 음성신호는 숫자화되어 저장되며 연속된 신호를 일련의 점들로 표현하게 된다. 이 점들을 일정한 숫자로 잘라서 몇 개의 점(윈도우 길이 = 점들이 나타내는 시간)을 한 단위로 할 것인가 결정해야 한다. 이때 FFT에서는 2의 제곱(예, 8, 32, 64, 128, 256 ···)의 개수로 점들을 잘라서 분석을 하게 되고, 이와 같이 잘린 점의 개수가 정해지면 한 단위의 점들이 나타내는 시간, 즉 윈도우의 길이의 역수로 취한 값이 여과기의 대역폭이 된다. 이 과정이 끝나고 난 후 앞서 잘라진 점들이 여과기를 통과하면서 각 주파수 대역폭에서 음파의 구성 성분을 여과하여 각 주파수 대역의 진폭 수준이 계산된다. 그 다음 각 윈도우에 비친 음향신호에 대한 스펙트럼이 만들어진다. 이와 같이 앞서 스펙트럼이 만들어지는 과정과 동일한 과정을 거친 후, 이 스펙트럼을 시간순으로 늘어 놓으면 스펙트로그램이 완

표 11-2 음성신호에 대한 스펙트럼이 만들어진 후 스펙트로그램이 만들어지는 과정.

각 윈도우에 비친 음향신호에 대한 Spectrum 완성

↓

이 스펙트럼을 시간순으로 늘어 놓는다.
→ 3차원 그림인 Spectrogram 완성

↓

음파를 분석하는 주파수 대역폭(윈도우의 길이)
즉, 여과기의 대역폭에 따라
narrow band spectrogram과
wide band spectrogram으로 분류

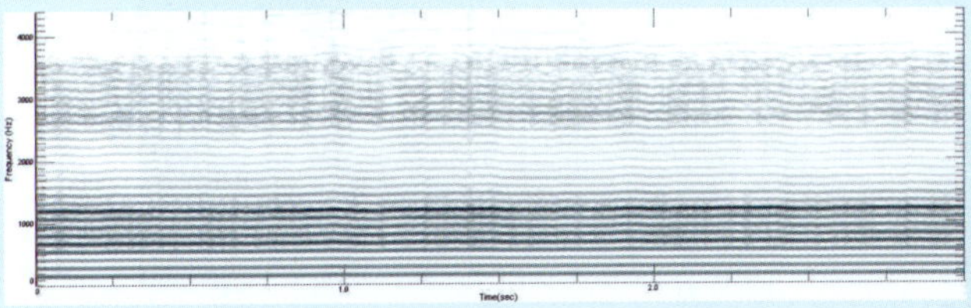

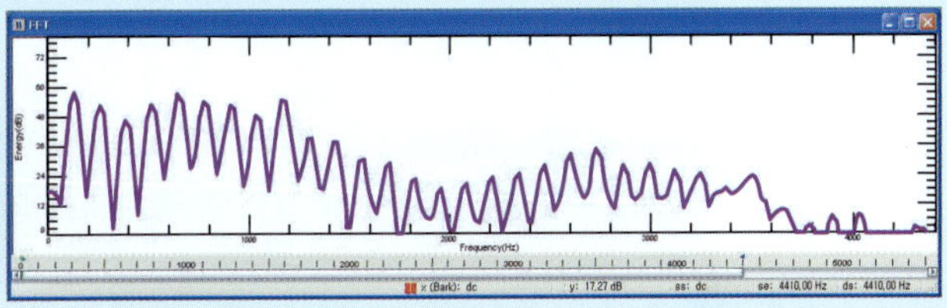

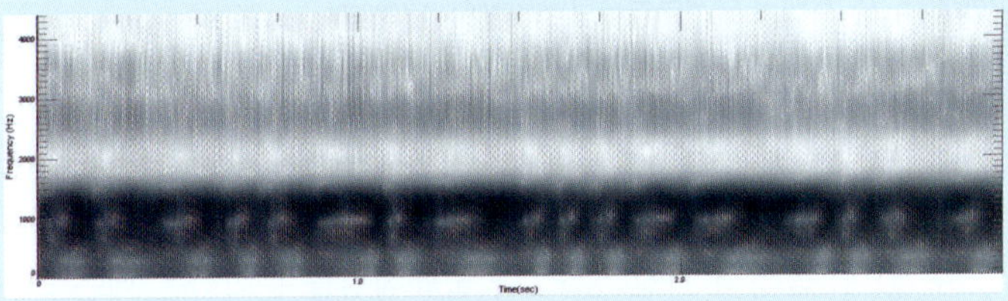

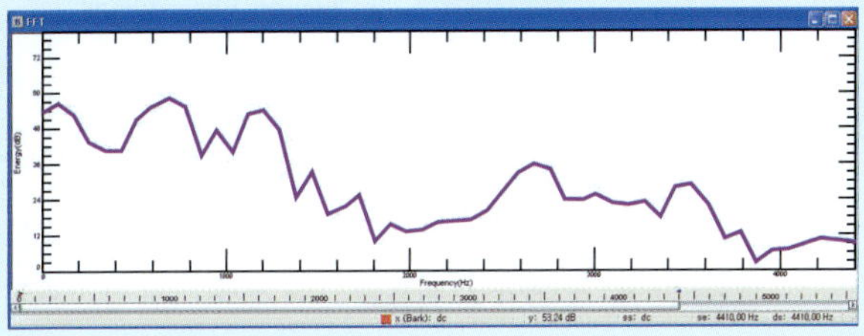

spectrum 조각과 Wide band spectrogram
(주파수 대역폭 = 323 Hz)

spectrum 조각과 Narrow band spectrogram
(주파수 대역폭 = 35 Hz)

성된다(표 11-2).[1,4]

스펙트로그램은 음파를 분석하는 주파수 대역폭에 따라 협대역 스펙트로그램*narrow band spectrogram*과 광대역 스펙트로그램*wide band spectrogram*으로 나뉜다(그림 11-7).

협대역 스펙트로그램은 일반적으로 45 Hz 이하의 좁은 주파수 대역폭을 이용하며, 광대역 스펙트로그램은 300 Hz 이상의 넓은 주파수 대역폭을 이용하여 분석하게 된다. 각각의 스펙트로그램이 구분되는 점은 협대역 스펙트로그램에서는 가로줄의 가는 선들이 관찰되는 반면, 광대역 스펙트로그램에서는 세로줄이 관찰되고, 가로로 굵은 띠(포만트)들이 관찰된다는 점이다.[3,4]

협대역 스펙트로그램에서 협대역이라는 의미는 분석 과정에서 그만큼 걸러내는 주파수의 대역폭이 좁은 촘촘한 여과기를 사용한 것이다. 그러므로 분석하고자 하는 음향신호를 구성하고 있는 각 주파수 성분을 하나하나 세밀하게 걸러내서 그 음향신호가 어떤 주파수 성분으로 구성되어 있는지를 알아낼 수 있다. 이와는 반대로 광대역 스펙트로그램에서 광대역이라는 의미는 걸러내는 여과기의 주파수 간격이 넓직넓직한 성긴 여과기를 이용한 것이다. 그러므로 분석하고자 하는 음향신호를 구성하고 있는 각 주파수 성분을 하나하나 세밀하게 걸러낼 수는 없지만, 특별히 어떤 주파수 대역에서 강한 음향 에너지가 몰려 있는지를 쉽게 알아볼 수 있도록 보여준다. 또한 앞서 언급한 바와 같이 광대역 스펙트로그램은 짧은 윈도우로 음향신호를 분석한 것이기 때문에 시간과 관련된 정보를 세밀하게 알 수 있고, 이러한 이유로 광대역 스펙트로그램에서는 세로선*striation*을 관찰할 수 있다.

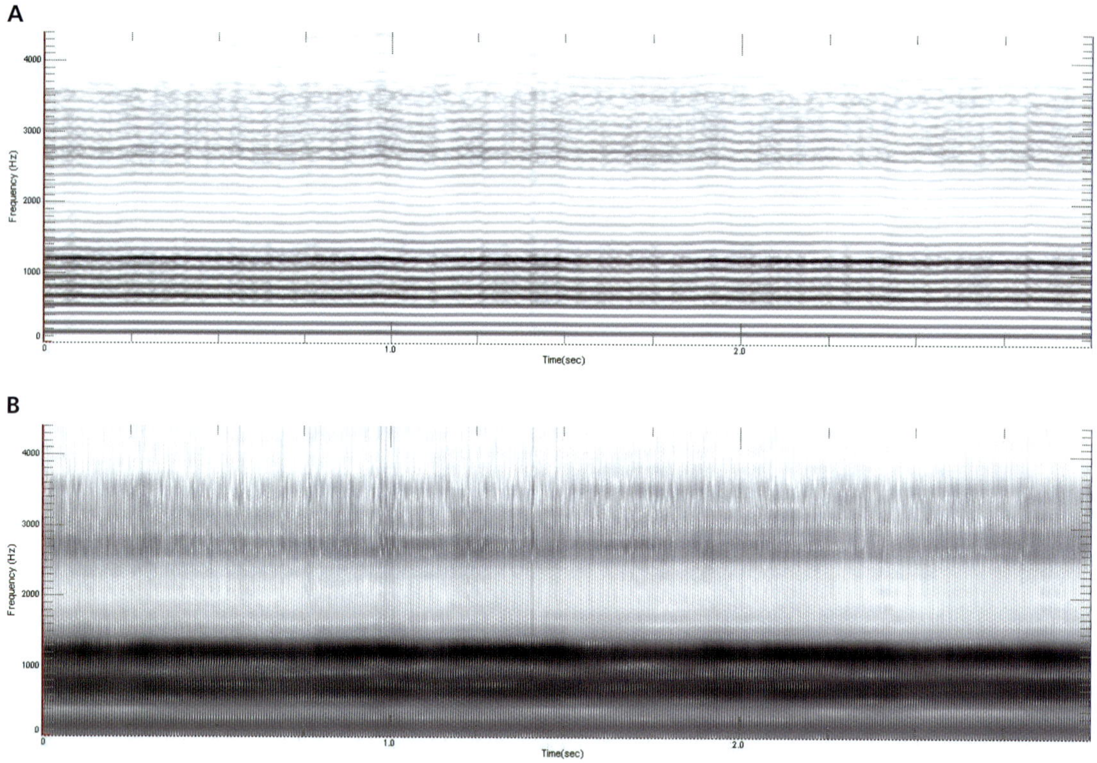

그림 11-7 A. 협대역 스펙트로그램*narrow band spectrogram*. B. 광대역 스펙트로그램*wide band spectrogram*.

따라서 협대역 스펙트로그램에서는 음향신호가 가진 주파수 관련 정보를 자세하게 알 수 있지만, 시간과 관련된 정보는 잘 알 수 없는 반면, 광대역 스펙트로그램에서는 음향신호가 가진 시간 정보는 잘 알 수 있지만 주파수와 관련된 정보를 자세하게 알 수는 없다. 일반적으로 조음에 대한 연구에서는 모음의 특징과 관련된 포만트 정보와 자음의 특징들과 관련된 시간 정보가 중요하기 때문에 협대역 스펙트로그램보다는 광대역 스펙트로그램이 많이 사용된다.

6. 음향지표 *acoustic parameters*

앞서 소리의 녹음, 음파의 표현, 음파로부터 그들을 구성하고 있는 성분에 대한 분석과 성도*vocal tract*에서 공명되어 나오는 소리의 특성 등 소리의 규칙성을 분석하는 방법 등에 대하여 알아보았다. 그런데 소리라는 것은 항상 일정한 규칙성을 가지고 있는 것만은 아니기 때문에, 소리의 파형에서 소리의 높낮이나 크기가 얼마나 불규칙하고 흔들림*pertubation*이 있는지, 그리고 잡음은 어느 정도 되는지를 객관적으로 쉽게 측정하는 데 도움이 되는 음향지표들이 있다. 이러한 음향지표는 특히 사람의 목소리를 분석해서 소위 얼마나 거친 소리가 나는가를 객관적으로 반영할 수 있기 때문에 임상에서는 매우 유용하게 사용되고 있다. 이러한 지표들은 앞서 언급한 스펙트럼이나 스펙트로그램 분석을 통하여 구할 수도 있으나, 최근 들어 컴퓨터화된 음성 분석기의 다양한 소프트웨어를 통해서 손쉽게 추출해 낼 수 있다. 음성의 거친 정도, 즉 불규칙성을 분석하는 데는 크게 기본주파수*fundamental frequency, fo* 주파수 변동률*jitter*, 진폭 변동률*shimmer* 그리고 잡음 대 배음비율*noise to harmonic ratio, NHR*의 4가지 음향지표를 측정한다.

1) 기본주파수 *fundamental frequency*와 주파수 변동률 *jitter*

음파는 사인곡선*sine wave, sinusoid*의 형태이건 이들이 서로 겹쳐져서 만들어진 사인곡선이 아닌 형태의 음파*non-sinusoidal waveform*이건 주기성을 열 수 있는데, 기본주파수는 이러한 주기파에서 가장 낮은 주파수를 의미하며 f_0 또는 F_0의 영문 약자로 표기한다. 그런데, 일반적으로 사람의 목소리를 분석해서 추출되는 기저 주파수 값은 speaking fundamental frequency, SF_0라 하고, 이는 녹취된 목소리에서 각각의 주기별로 측정된 기저주파수 값의 평균 값을 통해서 얻어진다.

주파수 변동률은 주어진 기간 중 한 주기에서의 기본주파수와 그 다음 주기의 기본주파수의 가변성*variability*을 측정한 것으로, 주파수 변이*frequency perturbation*라고도 한다.[4]

기본주파수와 주파수 변동률은 음의 높낮이와 연관성이 있는 지표이며, 이들 값을 응용 및 변형하여 주파수의 흔들림과 관련된 부분을 RAP*relative average perturbation* 또는 PPQ*pitch period perturbation* 등 다른 종류의 다양한 음향지표들로도 표현할 수 있다.

2) 진폭 변동률 *shimmer*

진폭 변동률은 주어진 기간 중 한 주기에서의 진폭과 그 다음 주기의 진폭의 가변성을 측정한 것으로 진폭 변이*amplitude perturbation*라고도 한다. 다시 말해서 shimmer는 소리의 강도*intensity*, 즉 크기와 연관성이 있는 지표이다. 주파수 변동률의 경우와 마찬가지로 이들 값을 응용 및 변형하여 소리 강도의 흔들림과 관련된 부분을 APQ*amplitude perturbation quotient* 등 다른 종류의 다양한 음향지표들로도 표현할 수 있다.[4]

3) 잡음 대 배음 비율 *noise to harmonic ratio, NHR*

noise to harmonic ratio = NHR
harmonic to noise ratio = HNR
signal to noise ration = SNR
CPP (cepstral peak prominence)
CSL (computerized speech lab)
MDVP (multidimensional voice program)
VRP(voice range profile)

잡음 대 배음 비율은 음성파형 내에서 잡음이 나타나는 정도를 알아보는 지표로 불규칙하고 거친 음성일수록 잡음의 비율이 많아져서 잡음 대 배음 비율 값이 커지고, 이는 주파수 변동률 및 진폭변동률의 값 등이 모두 커진 의미를 내포하고 있다. 분석 소프트웨어 또는 방법에 따라 배음 대 잡음 비율*harmonic to noise ratio, HNR* 또는 신호 대 잡음 비율*signal to noise ration, SNR*로 표현할 수 있고, 무엇이 분자 분모가 되느냐에 따라 적절하게 해석하면 된다.

7. 켑스트럼 *cepstrum*

음성 변화에 대한 객관적인 평가를 위한 음향분석에는 일반적으로 앞서 언급한 스펙트럼 및 스펙트로그램 분석과 함께 주파수 변동률, 진폭 변동률, 잡음 대 배음 비율과 같은 음향지표가 널리 이용되고 있다. 그런데 이러한 변수들은 기본주파수의 변화에 의해 많은 영향을 받기 때문에 기본주파수의 작은 변화에도 변수들의 측정치가 크게 변할 수 있다. 그러므로 켑스트럼 분석을 통하여 배음의 구조*harmonic structure*의 정도를 보는 것이 발성 평가에 있어 기존의 주파수 변동률, 진폭 변동률, 잡음 대 배음 비율과 같은 음향지표보다 신뢰도가 높고 발성장애를 더 잘 예측할 수 있는 것이라는 주장이 있다.[6]

켑스트럼이란 스펙트럼을 로그를 취하여 Fourier 역변환시켜 얻은 것이다. 다시 말하자면, 앞서 언급한 스펙트럼에 대한 부분에서 보듯 음파를 Fourier 변환하면 스펙트럼이 얻어지는데, 이 스펙트럼을 다시 Fourier 변환하여 얻어진 것이 켑스트럼이다. 켑스트럼이라는 말은 spec + trum을 역으로 써서 ceps + trum으로 하여 만들어진 말이다. 그래서 frequency는 quefrency로, amplitude는 lampitude로, harmonics는 rahmonics로, phase는 shape 등으로 대응되어 표현된다. 즉 스펙트럼에서 쓰는 용어들을 켑스트럼에서는 역으로 단어를 나열하여 표현한 것이다.

켑스트럼을 이용한 음성분석에서는 CPP*cepstral peak prominence* 값이 발성장애 정도 평가에 가장 널리 이용되는데, CPP란 켑스트럼 그래프에서 얻어진 cepstral peak와 켑스트럼의 소리에너지 평균을 나타내는 회귀선*regression line: average sound energy in the cepstrum* 사이의 거리를 의미한다(그림 11-8). 기식화된 음성이 심할 수록 낮은 값의 CPP가 측정된다.

8. 음성분석 프로그램

사람의 목소리인 아날로그 신호를 마이크를 통하여 컴퓨터로 넣으면 아날로그 신호인 음성신호가 숫자화된 디지털 신호로 바뀌면서 컴퓨터에 저장이 된다. 이 디지털 신호들을 분석하여 음파로 표현하고 스펙트럼이나 스펙트로그램을 만들고 신호를 분석하고, 또한 자체의 소프트웨어 분석 프로그램을 이용하여 음성신호의 음향지표들을 계산해내는 프로그램이 음성분석 프로그램이다. 현재 국내에서 소개되어 있는 프로그램들로는 CSL*computerized speech lab*, Dr. Speech, Praat이 대표적이라 할 수 있다. CSL은 음성신호 분석을 위해 다양한 옵션으로 입력 및 저장이 가능하며, 다양한 종류의 스펙트럼과 스펙트로그

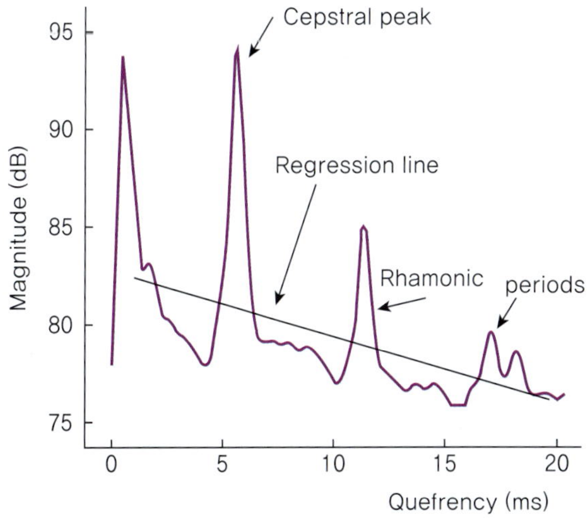

그림 11-8 **켑스트럼** *cepstrum*.

램을 통한 음향학적 분석이 가능하다. 또한 자체적으로 음향학적 분석과 관련하여 MDVP *multidimensional voice program*, VRP *voice range profile*, Visi-pitch, Sona match 등의 소프트웨어 프로그램들을 비롯하여, 구강으로 나오는 소리 에너지와 비강으로 나오는 소리 에너지의 양을 비교하여 비음도의 정도를 객관적으로 측정하고 구개인두 기능 *velopharyngeal function* 을 간접적으로 알 수 있는 Nasometer 등 다양한 옵션 소프트웨어 프로그램들을 포함하고 있다. 따라서 연구, 진단, 치료 분야에 폭넓게 적용할 수 있는 장점이 있고, 고가의 음성분석 시스템이기는 하지만 국내에서 가장 널리 이용되고 있다. Dr, Speech 역시 CSL만큼 다양하지는 않으나 거의 유사한 수준의 음향분석이 가능하고 Real analysis, Speech training, Phonetogram, Pitch master, Speech therapy 등의 옵션 프로그램들을 이용하여 연구, 진단, 치료 분야에 적용시킬 수 있다. Praat은 인터넷을 통해 무료로 받을 수 있는 음성분석 프로그램으로 많은 양의 음성 데이터를 짧은 시간에 분석해 낼 수 있고, 다양한 음향지표들을 분석할 수 있다. 그러나 음성을 여과하는 하드웨어적인 장치가 없어 주변의 녹음 환경에 따라 분석 데이터의 결과에 큰 차이를 보일 수 있고, 다른 음성분석 소프트웨어의 계산 알고리즘과 달라서 결과에 대한 객관적인 비교에 아직은 한계가 있다.

참고문헌

1. 신지영. 말소리의 이해. 제2판. 서울: 한국문화사; 2001. p.125-62.
2. 홍기환. 음성장애 In: 김종선. 이비인후과학 서울: 일조각; 2002. p.1580-600.
3. Baken RJ, Daniloff RG. Reading in clinical spectrography and speech. 2 ed. San Diego: Singular publishing group and Kay elemetrics Corp. ;1991.
4. Baken RJ, Orlikoff RF. Clinical measurement of speech and voice. San Diego :Singular/Thomson Learning: 2000. p. 225-96.
5. Borden GJ, Harris KS. Speech science primer. 2nd ed. Baltimore/London: Williams & Wilkins: 1984. p. 89-113.
6. Hillenbrand JM. A methodological study of perturbation and additive noise in synthetically generated voice signals. Journal of Speech of Hearing Research1987; 30:448-61.
7. Kent RD, Read CR. The acoustic analysis of speech. 2nd ed. Canada: Singular publishing group; 2002.p.53-103.
8. Kerst LG. Amplitude cross-section representation with the sound spectrograph. J Acous Soc Am 1948;20:796-801.
9. Sataloff RT. Voice science. San Diego: Plural Publishing: 2005.p.185-201.
10. Sundberg J. Vocal tract resonance. In Satalloff RT. The Professional Voice: The Science and Art of Clinical Care. 2nd ed. New York: Raven Press; 1991.
11. Titze IR. Principle of Voice Production, 2nd ed. New Jersey: Prentice hall; 2000.
12. Titze IR, Jin SM. Is There Evidence of Second Singer's Formant? J Singing 2003. P. 329-331.

CHAPTER 12

신경생리학적 검사

박혜상

신경후두학*neurolarygology*은 후두와 인두에서 발생하는 호흡, 연하 및 발성의 기능장애와 신경학적 원인의 연관성을 연구하는 학문으로, 후두내시경을 비롯한 검사 기술 발전과 신경생리학에 대한 이해도의 증가로 지속적으로 발전해왔다.[1,2] 후두기능장애의 신경학적 요인을 알기 위한 신경생리검사로는 운동기능을 확인할 수 있는 후두근전도 검사*laryngeal electromyography*, 후두신경전도 검사*laryngeal nerve conduction study*와, 감각기능을 확인할 수 있는 표면유발후두감각활동전위 검사*surface evoked laryngeal sensory action potentials*, 후두뇌간반응 검사*laryngeal evoked brainstem response*가 보고되었다. 이 중 후두근전도는 신경후두학에서 가장 중요한 진단 및 예후 예측 검사로서 본문에서는 후두근전도검사에 대한 이해와 술기, 적응증에 대해 살펴보고자 한다.

I 서론

후두근전도 검사는 후두근육과 신경의 전기생리적 상태를 종합적으로 평가하는 검사로, 1944년 Weddell 등에 의해 처음 소개되었으며 1950년대에 Faaborg-Anderson과 Buchthal의 연구를 통해 많은 발전을 이루었다.[3] 후두근전도는 후두 질환과 관련하여 성대마비의 진단 및 예후 예측, 기계적 성대고정과의 감별진단, 연축성 발성장애 치료를 위한 보툴리늄 독소의 성대 주입, 그리고 수술 중 후두신경감시 등에 사용된다. 특히 성대마비에서 성대 운동성 회복과 관련된 예후를 예측함으로써 초기 치료 방향을 결정하는 중요한 역할을 할 수 있다.[4]

II 근신경생리의 기초

후두근의 근 활동이 일어나기 위해서는 대뇌피질 운동 영역에 흥분이 발생하고 피질뇌간로*corticobulbar tract*를 거쳐서 의문핵*nucleus ambigus* 부위까지 자극이 도달하여야 한다. 이 부위에서 신경 연접*neural synapsis*이 이루어져 말초신경인 미주신경을 경유하여 후두 근육까지 자극이 전달된다. 골격근에서는 한 개의 신경섬유가 여러 개의 근섬유를 지배하고 있는데, 한 개의 신경섬유와 이에 의해 지배받고 있는 근섬유를 운동단위*motor unit*라고 한다(그림 12-1).[5] 한 개의 운동단위에 속하는 근섬유 수는 근육에 따라 상당한 차이가 있으며 후두근은 30~250개 정도이다. 한 개의 운동단위에 속하는 근섬유의 수를 신경 지배비*innervation ratio*라고 하며 정밀한 활동을 하는 근육일수록 그 수치가 작다. 중추로부터의 자극이 각각 운동단위의 근섬유 부위에 도달하는 과정 중에는 신경근 접합부*neuromuscular junction*를 통하여 근섬유에 흥분이 전달되고, 여기에 수반하여 근막의 탈분극*depolarization*이 일어나서 근육 세포의 활동전위*action potential*가 발생한다. 근전도는 근육의 수축 시에 발생하는 이 활동전위를 세포 외 전극과 근전도 기계를 사용하여 기록한 것으로 이것을 통해 근육 및 지배신경의 상태를 진단할 수 있다.[6] 정상적으로 단일 운동단위가 활동하면 1~3 위상*phase*의 근방전, 즉 운동단위 활동전위*motor unit action potential, MUAP*가 도출되며 근육이 완전히 이완된 상태에서는 근방전이 기록되지 않는다. 정상 운동단위 활동전위의 성질을 진폭*amplitude*, 지속시간*duration*, 파형*waveform*으로 나타내며(그림 12-2) 진폭은 전극에서부터 활동하고 있는 근섬유까지의 거리에 좌우되고, 지속시간은 전극의 종류에 따른 측정 범위 및 넓이에 영향을 받으므로 엄밀하게 정상범위를 규정하는 것은 쉽지 않다.

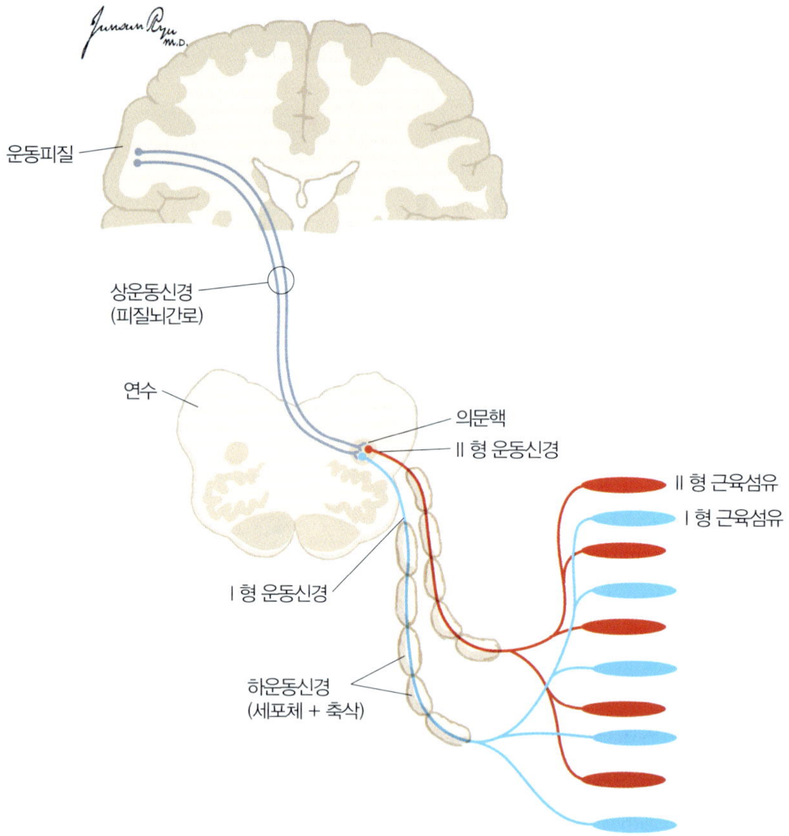

그림 12-1 운동단위의 모식도. 하나의 하운동신경세포*lower motor neuron*(미주신경의 운동신경핵과 그 축삭인 후두신경)와 그 지배를 받는 근육섬유를 합하여 운동단위라고 한다. 사람의 근육에는 I형 근육(흰색으로 표시)과 II형 근육(검은색으로 표시)이 혼재되어 있다.

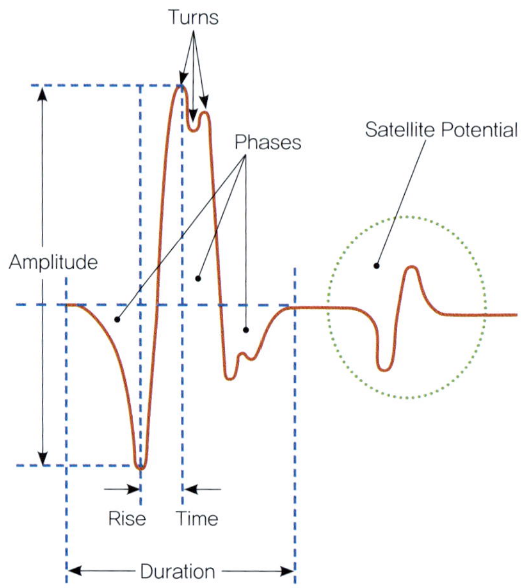

그림 12-2 운동단위 활동전위. 지속시간은 최초로 기저선 아래로 내려가기 시작하는 부위부터 다시 기저선*baseline*으로 돌아올 때까지 걸리는 시간이다. 지속시간은 운동단위에 속하는 근섬유의 수를 반영한다. 진폭은 양*positive*의 peak에서 음*negative*의 peak까지의 크기로 나타내며 침전극 가까이에 있는 근섬유의 특성만을 반영한다. 위상*phase*은 기저선을 기준으로 만들어진 면적의 수를 의미한다. 그림의 운동단위 활동전위는 3개의 위상으로 되어 있다. Satellite는 큰 근 방전 이후에 생기는 작은 방전으로 주로 초기의 신경재지배 현상을 의미한다.

III 후두근전도 검사 방법 및 고려사항

1. 준비사항

후두근전도는 환자의 적극적인 협조가 필요한 검사이므로 환자에게 검사의 절차 및 방법을 설명하는 것이 필요하다. 이를 통해 환자의 협조 능력과 의지를 고려해야 하며, 후두근전도 검사 시행 전에 후두내시경, 스트로보스코피 검사를 포함하는 두경부의 철저한 이학적 검사가 필요하다. 이를 통해 급성 감염, 수술 과거력 등으로 인한 해부학적 변형을 파악할 수 있다. 혈액응고장애, 와파린 복용 등에 의한 출혈경향성은 상대적 금기에 해당할 수 있다. 매우 드물기는 하지만 만약을 대비하여 산소 마스크와 윤상갑상연골절개술*cricothyrotomy* 등을 시행할 수 있는 기도 처치 장비를 검사실에 구비하도록 한다. 성문 사이가 매우 좁은 양측 성대마비 환자에서는 환자의 호흡상태를 검사 중 모니터링하고 1회 검사에 일측만 검사를 시행하도록 한다.[7] 만약 양측 성대마비로 기관절개술을 시행 받은 환자라면, 기관절개관을 제거하고 검사를 진행하고 비경을 이용해 기관절개공을 넓혀줌으로써 안정적인 호흡을 유지할 수 있다.[7,8]

2. 근전도 장비

근전도 장비는 상품마다 약간의 차이는 있지만 일반적으로 증폭장치, 기록장치, monitor oscilloscope, 확성기, 자극장치 등으로 구성된다. 근육의 활동전위를 기록하는 데 이용하는 전극은 표면전극*surface electrode*과 침전극*needle electrode* 두 종류가 있다. 표면전극은 비침습적이나 전극과 피부 사이에 저항이 발생할 수 있으며, 부착 면적이 넓어 후두의 미세한 근육을 검사하는 데 제한적이다. 따라서 후두근전도에 사용하기에는 부적합하고 주로 수술 중 후두신경 감시에서 기관삽관튜브에 부착하여 사용한다.[7,9] 침전극의 종류는 단극*monopolar* 침전극, 갈고리 침전극*hooked wire*, 동심*concentric* 침전극, 양극*bipolar* 침전극이 있으며 각각 다른 특성을 가지고 있기 때문에 근육의 종류와 측정하고자 하는 부위에 따라 전극을 선택하게 된다.[10] 갈고리 침전극을 제외한 나머지 3개의 전극은 쉽게 후두근육에 다시 위치시킬 수 있고 다른 근육부위를 측정할 수 있다는 장점이 있으나 후두근 운동에 의해 침전극 삽입 위치가 변할 수 있다는 단점이 있다. 경피적 접근법을 통한 후두근전도에서는 일반적으로 동심 침전극을 사용하는 것이 권고되며 가장 미세한 운동단위를 측정할 수 있기 때문이다.[7,8,10] 단극 침전극도 주로 사용되는데 단극 침전극은 넓은 범위의 근육방전을 기록할 수 있고 전극의 굵기가 가늘어서 통증이 적다는 장점이 있다. 침전극의 길이는 최대 50 mm가 되어야 후윤상피열근까지 접근이 가능하다.[11]

3. 검사방법

후두근전도검사는 경구강 또는 경피적 접근법을 사용한다. 주로 사용하는 경피적접근법은 환자를 앙와위로 눕히거나 검사 의자에 앉혀서 시행할 수 있다. 앙와위로 시행할 경우 환자를 눕히고 어깨 밑에 베개를 넣어 목을 약간 신전시킨 상태로 검사를 진행한다. 대부분은 환자가 잘 견디기 때문에 특별히 마취가 필요 없으나 환자가 통증에 예민한 경우라면 리도카인을 사용한 경구 또는 경피 국소마취를 시행할 수 있다. 그러나 경피 국소마취가 특히 윤상갑상근의 검사 결과에 영향을 미칠 수 있으므로 주의해서 마취를 시행하도록 한다.[8,12] 일반적인 후두근전도 검사 대상은 반회후두신경이 지배하는 갑상피열근과 상후두신경이 지배하는 윤상갑상근이며 각각 좌우 양측을 검사하게 된다. 이외의 근육은 필요에 따라 시행할 수 있다. 각각의 근육을 검사할 때 보통 한 근육당 3~5부위를 검사하고 검사하는 근육의 한 군데 이상에서 이상소견이 나오면 진단적 의미가 있는 것으로 본다. 각각의 후두내근의 전극 삽입 부위는 저자들마다 약간의 차이가 있기는 하지만 다음과 같이 삽입한다.

1) 피부 소독 및 해부학적 구조 확인

바늘 삽입 전에 경부를 촉지하여 후두의 정중앙, 갑상연골 및 윤상연골의 하면, 윤상갑상막을 확인한다. 바늘 삽입 부위의 피부를 알코올패드로 소독한다.

2) 윤상갑상근

윤상연골 하연 정중앙에서 5 mm 외측에 전극을 삽입한 후, 상외측의 갑상연골 하결절*inferior thyroid tubercle*을 향하도록 외측으로 30~45° 각도로 침전극을 1 cm 정도 삽입한다(그림 12-3). 침전극의 위치는 고음 발성 시 근방전이 증가하고 연하 시 현저하게 감소하는 것으로 확인할 수 있다.

3) 갑상피열근

윤상연골 상연 정중에서 바늘을 삽입하여 윤상갑상막을 뚫은 다음, 바늘 끝을 측방으로 30°, 상방으로 15° 각도로 기울여 피부로부터 1~2 cm 정도 삽입하게 되면 바늘이 근육 내로 들어간다. 윤상연골 상연 정중에서 약 5 mm 외측에서 바늘을 삽입할 수도 있으며 이 경우 바늘은 측방으로 20°, 상방으로 15° 기울인다(그림 12-4).[7,12] 침전극 삽입 중 기침이 유발되는 것은 일반적으로 바늘이 기도 내로 들어갔을 경우이므로, 이때는 침전극을 뒤로 뺀 후 재삽입한다. 환자에게 /i:/('ee) 발성을 하게 하거나 숨참기, 연하 등의 동작을 하도록 하여 현저한 방전을 보이면 침전극이 갑상피열근에 제대로 위치했음을 확인할 수 있다.

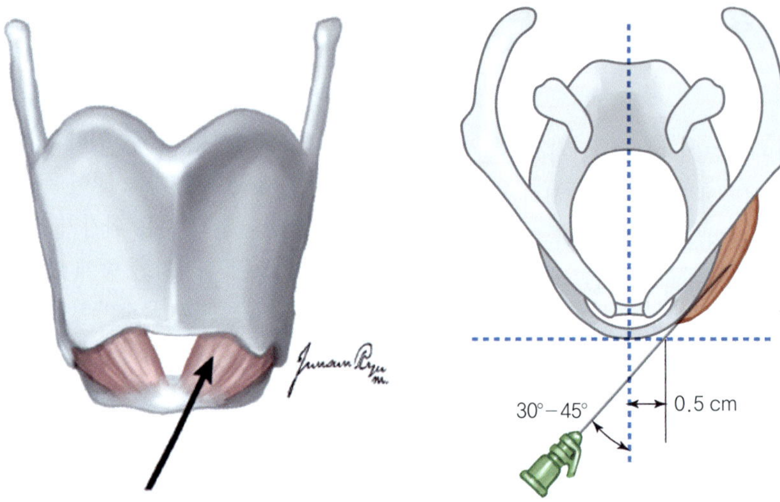

그림 12-3 윤상갑상근의 침전극 삽입 방향. 윤상연골 하연 정중앙에서 5 mm 외측에 전극을 삽입한 후, 상외측의 갑상연골 하결절*inferior thyroid tubercle*을 향하도록 외측으로 30~45° 각도로 침전극을 1 cm 정도 삽입한다.

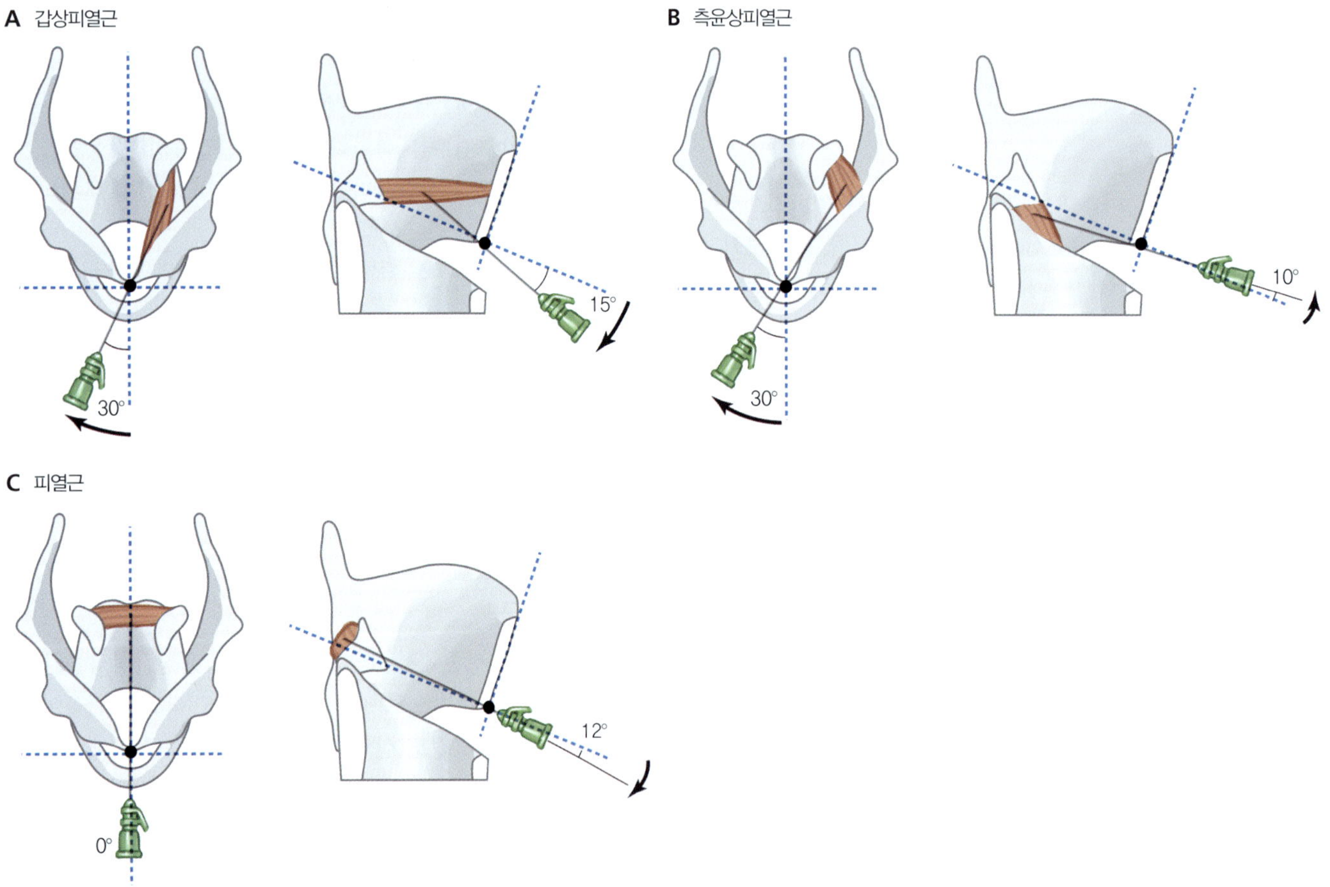

그림 12-4 갑상피열근, 측윤상피열근 및 피열근의 침전극 삽입방향.

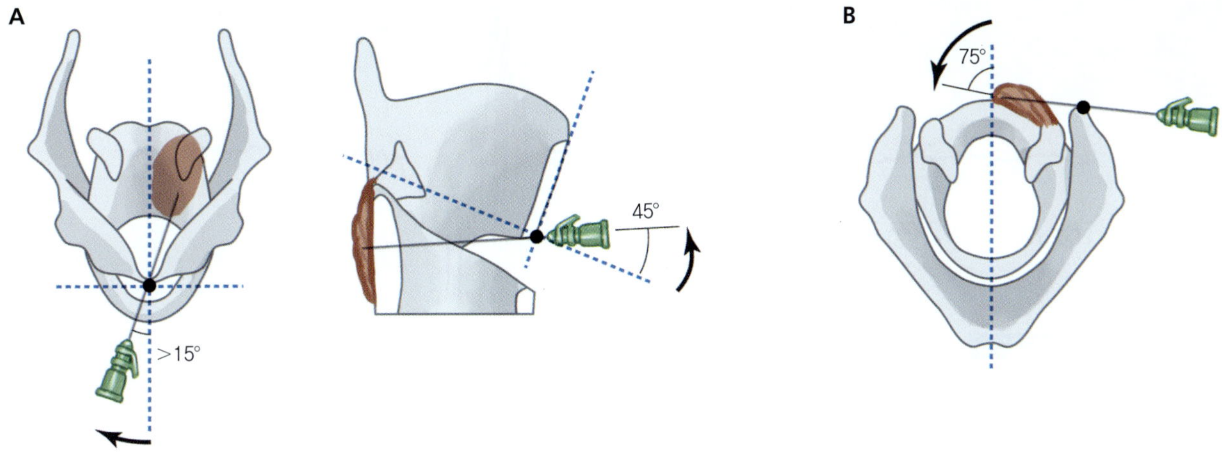

그림 12-5 **후윤상피열근의 침전극 삽입방향.** A. 중앙접근법*transcutaneous-transcricoidal needle approach*, B. 외측접근법*lateral approach*.

4) 측윤상피열근

윤상갑상근의 검사와 동일한 경로로 삽입하거나, 외측에서 갑상연골을 뚫고 접근할 수도 있다(그림 12-4). 갑상피열근과 마찬가지로 성문폐쇄의 동작에 의하여 근활동이 증가하는 것으로 확인할 수 있다. 그러나 측윤상피열근은 임상적으로 갑상피열근과 분리하여 생각하는 의미가 크지 않아 독립하여 검사하는 경우가 드물다.

5) 후윤상피열근

후윤상피열근의 전극삽입은 다양한 방법이 사용되고 있다. 젊은 여성과 같이 후두연골의 석회화가 아직 진행되지 않은 경우 윤상갑상막의 정중앙 부위에서 피부에 수직으로 약간 위쪽을 향하여 삽입하여 기도를 통과하여 윤상연골의 후면에 위치하는 후윤상피열근에 삽입하는 방법이 있다*transcutaneous-transcricoidal needle approach*.[13] 또는 엄지손가락으로 후두를 검사하는 쪽으로 돌려서 바늘을 윤상갑상관절 후방에서 내상방으로 삽입하여 윤상연골에 침전극이 닿는 느낌이 있으면 바늘을 약간 뒤로 빼서 후윤상피열근에 침전극이 위치하도록 하는 외측접근법이 있다(그림 12-5). 환자에게 짧고 깊은 흡기를 반복시키면서 흡기 때는 근활동이 증가하고 발성 또는 연하 시에는 억제되는 것을 확인하여 침전극의 위치를 검증한다.[7,8,10,12]

6) 피열근

피열근은 양측의 신경지배를 동시에 받기 때문에 임상적으로 검사 대상으로써 의의는 적다. 경피적으로는 전경부 중앙에서 윤상갑상막을 뚫고 바늘이 후두강내를 통과하도록 하여 후상방의 피열근내에 삽입하거나, 경구 접근법을 통해 간접 후두경하에서 양측 피열융기 사이의 중앙부에 침전극을 삽입한다. 짧은 발성을 통해 침전극의 위치를 검증할 수 있다(그림 12-4).

VI 후두근전도의 판독

동영상

신경생리학적 검사의 판독은 숙련도를 요구하는 것으로 환자의 상태 외에도 검사기기의 종류, 검사환경에 따라 영향을 받기 때문에 해석에 주의를 요한다. 일반적으로 후두근전도는 침전극 삽입 시, 근육의 이완상태*resting*, 그리고 근육의 수축상태 시 다음의 네 가지 변수를 관찰하여 이상 여부를 판단한다: 1) 삽입전위*insertional activity*, 2) 자발전위*spontaneous activity*, 3) 점증*recruitment*, 4) 파형의 형태*morphology of waveform*: 운동단위 활동전위*MUAP*의 진폭*amplitude*, 지속시간*duration*, 모양*shape*.

1. 삽입전위*insertional activity*

삽입전위는 전극이 최초로 근육에 삽입될 때 일시적으로 근육을 탈분극시켜 발생하는 전기적 신호로서 지속시간은 수백 밀리세컨드*msec* 이내이다(그림 12-6). 정상 삽입전위의 지속시간은 300 msec 이내이며, 신경 및 근육 손상이 있는 경우 삽입전위의 지속시간이 길어질 수 있다. 회복 과정 중에는 근육조직이 반흔 또는 지방으로 대체됨으로써 삽입전위의 활성도가 감소하게 된다.[8]

2. 이완상태: 비정상 자발 전위

근육이 수의수축을 일으키지 않고 이완된 상태에서는 자발전위가 발생하지 않는다. 그러나 근전도검사 시 정상 근육에서도 자발전위가 발생하는데, 종판잡음*endplate noise*과 위에 설명한 삽입전위가 있다. 종판잡음은 신경 말단부에서 acetylcholine의 자

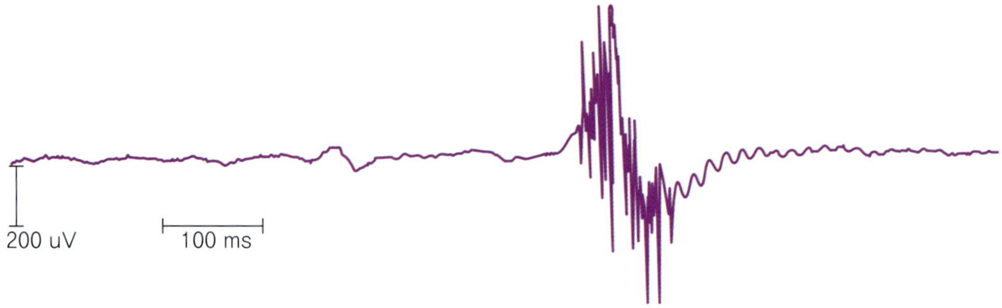

그림 12-6 삽입전위. 침전극을 근육에 삽입한 후에 침전극에서 감지되는 근육의 일시적인 전위 변화이다.

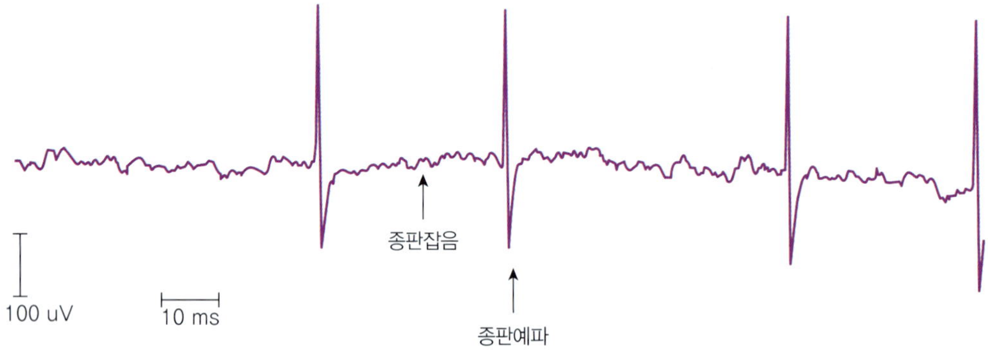

그림 12-7 종판잡음과 종판예파. 기저선*base line* 이 불규칙적으로 흔들리는 종판잡음과 기시부가 위로 올라가는 종판예파가 관찰된다.

발적 세포 외 유출*spontaneous exocytosis*에 의해 나타나는 정상적인 방전이다. 또한 종판예파*endplate spike, EPS*는 침전극이 기계적으로 근섬유를 자극했을 때 생성되는 정상 방전이다(그림 12-7). 종판잡음, 종판예파와 삽입전위를 제외한 이완된 상태에서의 모든 자발전위는 일반적으로 비정상적인 소견이다. 대표적인 비정상 자발전위로는 세동전위*fibrillation potentials*, 양성예파*positive sharp wave, PSW*, 복합반복방전*complex repetitive discharge* 등이 있다. 세동전위와 양성예파는 근육이 이완된 상태에 있을 때 신경지배를 받지 않는 개개의 근섬유의 자발방전에 의한 것으로 진폭이 작고 지속시간이 짧다(1~2 msec)(그림 12-8). 복합반복방전은 단일 근섬유의 탈분극이 주변 근섬유에 파급되어 생기는 것이다.

3. 근육의 최소수축상태

근육의 최소수축상태에서는 운동단위 활동전위의 진폭, 지속시간, 모양 등을 관찰한다. 정상적인 후두근의 운동단위 활동전위는 양성 스파이크*positive spike*, 음성 스파이크*negative spike*로 이루어진 이상성*biphasic* 형태를 보이고 지속시간은 5~6 msec, 진폭은 대체로 200~500 μV이다. 흔히 보는 비정상 운동단위 활동전위로는 다상성 운동단위 활동전위*polyphasic MUAP*와 거대 운동단위 활동전위*giant MUAP*가 있다(그림 12-9).[7,8,12]

(1) 근육손상이 있는 경우에는 근방전 자체가 감소하기 때문에 진폭이 작지만 신경의 손상은 없기 때문에 지속시간은 정상인 다상성*polyphasic*의 활동전위를 보인다.

(2) 신경손상의 경우는 손상시기에 따라 다양한 형태를 관찰할 수 있다. 신경손상 직후에는 근육으로 가는 신경자극이 없기 때문에 운동활동전위가 전혀 관찰되지 않는다. 신경재지배가 일어나는 초기에는 진폭이 작고, 지속시간이 긴 다상성 운동단위 활동전위를 보인다.

(3) 거대 운동단위 활동전위*giant MUAP*는 진폭과 지속시간이 증가되고 위상이 4개 이상인 형태로, 이는 신경이 회복되는 과정에서 하나의 운동신경원이 여러 개의 근섬유에 분포하게 되면서 나타나는 현상이다. 신경 손상 후 3~4개월 정도 이상의 시간이 지난 것으로 생각할 수 있다.[8]

4. 근육의 최대수축상태

피검자에게 최대한으로 근육을 수축하도록 요구한 후 근전도의 간섭양상*interference pattern*을 검사한다(그림 12-10). 간섭양상은 근육의 수축강도가 증가하면서 각 운동단위의 방전이 중첩되

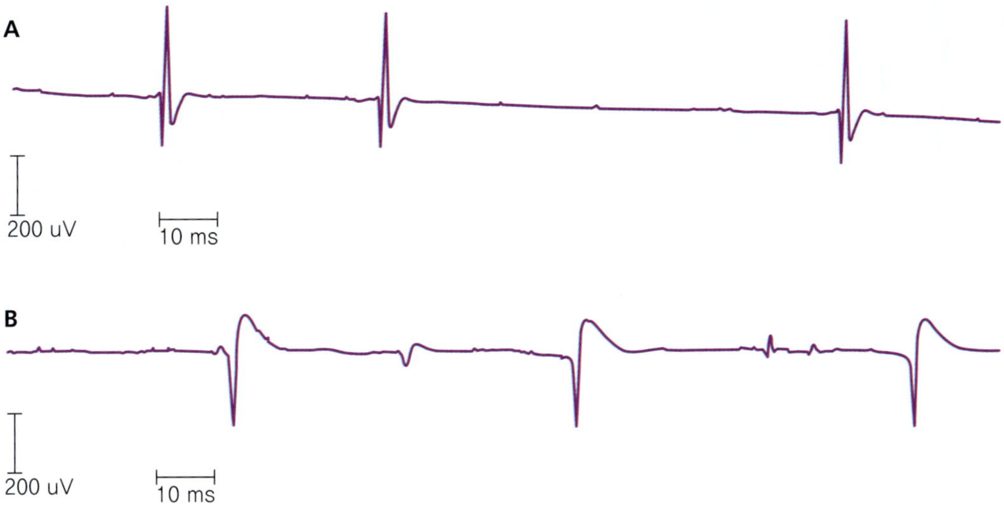

그림 12-8 **A.** 세동전위. 양철지붕 위에 빗방울이 떨어지는 소리와 비슷한 근전도 소리를 동반하며 기시부가 아래로 내려가는 예파*spike* 이다. **B.** 양성예파. 기시부가 아래로 내려가는 예파에 이어서 느린 파형이 따라오는 형태이다.

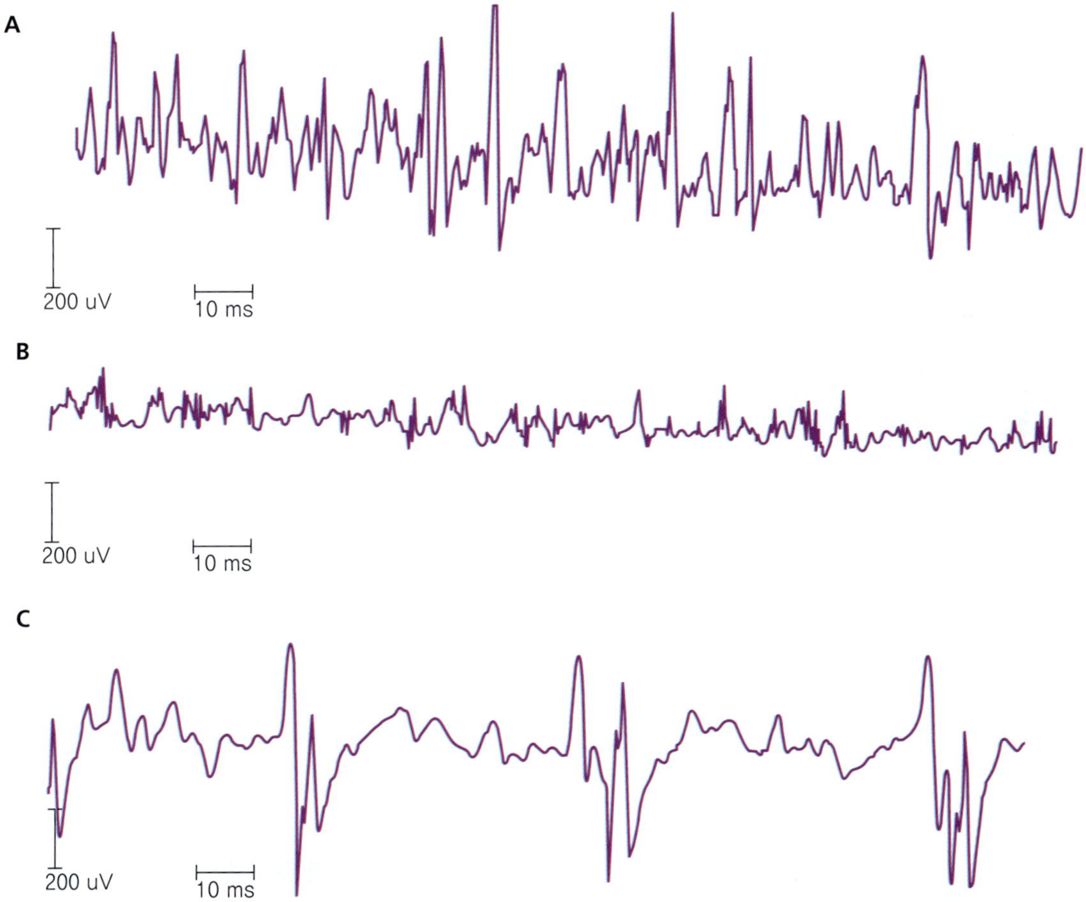

그림 12-9 **운동단위 활동전위의 형태.** **A.** 정상, **B.** 근육병. 운동단위 활동전위의 크기가 매우 작으며 환자가 근육을 미약하게 수축하였는데도 매우 많은 수의 운동단위 활동전위가 나타나고 있다. **C.** 신경병. 운동단위 활동전위의 크기가 매우 크며 방전되고 있는 숫자는 매우 적다.

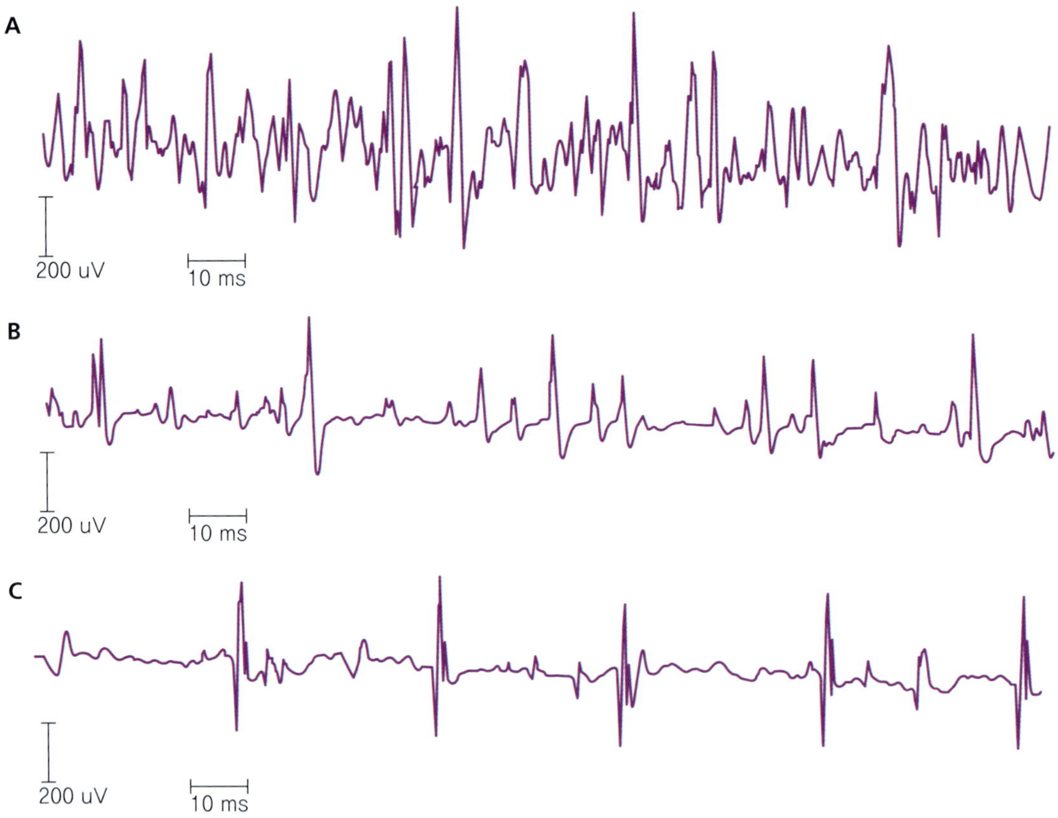

그림 12-10 간섭양상. A. 정상(완전간섭), B. 감소된 간섭. 방전되고 있는 활동전위의 전자가 뚜렷하게 감소되어 있다. C. 매우 감소된 간섭. 운동단위 활동전위의 개수가 매우 줄어들어 몇 개밖에는 관찰되지 않는다.

어 나타나는 현상이다. 정상인 경우 각각의 운동단위 활동전위가 겹쳐서 각각을 구별할 수 없는 형태로 관찰되며 이를 완전간섭양상*full interference pattern*이라고 한다. 근육병변이 있는 경우는 정상이나 진폭이 감소된 형태의 간섭양상을 보이며, 신경병변이 있는 경우에는 중첩효과가 감소된 불완전 간섭양상*incomplete interference pattern*을 보인다.

5. 동조운동*synkinesis*

성대마비에서 신경재지배가 꼭 기능 회복을 의미하지 않을 수 있는데, 동조운동은 반대운동을 하는 근육에 똑같이 신경재생이 되면서 신경재지배된 후두가 적당한 운동을 하지 않고 성대고정이 발생되는 것으로 양측인 경우 기도폐쇄가 발생될 수도 있다. 아직 동조운동을 정의하는 근전도 소견에 대해서는 논란이 있지만, 일반적으로 갑상피열근이 코를 킁킁거리는 동안 점증현상을 보이거나, 후윤상피열근에서 발성하는 동안 점증현상이 나타나면 동조운동이 있는 것으로 진단 가능하다.[14,15]

V 후두근전도의 임상적 적용

1. 성대 부동*vocal fold immobility*

후두근전도의 사용은 성대고정과 성대마비의 감별 및 병변 부위의 확인과 예후의 측정에 유용하다.[4,16] 성대 부동의 원인은 성대 신경병증으로 인한 성대마비*vocal fold paralysis*와 기계적 움직임의 장애로 인한 성대고정*vocal fold fixation*으로 나눌 수 있다. 후두근전도상 탈신경*denervation* 또는 재생전위*regenerative potential*의 파형을 보이는 경우 성대마비를 시사하지만, 정상 후두근전도 소견을 보이는 경우에는 성대고정을 우선적으로 의심할 수 있다. 또한 반회후두신경의 지배를 받는 갑상피열근과 상후두신경의 지배를 받는 윤상피열근의 신경파형을 측정함으로써 병변의 위치 추정에 도움을 준다.[4] 성대마비에서 성대 기능 회복의 예후 측정 정확도는 보고자에 따라 다양한데, 이는 후두근전도의 시행 시기와 방법에 따라 근전도 파형이 다르며 신경회복 시에 나타나는 동조운동*synkinesis* 등에 영향을 받기 때문이다.[4,15] 이러한 제한점들을 고려하여 적절한 시기에 검사를 시행해야 하며, 후두내시경 소견과 시간간격을 둔 재검사를 통해 종합적으로 해석하는 것이 필요하다. 비정상 자발전위, 동조운동 또는 불완전 간섭양상을 보이는 경우 예후가 좋지 않으며, 이 경우에는 영구적인 물질을 이용한 성대주입술이나 후두골격수술을 조기에 시행하여 환자의 삶의 질 향상을 기대할 수 있다.[17] 성대마비 이후에 후두근전도를 최초로 시행하는 적절한 시기에 대해서는 보고자에 따라 다양하게 제안하고 있다. 그러나 대부분의 연구에서 성대마비 후 6주 이내에 후두근전도를 시행하는 것을 제안하고 있으며, 6개월 이후에 시행하는 후두근전도는 검사의 정확성이 떨어진다.[17-19] 신경손상 후 10~14일 이내에는 탈신경을 시사하는 비정상 자발전위가 나타나지 않는다.[17,20]

2. 치료적 주입의 주사 부위 결정

연축성 음성장애에서 보툴리눔 독소 주입 시 근전도 유도하 독소를 주입하는 방법이 보편적으로 사용된다. 약물 주입이 동시에 가능한 특수 근전도 바늘을 갑상피열근에 삽입 후 근전도 파형을 통하여 근육 내 바늘이 위치함을 확인한 후 약물을 주입한다.[4]

또한, 일측 성대마비 환자에서 성대주입술 *injection laryngoplasty*을 시행할 때 후두근전도를 통하여 갑상피열근에 바늘이 정확히 위치한 것을 확인하여 주사 부위 결정에 도움이 되고 동시에 성대마비 환자에서 신경병증 파형을 확인할 수 있어 향후 치료 방침 결정에 도움을 줄 수 있다.[21,22]

3. 수술 중 신경 감시 *intraoperative nerve monitoring*

갑상선 또는 부갑상선 수술 중 반회후두신경을 잘 보존하는 것은 모든 두경부외과 의사에게 가장 중요한 과제 중 하나이다. 근전도 튜브를 이용한 수술 중 신경모니터링 *intraoperative neuromonitoring, IONM*은 수술 중 반회후두신경 *recurrent laryngeal nerve, RLN*의 위치를 예측하고 확인할 뿐만 아니라 수술 후 신경의 기능을 예측할 수 있는 방법으로 활용되고 있다.[9,23,24] IONM을 위한 피부 전극은 크게 바늘 전극과 표면전극으로 나눌 수 있다. 현재 임상에서 가장 많이 활용되고 있는 EMG 튜브는 기관삽관튜브에 부착된 표면전극이 성대와 접촉한 상태에서 전기 신호를 전달받는 원리를 이용한다(그림 12-11).[9] 그러나 이 방법은 수술 중

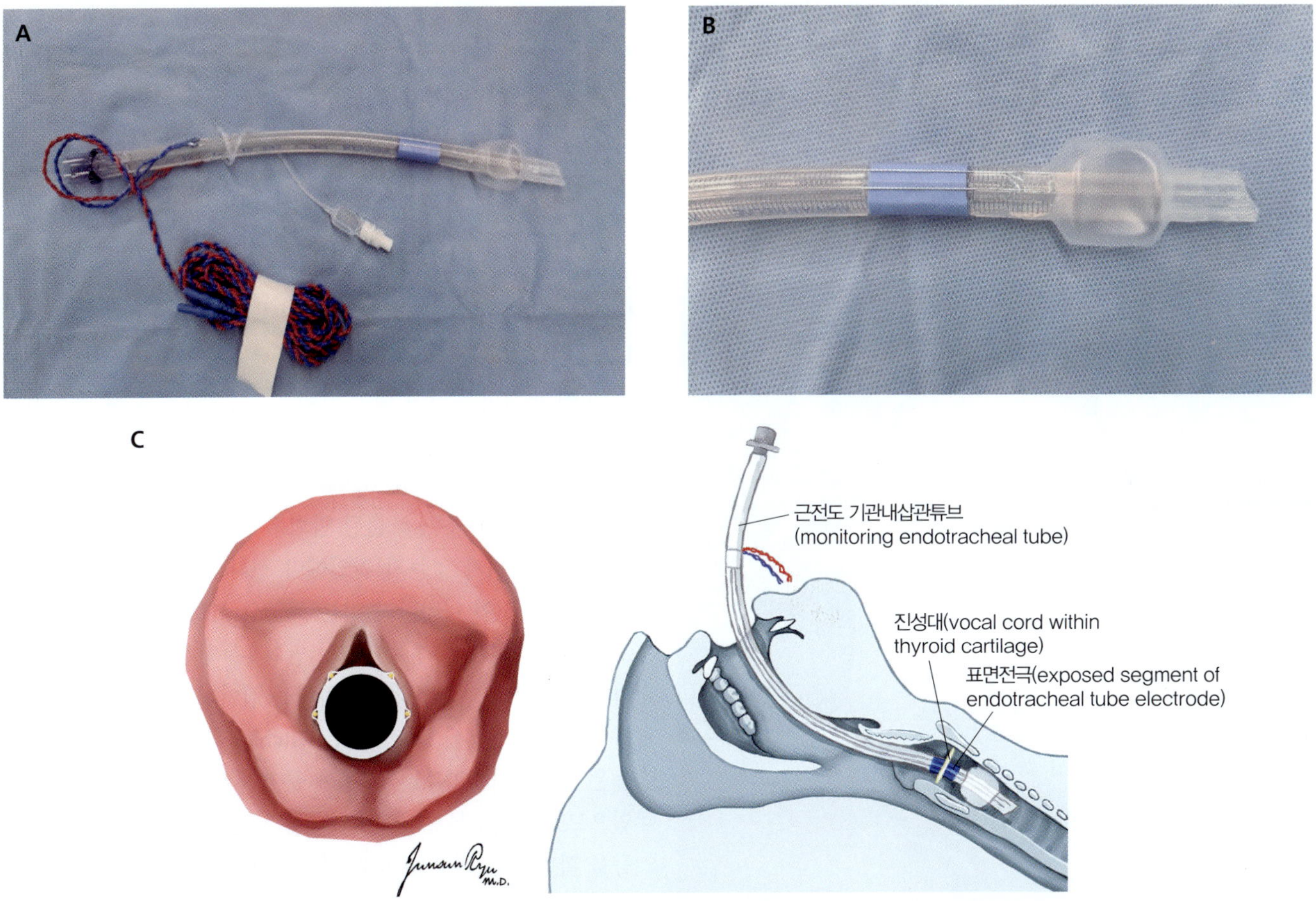

그림 12-11 A. 후두 근전도 삽관튜브. 청색줄이 좌측, 적색 줄이 성대 우측에 위치하도록 한다. B. 표면전극이 편측에 두 줄씩 양측에 위치하여 있다. C. 표면전극이 성대의 양측면에 위치하도록 한다.

에 EMG 튜브가 회전하거나 상하로 움직여서 EMG 튜브 표면 전극과 성대의 접촉이 없어지면 적절한 모니터링을 시행할 수 없다. 또한 EMG 튜브의 위치 변화로 발생할 수 있는 위양성 신호소실*false positive signal loss*은 실제로 신경의 기능에 문제가 없음에도 불구하고 수술자가 신경 손상을 염려해야 하는 상황을 야기할 수 있다. 따라서 갑상선 수술 중 IONM을 효과적으로 활용하기 위해서는 IONM 적용법을 정확히 숙지하여 검사 기기나 시스템의 오류를 파악하고 대응할 수 있어야 한다.

1) 장비

IONM 장비는 크게 recording side와 stimulation side로 구성된다. Recording side와 stimulation side는 각각 접지 전극이 필요한데, 일반적으로 모니터가 있는 쪽 어깨에 피하 삽입하게 되며, 흉골*sternum* 하방에 삽입할 수도 있다(그림 12-12). IONM 모니터와 전기소작 유닛*electrocautery unit*은 최소 2미터 이상 거리를 두어야 전기적 간섭을 유발하지 않는다.

2) 기도삽관 튜브 삽입 및 마취 방법

EMG 튜브의 표면 전극이 양측 성대와 잘 접촉하도록 튜브를 삽입하고 고정하는 것이 성공적인 IONM의 가장 중요한 첫 단계라고 할 수 있다. 마취과 의사와 긴밀한 협조가 필요하며 비디오 후두경을 이용하여 튜브를 삽입하는 것이 도움이 될 수 있다. 또한 수술 자세를 잡기 위해 머리를 신전시키면서 튜브의 위치가 움직일 수 있기 때문에 환자 체위가 확정된 뒤에 전극의 위치가 제대로 되어 있는지 확인하고 튜브를 고정하도록 한다. 튜브의 전극이 양측 성대와 제대로 접촉하게 되면 모니터에 IONM 세팅이 제대로 되었음을 나타내는 신호가 보이게 되며, 환자의 후두 부위를 두드려 장비에서 삐삐 소리를 확인하여 위치를 검증할 수도 있다. 근전도 결과는 근육이완제에 의해서도 영향을 받기 때문에 마취 유도 시에는 작용시간이 짧은 근육이완제를 사용하도록 한다. 또한 수술 중간에 추가적인 근이완제를 쓰지 않도록 마취과 의사에 협조를 구해야 한다.

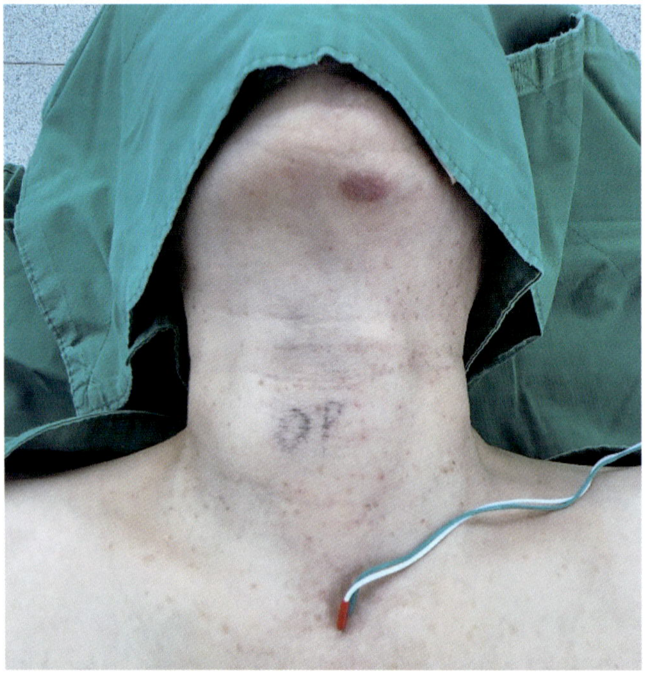

그림 12-12 접지전극 삽입. 흉골 하방에 삽입한 경우.

3) 수술 중 신경모니터링 적용방법

수술 전과 후에 각각 후두내시경을 사용하여 성대의 움직임을 확인한다. Chiang 등이 제안한 표준화된 IONM은 일관된 방식으로 신경의 상태를 평가하고 실질적으로 신경 손상을 예방할 뿐 아니라 수술 후 신경의 기능을 예측하는 데 매우 유용하다.[23,25-27] 이는 총 4단계에 걸쳐 진행되는 방식이며 수술 중에 V1 → R1 → R2 → V2의 차례대로 신경자극을 실시한다. 첫 번째로 반회후두신경을 확인하기 전에 미주신경 자극을 통해 V1 signal을 확인하고, 반회후두신경을 처음 확인하고 자극하여 R1 signal을 얻는다. 갑상선 절제술을 마친 후에 노출된 반회후두신경의 근위부를 자극하여 R2 signal을 확인하고, 수술을 모두 마친 후에 미주신경을 자극하여 V2 singal을 얻는다. 일반적으로 반회후두신경의 손상이 전혀 없다면 R2, V2는 각각 R1, V1과 비교하여 유사하거나 조금 높게 나오게 된다.[27]

4) 신호손실*loss of signal, LOS*

LOS는 IONM 중 신호손실이 오는 경우이며 R2, V2가 R1, V1에 비해 현저히 낮아진 경우 반회후두신경이 수술 중 손상되었다고 추측할 수 있는 지표가 된다. 수치적으로는 1~2 mA로 반회후두신경을 자극할 때 signal이 100 μV 미만인 경우를 의미한다.[23,26,27] 이 경우, 노출된 반회후두신경을 자세히 살펴보고 손상받은 부위가 없는지 확인해야 한다. 다만, 신경의 손상은 없지만 signal이 나타나지 않는 위양성 신호소실이 있을 수 있으므로 이를 감별하기 위해서는 반회후두신경을 근위부에서 자극하면서 갑상연골 후방에 손가락을 집어넣고 laryngeal twitch를 관찰해야 한다. Laryngeal twitch가 확인된다면 신경의 기능은 정상이나 IONM 시스템에 문제가 있는 경우로 판단할 수 있으므로 EMG 튜브의 위치, 기계의 전극이 빠진 것은 없는지 등을 확인한다. 위양성 신호손실이 나타날 수 있는 다른 원인으로는 stimulation side의 문제, 수술 중 근육이완제가 추가로 투여되었을 가능성 등이 있다. 신경자극 전류의 크기가 1~2 mA로 설정되어 있는지 확인하고 신경 주변에 혈액이나 기타 수분이 있다면 닦아내고 다시 자극해본다. 만약 근육이완제가 투여되었다면 20~30분 정도 대기 후 다시 IONM을 시행하거나 sugammdex와 같은 reversal agent를 투약할 수 있다.[28]

참고문헌

1. Müller AH. [Neurolaryngology]. (1433-0458 (Electronic)).
2. Woodson G. NEUROLARYNGOLOGY: Past, Present, and Future. Otolaryngologic Clinics of North America 2000; 33 (4):895-903.
3. 김현지, 박혜상, 김한수 등. 성대부전 마비의 진단에서 후두근전도 검사의 유용성. 대한 음성언어의학회지 2011;22:1-7.
4. 정수연, 정성민. 후두근전도의 임상적 적용. 임상이비인후과 2016; 27 (2): 201-4.
5. 강세윤. 근전도의 개요. 대한통증학회지 1994; 7 (1): 13-24.
6. Preston DC, Shapiro BE. 15 - Basic Electromyography: Analysis of Motor Unit Action Potentials. In: Preston DC, Shapiro BE, editors. Electromyography and Neuromuscular Disorders (Third Edition). London: W.B. Saunders; 2013. p.235-48.
7. Volk GF, Hagen R, Pototschnig C, Friedrich G, Nawka T, Arens C, *et al.* Laryngeal electromyography: a proposal for guidelines of the European Laryngological Society. Eur Arch Otorhinolaryngol 2012; 269 (10):2227-45.
8. Pasu G. Clinical application of laryngeal electromyography – a point of view. Romanian Journal of Rhinology 2017; 7 (25):39-46.
9. Lee HS. Application of Skin Electrodes for Intraoperative Neuromonitoring of Recurrent Laryngeal Nerve. Korean Journal of Otorhinolaryngology-Head and Neck Surgery 2021; 64 (1):1-6.
10. 김형태. 후두 근전도. Korean J Otolaryngol 2003; 46: 453-8.
11. Storck C, Gehrer R Fau - Hofer M, Hofer M Fau - Neumayer B, Neumayer B Fau - Stollberger R, Stollberger R Fau - Schumacher R, Schumacher R Fau - Gugatschka M, *et al.* Laryngeal electromyography: electrode guidance based on 3-dimensional magnetic resonance tomography images of the larynx. (1873-4588 (Electronic)).
12. Heman-Ackah YD, Mandel S, Manon-Espaillat R, Abaza MM, Sataloff RT. Laryngeal electromyography. Otolaryngol Clin North Am 2007; 40 (5):1003-23, vi-vii.
13. Foerster GA-O, Bach AA-O, Gorriz C, Guntinas-Lichius OA-O, Klinge KA-OX, Leonhard MA-O, *et al.* Electromyography of the posterior cricoarytenoid muscles: a consensus guideline. (1434-4726 (Electronic)).
14. Maronian NC, Robinson L Fau - Waugh P, Waugh P Fau - Hillel AD, Hillel AD. A new electromyographic definition of laryngeal synkinesis. (0003-4894 (Print)).
15. Statham MM, Rosen Ca Fau - Smith LJ, Smith Lj Fau - Munin MC, Munin MC. Electromyographic laryngeal synkinesis alters prognosis in vocal fold paralysis. (1531-4995 (Electronic)).
16. Iroto I Fau - Hirano M, Hirano M Fau - Tomita H, Tomita H. Electromyographic investigation of human vocal cord paralysis. (0003-4894 (Print)).
17. Korean Society of L, Phoniatrics, Logopedics Guideline Task F, Ryu CH, Kwon TK, Kim H, *et al.* Guidelines for the Management of Unilateral Vocal Fold Paralysis From the Korean Society of Laryngology, Phoniatrics and Logopedics. Clin Exp Otorhinolaryngol 2020; 13 (4):340-60.
18. Sulica L, Blitzer A. Electromyography and the immobile vocal fold. (0030-6665 (Print)).
19. Rickert SM, Childs Lf Fau - Carey BT, Carey Bt Fau - Murry T, Murry T Fau - Sulica L, Sulica L. Laryngeal electromyography for prognosis of vocal fold palsy: a meta-analysis. (1531-4995 (Electronic)).
20. Parnes Sm Fau - Satya-Murti S, Satya-Murti S. Predictive value of laryngeal electromyography in patients with vocal cord paralysis of neurogenic origin. (0023-852X (Print)).
21. Wang CC, Chang Mh Fau - Wang C-P, Wang Cp Fau - Liu S-A, Liu Sa Fau - Liang K-L, Liang Kl Fau - Wu S-H, Wu Sh Fau - Jiang R-S, *et al.* Laryngeal electromyography-guided hyaluronic acid vocal fold injection for unilateral vocal fold paralysis--preliminary results. (1873-4588 (Electronic)).
22. Wang CC, Chang MH, Jiang RS, Lai HC, De Virgilio A, Wang CP, *et al.* Laryngeal electromyography-guided hyaluronic acid vocal fold injection for unilateral vocal fold paralysis: a prospective long-term follow-up outcome report. (2168-619X (Electronic)).
23. Randolph GW, Dralle H, Abdullah H Fau - Barczynski M, Barczynski M Fau - Bellantone R, Bellantone R Fau - Brauckhoff M, Brauckhoff M Fau - Carnaille B, *et al.* Electrophysiologic recurrent laryngeal nerve monitoring

during thyroid and parathyroid surgery: international standards guideline statement. (1531-4995 (Electronic)).

24. Wong KP, Mak KL, Wong CK, Lang BH. Systematic review and meta-analysis on intra-operative neuro-monitoring in high-risk thyroidectomy. Int J Surg 2017; 38:21-30.

25. Chiang FY, Lee Kw Fau - Chen H-C, Chen Hc Fau - Chen H-Y, Chen Hy Fau - Lu IC, Lu Ic Fau - Kuo W-R, Kuo Wr Fau - Hsieh M-C, *et al*. Standardization of intraoperative neuromonitoring of recurrent laryngeal nerve in thyroid operation. (1432-2323 (Electronic)).

26. You JY, Kim HY. Intraoperative Neuromonitoring during Thyroid Surgery. International Journal of Thyroidology 2021; 14 (1):1-5.

27. 이형신. 갑상선 수술에서 술 중 신경모니터링의 셋업과 문제 해결. J Clinical Otolaryngol 2018; 29(2): 162-6.

28. Lu IC, Wu CW, Chang PY, Chen HY, Tseng KY, Randolph GW, *et al*. Reversal of rocuronium-induced neuromuscular blockade by sugammadex allows for optimization of neural monitoring of the recurrent laryngeal nerve. (1531-4995 (Electronic)).

CHAPTER 13

후두의 영상 검사

차원재

이비인후과 의사는 후두경을 사용하여 후두의 점막 표면을 평가할 수 있으며, 이는 대부분의 후두 질환에 있어 가장 기본적이며 유용한 검사이다. 하지만 최근 현대 영상 기술의 발전은 후두의 해부 및 질환의 시각화 및 평가 능력을 크게 향상시켰으며, 이에 따라 영상 검사를 통해 점막하 병변*submucosal lesion*의 범위 및 영상 특성을 파악할 수 있다. 이는 후두 병변의 검사에 있어 후두경 소견에 더하여 보완적인 역할을 할 수 있으며, 특히 악성 후두 병변의 검사에 필수적이다. 한편 후두의 영상 검사는 악성 후두 병변의 검사뿐만 아니라 양성 및 비편평상피성 후두 병변*nonsquamous laryngeal lesion*의 검사에서 핵심적인 역할을 수행한다. 특히 점막하에 위치한 양성 후두 병변의 진단에 유용하며 또한 공간을 차지하지 않는 병변을 포함하지 않는 병리학적 후두 상태, 예를 들어 성대마비와 같은 상태의 평가에도 유용하다. 따라서 이 장에서는 후두의 영상 검사 중 임상에서 유용하게 사용되고 있는 단순 방사선 검사*Plain Film Radiography*, 전산화 단층촬영 검사*Computed Tomography*, 자기공명영상 검사*Magnetic Resonance Imaging*, 초음파 검사*Ultrasonography*에 대하여 살펴보도록 하겠다. 다만 악성 후두 병변의 영상 특성에 대해서는 추후 각론에 기술될 예정임으로, 이 장에서는 양성 및 비편평상피성 후두 병변에 대해서만 다루기로 한다.

I 단순 방사선 검사 *plain film radiography*

단순 방사선 검사는 후두의 영상 검사에 사용된 최초의 검사로, 경부의 연조직을 정면 및 측면에서 투영하는 방식은 현재에서도 여전히 임상적으로 유용하며 주로 삼키거나 관통한, 혹은 흡인된 방사선 불투명 이물질을 찾는 개괄적인 검사로 후두경과 함께 보조적으로 활용된다(그림 13-1).[1] 또한, 이 검사는 기도의 대략적인 개방성을 평가하거나, 후두의 골절의 개괄적인 검사에서도 쓰일 수 있다. 하지만 1980년대 말까지 일상적으로 사용되었던 단순 방사선 검사는 현재는 CT와 MRI 기술의 발전으로 인해 이들에 의해 많은 부분에서 대체되었다.

A

B

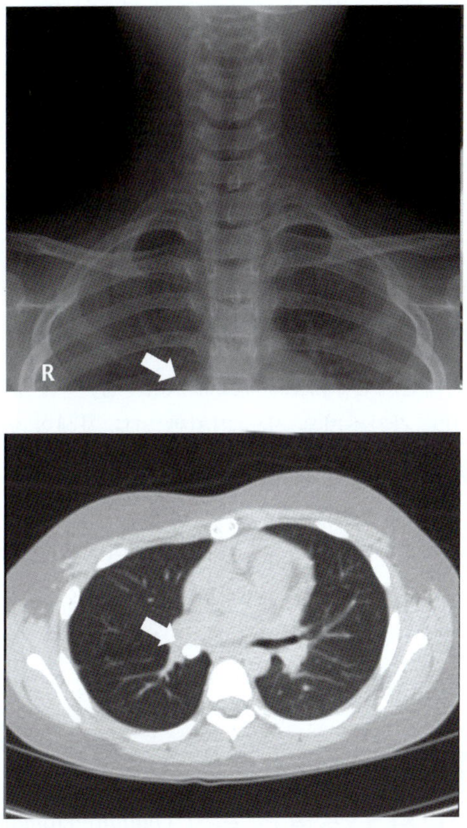

그림 13-1 기관지 이물. 우측 기관지의 이물로 내원한 11세 환아의 경부 연조직 단순 방사선 검사(A) 및 CT 소견(B). 두 영상 모두 우측 기관지에 이물 소견을 보인다(화살표).

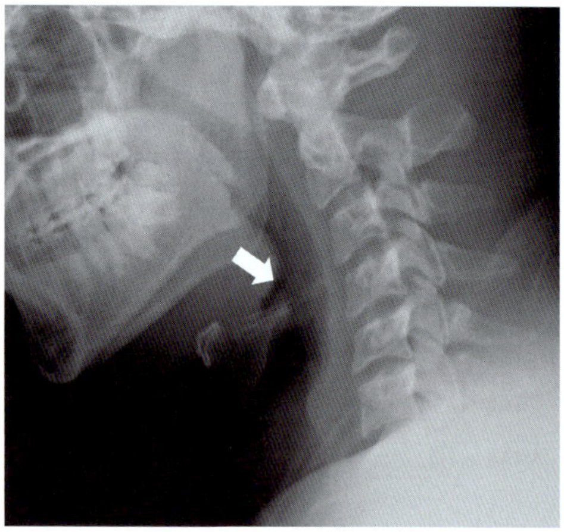

그림 13-2 **경부 연조직 측면 단순 방사선 검사.** 임상 소견으로 급성 후두개염이 의심되는 16세 환아의 경부 연조직 측면 단순 방사선 검사. 후두개염을 시사하는 전형적인 소견인 현저하게 부어오른 후두개(화살표)가 보인다.

1. 후두 이물

후두의 이물은 소아에서 더 흔하며 기도 폐쇄, 쉰 목소리 또는 음성 상실과 같은 증상으로 나타난다. 과거부터 현재까지 후두 이물의 진단을 위해 경부의 연조직 측면 단순 방사선 검사가 주로 쓰였다. 하지만 최근 단층촬영 검사 기술의 발전으로 성인에서 더 흔하게 발생하는 생선 가시와 같은 경우에서는 비조영증강 CT 스캔을 사용하는 것이 유용하다. 후두 이물에 동반되는 부종은 이물의 직접적인 국소화를 어렵게 만들 수 있으나, 한편으로 부종은 이물이 있을 가능성이 높은 위치를 찾는 데 도움을 줄 수 있다.[2]

2. 후두의 염증성 질환

소아 환자에서 발생하는 후두의 두 가지 주요 감염성 질환으로 후두기관기관지염 *laryngotracheobronchitis*(크룹)과 후두개염 *epiglottitis*이 있다. 갑작스러운 짖는 기침과 기도 장애의 임상 증상이 있는 경우, 크룹의 진단은 일반적으로 영상 검사가 필요하지 않으나, 이물질의 존재를 배제하기 위해 단순 방사선 검사 또는 CT 스캔이 수행될 수 있다. 소아 후두개염 또한 보통 임상적으로 진단되나, 이런 소아 환자에게 후두경 등의 검사가 어려운 경우가 많기 때문에 후두개 부종의 소견을 보일 수 있는 경부 연조직 측면 단순 방사선 검사가 유용할 수 있다(그림 13-2).[2]

II 전산화 단층촬영 검사 *Computed tomography*

전산화 단층촬영 검사는 후두와 하인두의 평가를 위한 영상 검사로 많은 곳에서 선호되며, CT 검사가 치료 전 필요한 모든 정보를 제공하지 않는 경우에는 MRI가 보완적인 도구로 사용된다. 최신 기술의 표준 CT 검사는 다중검출 *multidetector* CT를 사용하여 수행되며(그림 13-3),[3] 사용하는 CT 장비에 따라 콜리메이션 *collimation*은 4 × 1 mm에서 64 × 0.6 mm까지 다양하다.[4] 환자는 앙와위 *supine position*로 있으며, 삼키거나 기침하지 않도록 지시받는다. 두개골 기저부에서 기관까지의 횡단 *axial* 면 슬라이스는 진성대 *true vocal fold*에 평행하게 스캔하여 얻어진다. 필요시 요오드화된 조영제(총 용량 35~40 g 요오드)가 정맥 내로 주입되어 사용된다. 영상은 호흡 정지가 아닌 편안한 호흡 중에 얻어지며, 이는 진성대의 외전 상태가 전연합부 및 후연합부의 평가를 용이하게 하기 때문이다.[5] 다중검출 CT에서는 1.5 mm의 슬라이스 두께와 매 0.75 mm마다 중첩 재구성이 일반적으로 사용되며, 이를 통해 관상 *coronal* 또는 시상 *sagittal* 면에서 고품질의 2D 재구성이 가능하다. 또한 후두실 *laryngeal ventricle*이나 하인두와 같은 특정 해부학적 영역의 시각화를 향상시키기 위해, 필요한 경우에는 발성 중 또는 변형 발살바 *modified Valsalva* 동작과 같은 추가적인 동적 동작이 사용될 수 있다.[6] 아래에는 전산화 단층촬영 검사로 진단할 수 있는 양성 및 비편평상피성 후두 병변에 대해서 기술하였다.

1. 후두낭 *laryngocele*

후두소낭 *laryngeal saccule*은 가성대와 갑상연골 사이, 후두실의 앞쪽 부분에서 상방으로 갑상연골의 상단까지 뻗어 있는 맹낭으로 정의된다.[7] 후두낭 *laryngocele*은 갑상연골의 상단 경계를 넘어 확장되는 후두소낭의 확장으로 정의된다. 후두낭은 내측, 외측, 또는 혼합형으로 분류될 수 있으며, 이는 갑상설골막 *thyrohyoid membrane*을 통한 확장의 유무에 따라 결정된다. 후두낭 내의 저류 점액성 분비물은 점액낭을 형성하고, 이차 감염은 후두농양을 초래할 수 있다.

후두낭은 내시경 검사뿐만 아니라 후두 영상 검사를 통해서도 진단될 수 있으며, 종종 CT 스캔에서 우연히 진단된다. 내시경 검사에서, 후두낭은 가성대 *false vocal fold*의 점막하 팽윤으로 나타난다. CT와 MRI는 후두낭의 갑상설골막과의 관계를 보여주어 이를 내측, 외측, 또는 혼합형으로 더 분류하는 데 도움을 준다(그림 13-4).[8] 단면 영상에서, 후두낭은 후두실 *laryngeal ventricle* 높이에서 가성대 아래에서 발생하며 성문 주위 지방 범위 내 상방으로 확장되는 잘 둘러싸인 병변 소견을 보인다. 특히 공기가 찬 후두낭은 주변 성문 주위 지방에 둘러싸인 낮은 CT 밀도로 인해 쉽게 식별되며, 얇은 슬라이스 CT 스캔으로는 때때로 후두낭의 점막 개구부를 식별할 수 있다.

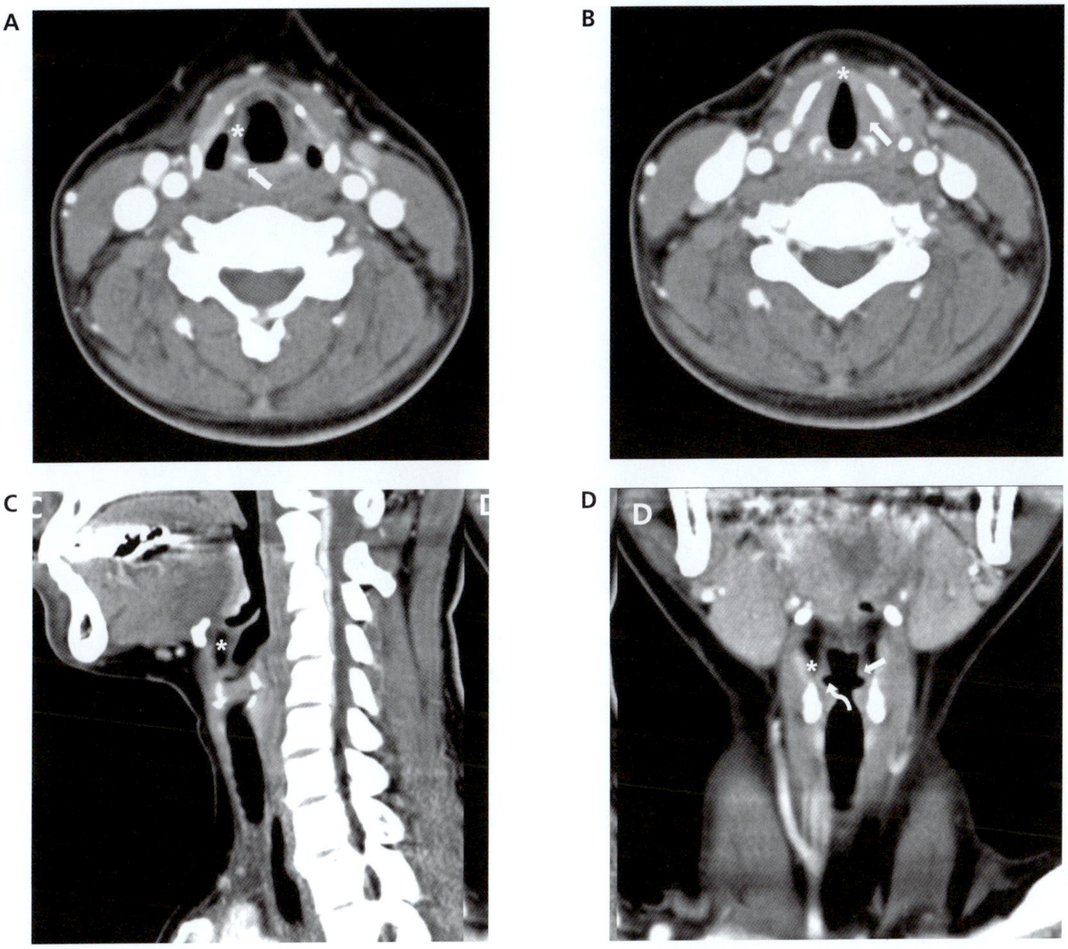

그림 13-3 후두의 전산화 단층촬영 검사. **A.** 성문상부에서의 횡단면 조영증강 CT 스캔. 우측 피열연골(화살표)이 가성대 뒤에 위치하며, 이는 후두실의 윗면을 이룬다. 우측 성문 주위 공간(별표)은 가성대의 측면에 위치한다. **B.** 성문부에서의 횡단면 조영증강 CT 스캔. 후연합부 사이에 위치한 윤상피열관절이 보인다. 갑상피열근(화살표)은 성대의 대부분을 형성한다. 별표는 전연합부를 표시하고 있다. **C.** 후두의 시상면 조영증강 CT 스캔. 지방을 포함하는 후두개전 공간(별표)이 후두개 앞에 위치하는 것을 볼 수 있다. **D.** 후두의 관상면 조영증강 CT 영상은 가성대(화살표는 좌측 가성대를 가리킴), 후두실(곡선 화살표는 우측 후두실을 가리킴), 그리고 성문 주위 공간(별표는 우측 성문 주위 공간을 가리킴) 을 보여준다.

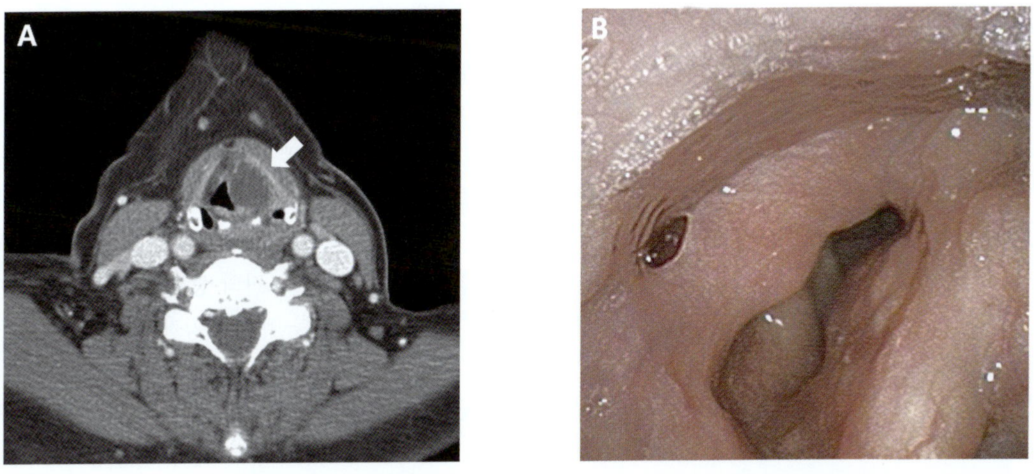

그림 13-4 내측 후두낭. **A.** 진단 시의 CT 스캔. **B.** 후두경 소견.

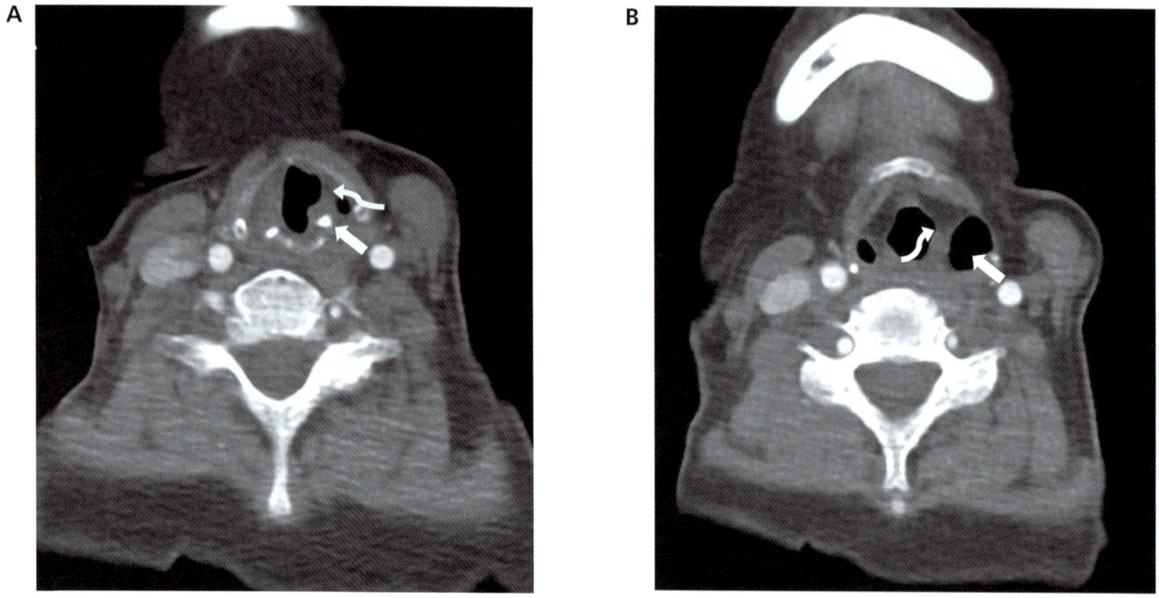

그림 13-5 좌측 성대마비 환자의 CT 스캔 소견. A. 좌측 피열연골의 전내측 전위(화살표)와 갑상피열근의 상대적 위축(곡선 화살표)을 보여준다. B. 확장된 좌측 이상와(화살표)와 좌측 피열후두개주름의 내측화 및 비대(곡선 화살표)를 보여준다.

2. 비편평상피성 후두 병변 *non squamous laryngeal lesion*

후두에 영향을 미치는 다양한 양성 및 악성 종양 중 비편평세포 기원의 종양은 드물게(5% 미만) 발생할 수 있다.[9] 이러한 종양들은 편평세포암종과 달리 점막하에 위치하며 내시경 검사에서 명확하게 보이지 않을 수 있으며 단면 영상 검사와 내시경 검사 사이에 불일치가 발생할 수 있는데, 이러한 경우에서 비편평세포 종양을 의심할 수 있다. 이러한 영상 검사를 통하여 점막하 종양을 국소화하며, 집도의가 병변의 생검을 시행할 때 도움을 받을 수 있다. 후두에 영향을 줄 수 있는 중간엽성*mesenchymal* 병변으로는 혈관종*hemangioma*, 림프관 기형*lymphatic malformation*, 신경초종*nerve sheath tumor*, 부신경절종*paraganglioma*, 지방종*lipoma*, 연골성 병변*chondroid lesion*, 평활근종*leiomyoma* 등이 있다. 일부 점막하 종양은 특정한 영상 특징을 가지고 있어 더욱 명확하게 알 수 있다. 예를 들어, 소아 혈관종은 주로 성문하부에 발생하는 경향이 있으며 기도 폐쇄를 일으킬 수 있는 진행성을 보일 수 있고, 부신경절종은 성문 상부에 발생하는 경향이 있으며 둘 다 CT 스캔에서 경계가 잘 이루어진 연조직 종괴로 나타나며 증가한 조영증강을 보인다.[10]

3. 성대마비 *vocal fold paralysis*

성대마비의 횡단면 CT 스캔상의 방사선학적 징후에는 다음 소견을 볼 수 있다:

(1) 동측의 이상와*pyriform sinus* 확장

(2) 피열후두개주름*aryepiglottic fold*의 내전 및 비대(두 가지 모두 후윤상피열근*posterior cricoarytenoid muscle*의 마비로 인한 결과)

(3) 동측 성대의 위축으로 인한 후두실 확장.

후윤상피열근은 성대의 외전을 담당하는 유일한 근육이며, 그 마비는 성대와 피열연골의 내측화를 초래한다. 또한 이는 피열연골*arytenoid cartilage*에 연결된 피열후두개주름의 내측 편위를 초래하며, 이상와의 확장을 유발한다(그림 13-5).[3]

동측의 피열연골의 전내측 전위와 성대 뒤쪽 가장자리의 내측 전위는 성대마비의 또 다른 유용한 징후로, 횡단면 CT 스캔에서 'Sail sign'으로 알려져 있다.[5] 갑상피열근의 위축과 근긴장도 소실로 인해서 후두실이 확장된다.

4. 후두 외상 *laryngeal trauma*

경부에 가해진 외상은 대부분 자동차 사고로 인한 것으로, 후두가 경추에 직접 압박되는 결과를 초래한다. 이러한 압박은 후두 내측의 연조직 손상뿐만 아니라 갑상, 윤상 연골의 골절 및 윤상갑상, 윤상피열 관절의 탈구를 유발할 수 있다.[11] 후두 외상의 경우 비조영증강 CT가 선호되는 영상 검사 방법으로, 대부분의 경우 연골과 연조직의 상세한 정보를 제공하고, 연골 골격과 기도 손상 정도를 빠르게 평가 가능하게 한다(그림 13-6).[12]

후두 골격의 골화가 진행되지 않은 젊은 환자의 경우 CT 스캔 상에서 연조직에 초점을 맞춘 신중한 평가가 필수적이며, 골절을 시사할 수 있는 후두 윤곽 변형에도 주의를 기울여야 한다. 연조직의 부종은 혈종을 나타낼 수 있으므로 인접한 연골의 골절을 시사할 수 있다. 피열후두개 주름의 혈종은 급성 윤상피

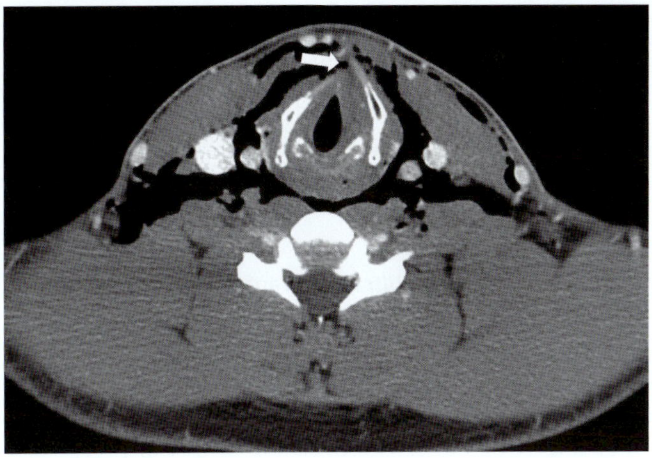

그림 13-6 자동차 사고 후 내원하여 촬영한 후두의 횡단면 CT 스캔. 외상으로 인한 갑상연골 전방의 변형이 관찰되며, 광범위한 경부의 피하기종 소견이 보인다.

열관절*cricoarytenoid joint*의 손상을 시사한다. 관통성 손상이 후두 손상의 원인인 경우, 동맥 및 정맥 구조의 평가를 위해 조영제를 투여해야 한다.

성인의 경우 갑상연골의 골절은 일반적으로 수평형 골절로 연골과 연조직 손상이 동반된다. 한편, 소아에서는 골절이 수직으로 주로 발생하며 정중*median* 또는 방정중*paramedian*에 위치한다. 윤상 연골은 고리 모양 구조이므로 적어도 두 곳의 골절이 일반적으로 발견되며, 구조가 변형되면서 기도의 전체적 윤곽을 변형시킬 수 있다. 반회후두신경의 경로로 인해 이러한 유형의 부상으로 동측 성대마비가 흔히 관찰되며, 이는 피열연골 탈구*subluxation*와 구별하기 어려울 수 있다.

5. 후두의 염증성 질환

후두개염은 성인에서도 발생할 수 있으며, 이 환자들에서 CT 스캔은 동반된 부인두공간*parapharyngeal space* 또는 후인두공간*retropharyngeal space* 농양의 존재를 배제하고 기도 직경을 평가하기 위해 시행될 수 있다. 후두개전*preepiglottic* 및 성문주위*paraglottic* 공간의 지방의 저밀도 부종이 후두개와 피열후두개주름의 부종과 함께 관찰된다.

III 자기공명영상 검사 *Magnetic resonance imaging*

현재의 자기공명영상 검사는 후두 및 하인두를 평가하기 위해 전용 표면 경부 코일을 사용하여 위상 배열 구성 또는 병렬 영상 기술로 수행되며, 대부분의 검사자들이 현재 사용하는 두 가지 기본 펄스 시퀀스는 T1 강조 시퀀스와 T2 강조 시퀀스이다(그림 13-7). 횡단면 T2 강조 고속스핀에코 및 T1 강조 스핀에코 또는 T1 강조 고속스핀에코 영상은 두개골 기저부에서 흉곽 입구까지 진성대에 평행한 스캔 방향으로 얻어진다. 표준 검사의 전형적인 이미지 매개변수에는 3 mm 또는 4 mm의 슬라이스 두께와 0~1 mm의 교차 간격, 18 × 18 cm 이하의 영상 범위, 그리고 256 × 512 또는 512 × 512의 획득 매트릭스가 포함된다. 조영제*gadolinium chelates*를 정맥 내로 투여한 후 추가적인 횡단면 T1 강조 영상을 얻을 수 있다. 조영증강 유무에 관계

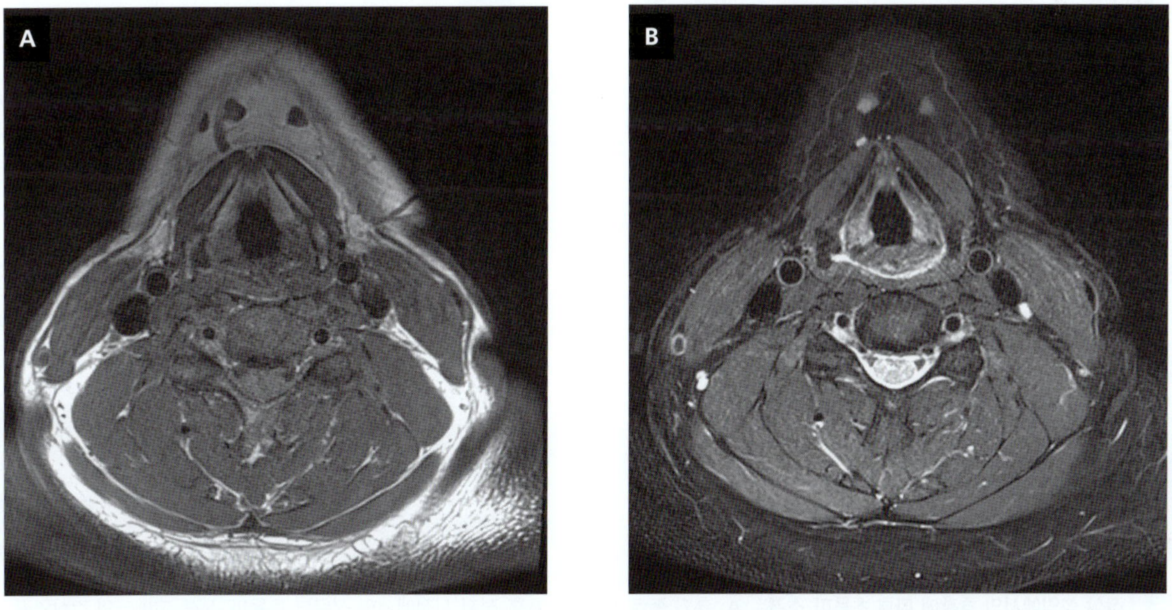

그림 13-7 정상 성인의 횡단면. A. T1 강조 자기공명검사 소견. B. T2 강조 자기공명검사 소견.

없이 지방 포화 T1 강조 영상과 지방 포화 T2 강조 영상 또한 얻을 수 있다. 후두개전공간 또는 성문 주위 공간 및 후두실과 같은 특정 해부학적 공간을 평가하기 위해 시상면 또는 관상면 영상이 얻어질 수 있다.[4] MRI는 후두 영상에 있어 CT 스캔과 비교하였을 때 방사선을 사용하지 않는 점 및 연조직 대비가 우수하다는 두 가지 이점을 가지며, 후자의 특성은 특히 악성 종양 평가에 매우 유용하다. 그러나 MRI 스캔은 호흡과 삼킴으로 인한 후두의 모션 아티팩트로 인해 종종 영향을 받으며, 이에 더해 긴 스캔 시간과 여러 비-MRI 호환 장치들로 인해 후두 영상 검사에서의 MRI 사용이 제한되어, 대체로 MRI는 후두 영상 검사의 2차 영상 검사로 주로 사용된다.[3]

1. 후두낭 *laryngocele*

MRI에서 공기가 찬 후두낭은 모든 펄스 시퀀스에서 매우 낮은 신호를 보여준다.[7] 점액낭 *mucocele*, 후두소낭은 내용물에 따라 물과 연조직 사이의 밀도를 나타낼 수 있다. 상대적으로 맑은 액체 내용물은 T2 강조 영상에서 높은 신호 강도를, T1 강조 영상에서 낮은 신호 강도를 보여줄 것이다. 반면, T1 강조 영상에서 높은 신호 강도는 높은 단백질 함량과 관련이 있다. 또한 후두낭은 조영제 투여 후 경미한 점막 부분의 조영증강 외엔 일반적으로 조영증강되지 않는다.

2. 비편평상피성 후두 병변 *non squamous laryngeal lesion*

비편평상피성 후두병변에서 MRI가 질환의 감별에 도움이 되는 질환으로는 혈관종 및 부신경절종 등이 있으며, 혈관종은 일반적으로 T2 강조 시퀀스에서 고신호를 보이며, 가돌리늄 투여 후 T1 강조 영상에서 비균질한 강화를 나타낸다. 또한 부신경절종은 전형적으로 'Salt and Pepper' 소견을 보인다.

VI 초음파 검사 *Ultrasonography*

초음파는 성인의 경우에선 일반적으로 후두 연골의 골화로 인해 후두 내부 연조직의 적절하고 상세한 시각화가 어려워 사용이 제한된다. 그러나 큰 T3 및 T4 후두 종양의 경우 특히 초음파 평가에서 후두 외 종양 침윤이 확인된 경우, 일부에서는 세침흡인검사를 통한 세포학적 진단을 위해 초음파를 사용하기도 하며, 이는 후두미세수술을 이용한 생검이 반복적으로 불확실한 병리 결과를 나타낸 경우에 해당한다.[13]

또한 초음파 영상의 발달로, 갑상선 수술 전 후의 성대마비의 평가를 위해 초음파가 사용될 수 있다. 후두의 경피적 초음파에서 성대의 각도 및 길이, 피열연골의 성대돌기와 정중선과의 거리 등의 성대 움직임에 따른 해부학적 위치를 나타내는 매개변수들의 위상에 따른 차이들을 잘 관찰할 수 있다(그림 13-8).[14] 이는 현재 성대마비의 평가의 표준 진단 방법인 후두경을 대체할 수는 없으나, 후두경을 거부하는 경우나 소아에 있어 후두경 검사를 시행하기 어려울 때 초음파를 이용할 수 있다.[15]

아울러 최근에 이루어진 메타분석에서는 소아의 여러 경우

A B

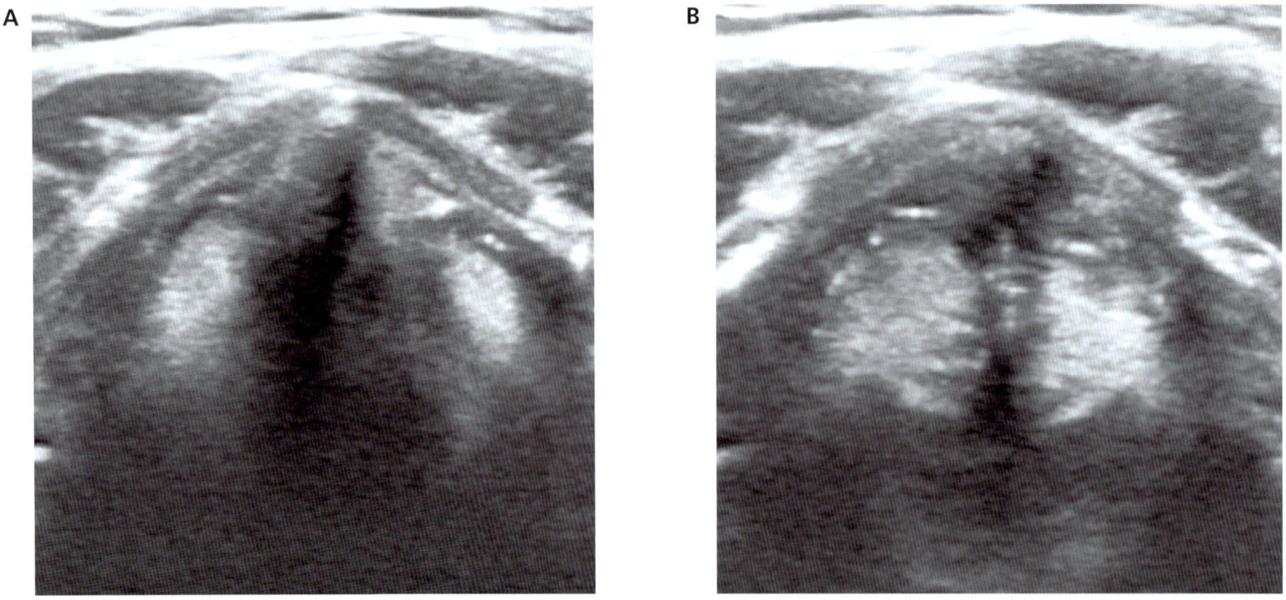

그림 13-8 정상 성인에서의 호흡에 따른 초음파 소견. A. 흡기 종료 시점. B. 호흡 정지 시점에서의 성문부 초음파 소견. 고에코의 갑상연골 뒤로 호흡에 따라 다른 성문부의 움직임이 보인다.

에서 성대의 운동을 알아보는 데 있어 후두 초음파 검사는 높은 민감도와 특이도를 보이며, 소아의 성대 기능 평가를 위한 현재의 표준 진단 방법인 후두경에 비해서 후두 초음파 검사는 저위험 영상 검사 옵션을 제공한다고 보고하고 있다.[16]

참고문헌

1. Fukumasa H, Tsuji S, Kawamura K, Nishimura N. Upper airway obstruction in an adolescent: Can airway foreign bodies be missed without self-reporting? Respir Med Case Rep 2020; 29:101029.
2. Glastonbury CM. Non-oncologic imaging of the larynx. Otolaryngol Clin North Am 2008; 41 (1):139-56, vi.
3. Slonimsky E. Laryngeal imaging. Operative Techniques in Otolaryngology-Head and Neck Surgery 2019; 30 (4):237-42.
4. Becker M, Burkhardt K, Dulguerov P, Allal A. Imaging of the larynx and hypopharynx. Eur J Radiol 2008; 66 (3):460-79.
5. Paquette CM, Manos DC, Psooy BJ. Unilateral Vocal Cord Paralysis: A Review of CT Findings, Mediastinal Causes, and the Course of the Recurrent Laryngeal Nerves. RadioGraphics 2012; 32 (3):721-40.
6. Celebi I, Basak M, Ucgul A, Yildirim H, Oz A, Vural C. Functional imaging of larynx via 256-Slice Multi-Detector Computed Tomography in patients with laryngeal tumors: a faster, better and more reliable pre-therapeutic evaluation. Eur J Radiol 2012; 81 (4):e541-7.
7. Aijaz Alvi JW, David Myssiorek, Sunil Narula, Eugene N. Myers. Computed tomographic and magnetic resonance imaging characteristics of laryngocele and its variants. American Journal of Otolaryngology 1998; 19 (4):251-6.
8. Dursun G, Ozgursoy OB, Beton S, Batikhan H. Current diagnosis and treatment of laryngocele in adults. Otolaryngol Head Neck Surg 2007; 136 (2):211-5.
9. Becker M, Moulin G, Kurt AM, Dulgerov P, Vukanovic S, Zbären P, *et al.* Non-squamous cell neoplasms of the larynx: radiologic-pathologic correlation. RadioGraphics 1998; 18 (5):1189-209.
10. Koplewitz BZ, Springer C, Slasky BS, Avital A, Uwyyed K, Piccard E, *et al.* CT of Hemangiomas of the Upper Airways in Children. American Journal of Roentgenology 2005; 184 (2):663-70.
11. Jewett BS, Shockley WW, Rutledge R. External Laryngeal Trauma Analysis of 392 Patients. Arch Otolaryngol Head Neck Surg 1999; 125 (8):877-80.
12. Schaefer SD, Brown OE. Selective application of ct in the management of laryngeal trauma. The Laryngoscope 1983; 93 (11):1473-5.
13. Clinical Assessment and Diagnostic Procedures: Imaging of the Larynx.
14. Yao J, Zhou F, Cai L, Zhang G, Lin L, Zhao X, *et al.* Can Transcutaneous Laryngeal Ultrasonography Systematically Quantify Vocal Fold Movement?-A Feasibility Study. J Voice 2023.
15. da Costa BOI, Rodrigues DSB, Santos AS, Pernambuco L. Transcutaneous Laryngeal Ultrasonography for the Assessment of Laryngeal Function After Thyroidectomy: A Review. Ear Nose Throat J 2021; 100 (6):439-46.
16. Hamilton CE, Su E, Tawfik D, Fernandez E, Veten A, Conlon T, *et al.* Assessment of Vocal Cord Motion Using Laryngeal Ultrasound in Children: A Systematic Review and Meta-Analysis. Pediatr Crit Care Med 2021; 22 (10):e532-e9.

CHAPTER 14

음성인식

최승호

음성은 인간이 사용하는 보편적이면서 가장 편리한 정보전달 수단이다. 음성에 의해 표현되는 말은 인간과 인간 사이의 의사소통의 수단인 동시에 인간-기계 인터페이스를 통하여 보안시스템, 음성 명령 및 제어 시스템 등에 이용될 수 있다. 최근 컴퓨터 성능의 발전, 다양한 미디어의 개발, 신호 및 정보처리 기술의 발전에 힘입어 일상생활의 여러 분야에서 음성인식의 실용화가 이루어지고 있으며, 스마트폰을 이용한 음성검색, 인공지능 스피커, 자동응답 시스템, 차량 등 여러 장치에서 사용되는 음성 명령 등이 그 예이다.

I 음성인식의 정의

일반적으로 음성인식*speech recognition*이라 하면 음성신호를 분석하여 문자 형태로 변환하는 기술, 즉 speech-to-text (STT)를 의미하나, 넓은 의미에서는 법의학에서 주로 활용되는 화자식별*speaker identification*을 포함하고 이를 따로 voice recognition이라고 말하기도 한다. 또한 화자분리*speaker diarization*란 회의와 같은 다자간 대화 음성신호에서 각각의 화자를 식별하고 분리하는 기술을 일컫는다(그림 14-1).[1] 음성인식은 특정 화자에 대해서만 인식하는 화자종속*speaker-dependent* 시스템과 화자에 상

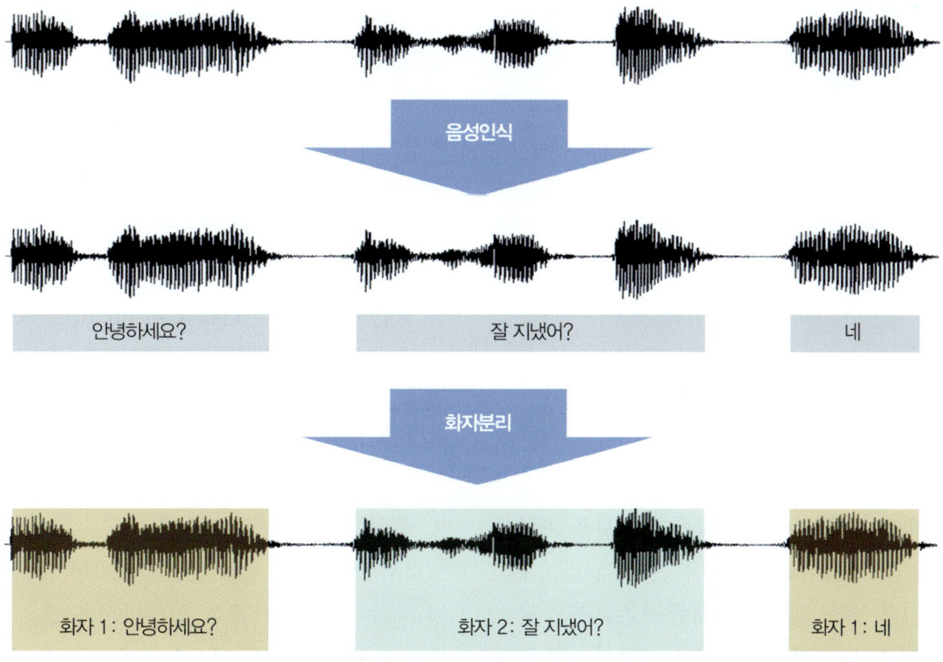

그림 14-1 화자분리.

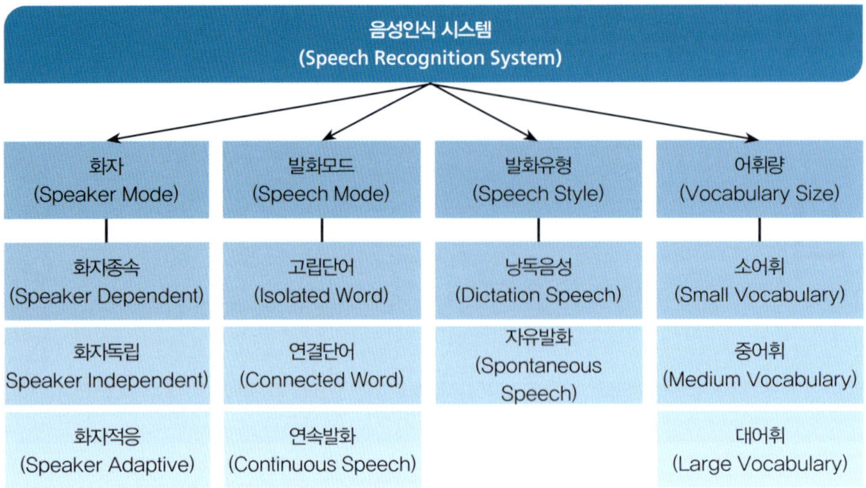

그림 14-2 음성인식 시스템의 종류.

관없이 인식하는 화자독립*speaker-independent* 시스템으로 나눌 수 있다. 화자종속 음성인식은 사용 전에 사용자의 음성을 저장, 등록시키고 실제 인식을 수행할 때는 입력된 음성의 패턴과 저장된 음성의 패턴을 비교하여 인식하는 것으로 활용범위가 매우 제한적인 반면, 화자독립 음성인식은 사용자에 따른 학습과정이 불필요하기 때문에 활용범위가 넓고 이상적이지만 구성 난이도와 오차율이 높다. 음성 데이터가 고립 또는 연결된 단어인지 연속 발화인지, 낭독한 음성인지 자유 발화인지, 또는 사용하는 어휘가 많고 적음에 따라 음성인식 시스템 구성 난이도와 성능이 달라진다. 고립단어*isolated word* 모드는 단어 중간에 멈춤을 두고 말하는 음성 입력을 인식하도록 설계되며 간단한 음성 명령이나 응답이 필요한 경우에 이상적이다. 연결단어*connected word* 모드는 시스템은 약간의 멈춤 또는 연속으로 말한 단어의 순서를 인식할 수 있으며 소수의 단어와 함께 사용자의 짧은 명령을 인식하는 데 효과적이다. 연속발화*continuous speech* 모드에서 시스템은 자연스럽고 유창한 음성을 인식할 수 있으나 이를 위해서는 다양한 음성 패턴과 액센트, 억양을 처리해야 하기 때문에 구현하기가 어렵다(그림 14-2).

II 음성인식의 단계

1. 전처리 *preprocessing*

음성인식을 위한 오디오 데이터는 우선 전처리 과정을 거쳐야 하며 전처리에는 소음감소*noise reduction*와 음성검출*voice detection; voice activity detection*이 있다. 음성 정보는 최대한 보존하면서 불필요한 소음을 최대한 제거 또는 억제하여야 음성인식 시스템의 성능을 높일 수 있다. 소음감소에 이용되는 기술로는 추정된 배경 소음 스펙트럼을 사용하여 원본 입력 신호에서 소음을 뺄셈하는 spectral subtraction,[2] 원본 입력 신호와 추정된 출력 신호 간 평균제곱오류를 최소화하는 Wiener filtering,[3] 신경망이 학습을 통하여 원본 신호에서 소음을 추정하여 제거하는 deep neural network (DNN) 등이 있다.[4] 음성을 포함하고 있는 오디오 데이터에서 음성이 포함된 구간과 음성이 없는 구간을 구분하는 것은 매우 중요하다. 음성검출*voice detection; voice activity detection*을 통해 음성이 없는 구간을 제외함으로써 불필요한 연산을 피하고 음성인식 시스템의 성능을 높일 수 있다. 또한 음성검출은 음성인식 외에도 음성을 이용하는 모든 시스템에서 효율적으로 자원을 운용할 수 있게 하는데, 예를 들어 휴대전화에서 사용되는 voice over internet protocol (VoIP) 기술에서 음성검출을 이용하면 무의미한 패킷이 전송되는 것을 방지할 수 있다.[5] 음성검출은 신호처리 및 기계학습 기술을 기반으로 이루어지는데 주파수 분석, 에너지 감지, 제로크로스 감지 및 특징 추출과 같은 분석 기술이 이용된다. 대표적으로 음성신호를 주파수 영역에서의 특징 벡터로 변환하는 Mel-frequency cepstral coefficients (MFCC)나 음성신호를 통계적으로 모델링하여 음성 패턴을 인식하는 Gaussian mixture model-hidden Markov model (GMM-HMM),[6] 딥러닝 기술을 사용한 convolutional neural network (CNN)나 long short-term memory (LSTM)와 같은 방법들이 사용된다.

2. 특징추출 *feature extraction*

오디오 데이터는 일반적으로 디지털 형식으로 저장되며 샘플링 주파수, 양자화 계수, 압축방식과 같은 요소에 의해 영향을 받는다. 전처리된 음성신호라 하더라도 이를 파형*waveform* 형태로 관찰하면 여기에서 얻을 수 있는 정보는 극히 제한적이므로 특징추출의 과정을 통해 음성인식에 필요한 정보로 변환하여야 한다. 음성의 특징은 크게 시간영역*time-domain*과 주파수영역*frequency-domain*으로 나눌 수 있다. 시간영역 특징은 시간에 따른 신호의 세기*amplitude* 변화인 파형 자체를 분석하여 얻어지며, 특정 시간 프레임에서 신호 강도의 제곱합으로 산출되는 에너지, 프레임 내 신호가 양에서 음으로 또는 음에서 양으로 변화되는 속도인 zero-crossing rate (ZCR), 에너지와 유사하지만 신호 강도의 제곱 평균의 제곱근을 취해 신호의 파워를 보다 직관적으로 이해하게 하는 root mean square (RMS) 등이 있다. 주파수영역 특징은 시간영역의 신호를 퓨리에 변환을 통해 주파수영역으로 변환한 후 얻어지며 인간의 청각을 모방하여 주파수별로 가중치를 두는 Mel-spectrogram 및 Mel-frequency cepstral coefficient (MFCC), 음성의 규칙성에 기반하여 소음과 음성신호를 분리하는 harmonic to noise ratio (HNR), 음향의 spectral envelope을 추정하여 음성의 포만트 구조를 보여주기 용이한 linear predictive coding (LPC) 등이 있다.[7]

3. 음향모델링 *acoustic modeling*

특징추출로 얻어진 특징벡터는 유사도 측정 및 인식과정을 거치게 된다. 유사도 측정 및 인식을 위해서는 음성의 신호적인 특성을 모델링하여 비교하는 음향모델*acoustic model*과 단어나 음절 등의 언어적인 순서 관계를 모델링하는 언어모델*language model*이 사용된다. 음향모델은 다시 인식대상을 특징벡터 모델로 설정하고 이를 입력신호의 특징벡터와 비교하는 직접비교 방법과, 인식대상의 특징벡터를 통계적으로 처리하여 이용하는 통계적 방법으로 나뉘어진다. 직접비교 방법은 인식대상이 되는 단어, 음소 등의 단위를 특징벡터 모델로 설정하고 입력음성이 이와 얼마나 유사한가 비교하는 방법이다. 대표적으로 벡터양자화*vector quantization* 방법이 있는데, 앞서 구한 특징벡터 또는 계수들을 기존 모델인 코드북*codebook*과 매핑시켜 대표 값으로 부호화함으로써 이 부호 값들을 서로 비교하는 방법이다.[8] 통계적 모델방법은 인식대상에 대한 단위를 상태순서*state sequence*로 구성하고 상태순서 간의 관계를 이용하는 방법으로 dynamic time warping (DTW)과 같이 시간적 배열관계를 이용하는 방법, hidden Markov model과 같이 확률값, 평균, 그리고 분산을 비교대상으로 하는 통계적 방법, 그리고 인공신경망을 이용하는 방법이 있다.[9]

발음사전*lexicon*은 단어 목록을 기본으로 그 의미, 발음, 즉 음소*phoneme* 및 문법적 특성에 대한 정보를 포함하는 사전이다. 발음사전은 그 언어를 사용하는 사람들의 문화와 지식을 반영하며, 동일한 언어 내에서도 다양한 집단이나 지역 간에 상당한 차이가 있을 수 있다. 단어의 발음은 전후 음소간 관계 및 말의 맥락에 따라 달라질 수 있으므로, 자동 음성인식을 성공적으로 수행하기 위해서는 낮은 수준의 음향학적 분석을 넘어 각 상황별 소리 변화에 대한 정보가 필요하며, 발음사전은 언어의 복잡성과 다양성을 컴퓨터 시스템이나 알고리즘으로 재현할 수 있게 하는 중심적인 역할을 한다.

4. 언어모델링 *language modeling*

언어모델링은 자연어처리*national language processing, NLP*나 음성인식에서 매우 중요한 부분을 차지한다. 특정 언어에서 단어, 구, 문장 분포의 확률을 계산함으로써 대화나 문장의 맥락상 다음에 올 단어를 예측할 수 있어 음성인식의 정확도를 높일 수 있을 뿐만 아니라 기계번역이나 오타교정 과정에서도 필수적이다. 언어모델링 방법으로는 통계적 언어모델*statistical language model, SLM*과 신경언어모델*neural language model, NLM*이 있으며, 전통적으로 널리 사용되는 통계적 언어모델로는 n-gram 언어모델이 있다. n-gram이란 n개의 연속적인 단어 배열로서 n-gram 언어모델에서 다음에 나올 단어의 예측은 오직 선행하는 n-1개 단어에 의존한다. n이 1일 때는 unigram, 2일 때는 bigram, 3일 때는 trigram이라고 명명하며 4 이상이면 4-gram, 5-gram 이런 식으로 표기한다. 한 단어를 보는 것보다는 두 단어, 세 단어를 보는 것이 다음에 올 단어를 정확히 예측할 수 있을 것이므로 이론적으로는 n 수가 높을수록 정확도가 높다. 그러나 n이 크면 훈련 데이터에서 나타나는 빈도가 낮으므로 오히려 모델의 성능을 떨어뜨릴 수 있어 이러한 trade off를 고려하여야 하며 일반적으로 n을 5 이하로 할 것을 권장한다.[10] 통계적 언어모델이 단순히 단어의 출현 빈도나 근접성에 의존하는 반면, 신경언어모델은 대규모 언어 데이터 내에서 문장 및 단어의 관계, 의미 및 문법의 유사성을 학습함으로써 주어진 문장의 맥락에서 출현하는 단어의 확률을 훨씬 정확히 예측할 수 있다. 신경언어모델에서 사용되는 신경망구조로는 순차 데이터*sequential data*나 시계열 데이터에 주로 적용되는 순환신경망*recurrent neural network, RNN*이 대표적이며, 근래에는 self-attention 메커니즘을 적용하여 획기적으로 성능을 높인 트랜스포머*transformer* 모델이 널리 사용된다. 특히 트랜스포머 모델은 ChatGPT와 같은 생성형 언어모델에서 사용되면서 새로운 표준으로 자리잡고 있다.[11]

5. 디코더 *decoder*

음성인식에서 디코더는 음향모델링, 발음사전*lexicon* 및 언어모델링에서 얻은 정보를 종합하여 최종 결과물인 텍스트로 바꾸는 역할을 한다. 디코더의 핵심은 언어적 의미를 해석하면서 음향정보와 가장 잘 일치하는 단어 배열을 찾기 위해 광범위한 데이터를 검색하는 것인데 이 과정에서 막대한 계산량이 요구된

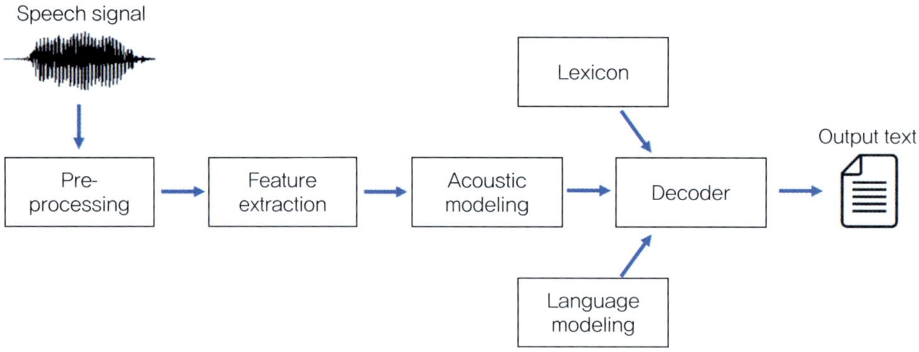

그림 14-3 음성인식 과정.

다. 검색에서 찾아낸 단어 배열, 즉 가설들에 대해 각각 음향적 확률 및 언어적 확률의 조합을 기반으로 점수를 매겨 가장 적합한 답을 찾아내게 되며, Beam search 및 Viterbi search와 같은 기술은 계산에 소요되는 자원과 정확도 사이의 균형을 유지하면서 효율적으로 데이터를 검색하는 데 도움이 된다.[12] 말은 본질적으로 가변적이고 모호하기 때문에 화자의 다양성, 환경 소음, 언어적 모호성 등이 디코더의 성능에 영향을 미친다. 검색이 끝나면 디코더는 가장 높은 점수를 받은 가설을 출력으로 선택하며, 오류에 대한 검정을 거쳐 사용자에게 제공된다(그림 14-3).

III 화자인식 *Speaker recognition*

화자인식은 화자의 음성을 이용하여 화자가 누구인지 확인하고 검증하는 음성인식의 한 분야이다. 앞서 기술한 음성인식이 주로 '무엇을' 말하는지에 초점을 맞추었다면 화자인식은 '누가' 말하는지를 파악하는 것이 목표이다. 화자인식은 용도에 따라 화자검증*speaker verification*과 화자식별*speaker identification*로 나눌 수 있다. 화자검증은 장치의 잠금 해제나 보안시설 출입 등 생체 인증의 한 수단으로 음성을 이용하는 것이며 일대일 비교를 통하여 화자가 해당인이 맞는지를 확인하는 것이다. 반면, 화자식별은 범인의 음성을 이용하여 용의자들 중에서 범인을 찾아내거나 가족이 함께 사용하는 스마트가전에서 가족 구성원을 구분하는 등 음성 데이터를 확보하고 있는 제한된 수의 그룹 중에서 화자와 가장 유사한 음성을 가진 사람을 찾아내는 기술이다.

화자인식을 하기 위해서는 우선 대상 그룹의 각 개인이 여러 음성 샘플을 녹음해야 한다. 이 과정을 음성 등록이라고 하며, 녹음된 음성 샘플로부터 스펙트럼 특성, 음도, 강도, 포먼트주파수 등 음향학적 특징을 추출하여 특성 벡터의 형태로 통합, 음성지문*voiceprint*을 생성한다. 이렇게 생성된 음성지문은 각 개인의 독특한 음성 특성을 반영한 디지털 식별자로서 사용될 수 있다. 시스템이 새로운 음성 입력을 받으면 음성 등록과 같은 방식으로 특징을 추출하여 데이터베이스의 음성지문과 비교함으로써 가장 잘 매칭이 되는 사람을 찾는다. 화자인식은 일종의 패턴인식*pattern recognition* 과제라고 할 수 있으며, 주파수 추정, hidden Markov model, Gaussian mixture model, pattern-matching algorithm, 신경망, 벡터양자화, decision tree 등 다양한 기술이 사용된다.[13]

IV 음성인식 기술의 응용과 미래

딥러닝 알고리즘의 발전과 더 큰 규모의 데이터셋을 통한 학습으로 음성인식의 정확도는 지속적으로 향상되고 있다. 현재까지는 클라우드 기반 또는 고성능 컴퓨터를 통한 연산이 주도하고 있지만, 소형 인공지능 반도체가 개발됨에 따라 점차 데이터가 생성되는 현장의 스마트폰이나 사물인터넷(IOT) 장비 등으로 전환이 이루어지고 있다. 이는 데이터 처리 속도를 향상시키고, 네트워크 비용을 절감하며, 개인정보 보호에도 유리하다. 이를 통해 더 빠른 처리 속도와 낮은 지연 시간으로 이미 거의 실시간 음성인식이 가능하며 이는 실시간 통역, 즉각적인 명령 실행 등 다양한 응용 프로그램에서 큰 이점을 제공하고 있다.

음성인식 기술은 딥러닝 알고리즘의 개선, 실시간 처리 능력 향상, 개인화된 서비스, 다양한 응용 분야 확장, 보안 및 프라이버시 강화, 자연어 처리와의 통합, 멀티모달 인터페이스 등의 발전을 통해 앞으로도 계속 발전할 것이며, 다양한 응용 분야에서 우리의 일상 생활을 변화시킬 잠재력을 가지고 있다고 생각된다.

참고문헌

1. https://en.wikipedia.org/wiki/Speech_recognition1) Wikipedia. Speech Recognition. [cited]; Available from:.
2. Boll S. Suppression of Acoustic Noise in Speech Using Spectral Subtraction. IEEE Transactions on Acoustics, Speech, and Signal Processing 1979; 27 (2):113-20.
3. Scalart P, Filho JJ. Speech Enhancement Based on a Priori Signal to Noise Estimation. Proceedings of the IEEE International Conference on Acoustics, Speech, and Signal Processing (ICASSP) 1996; 2:629-32.
4. Goyal P, Pandey S, Jain K. Deep Learning for Natural Language Processing: Creating Neural Networks with Python. Apress; 2018.
5. Ramabadran TV, Parsa V. A Robust Voice Activity Detection Algorithm for Real-Time Speech Transmission on the Internet. Proceedings of the IEEE International Conference on Acoustics, Speech, and Signal Processing (ICASSP) 2003; 1:385-8.
6. Rabiner LR. A Tutorial on Hidden Markov Models and Selected Applications in Speech Recognition. Proceedings of the IEEE 1989; 77 (2):257-86.
7. Davis SB, Mermelstein P. Comparison of Parametric Representations for Monosyllabic Word Recognition in Continuously Spoken Sentences. IEEE Transactions on Acoustics, Speech, and Signal Processing 1980; 28 (4):357-66.
8. Gray RM. Vector Quantization. IEEE ASSP Magazine 1984; 1 (2):4-29.
9. Gales MJF, Young SJ. The Application of Hidden Markov Models in Speech Recognition. Foundations and Trends in Signal Processing 2008; 1 (3):195-304.
10. Jurafsky D, Martin JH. Speech and Language Processing. Pearson Prentice Hall; 2008.
11. Wikipedia. Voice activity detection. [cited]; Available from: https://en.wikipedia.org/wiki/Voice_activity_detection.
12. Forney GD. The Viterbi Algorithm. Proceedings of the IEEE 1973; 61 (3):268-78.
13. Reynolds DA. An Overview of Automatic Speaker Recognition Technology. Proceedings of the IEEE 2002; 87 (2):193-6.

SECTION 3

음성치료

LARYNGOLOGY, PHONIATRICS AND LOGOPEDICS

CHAPTER 15

음성치료의 원칙

이승진

1. 음성치료의 정의와 목적

음성치료*voice therapy*는 다양한 병인으로 인해 발생하는 음성장애에 대한 행동학적인 치료접근방법이다. 미국 국립의학도서관의 의학주제표목*MeSH*에서는 음성치료가 '음성 훈련*voice training*'으로 제시되어 있으며, '최소한의 근육 에너지로 여러 가지 목적을 위해 목소리를 사용하도록 돕는 다양한 기술들'로 정의된다. 국내외 대부분의 음성클리닉에서는 자격이 있는*certified*, 음성장애 분야에 전문화된 언어재활사*speech-language pathologist, SLP*가 의료진과의 긴밀한 협조 하에 음성치료를 수행하는 중추역할을 한다.[36] 언어재활사는 환자의 발성행동의 변화를 유도하고자 다양한 교육활동, 자세교정 및 호흡지지 훈련, 발성 및 말산출 훈련을 수행하도록 돕는다. 또한 환자의 바람직한 발성에 대한 강화나 발성방식의 변화에 대한 단서와 같은 다양한 피드백을 통해 건강하고 효율적인 발성을 하도록 유도한다. 궁극적으로는 음성오남용으로 인해 유발된 성대의 구조적, 기능적 변화로부터 회복하고, 잔존기제를 최대한 활용하여 음성의 질을 개선하며, 음성상태에 대한 환자 스스로의 인식을 촉진하여 향후 음성장애 재발 가능성을 줄인다. 음성치료는 주로 말을 산출할 때의 목소리 개선을 꾀한다는 점에서 안전하고 좋은 가창을 위한 발성 훈련이나 교정과는 구분된다. 다만 대화 시 발성이 가창 발성과 상호 영향을 줌에도 불구하고 가창을 수행하는 전문인은 말하기의 음성에 신경을 덜 쓰는 경향이 있고, 말하기 음성에 뚜렷한 문제가 없을 때조차도 음성치료가 도움이 될 수 있다는 점에서 음성 전문인의 직업적 음성사용 패턴과 장르에 따른 발성 특징 등에 대해서도 숙지하고 유관 전문가와 협력적 접근을 할 필요가 있다.[33,36]

Joseph Stemple은 음성치료가 '예술*art*'과 '과학*science*'이 혼합된 것이라고 하였다.[37] 즉 환자와 상담하고 동기를 유발시켜 치료에 지속적으로 참여하도록 하는 데 일종의 예술적인 능력이 요구되는 한편, 음성장애의 원인과 병리적 상태를 정확하게 파악하여 치료를 수행하기 위해서는 과학적 능력이 요구된다. 이는 음성치료가 개별화된 형태로 제공된다는 점과도 무관치 않다. 후두 주변의 과도한 근 긴장을 완화하는 데 어떤 환자에게는 스트레칭이 유용한 반면, 다른 환자는 후두마사지가 필요할 수 있다. 어떤 환자에게 부여하는 홈 프로그램이 다른 환자에게는 좀 더 간소화해야 할 수 있다. 말 산출 과정에서의 공명 및 조음 특성, 환경적 요인 또한 고려하여야 한다. 이러한 미세 조정을 통해 일상적 의사소통, 사회적 의사소통, 직업적 음성사용에 이르는 다양한 환경에서 목소리를 만족스럽게 사용할 수 있도록 도와야 한다.[4]

음성치료의 목표는 완전히 정상적인 음성이 되는 경우가 많으나 병인, 중증도, 직업상 음성의 중요도, 연령 등 다양한 요인에 따라 정상 음성보다는 환자의 해부학적, 생리학적 잔존 기제를 최대한 활용한 최선의 음성을 산출하는 것이 목표가 될 수 있다. 가령 변성발성장애*mutational falsetto*의 경우 연령대와 성별에 맞는 정상 음성을 산출하는 것이 목표가 되나, 노화에 따른 심도의 노인성 음성장애를 보인다면 적절한 호흡과 공명을 통해 최대한 효율적인 발성과 음성의 쾌적함*pleasantness* 증가, 말의 명료도 개선이 목표가 될 수 있다.[31]

음성치료는 단일한 치료로서 제공되는 경우가 많으나 다른 치료와 병행하기도 하며, 수술 전후 음성치료도 효과가 있다.[36] 특히 과기능*hyperfunctional* 음성장애 환자가 수술을 피할 수 없다면, 술전 음성치료를 통해 과기능적 습관을 제거하는 것이 좋다.[43] 여러 병인들 중 특히 기능적 음성장애 환자가 초기에 치료를 할 경우 예후가 좋으며, 단기간의 중재로도 큰 개선을 보이는 편이다.[38] 심리적 문제를 동반한 경우 언어재활사의 라포 형성과 상담적 접근, 이완훈련만으로도 해결되기도 하나, 적절한 중재를 위해 정신건강의학과에 방문하도록 해야 할 수도 있다. 따라서 언어재활사는 음성질환의 원인, 특성, 경과, 치료에 대해 숙지하고 환자, 보호자, 전문의, 유관 전문가와 긴밀히 상의해야 한다.

2. 음성치료 기법의 분류

음성치료의 분류는 학자마다 다르나 일반적으로 직접치료기법 *direct therapy*과 간접치료기법 *indirect therapy*으로 나뉘며, 이 둘을 절충하여 함께 적용하는 경우가 많다. 직접치료기법은 주로 환자가 클리닉에 내원하여 시행하며 호흡, 발성, 공명의 통제 *control*와 협응훈련 *coordination training*에 중점을 둔다. 반면에 간접치료기법은 음성장애를 유발하고 지속시키는 요인들을 파악하여 관리하고, 음성위생지침을 일상에서 준수하도록 도움을 주는 데 초점을 둔다. 즉 음성개선을 위해 해야 할 것과 하지 말아야 할 것[18]에 대한 음성위생교육 *vocal hygiene education*, 정상 음성의 유지에 관한 조언, 스트레스 관리 및 일반적 이완기법 등이 포함된다(그림 15-1).[7]

또 다른 관점에서 음성치료는 증상중심접근법 *symptomatic voice therapy*과 총체적접근법 *holistic voice therapy*으로 구분된다.[37] 증상중심접근법은 음도, 강도 및 음질 등 음성의 구성요소가 정상범위를 벗어났을 때, 각 요소에 맞게 일탈 정도를 감소시키거나 정상으로 돌려놓는 데 초점을 둔다. Boone이 제시한 25개의 음성촉진기법들 *voice facilitating techniques*이 이에 해당된다.[6] 각 기법들은 음도, 강도, 음질 중 하나 이상의 측면을 타겟으로 시행가능한 행동적 치료법이다. 대상자에 따라 효과가 있거나 선호하는 방법을 취사선택할 수 있고, 각 기법을 개별적으로 혹은 조합 *combination*하여 시행할 수 있는 장점이 있다. 예컨대 후두마사지를 시행하는 동안 부드럽게 비음을 산출하는 허밍을 하거나, 허밍으로 발성을 시작한 뒤 모음 /아/로 발성전환을 시도하거나, 노래조로 말하기 *chant-talk*를 시도할 수 있다. 그러나 숙련도가 부족하거나 임상경험이 부족한 경우 환자에 맞게 치료를 적용하는 데 시간과 노력이 필요할 수 있다.

반면 총체적 접근법은 음성산출의 하위체계, 즉 호흡, 발성 및 조음기관의 통합적 작동을 목표로 하며, 여기에는 성대기능훈련 *vocal function exercise*, 악센트기법 *accent method*, 반폐쇄성도훈련법 *semi-occluded vocal tract exercises*이 포함된다. 또한 음성강도 증가를 주 목표로 파킨슨병 *Parkinson's disease* 환자에게 특화되어 있는 리실버만 음성치료 *Lee Silverman voice treatment, LSVT LOUD®*도 임상과 연구에서 널리 이용된다. 이 프로그램들의 기본가정은 음성산출에 관련된 기관들의 생리학적 상태를 총체적으로 수정하여 음성문제가 치료될 수 있다는 것이다. 또한 어느 정도 정형화된 단계들을 갖추고 있는 것이 특징이나, 환자의 현재 음성상태와 수행력을 고려하여 적용해야 한다.

많은 언어재활사들은 대증적 치료접근법과 정형화된 프로그램을 복합적으로 사용함으로써 두 가지의 장점을 모두 취하고자 노력하기도 한다. 우리나라 음성클리닉에서는 증상중심접근법으로는 호흡훈련, 이완, 후두마사지, 강도 변화, 밀기 접근법 등이, 총체적 접근법으로는 음성기능훈련, 공명음성치료, 악센트기법 등이 가장 많이 이용된다고 조사되었다.[8] 그 외에도

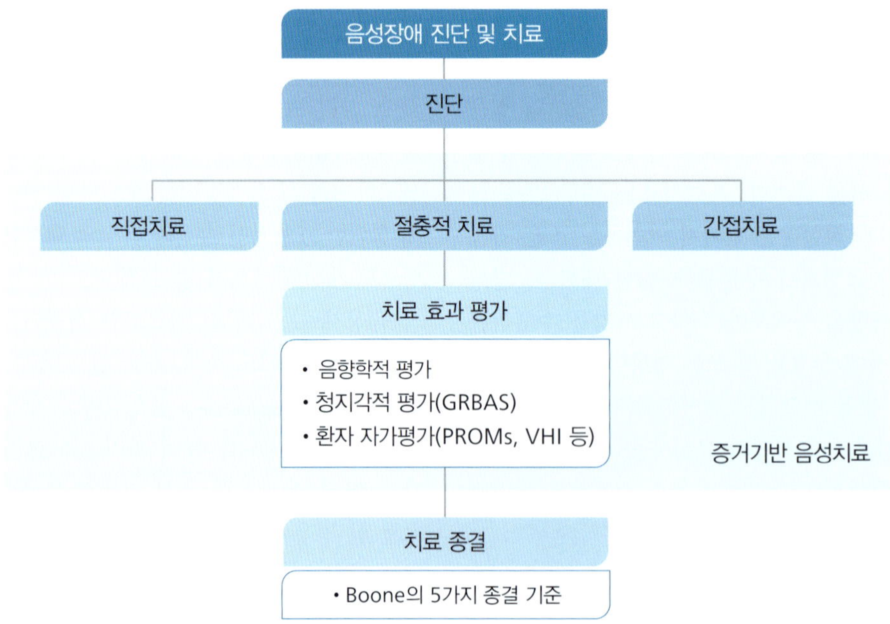

그림 15-1 음성장애 진단 및 치료 절차.

음성장애의 병인에 따라서는 환자의 심리정서적 문제에 초점을 두고 감정적 상태의 조절을 도모하는 심리적 접근법*psychogenic therapy*을 시도할 수도 있다.

3. 음성치료의 구성요소와 전달방식

음성치료의 내용은 종합적 평가결과를 토대로 결정해야 한다. 또 치료의 효과를 평가할 때 어떠한 검사를 사용할 것인가를 미리 염두에 두어야 하며, 객관성이 확보된 측정치를 사용해야 한다. 이는 치료효과가 미흡할 때 이유를 찾는 기초 자료가 되기 때문이며, 기기적 음성평가에 관한 최신 지침을 참고할 만하다.[28]

특정 프로그램의 정형화된 방식을 따르는 경우를 제외하면 음성치료의 내용은 모든 환자에게 동일할 수는 없다. 즉 개인의 음성장애 특성 외에도 연령, 인지적 수준, 직업, 치료내용에 대한 선호도, 협조도 등을 고려해야 한다. 한 환자에게서 효과를 본 치료접근법이 유사한 다른 환자에게도 반드시 동일한 효과를 보장하지는 않는다. 따라서 본격적인 치료 전 시도치료*trial therapy*를 통해 환자에게 가장 효과적인 치료법을 탐색하여야 한다.[6] 다양한 발성을 시켜보는 음성검사 과정에 시도치료를 녹여냄으로써 다양한 단서나 지시사항에 따른 자극반응도*stimulability*를 확인하여 치료에 반영함과 동시에, 발성방법의 변화에 따른 음성증상 변화에 대한 환자 인식을 개선하고 치료 동기를 유발할 수 있다.

많은 경우 환자의 발성에 대한 음성언어재활사의 피드백과 모델링, 자세 교정 등을 통하여 특별한 도구나 기기 없이도 음성치료 활동이 이루어진다. 그러나 환자의 적절한 발성을 더 잘 이끌어내기 위한 단서로 활용하거나, 보다 규격화된 치료활동을 유도하는 목적으로 다양한 기기나 도구가 이용되기도 한다. 예컨대 음도 모델링을 위한 건반악기, 음도 및 강도의 시각적 피드백을 위한 측정기기나 음향분석 애플리케이션, 차폐를 위한 헤드폰, 단일 혹은 이중진동원의 반폐쇄 환경 조성을 위한 다양한 기기들(예: 빨대, 실리콘 튜브와 물병, 카주*kazoo*, 호기양압진동장치*oscillatory positive expiratory pressure device*, 환기마스크*ventilation mask* 등)을 이용하기도 한다(그림 15-2).[6,16,33]

치료 전달방식은 전통적으로 일대일 대면 방식이 주를 이루어왔다. 즉 정형화된 음성치료나 개별 음성촉진기법을 환자에게 수행하도록 하면서 자세, 호흡, 공명, 발성을 전환하도록 지시사항을 주거나, 시청각적으로 시범을 보이거나, 모범적인 발성을 시행하여 청각적 단서를 주거나, 성대진동에 대한 촉각적 단서를 주거나, 발성을 개선하며 스스로의 음성변화에 대한 자기 모니터링*self-monitoring*을 촉진하는 방식으로 이루어진다. 변용된 방식으로 유사한 배경과 질환, 중증도의 환자들을 대상으로 한 그룹치료, 원격플랫폼을 활용한 비대면 음성치료, 2주간 주 4회기 집중훈련, 매뉴얼을 토대로 한 자가 음성치료 등을 시도해 볼 수 있으며,[19,40,42] 임상현장의 상황과 환자의 요구 등을 고려하여 가장 적합한 것을 택하는 것이 바람직하다. 음성치료에는 음성휴식*voice rest*이 포함될 수 있는데, 특히 직업적 음성사용자에서는 절대적 음성휴식*absolute voice rest*은 1주~10일 이

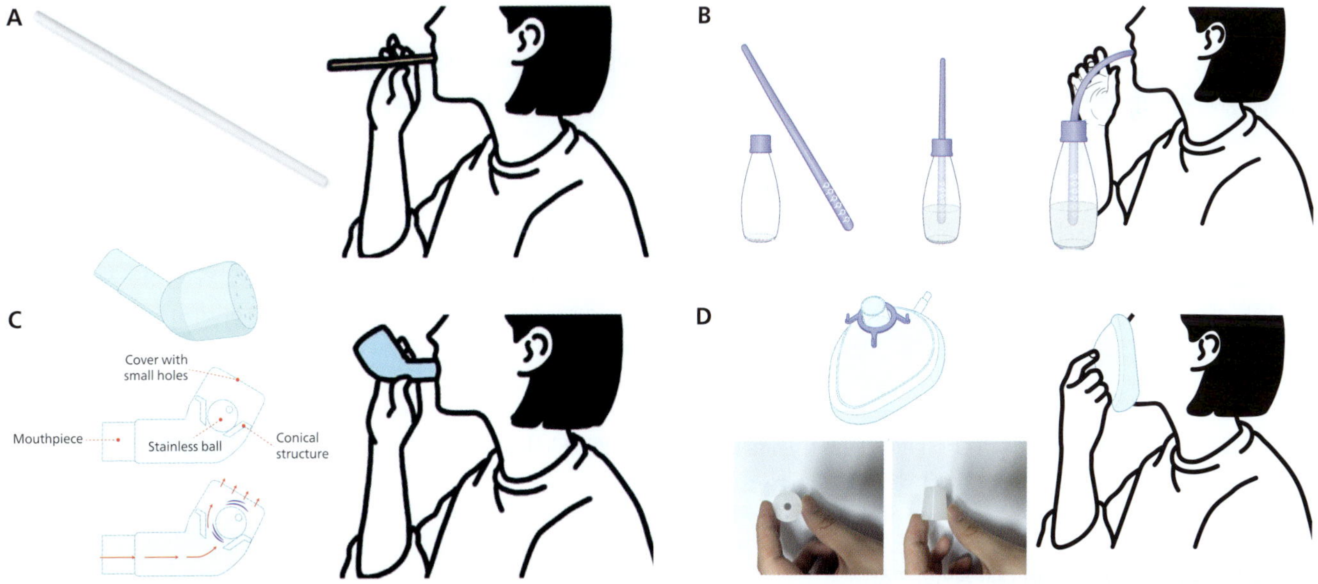

그림 15-2 음성치료에 활용될 수 있는 다양한 도구와 이용방법 예시. A. 빨대. B. 실리콘튜브와 물병(https://laxvox.com). C. 호기양압진동장치*oscillatory positive expiratory pressure device*. D. 환기마스크*ventilation mask*.

상의 기간은 권고되지 않으며, 속삭이기로 말을 대체하는 것도 좋지 않다. 이후에는 꼭 필요할 때에만 음성을 사용하고 나머지는 휴식하는 상대적 음성휴식*relative voice rest*, 음성사용 전 워밍업을 권고할 수 있다.[29]

4. 과연 음성치료 효과가 있는가?

1971년 Moore는 음성치료기법이 과학적 근거가 아니라 임상적 선호*clinical preference*에 의해 선택되는 현실을 개탄하면서, 음성치료가 예술의 수준을 넘어 과학적 기초 위에 발전되어야 한다고 제안하였다.[23] 여전히 임상적 선호나 언어재활사 개인의 임상경험에 기반하여 치료가 진행되기도 하나, 이러한 지적 이래 근거에 기반한 음성치료에 대한 관심이 증대되어 왔다.

음성치료가 효과를 보이는 질환으로는 비기질적, 기능적 음성장애와 심인성 음성장애뿐 아니라 최소한의 병변을 동반한 몇몇 질환들(예: 결절, 접촉성 육아종, 폴립이나 라인케부종의 초기병변, 비교적 작은 마비성/기능적 성문폐쇄부전, 마비말장애 등)이 포함된다.[1] 음성치료 효과에 대한 체계적 문헌고찰에서는 대부분의 분석대상 문헌에서 음성개선이 확인되었다.[11] 또한 발성장애*dysphonia*에 대한 미국 이비인후과학회*American Academy of Otolaryngology-Head and Neck Surgery*의 임상진료지침에서는 음성치료가 가능한 환자에게 음성치료를 권장*advocate*해야 한다고 강하게 권고하였다.[36] 또 음성치료에 대해 의논했음을 기록하고, 음성치료 교육자료를 제공하며, 언어재활사에게 치료를 의뢰하거나 교육사이트를 안내할 것을 권하였다.

언어재활사 스스로는 다양한 치료기법을 어떻게*how* 적용하는가를 배우는 것은 물론, 음성치료가 왜*why* 효과가 있는가에 대한 지식을 함양해야 한다.[37] 즉 근거기반중재*evidence-based practice*를 통해 최적의 음성치료가 제공되도록 새로운 치료법을 익히고, 높은 수준의 학술 근거들에 대해 끊임없이 관심을 가지고 임상에 적용하고자 노력해야 한다.[39] 또 다른 관점에서는 근거 있는 치료법을 실제 환자에게 적용하였을 때 치료적 평가*therapeutic evaluation*를 통해 그 효과가 나타나는지를 확인해야 한다. 이러한 계속적 평가에는 MDVP와 같은 간단한 음향분석, 청지각적 평가도구인 GRBAS와 함께 환자보고결과*patient-reported outcome measure, PROM*도 사용해야 한다.[30] 10개 문항 5점 척도의 음성장애지수-10*Voice Handicap Index-10*, 음성활동 및 참여프로파일-한국판*Korean version of the Voice Activity and Participation Profile, K-VAPP*의 문항 중에서 중증도 문항 1개 등을 비교적 간단히 활용할 수 있다(그림 15-3).[20] K-VAPP는 국제기능장애건강분류*International Classification of Functioning, Disability and Health, ICF*에 근거하여 음성 활동 제한*voice activity limitation*과 참여제약*voice participation restriction*을 별도로 평가하므로, 필요한 경우 각각에 대한 상세한 추적에도 유용하다.

치료전달방식에 관한 연구결과 간접 및 직접치료 방식을 혼합한 절충형 치료법이 가장 효과적이라고 하며,[25,27] 총체적 접근법의 긍정적 효과도 보고되었다.[10] 음성위생교육은 폭넓은 음성치료의 일부로 포함하며, 음성위생교육만 시행하면 효과는 미흡하다고 한다.[7] 성대기능훈련과 공명음성치료*resonant voice therapy, RVT*를 교사에게 적용하여 긍정적 효과를 보고한 연구도 있다.[26,44] 장시간 음성사용으로 인한 음성피로 환자가 반폐쇄성도훈련법의 일종인 빨대발성*straw phonation*을 하였을 때 단순한 음성휴식보다 음성이 더 크게 개선되기도 하였다.[17] 마지막으로 근긴장성발성장애 등 과기능 음성장애에 후두마사지 치료*laryngeal manual therapy*가 효과적이라고 보고되기도 하였다.[22,41]

치료의 효과성과 함께 언어재활사가 생각해 보아야 할 것은 효율성이다. 이는 비용대비 효과의 측면이다. 대개 우리나라 음성클리닉에서 음성치료는 4~8주 충분한 기간 동안 주 1회의 치료가 이루어지는 것이 일반적이며, 임상 환경에 따라 달리 적용될 수 있다.[8] 언어재활사는 환자가 얼마나 오래 치료를 받아야 하는가, 과연 치료 횟수가 많을수록 더 목소리가 좋아질 수 있는가 등에 대한 질문에 답을 찾고자 끊임없이 노력해야 한다.

5. 음성치료의 예후요인

음성치료의 효과를 극대화하기 위해 언어재활사는 다음 예후요인을 고려해야 한다.[9] 첫째, 환자가 본인의 음성문제를 인식하고 있는가를 확인해야 한다. 가령 음성의 질이 비정상이라도 본

※ 각 질문을 읽고, 본인의 현재 목소리 상태가 어떠한지 0~10까지의 숫자 중 한 숫자를 골라서 동그라미 표시하세요 0에 가까울수록 목소리 문제가 전혀 없음을 뜻하고, 10에 가까울수록 목소리 문제가 심각함을 뜻합니다.

표시 예: **정상이다** 0 1 2 3 ④ 5 6 7 8 9 10 **심각하다**

I. 목소리 문제의 심각한 정도에 대한 본인의 인식

1. 현재 본인의 목소리 문제는 얼마나 심각합니까? **정상이다** 0 1 2 3 4 5 6 7 8 9 10 **심각하다**

그림 15-3 음성치료 과정에서 주관적 음성 중증도의 간단한 추적을 위한 K-VAPP 1번 중증도 문항.

인은 정상이라 생각할 수 있다. 이러한 인식부족은 스스로의 음성문제를 객관적으로 모니터링할 수 없고 치료의 필요성을 느끼지 못함을 반영하며, 예후에도 영향을 줄 수 있으므로 음성에 대한 인식을 개선하는 것이 우선적 목표가 된다. 간혹 이러한 인식부족이 악성 병변에 대한 두려움에 기인한 경우도 있어 면밀히 살펴야 한다. 둘째, 환자가 기꺼이 치료계획을 따라올 준비가 되어있는가를 확인해야 한다. 특히 신속한 치료효과*quick cure*만을 기대한다면 치료에 대한 책임감을 갖기 어렵다. 효과적인 음성치료의 책임은 언어재활사와 환자가 나누어 갖는다는 인식을 심어주어야 한다. 셋째, 환자가 나쁜 음성습관을 포기하고, 일시적으로 기존 발성방법을 바꾸려는 확실한 의지를 갖고 있어야 한다. 종종 치료과정에서 발성 방식을 바꾸거나 음성사용을 자제해야 하는데, 이는 라이프 스타일, 일상습관, 취미활동, 종교생활 등에까지 광범위한 영향을 주기 때문이다. 넷째, 스트레스, 불안, 우울 등 환자의 심리적 문제를 확인해야 한다.[12] 잠시 음성문제가 해결되더라도 기저의 심리정서적 문제와 원인이 해결되지 않으면 음성문제는 지속되기 쉽다. 다섯째, 음성치료를 통해 음성이 긍정적으로 변화될 가능성이 있어야 한다. 특히 후두나 성대의 구조적 문제에 기인한 경우 수술적, 약물적 처치가 유일한 접근이거나 음성치료 성공률이 매우 낮은 경우가 많다. 그럼에도 고령이나 개인적 여건 등에 의해 음성치료가 선택된다면, 의료진과 언어재활사가 음성치료의 한계점을 명확히 제시하고 환자가 이에 동의해야 한다. 여섯째, 환자의 기대치 수준이 적당한가를 확인해야 한다. 음성장애의 특성이나 중증도에 비해 과도한 성과를 기대한다면 치료 순응도에도 부정적 영향을 준다. 일곱째, 성대 상태뿐만 아니라 건강상태를 고려해야 한다. 특히 고령의 환자는 전신적 건강상태가 음성에도 큰 영향을 주며, 음성과 관련될 수 있는 신경학적 문제들은 예후에 지대한 영향을 준다. 마지막으로 음성치료를 하는 언어재활사의 임상경험과 능력이 중요하다. 원인질환과 관련 요인에 대한 이해, 음성장애를 다루는 임상능력, 환자 음성에 대한 모니터링능력, 더 좋은 발성을 이끌어내는 단서제공능력, 다양한 환자와의 라포형성능력 등은 음성치료의 성패를 좌우한다.

6. 아동의 음성치료 기본원리

아동의 음성장애에 대한 음성치료가 중요한 이유는 사회성, 정서발달은 물론 교육적 측면에 많은 영향을 줄 수 있기 때문이다. 쉰목소리를 지속적으로 내는 아동은 행동문제가 있거나 공격성이 높은 것으로 간주될 수도 있다.[15] 학령기에 접어들 때까지 문제가 지속되면 또래집단 피드백이 증가하는 등 그 영향이 기하급수적으로 증가할 우려가 크다. 따라서 정확한 평가를 시행하여 필요한 경우 조기 음성치료를 통해 영향을 최소화하여야 한다.

아동의 음성치료 프로그램은 발성행동에 대한 의식훈련*awareness training*, 직접 음성치료 및 일반화 등을 포함한다.[3] 언어재활사는 아동의 수준에 맞는 시청각적 자료를 구비하여 정상적 음성산출에 관한 설명을 하고, 자신의 음성문제를 인식하도록 하며, 음성행동의 변화에 대한 자기 모니터링을 할 수 있게 돕는다. 또 아동이 목표를 달성했을 때의 보상체계를 미리 보호자와 상의해 결정한다.[6] 구체적 치료방법은 대체로 성인과 유사하나, 주의집중 시간이 짧아 세션 구성과 훈련을 위한 다양한 수준의 말자료, 설명자료 등에 대한 치밀한 사전준비가 요구된다.[21] 특히 자신의 음성행동과 증상 간의 인과관계에 대한 이해에 공을 들여야 한다.[2] 보호자에게 음성치료의 동기를 부여하고, 치료내용을 교육하며, 일상에서의 음성위생 준수에 대해 협조를 구하는 일도 매우 중요하다.[24]

한편 아동들은 성인에 비해 음성치료의 긴박한 필요성을 인식하지 못해 치료가 원만하게 진행되지 못하기도 한다. 따라서 '동기부여'는 음성치료에 반드시 포함되어야 하며, 재미를 느끼도록 치료과정을 구성해야 한다. 보호자에게는 아동의 음성에 관한 비판적 발언을 가능한 자제하되 발성방식의 변화에 대해 인식시키도록 교육한다. 이를 위해 접착메모지를 사용하거나 하루의 부정적, 긍정적 음성행동 빈도를 아동이 직접 체크하도록 한다. 마지막으로 아동은 간접치료도 직접치료 못지 않은 치료효과를 거둘 수 있다는 무선배정 연구도 있는 만큼, 직접치료가 어렵다면 음성위생 교육과 추적 검사를 통해 변화를 모니터링할 수 있다.[14]

신체발달과 인지능력도 고려해야 하며, 아동에게 언어문제가 있다면 정상음성에 대한 내적 표상*internal representation*과 동기를 갖는 데 한계가 있으므로 연령, 의사소통 수준 등을 종합적으로 고려해 타영역 중재와의 선후를 깊이 고민해야 한다.[15]

7. 음성치료의 종결

음성치료 종결에 대해 통일된 기준은 없으나,[13] 언어병리학적 관점에서 널리 적용 가능한 기준으로는 (1) 치료를 통해 이룰 수 있는 모든 변화가 이루어진 경우, (2) 추가 노력 없이도 현재 상태가 유지되는 경우 종결을 고려할 수 있다. 즉 쉽고 짧은 발성에서 출발하여 일상발화에 이르기까지 일반화가 이루어졌는가, 원활한 셀프모니터링이 이루어져 언어재활사의 도움 없이도 스스로 발성방법을 개선하고 시간이 흘러도 이것이 유지될 수 있는가를 기준으로 판단할 수 있다.

또한 Boone은 음성치료를 종결하는 기준으로 다음 다섯 가지를 제시하였다: (1) 성대가 외관상 아무 문제가 없는 경우, (2)

환자의 음성이 개선된 경우, (3) 환자 스스로 음성이 좋아졌다고 느끼는 경우, (4) 환자가 더 이상 음성이 좋아지지 않는다고 하는 경우, (5) 환자가 언어재활사의 허락 없이 종결하는 경우이다.

이처럼 음성치료 종결은 음성치료를 주도하는 언어재활사가 환자의 증상 개선과 일반화, 유지 등을 고려하여 의료진, 환자, 보호자와 상의하여 결정하기도 하나, 특별한 예고 없이 환자의 자의로 이루어지는 경우가 많다. 환자의 순응도와 자가 종결의 문제는 비단 우리나라 임상현장에서만 관찰되는 문제는 아니다. 최근 연구에 의하면 환자 65%가 음성치료를 완료하지 못하고 중도 탈락하며,[5] 치료 비용, 동기부여, 언어재활사와의 라포형성, 개인사정 등이 그 요인이다.[35] 예기치 못한 치료종결은 환자에게는 치료성과 감소와 재발의 위험성을 초래하며, 언어재활사에게는 스케줄링의 혼란을 주고, 치료가 필요한 대기환자에게 잠재적 손해를 끼칠 염려가 있다. Sims & Smith에 의하면 VHI 설문이 환자의 순응도를 예측할 수 있다고 하며,[34] 많은 언어재활사들이 중도포기를 줄이고자 다양한 노력을 기울이고 있다. 매 회기 음성개선 정도를 객관적으로 파악하도록 도와 동기를 부여하거나, 음성개선을 가로막는 개별요인을 최대한 상세하게 파악, 제거하는 방안을 환자와 함께 고민하여야 한다. 환자가 개인 사정으로 원래의 일정대로 클리닉에 방문하기 어렵다면 한 회기를 쪼개거나 클리닉 내원 간격을 넓게 조절하고, 그 사이에 전화 또는 비대면 음성치료 등의 대체방법을 통해 보완할 수 있다. 다만 이러한 방법이 클리닉의 직접 음성치료와 동등한 효과를 거두기 위해 추가적 근거 마련과 함께 철저한 준비와 사전교육, 무엇보다도 언어재활사를 포함한 의료진과 환자의 의지가 중요하다.

참고문헌

1. Akbulut S, Betka J, Chrobok V, et al. Rehabilitation and prognosis of voice disorders. In Zehnoff-Dinnensen A, Wiskirska-Woznica B, Neumann K, Nawka T. Phoniatrics I: Fundamentals – Voice Disorders – Disorders of Language and Hearing Development (European Manual of Medicine), 1st ed. Berlin/Heidelberg: Springer. 2020. p.435-538.
2. Allegro J. Voice therapy for the child with a vocal disorder. In Hartnick CJ, Boseley ME. Pediatric voice disorder, 1st ed. San Diego, CA: Plural Publishing. 2008. p.149-59.
3. Andrew ML, Summers AC. Voice treatment for children and adolescents. San Diego, CA: Singular/Thomson Learning. 2002
4. Aronson AX, Bless DM. Treatment of Voice Disorders. In Aronson AE, Bless DM, editors, Clinical Voice Disorders, 4th ed. New York: Thieme. 2009. p.231-70.
5. Boone DR. Dismissal criteria in voice therapy. J Speech Hear Disord 1974:39;133-9.
6. Boone DR, McFarlane SC, Von Berg SL, Zraick RI. The voice and voice therapy, 10th ed. Hoboken: Pearson Education, Inc., 2020.
7. Carding PN, Chapter 3, In: Carding PN, editor. Evaluating voice therapy: Measuring the effectiveness of treatment, 1st ed. London: Whurr. 2000.
8. Choi SH. Speech-language pathologists' voice assessment and voice therapy practices: A survey for standard clinical guideline and evidence-based practice. Commun Sci Disord 2013;18:473-85.
9. Colton RH, Casper JK, Leonard R. Understanding voice problems, 4th ed. Philadelphia, PA: Lippincott Williams & Wilkins. 2011.
10. Demmink-Geertman L, Dejonckere PH, Differential effects of voice therapies on neurogenerative symptoms and complaints. J Voice 2010;24:585-91.
11. Desjardins M, Halstead L, Cooke M, Bonilha HS. A systematic review of voice therapy: what "effectiveness" really implies. J Voice 2017;31:392.e13-392.e32.
12. Dietrich M, Verdolini Abbott K, Gartner-Schmidt J, Rosen CA. The frequency of perceived stress, anxiety and depression in patients with common pathologies affecting voice. J Voice 2008;22:472-88.
13. Hapner E, Portone-Maira C, Johns MM. A study of voice therapy dropout. J Voice 2009;23:337-40.
14. Hartnick C, Ballif C, de Guzman V, et al. Indirect vs direct voice therapy for children with vocal nodules: a randomized clinical trial. JAMA Otolaryngol Head Neck Surg 2018;144:156-63.
15. Hooper CR. Treatment of voice disorders in children. Lang Speech Hear Serv Sch 2004;35:320-6.
16. Jo HA, Lee SJ. Effects of semi-occluded vocal tract exercises with different vibration sources and duration on healthy adults' voice. Commun Sci Disord 2024;29:160-9.
17. Kang J, Xue C, Lou Z, et al. The therapeutic effects of straw phonation on vocal fatigue. Laryngoscope 2020;130:E674-E679.

18. Krouse HJ, Reavis CW, Stachler RJ, et al. Plain language summary: Hoarseness (dysphonia). Otolaryngol Head Neck Surg 2018;158:427-431.
19. Lee SJ. Current status and perspectives of telepractice in voice and speech therapy. J Korean Soc Laryngol Phoniatr Logop 2022;33:130-141.
20. Lee SJ, Choi HS, Kim H, et al. Korean Version of the Voice Activity and Participation Profile (K-VAPP): A Validation Study. Commun Sci Disord 2016;21:695-708.
21. Ma EPM. Voice therapy for children: An instruction manual. Hong Kong University Press. 2023.
22. Mathieson L, Hirani SP, Epstein R, et al. Laryngeal manual therapy: a preliminary study to examine its treatment effects in the treatment of muscle tension dysphonia. J Voice 2009;23:353-66.
23. Moore P. Organic voice disorders. Englewood Cliffs, N.J: Prentice-Hall. 1971.
24. Mori K. Vocal nodules in children: Preferable therapy. Int J Pediatr Otorhinolaryngol 1999;49;sppl.:S303-6.
25. Morsomme D., de la Bardonnie MF, Verduyckt I., Jamart J, Remacle M. Subjective evaluation of the long-term efficacy of speech therapy on dysfunctional dysphonia. J Voice 2010;24:178-82.
26. Nguyen DD, Kenny DT. Randomized controlled trial of vocal function exercises on muscle tension dysphonia in Vietnamese female teachers. J Otolaryngol Head Neck Surg 2009;38:261-78.
27. Niebudek-Bogusz E., Sznurowska-Przygocka B, Fiszer M, et al. The effectiveness of voice therapy for teachers with dysphonia. Folia Phoniatr Logop 2008;60:134-41.
28. Patel RR, Awan SN, Barkmeier-Kraemer J, et al. Assessment of voice: American Speech-Language-Hearing Association expert panel to develop a protocol for instrumental assessment of vocal function. Am J Speech Lang Pathol 2018;27:887-905.
29. Rubin AD, Sataloff RT, Cline SE, et al. Voice rest. In Sataloff RT, editor, Professional voice: The science and art of clinical care, 4th ed. San Diego, CA: Plural Publishing. 2017. p.1195-200.
30. Ruotsalainen JH, Sellman J, Lehto L, Jauhiainen M, Verbeek JH. Interventions for treating functional dysphonia in adults. Cochrane Database Syst Rev 2007;18:CD006373.
31. Sataloff RT, Kost KM. Voice disorders in the elderly. In Sataloff RT, Johns MM, Kost KM, editors, Geriatric otolaryngology, 1st ed. New York: Thieme. 2015. p.154-64.
32. Sataloff RT. Introduction to treating voice abuse. In Sataloff RT, editor, Professional voice: The science and art of clinical care, 4th ed. San Diego, CA: Plural Publishing. 2017. p.1163-6.
33. Shin WS, Lee SJ. Effects of voice therapy using semi-occluded ventilation mask and speech tasks on adults with vocal fatigue. Commun Sci Disord 2024;29:438-51.
34. Sims HS, Smith B. The predictive value of voice handicap index for determining compliance in voice restorative therapy. Paper presented at the Voice Foundation's 36th Annual Symposium: Care for Professional Voice; Philadelphia. 2007.
35. Smith BE, Kempster GB, Sims S. Patient factors related to voice therapy attendance and outcomes. J Voice 2010;24:694-701.
36. Stachler RJ, Francis DO, Schwartz SR, et al. Clinical practice guideline: Hoarseness (dysphonia) (Update). Otolaryngol Head Neck Surg 2018;158:S1-S42.
37. Stemple JC. Voice therapy: clinical studies, 2nd ed. San Diego, CA: Singular Publishing Group. 2000.
38. Suh WJ, Hong YH, Choi JM, et al. Clinical characteristics of functional dysphonia. J Korean Soc Laryngol Phoniatr Logop 2006;17:127-32.
39. Thomas LB, Stemple JC. Voice therapy: Does science support the art? Commun Disord Rev 2007;1:49-77.
40. Trajano FMP, Almeida LNA, de Alencar SAL, et al. Group voice therapy reduces anxiety in patients with dysphonia. J Voice 2020;34:702-8.
41. Van Lierde KM, De Bodt M, Dhaesleer E, et al. The treatment of muscle tension dysphonia: a comparison of two treatment techniques by means of an objective multiparameter approach. J Voice 2010;24:294-301.
42. Wenke RJ, Stabler P, Walton C, et al. Is more intensive better? Client and service provider outcomes for intensive versus standard therapy schedules for functional voice disorders. J Voice 2014;28:652.e31-652.e43.
43. Woo P. Diagnosis and management of postoperative dysphonia. In Rubin JS, Sataloff RT, Korovin GS, editors, Diagnosis and treatment of voice disorders, 4th ed. San Diego, CA: Plural Publishing. 2014. p.951-68.
44. Ziegler A, Gillespie AI, Verdolini Abbott K. Behavioral treatment of voice disorders in teachers. Folia Phoniatr Logop 2010;62:9-23.

CHAPTER 16

아동 음성치료

최예린

I 아동 음성장애

아동의 음성문제는 대부분 생명을 위협하지는 않지만 아동의 건강, 효율적인 의사소통, 사회적 및 교육적 발달, 자아 존중감 및 자아상, 학교 활동에의 참여 등 아동의 전반적인 삶에 악영향을 미칠 수 있다. 또한 아동들은 음성문제로 인하여 성인이나 또래에게 신체적, 사회적, 성격적 요인에서 부정적으로 평가되어 사회적 상호작용 및 심리사회적 기능에 어려움을 느낄 수 있다.[10,29]

아동 음성장애의 발생률*incidence*, 즉 일정 기간 동안 한 집단 내에서 음성장애가 발생하는 비율은 약 1~23.4%까지 다양하다.[11,18,24,27,30,31] 그리고 아동 음성장애의 출현율*prevalence*, 즉 전체 인구 중 음성장애를 가지고 있는 아동들의 비율은 약 6~9%로 보고되고 있다.[18,24] 그러나 음성문제를 가지고 있으나 병원에 내원하지 않는 아동도 많기에 실제로 아동의 음성장애 출현율은 이보다 훨씬 더 높고 음성언어재활사에게 의뢰되는 아동의 숫자도 점점 증가하는 추세이다.[10] 3~10세의 유아기부터 학령초기의 아동에서 음성장애가 많이 발생한다.[14] 전체적으로 대략 5~12세 아동이 내원한다. 최근에 다양한 오디션 프로그램으로 인해 가수 지망생이 증가함에 따라 노래를 부르다가 음성장애가 생기는 비율이 높아진 경향을 보인다. 여자 아동보다는 남자 아동의 의뢰가 더 우세하게 나타났다.[5]

이렇듯 음성장애는 아동기에도 많이 발생하며 변성기가 지나면서 좋아지는 경우도 있으나 성인이 될 때까지 지속되는 경우도 있어, 이런 경우 직업 활동 및 개인 생활에 부정적인 영향을 미칠 수 있으므로 아동기에 음성치료가 필요할 수 있다.[12,15] 그러나 시간과 비용 측면에서 이들에 대한 치료의 효과가 확실하지 않아 아동 음성치료에 대한 논란이 여전히 있다. 그 이유는 아동의 성장에 따라 음성문제가 자연적으로 좋아질 가능성이 있고 치료 효과에 대한 연구가 부족하기 때문이다.[12] 하지만 아동의 나쁜 음질은 성인이나 또래가 이들의 말을 들을 때 훨씬 부정적으로 인식하게 할 가능성이 있다. 또한 음성장애 아동은 또래 아동들보다 행동에 문제가 있거나 훨씬 더 공격적으로 인식될 수도 있어 타인과의 의사소통에 어려움을 겪을 가능성이 높다.[18,20,29] 그러므로 아동 음성치료는 아동의 의사소통을 방해하는 음성문제에 대한 정확한 파악을 통해 이루어져야 할 것이다.

II 아동 음성치료와 성인 음성치료와의 차이점

성인과 아동의 음성치료는 그 원리는 다르지 않지만 음성 관리 및 치료 접근법에서 몇 가지 중요한 차이가 있다. 언어의 발달처럼 음성의 발달도 정상적으로 듣고 표현하는 것을 학습해야 한다. 그런데 성인의 경우 정상 음성을 사용하다가 음성문제가 생긴 경우가 많아 음성치료에 대한 동기가 높다. 그러나 일부 아동은 좋은 음질의 정상 음성을 경험해 보지 못했을 가능성이 있어, 나쁜 음성 행동의 변화를 통해 정상 음성을 산출하고자 하는 동기부여가 제대로 되지 않을 가능성이 높다. 또한 심각한 조음장애 및 언어장애를 가진 아동과는 다르게 심각한 음성장애가 있다 하더라도 많은 경우, 듣는 사람이 어느 정도 이해할 수 있어 음성문제를 변화시켜야 할 필요성을 전혀 느끼지 못하고 부모에게 '이끌려' 오는 경우가 많기 때문에 문제의식도 부족하고 동기부여도 적다.[5] 그러므로 언어재활사는 아동이 자신의 음성산출을 이해하고 음성을 변화시킬 수 있도록 아동에게 동기부여를 확실하게 해야 하며, 다양한 기기 및 치료 프로그램들을 이용하여 음성문제를 인식할 수 있도록 해야 한다.[18] 아동

의 동기부여를 위해 나쁜 소리에 대한 지적보다 좋은 소리에 대한 칭찬을 해주도록 권한다.[5]

아동은 또한 평가 시 성인만큼 협조적이지 않으며 평가 과제를 이해하지 못해 검사하기가 어렵고, 후두 및 호흡계가 성인과는 다르기 때문에 아동의 음성문제에 대해 정확하게 파악하지 못할 가능성이 높다.[23] 그러므로 음성평가뿐만 아니라 부모나 교사에게 질문하는 방법 등을 통해 아동 음성문제의 정확한 원인을 파악해야 하는 것도 중요할 것이다.

음성장애 아동은 언어발달 지연, 학습장애, 조음장애, 청각장애, 주의력결핍 및 과잉행동장애*attention deficit hyperactivity disorder, ADHD* 등과 같은 다른 장애와 동반될 가능성이 높다. 그러므로 음성평가 시 이러한 문제들에 대한 선별검사도 진행한 후 치료의 우선순위를 정해야 할 것이다.[17,22] 예를 들어 구개열 아동의 경우 발성 시 비강으로 누출되는 에너지로 인해 입 밖으로 나오는 소리의 크기가 작아져 큰 소리를 내게 되어 과기능성 음성장애를 유발한다.[4] 또한 청각장애 아동이 계속 큰 목소리를 사용하면 성대결절이 생길 수도 있다. 이런 경우 청각장애 아동에게 음성치료를 먼저 하기보다는 그러한 음성장애가 생긴 원인을 먼저 중재해주는 치료를 진행하는 것이 적절할 것이다.

또한 성인과 달리 아동의 음성치료 프로그램에는 가족뿐만 아니라 학령기 아동의 경우 학교 선생님, 같은 반 또래 친구들, 그리고 아동의 삶에서 청자*listener*로서 중요한 사람을 포함시켜야 한다. 아동은 대부분 스스로 자신의 음성문제를 말하는 것이 어렵기 때문에 부모가 아동의 음성문제를 먼저 발견한 후 병원에 내원하게 된다. 또한 아동은 스스로 음성치료 프로그램을 따르기 어렵기 때문에, 아동뿐만 아니라 가족도 생활습관 교육 및 음성위생 교육을 받은 후 이를 아동과 함께 지켜나갈 수 있도록 노력해야 한다. 즉 아동의 음성치료 프로그램은 아동과 가족의 동기 및 협력에 의존한 전략으로 구성해야 성공할 가능성이 높다. 그리고 학령기 아동의 경우 가족보다 학교에서 지내는 시간이 더 많으므로 아동이 음성 관리를 잘 하고 있는지 학교 선생님과 또래 친구들의 협조를 받아 아동의 음성 관리를 체계적으로 도와야 할 것이다.[9,17,18] 즉 음성치료의 효과를 높이려면 일상생활에서 아동의 음성문제를 악화시키는 요인을 찾아 아동과 많은 시간을 함께 보내는 이들에게 이에 대한 교육을 실시해야 할 것이다.

그리고 아동은 성인보다 인지 수준이 낮고 주의 집중 시간도 짧아 음도, 강도, 성대접촉 등의 전문적인 개념을 이해하기 어렵다. 그러므로 치료 시 시청각 자료 또는 생체감각적 단서를 제공할 수 있는 다양한 도구를 사용하는 것이 더 효율적이다. 예를 들어 음역대가 다양한 악기 또는 동물 소리 등을 이용하여 소리의 높낮이에 대해 설명하도록 한다. 또한 아동의 흥미를 유발하여 주의 집중을 할 수 있도록 비디오 게임 또는 보드게임과 같은 게임도구를 이용하거나 노래 또는 다양한 놀이를 적용하는 것이 중요할 것이다.[19,26,28] 아동 음성장애 치료장면에는 반드시 보호자가 포함된다. 아동 스스로 내원하기 어렵기도 하지만 집에서 연습할 때 부모의 도움이 필요하기 때문이다. 보호자를 '제2의 언어재활사'로서 적극 활용해야 한다.[5]

III 아동 음성평가

아동의 나쁜 음질은 아동에게 기능적 또는 기질적 음성장애를 가지고 있다는 것을 의미한다. 그러므로 아동이 목쉰 소리와 같이 좋지 못한 소리를 산출할 때 먼저 아동의 전반적인 발달 과정 및 병력을 조사하고 스트로보스코피 검사를 통해 성대 병변이 있는지를 확인해야 한다.[13,23] 대부분 아동의 목쉰 소리는 음성 남용 및 오용으로 많이 발생하므로 헛기침, 습관적으로 크게 소리 지르기, 이상한 소리 모방하기 등 아동의 좋지 못한 음성행동에 대해서도 파악해야 한다. 또한 소음이 많거나 소리를 크게 지르는 운동과 같이 아동이 큰 소리를 낼 수밖에 없는 상황에 놓여 있는 것은 아닌지 아동의 주변 환경에 대해서도 구체적으로 알아야 한다.[6] 이러한 내용은 아동과 부모와의 면담 또는 질문지를 통해 파악할 수 있고 이와 더불어 아동이 음성장애로 인해 주관적으로 느끼는 신체적, 기능적, 정서적 문제를 '아동용 음성장애지수'로 체크해볼 수 있다.[33] 또한 아동 음성장애의 출현율이 비교적 높은 학령전기 아동을 대상으로 아동의 부모와 어린이집 담임교사가 아동의 음성문제에 대해 인식하는 정도를 파악하고, 음성문제에 영향을 미치는 심리 · 행동특성과 음성사용 행동특성에 대해 어떻게 인식(부록 1)하고 있는지를 살펴보는 것도 필요하다.[2]

낯선 환경에서 평가를 하게 되면 아동의 자연스럽고 안정된 음성샘플을 얻는 것이 어렵기 때문에 아동이 평소 편안해하는 보호자와의 상호작용 시 관찰 또는 녹음을 하는 것이 적절하다. 더불어 이야기하기, 개방형 질문을 통해 긴 발화를 이끌어내기도 하고, 짧은 문장을 반복적으로 읽는 것을 녹음하여 아동의 음성에 대해 평가하기도 한다.[15,23] 이처럼 아동의 음성을 평가할 때는 GRBAS척도 평정법이나 CAPE-V과 같은 음질의 지각적 평가에 기초하고 음향학적 또는 공기역학적 평가로 보완한다.[16,23]

음성언어재활사가 아닌 언어재활사가 음성분석기기가 갖추어져 있지 않은 치료실을 내원한 아동 음성장애를 평가하기 위해서는 초시계를 이용하여 최장연장발성지속시간*maximum phonation time, MPT*을 측정한다. 청지각적 평가를 실시하며 Praat와 같

부록 1 **음성과 관련된 심리 행동특성 및 음성사용 행동특성(출처: 송경화, 김재옥, 2016).**

다음은 아동의 심리 행동특성에 관한 것입니다. 아래의 항목에 해당하는 것에 표시해 주십시오. 0 = 전혀 그렇지 않다, 1 = 거의 그렇지 않다, 2 = 가끔 그렇다, 3 = 자주 그렇다, 4 = 항상 그렇다	
1. 일이 자기 뜻대로 안 될 때 신경질적이다.	0 1 2 3 4
2. 자기주장을 끝까지 한다.	0 1 2 3 4
3. 끝까지 복종하지 않는다(순종적이지 않다).	0 1 2 3 4
4. 타인의 잘못에 불평한다.	0 1 2 3 4
5. 과하게 활동하고 휴식이 없다.	0 1 2 3 4
6. 일을 시작할 때 허락이 필요하다.	0 1 2 3 4
7. 집중이 어렵다.	0 1 2 3 4
8. 다른 사람을 방해-괴롭힘, 싸움을 한다.	0 1 2 3 4
9. 공공연히 괴롭힘에 되받아친다.	0 1 2 3 4
10. 불끈하는 기질을 갖고 있다.	0 1 2 3 4
11. 아무도 그를 좋아하지 않는다고 말한다.	0 1 2 3 4
12. 침대에 오줌을 싼다.	0 1 2 3 4
13. 지시에 반항한다.	0 1 2 3 4
14. 자신의 한계에 순응하지 않는다.	0 1 2 3 4

다음은 아동의 음성사용 행동특성에 관한 것입니다. 아래의 항목에 해당하는 것에 표시해 주십시오. 0 = 전혀 그렇지 않다, 1 = 거의 그렇지 않다, 2 = 가끔 그렇다, 3 = 자주 그렇다, 4 = 항상 그렇다	
1. 큰 소리로 말하거나 고함을 지른다.	0 1 2 3 4
2. 힘을 주어 말한다.	0 1 2 3 4
3. 흥분하여 말하거나 빨리 말한다.	0 1 2 3 4
4. 매우 높은 소리나 낮은 소리로 말한다.	0 1 2 3 4
5. 감기 중에 말한다.	0 1 2 3 4
6. 빠르게 말한다.	0 1 2 3 4
7. 큰 소리로 누군가를 부른다.	0 1 2 3 4
8. 헛기침을 한다.	0 1 2 3 4
9. 자주 소리 내어 운다.	0 1 2 3 4
10. 말하기를 좋아한다.	0 1 2 3 4
11. 노래를 부를 때 목청껏 부른다.	0 1 2 3 4
12. 발표를 큰 소리로 한다.	0 1 2 3 4
13. 속삭이듯 말한다.	0 1 2 3 4

은 무료 셰어웨어 프로그램을 활용하여 평가해 보도록 한다. 이를 통해 비정상적인 소견을 보일 경우 이비인후과 전문의에게 진단을 받도록 의뢰하며, 음성장애를 유발하는 질환을 진단받았을 경우 음성장애 전문가에게 의뢰하거나 음성언어재활사 본인이 직접 치료를 시도해 본다.[5]

인터뷰 및 여러 기기적 평가 동안 음성언어재활사는 아동의 음성행동에 대해 반드시 평가해야 한다. 예를 들어 아동의 자세, 앉거나 설 때의 균형, 얼굴과 목 근육, 호흡 자세, 아동이 약속을 잘 지키는지 등에 대한 평가는 추후 치료 계획을 세울 때 도움이 되는 정보를 얻을 수 있다. 이러한 음성평가는 아동의 상황에 맞게 전체 또는 부분적으로 수행될 수 있다.[25]

아동 음성장애의 대부분은 과다기능 음성장애로 대부분 음성 오용 및 남용으로 인해 후두에 너무 많은 긴장이 들어가는 것이다. 이 경우 아동이 발성 시작 시 성대를 강하게 접촉하여 성대결절 또는 성대폴립이 생길 가능성이 매우 높으며 주된 음성증상은 목쉰 소리이며 바람 새는 듯한 소리, 음도 일탈 등의 증상도 동반한다.[18] 또한 음성산출 시 발성기관 또는 조음기관에 긴장이 너무 들어가서 쥐어짜는 듯한 음성을 산출하거나 과도한 노력을 해야만 음성산출이 가능한 경우도 있다. 다양한 음성평가를 통해 이러한 아동의 음성문제의 원인과 증상을 제대로 파악하는 것이 아동 음성치료의 성공여부를 좌우할 것이다.

IV 아동 음성치료

아동 음성치료는 대부분 몇 가지 기본적인 절차를 거치면서 좋지 못한 음성행동을 해결한다. 음성 위생 및 음성행동 인식과 동기 형성, 최적의 음성산출 훈련, 일반화 단계로 각각의 단계마다 치료 환경 및 도구를 아동에게 맞도록 구조화해야 한다. 또한 아동 음성치료는 관찰한 행동에 초점을 맞추고 추상성을 감소해야 한다. 음성언어재활사는 아동의 세계, 아동의 말과 관련된 어린 아동들의 발달 단계를 고려하여 아동이 이해할 수 있는 표현으로 설명해야 한다.[17]

치료의 목적은 아동의 목소리 산출에 대한 인식과 음성 위생을 알게 하는 것이고 구체적으로 호흡패턴, 습관적인 음도 및 강도를 해결하고 말할 때 노력과 긴장을 감소시키는 것에 목적이 있다. 또한 듣고 주목하는 훈련도 된다. 치료는 종종 비슷한 연령대 아동들의 작은 그룹으로 주 1회 세션으로 구성되며 매주 과제가 나가는데 가정에서 지켜야 할 과제는 부모 또는 아동이 매일 기록해야 한다.[23]

음성장애 자체가 다른 의사소통장애에 비해 치료가 유지되는 비율이 짧지만 아동 음성장애의 경우에는 더욱 그렇다. 치료가 종결 시까지 유지되는 비율은 30~70%까지 다양하게 나타나는데, 장기적인 치료를 목표로 하는 경우에는 중도 포기하는 경우가 많아 유지율이 높지 않은 편이다.[1,5]

1. 음성위생, 음성행동 인식과 동기형성

어린 음성장애 아동들도 자신의 음성이 또래와 다르다는 것과 주위 성인이나 또래 친구들이 이런 문제를 지적한다는 것을 알고 있다.[10] 그러나 아동들은 자신의 음성이 비정상이라는 것을 항상 생각하지 못할 수 있고 그들의 문제를 항상 자연스럽게 인식하고 있는 것도 아니다. 아동들은 또한 주위에서의 불편 또는 불만에 대한 부정적인 반응을 설명하려고 하지 않는다.[17] 그러므로 아동이 성대 건강에 나쁜 영향을 주는 음성행동에 대해 인식하여 변화시킬 수 있도록 하는 것이 중요하다. 그래서 치료 프로그램의 초기 단계 동안, 음성언어재활사는 아동에게 중요한 언어적 의미와 의사소통에 대해 설명하는 데 상당한 시간을 보내게 된다. 따라서 이러한 치료 프로그램의 인식 단계는 일반적으로 성인보다는 아동이 훨씬 오래 걸린다.[17]

음성행동에 대해 인식하기 전에 먼저 정상 음성에 대해 아동이 이해해야 한다. 아동에게 정상 음성에 대해 설명하기란 쉽지 않다. 아동에게 후두에 관한 동영상 및 그림을 보여주며 목안의 '소리상자'가 움직이는 것에 대해 알려준다. 또한 아동의 목에 손을 대게 한 후 발성할 때와 발성하지 않을 때 성대진동의 유무를 알 수 있도록 한다.[3] 그리고 아동의 음성문제가 음도 문제일 경우, 발성에서 음도 차이를 실로폰과 같이 높낮이가 있는 악기나 목소리의 높낮이에 따라 시각적인 피드백을 줄 수 있는 컴퓨터 게임 프로그램 등을 통해 높낮이에 대한 개념을 인식시켜준다. 뿐만 아니라 또래 아이들의 정상 음성과 아동 자신의 음성을 듣고 음질이 좋은 경우와 음질이 나쁜 경우를 변별해 낼 수 있도록 해야 한다.

더 어린 아동의 경우 치료 시 게임 또는 짧은 놀이 활동을 통합할 필요가 있다. 인식을 높이기 위해서는 중재 프로그램을 시작할 때 아동 스스로 말할 때 음성이 괜찮을 때와 그렇지 않을 때 어떻게 느끼는지 그림을 그리게 할 수도 있다. 이러한 정신적 이미지는 치료 전과 치료 후를 비교하는 데 유용할 수 있다.[23]

아동은 매일 의사소통에서 해롭지 않은 음성행동에 대해 배워야 한다. 아동은 자신의 음성을 남용할 때 상황을 인식하고 해로운 영향을 최소화하기 위한 적절한 전략을 찾아야 한다. 예를 들어 노래에 흥미가 있는 아동은 노래 교사와 음성언어재활사가 협력함으로써 좋은 목소리를 내는 데 도움을 받을 수 있다. 어떤 경우에는 아동을 돕고 문제의 모든 측면을 알기 위해 가족 구성원을 포함시킬 필요가 있다.[23,26]

음성위생은 음성문제를 인식시키는 데 도움이 되기 때문에 아동 음성치료에서 가장 기본적이다. 아동에게 음성위생에 대해 설명할 때 아동을 위한 팜플렛, 그림의 사용, 책 또는 손 인형이 매우 도움이 된다. 또한 음성남용 발생 횟수를 모니터하기 위해 표와 차트도 사용할 수 있다. 음성위생 프로그램의 열쇠는 음성남용이 없는 음성행동으로의 변화 또는 타인이 지시하지 않아도 아동 스스로 음성남용 행동을 제거하도록 인식시키는 것을 설계하는 것이다.[17]

이러한 다양한 프로그램을 통해 아동이 음성에 대한 인식이 생기면 음성남용 감소 프로그램을 적용할 수 있다. 이 프로그램은 아동이 자신의 음성남용 행동의 종류를 파악하고 그 횟수를 세어서 매일 표에 기록하게 하는 것이다. 이를 통해 아동은 자신의 나쁜 음성행동에 대해 파악하고 점차 줄여나갈 수 있으며, 이러한 행동을 감소시키는 것을 통해 긍정적인 강화를 받을 수 있다.[7] 특히 어린 아동의 경우 치료의 협조가 부족한 경우가 많기 때문에 간접치료로서 음성위생 사항을 전달하고 부모 교육을 한 후 일정 기간 관찰하는 경우도 많다. 남자 아동의 경우에는 변성기가 지나면서 음성문제가 해결되기도 하므로 치료에 대한 참여 혹은 협조를 구하기 어려울 경우, 음성위생과 교육이 매우 중요하게 부각된다.[5]

2. 음성 훈련

음성 훈련의 일반적인 목표는 호흡, 음질, 음도, 강도, 공명, 조음과 관련된 구체적인 목표로 세분화되며 이러한 양상들이 조화를 이루어야 한다. 치료 시 아동의 가장 문제가 되는 부분에 초점을 맞춰야 한다. 예를 들어 아동이 전반적으로 거친 음질을 가지고 있으나 명료도를 저하시키는 가장 큰 요인이 음이탈*pitch break*이라면 이에 대한 중재계획을 먼저 세워야 한다.[3]

직접적인 음성치료계획에서 중요한 요소는 적절한 치료도구의 선택이다. 치료도구는 아동의 학업 수준, 관심, 민족 및 가족배경, 사회 경제적 조건에 적합해야 한다. 또한 음성을 산출하는 동안 아동은 그림, 신체 움직임 또는 손동작을 이용할 수도 있고 아동이 흥미를 가지는 컴퓨터 게임, 특히 시각적 청각적 피드백을 제공하기 위해 디자인된 소프트웨어를 이용하는 것은 아동 음성치료에 매우 유용하다.[17]

시도치료 시 이용할 수 있는 접근법들은 다양하다. 그중에서도 아동이 가장 이해하기 쉬우면서 최적의 음성을 유도해 낼 수 있는 접근법들을 찾아내야 한다. 예를 들어 무발성 아동에게 웃기 또는 허밍과 같은 생리적 발성을 유도하여 어떤 경우 발성이 산출되는지 단서를 얻어야 한다.

1) 호흡훈련

호흡훈련은 음성산출의 가장 기본이기에 음성치료에서 매우 중요하다. 특히 성대결절 아동의 경우, 발성 시 성대의 틈이 생겨 호기류율이 저하되어 정상 음성 아동에 비해 더 자주 숨을 쉬며 최대발성지속시간도 현저히 저하되어 호흡에 문제가 있음을 알 수 있다. 거울을 보면서 숨을 들이마실 때 어깨가 올라가지 않으면서 가슴 아랫부분이 팽창되는 것을 느끼게 하여 복식-횡격막 호흡을 유도한다. 숨을 내쉴 때는 입으로 불었을 때 움직이는 장난감이나 휴지 등을 이용하여 입에서 바람이 나와 호기가 유도되는 것을 이해하도록 한다. 뿐만 아니라 아동이 물속의 거품을 빨대로 날리는 활동 또한 이러한 훈련에 도움을 줄 수 있다. 그리고 한 호기에 몇 개의 음절을 읽거나 숫자를 세어서 호기를 지속시키는 연습을 한 후 읽기자료를 이용하여 숨 쉬는 곳을 정해 준 후 연습을 하도록 한다.[6,32] 이러한 활동들은 아동이 적절한 호흡 패턴을 익히는 것에 도움을 줄 것이고 성대에 무리를 주지 않는 발성을 획득하는 기초가 될 것이다.

2) 신체이완

신체 운동과 스트레칭을 통해 신체이완을 획득할 수 있는데 이는 음성산출에 매우 좋은 영향을 준다. 또한 엄지와 중지로 설골과 갑상연골 주변을 가볍게 누르면서 후두마사지를 반복적으로 해주는데 이 또한 후두 주변의 긴장을 푸는 데 도움을 준다.[7,17] 이후 '아' 소리를 발성하여 음질 또는 음도의 변화를 관찰한다.

보통 성대 과기능 환자들은 턱이나 입술의 움직임 없이 구강개방이 부족한 상태에서 발성을 한다. 입을 크게 벌리게 하는 것은 성도를 이완시키고 성대접촉을 더 쉽게 할 수 있도록 한다.[8] 이를 위해 씹는 행동을 과장되게 하면서 의미 없는 소리들을 산출하는 저작 접근법 또는 구강개방 접근법은 구강개방과 입술 움직임을 통한 발성 균형을 개선시키는 데 도움을 준다.[5,13] 이때 설압자나 입이 벌어지는 손 인형을 이용하여 아동에게 입을 크게 벌리는 것에 대해 이해시키는 것이 중요하다.

3) 부드럽고 편안한 발성 유도

음성문제가 오랫동안 지속된 아동은 계속 헛기침을 하거나 목을 가다듬는 등 목 부위에 매우 예민한 반응을 보인다. 그러므로 이들에게 발성의 초점을 아래에서 위로 변화시켜 음질과 공명을 향상시킬 수 있다. 이를 위해 공명 치료법을 사용할 수 있는데 이는 비음과 구강음을 지속적으로 산출하여 성대의 압축력을 감소시킬 수 있다.[17] 또한 손을 코와 뺨에 대고 나서 비음을 산출하면서 비강 진동을 느끼게 하거나 비음으로 이루어진 낱말이나 구를 음도와 강도를 변화시키며 따라 말하도록 한다.

입술 트릴과 성대 트릴 또한 구강 및 성도의 이완과 더불어 성대접촉을 더 잘할 수 있도록 유도하는 방법 중 하나이다. 이를 통해 성대의 점막 파동을 개선시키고 성대의 부종을 감소시킬 수 있다. 하품-한숨 기법 또한 강한 성대접촉을 감소시키고 인두를 열어 발성을 편하게 하는 데 도움을 준다.[17] 예를 들어 거울을 보면서 먼저 입을 크게 벌리고 숨을 깊게 들이마시게 한 후 하품을 하면서 한숨을 크게 쉬도록 한다. 이후 /아/ 발성을 한숨 쉬면서 하고 이후에 유성음을 이용하여 반복한다. 다음에는 하품을 없애고 한숨으로만 /아/ 발성을 연습한 후 이어 모음이나 /ㅎ/로 시작하는 음절 또는 낱말을 이용하여 연습한다.[3]

성대 과기능 아동은 음성 강도를 줄여 목에 힘을 덜 주도록 해야 한다. 음성 강도는 속삭이는 음성, 조용히 말하는 음성, 정상 음성, 주의를 끄는 음성, 크게 소리 지르는 음성 등으로 나누고 아동과 목소리 강도에 대해 이야기를 나눈다. 이후 목표 강도에 대해 아동에게 설명하면서 그 강도로 이야기를 들려주고 아동도 언어재활사의 시범을 본 후 그 강도로 다시 말하게 한다.[4,7]

3. 일반화

일반화는 치료목표였던 음성을 일상생활에서 점차 적절하게 사용하면서 습관화하는 것으로 음성치료의 성공여부는 바로 일반화에 달려 있다. 아동은 자신의 음성변화를 민감하게 알지 못하기 때문에 시간이 지남에 따라 좋아지고 있음을 이야기해 주어 아동이 자신의 진전 상태를 확실히 알 수 있도록 해야 한다. 이를 위해 아동 또는 가족이 아동의 음성행동에 대한 그래프나 표를 그리도록 함으로써 점차 나아지고 있음을 시각적으로 알 수 있게 한다.[17,18]

또한 아동 스스로 음성에 대해 모니터링을 하여 일상생활에서 자신의 음성문제를 정확히 파악할 수 있도록 하는 것이 매우 중요하다. 새로운 음성에 대해 느끼는 것과 나쁜 음성을 사용할 때 어떠한 방법으로 극복하는지 등에 대해 아동과 이야기를 해야 한다. 뿐만 아니라 가족이나 또래 친구들의 협조를 얻어 치료실이 아닌 일상생활에서 적절한 음성을 사용하는지 확인하고 좋은 음성을 사용할 때 긍정적인 반응을 줄 수 있도록 해야 한다.[9,17,18,21]

V 아동 음성치료 사례

1. 성대결절 남아의 음성치료 사례

1) 배경정보

9세의 초등학교 2학년 남아로 4년 전부터 목소리의 변화를 느꼈다고 하였다. 평소 자기주장이 강하고 다른 사람들 앞에서 말하는 것을 좋아한다고 하였다. 또한 다른 사람들을 설득시키기 위해 크게 힘주어 발성하는 등 음성을 남용하는 행동을 많이 한다고 하였다. 1년 전 태권도를 하면서 목소리의 변화가 더 심해진 것 같다고 하며 목소리가 자꾸 갈라지고 힘을 줘서 발성하게 된다고 하였다.

2) 음성치료 전 평가

본 아동은 큰 강도로 발성하며 발성 시 후두부의 긴장이 두드러졌다. 청지각 평가인 GRBAS 결과 $G_2R_1B_2A_0S_1$로 평가되었다. 음향학 평가 결과, 기본주파수가 203 Hz, jitter 2.159%, shimmer 13.5%, 잡음 대 배음 비*noise to harmonic ratio, NHR*는 0.190이었다. 최대발성지속시간은 5.38초였다. 후두 스트로보스코피 검사 결과 양측 성대결절이 발견되었고, 이로 인해 성문의 틈이 관찰되었으며 가성대가 중심 쪽으로 향하는 양상이 관찰되었다(표 16-1).

3) 음성치료

본 아동은 자신의 목소리 변화를 인지하고는 있었으나 나이가 어리고 음성변화의 기간이 길어 치료의 필요성에 대해 크게 느끼지 못하였다. 그래서 이 아동의 음성치료는 음성치료에 대한 동기부여와 음성위생 교육에 초점을 맞추어 진행하였다. 아동에게 후두 그림을 사용하여 정상 음성에 대하여 설명하고, 힘을 주어 발성하면 강한 성대접촉으로 인해 성대에 문제가 생긴다는 것을 아동이 이해할 수 있도록 쉽게 설명하였다. 후두부의 긴장이 두드러지므로 후두마사지를 실시하였는데 통증을 호소하였고 음성치료 3회기 실시 후에는 후두 주위의 통증이 줄었다고 하였다. 성대의 접촉이 부드럽지 못하여 비음을 활용하여 부드러운 발성을 유도하였다. 본 아동은 음절, 단어, 문장, 자발화와 같이 비음을 단계적으로 수준을 높여 연습을 하였다. 음성치료는 주 2회씩 총 16회기를 2개월 동안 실시하였다.

표 16-1 성대결절 남아의 음성치료 전후 비교.

분류	평가항목	치료 전	치료 후
청지각 평가	GRBAS	$G_2R_1B_2A_0S_1$	$G_1R_0B_1A_0S_0$
음향학 평가	기본주파수(Hz)	203	220
	jitter(%)	2.159	0.983
	shimmer(%)	13.5	3.930
	NHR	0.190	0.101
공기역학 평가	최대발성지속시간 (sec)	5.38	10.91
후두 스트로보 스코피		양측 성대결절, 성문 틈, 가성대 접근	양측 성대결절, 성문 틈 사이가 축소됨

4) 음성치료 후 평가

본 아동은 음질이 나빠진 기간이 길어 여전히 자발화에서 바람이 새는 듯한 소리가 경하게 지속되었으나 다른 사람과 대화할 때 불편함이 없다고 하여 음성치료를 종결하였다. 종결 평가 시 청지각 평가인 GRBAS 결과, $G_1R_0B_1A_0S_0$로 평가되었다. 음향학 평가 결과 기본주파수가 220 Hz, jitter 0.983%, shimmer 3.930%, 잡음 대 배음 비(NHR)는 0.101이었다(그림 16-1). 최대발성지속시간은 10.91초였다. 후두 스트로보스코피 검사 결과, 양측 성대결절의 크기가 매우 작아져 성대의 틈이 확연히 줄어든 것을 확인할 수 있었다.

2. 성대결절 여아의 음성치료 사례

1) 배경정보

11세의 초등학교 4학년 여아로 5년 전부터 쉰 목소리가 났다고 하였다. 평소 또래 친구와 큰 목소리로 장난을 많이 치는 등 음성남용 행동을 많이 하면서 목소리 변화를 느꼈다고 하였다. 이후 목소리 사용을 최대한 자제하려고 하였으나 쉽지 않았으며 목소리가 달라지는 것도 전혀 느끼지 못하였다고 하였다.

2) 음성치료 전 평가

본 아동은 발성 시 후두부의 긴장이 두드러지며 목에 걸리는 느낌이 있어 헛기침을 자주 한다고 하였다. 청지각 평가인 GRBAS 결과, $G_2R_2B_2A_1S_1$로 평가되었다. 음향학 평가 결과 기본주파수가 212 Hz, jitter 5.069%, shimmer 8.684%, 잡음 대 배음 비(NHR)는 0.252였다. 최대발성지속시간은 5.70초였다. 후두 스트로보스코피 검사 결과 양측 성대결절이 발견되었고, 이로 인해 성문의 틈이 관찰되었다(표 16-2).

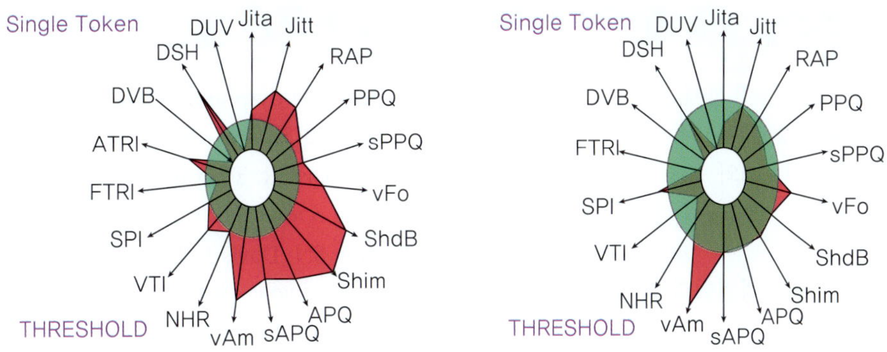

그림 16-1 성대결절 남아의 음성치료 전(왼쪽), 후(오른쪽)의 MDVP Diagram.

표 16-2 성대결절 여아의 음성치료 전후 비교.

분류	평가항목	치료 전	치료 후
청지각 평가	GRBAS	$G_2R_2B_2A_1S_1$	$G_1R_0B_1A_0S_0$
음향학 평가	기본주파수(Hz)	212	234
	jitter(%)	5.069	0.556
	shimmer(%)	8.684	4.072
	NHR	0.252	0.081
공기역학 평가	최대발성지속시간(sec)	5.70	11.30
후두 스트로보스코피		양측 성대결절	양측 성대결절

3) 음성치료

본 아동은 또래 친구들로부터 목소리에 대한 지적을 받은 적이 종종 있어서 음성치료에 대한 동기가 매우 높았다. 아동이 평소 큰 목소리를 많이 사용하므로 그림을 이용하여 큰 목소리와 작은 목소리의 차이를 이해시키고 큰 목소리가 성대 건강에 얼마나 나쁜지 설명하였다. 그리고 속삭이는 음성, 조용히 말하는 음성, 정상 음성, 주의를 끄는 음성, 크게 소리 지르는 음성의 5가지 음성 강도의 단계를 아동에게 시범 보이고 이 중에서 '정상 음성'의 강도를 음성치료의 목표로 하기로 아동과 약속하였다. 일상생활에서도 정상 음성의 강도를 사용하도록 하고 약속을 지킨 날은 날짜표에 스티커를 붙이기로 하였다. 또한 큰 강도의 음성을 많이 사용하여 후두부에 긴장이 있으므로 이완을 위해 후두마사지와 스트레칭을 실시하였다. 뿐만 아니라 큰 강도의 목소리를 사용하여도 성대에 무리가 가지 않도록 거울을 보며 흉복식 호흡을 연습하도록 하였다. 부드러운 발성을 유도하기 위해 허밍, 비음을 이용하여 훈련하였다. 음성치료는 주 2회씩 총 8회기를 1개월 정도 진행하였다.

4) 음성치료 후 평가

본 아동은 여전히 쉰 목소리가 지속되었으나 목에 힘을 주는 나쁜 행동이 감소되었고 타인과의 의사소통에도 문제가 없었기에 음성치료를 종결하였다. 종결 평가 시 청지각 평가인 GRBAS 결과, $G_1R_0B_1A_0S_0$로 평가되었다. 음향학 평가 결과 기본주파수가 234 Hz, jitter 0.556%, shimmer 4.072%, 잡음 대 배음 비(NHR)는 0.081이었다. 최대발성지속시간은 11.30초였다. 후두스트로보스코피 검사 결과, 양측 성대결절이 지속되고 있으나 크기가 작아져 쉰 목소리 산출이 감소되었다.

동영상 설명 동영상 ▶

❶ 동영상 16-1 후두 및 정상 성대(소리상자) 이해
- 아동에게 후두에 관한 동영상을 보여주며 목 안의 '소리상자'가 움직이는 것에 대해 알려준다.

❷ 동영상 16-2 음성문제(음질 문제) 인식
- 음성평가 기기를 이용하여 자신의 음성과 또래 친구의 음성을 듣고 비교하여 음성문제를 인식한다.

❸ 동영상 16-3 음성문제(강도 문제) 인식
- 그림을 이용하여 자신의 음성 강도 수준을 파악하고 일상생활에서 적절한 음성 강도 수준을 이해한다.

❹ 동영상 16-4 호흡 훈련
- 비눗방울 불기를 이용하여 발성 시 호기가 지속되는 것을 이해하도록 한다.
- 거울을 보며 아동이 복식호흡을 이해할 수 있도록 한다.

❺ 동영상 16-5 비음–유음 접근법
- 손을 코와 뺨에 대고 허밍을 하여 비강진동을 느끼도록 한다.

❻ 동영상 16-6 하품–한숨 접근법
- 거울을 보며 입을 크게 벌리고 숨을 들이쉰 후 한숨을 크게 내쉬도록 한다.

참고문헌

1. 소윤경. 소아 성대 결절에 대한 음성치료의 효과. J Clin Otorhinolaryngol 2018;29(2):229-234.
2. 송경화, 김재옥. 아동의 음성문제와 음성 관련 행동특성에 대한 부모 및 담임교사의 인식. 말소리와 음성과학 2016;8(2):49-56.
3. 이은경. 아동 음성치료. 후두음성언어의학 I 중 제7장. 서울: 일조각. 2012.
4. 최홍식. 구순구개열 환자의 이비인후과적 관리. 대한구순구개열학회지 2007;10(1):33-8.
5. 표화영. 아동 음성장애에 대한 질적 연구: 개관, 평가 및 치료. Commun Sci Disord 2013;18(4):459-472.
6. Andrews ML, Summers AC. Voice treatment for children and adolescents 2nd ed. Canada: Singular Thomson Learning. 2002.
7. Boone DR. (1993). The Boone voice program for children, 2nd ed. Austin: Pro-Ed. 1993.
8. Boone DR, McFarlane SC, Von Berg SL. The voice and voice therapy, 8th ed. Boston: Allyn & Bacon. 2010.
9. Boyle B. Voice disorders in children. Support Learn 2000;15(2):71-5.
10. Connor NP, Cohen SB, Theis SM, et al. Attitudes of children with dysphonia. J Voice 2008;22(2):197-209.
11. Deal RK, McClain B, Sudderth TF. Identification, evaluation, therapy and follow-up for children with vocal cord nodules in a public school setting. J Speech Hear Disord 1976;41:390-7.
12. De Bodt, MS, Ketelslagers K, Peeters T, et al. Evolution of vocal fold nodules from childhood to adolescence. J Voice 2007;21(2):151-6.
13. Dejonckere PH. Voice problems in children: pathogenesis and diagnosis. International J Pediatric Otorhinolaryngol 1999;49:S311-14.
14. Dobres R, Lee L, Stemple JC, Klummre AW, et al. Description of laryngeal pathologies in children evaluated by otolaryngologists, J Speech Hear Res 1990; 55:526-532.
15. Gherson SW, Arboleda BM. Evaluation of the child with a voice disorder. In: Hartnick, C. J., Boseley, M. E., eds. Clincial management of children's voice disorders. San Diego: Plural Publishing Inc. 2010. p.31-58.
16. Hartnick C, Boseley M. Pediatric Voice Disorders: Diagnosis and Treatment. SanDiego, CA: Plural Publishing. 2008.
17. Hersan R, Behlau M. Behavioral management of pediatric dysphonia. Otolaryngol Clin North Am 2000;33(5):1097-109.
18. Hooper CR. Treatment of voice disorders in children. Lang Speech Hear Serv Sch 2004;35(4):320-6.
19. King SN, Davis L, Lehman JJ, Ruddy BH. A model for treating voice disorders in school-age children within a video gaming environment. J Voice 2012;26(5):656-63.
20. Lass NJ, Ruscello DM, Bradshaw KH, Blankenship BL. Adolescents' perceptions of normal and voice-disordered children. J Commun Disord 1991;24(4):267-74.
21. Lee EK, Son YI. Muscle tension dysphonia in children: Voice characteristics and outcome of voice therapy. International J Pediatric Otorhinolaryngol 2005;69(7):911-7.
22. Maia AA, Gama AC, Kümmer AM. Behavioral characteristics of dysphonic children: integrative literature review. CoDAS 2014;26(2):195-63.
23. McAllister A, Sjölander P. Children's voice and voice disorders. In Seminars in Speech and Language. Thieme Publishing/Georg Thieme Verlag. 2013. p.71-9.
24. McNamara AP, Perry CK. Vocal abuse prevention practices: A national survey of school-based speech-language pathologists. Lang Speech Hear Serv Sch 1994;25:105-11.
25. Mornet E, Coulombeau B, Fayoux P, et al. Assessment of chronic childhood dysphonia. Eur Ann Otorhinolaryngol Head Neck Dis 2014;131(5):309-12.
26. Nienkerke-Springer A, McAllister A, Sundberg J. Effects of family therapy on children's voices. J Voice 2005;19(1):103-13.
27. Powell M, Filter MD, Williams B. A longitudinal study of the prevalence of voice disorders in children from a rural school division. J Commun Disord 1989;22:375-82.
28. Rinta T, Welch GF. Should singing activities be included in speech and voice therapy for prepubertal children? J Voice 2008;22(1):100-12.
29. Ruscello DM, Lass NJ, Podbesek J. Listeners' perceptions of normal and voice-disordered children. Folia Phoniatr Logop 1988;40(6):290-6.
30. Senturia BH, Wilson FB. Otorhinolaryngologic findings in children with voice deviation. Preliminary report. Ann Otol, Rhinol Laryngol 1961;77:1027-42.
31. Silverman EM, Zimmer CH. Incidence of chronic hoarseness among school-age children. J Speech Hear Disord 1975;40(2):211-15.

32. Verdolini AK. Some guiding principles in emerging models of voice therapy for children. Semin Speech Lang 2013;34(2): 80-93.

33. Zur KB, Cotton S, Kelchner L, et al. Pediatric Voice Handicap Index (pVHI): a new tool for evaluating pediatric dysphonia. Int J Pediatr Otorhinolaryngol 2007;71(1): 77-82.

LARYNGOLOGY, PHONIATRICS AND LOGOPEDICS

CHAPTER 17

기능적 음성장애의 음성치료

박희준

기능성 음성장애는 해부학적 혹은 신경학적으로 발성기관에 기질적 비정상적인 소견이 관찰되지 않는 환자에서 나타나는 음성장애를 말한다.[4] 사람의 음성은 개인마다 음도, 강도 그리고 음질이 모두 다르기 때문에 정서적, 심리적 상태에 따라 다양한 음성이 산출된다. 다양한 정서적, 심리적 상태를 표현하기 위해서는 후두의 발성 메커니즘이 매우 중요한 역할을 한다. 이러한 발성 메커니즘은 슬픔, 기쁨, 흥분 그리고 화남 등의 다양한 심리적 표현에 영향을 미치게 된다. 그러므로 심리적으로 흥분한 상태에서는 정상적인 음성산출이 어려울 뿐 아니라 무리하게 발성을 하게 되면 음성장애의 원인이 될 수도 있다. 이렇듯 기능적 음성장애는 심리적인 상태와 밀접한 관련이 있다.[2]

심리적인 이슈와 관련된 기능적 음성장애는 심리적인 발성장애, 변환장애, 근긴장성 발성장애 그리고 실성증 등 여러 가지로 불리고 있다. 여러 가지 기능적 음성장애가 많이 있지만 이 장에서는 변성발성장애 *puberphonia*, 근긴장성발성장애 *muscle tension dysphonia*, 기능적 실성증 *functional aphonia*, 기능적 음성장애 *functional dysphonia* 그리고 신체화 음성장애 *somatization dysphonia* 에 대해 사례 중심으로 알아보고자 한다.

I 변성발성장애

동영상 ▶

변성발성장애 *mutational falsetto, puberphonia* 는 사춘기가 지난 남성이 비정상적으로 높은 고음도를 사용하는 음성장애로, 호르몬의 변화로 인해 남성의 후두 크기와 기능이 많이 달라지는 변성기 이후에 주로 나타난다. 고음도의 음성 이외에 목쉰 소리 *hoarseness*, 음도 일탈 *pitch breaks*, 부적절한 공명 *inadequate resonance*, 얕은 호흡 *shallow breathing* 및 근육 긴장 *muscle tension* 등이 나타날 수 있다. 일반적으로 음성피로와 소음환경에서 말하거나 크게 소리치는 것이 힘들다고 호소한다.[2] 변성 발성장애의 음성치료 목표는 과거의 고음도 음성을 피하고 새로운 낮은 음도의 발성에 대해 설명하고 발성 및 호흡근육을 사용하여 낮은 음도로 발성할 수 있도록 하는 것이다. 이때 음성언어재활사들은 새롭게 확립된 음성이 다른 상황에서도 매우 자연스러운 것이라는 것을 설명하여 다양한 상황에서도 새로운 음성을 사용할 수 있도록 해야 한다. 치료실 환경에서는 낮은 음도를 사용하지만 학교의 친구들 앞에서는 음성 변화에 대한 친구들의 반응이 두려워 높은 음도를 사용하는 환자를 종종 볼 수 있다.

음성치료 방법으로는 기침하기 *cough*, 구어 영역 차폐 *speech-range masking*, 모음 발성 전 강한 성대접촉, 후두의 긴장을 완화시킬 수 있는 이완 기법, 실시간 음도 피드백을 줄 수 있는 다양한 음성평가 도구의 활용(예: Visi-Pitch, Real-Time Pitch), 모음 발성 동안의 갑상연골을 누르는 손가락 조작법 *digital manipulation*, 적절한 위치로 후두를 낮추는 방법, 허밍을 하면서 저음도로 낮추기, 숨을 참은 상태에서 삼킴 초기 동작을 하면서 바로 'boom'이라고 크게 소리 내는 반-삼킴 '붐' 기법 *half-swallow boom*[7] 등 다양한 방법이 사용된다.

1. 변성발성장애의 음성치료 사례(동영상 17-1)

본 사례는 40대 중반 직장인 남성으로 목소리가 가늘고 여자 같다는 말을 자주 들어 주위 권유로 음성치료를 받기 위해 내원했다. 남성 환자는 중국 연변에 사는 조선족으로 사춘기 이후 지금까지 가늘고 약한 음성을 사용해 왔으며 주위 시선이 불편했지만 적절한 치료를 받을 기회가 없었다고 하였다. 음성치료에 앞서 사춘기 이후의 환자 상태를 확인하기 위해 의학적 평가 결과를 살펴본 결과, 후두내시경 소견상 특이 소견이 없었으며 음성검사 결과 200 Hz 대의 고음도와 약간의 기식성 음성이 관찰되었다. 시도적 음성치료를 위해 '기침하기' 시범을 보여 주고 기침을 해보라고 했을 때 성인 남성의 기침소리와 유사했다. 환자에게 5~10초 이상 모음 /아/를 길게 연장하여 발성하라고 한 후 환자의 갑상연골 앞쪽을 손가락으로 눌러 보았을 때 낮은 음도의 음성이 산출되어 변성발성장애로 진단을 내렸다.

시도적 치료에서 기침하기 및 손가락 조작법에서 반응을 보여 치료 목표로 기침하기, 손가락 조작법으로 갑상연골 누르기, 구어영역 차폐, Visi-Pitch를 이용한 실시간 음도피드백을 사용하였다. 먼저 손가락으로 갑상연골을 누른 상태에서 여러 번 모음을 발성을 시킨 다음 환자에게 방금 산출된 낮은 음도의 음성이 자신에게 적절한지, 통증은 없었는지를 물어보고 적절하다고 반응하여 치료를 계속 진행하였다. 모든 치료과정은 환자에게 즉각적인 피드백을 주고 새롭게 확립된 음성에 대한 의견을 교환하기 위해 녹음을 하였다.

환자에게 구어영역 차폐를 하기 위해 헤드셋을 착용시키고 백색잡음의 소음을 본인의 목소리가 피드백되어 들리지 않을 만큼 볼륨을 조절하여 들려주었다. 이는 기능적 음성장애의 경우 자신의 잘못된 음성을 들었을 때 피드백되어 계속해서 잘못된 음성을 산출하게 되는데, 차폐 자극은 이러한 피드백 과정을 단절시켜 새로운 음성을 확립시키는 데 효과적이기 때문에 많은 치료에 활용되고 있으며[5] 본 치료에서도 사용하였다. 차폐 상태에서 모음을 연장발성시키고 손가락 조작법으로 갑상연골을 지그시 눌러 저음을 산출하도록 하였다. 같은 방법으로 차폐 상태에서 손가락 조작법으로 다양한 모음, 문단 등을 지속해서 읽도록 하고 그 과정에서 손가락을 살며시 놓았을 때 저음을 유지하는지 확인하면서, 저음을 유지하는 것이 확인되면 손가락을 완전히 떼고 다시 고음으로 올라가면 지그시 눌러 주는 과정을 반복하였다. 일정 시간이 지난 후 손가락을 떼었을 때도 환자는 저음을 유지하며 문단읽기를 할 수 있었다. 손가락 조작법을 소거하고 차폐 상태에서만 읽기 과업을 계속 실시하다가 차폐음을 갑자기 제거하였을 때 저음을 잘 유지하였다.

마지막으로 저음을 유지 및 전이시키기 위해 읽기 과업을 실시하게 하고 저음을 유지하며 읽다가, 조금씩 고음으로 올라가는 시점에서 기침하기를 통해 저음을 유지시키고 기침으로 안 될 시 손가락으로 살짝 갑상연골을 눌러 주는 방법을 실시하였다. 30~40분여 치료 후 환자는 저음을 산출할 수 있었다. 이와 같은 방법으로 다양한 치료기법을 환자에게 맞도록 실시하고 보통 2~4회기 정도의 치료로 만족할 만한 개선이 나타나는 것이 대부분이다.

음성치료로 새롭게 확립된 저음의 목소리를 치료실 상황에서 사용할 수 있다 하더라도 상담을 통해 새롭게 찾은 낮은 음도를 사용하는 것이 환자 자신에게 적절한지에 관하여 의견을 나누는 게 긍정적인 역할을 한다. 드물기는 하지만 음성치료가 실패했을 때에는 진성대의 길이를 줄여서 이완시키는 수술을 하거나, 윤상갑상근에 보톡스 주입술을 시행하는 방법도 있기 때문에 전문의와 충분한 상담을 받도록 안내한다. 변성발성장애 환자들은 낮은 음도의 음성을 확립시키는 데 도움이 되는 음성치료를 잘 받아들이고 시행하므로 음성치료만으로도 정상 음성을 찾을 수 있을 것이다.

II 근긴장성 발성장애

근긴장성 발성장애*muscle tension dysphonia, MTD*는 후두내근과 후두외근의 과도한 긴장으로 인해 발생하는 음성장애로 발성 시 진성대 및 가성대가 과기능적으로 진동하는 것을 말한다.[6] 후두 근육에 과도한 긴장은 성대의 진동이나 유연성에 영향을 미쳐 자연스러운 움직임을 저해하고 진동이 불규칙하게 일어나 소음이 섞이게 되며, 음질과 음역대도 줄어들게 되며 혀나 턱근육, 안면근에도 영향을 미쳐 조음에도 영향을 준다.

MTD는 근긴장으로 인한 후두의 거상, 설골과 후두 사이의 공간 감소, 후두외근의 과긴장, 후두 및 상후두의 과기능적 수축 등을 들 수 있는데 이러한 증상들에 대한 주관적인 측정이 매우 중요하므로 청지각적 평가 함께 긴장 정도를 확인하는 것이 매우 중요하다. 또한 MTD는 고개를 앞으로 내밀고 있는 듯한 나쁜 자세와 올바르지 못한 목과 어깨 근육의 사용, 스트레스, 장시간 큰 목소리의 사용 및 인후두역증 등 다양한 요인이 영향을 미칠 수 있으므로 충분한 상담을 통해 잘못된 음성 사용에 대한 이해와 이를 조절할 수 있는 방법을 가르치는 것이 일차적으로 중요하다.

MTD의 음성치료 방법으로 후두마사지를 통해 직접치료하는 laryngeal manual therapy (LMT), manual circumlaryngeal therapy (MCT), osteopathic myofascial rehabilitation (OMR)과 간접치료인 촉진접근법 중 부드러운 발성을 유도하는 하품-한숨기법, 이완, 저작하기 등과 성대기능훈련*vocal function exercises*, 공명음성치료*resonant voice therapy*, 악센트기법*accent method* 등을 시행할 수 있다. MTD의 음성치료는 사례마다 적용법이 많이 다르므로 충분한 배경정보와 신중한 검사 결과 해석으로 적절히 치료해야 하며 특히 후두마사지의 경우 후두질환이나 갑상선 질환, 혈관질환, 경부 수술력, 고혈압 등의 환자에게 신중하게 시행해야 한다.

1. 후두마사지

후두마사지 *laryngeal manual therapy, LMT*는 후두 외부 근육들의 긴장을 감소시켜 정상적인 음성산출을 할 수 있도록 마사지를 시행하는 방법이다.[1] 직접적인 마사지 이전에 우선 하품-한숨 기법을 사용하였을 때 후두가 하강하거나 근육의 긴장이 많이 줄어든다면 LMT를 시행하지 않고 간접치료를 계속한다. 만약 효과가 없다면 LMT를 시행하는 것이 바람직하다. LMT는 시행하기에 앞서 인두의 근육의 긴장 정도를 촉진을 통해 평가를 실시하고 마사지를 하는 것이 원칙이다. 촉진을 하는 방법으로는 우선 설골의 major horn 부위에 직접 압력을 가해 긴장이 있는지 평가하고 같은 방법으로 갑상연골 상연, 갑상연골 후연, 설골 상부 근육 등을 평가한다. 또한 음성이 개선되는지 알아보기 위해 설골을 뒤로 눌러 통증 및 근긴장을 평가하는 'push-back' 기법(그림 17-1), 갑상연골의 상연에서 아래쪽으로 내려오면서 힘을 가해 후두가 상승되는 것을 막는 'pull-down' 기법(그림 17-2), 갑상연골 뒤쪽에 중앙으로 압력을 가하고 갑상연골 아래쪽으로

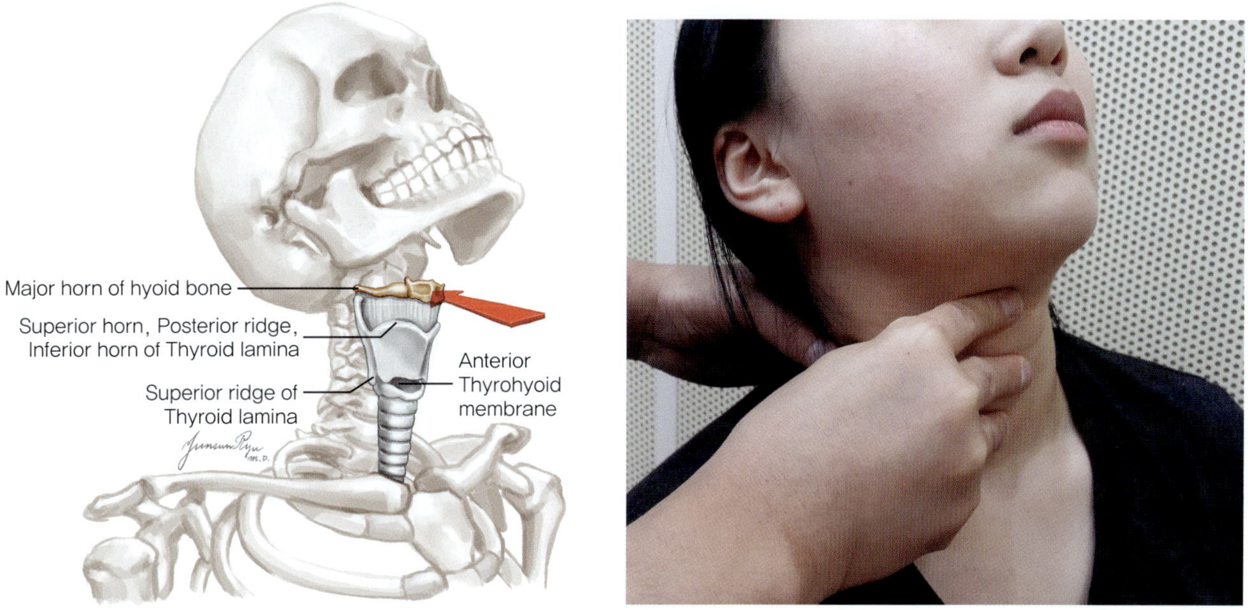

그림 17-1 'Push-back' maneuver.

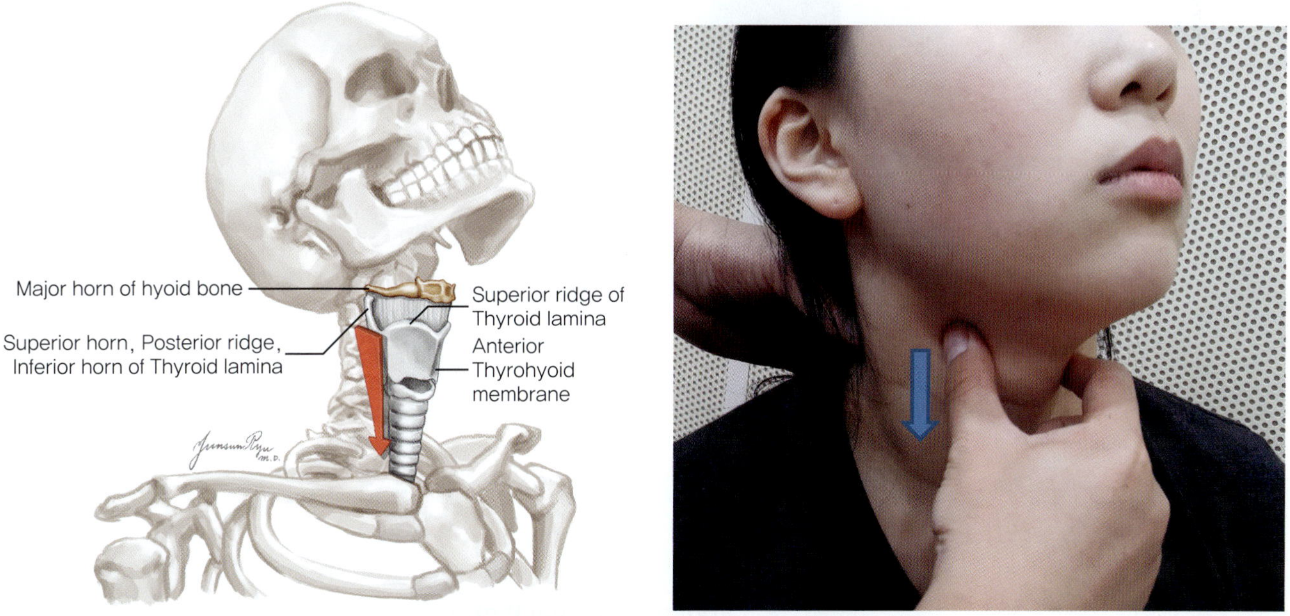

그림 17-2 'Push-down' maneuver.

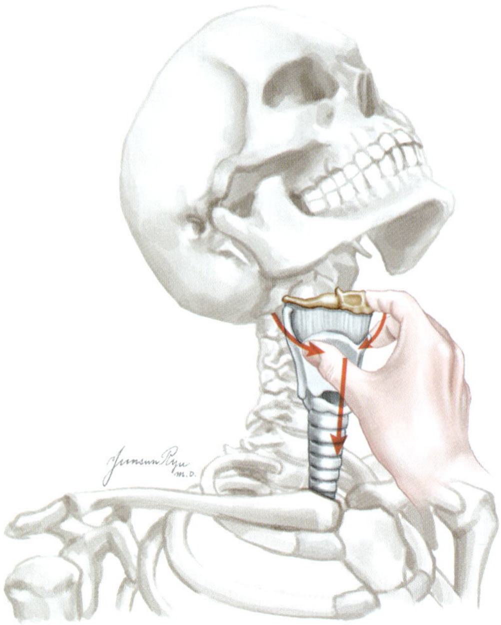

그림 17-3 Medial compression and downward traction.

내리면서 근육긴장이나 통증을 평가할 수 있다(그림 17-3). 후두의 근긴장과 통증을 평가한 후 후두마사지의 실시는 긴장이 적은 쪽에서 많은 쪽으로 통증이 없는 쪽에서 많은 쪽으로 이동하며 실시한다.

먼저 엄지와 검지를 이용하여 설골을 감싸고 서서히 뒤로 이동하면서 설골의 대각을 확인하고 둥글게 원을 그리면서 압력을 가하면서 마사지를 시행한다. 다음은 갑상연골과 설골 사이의 공간*thyrohyoid space*에서 갑상절흔*laryngeal prominence*에서 시작하여 원을 그리듯 압력을 가해 뒤쪽으로 이동하면서 시행한다(그림 17-4). 갑상연골의 후연*posterior borders*을 확인한 후 같은 방법으로 시행하고 손가락으로 갑상연골의 상연*superior borders*을 확인한 후 지그시 눌러 후두를 아래로 내려주고 갑상연골을 잡고 좌우로 움직여준다. 이러한 절차가 진행되는 동안 환자에게 모음연장방성을 유도하여 음도나 음질의 변화를 관찰한다. 긴장의 감소로 인해 음질이 개선되거나 음도가 낮아진다면 치료의 효과가 있는 것이다. 마사지는 통증이 있는 부위에서 떨어진 곳에서 시행하여 통증이 있거나 근육의 긴장이 느껴지는 부위로 점차적으로 진행하게 된다. 근육의 긴장 정도에 따라서 설골 상근에 대해서도 추가로 시행할 수 있다. 마사지의 목적은 마사지로 인한 통증으로 유발되는 긴장을 피하면서도 충분히 긴장된 근육을 이완시켜주는 것이다. 후두의 하강, 통증의 경감, 음성의 개선으로 충분히 근육이 이완되었음을 확인할 수 있으며 마사지 중간에 환자에게 발성을 시켜 음성이 호전되는 것을 확인하면서 시행하는 것이 바람직하다.

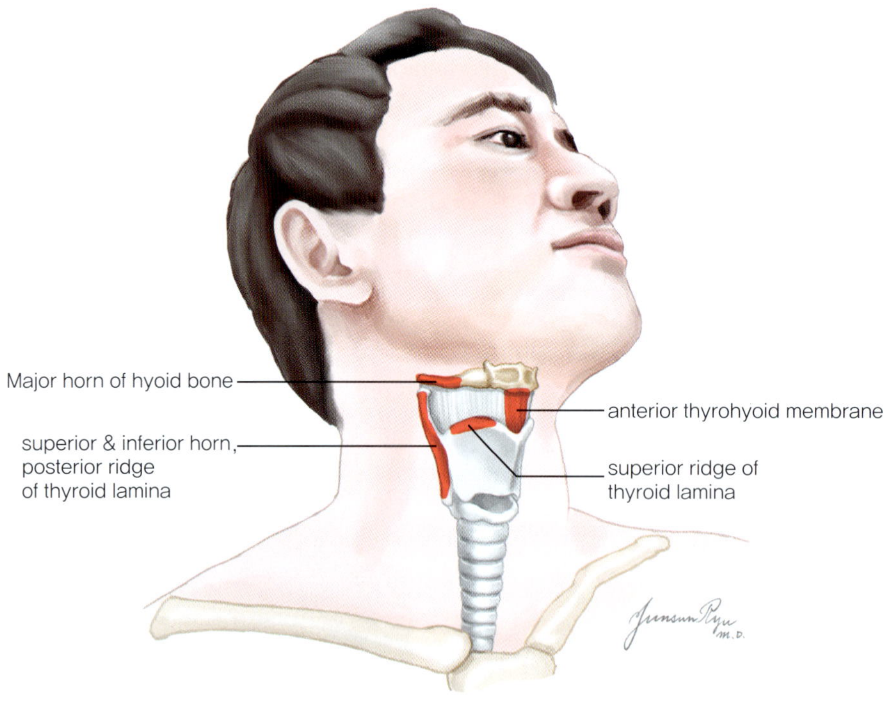

그림 17-4 Laryngeal manual therapy.

III 기능적 실성증

기능적 실성증*functional aphonia*은 후두의 기질적 특이 소견이 관찰되지 않지만 속삭이는듯한 음성으로 말하는 것이다. 기능적 실성증 환자에게 '아'라고 발성시켰을 때 정상적인 발성이 이루어지기에는 성대가 너무 멀리 떨어져 있고, 속삭이는 음성을 산출할 때의 성대 위치가 만들어지기도 한다. 성대의 기능이 정상인지를 시각적인 검사를 통해 확인하고자 할 때에 주로 기침하기와 목청 가다듬기를 이용한다. 기능적 실성증이 발생하는 시점은 다양하다. 상당수의 실성증 환자들은 자신의 음성상실은 점진적으로 나타나기도 하고 산발적으로 나타나기도 한다고 한다. 스트레스가 심한 상태에서는 음성이 상실되지만 스트레스가 경감되면 정상 음성으로 회복된다. 후두질환이나 심한 신체적 질환을 앓고 난 이후에 실성증이 발생하기도 한다. 아마도 급성 감염에 의한 후두부종 때문에 음성산출이 불가능할 수도 있다. 음성상실을 유발시킨 초기 감염 이후 며칠 동안은 실성증이 지속될 수 있다.[8]

기능적 실성증 환자들은 제스처와 속삭이는 음성 혹은 고음도 음성을 사용하여 의사소통을 한다. 대다수의 실성증 환자들은 아주 날카로운 속삭이는 음성을 사용한다. 의사소통 상황을 회피하는 실성증 환자들은 거의 없고 오히려 표정이나 손짓, 그리고 아주 명료한 속삭이는 음성으로 의사소통을 한다. 의사소통에서 문제가 되는 것은 바로 음성 사용이 부족하다는 것이다. 언어재활사의 역할은 기침이나 목청 가다듬기와 같은 비구어적 발성과 허밍이나 흡기발성, 혹은 차폐소음 등을 이용하여 환자가 음성을 되찾을 수 있도록 도와주는 것이다.

1. 기능적 실성증 음성치료(동영상 17-2)

속삭이는 음성을 주소로 내원한 40대 후반 여성으로 직업이 교사이다. 2주 전 학교에서 학생들에게 큰 소리로 훈육하고 난 뒤 극심한 스트레스로 이틀 동안 자발적으로 말을 하지 않았다고 한다. 그 후 자고 일어나 말을 하려고 시도했으나 목소리가 나오지 않았으며, 여러 병원에서 진단을 받았으나 후두에 별다른 질환이 발견되지 않아 음성치료를 권유받고 내원하였다고 한다. 의학적 검사결과 성대에 특별한 질환은 관찰되지 않았으며 음성검사 또한 속삭이는 음성으로 인해 검사가 불가능하였다. 음성치료 방법으로 상담하기, 복식호흡, 생리적인 발성 유도, 실시간 음도 피드백을 사용하였다.

먼저 언어재활사가 모음을 연장발성했을 때 음도 곡선이 관찰된다는 것을 설명하고, 환자도 똑같이 발성을 하였을 때 음도 곡선이 관찰되지 않는다는 것을 확인시키고 어떠한 방법을 사용해서라도 음도 곡선이 관찰된다면 발성이 이루어지는 것이라고 설명을 해주었다. 다음으로 발성 유도를 위해 기침, 흡기발성, 웃기*laughing*, 침 삼키기, 허밍하기 등 다양한 방법을 시도하였으며 그중 침 삼킬 때 약간의 음도 곡선이 관찰되었다. 음도 곡선이 관찰된 침 삼키기 방법을 시도하여 침을 삼키는 것과 동시에 /음/ 발성을 유도하였으며 음도 곡선이 관찰되었다. 같은 방법으로 "음음음, 미미미, 매매매, 마마마"와 같이 '비음+모음'을 조합한 일음절에서 이음절 및 다음절, 문장 수준으로 활동을 이어 나갔으며, 기능적 실성증의 특성대로 갑작스러운 음성산출이 일어났다. 한 번 산출된 음성은 특별한 전이 과정 없이 일반화가 되었다. 음성이 재확립된 이후 환자에게는 반드시 음성이 되돌아올 것이라는 확신과 자신감을 제시해 주어야 한다.

IV 기능적 부전실성증

기능적 부전실성증*functional dysphonia*은 성대를 지나치게 이완시켜 기식음성을 산출하거나 지나치게 긴장시켜 긴장된 음성을 산출하거나 자신의 성과 연령에 비해 부적절한 음도를 산출하는 것을 말한다. 다시 말해 기능적 부전실성증이라는 진단명은 음성장애의 원인이 신체적 혹은 기질적 문제로 인한 것이 아니라는 것을 의미한다. 언어재활사는 환자와 함께 어떤 상황에서 정상적인 음성을 산출할 수 있는지를 찾고 다양한 음도, 강도, 음질 수준을 환자에게 모방이 가능한지를 시도적 치료를 해보아야 한다. 만약 환자가 특정한 치료 방법을 사용하였을 때 정상적인 음성을 산출할 수 있다면, 이 치료 방법은 음성치료의 초기 중재 목표로 중요하게 사용될 수 있다. 주로 사용되는 음성치료법으로는 비구어적 과업을 이용하는 기침하기, 가글링, 허밍, 웃기, 목청가다듬기, 트릴링, 음-흠*um-hum* 방법 등이 있으며 손가락 조작법, 후두마사지, 흡기발성 및 다양한 총체적 음성치료기법이 사용될 수 있다. 여러 가지 음성치료기법을 적용하는 것도 중요하지만 부전실성증의 경우 심리적인 요인을 가진 경우가 많기 때문에 특히 상담 기법을 통해 환자의 불만을 들어주고, 이해하고 편안하게 해주는 것이 가장 중요하다.

1. 기능적 부전실성증의 음성치료(동영상 17-3)

본 사례는 30대 후반 직장인 여성으로 목소리가 가늘고 말을 할수록 후두부의 긴장과 더불어 지나친 고음이 산출되는 것을 주소로 내원하였다. 음성치료에 앞서 환자상태를 확인하기 위해 의학적 평가결과를 살펴본 결과 후두내시경 소견상 특이 소견이 없었으며 음성검사 결과 300 Hz대의 고음도의 음성이 관찰되었다.

지나친 후두 긴장을 풀어주기 위해 먼저 후두마사지를 실시하였다. 충분한 후두마사지 이후 고음도의 음을 낮추기 위해 손가락으로 갑상연골을 누른 상태에서 여러 번 모음을 발성시키고 문장을 읽게 한 후 녹음된 음성을 환자에게 들려주었을 때 예전의 목소리와 비슷하다고 말하였다.

변성발성장애 치료에서와 같이 환자에게 구어영역 차폐를 하기 위해 헤드셋을 착용시키고 백색잡음의 소음을 들려주고 손가락 조작법으로 갑상연골을 부드럽게 눌러 다양한 모음, 문단 등을 지속해서 읽도록 하고 일정 시간이 지난 후 손가락을 떼었을 때도 환자는 저음을 유지하며 문단읽기를 할 수 있었다. 손가락 조작법을 소거하고 차폐 상태에서만 읽기 과업을 계속 실시하다가 차폐음을 갑자기 제거하였을 때 본인의 이전 음성을 잘 유지하였다. 확립된 음성을 유지하기 위해 허밍을 이용하여 저음에서 고음으로 글라이딩을 시키면서 음을 유도하도록 하도록 반복실시하였다. 복식호흡과 성문하압을 증가시키는 훈련을 실시하여 음성의 강도를 증가시켜 주었다.

V 신체화 부전실성증

신체화 음성장애는 후두통, 긴장을 동반한 목통 및 어깨통, 짧은 호흡, 우울증, 극도의 음성피로 등을 수반하는 변환성 음성장애보다 더 심한 음성장애이다. 역사적으로, 이런 환자들은 브리케 증후군으로 진단되는 경우가 많았지만 최근에는 '해리운동장애*Dissociative Motor Disorder, F44.4*' 및 변환성 음성장애의 한 종류로 DSM-IV의 '신체화 장애(300.11)'로 분류하고 있다. 환자가 보이는 음성장애가 환자의 전체적인 문제 중 아주 작은 일부라는 것을 곧 깨닫게 된다. 이런 환자들은 광범위한 정밀검사와 심리평가/치료를 의뢰해야만 한다.[9]

이러한 환자의 음성을 평가하면 보통 음도가 높거나 목 쉰 음성이 관찰된다. 후두의 생리적 기능은 정상이며 청소년기 후반에 나타나기 시작해서 성인기까지 지속되며, 시작부터 다양한 형태의 증상이 나타나는 경우가 많다. 음성장애의 심한 정도는 점점 더 심해지는 경향이 있다. 진단 시 결정적인 것은 음성장애 및 기타 관련 증상의 원인으로 생각할 수 있는 신체적인 증거가 없다는 것이다. 신체화 음성장애는 진정한 의미의 변환성 음성장애의 한 종류이며, 확실한 진단과 정서 및 심리적인 요인을 해결했을 때만이 증상이 호전되는 것 같다.

참고문헌

1. Aronson AE. Clinical voice disorders: an interdisciplinary approach. New York, USA: Thieme, 1990.
2. Desai V, Mishra P. Voice therapy outcome in puberphonia. J Laryngol Voice 2012:2:26-29.
3. House A, Andrews HB. The psychiatric and social characteristics of patients with functional dysphonia. J Psychosom Res 1987:31:483-490.
4. Koufman JA, Blalock PD. Functional voice disorders. Otolaryngol Clin North Am 1991:24(5):1059-1073.
5. McColl D, McCaffrey P. Perception of spasmodic dyshonia speech in background noise. Percept Mot Skills 2006:103(2):629-635.
6. Morrison MD, Nichol H, Rammage LA. Diagnostic criteria in functional dysphonia. Laryngoscope 1986:96(1):1-8.
7. Pannbacker M. Half-swallow boom: Dose it really happen? Am J Speech Lang Pathol 2001:10:17-18.
8. Roy N. Functional dysphonia. Curr Opin Otolaryngol Head Neck Surg 2023:11;144 – 48.
9. Verdolini RC, Branski RC. Classification manual for voice disorders-I. Nahwah, NJ: Lawrence Erlbaum Associates, 2006.

CHAPTER 18

기질적 음성장애의 음성치료

김성태

I 서론

음성변화를 주소로 하는 음성장애의 원인 중 대표적인 질환들은 주로 성대 및 성문 주변의 구조적 변형을 동반하는 기질적 음성장애이다. 발생 원인이 주로 과도한 음성 오남용으로 비롯되는 질환들*nodule, polyp*이 많아 발생학적 측면에서 일부 질환들을 기능적 음성장애로 분류하는 학자들도 더러 있다. 기질적 음성장애의 치료는 대개 초기 치료로 음성치료와 약물치료를 병행하며, 효과가 없을 때 최종적으로 후두미세수술을 시행하여 종물을 제거한다.[15]

최근에는 광학기기의 발달로 인해 음성장애를 일으키는 후두질환의 감별이 용이해졌다. 많은 종류의 양성 성대질환들은 이비인후과 전문의의 정확한 진단과 함께 숙련된 음성전문 언어재활사에 의해 증상에 따른 증후적 음성치료를 시행받는 경우, 후두미세수술을 시행하지 않고도 음성치료와 약물치료만으로도 기질적 병변을 직접적으로 감소시키거나 제거하는 효과를 보이고 있으며, 이에 대한 학계에 많은 연구보고가 소개되고 있다. 최근에는 일부 질환을 제외한 대부분의 양성 성대질환에 초기 치료방법으로 성대에 영구적인 흉터를 가져올 수도 있는 후두미세수술을 먼저 선택하지 않을 것을 많은 임상가들이 권고하고 있는 실정이다.[21]

1971년 Boone의 저서에 소개된 24가지 음성치료 접근법(현재는 25가지)은 음성장애 치료에 일대 전기를 가져왔다. 세계음성학회 부회장을 역임하셨던 고 정옥란 교수님에 의해 3차 개정판이 1993년 국내에 처음 소개되었던 Boone의 'Voice and Voice Therapy'는 첫 출간 이후 9번의 개정판을 출간하였을 정도로 미국 언어병리학 서적 중 베스트셀러가 되었고, 뿐만 아니라 전 세계 SLP들의 음성장애 교재로 번역되어 현재까지 사용되고 있다.[20]

이후 많은 연구자들이 선행 연구를 통해 다양한 음성치료기법들이 개발되고 소개되어져 왔으며, 총체적 음성치료기법도 이때 소개되었으며 악센트기법*accent method*을 필두로 성대기능훈련*vocal function exercise*, 리실버만 음성치료*Lee Silverman voice treatment*, 공명음성치료*resonant voice therapy* 등이 이에 속한다. 이러한 기법들은 지금까지도 널리 사용되어져 오고 있으며, 최근 우리나라에서도 언어치료학과가 생긴 이후 여러 학자들이 언어치료나 음성치료에 대한 관심을 가지게 되었고, 선행 연구에서 소개된 다양한 음성치료기법들이 소개되었다.[21,31,32,33]

그러나 국내 많은 임상가들이 이러한 기법들의 임상적용에 있어 충분한 고증을 거치지 않고 발생기전이 서로 다른 성대질환의 치료를 동 일한 음성치료 방법으로 여과 없이 적용하고 있어 그 치료효과가 임상현장에서 제한적으로 나타나거나 음성치료에 반응하지 않는 측면이 있다. 이에 실제 기질적 음성장애를 동반한 양성 성대질환들의 특징을 알아보고, 초기 치료로 사용될 수 있는 적용 가능한 음성치료법을 소개하여 향후 음성치료의 올바른 방향성을 제시해 보고자 한다.

II 기질적 음성장애의 특성 및 치료

1. 급성 후두염

1) 특성

감염성 후두염으로 바이러스성 후두염이 가장 흔하며, 감기증상의 일부분으로 여겨진다. 가장 흔한 원인인 바이러스는 rhino virus이고 습도부족, 흡연, 그리고 음성남용과 관련이 있다. 후두 내시경검사에서 점막의 발적을 보이는데 특히 진성대 주위의 종창과 발적이 두드러진다.[7]

2) 치료

주로 그냥 호전되며 습도 유지, 목소리 안정, 금연, 충분한 수분 섭취 등을 먼저 권고하며 필요시 소염제를 투여하게 된다. 다른 세균감염이 있거나 고열 환자의 경우 항생제 투여를 시행한다. 약물치료를 주로 시행하며, 만성 후두염으로 발전한 경우 습윤치료*hydration therapy*, 음성위생교육 등을 약물치료와 병행하는 경우는 있으나 추가적인 음성치료는 대개 시행하지 않는다.

2. 인후두역류질환

1) 특성

비감염성 후두염의 가장 흔한 원인으로 후두증상을 호소하는 환자의 반 이상이 역류와 관련된 원인을 가지고 있다고 보고하고 있다. 감염성 후두염, 후두협착, 재발성 후두경련, 윤상피열연골 고정 등 다른 많은 인후두 질환과 관련이 있다고 보고되고 있다. 후두 소견은 매우 다양한데, 주로 후두 뒷부분을 침범하여 피열연골 사이 점막과 비후, 성문하 부종으로 인한 가성대구증, 라인케 부종이나 전반적인 후두 부종, 혹은 발적 없이 비후된 점막 소견, 성대돌기의 육아종을 관찰할 수 있다.[8]

2) 치료

치료로는 식이요법과 생활습관을 개선하고 제산제를 투여하며, PPI제제를 사용한다. 후두염과 마찬가지로 음성장애가 동반된 경우 음성위생교육을 시행하며, 양성성대질환을 동반된 경우 음성치료가 병행되기도 한다(그림 18-1).

3. 성대결절

1) 특성

지속적인 음성오남용으로 인해 발생하며, 병인학적 관점으로 기능적 음성장애로 분류하기도 한다. 성대결절은 소아와 여성, 직업적 음성사용자 등에서 주로 많이 나타난다. 초기 점막하 부종과 혈관저류로 인해 라인케 공간*Reinke's space*에 울혈, 출혈, 섬유아세포 증식이 생기거나 콜라겐 및 파이브로넥틴*fibronectin* 침착 등이 생기고 진행되면 기저막의 비후, 유리질변성과 섬유화가 발생하여 결절이 점점 굳어진다. 주된 증상은 애성과 기식음 등이 나타나고 고음 소실, 이중음성*diplophonia* 등이 발생한다. 양측성이고 미세혈관 확장이 동반되기도 한다. 발성 시 접촉으로 발생되는 마찰이 가장 많은 성대막성부의 중간지점에서 주로 관찰된다.[6,7]

2) 치료

음성치료에 잘 반응하며, 음성위생교육과 함께 부드러운 성대 접촉을 유도하는 음성치료기법이 효과적이다. 음성치료로 대부분 수술적 치료 없이 치료가 가능하며, 수술적 치료는 환자가 원하거나 최소 3개월 이상 음성치료를 시행하여도 잘 반응하지 않는 경우에 고려될 수 있으나, 장기화되고 각화증으로 발전한 성대결절이라 할지라도 치료효과가 비교적 천천히 나타나긴 하지만 음성치료가 가능하므로 수술을 서두를 필요가 없음을 명심하여야 한다. 수술 후 음성치료를 시행하는 경우, 단기간의 음성 휴식과 함께 재발방지를 위해 음성위생 교육 및 회복기 음성치료 시행을 권장한다. 소아의 성대결절은 음성치료에 잘 반응하며, 원칙적으로 수술을 시행하지 않는다. 이는 수술 후 재발이 잦고, 작은 크기의 후두에 위치한 결절을 정확히 제거하기 어렵고, 사춘기 이전에 대부분 자연 소멸되며, 수술 후 음성 휴식에 대한 협조가 안 되기 때문이다(그림 18-2).

4. 성대폴립

1) 특성

성인 후두질환 중 가장 흔하며, 주로 출혈성 폴립은 남자에게 많다. 과도한 성대마찰을 야기하는 발성이 주된 원인이며, 성대

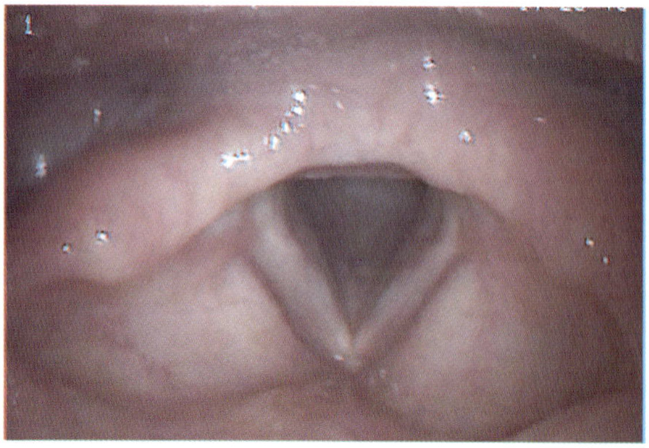

그림 18-1 인후두역류질환.

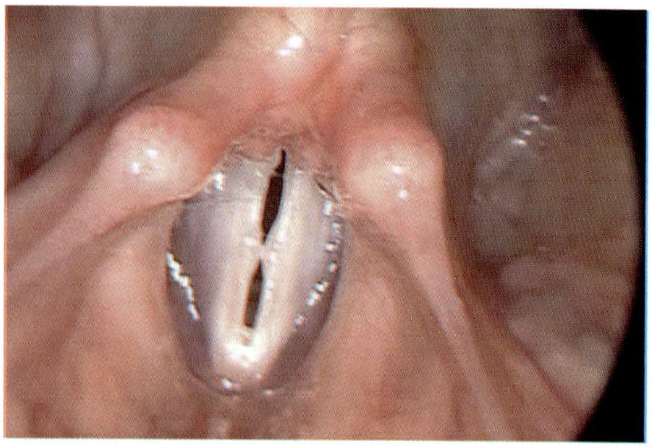

그림 18-2 성대결절.

결절과 함께 병인학적 관점에서 기능성 음성장애로 분류하기도 한다. 또한 과도한 흡연과 음주, 오랜 항응고제 복용, 만성적인 위산역류로 인한 후두자극 등이 폴립 발생에 영향을 줄 수 있다. 병리조직학적으로 성대결절과 유의한 차이는 없으며, 육안적으로 점액성*mucoid type*과 혈관종성*angiomatous type*의 두 가지 형태로 구분할 수 있다. 과도한 성대마찰에 의한 미세혈관 파열로 인해 점막하 공간에 혈포가 형성되고, 이것이 장기간 흡수되지 않고 유리질변성이 생긴 후 반투명, 무혈관, 회색을 띠는 점액형으로 나타난다. 이러한 점막하 부종이 국소적으로 제한되어 커지면 유경성 폴립*pedunculated polyp*이 형성되며, 넓은 부위에 걸쳐 부종이 생기는 경우는 범발성 폴립*polyposis*이 된다. 가끔 유경성 폴립에 이형성 상피가 존재할 수 있으므로 폴립 아래 부위를 신중하게 관찰할 필요가 있다. 대부분 편측성이며, 반대측 성대에 반응성 결절*reactive nodule*이 있는 경우가 많다.[4]

2) 치료

보존적 치료로 음성오남용을 줄이고 금연, 금주 등 원인을 제거하고, 크기가 작은 초기 폴립일 경우 음성위생과 함께 시행되는 단기간의 음성치료에 비교적 많은 환자들이 호전된다. 그러나 장기화되고 각화증이 동반되거나 큰 폴립인 경우는 대부분 수술적 치료가 필요하다. 후두 미세수술 시에는 특히 수술 후의 음성 회복을 위해 성대점막 및 점막하부의 정상 조직을 보존하는 것이 필수적이다(그림 18.3). 폴립의 경우, 성대결절과 마찬가지로 재발이 잦은 것으로 알려져 있어 수술 후 보전적 음성치료가 필요하다.

5. 라인케 부종 *Reinke's edema*

1) 특성

음성의 오남용 및 흡연이 주 원인이며 갑상선 질환, 인후두역류, 환경오염 등이 영향을 줄 수 있다. 라인케 공간 내에 액체 저류가 일어나며, 성대 돌기 부위에서 전연합부 방향으로 진행한다. 점차 크기가 커지면서 영구적인 병변이 되며, 매우 커지게 되면 후두검사에서 성대의 부종이 광범위해져 방추 모양의 아교질 주머니처럼 성대가 보이게 된다. 장기화된 흡연력을 가지고 있고, 음성 사용이 빈번하며 흡연하는 중년 여성에게서 많이 호발한다.[7] 특징적인 저음성 애성이 주 증상이며, 부종이 지나치게 커지면 호흡곤란이 발생할 정도로 성문을 막기도 한다. 대부분 양측성, 좌우 대칭형이고, 표면에 백반증을 동반하는 경우도 있으나 병리조직학적으로 상피증의 비대가 있을 뿐 악성 병변으로 진행하는 경우는 거의 없다.[12]

2) 치료

일차적으로 필히 금연해야 하고 음성위생교육과 함께 음성치료를 시행하며, 부종을 유발하는 갑상선 기능저하증이나 인후두역류 치료도 함께 병행할 수 있다. 보존적 치료만으로 완전히 소실될 가능성은 희박하지만 병변의 크기가 감소하고 음성치료로 발성 양상이 호전되어 환자가 만족할 경우에는 수술적 치료가 필요 없다. 호흡곤란이 있거나 보존적 치료 효과가 없을 경우 후두미세수술을 시행한다. 미세피판법을 이용하여 라인케 부종을 제거하는데 수술 후 음성회복을 고려하여 성대점막을 잘 보존하는 것이 관건이다. 수술 후 재발의 원인인 지속적인 흡연과 음성남용을 막기 위해 수술 후 음성위생교육과 음성치료를 반드시 실시하여야 한다.

6. 성대 낭종 *intracordal cyst*

1) 특성

병리조직학적으로 성대 낭은 중층의 편평상피로 둘러싸인 유표피종*epidermoid cyst*과 점액성 상피로 쌓여 있는 저류낭종*mucous re-*

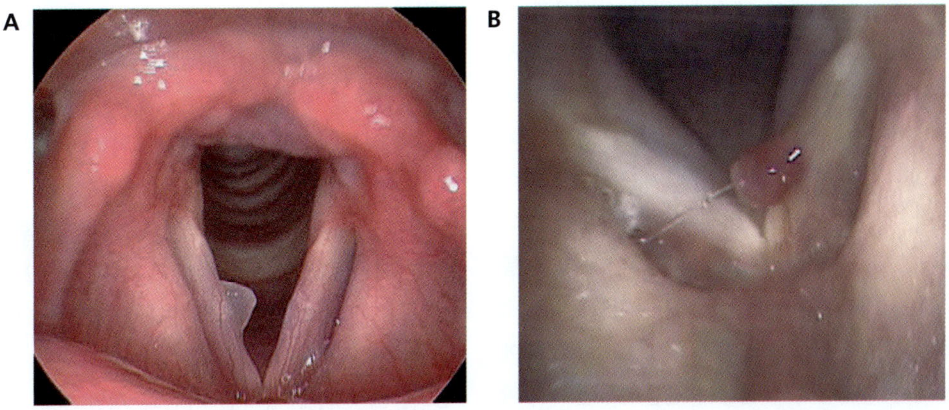

그림 18-3 **A.** 점액성 성대폴립, **B.** 출혈성 성대폴립.

*tention cyst*으로 분류하며, 저류낭종이 유표피종보다 더 흔하게 발생하는 것으로 알려져 있다. 유표피종은 진단이 용이하고, 저류낭종의 경우 성대폴립 혹은 성대 부종으로 오진되는 경우가 많다. 유표피종은 선천적으로 상피하층에 함몰된 상피세포의 잔류물에 의하여, 또는 음성남용으로 인해 손상된 점막이 파묻힌 상피세포 위로 치유되면서 파묻힌 상피세포에서 발생하는 것으로 생각되며, 조직학적으로는 케라틴을 함유한 중층의 편평상피세포로 구성된다. 저류낭종은 염증 혹은 외상에 의한 점액분비선의 폐쇄로 점액이 저류되어 발생하는 것으로 조직학적으로는 원주 혹은 입방세포로 이루어진 낭종 벽과 주위의 염증세포로 구성된다. 유표피종 환자는 음성남용을 주소로 하는 성대결절과 마찬가지로 과도한 음성사용의 과거력을 보이며, 발성의 특성도 성대결절 환자와 유사하며 저류낭종 환자보다 증상이 더 심한 편이다. 유표피종은 성대에서의 돌출이 미미하고, 저류낭종은 성대점막 직하방에서 기시하여 후두 내부로 돌출하는 양상을 띤다. 후두 내시경검사로는 진단이 어려운 경우가 있으므로 후두 스트로보스코피를 이용하여 낭종을 대부분 진단하며, 낭의 크기가 작으면 수술 중에 진단되는 경우도 있다.[7]

2) 치료

보존적 치료로 음성치료를 시행할 수는 있으나 치료 효과가 거의 없어 대부분 수술을 시행하여 제거한다. 수술 시 낭을 완전히 적출하지 않을 경우 재발이 잘 되며, 성대점막과 고유층의 손상을 최소화하는 것이 중요하다. 성대결절이나 폴립과 달리 점막의 유착과 강직을 방지하기 위해 수술 후 수일간의 성대안정을 권유하는 것이 바람직하고, 재발 방지를 위한 음성치료가 회복을 촉진할 수 있다(그림 18-4).

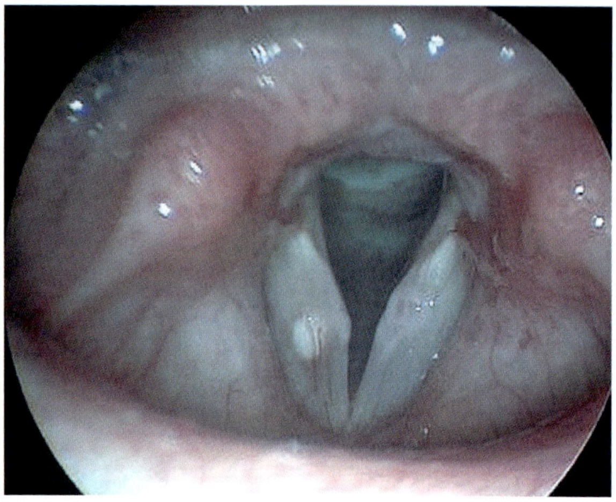

그림 18-4 성대낭종.

7. 성대 구증 *sulcus vocalis*

1) 특성

성대의 유리연을 따라 고랑처럼 홈이 나 있는 것을 성대구라 하는데, 주로 양측성으로 발생하며 이로 인해 음성장애가 발생하는 것을 성대 구증이라 한다. 발생원인으로는 후천적 질환이라는 가설과 선천적 질환이라는 가설이 대립하고 있다. 과도한 애성과 고성 발성장애의 증상이 뚜렷하다. 다른 양성성대질환이 약 10%에서 동반되며, 성대구로 인한 음성장애를 극복하기 위한 성대근의 보상작용으로 성대결절, 성대폴립, 라인케 부종 등이 발생한다.[7] 후두 내시경검사에서는 증상을 설명할 만한 소견을 발견하지 못하는 경우가 많지만, 후두 스트로보스코피에서 저주파수 음역에서는 성대점막의 전장이 진동하지만 고주파수 음역에서는 파동이 정지되는 부위가 관찰되고, 이 부위에 성대구의 형태가 저명하게 나타난다. 성대의 내연이 궁상으로 휘어져 성문 폐쇄부전을 보이며, 발성 시 성문이 방추형으로 열려 있고 성대 내연의 진동 운동이 감소하며, 가성대가 과도하게 내전되는 소견이 관찰되면 쉽게 진단할 수 있다.[13]

2) 치료

음성치료가 성대의 부적절한 보상기전을 교정하는 데는 도움이 되나 한계가 있다. 수술방법으로는 지방, 근막, 실리콘 등을 성대 내에 주입하거나, 성대를 내전시키는 갑상성형술 I형, 성대점막의 직접적인 복구를 위한 성대구절제술*sulcussectomy* 등 여러 가지 방법이 시도되고 있으나, 성문폐쇄부전의 개선에 어느 정도 성과가 있고 수술 전에 비해 음성은 호전되지만 만족스럽지는 못하다(그림 18-5).

8. 성대위축증 *vocal fold atrophy*

1) 특성

성대위축증은 성대의 점막 표층의 구조물은 정상이나, 성대 내측을 구성하고 있는 근육의 위축으로 인하여 목소리 산출 시 성대접촉이 잘 안 되어 발생하는 현상으로, 지속적인 과도한 긴장성 발성을 오래 사용하는 경우, 상기도 감염 혹은 후두염 등으로 인해 성대근의 근염으로 위축이 오는 경우, 심한 전신질환 후에 성대근의 위축 현상이 오는 경우, 노화, 근무력증, 상후두신경 손상, 후두미세수술 등을 시행한 후 발생할 수 있다. 흔히 기식성 애성, 노력성 애성을 호소하고, 발성 시 충분한 호흡을 사용하는 것이 힘들어져 보상작용으로 상후두 수축과 후두 주변 근육의 지속적인 긴장으로 인한 음성피로, 인후두 이물감, 발성통, 만성적인 기침과 객담 등의 증상을 호소할 수 있다.[1,7,14]

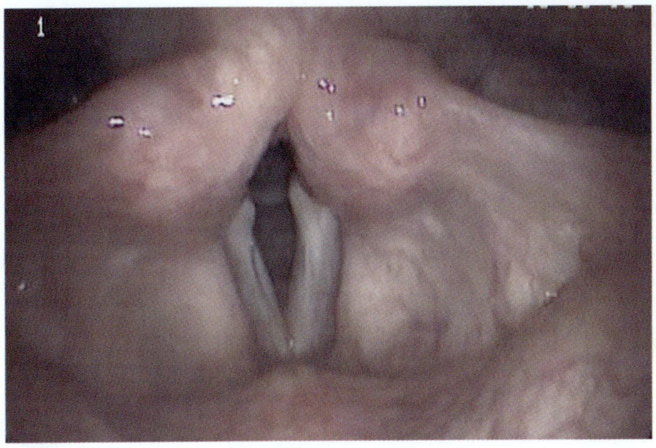

그림 18-5 성대 구증.

2) 치료

성대접촉을 유도하되 가급적 불필요한 후두부의 긴장을 최대한 줄이며 성문 폐쇄를 유도하는 음성치료가 효과적이다. 복식호흡을 이용한 호흡지지가 유용할 수 있으며, 이로 인해 위축으로 약화된 성대점막의 불충분한 운동성을 향상시키는 데 도움을 준다. 또한 충분한 호기를 확보하여 발성 시 효과적인 성대접촉을 유도할 수 있다. 무엇보다도 성대마비 환자들의 치료에 유용한 흡기발성 등을 활용하는 것이 빠른 치료 효과를 기대할 수 있음을 명심해야 한다. 이는 흡기 후 이어진 호기 발성 시에 지나친 힘이 가해지지 않고 이완된 상태로 성대접촉을 시도함으로써 적은 노력으로 최상의 발성을 유도한다. 일측성 성대위축증인 경우 건강한 성대의 과내전을 유도하며 위축된 성대 방향으로 후두를 누르거나 고개를 회전시켜 발성을 유도하는 것이 성문 간격을 최소화하는 훈련 방법이라 할 수 있다. 수술적 치료 결과는 만족스럽지 못하다.[1]

9. 접촉성 궤양과 성대돌기 육아종 *contact ulcer and granuloma*

1) 특성

목소리를 지나치게 저음으로 계속 사용하거나 헛기침 또는 기침을 습관적으로 사용하는 경우, 특히 인후두역류질환이 있는 경우에 주로 발생한다. 이와 같은 원인으로 인해 피열연골의 성대돌기가 과도하게 내전되어 점막과 연골에 외상을 주며 소리가 커질수록 점막 외상이 더욱 증가하게 된다. 피열연골 가운데 점막과 연골막이 아주 얇은 성대돌기 부위에 염증으로 발생하며, 이러한 염증이 인후두역류질환으로 악화되어 성대돌기의 궤양이 발생하거나 육아종이 형성되어 3~6개월이 지나면 성숙한 육아종을 형성하게 된다. 주로 40~50대의 남자에서 발생하고 직업적 직위가 높은 간부에서 흔한 경향이 있다. 가장 흔한 증상은 애성이며 그 외에도 인후두 통증과 이물감을 호소한다. 후두 내시경검사에서 피열연골의 성대돌기 부위에 함몰된 궤양이나 돌출된 육아종이 관찰된다. 궤양의 경우에는 악성 종양과 감별하기 위해 조직검사가 필요하고, 육아종인 경우에는 결핵, 사르코이드증*sarcoidosis*, 악성 종양, 진균증 등과 감별해야 한다.[5]

2) 치료

습관적인 헛기침이나 지나친 저음 발성을 자제하고 음성치료와 인후두역류질환 치료를 선행해야 하며 병변에 스테로이드를 직접 주사하는 방법도 시도되고 있다. 보존적 치료만으로 치료 효과가 우수하나, 거대 육아종을 형성한 경우와 수개월간의 보존적 치료 후에도 효과가 없는 경우에 한하여 후두 내시경과 CO_2 레이저를 이용한 절제술을 시행할 수 있다(그림 18-6).

10. 삽관육아종 *intubation granuloma*

1) 특성

기관내 삽관이나 강직형 기관지경검사 등으로 삽관과 발관에 의한 직접적인 손상, 튜브에 의한 압박, 오랜 삽관 등 성대 피열연골부의 점막이나 연골막에 손상이 가해지는 모든 경우가 원인이 될 수 있으며, 손상된 점막과 연골막이 치유되는 과정 중 육아조직이 증식하여 삽관육아종이 발생한다. 이때 인후두역류가 동반되면 삽관육아종의 발병률이 증가하게 된다. 비교적 드문 질환으로 편측성이 양측성보다 많고, 주로 여자에서 발생한다. 남자보다 갑상연골이 이루는 각도가 좁고 성대길이가 짧으며 점막과 조직의 두께가 얇아 삽관 등에 의해 쉽게 손상받기 때문으로 추정되고, 여성의 성대점막에는 스테로이드 호르몬에 대한 수용체가 존재하여 성호르몬과의 관련성도 제기되고 있다.[7]

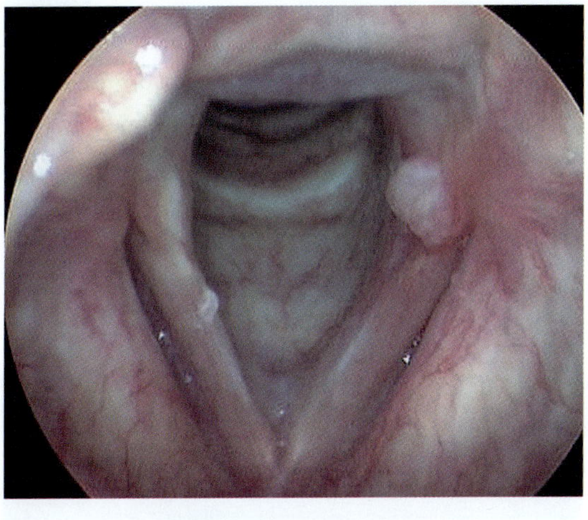

그림 18-6 성대돌기 육아종.

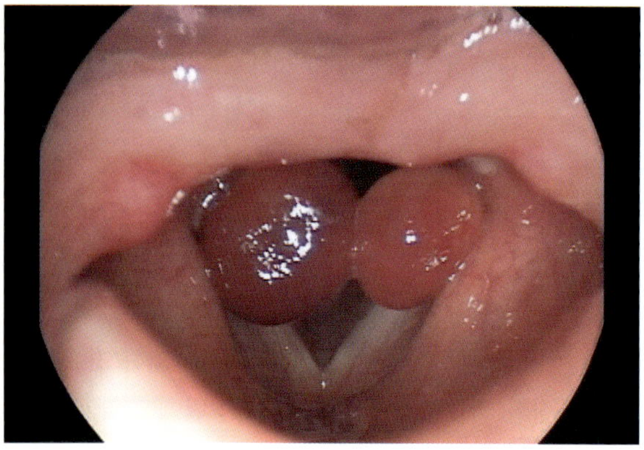

그림 18-7 삽관육아종.

2) 치료

삽관육아종은 완전히 자라면 저절로 떨어져 나가는 특성이 있으므로 먼저 보존적 치료를 시도하는 것이 원칙이다. 보존적 치료로는 음성휴식, 음성치료, 금연, 국소 스테로이드 분무와 항생제 투여, 인후두역류 치료 등이 있다. 이러한 치료 후에도 육아종이 없어지지 않으면 후두 미세수술이나 CO_2 레이저를 이용한 절제술을 시행할 수 있다(그림 18-7).

11. 모세혈관 확장증 *capillary ectasia*

1) 특성

음성을 많이 사용하는 여성에서 주로 발생하며 약간의 성대사용 후에도 쉽게 애성을 유발한다. 반복적인 진동성의 미세 손상이 모세혈관 신생을 초래하고 이로 인해 점막의 부종, 성대점막하 출혈을 초래하는 질환이다. 후두검사에서 진성대의 전방에서 후방으로 향하는 확장된 모세혈관들이 나타난다.[7]

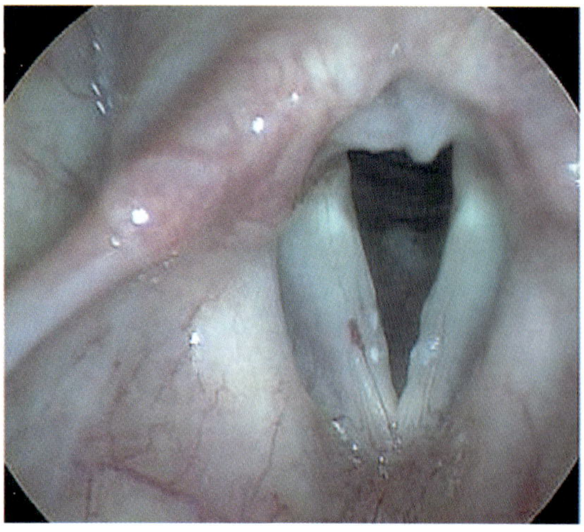

그림 18-8 모세혈관 확장증.

2) 치료

대개 1~2주간의 완전한 음성휴식으로 잘 회복되지만 확장된 혈관이 남아 있을 때 또다시 성대에 손상이 가해지면 출혈을 일으킬 수 있다. 위의 방법으로 만족할 만한 치료 효과를 얻지 못한 경우에 후두 미세수술이 효과적일 수 있다. CO_2 레이저나 전기조작기를 이용하여 확장된 모세혈관을 따라서 수 mm 간격으로 응고시키면 효과적으로 혈류를 차단할 수 있다(그림 18-8).

동영상 ▶

III 후두이완을 위한 음성치료기법들

1. 하품–한숨 *yawn-sigh*

Boone이 소개한 25가지 접근법 중 부드러운 음성산출에 유용한 대표적인 음성치료기법이다. 주로 성대 과기능 관련 질환인 성대결절과 성대폴립, 라인케 부종 등에 사용되며, 일부 과기능적 발성을 동반한 기능적 음성장애에도 사용된다. 하품하는 동안의 인두부 확장과 함께 과긴장으로 높아진 후두의 하강을 촉진하며, 이때 한숨으로 이어지고 이완된 발성을 연결하는 일련의 방법을 포함한다. 발성 초기의 부드러운 발성의 시작을 유도해 냄으로써 부드러운 성대접촉을 효과적으로 이끌어 낼 수 있다. 음성치료 시 하품–한숨과 함께 부드러운 성대접촉을 가능케 하는 성문음 /ㅎ/로 시작하는 단어들로 연습을 시작하는 것이 일반적이며, 차츰 단어나 구, 문장으로 확장해 나가는 것이 유용하다. 제한점으로는 생리적 활동인 하품을 자발적으로 시행해야 하는 불편으로 인하여 종종 환자들에게 불쾌감이나 거부감의 대상이 되기 쉽다. 이러한 문제를 극복하도록 강요하거나 힘들어하는 치료를 고집하지 말고 하품 대신에 깊은 흡기를 한 후 한숨을 쉬도록 유도하거나, 하품 대신 Cooper의 'um-hum'과 같은 변형된 허밍기법을 활용한다면 더욱 효과적일 수 있다.[15]

2. 강도 변화 *change of loudness*

지나치게 강한 성대접촉을 줄이기 위한 활동으로 발성 시 부드럽거나 지나치게 큰 음성을 산출하는 환자들의 목소리 강도를 조절하는 프로그램이다. 소아들의 음성치료 시 부적절한 강도를 부드러운 발성 강도로 변경하는 과정이 음성치료 초기에 시행되며, 과긴장성 발성으로 습관화된 병변을 완화시키는 데 효과적이다. 목소리는 속삭이기, 조용한 음성, 정상 음성, 큰 음성, 소리지르는 음성 등 5단계의 소리 강도를 소개하여 이중 환자의 부적절한 소리 강도를 교육하고 이를 부드러운 성대접촉을 기대할 수 있는 낮은 강도로 줄여나가는 훈련을 시행하게 된다. 일반적으로 소아의 음성강도 조절 능력이 제한적이므로 다양한 환경에서의 목소리 사용 방법을 훈련할 필요가 있다.[20]

3. 노래조로 말하기

음성치료 시 손쉽게 부드러운 성대접촉을 유도하는 방법으로 노래조로 발성하는 훈련을 들 수 있다. 일정한 성대의 주기적인 진동 패턴을 확보할 수 있으며, 이는 다양한 훈련프로그램에서 대부분 공통적으로 적용된다. 특히, 강한 성대접촉을 완화하고 오래되고 습관화된 과긴장성 음성을 사용하는 일부 환자들도 치료 효과를 극대화할 수 있게 도와준다. 노래조로 말하는 것은 음도를 높이게 유도하고, 평소와 다른 부드러운 발성을 연장하도록 한다. 환자가 단음도로 노래조의 말투를 모방할 수 있으면, 좀 더 일상적인 발성에 가깝도록 수정해 나가는 과정을 훈련한다. 이러한 훈련을 하품–한숨 기법이나 구강개방, 발성변경 기법 등과 결합하여 사용이 가능하다. 훈련하기 전에 우선 환자에게 노래조로 말하기는 연습시간에 일시적으로 사용하는 방법이며 힘을 덜 들이고 말하도록 훈련하는 방법임을 숙지시키는 과정이 필요하다.[15]

4. 새로운 음도의 확립

음성치료를 시행할 때 가장 먼저 시행해야 할 과정은 무엇보다도 먼저 최대한 빨리 환자의 최적 음도를 찾아내어 들려주는 것이다. 이는 환자들에게 피드백으로 작용하여 자발적으로 과도한 음성사용을 억제하고 남용을 줄이는 동기를 부여해 줄 수 있다. 대부분의 기질적인 병변들(예, 성대결절, 성대폴립, 라인케부종 등)은 성대의 질량의 증가를 초래하기 때문에 오히려 낮은 음도의 음성을 산출하게 마련이다. 따라서 환자 개인의 최적음도를 찾아서 이를 훈련하는 것이 치료의 목표 중에서 제일 먼저 고려되어야 할 부분이며, 목표음인 최적 음도를 치료실에서뿐만 아니라 실제 대화 상황에서도 사용할 수 있도록 훈련하여야 한다. 사실 최적 음도의 확립은 일정 기간 음성휴식을 통해 성대의 부종을 다소 제거한 후 시행하였을 때 몇 차례의 발성 시도로 쉽게 최적의 음성을 들을 수 있다. 이를 언어재활사가 녹음하여 음성분석기 등을 이용하여 시각적, 청각적 피드백을 동시에 제공하는 일련의 과정을 거치면서 습득하게 하는 것이 효과적이다.[20]

5. 다중음성치료기법

기존 치료기법들이 대부분 호흡방법이나 후두내측 및 외측 근육들의 긴장도 등 음성산출에 도움을 주는 일련의 활동들을 중요시하는 경향이 있다. 이는 직접적인 음성변화에 초점을 맞추지 못하고 음성치료 시 음질의 호전을 위해 많은 치료세션을 필요로 한다. 예를 들면, 성대결절 치료방법으로 유용한 결과가 국내에서도 보고되었던 악센트기법은 원래 말더듬의 치료 목적으로 개발된 기법으로, 복부 횡격막 호흡을 사용하여 훈련하는 프로그램이다. 이 기법의 사용은 음성장애가 고도로 협응된 호흡, 발성, 공명기관의 불균형의 결과로 나타나는 것으로 간주하여 총체적 접근을 적용하여야 한다는 것이다. 그러나 성대결절이나 성대폴립 등은 대부분 과기능적 발성 패턴을 보이는 질환이며 음성오남용의 원인으로 발생하므로, 부드러운 성대접촉을 유도하는 훈련프로그램이 음성 개선에 보다 빠른 치료효과를 기대할 수 있다. 따라서 질환의 특성을 고려해 볼 때 성문폐쇄를 증진시켜야 하는 환자들의 음성치료에 복식호흡이 가미된 악센트기법이 오히려 적합한 치료방법이라고 할 수 있다.[10]

다중음성치료기법 *Seong-Tae Kim's multiple voice therapy technique, SKMVTT*® 은 생리적 발성의 하나인 웃음 *laughter* 을 이용하여 새롭게 고안한 치료기법으로서, 부드러운 성대접촉을 유도하는 총체적 음성치료기법이다. SKMVTT®에 유용한 질환들로는 성대결절, 성대폴립 등 과기능적 발성 패턴을 가진 대부분의 음성장애 환자들, 접촉성 궤양 또는 접촉 육아종 환자들, 심인성 또는 기능적인 문제로 과긴장성 음성을 습관적으로 사용하는 근긴장성 발성장애 환자 등이 있다. 단, 성문간격 *glottic gap* 을 가진 환자들처럼 성문폐쇄부전을 보이는 환자에게 절대로 사용해서는 안 된다. SKMVTT®의 구성은 문제인식 단계, 새로운 음성확립 단계, 전이 훈련프로그램 단계, 그리고 근육이완과 호흡훈련 단계 등 총 4단계로 구성되어 있다(그림 18-9).[3,4,5]

IV 성대접촉 강화를 위한 음성치료기법들

1. 악센트기법 *accent method*

1936년 덴마크의 언어재활사이자 음성학자인 Svend Smith가 구어(말더듬)와 음성을 향상시키기 위해 이 기법을 개발하였다. Smith는 구두 의사소통을 하나의 역동적인 현상이라 생각하고, 구어에서의 억양과 강세(운율)가 표현 의사소통의 근간을 이룬다고 생각하였다. 또한 호흡이 제대로 이루어진 다음에야 음성 및 구어 산출의 전체 과정이 원활히 이루어진다고 생각하였다. 이 세 가지 양상, 즉 역동성, 리듬 있는 억양, 호기 조정이 음성치료에 사용되는 악센트기법의 기본 요소인 것이다. 악센트기법의 원리는 복부–횡격막 호흡을 사용하여 악센트를 가미한 리듬 있는 모음 발성 활동과 후속적인 자음 발성 활동을 신체와 팔의 움직임과 함께 훈련하는 것이 특징이다(그림 18.10).[25,32]

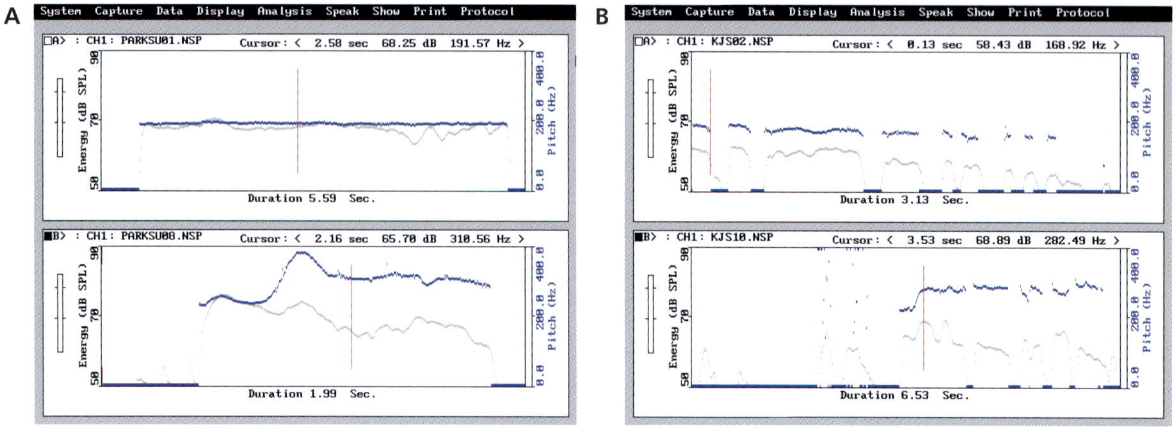

그림 18-9 SKMVTT®. **A.** 노래조로 연습하기 1단계, **B.** 전이 훈련 단계.

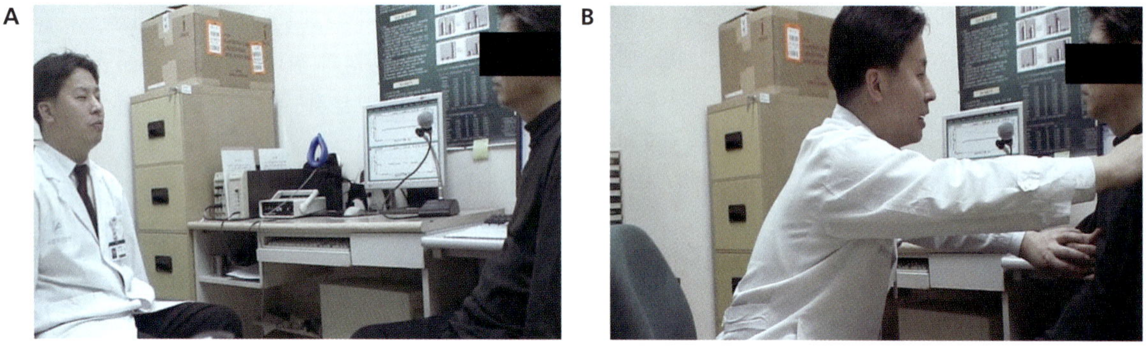

그림 18-10 **A.** 이완 및 호흡 훈련 장면, **B.** 악센트기법의 복식호흡 훈련 장면.

2. 성대기능훈련법 *vocal function exercise*

성문폐쇄를 촉진시키는 활동에 적용되는 기법으로 성대기능훈련이 적용될 수 있다. 성대기능훈련은 일련의 체계적인 음성 조정훈련으로, 후두 근육을 강화하고 근육 활동 간의 균형을 맞추며 기류, 후두 근육의 조정 및 음성 배치 사이에 균형을 이루도록 고안되었다. Briess는 처음으로 성대의 근육과 음질이 직접적으로 관련이 있으며, 음성의 개선을 위해서는 후두의 내전근이 역동적인 균형을 이루어야 한다고 주장하였다. 이후 Barnes(1977)가 후두근 훈련프로그램을 수정하였으며, Stemple(1993)이 재수정과 확장을 시켰다(표 18-1).[31,33]

호흡 지원*breath support*, 후두 근육의 근력*muscular strength* 및 유동성*flexbility*과 후두 근육 간의 협응*muscular coordination* 기능 등을 증가시킨다. 성대 근육들의 움직임에 초점을 두기 이전에 목, 어깨, 호흡 및 턱의 움직임 활동뿐만 아니라 발성에 적절한 자세, 즉 신체를 바로 하고 머리를 몸의 중심선에 위치시키는 연습을 한다. 후두 근육의 근 긴장 부위에 대한 자각을 높이고, 호흡 목적에 따른 적절한 기류창으로 최대한의 연장 발성이 이루어지도록 하며, 발성, 구어 산출 혹은 노래를 하는 동안에 기류 에너지를 좀 더 효율적으로 사용하도록 한다.

표 18-1 **SKTCLP®의 훈련 절차.**

단계	절차
1	변성가성의 발생 원인 및 교정 가능성을 사례를 통해 교육하는 문제의 인식 단계
2	목 가다듬기 및 웃음 등 생리적 발성을 직접 시행하고 훈련하여 강한 성대접촉을 통한 발성을 이끌어내는 발성훈련 단계
3	저음도의 흉성음으로 [ㅏ, ㅔ, ㅣ, ㅗ, ㅜ] 모음 연장 발성과 단어 및 문장을 산출하기 위해 연습하는 발성훈련 단계
4	하악의 이완을 도모하는 모음 [ㅗ]나 모음 [ㅜ]를 이용하여 음계를 점진적으로 변화시켜 후두기능을 정상화하는 기초 발성연습 단계

3. 생리적 발성기법

헛기침과 웃음 등 인간이 가진 생리적 발성들을 활용하여 고안한 생리적 발성기법 Seong-Tae Kim's throat clearing and laughing phonation (SKTCLP®)은 변성발성장애, 기능적 실성

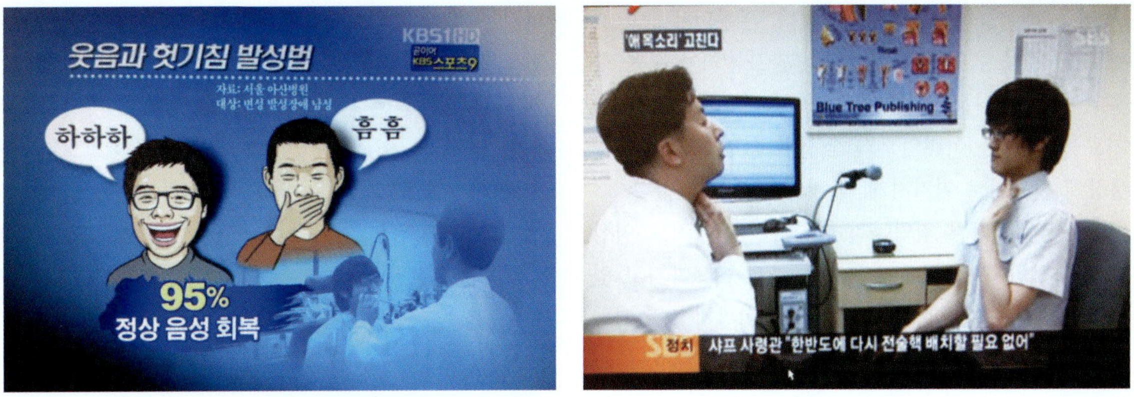

그림 18-11 **A.** 웃음 및 헛기침 발성법 소개, **B.** 헛기침 훈련 장면.

증 등 후두병변 없이 다양한 성대간격*glottic gap*을 보이는 기능적 음성장애 환자들의 음성개선을 위해 개발되었다. SKTCLP®은 목가다듬기 활동과 웃음소리 등의 생리적 발성연습을 자발적인 활동을 통해 성대점막의 강한 접촉을 환자 스스로가 숙지하도록 유도하는 훈련법으로, 단계적으로 정상적인 발성패턴으로 치환하는 훈련프로그램이다(그림 18-11).[2]

치료 횟수는 주 1회 시행하며, 총 4~8회기로 최대 2개월을 넘지 않도록 한다. 회복된 음성을 장소에 관계없이 읽기, 독백, 대화 상황에서 모두 사용하는 경우 치료를 종결한다. 환자들 중 심리적 위축 성향을 강하게 보이는 경우라도 정신과적 치료가 필요치 않은 경우가 대부분이므로 음성회복 후 상담을 통해 환자의 심리적 안정을 도모하도록 유도해야 한다. 치료 종결 후에도 발성장애가 재발되지 않았는지 꼭 확인하여야 하므로 추적관찰이 필수적이다. 단, 과도한 성대접촉*hard glottal attack*을 보이는 성대질환 환자에게는 절대로 사용해서는 안 된다(표 18-1).[2]

4. 후두보정기법

후두보정기법*Seong-Tae Kim's laryngeal calibration technique, SKLCT*®은 웃음 음성, 흡기발성 등 다양한 생리적 음성을 훈련하는 생리적 발성훈련*physiological phonation training*과 단계별 가창훈련*step-by-step vocal training*을 접목하여 새롭게 고안된 치료 프로그램으로, 위축성 성대를 가진 노인성 음성장애 환자들의 음성개선을 위해 개발하였다. SKLCT®의 치료 효과를 입증하기 위해, 선행연구들에서 노인성 음성장애 치료법으로 가장 많이 사용되었던 총체적 음성치료기법인 성대기능훈련*vocal function exercise*을 시행한 집단과 SKLCT®를 시행한 집단을 임의추출로 제한된 실험방식*randomized controlled trials*을 채택하여 비교 연구를 시행하였으며, SKLCT®의 우수한 치료효과를 입증하여 이를 학계에 보고하였다.[1] 또한 갑상선 고주파절제술 후 발생한 성대마비 환자들의 음성치료에 활용하여 그 치료효과를 입증한 바 있다. SKLCT®의 특징은 생리적 발성을 훈련하는 단계와 함께 가창훈련 단계를 접목하여 성대접촉을 강화하는 동시에 불필요한 후두부의 근긴장을 감소시킬 수 있는 단계별 치료과정으로 구성되어 있으며, 성문 간격을 동반한 기질적 음성장애 환자들의 치료에 효과가 있을 것으로 사료된다.[9]

V 결론

모든 치료의 가장 중요한 초점은 역시 빠른 치료효과를 극대화하는 것이므로 치료세션의 장기화를 막기 위한 노력이 필요하다. 그러나 기존의 치료기법들은 독립적인 사용보다는 복합적으로 사용하였을 때 더욱 효과적인 치료를 시행할 수 있으며, 변형된 치료법의 개발도 효과적일 수 있다.

성공적인 음성치료 결과를 얻기 위해서는 보다 조직적이고 체계적인 연구가 필요하며 지속적인 관심과 끊임없는 임상연구가 있어야 할 것으로 사료된다. 아울러 음성치료를 현장에서 시행하고 있는 언어재활사들은 진부한 접근법들을 고집하지 말고 환자들이 쉽고 편리하게 익힐 수 있는 최적의 치료프로그램을 직접 개발하는 데 총력을 기울여야 할 것이다. 그래서 앞선 연구자들이 우리에게 가르쳐 주듯이 우리도 후대에 전해질 치료방법들을 우리 손으로 만들고 사용할 수 있는 장인정신을 가졌으면 하는 바람이다.

숙련된 음성전문 언어재활사는 이비인후과 의사에게 없어서는 안 될 동반자라는 것을 새삼 강조하지 않을 수 없다. 언어재활사들은 변성가성이나 전환성 발성장애와 같이 까다로운 비기질적인 기능적 음성장애, 혹은 치료가 까다롭거나 원인불명의 다양한 기질적 음성장애를 호전시키고 정상적인 음성을 찾아주는 데 놀라운 해결능력을 보이기도 하며, 후두미세수술 후 큰 수술부위로 인해 음성 악화가 예상되는 환자들의 음성을 회복시키는 경우 등을 우리는 임상 현장에서 흔히 접할 수 있다. 이는 음성치료를 권고한 이비인후과 의사가 환자들로 하여금 훌륭한 음성장애 전문가로 여겨지게 할 것임에 틀림이 없다.

끝으로, 음성장애는 다른 영역들과 마찬가지로 아직도 임상적인 측면과 생리적인 측면 등에 많은 연구과제들을 가지고 있다. 그러나 과거의 치료기법에 대한 문제점을 비판하고 수정해 나가는 것은 앞으로 보다 양질의 치료를 환자들에게 제공할 수 있도록 도와줄 것이며, 임상적 성취도를 높이게 하고 환자들에게 더욱 신뢰받는 음성치료를 가능하게 할 것이다. 앞으로 지속적인 연구와 끊임없는 임상적 고찰을 바탕으로 후대에 기억될 치료 기법들을 개발하는 데 총력을 기울여야 할 것이며, 환자들에게 보다 양질의 치료를 제공할 수 있도록 힘써 나가야 할 것이다.

참고문헌

1. 김성태. 후두보정기법이 노인성 음성장애 환자의 음성개선에 미치는 효과. 말소리와 음성과학. 2015;7(3):183-91.
2. 김성태, 남순열. 생리적 발성기법의 변성발성장애 치료적용 효과. 말소리와 음성과학. 2011;3(2):99-105.
3. 김성태, 정고은, 김상윤, 등. 성대용종 환자의 음성치료 효과. 말소리와 음성과학. 2009;1(2):43-9.
4. 김성태, 정옥란, 안철민. 웃음을 이용한 다중음성치료기법(SKMVTT®)이 성대용종 환자의 음성개선에 미치는 효과. 음성과학. 2008;15(2):157-68.
5. 김성태, 최승호, 남순열. 성대돌기 육아종의 음성치료 효과. 말소리와 음성과학. 2010;2(4):165-71.
6. 나희, 김성태, 심현섭. 성대결절 환자의 성문 상부 움직임 및 성대진동양상에 관한 연구. 언어청각장애연구. 2010;15(3):444-56.
7. 대한이비인후과학회 편. 이비인후과학, 서울: 일조각. 1989.
8. 문고정, 김기형, 김성태, 등. 알코올 섭취 후 나타나는 음성변화와 역류성 후두염과의 관계. 대한후두음성언어의학회지. 2003;14(2):98-103.
9. 민영미, 이한국, 김성태. 갑상선 고주파 절제술 후 발생한 음성장애 환자의 음성치료 효과. 언어치료연구. 2015;24(4):267-74.
10. 박기철, 김성태, 남순열. 전문음성사용인의 발성질환에 대한 진단과 치료. 대한이비인후과 학회지. 2012;55:206-15.
11. 안철민, 김성태, 김향초. 기능성 성대질환에서 피열연골의 다양한 움직임에 관한 연구. 대한이비인후과학회지. 2002;45:501-5.
12. 안철민, 김성태, 최지호. 라인케 부종의 유형에 따른 음성학적 특성. 대한이비인후과학회지. 2001;44:1310-14.
13. 안철민, 문고정, 김미라, 등. 성대구를 동반한 양성성대질환의 진단율 및 발성학적 특징. 대한이비인후과학회지. 2003;46:239-45.
14. 정고은, 김성태, 김상윤, 등. 일측성 성대마비 환자에서 음성치료 효과를 예측할 수 있는 인자. 대한후두음성언어의학회지. 2010;21(2):121-7.
15. 정옥란. 음성과 음성치료. 서울: 원미사. 1996.
16. Aronson AE. Clinical voice disorders: An interdisciplinary approach. New York; Thieme Inc. 1990.
17. Berg EE, Hapner E, Klein A, et al. Voice therapy improves quality of life in age-related dysphonia: a case-control study. J Voice 2008;22(1):70-4.
18. Bloch I, BehrmanA. Quantitative analysis of videostroboscopic images in presbylarynges. Laryngoscope 2001;111(11):2022-7.
19. Bloch S, Lemeignan M, Aguilera TN. Specific respiratory patterns distinguish among human basic emotions. Int J Psychophysiol 1991;11:141-54.
20. Boone DR. The voice and voice therapy. 4th Edition, London, Prentice Hall. 1988.
21. Citard MJ, Yanagisawa E, Estill J. Videoendoscopic analysis of laryngeal function during laughter. Ann Otol Rhinol Laryngol 1996;105:545-9.
22. Fex B, Fex S, Shiromoto O, et al. Acoustic analysis of functional dysphonia: Before and after voice therapy(accent method). J Voice 1994;8:163-76.
23. Gorman S, Weinrich B, Lee L, et al. Aerodynamic changes as a result of vocal function exercises in elderly men. Laryngoscope 2008;118(10):1900-3.
24. Hapner E, Portone-Maira C, Johns MM. A study of voice therapy dropout. J Voice 2009;23(3):337-40.
25. Kotby MN, EL-Sady SR, Basiouny SE, et al. Efficacy of the accent method of voice therapy. J Voice 1991;5:316-20.
26. Mau T, Jacobson BH, Garrett CG. Factors associated with voice therapy outcomes in the treatment of presbyphonia. Laryngoscope 2010;120(6):1181-7.
27. Meyer M, Zysset S, Cramon D Y, et al. Distinct fMRI responses to laughter, speech, and sounds along the human peri-sylvian cortex. Cogn Brain Res 2005;24: 291-306.

28. Pontes P, Brasolotto A, Behlau M. Glottic characteristics and voice complaint in the elderly. J Voice 2005;19(1):84-94.

29. Roy N, Stemple J, Merrill RM, et al. Epidemiology of voice disorders in the elderly: preliminary findings. Laryngoscope 2007;117:628-33.

30. Sataloff RT, Rosen DC, Hawkshaw M, Spiegel JR. The aging adult voice. J Voice 1997;11(2):156-60.

31. Sauder C, Roy N, Tanner K, et al. Vocal function exercises for presbylaryngis: A multidimensional assessment of treatment outcomes. The Ann Otol Rhinol Laryngol 2010;119(7):460-7.

32. Smith S, Thyme K. Accent methoden. Herning; Special Paedagogisk Forlag. 1978.

33. Stemple JC, Lee L, D'Amico B, et al. Efficacy of vocal function exercises as a method of improving voice production. J Voice 1994;8:271-8.

CHAPTER 19

신경학적 음성장애 음성치료

이연우

후두의 운동 및 감각 기능은 중추 및 말초 신경계에 의해 조절된다. 이러한 신경계에 문제를 초래하는 다양한 신경학적 질환들로 인해 음성장애가 발생하는 경우를 신경학적 음성장애라 한다. 그러나 음성장애만 발생하는 경우는 매우 드물며, 대부분 마비말장애*dysarthria*와 같은 신경학적 말장애*neurogenic speech disorders*와 동반되어 나타난다. 신경학적 말장애는 신경학적 손상으로 인해 발생하는 모든 종류의 말장애를 포함하며, 크게 말운동장애*motor speech disorders*와 기타 신경학적 말장애로 분류된다. 말운동장애는 다시 마비말장애와 말실행증*apraxia of speech*으로 나누어지며, 이는 신경학적 말장애 환자의 대부분을 차지하고 있다.[12] 신경학적 말장애로 인해 호흡, 발성, 공명, 조음, 말 속도 등 말산출 시스템에 문제가 발생하게 되는데, 뇌 손상 부위에 따라 말산출 문제의 특성은 달라질 수 있다. 따라서 신경학적 말장애 환자의 말 문제를 중재할 때는 뇌 손상 부위에 따른 말산출 문제의 특성을 고려하는 것이 중요하다.[6] 이 장에서는 신경학적 말장애 환자의 대부분을 차지하는 마비말장애와 말실행증의 음성장애 특징에 대해서 알아보고, 이러한 신경학적 음성장애의 치료접근법에 대해 살펴보고자 한다.

I 말운동장애 유형에 따른 음성장애

1. 마비말장애 유형에 따른 음성장애

1) 경직형 마비말장애

경직형 마비말장애*spastic dysarthria*는 양측 상부운동신경*bilateral upper motor neuron*의 손상으로 인해 발생한다. 경직형 마비말장애 환자가 보이는 일반적인 특성은 점진적으로 증가하는 근육 긴장(경직*spasticity*), 항진된 반사*hyper reflexia*, 마비, 삼킴장애*dysphagia*, 침흘림*drooling* 등이 있다.

경직형 마비말장애의 주요 음성 특징은 쥐어짜는 듯한 음성*strained-strangled voice*이다. 이로 인해 발화 시 과도한 힘이 들어가고 노력해서 말하는 듯한 인상을 줄 수 있으며, 과긴장으로 인한 성대근운동의 불협응*incoordination*으로 인해 음이탈*pitch breaks*이 나타날 수 있다.[12,29] 다른 말장애 특성으로는 거친 음성*harsh voice*, 낮은 음도*low pitch*, 단조로운 음도와 강도, 부정확한 조음, 모음 왜곡, 느린 말 속도, 과도한 동일 강세, 짧은 어구, 과다비성*hyper nasality* 등이 있으며, 교대운동*diadochokinesis* 평가에서는 느리지만 비교적 규칙적인 수행을 보인다.

경직형 마비말장애와 관련된 대표적인 신경학적 질환으로는 뇌졸중*stroke*을 들 수 있다. 또한, 근위축측삭경화증*amyotrophic lateral sclerosis, ALS*, 진행성핵상마비*progressive supranuclear palsy, PSP* 등과 같은 퇴행성 질환, 외상성뇌손상*traumatic brain injury, TBI* 등으로 인해 경직형 마비말장애가 나타날 수 있다.

2) 이완형 마비말장애

이완형 마비말장애*flaccid dysarthria*는 하부운동신경*lower motor neuron*의 손상으로 인해 발생한다. 이완형 마비말장애의 일반적인 특성은 신경근육 운동의 약화*weakness*이며, 근육 위축*muscle atrophy*, 반사 저하*hypoactive reflex*, 근섬유다발연축*fasciculation*, 근육세동*fibrillation* 등이 있다.

하부운동신경에 포함되는 뇌신경 중 말산출 과정과 관련된 뇌신경으로는 삼차신경*trigeminal*, 안면신경*facial*, 설인신경*glossopharyngeal*, 미주신경*vagus*, 부신경*accessory*, 설하신경*hypoglossal*이 있다. 이러한 뇌신경은 호흡, 발성, 공명, 조음, 운율 등을 조절하는 근육들을 중재하기 때문에 하부운동신경의 손상은 말산출 시스템에 영향을 미치게 된다.

이완형 마비말장애의 주요 음성 특징은 불완전한 성대폐쇄로 인한 기식성 음성*breathy voice*이다. 또한, 거친 음성이나 목쉰 음성*hoarse voice*, 이중음성*diplophonia*, 음성떨림*vocal flutter*이 나타나기도 하며 불완전한 성대개방으로 인한 가청흡기*audible inspiration*를 보일 수 있다. 또한 연인두폐쇄부전*velopharyngeal insufficiency, VPI*으로 인해 과다비성 및 비누출*nasal emission*이 빈번하게 나타날 수 있다. 경직형 마비말장애에서도 이완형과 마찬가지로 과다비성이 관찰될 수 있지만, 경직형 마비말장애의 경우 과다비성이 일시적으로 들리는 반면에 이완형에서는 연속적으로 들린다는 점에서 차이가 있다. 다른 말장애 특성으로는 부정확한 조음, 단조로운 음도와 강도, 소리 강도의 점차적 감소 등이 있으며, 불완전한 성대폐쇄로 인해 발성 시 호흡의 소모가 심하고, 이에 대한 보상작용으로 들숨 중에도 말을 하는 양상을 보이기도 한다. 교대운동 평가에서는 약하고 느린 수행을 보이며, 수행이 지속될수록 점차 더 느려지는 특성을 보이기도 한다.

이완형 마비말장애의 원인은 뇌신경 손상이 가장 많은 부분을 차지하며, 그 외에 편측 혹은 양측 성대마비를 가져오는 다양한 질환, 뇌졸중으로 인해 이완형 마비말장애가 나타날 수 있다. 또한 월렌버그*Wallenberg* 증후군, ALS, 진행연수마비*progressive bulbar palsy, PBP*, 길랑-바레*Guillain-Barre*증후군, 중증근무력증*myasthenia gravis, MG* 등의 질환들이 있는 경우, 이완형 마비말장애가 나타날 수 있다.

3) 실조형 마비말장애

실조형 마비말장애*ataxic dysarthria*는 소뇌 기능 손상으로 인한 조절회로*control circuit*의 문제로 인해 발생한다. 실조형 마비말장애 환자가 보이는 일반적인 특성은 전체적인 근운동의 협응장애*incoordination*와 불균형이며, 이로 인해 운동 시 부정확하고 멈칫거리거나 매끄럽지 못한 움직임을 보인다.

실조형 마비말장애의 음성 특징은 음성의 강도 및 음도 변동이 크고 불안정하며, 거친 음성을 주로 보이나 음질에 대한 변동이 나타나기도 한다. 또한 갑작스런 발성 일탈, 음성 끊김, 떨림(진전)*tremor* 등이 나타나기도 한다. 다른 말장애 특성으로는 부정확한 조음, 음소연장, 부적절한 쉼, 과도하게 동일한 강세, 운율 과다, 발성-운율 협응 부족, 술에 취한 듯한 말투*drunken speech* 등이 있다. 말속도는 일관적이지는 않으나 비교적 느리며, 교대운동평가에서도 심한 불규칙성이 나타난다.

실조형 마비말장애의 원인으로 가장 흔한 것은 소뇌기능의 퇴화를 가져오는 퇴행성 질환, 뇌졸중, 소뇌의 종양 등이 있다. 퇴행성 질환으로는 올리브뇌교소뇌위축*olivopontocerebellar atrophy, OPCA*, 다계통위축*multiple system atrophy, MSA*이나 프리드라이히 실조증*spinocerebellar ataxia, SCA*, 그리고 PSP 등을 들 수 있으며 다발성 경화증*multiple sclerosis, MS*으로 인해 소뇌손상이 오는 경우도 이에 해당된다.

4) 과소운동형 마비말장애

과소운동형 마비말장애*hypokinetic dysarthria*는 기저핵 조절회로의 이상으로 인해 발생한다. 기저핵은 대뇌, 시상, 중뇌의 흑질*substantia nigra*과 회로를 형성하며 근육의 긴장도 조절과 익숙한 활동이나 목표지향 행동을 조절하고 학습과 선택, 운동개시 등에 보조적 역할을 한다. 기저핵 기능과 관련된 대표적인 신경전달물질은 도파민이며, 도파민의 생성은 주로 중뇌의 흑질에서 관여한다. 과소운동형 마비말장애 환자가 일반적으로 보일 수 있는 특성으로는 안정 시 진전*resting tremor*과 강직성*rigidity*, 운동느림증*bradykinesia*, 자세반사*postural reflex*의 손실 등이 있다. 또한, 움직임을 시작하는 것이 어렵고 '동결*freezing*'되는 특성을 보이기도 하며 한번 시작된 반복적인 동작을 멈추는 것에서도 어려움을 보인다. 그리고 전체적인 움직임의 범위가 감소되고, 지속적인 움직임을 수행하는 경우에는 범위가 점차적으로 더 감소되면서 속도가 빨라지는 특성을 보이기도 한다. 또한, 얼굴 표정도 점점 사라져 가면얼굴*masked face*을 보이게 된다.

과소운동형 마비말장애는 말생성 기관의 전반적인 경직으로 인해 호흡, 발성, 조음 등의 여러 말 하위 체계가 영향을 받는다. 호흡의 경우, 주로 얕고 불규칙적인 호흡주기로 인해 발성을 하기 위한 호흡을 충분히 공급받지 못한다. 과소운동형 마비말장애의 주요 음성 특징은 과소발성*hypophonia*과 음성 진전*voice tremor*이다. 또한, 성대 휨*bowing*으로 인해 지속적으로 기식적 음성과 거친 음성이 동반된다. 과소운동형 마비말장애의 대표적인 증례는 파킨슨병*Parkinson's disease*이며, 파킨슨병 환자의 50% 이상에서 후두의 진전이 나타나는 것으로 보고되고 있다. 진전이나 음성 떨림은 과소운동형 및 이완형 이외의 다른 마비말장애 유형에서는 잘 관찰되지 않기 때문에 진단의 주요한 요소가 된다.[12,21] 다른 말장애 특성으로는 음도 범위 감소, 단조로운 음도와 강도, 부적절한 쉼, 강세 감소, 부정확한 조음, 동어반복증*palilalia*, 짧고 급한 발화 등이 있다. 짧고 급한 발화는 교대운동평가에서도 나타나며, 음성 크기는 감소하나 속도는 정상에 가깝고(혹은 더 증가되기도 함), 반복 속도가 점차 빨라지는 특성을 보이기도 한다.

과소운동형 마비말장애의 원인으로 가장 흔한 것은 파킨슨병이다. 중뇌의 흑질에서 도파민 생성에 문제가 생겨 위와 같은 증상들을 보이는 경우를 특발성 파킨슨병*Idiopathic Parkinson's Disease, IPD*이라고 한다. 그 외 원인으로 비슷한 증상을 보이는 경우가 있는데 이는 파킨슨증후군*Parkinsonism*이라고 하며 PSP, MSA

등이 이에 해당한다. 또한 기저핵 및 중뇌의 흑질에 발생한 뇌졸중, 뇌외상, 독성-대사이상 *toxic-metabolic condition*, 감염 등의 원인이 있다.[17]

5) 과다운동형 마비말장애

과다운동형 마비말장애 *hyperkinetic dysarthria* 는 기저핵이나 기저핵 제어회로의 이상으로 인해 발생하며, 아세틸콜린 및 도파민과 같은 신경전달물질의 불균형에 의해 발생하는 것으로 알려져 있다. 이로 인해 안면, 목, 구강 구조, 사지에 갑작스럽고 불수의적이며 목적 없는 움직임이 나타난다. 운동이상 *dyskinesia* 은 과다운동형 마비말장애로 인해 나타나는 불수의적인 움직임을 나타내는 일반적인 용어이다. 근긴장이상증 *dystonia* 은 길항근육의 과도한 수축으로 인해 몸의 뒤틀림과 비정상적 자세가 나타날 수 있고 움직임이 대체적으로 느리고 지속적이며, 이러한 특징이 신체의 한 부분에만 나타날 수도 있다. 무도증 *chorea* 은 몸의 불규칙적이고 빠른 불수의적 움직임을 보이는데, 마치 춤을 추는 것 같다고 하여 붙여진 이름이다. 간대성 근경련증 *myoclonus* 은 신체 한 영역에서 짧고 갑작스러운 경련을 보이는 것을 의미하며 반복적인 움직임이 규칙 혹은 불규칙적으로 나타나기도 한다. 연축 *spasm* 은 일반적으로 근육수축을 일컫는 말이며 지속적으로 나타나는 특징이 있다. 틱 *tic* 은 빠르고 전형적이며 패턴화된 움직임으로 일부 수의적인 조절이 가능하다고도 한다. 이러한 불수의적 운동증상으로 인한 말장애들이 과다운동형 마비말장애로 분류된다.[29]

과다운동형 마비말장애의 음성 특징으로는 거친 음성과 쥐어짜는 음성, 그리고 과도한 음도 및 강도 변화, 음성 끊김 *voice stoppage*, 음성의 진전 등이 있다. 국소적 근긴장이상증의 일종으로 알려진 연축성 발성장애는 갑작스럽 성대의 과도한 내전으로 인해 쥐어짜는 음성이 산출되거나(내전형), 갑작스런 외전으로 기식성 음성이나 무음 상태가 되거나(외전형), 내전형과 외전형 특성이 혼합되어 나타나는 경우도 있다(혼합형).[8,9,12,15] 이러한 증상들 중에서 쥐어짜는 음성과 불안정한 음도 및 강도 변화는 경직형 마비말장애에서도 나타난다(표 19-1). 연축성 발성장애는 본태성 진전 *essential tremor* 과 구분이 다소 어려운 점이 있는데, 실제로 진단에서 2가지를 연속성상에서 보기도 한다.[12] 본태성 진전은 규칙적인 떨림이 4~7 Hz 정도로 나타나며 다른 신체 부위의 진전을 동반하기도 한다.[14] 이외에 음성틱 *vocal tic* 은 반복적으로 특정 소리를 내거나 단어를 말하는 것으로 투렛 *Tourette* 증후군이 대표적이 예이다. 과다운동형 마비말장애의 다른 말장애 특성으로는 간헐적인 과다비성, 교대운동속도의 저하, 심한 불규칙성, 조음의 심한 왜곡, 불규칙적인 조음붕괴, 부적절한 쉼 및 강세 등이 있다.

과다운동형 마비말장애의 원인으로 퇴행성 질환인 헌팅톤병 *Huntington's disease*, 뇌혈관질환, 뇌종양, 뇌외상 등이 있으며, 약물에 의한 경우로는 지연성 운동이상증 *tardive dyskinesia* 이 있다.

6) 편측 상부운동신경형 마비말장애

편측 상부운동신경형 마비말장애 *unilateral upper motor neuron dysarthria* 는 편측 상부운동신경의 손상과 관련되어 있으며, 피질에서 말을 담당하는 운동영역이나 그로부터 뻗어 나온 피질뇌간로에 손상이 있을 때 발생한다. 또한, 편측 상부운동신경형 마비말장애는 추체로와 추체외로 모두 영향을 미친다. 피질연수로 *corticobulbar tract* 손상의 징후로는 뇌손상으로 인해 반대측 안면 아래쪽에 약화를 보이는 중추성 안면마비 *central facial palsy* 와 반대측 혀근육의 약화를 보이는 중추성 혀마비 *central lingual weakness* 등이 있다. 말초성 안면마비는 중추성 안면마비와는 달리 얼굴 위, 아래쪽이 모두 함께 마비를 보인다. 편측 상부운동신경형 마비말장애는 대체로 경미하고 일시적인 경우가 많은 것으로 알려져 있는데, 이는 대부분의 말산출 근육은 양쪽 뇌 반구에서 신경신호를 전달받기 때문에 한쪽 뇌반구의 손상만으로는 심하거나 지속적인 말장애를 유발하지 않기 때문이다. 편측 상부운동신경형 마비말장애는 실행증 및 실어증과 함께 동반되어 발생

표 19-1 경직형 마비말장애와 연축성 발성장애의 차이.

경직형 마비말장애	연축성 발성장애
• 꽉 쪼여지고 억압된 듯한 음성 • 말속도가 느림 • 과비성 • 삼킴 문제 • 침 흘리기 • 웃기나 울기 조절 어려움(가연수마비 영향 *pseudobulbar affect*) • 병리적 반사 *reflexes* 동반 • 근육 약화 *weakness*	• 음성 단절 • 내전형: 대부분의 경우에 해당, 음성이 쪼여지고 억압된 듯한 인상 • 외전형: 발생빈도 낮음, 기식화된 음성이 특징 • 발성노력으로 성대 피로 • 후두의 운동조절력 이상 • 간헐적인 음성 멈춤 • 말더듬 유사 음성 • 심한 정도에 따라 음성산출 다양함

'Aronson, 1990'과 'Duffy, 2012'의 자료 일부 내용 정리

하기도 한다.[5,11,12]

편측 상부운동신경형 마비말장애의 음성 특징은 거친 음성과 쥐어짜는 음성 특성을 보이기도 하며 일부 환자들은 음성의 크기가 감소되는 것으로 보고되고 있다. 다른 말장애 특성으로는 부정확한 조음, 불규칙한 조음붕괴, 과다비성, 빠르지만 불규칙한 교대운동 속도, 단조로운 음도 및 강도 등이 있지만, 말명료도는 전반적으로 좋은 편으로 보고되고 있다.[12]

편측 상부운동신경형 마비말장애의 원인은 대부분 편측 뇌에 발생한 뇌혈관질환(뇌졸중)이며 뇌종양이나 뇌수술에 의한 후유증으로 나타나는 경우도 있다.

7) 혼합형 마비말장애

혼합형 마비말장애*mixed dysarthria*는 앞서 언급된 마비말장애 유형들 중 2가지 이상의 유형 특성이 함께 나타나는 경우이다. 이러한 특성으로 인해 어떤 유형의 마비말장애가 혼합되어 나타나느냐에 따라 음성 특징이 달라질 수 있다.

혼합형 마비말장애의 원인은 다양할 수 있지만 그중 퇴행성 질환이 차지하는 비율이 가장 높은 것으로 보고되고 있다.[12] 퇴행성 질환으로는 ALS(경직-이완형 혹은 경직-이완-실조형의 특성이 주로 관찰), MS(실조형-경직형이 가장 흔한 형태), PSP(과소운동형-경직형이 가장 흔한 형태) 등이 있다. 또한, 뇌졸중이 여러 차례 다른 곳에 발생한 경우, 파킨슨병 환자에게 뇌졸중이 동반된 경우, 뇌외상, 감염, TBI, 윌슨*Wilson*병 등으로 인해 혼합형 마비말장애가 나타날 수 있다.

2. 말실행증의 음성장애

말실행증*apraxia of speech*은 말소리 생성을 위해 말산출과 관련된 근육의 움직임을 계획하고 프로그래밍하는 과정의 장애를 의미한다. 마비말장애와는 달리 말실행증은 말산출 근육의 약화나 마비의 영향으로 인한 것이 아니며, 실어증과 독립적으로 나타날 수 있다.[3,19]

말실행증의 경우 발화 시 탐색행동*groping*을 보일 수 있으며 비일관적인 오류를 보일 수 있다. 말실행증 환자는 본인의 발화 문제를 인식하고 수정을 하려 하나 매번 다른 오류를 보일 수 있다. 또한 발화 길이가 복잡하고 길어질수록, 의도성이 강할수록 말의 어려움이 더 심해지는데 자동발화*automatic speech*에서는 상대적으로 오류가 감소한다.[12,20]

발성실행증*apraxia of phonation*(후두실행증*laryngeal apraxia*)은 신경학적 질환으로 발생할 수 있는 음성장애의 한 형태로 다루어지며 말실행증의 심한 형태로 간주되기도 한다. 발성실행증 환자는 무의식적으로 기침을 하거나 웃을 때는 불수의적인 음성 산출이 가능하지만, 스스로 혹은 다른 사람의 요구에 따른 의도적 음성 산출은 불가능하다. 발성실행증은 일반적으로 실어증이나 말실행증과 함께 동반되어 나타나지만 단독으로도 나타날 수 있다.[1,18,26]

말실행증은 주로 뇌졸중으로 인해 발생하며, 그 외 전두측두엽 치매 등과 같은 퇴행성 신경학적 질환, TBI, 뇌종양 등이 말실행증의 원인이 될 수 있다.

II 말운동장애의 음성치료

동영상

1. 말운동장애 중재의 일반원리

말운동장애 중재의 주된 목적은 의사소통의 효과성, 효율성, 자연스러움을 극대화하는 것이며, 이를 위해 다양한 중재 요소들을 고려하여야 한다.[23,32] 경도의 말운동장애 환자에게는 치료의 효율성과 발화의 자연스러움을 증진시키는 것이 주된 치료 목표가 될 수 있다. 중등도 환자에게는 말 명료도와 효율성을 증진시키는 것이 주된 치료 목표가 될 수 있다. 심도의 환자에게는 효과적이고 효율적인 의사소통 보완책을 강조하는 것이 주된 치료 목표가 될 수 있다. 따라서 퇴행성 질환의 경우, 강도 높은 언어훈련보다는 구나 문장 사이에 쉼*pause*을 두거나 말속도를 조절하는 등의 말 명료도를 높이기 위한 전략이 이용되거나 보완대체의사소통*augmentative and alternative communication, AAC*이 사용되기도 한다.[12]

말운동장애 환자 중재 시 반복 훈련이 중요하며 환자의 수행에 대한 정보를 청각, 시각, 촉각 등의 다양한 감각 및 방법을 이용하여 피드백*feedback* 해주는 것이 도움이 될 수 있다.[12,30]

말운동장애 환자 중재는 환자의 음성장애 증상에 맞추어서 적용할 수 있지만, 어떤 환자에게 단 한 가지 접근법만이 절대적인 효과가 있다고 말할 수 없으며 환자에 따라 그 효과가 달리 나타나기도 한다. 또한 치료방법을 수정 및 보완하여 중재를 시행하는 경우도 있고 여러 방법을 병행해야 하는 경우도 있다.

2. 마비말장애 유형에 따른 음성치료(표 19-2)

1) 경직형 마비말장애의 음성치료

경직형 마비말장애 음성치료접근법의 핵심은 '부드러운 발성 및 발화'를 유도하는 것이다. 이러한 발성을 확립하기 위해서 먼저 머리와 몸통의 중립적 자세를 잘 유지하도록 지도해야 한다. 그리고 후두근의 긴장도를 완화시키기 위한 행동주의적 음성치료접근법(예: 하품-한숨)을 적용하여 부드럽게 발성시작을 유도하고 이후 음절, 단어, 구문, 문장으로 이어지는 훈련을 지도할 수 있다.[6] 또한, 과도한 성대 내전을 보이는 경우 기식 발성을 통해 성대 내전을 완화시킬 수 있으며, 부정확한 발음을 향상시키기 위해 과장된 조음 훈련을 활용하는 것이 효과적일 수 있다.

2) 이완형 마비말장애의 음성치료

이완형 마비말장애는 문제는 전반적인 약화가 주 원인이다. 이를 위한 음성치료접근법의 핵심은 '성내 내전 강화를 통해 힘 있는 발성 및 발화'를 유도하는 것이다. 호흡이 약한 환자의 경우, 발화 시 필요한 호흡을 제공해 줄 수 있는 생리학적 지지력을 향상시켜 주어야 한다. 이를 위해 밀고 당기기 연습을 통해 호흡 지지력과 추진력을 증가시키고 자세 교정, 호기 및 흡기 조절, 힘 증대, 최대모음연장 증대 훈련, 호흡군당 호흡량 및 단어 증가를 위한 훈련, 알아듣기 괜찮은 수준으로 어절 단위를 끊어서 발화하는 훈련, 점진적으로 구문 길이를 증가시켜 말하기 등이 유용할 수 있다. 또한, 후두근의 긴장도를 높이고 성대 내전력을 강화시키기 위한 행동주의적 음성치료접근법(예: 밀고 당기기 접근법)을 적용하고, 동시에 부드러운 발성을 산출할 수 있도록 해야 한다. 혀, 입술의 약화가 있는 경우에는 치료 동안 교합저지기를 활용할 수도 있다. 또한, 환자가 발성 강도에 대한 모니터링을 할 수 있는 시각적 피드백을 제공(예: Real-time pitch, CSL 4500)하는 것도 유용할 수 있다. Real-time pitch의 경우, 대상자가 발성을 하는 동안 발성의 음도 및 강도 수준에 대한 시각적 피드백을 실시간으로 제공할 수 있기 때문에 치료 시 유용하게 활용할 수 있다. Real-time pitch에서 발성의 음도는 파란색, 강도는 회색으로 표시된다(동영상 19-1).

이완형 마비말장애는 다른 유형보다도 공명 및 연인두 기능에 초점을 둔 치료를 병행해야 한다.[27] 과다비성과 같은 공명 문제를 감소시키기 위해 혀 위치 변경(일반적으로 혀를 낮추고 더 뒤로 위치시키려는 노력), 새로운 음도 확립(일반적으로 음도를 낮추는 방향으로), 구강을 개방한 상태에서 발성 강도를 증가하는 훈련, 호흡훈련 등을 시행할 수 있다. 또한, 자세 교정 및 콧구멍을 막음으로써 과도한 비강누출을 방지할 수 있다.[6] 부가적으로 연인두 강화 운동, 특히 지속적 양압 호흡*continuous positive airway pressure* 훈련이 유용할 수 있다.[16] 과다비성과 관련된 수술적 치료로는 구개봉합 및 인두피판술 등이 있으며, 보철기구적 치료로는 구개거상기가 있다.

3) 실조형 마비말장애의 음성치료

실조형 마비말장애는 근육의 강화나 근긴장을 완화시켜 주는 치료보단 운동 조절 및 협응과 관련된 문제를 완화하고 보완하기 위한 행동적 치료에 초점을 맞추어야 한다.[7,25] 이를 위해 초기 치료에서는 발화의 속도를 감소시켜 말 명료도를 개선시켜 나가는 것이 유용할 수 있다. 더 나아가 말속도 조절과 함께 적절한 강세와 운율패턴의 조절을 통해 '발화의 자연스러움'을 성취할 수 있다.[12] 말속도를 느리게 조절하는 방법을 통해 호흡, 발성, 공명, 조음 등의 산출 기관들이 상호 협응할 수 있는 시간을 제공하게 되며, 이로 인해 보다 자연스런 발화패턴 형성에 긍정적인 영향을 미치게 된다.[33] 또한, 강도와 음도의 불안정성을 줄이기 위해 강도 및 음도 조절 훈련이 필요하며, 이러한 훈련은 전체적인 말 명료도를 향상시키는 데 있어서 도움이 된다.

표 19-2 마비말장애 유형별 특성 및 치료 방법.

유형	음성 특성	말특성	치료 방법
경직형 마비말장애	쥐어짜는 음성, 거치 음성, 음이탈, 낮은 음도	느린 말속도, 과다비성, 과도 동일 강세, 짧은 어구, 단조로운 음도와 음성 크기	발화 시 안정된 자세 유지, 부드러운 발성 및 발화 유도, 어절 간 쉼 조절하기, 후두의 과도한 내전 감소시키기, 음도와 강도 조절하기
이완형 마비말장애	기식성 음성, 거친 음성, 가청흡기	과다비성, 비강누출, 짧은 어구, 느린 말속도, 단조로운 음도	발화 시 안정된 자세 유지, 호흡 능력 강화하기, 성대 내전 강화, 힘 있는 발성 및 발화 유도, 어절 단위를 끊어서 발화하기, 점진적으로 구문의 길이를 늘려 말하기
실조형 마비말장애	음성 크기 및 음도 변화, 거친 음성	과도 동일 강세, 불규칙적 조음붕괴, 음소 연장, 말간격 연장, 불규칙한 말속도	발화 시 안정된 자세 유지, 말 속도 조절 훈련, 안정된 음도와 강도 확립하기, 구어 호흡 조절, 다양한 음도패턴으로 발화하기, 호흡과 발성의 협응력 증가
과소운동형 마비말장애	거친 음성, 기식성 음성, 음성 크기 감소	단조로운 음도와 음성 크기, 강세 감소, 음소 반복, 짧고 급한 발화, 부분적 말속도 증가	발화 시 안정된 자세 유지, 성대 내전력 강화, 호흡 능력 강화, LSVT, 음도와 강도 조절하기, 말속도 조절하기, 과장된 조음동작으로 말하기
과다운동형 마비말장애	거친 음성, 부분적 기식화, 음성 끊김	과도한 음성 크기 변화, 음소 연장, 말간격 연장, 불규칙한 말속도, 부적절한 말 끊김	발화 시 안정된 자세 유지, 안정되고 부드러운 발성 패턴 형성하기, 복식호흡을 강화하여 천천히 발성하기
편측 상부운동신경형 마비말장애	거친 음성, 쥐어짜는 음성	느린 말속도, 과다비성, 불규칙적 조음붕괴, 강세 감소	발화 시 안정된 자세 유지, 말 속도 조절하기, 운율 및 조음 훈련

4) 과소운동형 마비말장애의 음성치료

과소운동형 마비말장애 음성치료접근법의 핵심은 첫째, 말속도 조절이며, 이는 속도가 느리면 조음 운동 범위가 증가할 수 있기 때문이다.[7] 말속도가 빠른 환자들에게는 메트로놈*metrononome*, 보조 맞춤판*pacing board* 등의 도구를 활용하여 말속도를 조절할 수 있다.[4] 이때 조절하는 속도가 중요할 수 있는데, 메트로놈 속도는 4 Hz를 넘기면 서둘러 말하게 되고, 파킨슨병 환자는 두드리는 속도가 2.5 Hz를 초과하면 오히려 말속도가 빨라질 수 있다.[28]

둘째, 성대 내전력을 강화하고 충분한 호흡 지지력을 통해 발성 크기를 증가시키는 것이며, 이를 통해 전반적인 말 명료도를 향상시킬 수 있다. 과소운동형 마비말장애 환자의 경우, 앞으로 구부려 앉는 경향이 있기 때문에 발성 크기를 증진시키는 훈련에 앞서 최적의 자세를 확보하는 것이 중요할 수 있다. 발성 크기를 증진시키고 불완전한 성대접촉을 개선시키기 위해 성대폐쇄 훈련*vocal cord adduction exercise*을 활용할 수 있다. 이 훈련은 짧고 강하게 /아/ 발성을 끊어서 여러 번 반복하게 하는데, 이때 발성의 시작부분에서 밀고 당기기 접근법*pushing and pulling method*을 병행하면 효과적일 수 있다. 또한 기침이나 숨 참기 등과 같은 비구어적 활동을 이용하여 성대폐쇄 강도를 증가시킨 이후 발성과 연계시키는 접근법이 활용될 수 있다. 또한, 발성 크기를 향상시키는 데 있어서 리실버만 음성치료*Lee Silverman voice treatment, LSVT*가 유용할 수 있다. LSVT의 특징은 (1) 강도 높은 연습, (2) 발성 크기 및 성대내전을 증가시키기 위한 높은 수준의 신체적 노력이 동반, (3) 호흡과 발성에 초점을 맞춘 훈련, (4) 소리 크기에 대한 지각과 노력을 증진시키는 것이다. LSVT는 말 명료도나 말속도, 음질, 그리고 삼킴 기능의 개선에도 효과가 있는 것으로 보고되고 있으며, 치료 종료 이후에도 그 효과가 유지되는 것으로 보고되고 있다.[13,24]

5) 과다운동형 마비말장애의 음성치료

과다운동형 마비말장애 음성치료접근법의 핵심은 '안정되고 부드러운 발성 패턴을 형성하는 것'이다. 과긴장을 완화시키기 위해 '하품-한숨 접근법'을 이용하여 발성 메커니즘의 긴장도를 완화시킬 수 있다. 그리고 후두 운동의 불협응으로 인한 불규칙적인 음도 및 강도 변화, 떨림을 치료하기 위해 '일정한 강도와 음도로 발성하기'에 초점을 둔 음성치료가 유용할 수 있다.[12] 하지만 과다운동형 마비말장애의 경우, 말산출과 관련된 움직임을 수의적으로 조절하는 것이 힘들기 때문에 약물이나 외과적 처치가 효과적일 수 있다. 보툴리눔 독소 주입은 후두의 과긴장을 보이는 과다운동형 마비말장애 환자, 특히 연축성 발성장애 환자에게 주로 사용된다. 보툴리눔 독소를 한쪽 혹은 양쪽 갑상피열근에 주입하는 경우가 보통인데, 주입 위치나 용량을 환자에 따라 달라진다. 주입 후 초기 몇 주간은 일시적으로 기식성 음성을 보일 수 있으며 흡인*aspiration*이 나타나기도 한다. 음성치료와 병행하기도 하며 효과는 3~6개월 지속된다.

6) 편측 상부운동신경형 마비말장애의 음성치료

편측 상부운동신경형 마비말장애는 편측 상부운동신경 손상으로 인한 약화, 경직, 또는 불형응을 지배적으로 보이는지 여부에 따라 말 특성이 달라질 수 있고, 이에 따라 시행해야 하는 치료 또한 달라질 수 있다. 일반적으로 편측 상부운동신경형 마비말장애의 경우, 말산출 장애의 정도가 경미한 것으로 보고되고 있지만 대부분의 편측 상부운동신경형 마비말장애 환자들에게는 말속도, 운율, 조음 등에 초점을 둔 행동적 치료가 유용할 수 있다.

7) 혼합형 마비말장애의 음성치료

혼합형 마비말장애의 음성치료접근법의 핵심은 '안정된 발성을 확립하는 것'이다. 경직형의 발성이 보다 많이 지각되는 경우에는 성대내전력과 근긴장을 감소시키고 부드럽게 발성할 수 있도록 유도한다. 반대로 이완형 발성양상이 보다 뚜렷하게 나타날 경우에는 성대내전력을 강화하고 동시에 안정된 발성을 유도해야 할 것이다.

혼합형 마비말장애의 치료는 어떤 유형이 함께 나타나는가에 따라 달라질 수 있다. 특정 유형에 도움이 되는 한 가지 치료기법이 다른 유형에는 금기시되는 치료법에 해당될 수 있기 때문에 이를 고려한 중재가 필요하다.[12]

또한, 퇴행성 질환으로 인한 혼합형 마비말장애를 보이는 환자들의 중재 시, 환자의 의사소통 기능을 고려해야 한다. 말 명료도가 매우 낮아 거의 알아듣기 힘든 수준인 경우에는 우선적으로 말 명료도를 유지하기 위한 보상전략을 사용하거나, AAC 활용에 초점을 맞춘다.[12]

3. 말실행증의 음성치료

말실행증 치료의 궁극적인 목적은 말실행증 환자가 말을 효율적, 기능적으로 최대한 자연스럽게 산출할 수 있도록 도와주는 것이다. 말실행증 환자의 경우 실어증 혹은 마비말장애를 동반하는 경우가 빈번한데, 실어증을 동반하는 경우 실어증에 대한 치료를 먼저 실시할 것을 권고하고 있다. 또한, 마비말장애를 동반하는 경우 조음기 근육 훈련을 먼저 실시할 것을 권고하고 있다.[1]

말실행증을 치료하기 위해 일반적으로 운동 학습*motor learning*의 원리가 적용되며 이때 훈련의 강도, 환자 말에 대한 피드백을 고려하여야 한다. 구체적인 치료 기법으로는 조음 지시법, 최소 대립자질 기법 등을 포함하는 조음-운동학적 접근*articulator-kinematic approach*, 운율 및 속도 등의 문제를 고려하는 속도-리듬 제어 접근*rate-rhythm control*, 조음 목표를 위한 구강근육 자극기법*prompts for restructuring oral muscular phonetic targets* 등이 있다.[10,12,22,31]

참고문헌

1. 권미선, 나덕렬, 김향희, 정진상. 발성실행증 사례연구. 음성과학. 2005;12(2):101-108.
2. 김향희. 신경언어장애. 서울: 시그마프레스. 2012.
3. 조경희, 이재홍, 권순억, 송하섭, 권미선. 뇌섬엽의 경색으로 발생한 순수 말실행증. J Korean Neurol Assoc. 2006;24(5):479-482.
4. Adams SG. Accelerating speech in a case of hypokinetic dysarthria: Descriptions and treatment. Motor speech disorders: Advances in assessment and treatment. 1994:213-228.
5. Aronson A, Bless DM. Clinical voice disorders. 4th ed. New York: Thieme, 2009.
6. Boone DR, McFarlane SC, Von Berg SL, Zraick RI. The voice and voice therapy, 10th ed. Hoboken: Pearson Education, Inc., 2020.
7. Caligiuri M. Short-term fluctuations in orofacial motor control in Parkinson's disease. Recent advances in clinical dysarthria. 1989:199-212.
8. Cannito MP, Johnson JP. Spastic dysphonia: a continuum disorder. J Commun Disord 1981;14(3):215-223.
9. Case JL. Clinical management of voice disorders. 4th ed. Austin, Tex: Pro-Ed, 2002.
10. Chumpelik, D. The PROMPT system of therapy: theoretical framework and applications for developmental apraxia of speech. Semin Speech Lang 1984;5:139 – 56.
11. Darley FL, Aronson AE, Brown JR. Motor speech disorders. Philadelphia: WB Saunders; 1975.
12. Duffy JR. Motor speech disorders: Substrates, differential diagnosis, and management: Elsevier Health Sciences; 2013.
13. El Sharkawi A, Ramig L, Logemann J, et al. Swallowing and voice effects of Lee Silverman Voice Treatment (LSVT®): a pilot study. J Neurol Neurosurg Psychiatry 2002;72(1):31-36.
14. Findley LJ, Koller WC. Essential tremor: a review. Neurology 1987;37(7):1194-1194.
15. Hirano M, Bless DM. Videostroboscopic examination of the larynx. San Diego, CA: Singular, 1993.
16. Kuehn DP. The development of a new technique for treating hypernasality: CPAP. Am J Speech Lang Pathol 1997;6(4):5-8.
17. Kwon M, Lee J, Kim J, Kim J. Hypokinetic dysarthria and palilalia in midbrain infarction. J Neurol Neurosurg Psychiatry 2008;79(12):1411-1412.
18. Marshall RC, Gandour J, Windsor J. Selective impairment of phonation: A case study. Brain Lang 1988;35(2):313-339.
19. Ogar J, Slama H, Dronkers N, Amici S, Luisa Gorno-Tempini M. Apraxia of speech: an overview. Neurocase 2005;11(6):427-432.
20. Peach RK. Acquired apraxia of speech: features, accounts, and treatment. Top Stroke Rehabil 2004;11(1):49-58.
21. Perez KS, Ramig LO, Smith ME, Dromey C. The Parkinson larynx: tremor and videostroboscopic findings. J Voice 1996;10(4):354-361.
22. Rosenbek JC, Lemme ML, Ahern MB, Harris EH, Wertz RT. A treatment for apraxia of speech in adults. J Speech Hear Disord 1973;38(4):462-472.
23. Rosenbek JC, LaPointe LL. The dysarthrias: description, diagnosis, and treatment. In: Johns D, ed. Clinical Management of Neuro genic Communicative Disorders. Boston: Little, Brown, and Co., 1985
24. Sapir S, Ramig LO, Hoyt P, Countryman S, O'Brien C, Hoehn M. Speech loudness and quality 12 months after intensive voice treatment (LSVT®) for Parkinson's disease: A comparison with an alternative speech treatment. Folia Phoniatr Logop 2002;54(6):296-303.
25. Schulz GM, Dingwall WO, Ludlow CL. Speech and oral motor learning in individuals with cerebellar atrophy. J Speech Lang Hear Res 1999;42(5):1157-1175.
26. Sieron J, Westphal KP, Johannsen HS. Apraxie des Kehlkopfes. Folia Phoniatr Logop 1995;47(1):33-38.
27. Spencer K, Beukelman D. Evidence-based practice guidelines for dysarthria: Management of velopharyngeal function. J Med Speech Lang Pathol 2001;9(4):257-274.

28. Spencer KA. Aberrant response preparation in Parkinson's disease. J Med Speech Lang Pathol 2007;15(1):83-97.

29. Swigert N. The source for dysarthria. East Moline, IL: LinguiSystems, Inc., 1997.

30. Till JA, Toye AR. Acoustic phonetic effects of two types of verbal feedback in dysarthric subjects. J Speech Hear Disord 1988;53(4):449-458.

31. Wambaugh JL, Doyle PJ, Kalinyak MM, West JE. A minimal contrast treatment for apraxia of speech. Clin Aphasiol 1996;24:97-108.

32. Wertz RT. Neuropathologies of speech and language: An introduction to patient management. Clinical management of neurogenic communicative disorders. 1985;2:1-96.

33. Yorkston KM, Beukelman DR, Minifie F, Sapir S. Assessment of stress patterning. The dysarthria: Physiology, acoustics, perception, management. Mahwah, NJ: Lawrence Erlbaum Associates., 1984.

CHAPTER 20

특수 문제를 가진 환자의 음성치료

최성희

I 성전환자의 음성치료

1. 정의

성전환증*transsexualism*은 생물학적인 성과 정신적인 성이 불일치하다고 생각하는 상태이다. 생물학적 성과 정신적인 성이 일치하지 않은 사람을 트랜스젠더*transgender*라고 한다. 트랜스젠더는 스스로 정체화하고 표현하는 성별정체성*gender identity*이 태어날 때 지정된 성별*assigned gender at birth*과 일치하지 않는 사람들을 지칭하는 포괄적 용어이다.[18] 대부분의 사람들은 성장과정에서 자신의 성이 남성 혹은 여성이라는 성정체성을 확립하게 된다. '성전환증'의 의학적 진단을 받는 경우는 선천적으로 타고난 자신의 해부학적 성에 대해 부적절하다고 생각하거나 거부감을 느끼거나 또는 불편함을 호소하면서 반대의 성이 되기를 갈망하거나 혹은 성정체성으로 인해 정신적 고통이나 장애를 겪을 때이다. 국제질병분류*International Classification of Diseases, ICD-10*에 따르면, 성정체성 장애의 하위 항목으로 성전환증이 있으며, 성전환증은 '정신적' 혹은 '행동적' 질병의 한 형태로 정의되어 있다.[81] 트랜스젠더가 모두 성전환 수술을 받는 것은 아니다. 성전환증을 가진 사람들 중에는 가능한 자신이 선호하는 성과 동일한 신체로 만들기 위해 의료적 수술이나 호르몬 치료와 같은 의료적 조치를 하는 사람이 있는데, 특히 수술이나 치료를 받아 자신의 타고난 생물학적 성을 버리고 정신적인 성으로 살기를 희망하거나 삶을 살아가는 사람들을 트랜스섹슈얼*transsexual* 혹은 성전환자라고 한다. 하지만, 성전환증을 가진 사람 중에는 영구적으로 하나의 성에 국한되어 있지 않고 성을 바꾸는 사람도 있다. 최근 들어 이러한 관점은 생물학적 결정론이나 이분법적 분류와 같은 의학적-과학적 관점이라기보다는 자신이 태어난 생물학적 성분류에 속해 있다고 인식하지 못하는 모든 사람들을 통틀어서 트랜스젠더라는 용어를 사용하기 시작하였다.[34] 따라서 트랜스젠더는 이전의 ICD-10에서 정의된 개념뿐 아니라 성을 초월하여 주관적으로 성의 위치를 결정하는 좀 더 폭넓은 개념으로 사용된다. 즉, 트랜스젠더는 생물학적으로 남성 혹은 여성의 몸으로 태어났으나 본인의 타고난 성에 분명한 경계를 가지지 않는 모든 사람을 통칭한다.

음성의학에서 성전환자는 크게 여성에서 남성으로의 성전환자*female-to-male transsexuals*인 음성남성화와, 남성에서 여성으로의 성전환자*male-to-female transsexuals*인 음성여성화 집단으로 나눌 수 있다. 특히, 남성에서 여성으로 성전환한 사람 중에는 신체적으로 외모가 아무리 여성스러울지라도 목소리가 남성적일 때 여성으로 인식하기 힘들다. 국내에서 성전환증자의 대부분은 여성으로의 성전환증자이지만 남성으로의 성전환증자도 있으며, 아직까지 한국 내 트랜스젠더를 포함한 성소수자 인구집단의 규모는 알려져 있지 않지만 자신의 성에 불만을 가지고 '반대의 성'으로 활동하는 성전환증을 가진 사람은 적게는 5만 명에서 최대 25만 명으로 추산되고 있으며 앞으로 더 증가할 것으로 보인다.[5]

성전환증자를 위하여 음성여성화나 음성남성화를 위한 수술적 기법들이나 호르몬 치료 요법들이 많이 사용되어 왔다.

후두는 성호르몬*sex hormone*에 지배를 받는 기관으로서 목소리는 남성과 여성을 인식하고 구별하는 데 중요한 생체 정보이다. 남성호르몬인 테스토스테론은 후두를 자극하여 후두가 두꺼워지고 길어져 낮고 굵은 목소리를 내게 하며, 여성호르몬인 에스토로겐*estrogen*이나 프로게스테론*progesterone* 중 특히 에스트로겐은 고음을 내게 하고 더욱 여성스러운 음색을 낼 수 있도록 여성의 음성에 영향을 준다.[14] 하지만 일반적으로 음성남성화를 위한 테스토스테론 호르몬 치료법은 성대의 두께를 두껍게 하고 음도를 낮추어 호르몬 요법만으로도 남성 음성으로 인식하기에 충분한 낮은 음도 산출이 가능하였으며[27] 음성치료가 필요하지 않다고 보고되고 있다.[55,68] 그러나 테스토스테론의 호르몬주입이 불충분한 음도 저하, 주파수 음역의 제한, 거친 음질, 목소리 크기 등 음성기능에 대한 부정적인 결과를 초래하기도 한다.[20,21] 음성남성화 수술로서 사용되고 있는 수술방법으로는 제3형 갑상성형술*thyroplasty type III*이 가장 효과적으로 사용되고 있다.[52,53] 음성치료는 수술적 치료나 호르몬 요법 외에 혹은 병행하여 사용할 수 있다.[53,68]

한편, 남성에서 여성으로 성전환자의 음성여성화를 위한 방법으로는 에스트로겐 등 호르몬 치료가 사용되고 있으나 큰 효과를 보이지 않았으며,[32] 수술적 치료와 음성치료가 고려될 수 있다. 음성여성화 수술은 성대길이단축이나 성대질량감소를 목표로 하며, 가장 많이 사용되는 수술적 방법으로는 제4형 갑상성형술*thyroplasty type IV*이다. 음성치료는 호르몬 요법이나 수술요법과 병행하여 사용할 수 있다.[43,52]

2. 음성남성화 혹은 음성여성화에 대한 음성평가

1) 다차원적 음성평가

성전환자의 음성평가는 일반적으로 다른 음성장애와 마찬가지로 음향학적,[39,44] 청지각적,[44,45] 공기역학적,[40] 생리학적 평가를 포함하는 다차원적 음성평가 프로토콜을 따른다.[51] 음향학적 검사로는 기본주파수*fundamental frequency, fo*, 평균 발화 기본주파수*speaking fundamental frequency, SFF*, 음역*voice range profile*이나 최대-최소 주파수 범위 등을 측정한다. 특히, 기본주파수는 모음뿐 아니라 문장 읽기, 자발화까지 다양한 말 문맥에서 검사를 실시하며, 검사실뿐 아니라 매일의 일상생활 속에서 사용되는 음도를 평가하는 것이 바람직하다.[67] 주파수 범위는 편안한 음도에서 가능한 최대한 높은 음도까지 소리를 내도록 하며, 이와 반대로 편안한 음도에서 시작하여 성대 프라이*vocal fry*는 제외한 가능한 최대한 낮은 음도까지 소리를 내어 측정한다. 문장읽기, 그림 서술하기, 이야기하기 등에서 소리의 크기와 말속도를 측정한다.

청지각적 평가는 성전환자의 음성을 평가하는 데 매우 중요하며,[32,51] 임상가나 본인 외에도 타인에게 성전환자 음성이 어떻게 지각*perception*되는지도 매우 중요하다.[32,39,45] 성전환자의 청지각적 평정은 음도, 강도, 음질을 모두 평가하는 것이 중요하므로 음질 위주의 평가인 GRBAS척도보다는 음도, 강도, 음질 및 공명을 포함한 기타 음성의 특징을 모두 평가할 수 있는 CAPE-V로 하는 것이 더 바람직하다.

2) 자가음성장애 설문지

성전환증을 가진 사람들은 음성장애를 가질 수 있거나 혹은 없을 수 있으므로 음성장애지수*voice handicap index, VHI*나 음성장애 관련 삶의 질*voice-related quality of life, V-RQOL*로 성전환증자의 음성을 평가하기 어렵다. 성전환자 자가설문지*transgender voice questionnaire, TVQ*는 특히 남성에서 여성으로의 성전환자*male-to-female transgender*를 위한 음성문제를 측정하기 위해 개발된 설문지로서[31] 한국어 번안본은 다음과 같다(표 20-1).

3) 성전환자 의사소통양식 평정척도

성전환자의 말과 음성을 포함한 구어적 및 비구어적 의사소통양식을 평정하기 위한 척도는 다음과 같다(표 20-2).[31]

음성 측면에서는 음도, 강도, 음질(특히, 기식성)을 측정하며, 말에서는 어휘변형, 구어속도, 모음 연장, 억양 등을 측정한다. 아울러 얼굴표정, 제스쳐와 같은 비구어적 측면을 각각 평가한다. 음성치료 전후 새로운 성별에 대한 의사소통패턴을 평가하여 치료효과를 측정하는 데 사용할 수 있다.

3. 음성남성화 혹은 음성여성화 음성치료

남성과 여성의 성별 간 차이를 나타내는 의사소통 행동은 음도, 기식성, 음도의 유동성, 얼굴표정, 제스쳐, 말속도, 음량 및 강도, 억양, 모음 연장, 언어/어휘 등이 있다. 성전환자를 위한 음성치료는 이러한 요소를 고려하여 새로운 성에 맞는 의사소통양식을 습득하고 일반화하여 자신이 속한 지역사회 활동에 제한받지 않고 참여할 수 있도록 하는 것을 목표로 한다.[43,44,45,46]

1) 음도

음도*pitch*는 자신의 새로운 성별을 대표하는 가장 중요한 변인으로 성전환자 음성치료의 가장 중요한 목표이다.[42,47] 성인 남성의 평균 발화 기본주파수는 약 107~120 Hz인 반면, 성인 여성은 189~224 Hz로 거의 한 옥타브 차이로 보고되었다.[30] 생물학적인 남성이 여성으로 인식되기 위해서는 연구자마다 차이가 있는데, 기본주파수가 적어도 155~165 Hz 이상,[39,78] 혹은 최소한 180 Hz가 되어야 한다고 보고되고 있다.[40] 이러한 차이는 전자는 문장읽기, 후자는 모음 연장 발성과제 같이 평가된 말과제에 따라 다른 결과를 보였다. 따라서, 음성여성화나 음성남성화를 위해서는 Visi-pitch와 같은 시각적 피드백 장치를 이용하여 모음 수준뿐 아니라 문장, 문단, 독백, 자발화 수준까지 음도를 높이거나 낮추는 훈련을 하도록 한다. 음도의 일반화를 위해 면대면 상황뿐 아니라 전화 걸기 등 일상생활에서 의사소통하기 상황에서도 새로운 음도가 유지되어야 한다.

표 20-1 한국판 성전환자 음성 설문지 *Korean-Transgender Voice Questionnaire, K-TVQ*.

여성으로서 살아가는 데 실제적인 경험을 기초로 하여 가장 적합한 것에 표시해 주십시오.				
1 – 결코 혹은 거의 그렇지 않다 2 – 때때로 그렇다 3 – 자주 그렇다 4 – 항상 그렇다				
1. 시끄러운 곳에서 사람들이 내 말을 이해하기 어려워한다.	1	2	3	4
2. 내 목소리를 사용해야만 할 때 불안감을 느낀다.	1	2	3	4
3. 내 목소리 때문에 내가 원하는 것보다 덜 여성스럽게 느껴진다.	1	2	3	4
4. 말할 때 내 목소리는 너무 낮다.	1	2	3	4
5. 내 목소리의 음높이는 어정쩡하다.	1	2	3	4
6. 내 목소리 때문에 여성으로서 살아가는 데 방해를 받는다.	1	2	3	4
7. 내 목소리 때문에 전화통화를 피하게 된다.	1	2	3	4
8. 내 목소리 때문에 다른 사람들에게 말할 때 긴장하게 된다.	1	2	3	4
9. 여성스러운 목소리를 내려고 할 때 내 목소리는 거칠고 탁하게 들린다.	1	2	3	4
10. 내 목소리 때문에 여성으로 인식되기 어렵다.	1	2	3	4
11. 말할 때 내 목소리는 음높이 변동이 충분하게 다양하지 않다.	1	2	3	4
12. 내 목소리 때문에 친구, 이웃, 친척들과 말할 때 편안하지 않다.	1	2	3	4
13. 내 목소리 때문에 공공 장소에서 말하는 것을 피하게 된다.	1	2	3	4
14. 내 목소리는 부자연스럽다.	1	2	3	4
15. 내가 원하는 대로 목소리를 내기 위해서는 신경 써서 말해야 한다.	1	2	3	4
16. 내 목소리를 변화시키려고 노력할 때 좌절감을 느낀다.	1	2	3	4
17. 내 목소리 때문에 사회 생활에 제한을 받는다.	1	2	3	4
18. 신경 써서 말하지 않으면 내 목소리는 낮아진다.	1	2	3	4
19. 웃을 때 내 목소리는 남자 같다.	1	2	3	4
20. 내 목소리는 내 외모와 맞지 않다.	1	2	3	4
21. 나는 말할 때 많은 노력이 필요하다.	1	2	3	4
22. 나는 말하면 쉽게 피로해진다.	1	2	3	4
23. 목소리 때문에 내가 하는 일의 종류에 제한을 받는다.	1	2	3	4
24. 내 목소리는 진정한 나의 모습을 나타내지 못한다.	1	2	3	4
25. 내 목소리 때문에 덜 외향적이다.	1	2	3	4
26. 다른 사람이 내 목소리를 어떻게 인식할지에 대해 의식한다.	1	2	3	4
27. 말하는 도중에 내 목소리가 '지쳐서' 나오지 않을 때가 있다.	1	2	3	4
28. 내 목소리 때문에 내가 남자로 느껴질 때 괴롭다.	1	2	3	4
29. 말할 때 음역이 제한적이다.	1	2	3	4
30. 내 목소리 때문에 차별을 당했다고 느낀다.	1	2	3	4

전반적 음성에 대한 평정:

현재의 나의 목소리:	매우 여성적	다소 여성적	중성적	다소 남성적
원하는 나의 목소리:	매우 여성적	다소 여성적	중성적	다소 남성적

표 20-2 성전환자의 의사소통양식 평정척도.

항목	남성								여성
어휘 변형	1	2	3	4	5	6	7	8	9
기식성	1	2	3	4	5	6	7	8	9
얼굴표정	1	2	3	4	5	6	7	8	9
제스처	1	2	3	4	5	6	7	8	9
억양	1	2	3	4	5	6	7	8	9
음도	1	2	3	4	5	6	7	8	9
음도 유용성	1	2	3	4	5	6	7	8	9
구어속도	1	2	3	4	5	6	7	8	9
음량 및 강도	1	2	3	4	5	6	7	8	9
모음 연장	1	2	3	4	5	6	7	8	9

기본주파수는 다양한 의사소통문맥에서 5 Hz씩 증가하거나 감소하도록 연습하며 목표 음도까지 도달하도록 훈련한다. 음성여성화의 음성치료에서 모음은 평균기본주파수가 적어도 최소한 180 Hz이 되도록 하며, 자발화는 155 Hz에 도달할 수 있도록 한다. 하지만 음도가 성을 구별해 주는 유일한 요소는 아니므로 음도 변화에 외에 다양한 성별을 구분해 주는 기능을 가지는 요소들을 병행하여 훈련하도록 한다. 또한, 발성 훈련에 따른 단순한 음도 높이기 훈련이나 음도 낮추기 훈련은 후두의 과도한 긴장이나 음성 피로를 유발할 수 있으므로 이완 기법*relaxation technique*, 후두마사지를 실시하여 머리나 목, 어깨의 과도한 근육의 긴장을 감소시키고 적절한 자세를 유지하도록 한다.

2) 공명

음도를 증가시키는 것은 음성여성화를 위한 음성치료의 가장 중요한 치료 목표이지만, 음도 증가만으로는 여성스러운 목소리로 지각되게 하는 데 불충분하다. 공명*resonance*은 성을 구별 짓는 또 다른 음성 특징 중 하나로서[44] 성전환자 음성치료의 중요한 두 번째 목표가 된다.[42,43,47] 남성의 공명은 흉성 공명*chest resonance*으로 가슴에서 울리는 느낌의 소리인 반면, 여성의 공명은 두성 공명*head resonance*으로 주관적으로는 '머리 위쪽에서 공명되는 느낌을 주는 음성(두성)'으로 안면 부위에 초점을 두어 구강 안에서 공명되는 밝은 음성이다.[35]

공명은 객관적으로 제1포만트와 제2포만트를 통해 객관적으로 측정할 수 있다. 성도*vocal tract*의 길이는 여성이 남성에 비해 더 짧으며 결과적으로 높은 공명주파수*formant frequency*를 가진다. 남성의 평균 모음 formant 주파수 값이 여성보다 약 20% 낮은데 이러한 차이는 해부학적 차이만으로는 설명할 수 없으며, 말하는 동안 여성이 남성에 비해 입을 더 많이 벌리며, 혀를 더 앞쪽으로 이동하는 특징을 보인다. 성도의 모양이나 길이는 입술 오므리기나 펴기에 따라 달라지고 성도가 수축하는 위치나 범위에 따라 달라지므로 이러한 입술이나 혀의 움직임이 공명주파수에 영향을 주며, 공명주파수의 차이 또한 남자와 여자의 목소리의 음성의 차이에 영향을 미친다. 음성여성화를 위해서는 구강 내에서 혀의 위치를 비교적 앞쪽으로 전방화함으로써 공명주파수를 높일 수 있다. 선행 연구에 따르면, 기본주파수만 변화했을 때보다 기본주파수와 혀 위치 변경에 따른 공명이 모두 변화되었을 때 청자들은 화자의 성이 변하였다고 가장 잘 인식하였다.[41] 따라서, formant 주파수 특성은 성별 식별에 중요한 음향 신호이며, 성전환자의 formant 주파수 값이 혀의 전방화와 입술 벌림을 통해 구강 공명을 변화시킴으로써 여성 음성에 근접하도록 변경할 수 있다.[26] 그러므로, 음성여성화 음성치료에서는 평균 기본주파수의 변화뿐 아니라 공명주파수의 변화를 동시에 주도록 훈련하는 것이 더 효과적이다(표 20-3).

표 20-3 음성여성화 음성치료를 위한 구강 공명치료.

구강 공명치료 *Oral Resonance Therapy*	
목표: Vowel formant frequencies 조정	
F2의 증가	혀의 전방화 치료 목표 달성
F3의 증가	입술 벌림 치료 목표 달성

3) 음질

남성과 여성을 구분하는 또 하나의 특징은 음질이다. 일반적으로 여성이 남성에 비해 기식적인 음질*breathiness*을 보이는 것으로 보고되고 있는데,[74] 이는 여성이 남성에 비해 후성문틈*posterior glottal chink*과 같은 성문폐쇄 형태를 보이기 때문이다.[9] 강한 성문 접촉*hard glottal attack*과 같은 강한 발성 패턴을 감소시키고 기식적 음성으로 부드러운 발성개시를 유도하도록 한다.

4) 강도

일반적으로 목소리 크기는 남성이 여성보다 평균 3 dB 큰 것으로 보고되었다.[42] 따라서 음량 및 강도 감소는 더욱 여성스러운 의사소통 양식을 확립하는 데 도움을 준다.[60] 성전환자의 성별에 부합하는 음성 강도를 산출하도록 지도한다.

5) 말속도

말속도는 음도와 강도와 함께 초기 성전환자의 음성치료 목표 중 하나이다. 성인 여성 화자는 성인 남성 화자에 비해 더 느린 속도로 말한다.[38] 여성스러운 발화를 위해서는 발화 중 모음을 연장하면서 말하거나 전체적인 구어 속도를 약간 느리게 하여 구와 구 사이에 쉼*pause*을 두도록 하며, 남성스러운 발화를 하기 위해서는 좀 더 빠른 속도로 말하도록 지도한다.[75]

6) 억양

여성스러운 발화는 문장 말미에서 음도를 올리는 양상을 보이며 남성은 여성에 비해 음도 변동이 작다. 따라서 남성에서 여성으로의 성전환자의 음성치료에서는 적절한 음도의 변이와 억양 증가에 초점을 둔다.[39] 구나 문장의 끝부분에서 음도 올리기를 하는 억양 패턴을 더 많이 사용하도록 한다.[78]

7) 조음

일반적으로 여성 화자는 남성 화자에 비해 더 정확하게 발음하는 경향이 있다.[60] 따라서 여성스러운 발화를 하기 위해서는 생략이나 대치, 왜곡과 같은 부정확한 발음을 줄이고 정확하게 조음하도록 하는 것이 필요하다.

8) 비구어적 의사소통 패턴

성전환자의 음성 특징 이외에 눈 마주침, 손짓이나 얼굴표정, 자세, 고개 끄덕임과 같은 비구어적 의사소통패턴과 같은 측면은 남성과 여성을 구별하는 데 중요한 영향을 미친다.[50] 여성 화자는 손짓으로 더 많이 표현하며 대화 시에 상대방과 더 근접한 곳의 팔을 더 많이 움직인다. 또한 대화 시에 상대방에게 비구어적 의사소통 패턴을 더 자연스럽게 많이 사용하는 경향이 있다. 따라서 성전환자의 음성치료 시에는 음성 패턴 이외에 이러한 몸짓 언어와 같은 비구어적 의사소통 패턴을 인식시키고 가르치는 것도 매우 중요하다.

9) 어휘 선택 및 화용적 측면

성전환자가 사용하는 언어는 성 표상에 영향을 준다. 적절한 말차례 지키기, 되묻기(예: ~해. 그렇지?)와 같은 화용적 측면은 여성스러운 말의 패턴에 속한다. 또한, 여성과 남성은 대화 시 사용하는 어휘에 차이가 있는 것으로 보고되었다. 여성은 남성에 비해 '너무'나 '매우'와 같이 다른 말의 뜻을 강조하는 부사나 형용사를 사용하거나, '아마도'와 같이 덜 조건적 단어를 사용한다. 좀 더 묘사적이고 서술적인 어휘 선택은 좀 더 여성스러운 의사소통 양식을 나타낸다. 남성은 여성에 비해 더 간단히 짧게 말하는 경향이 있으며 여성은 부사나 형용사와 같은 수식어를 많이 사용한다. 따라서, 남성과 여성의 대화나 말의 패턴을 관찰하게 하여 구어적 의사소통뿐 아니라 비구어적 의사소통 양식을 발달시키도록 하는 것이 음성치료에서 중요하다.[43,45]

하지만 최근 성전환자의 목소리에 대한 문헌 고찰에 의하면 음도와 공명, 조음은 음성여성화 치료에 있어서 충분한 증거가 있는 반면, 말속도나 음질, 강도 수정은 음성치료에 고려할 요소이지만 여성 음성으로 지각되는 데 증거가 불충분한 것으로 나타났으며, 억양의 특성도 성 차이를 인식하는 데 어느 정도 도움을 주는 것으로 보았다.[32] 따라서, 이러한 요소들을 음성치료에 적용할 때 한국형 성별 음성 특성에 대한 국내 자료가 선행되어야 할 것으로 보인다.

II 연축성 발성장애

동영상 ▶

1. 정의

연축성 발성장애*spasmodic dysphonia, SD*는 후두의 국소적 근긴장증*focal dystonia*으로 중추 신경계의 기능이상으로부터 초래되는 신경학적 후두 병리의 하나로 간주되고 있다.[24,63] 연축성 발성장애는 내전형*adductor spasmodic dysphonia, ADSD*, 외전형 연축성 발성장애*abductor spasmodic dysphonia, ABSD*가 있으며, 내전형 연축성 발성장애가 더 일반적인 형태이다. 내전형 연축성 발성장애는 성대의 과도한 내전으로 성대를 지나가는 기류가 방해를 받아 발성일탈*phonation break*, 소리의 부적절한 멈춤*voice arrest*, 쥐어짜는 듯한 목소리*strained-strangled voice*와 같은 음성 특징을 나타낸다. 환자들은 후두 경련과 더불어 목의 조임, 발성적 노력과 같은 증상을 종종 호소한다.[33,56] 또 다른 형태의 연축성 발성장애의 형태인 외전형 연축성 발성장애는 기식화된 음성*breathy voice*, 발성

일탈*phonation break*, 발성 도중 갑자기 순간적으로 성대가 외전되면서 일시적인 실성증*aphonia*을 나타낸다.[80]

내전형 연축성 발성장애는 파킨슨증*Parkinsonism*, 소뇌성 질환*cerebellar disease*, 초기 근위축성측삭경화증*amyotrophic lateral sclerosis, ALS*, 근긴장성 발성장애*muscle tension dysphonia, MTD*, 후두말더듬*laryngeal stuttering*과 혼돈되어 오진되기도 한다.[25,66]

2. 음성언어평가 시 내전형 연축성 발성장애와 근긴장성 발성장애, 음성진전과의 감별진단

임상에서 음성평가 시 이비인후과의사나 음성언어재활사가 내전형 연축성 발성장애와 근긴장성 발성장애, 음성진전*vocal tremor*을 구별하는 일은 쉽지 않다. Barkmeier 등(2001)은 내전형 연축성 발성장애가 음성진전이나 근긴장성 발성장애 등으로 오진될 수 있다고 하였으며, 감별 진단을 위해 이러한 질병을 구별하는 특성과 병인에 대해 보고하였다.[22] 음성진전이나 내전형 연축성 발성장애는 주로 여성에게 유병률이 높은 것으로 알려져 있으며,[16] 주로 중추신경계의 손상으로 인한 신경학적 음성장애로 알려져 있다. 반면에 근긴장성 발성장애는 심인성 원인 및 후두에 뚜렷한 구조적 혹은 신경학적 이상이 없이 후두의 과도한 긴장과 같은 부적절한 발성 패턴 및 기질적 원인에 대한 보상작용으로 인한 기능적 음성장애로, 남자 아동 및 청소년과 성인 여성에서 유병률이 높은 것으로 보고되고 있다. 감별진단이 중요한 이유는, 두 질환은 증상이 유사하나 치료 방법이 서로 상이하기 때문에 정확한 감별 진단은 차후 치료적 접근 방법을 선택하기 위해 매우 중요하며, 현재까지 여러 가지 방법이 사용되고 있다.

본태성 진전*essential tremor*은 규칙적이고 리드믹한 성대진동의 형태를 보이는 반면에 내전형 연축성 발성장애는 갑상피열근, 윤상갑상근 및 측윤상피열근의 불규칙적인 성대진동의 특징이 관찰된다.

1) 청지각적 음성평가

청지각적 음성평가는 공기역학적, 음향학적, 후두이미지 평가와 같은 객관적인 기기 평가보다 먼저 실시하며, 현재까지 감별진단을 위한 객관적인 진단 방법이 제시되지 않아 음성평가 시 자세한 문진과 함께 숙련된 평가자의 청지각적 소견이 진단에 가장 중요하게 작용한다. 내전형 연축성 발성장애는 다양한 발화과제에 따라 증상이 다르게 나타나는데 특징적으로 일상 대화나 전화 통화, 글 읽기 시에는 증상이 악화되나 울기, 웃기, 속삭이기, 가성으로 노래 부르기, 하품 등의 비언어적인 발성 시에는 증상이 소실되는 특징이 있다. 내전형 연축성 발성장애의 경우에는 특징적으로 쥐어짜는 듯한 긴장성 발성*strained-strangled voice*을 보이고, 발화 중 성대가 내전하여 진동하는 유성음에서 발성의 일탈*voice break*이 나타나며 정도가 심한 경우에는 모음 지속 발성에서도 나타난다. 반면에, MTD는 과제에 따른 특성 차이가 거의 없다고 하였다.[61] 이와는 달리 외전형 경련성 발성장애의 경우 말하는 도중 갑자기 바람이 새는 듯한 쉰 목소리와 기식적인 일탈*breathy break*이 나타나며, 발화 중 성대가 외전하여 열리게 되는 무성음에서 증상이 더 저명하게 나타난다.

최근 우리나라 발성 유형에 맞는 발화 문구가 개발되어 특징을 분석한 결과, '여보세요.', '안녕하세요.', '아니요.'와 같이 모음으로 시작하거나 '5월 5일은 어린이날이에요.'와 같이 문장 전체가 유성음으로 된 문장에서 내전형 연축성 발성장애군이 근긴장성 발성장애군에 비해 유의하게 높은 점수를 보였다. 또한, 우리말에서 보이는 고유한 발성 유형에 따른 경음과 격음이 포함된 문장에서 '택시', '따뜻한 아메리카노', '셋째 날 학교에서 소풍을 갔다' 문장은 내전형 연축성 발성장애군이 근긴장성 발성장애군에 비해 유의하게 높은 점수를 보였다. 특히 우리말의 경우, 영어권에서 사용되는 유무성 구분과 달리 격음과 경음은 무성음이지만 [−긴장성]을 보이는 평음과 대조적으로 경음과 격음은 [+긴장성]을 보이며 경음은 [−기식성], 격음은 [+기식성]을 보이는데, 경음과 격음 문맥이 모두 긴장성을 보이므로 내전형 연축성 발성장애 환자나 근긴장성 발성장애 환자의 발성 특징인 긴장성 발성의 특성을 잘 반영하였으며, 특히, 내전형 연축성 발성장애 환자는 경음에서 더 많은 음성진전이나 음성일탈을 보였다.[7]

또한, 연축성 발성장애 환자의 음성을 평가하기 위해 개발된 표준화된 척도로는 USDRS (unified spasmodic dysphonia rating scale)가 사용되고 있다.[71] 7점 등간격 척도로 증상의 심각도를 평가하는데, 모음 연장 과제와 자발 화에서 전반적인 중증도, 음질, 갑작스러운 발성 시작, 말속도, 말 명료도, 수반된 운동, 얼굴 찡그림 등과 같은 변인들을 측정할 수 있으며[66] 감별 진단을 위해 다양한 말 과제가 사용될 수 있다.[63,64,65,66]

2) 음향학적 평가

노승호 등(2017)[3]은 스펙트로그램 분석에서 내전형 연축성 발성장애와 근긴장성 발성장애의 음성의 특징을 분석한 결과, 두 집단 모두 '갑작스런 음성 끊김'을 관찰할 수 있었고 ADSD군이 MTD군에 비해 높은 결과를 보였으며 통계적으로도 유의한 차이가 있었다. 따라서 두 질환을 구분할 때 음성 끊김*phonatory breaks*이 두 질환을 감별할 때 주요한 음향지표가 될 수 있다.

'불규칙하고 넓은 수직적 간격'은 ADSD군이 MTD군에 비해 더 높은 결과를 보였고, 통계적으로도 유의한 차이를 보였다. 스펙트로그램에서 규칙적인 수직적 간격은 음성신호의 주기적인 파형유형*quasi-periodic wave type*을 의미하는 반면, '불규칙하고 넓은 수직적 간격'은 glottal pulsing으로 인한 수직적 간격과 쥐어짜는 음성으로 인한 불규칙한 간격을 의미하며, 이는 음성 신호의 비주기적인 형태로 나타난다.

이외에 '고주파수 대역에서의 잡음'이 ADSD군에 비해 MTD군에서 통계적으로 유의하게 높게 나타났다. 고주파수 대역에서의 잡음은 과도한 후두 내외근육의 긴장으로 인한 성대진동과 공명의 감소 및 불완전한 성대내전으로 인한 쉰 목소리에 의해 발생할 수 있다.

3) 후두내시경

Rita 등(2011)은 내전형 연축성 발성장애와 근긴장성 발성장애의 감별 진단을 위해 초고속디지털후두내시경검사*high speed digital imaging, HSDI*를 이용하여 성대진동 패턴을 분석하여 그 차이점을 보고하였다(표 20-4).[62]

4) 공기역학적 평가

공기역학적검사에서 내전형 연축성 발성장애 환자들은 정상인에 비해 일반적으로 짧은 최대발성지속시간, 높은 성문하압력과 성문저항, 높은 기류 변이 계수*coefficient of variation, CV*, 낮은 평균 호기류율과 발성역치호기류율*phonation threshold flow*이 관찰되는 것으로 보고되었다.[1,2,6,15,28,77,80,82]

3. 연축성 발성장애 환자의 음성치료

내전형 연축성 발성장애를 치료하기 위한 방법으로는 음성치료, 반회후두신경 절제술, 갑상성형술, 근육 절제술과 같은 수술 요법이 사용되고 있으며,[36,59,76] 갑상피열근이나 윤상피열근에 보톡스 주입법이 현재 임상에서 가장 효과적인 치료법으로 알려져 있다.[12,49,73,79,82] 하지만, 그 효과가 영구적이지 못하고 반복적 주입을 해야 하는 단점이 있다. 일반적으로 전통적인 음성치료만으로는 치료 효과가 제한적이며, 보톡스 주입 후 목소리의 상태가 호전되었을 때 음성치료와 병행하는 것이 치료 효과가 오랫동안 지속되는 것으로 알려져 있다.[37,58] 반면에 외전형 연축성 발성장애는 내전형에 비해 심리적인 병인이 더 많은 것으로 알려져 있으며, 일반적으로 후윤상 피열근에 보톡스 주입 치료를 하는 것으로 알려져 있으나, 내전형에 비해 덜 효과적이며 내전형 연축성 발성장애와 마찬가지로 보톡스 주입 후 음성치료를 실시할 수 있다.[79]

표 20-4 내전형 연축성 발성장애와 근긴장 발성장애의 성대진동 패턴 비교.

내전형 연축성 발성장애(ADSD)	근긴장 발성장애(MTD)
1. 성대진동의 불규칙성*irregularity* 2. 주기적인 극소시간의 미세동작 *micromotion* 3. 성대진동의 일탈*oscillatory breaks*	1. 성대진동의 일탈*oscillatory breaks*의 부재 2. 주기적인 극소시간의 미세동작 *micromotion*의 부재 3. 증가된 성대의 과기능*hyperfunction* 4. 이중음성*diplophonia* 5. 음성프라이*vocal fry*

1) 보톡스 주입과 음성치료의 결합된 양식의 치료

연축성 발성장애의 효과적인 치료를 위해 보톡스 주입 후 10일~2주 사이에 음성치료를 실시할 수 있다. 만약, 보톡스 주입에 따른 부작용의 증상이 주입 후 첫 수일 이내에 완전히 사라진다면, 음성치료를 더 일찍 시작할 수도 있다.

보톡스 주입 용량은 일측성 주입 혹은 양측성 주입 여부, 증상의 심각도에 따라 개인차가 있을 수 있으며, 주입 후 보톡스 주입에 따른 음성 변화의 cycle과 치료 효과의 변화를 측정하기 위해 일반적으로 보톡스 주입 전, 주입 후 1주, 주입 후 1달에 음질에 대한 청지각적 평가와 음성일탈, 경련, 기류, 효과 기간, 음성장애 지수(VHI)를 통한 환자의 만족도, 부작용 등을 평가한다. 이러한 평가 자료를 바탕으로 보톡스를 재주입할 것인지 혹은 음성치료를 언제 시작할 것인지 결정할 수 있다(그림 20-1).

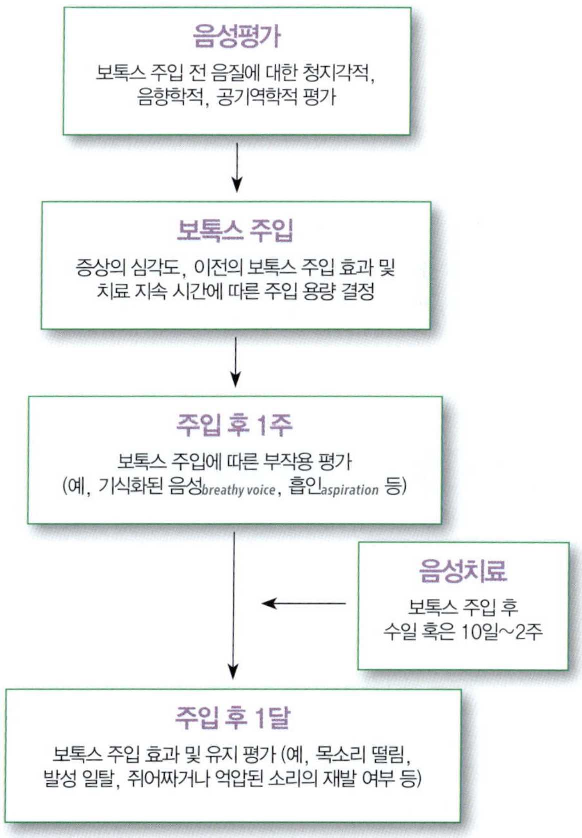

그림 20-1 연축성 발성장애의 보톡스 주입과 음성치료의 결합된 양식의 치료 절차.

2) 음성치료

연축성 발성장애를 위한 음성치료의 목표는 정상적인 목소리를 회복하는 것이라기보다는 증상을 조절하는 것이라 할 수 있겠다. 보통 4~6번 정도의 음성치료를 실시할 수 있으며, 내전형 연축성 발성장애는 주로 발성 개시 시 성문의 과도한 압박과 전-후방 압축과 같은 성대 과기능 행동을 감소시키는 것을 목표로 한다. 증상 조절을 위한 음성치료로는 발성 시작 운동, 호흡 패턴 안정화하기, 말속도 조절하기, 상황적인 스트레스 조절하기와 같은 것이 증상 완화에 도움을 주는 것으로 알려져 있다. 각 치료법의 목표와 내용은 다음과 같다(표 20-5).

최근 들어 반폐쇄성도운동*semi-occluded vocal tract exercises, SOVTE*[11,72]은 발성 동안 호흡 기능을 향상시켜 성도의 근육 수축과 성도의 배치인 수평적 후두 위치를 낮추고, 인두의 확장, 피열후두개의 열림의 좁힘에 영향을 주는 것으로 알려져 있다. 또한 구강내압을 조절하여 목을 열고, 성도의 지나친 긴장을 감소시키며, 공명 음성을 유도하기에 용이하여 널리 사용되고 있다. 반폐쇄기법운동으로는 입술트릴이나 혀트릴 외에 다양한 종류의 튜브를 사용한 락스박스*LaxVox*, 빨대발성, 손으로 입가리기 등의 방법이 있다.[11,17,19]

성도의 길이나 횡단면을 변화시켜 성도와 성대 사이의 임피던스를 변경할 수 있다. 공기를 불기 전에 물의 깊이에 따라 생성된 압력을 극복하기 위해서는 입 뒤쪽의 압력*back pressure*, 즉 구강압을 증가시킨다. 이러한 기법은 성대를 이완시키고 긴장된 음성을 회복하는 데 도움이 된다. 구강압의 증가로 후두의 위치는 아래로 내려가고 인두강은 넓어지며 피열 후두개의 입구는 좁아지게 된다. 즉, 성문상압이 증가하여 목의 좁아진 곳이 확장되며 성문상압과 성문하압의 압력차가 감소하므로 성대의 상연이 접촉하여 부드러운 발성을 할 수 있게 된다. LaxVox 음성 기법의 절차는 다음과 같다(표 20-6). (동영상 20-1~20-6)[17,69]

외전형 연축성 발성장애도 내전형과 마찬가지로 보톡스 주입 후 발성 시작 시에 호흡 기류 안정화시키기 구어를 방해하는 특정 음소를 발견하고 치료하기, 상황적 스트레스 줄이기 등과 같은 음성치료를 실시할 수 있다.

호흡으로 불기, 무성 마찰음 /ㅅ/, /ㅎ/을 이용하여 호흡과 함께 불기, 무성 파열음을 이용하여 연습하기, 무성음과 모음을 결합하여 연습하기 등을 할 수 있으며, 시와 같은 구어 자료는 음성 일탈을 극복하고 노래와 같이 리듬을 타면서 기류의 흐름을 유지하는 데 도움이 될 수 있다.

III 무후두 음성재활

1. 정의

두경부암*head & neck cancer* 환자들은 질병과 관련된 심각한 심리적, 기능적 문제를 지니며, 특히 술 후 말과 삼킴 기능의 복귀는 삶의 질에 지대한 영향을 미친다. 후두암은 후두의 기능적인 면과 생존율을 고려하여 수술요법, 방사선 요법, 항 화학요법 및 병합요법 등 여러 치료법이 시행되고 있다.[48] 최근 조기 검진 및 조기 발견으로 조기후두암은 방사선치료 및 화학요법 등으로 후두를 최대한 보존하여 목소리의 기능을 유지하도록 하지만, 후두의 진행된 암이나 뇌신경 질환에 의한 고도 연하장애, 방사선치료가 실패할 경우, 성대를 포함하여 후두 전체를 제거하게 된다.

후두전적출술*total laryngectomy*을 받음으로써, 후두를 모두 적출한 환자들이 후두 없이 내는 소리를 '무후두음성*alaryngeal voice and speech*'이라고 한다. 후두전적출술을 받으면 후두 및 하인두

표 20-5 내전형 연축성 발성장애 환자를 위한 음성치료 목표와 내용.

	발성시작운동	호흡 패턴 안정화	말속도 조절	스트레스 조절
목표	과도한 성문폐쇄 없이 발성 시작하기	호흡을 정지하거나 호흡을 붙잡고 있는 패턴 줄이기	첫 음절에서 갑작스러운 발성 줄이기	말하기 어려운 상황에서 말 스트레스 감소시키기
내용	• 불기: 후—우- -(입안에 공기를 가득 넣어 뺨을 부풀리고 공기를 조금씩 입 밖으로 내어 보내면서) • 부드러운 발성 시작하기 • 모음이나 유성음 문장 산출 시 /ㅎ/이나 허밍으로 시작하기	• 유성음으로 구성된 시 읽기(입으로 기류를 많이 내보내면서) • 호흡하고 호기하면서 유사한 음절 패턴을 가진 짧은 구 읽기	• 자음을 길게 늘이면서 시작하기(예: ㅅ- - - - - - 선생님, ㅎ- - - - - - • 모음 연장하기(예: ㅅ ㅓ- - - ㄴ새—- ㅇㅣ- - - - ㅁ) • 유성음을 길게 늘이면서 연습하기 • 유성음과 자음이 혼합된 문장을 자발화에서 연습하기	• 어떤 종류의 상황에서 말하기 어려운지 병력에서 조사 • 전화 • 시끄러운 장소 • 새로운 사람 만나기 • 특별한 사람과 대화 • 유형별 상황을 적용하여 연습하기 • 보톡스 주입 전: 음성 일탈이나 경련이 일어나는 구어 상황을 피한다 • 보톡스 주입 후: 발성 일탈이 일어나는 특정 음소를 조사(기류를 내어 보낸 후 음소를 첨가하고 속도를 증가시키면서 기류와 음소를 통합하여 발성하도록 한다)

표 20-6 내전형 연축성 발성장애 환자를 위한 LaxVox 음성치료 절차.

준비물	실리콘 튜브(길이: 약 35 cm), 물컵이나 물병
준비단계	이완과 자세, 호흡 조절
1단계	이완된 상태에서 허리를 쭉 펴고 머리는 똑바로 세운 채 턱은 아래로 당기고 가슴과 어깨를 펴고 호흡 준비 자세를 취한다. 발성 없이 물거품내기 • 물컵이나 병을 흉곽 가까이에 가져가 물병을 들고 있는다. • 입안에 튜브 넣기: 앞니와 혀 위 사이에 튜브를 놓고 혀는 이완된 상태에서 가볍게 접촉한다. • 튜브를 물 안에 넣기: 초기에는 1~2 cm 깊이에서 시작한다. • 입술로 튜브 감싸기: /우/ 모양으로 입술 길이를 늘리고 하품하듯이 혹은 코를 훌쩍이듯이 하면서 코로 숨을 들여 마신다. • 물 안으로 내쉬기
2단계	발성과 함께 물거품내기: 목표 음성 찾기 • 소리내면서 물거품내기 • 짧게 /후/ 소리를 내보고 어떤 근육이 사용되어졌는지 신체 느낌을 이야기해 보게 한다. • /우-우-우/ 소리내고 쉬었다가 공기가 코로 빠져나가도록 하는 것을 반복한다. • 길게 /후우----/ 발성한다. • 신체의 다양한 부위에 집중하면서 과정의 이해를 향상시키도록 한다. • 생리적 발성(예, 웃기, 기침하기, 허밍, 하품-한숨하기 등)을 통해 최적의 음성을 유도한다.
3단계	발성과 함께 물거품내기: 목표 음성 향상시키기 • 활창 연습(glissando exercises): /후/로 높은 음에서 낮은 음으로, 낮은 음에서 높은 음으로 활창한다. • 스타카토 연습(staccato exercises): 한 음에서 스타카토 연습, 음을 올리면서/내리면서 스타카토로 연습한다. • 메사디보체 연습(Messa di Voce): 물의 깊이를 바꿔가면서 연습한다. • /후/로 가창하기(예, "생일 축하합니다", "나비야", "학교종", "산토끼")
4단계	물과 튜브 없이 새로운 소리 내기: 일반화 유지하기 • 튜브를 물 밖으로 꺼내면서 튜브 안에서 발성하는 시간을 점차로 늘려나간다. • 튜브 없이 발성하기: 입술 열고 /오/ 소리내기, 입술 닫고 /음/ 허밍하기 • 거품을 낸다고 생각하면서 동일한 목소리로 음도와 강도 변화시키기 • 음절, 단어, 문장으로 말하거나 노래하기, 숫자세기, 인사하기 • 책이나 신문을 소리내어 읽기 • 대화하기

연골, 설골, 후두 내외전근 전체가 제거되고, 기관*trachea*이 경부 밑에 뚫린 기관공*stoma*과 연결되어 기관공을 통해 호흡을 하게 되므로 발성 기능을 상실하게 되고, 호흡기관도 발성에 사용할 수 없게 된다.

또한 술 후 기도와 식도는 분리되므로 삼킴 시 음식은 식도로 바로 내려가게 되므로 흡인*aspiration*은 일어나지 않으나, 삼킴 기능은 약화된다. 왜냐하면 삼킴 기능은 혀의 압박, 후두 상승, 음식물 하강의 일련의 연속적인 다단계 과정을 거치는데, 음식물이 혀의 뒷부분에 도달했을 때 혀의 기저 부분*the base of tongue*이 음식물을 식도 아래쪽으로 밀어내는 주된 추진기 역할을 하고, 이때 후두가 위로 상승하면서 음식물덩이*bolus*가 식도로 내려가도록 돕는 역할을 하게 되는데, 후두가 제거되면 삼킴 시 더 이상 후두의 상승 작용은 일어나지 않으므로 술 후 여러 번 음식물을 삼켜야 음식물이 넘어가는 현상을 관찰할 수 있다.[29]

기타 후두전적출술 후 기능적인 변화는 후각의 기능 상실, 기관공의 형성으로 수영이나 목욕 시 기관공으로 물이 들어가지 않도록 각별히 주의를 요하며 혀 움직임 장애, 미각 저하, 기관 출혈, 기관공 축소 및 객담 증가 등의 증상을 호소하기도 한다. 우리나라의 경우, 후두전적출술을 받게 되면 청각 언어 장애 3등급을 받게 되며 등록 후 의료비, 복지시설 및 의료 장비(예, 인공 후두기)의 시원금 등 여러 가지 혜택을 받을 수 있게 된다. 후두전적출 환자의 음성재활을 위한 치료 절차는 다음과 같다(그림 20-2).

2. 술 전 상담

후두전적출술을 받게 되면 호흡, 음성, 연하 작용에 변화를 가져오기 때문에 술 전 환자 및 보호자에게 후두전적출술의 결과로 나타날 해부학적, 기능적 변화에 대해 자세히 설명하며, 심리적 지지를 통해 술 후 신체의 변화와 기능적, 심리적 문제에 환자가 잘 적응할 수 있도록 도움을 주어야 한다. 또한 음성언어재활사는 술 후 음성 재활의 방법을 설명하고 대학 병원의 음성재활교실 등 후적자 단체 및 모임을 소개하고 가입하도록 격

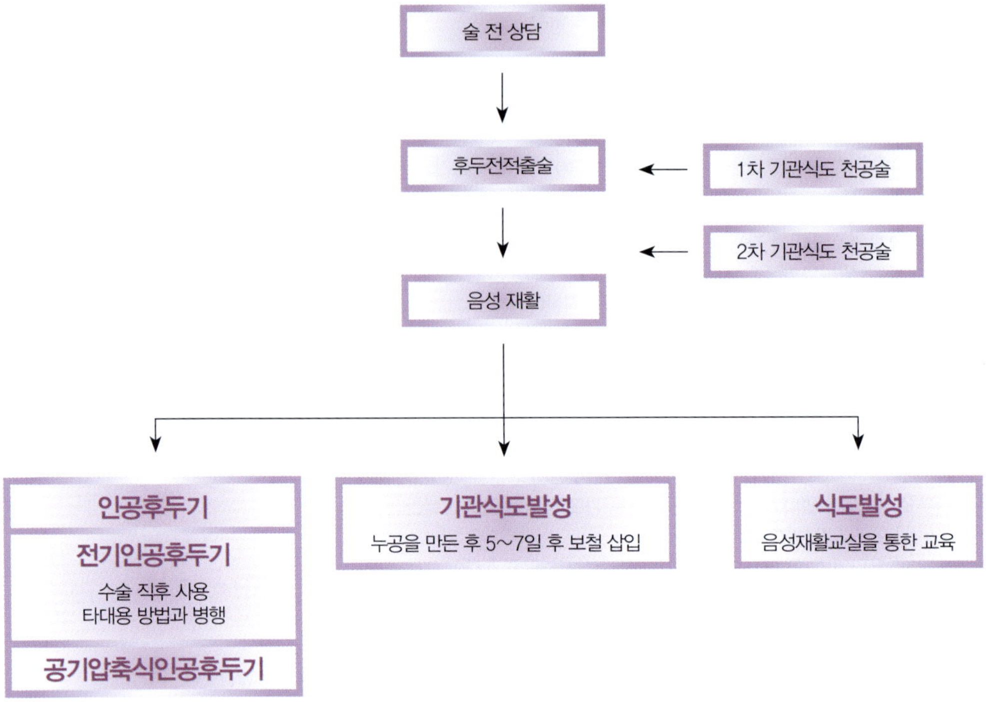

그림 20-2 후두전적출 환자를 위한 음성 재활 치료 절차.

려함으로써 동일한 문제를 가진 사람들의 심리적 지지와 환자의 일상 생활로의 복귀 및 문제 해결 능력 등의 적응을 높이도록 격려하는 것이 필요하다.

3. 음성 재활

후두전적출술 후 의사소통 방법으로는 인공후두기 *artificial larynx*, 식도발성 *esophageal speech*, 기관식도발성 *trachea-esophageal speech*이 있다.[10,23,70]

1) 인공후두기

전기인공후두기 *electrolarynx*는 장치를 목 또는 구강구조물 외부에 부착시키거나 말을 하는 동안 인공전자후두기를 입에 넣고 고정시켜 조음기관을 움직이면 성도 *vocal tract*를 통해 기계적인 말소리를 생성하게 된다. 전자후두기는 음이 기계적이고 단조로우며 음의 강도가 정상인에 훨씬 미치지 못한다는 단점이 있으나, 술 후 의사소통수단으로 가장 배우기가 쉽고 특별한 시술이나 많은 훈련 없이 음성 산출이 용이하기 때문에 후적자의 대용 발성으로 선호되고 있으며 타 대용발성법과 병행하여 사용되기도 한다. 실제 미국의 대부분의 대학 병원에서는 수술 직후 거의 모든 환자들이 사용하도록 권장한다.

이 중 전기인공후두기는 전기적으로 진동체를 구동시켜 만든 음원을 경부에 부착하여 인두에 전달하여 소리를 산출한다. 전기 단추 스위치를 누르면 헤드부분이 진동하면서 기계 자체의 원음이 나고 그 원음을 경부의 피부나 턱, 설근 방향으로 대고 전도하면서 말하고자 하는 소리를 입 모양을 움직이면 기계적 말소리가 산출된다. 현재까지 사용되고 있는 전기인공후두는 외국산으로 독일산 Servox-inton, Western Electic 5A와 미국산 Nu-vois 및 이탈리아산 Amplicode가 있으나 국내에서는 대부분 독일산 Servox-inton을 사용하고 있다. 국내에서는 연세대학교 의과대학 이비인후과학교실 음성언어의학연구소에서 개발한 국내산 경부형 전기인공후두인 'Blueton'이 있으며 외국산에 비해 가격이 저렴하고 성능이 우수하고 충전의 편리성을 보완하여 현재 상용화되어 후적자의 의사소통수단으로 잘 보급되어 사용되고 있다(그림 20-3).[8]

경부형 전기인공후두기는 특별한 훈련을 필요로 하지 않고 소리를 쉽게 산출할 수 있지만, 숙련 정도에 따라 소리의 질과 명료도에 영향을 미치게 된다. 경부형 인공후두기는 다음과 같은 사항을 잘 숙지함으로써 효과적으로 의사소통을 할 수 있게 된다.

경부형 전기인공후두기는 음원이 구강 내부가 아닌 경부 피부 조직에서 생성되므로 진동 시 외부로 직접적으로 방사되는 소음이 만들어진다. 특히, 소음의 정도는 후두기의 헤드부분과 경부의 접촉되는 정도나 연결되는 방식, 스위치의 on-off 작동에 대한 능숙함에 따라 다르므로, 첫째, 개인마다 전기후두기를 접촉하여 적절한 진동 부위를 찾는 것이 중요하다. 광범위한 경

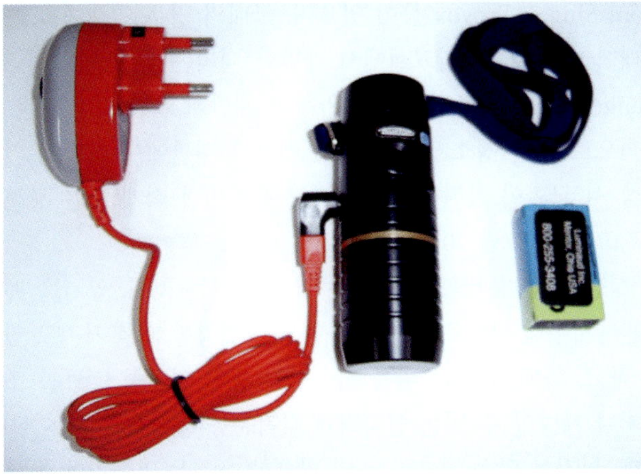

그림 20-3 **국내산 경부형 전기인공후두기 Blueton.** 독일산 Servox의 고정된 음에서 on-off 방식과 달리, 주파수와 강도를 동시에 변화시킬 수 있음. 충전 회로가 내장되어 충전이 가능하며 일반용 충전 전지 사용도 가능함.

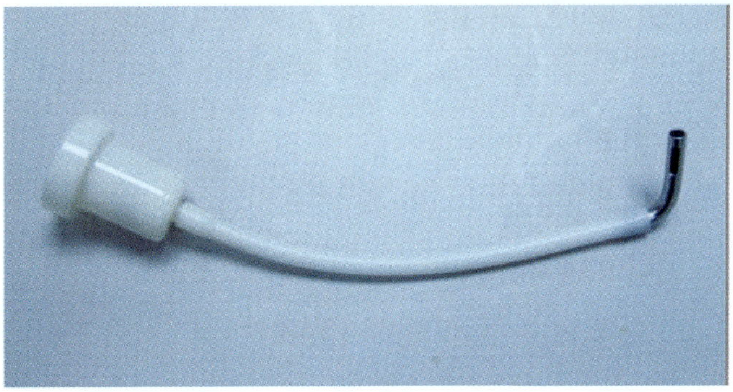

그림 20-4 **국내산 공기 압축식 인공후두기 '목소리'.**

표 20-7 **공기 주입법의 단계.**

단계	내용
1단계	입을 벌린다.
2단계	입속에 공기가 있는 상태에서 입술을 다문다.
3단계	공기를 삼킨다.
4단계	그와 동시에 '아' 소리를 낸다.
5단계	한숨에 '아''아''아''아' 연속된 소리를 낼 수 있도록 연습한다.
6단계	파열음 혹은 파찰음과 같은 발음하기 쉬운 자음부터 연습하고 모음을 첨가한다.
7단계	3~4음절 내에서 음을 단절시킬 수 있도록 한다.
8단계	문장에서 끝 음절까지 명확하게 발성되도록 한다. 강세와 억양을 정확히 하고 말의 적당한 곳에서 숨을 쉬도록 한다.

부곽청술이나 방사선치료로 경부 피부 조직이 딱딱해져 있는 곳은 피하여 전기인공후두기의 헤드부분을 닿도록 한다. 둘째, 말하는 중에 헤드부분에 동일한 압력을 주어 헤드부분에 틈*fistula*이 생기지 않도록 한다. 셋째, 구와 문장을 말할 때, 말할 때와 휴지기 시에 on-off 작동을 잘 협응하여 사용하도록 한다.

다른 방식의 인공후두기로는 공기 압축식 인공후두기*pneumatic artificial larynx*로 소리를 산출하기 위해 장비의 한쪽 끝은 기관공에 대고 다른 한쪽은 소리발생기*sound generator*를 포함하고 있는 마우스피스를 입에 물고 조음하면, 호기 시 기관공*stoma*을 통해 나오는 공기를 이용하여 튜브를 통해 억양을 자유롭게 조절할 수 있으며, 기계적 소리 없이 명료하면서도 자연스러운 소리를 산출할 수 있으나 기구가 외관상 보이고 한 손을 사용하지 못하는 단점이 있다. 국내에서는 '목소리'라 불리는 공기 압축식 인공후두기가 개발되어 사용되고 있다(그림 20-4)(동영상 20-7).

2) 식도발성

식도발성은 공기를 구강이나 코를 통해 식도 내에 유입한 상태에서 다시 식도로부터 공기가 나올 때 소위 가성대라 불리는 인두식도분절*pharyngeal esophageal segment*이 진동하여 발성하는 방법으로 공기를 삼키는 공기 주입법(연하법)과 공기를 입과 코를 통하여 빨아들이는 공기 흡인법이 있다. 두 가지 방법 모두 구인두 내에서 공기를 압축시켜서 압축된 공기가 고밀도에서 밀도가 낮은 식도로 주입시키는 원리로 발성이 이루어진다.[4]

공기 주입법은 입 안의 공기를 음식 씹을 때와 비슷한 방법으로 입을 위, 아래로 움직이면서 공기를 조금씩 식도 내로 삼키면 된다. 그러나, 이 방법은 말을 하는 데 필요한 많은 양의 공기가 한 번에 식도 내로 들어가지 못하므로 공기가 모자라게 되면서 연속적으로 대화하기가 어렵고 목소리 크기가 작은 단점이 있다.

공기 주입법의 단계는 다음과 같다(표 20-7).

3단계와 4단계의 동작은 연속해서 한 동작으로 취해야 하며 연속해서 두세 번 공기를 들이마셔서는 안 되고 한 번 들이마신 공기로 발성하도록 반복 연습을 실시한다. 처음 발성 소리는 징상적인 트림과 가까운 소리이며, 소리를 낼 수 있을 때까지 신체 모든 부분의 긴장을 풀고 소리를 낼 수 있을 때까지 지속해서 연습을 하여야 한다.

연습 중에는 두통을 동반할 수 있으므로 보리차를 조금씩 자주 마시면 공기 주입에 큰 도움이 된다. 식도발성 초기 단계에서는 발성 시 호기와 같이 기관공으로부터 공기가 나오면서 소음이 나지만, 일단 식도발성이 숙달되면 소음이 사라지게 된다.

대화를 유창하게 하기 위해서는 더욱 많은 공기가 필요하므로 공기 주입법에서 공기 흡인법으로 바꾸어 연습을 해야 한다. 공기 흡인법의 단계는 다음과 같다(표 20-8).

표 20-8 공기 흡인법의 단계.

단계	내용
1단계	입술을 가볍게 다물고 턱을 약간 앞으로 내미는 자세에서 코로 깊게 공기를 들이마시면서 기관공을 막고 인두부를 크게 넓히듯이 하면서 공기가 식도 쪽으로 들어가게 한다.
2단계	들이마심이 끝나면 즉시 목에 힘을 주어 식도 입구의 신성대를 닫고 발성한다.
3단계	호흡이 끝날 무렵 다시 한번 주입법으로 공기를 넘긴다.
4단계	발성 후 공기가 식도 내에 남지 않도록 한다.

성공적인 식도발성을 하기 위해서는 신체적, 해부학적으로 적절한 구강-인두-식도 구조의 기능이 가장 큰 선행 필수 조건이고, 공기흡입법을 사용할 경우 적절한 입술, 혀, 연인두 기능이 필요하고 식도가 공기저장소로서의 능력을 갖춰야 하며 충분한 호흡 능력, 청각 능력, 새로운 운동 기술을 배울 수 있는 신체적 건강이 필요하다.[4]

3) 기관식도발성

현재 대부분의 후두전적출술 무후두음성 환자의 음성 재활 방법으로 가장 많이 사용되고 있는 방법이다. 기관식도발성은 기관공을 손으로 막고 호기할 때 폐 속의 공기가 인위적으로 만든 기관식도 천공*tracheoesophageal puncture*의 보철기구*voice prosthesis*를 통하여 인두로 배출되면서 인두식도분절을 진동시켜 발성하는 방법이다(그림 20-5).[54] 기관식도 천공 시기는 후두전적출술을 하면서 동시에 기관식도 천공술받는 경우가 대부분이나 후두전적출술 후 받기도 한다. 만약, 일차 혹은 이차 기관식도 천공술을 시행할 때 보철 기구를 삽입하지 않았다면 환자는 누공을 만든 후 5~7일 후 보철을 삽입할 수 있다. 보철기구로는 Blom-Singer, Provox 등이 있으며, 국내의 경우 연세대학교 의과대학 이비인후과학교실에서 개발한 실리콘 튜브 방식인 So-Mang은 Provox의 단점을 보완하여 개발된 것으로 내외관 탈착식으로 내관 청소가 용이하고, 밸브가 내관에 부착되어 있어 손상 시 교환이 간편하고 용이하고 유지비가 적게 드는 장점을 가지고 있다(그림 20-6).[13]

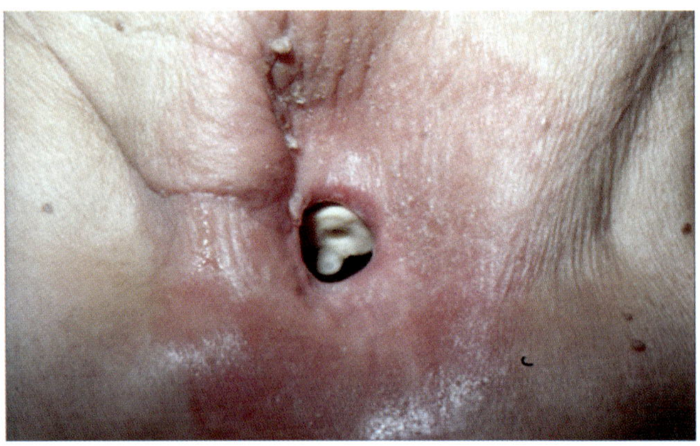

그림 20-5 Provox® 보철기를 착용한 무후두 음성 환자.

성공적인 기관식도발성을 하기 위해서는 첫째, 공기를 폐와 기관에서부터 식도로 이동시킬 수 있는 건강한 폐를 가지고 있어야 하고, 둘째, 환자는 말을 산출하는 동안 기관공 밸브를 조작하거나 개방할 수 있는 인지력과 감각운동 능력을 가져야 한다. 셋째, 환자는 말을 산출하는 데 필요한 음원을 만들기에 충분히 진동할 수 있는 기관식도분절을 가져야 한다. 통기 검사*insufflations testing*를 통해 기관공부터 인두식도분절 부위 바로 아래까지 공기를 이동시키는 진단적 절차를 통해 기관식도분절 부위의 진동 여부를 확인할 수 있다. 넷째, 보철 기구의 탈부착과 관련하여 보철 기구를 청소하고 유지할 수 있는 능력을 가져야 한다.

4. 기능성 기관공(인공코) 커버

모든 후적자는 후두 적출로 발성이 전혀 안되어 여러 가지 음성 재활 방법으로 의사소통은 가능하지만 코나 입으로 호흡을 할 수가 없어 코의 기능인 후각기능을 상실하게 되고, 먼지를 여과시키거나 기관지 습도 조절을 할 수가 없게 된다. 또한 기관식도발성을 하는 환자의 경우 말을 할 때 기관공*stoma*을 막고 발성을 해야 하는데 더러워진 손으로 오염이 될 수 있으며 기관지 점막에 온도와 습도 조절이 안 되어 가래 배출에 어려움이 있다. 후적자는 목 하단부의 기관공이 노출되어 이 부분을 가리고자 목커버를 사용하게 되는데 호흡의 흡입력에 의해 기관공을 막아 답답함을 호소하며, 샤워 시 물이 기관공으로 들어갈 수 있다.

인공후두기 기업인 목소리㈜에서는 이러한 후적자들의 어려움을 해결하고자 호흡구(인공코) 커버의 보장구를 개발하였다(그림 20-7). 이것은 인체에 무해한 실리콘 계열의 재질로서 재료의 부드러운 탄성을 이용하여 기관공*stoma*을 보호하고, 숨을 들이마실 때 공기 흡입력에 의해 목커버가 호흡구를 막지 못하도록 목커버로부터 일정 간격을 유지시켜 호흡을 원활하게 해 준다. 또한, 기능성 호흡구커버는 호흡 시 특수여과기능의 필터로 이물질과 먼지를 여과해 주고 습도와 온도 조절을 해 주는 이점이 있다. 휠터를 물에 적셔 착용하면 가래 배출이 용이해지며 가래가 묽어지고 호흡구 주변에 말라붙지 않아 편안한 호흡이 가능하며, 미세 먼지를 여과시켜 가래 배출량을 줄여 주

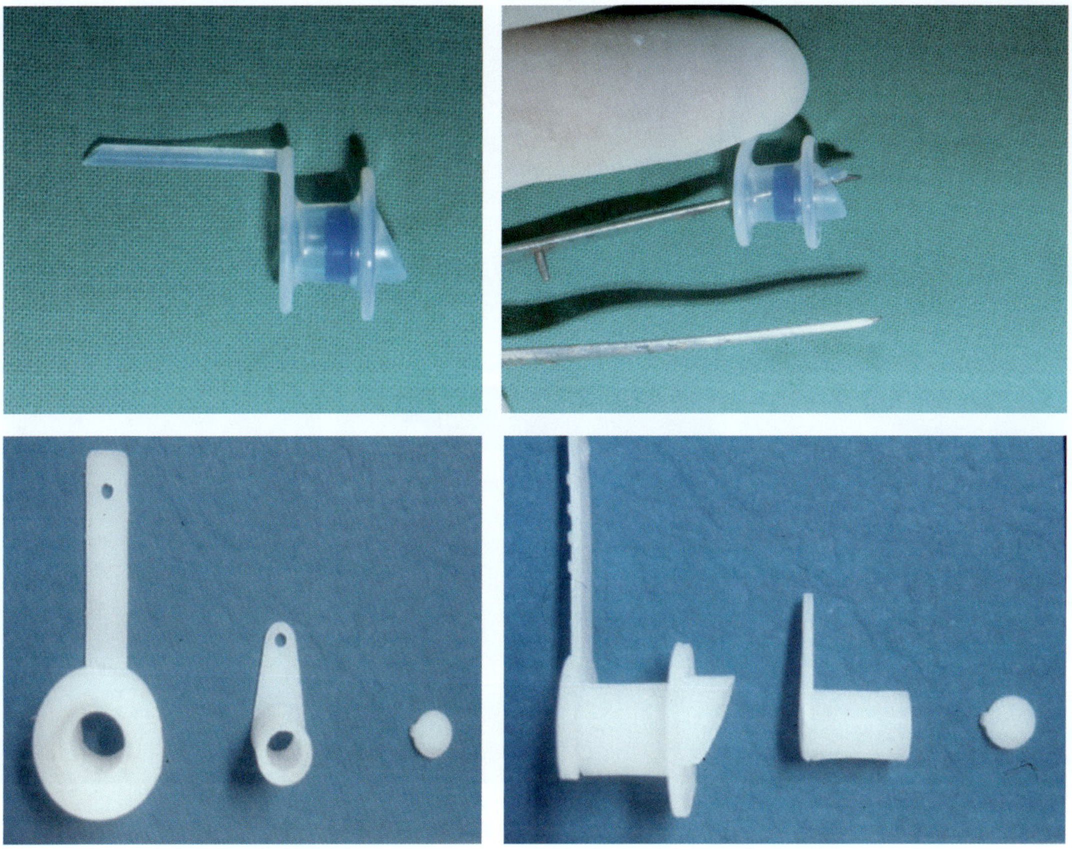

그림 20-6 Provox®(위)와 국내산 So-Mang(아래) 기관식도 보철기.

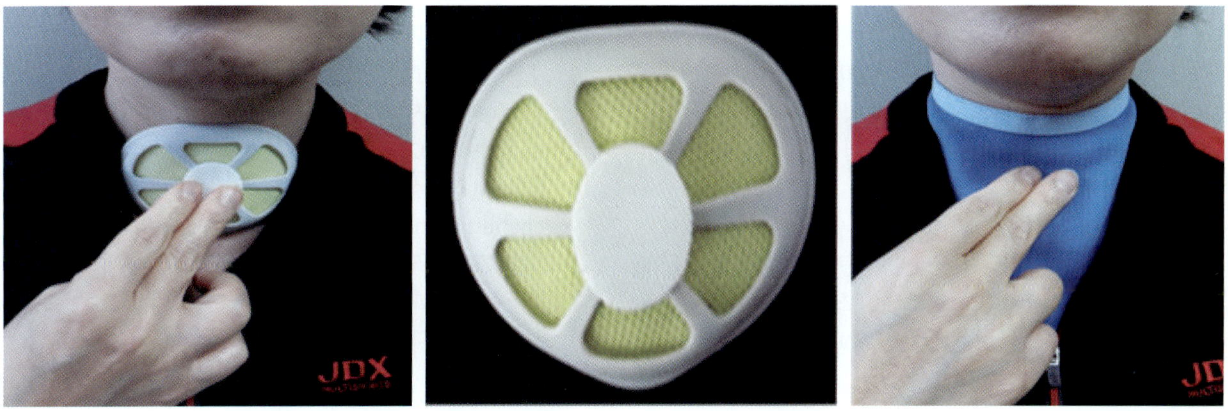

그림 20-7 후적자용 기능성 목커버.

며 여러 호흡기 질병을 예방할 수 있다. 또 다른 이점으로는 샤워나 머리 감을 때 기관공을 통해 기관*trachea*으로 물이 들어가지 않게 막아 준다. 등산이나 운동 시 심호흡을 할 때 기관공을 막지 못하도록 커버해 줌으로써 편안한 호흡을 유지할 수 있다.

기능성 목커버는 사용 전 물에 세척하여 기존의 목커버 안쪽에 부착하여 간편히 사용할 수 있다(그림 20-8).

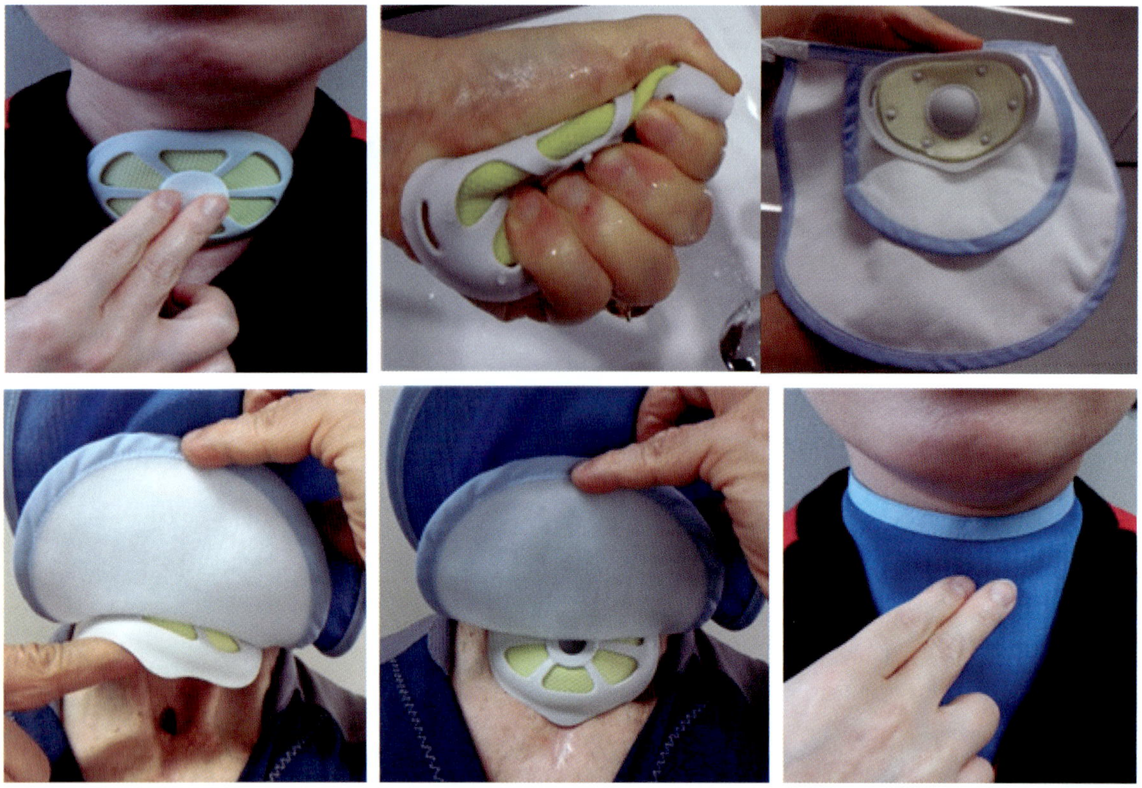

그림 20-8 기능성 목커버 사용법.

참고문헌

1. 남도현, 최성희, 최재남, 등. 내전형 경련성발성장애의 호흡 압력과 공기역학적 특징. 음성과학. 2005;12(4):203-213.
2. 남도현, 변주영, 최성희, 최홍식. 연축성 발성장애 환자의 호흡기능. 제 34차 대한음성언어의학회 학술대회. 대한후두음성언어의학회. 2011.
3. 노승호 · 김소연 · 조재경 · 이상혁 · 진성민. 스펙트로그램을 이용한 내전형 연축성 발성장애와 근긴장성 발성장애의 감별. 대한후두음성언어의학회지. 2017;28(2):100-105.
4. 이규현 역. 식도발성법. 연세대학교 의과대학 이비인후과학교실 음성재활교실. 1997.
5. 이호림, 이혜민, 박주영, 등. 한국 트랜스젠더 의료접근성에 대한 시론. 보건사회연구. 2015;35(4):64-94.
6. 이주환, 김인섭, 고윤우, 등. 연축성발성장애 환자의 음향학적 및 공기역학적 양상. 대한음성언어의학회지. 2000;11(1):98-103.
7. 조재경, 최성희, 이상혁, 진성민. 내전형 연축성 발성장애 감별진단 문항 개발과 임상적 유용성 평가. J Korean Soc Laryngol Phoniatr Logop 2019;30(2):112-117.
8. 최성희, 박용재, 박영관 등. 경부형 전기인공후두 Blueton의 개발과 음향학적 성능 분석. 대한음성언어의학회지. 2004;15(1):37-42.
9. 최성희, 최철희. 초고속성대촬영시스템을 이용한 정상성인 성대 움직임의 질적 분석. 언어청각장애연구. 2012;17(4):591-602.
10. 최성희, 최홍식, 김한수, 등.후두전적출환자의 voice rehabilitation에 대한 보고. 대한음성언어의학회지. 2002;13(2):155-63.
11. 최성희. 제3회 음성연수회. 행동적 음성치료방법의 소개. 2015. 대한후두음성언어의학회.
12. 최성희, 최홍식. 연축성발성장애환자에 대한 Botulinum Toxin-A주입치료의 임상적 경험. 대한음성언어의학회지. 2002;13(1);75-82.
13. 최홍식, 정은주, 전희선, 등. Cannula-typed silicone voice prosthesis(소망)의 개발. 대한음성언어의학회지. 2001;12(2):152-7.
14. Abitbol J, Abitbol P, Abitbol B. Sex hormones and the female voice. J Voice 1999;13(3):424-46.
15. Adams SG, Durkin LC, Irish JC, et al. Effects of botulinum toxin type A injections on aerodynamic measures of spasmodic dysphonia. Laryngoscope 1996;106:296-

300.

16. Adler CH, Edwards BW, Bansberg SF, et al. Female predominance in spasmodic dysphonia. J Neurol Neurosurg Psychiatry 1997;63(5):688.

17. Amarante, AP, Wistbacka G., Larsson H, et al. The Flow and Pressure Relationships in Different Tubes Commonly Used for Semi-occluded Vocal Tract Exercises. J Voice 2016; 30(1):36-41.

18. American Psychiatric Association. Answers to your questions about transgender people, gender identity, and gender expression. 2011. Washington, DC: Author. Retrived from http://www.apa.org/topics/sexuality/transgender.pdf.

19. Andrade PA, Wood G, Ratcliffe P, et al. Electroglot-to-graphic study of seven semi-occluded exercises: LaxVox, straw, lip-trill, tongue-trill, humming, hand-over-mouth, and tongue-trill combined with hand-over-mouth. J Voice 2014; 28(5):589-95.

20. Antoni C. The role of the speech and language therapist. Transsexual and other disorders of gender identity. 2007. Oxford: Radcliffe.

21. Azual D. Transmasculine people's vocal situations: a critical review of gender discourses and empirical data. Int J Lang Commun Disord 2015;50(1): 31-47.

22. Barkmeier JM, Case JL, Ludlow CL, et al. Identification of symptoms for spasmodic dysphonia and vocal tremor: a comparison of expert and nonexpert judges.J Commun Disord 2001;34(1-2):21-37.

23. Blalock D. Speech rehabilitation after treatment of laryngeal carcinoma. Otolaryngol Clin North Am 1997;30(2):179-88.

24. Blitzer A, Lovelace RE, Brin MF, et al. Electromyographic findings in focal laryngeal dystonia (spastic dysphonia). Ann Otol Rhinol Laryngol 1985;94:591-4.

25. Brin MF, Stewart C, blitzer A, et al. Laryngeal botulinum toxin injections for disabling stuttering in adults. Neurology 1994;44(12): 2262-6.

26. Carew L. Dacakis G, Oates J. The Effectiveness of Oral Resonance Therapy on the Perception of Femininity of Voice in Male-to-Female Transsexuals. J Voice, 2007; 2(5): 591 – 603.

27. Cartei V, Bond R, Reby D. What makes a voice masculine: physiological and acoustical correlates of women's ratings of men's vocal masculinity. Horm Behav 2014; 66(4): 569-76.

28. Choi SH, Jiang JJ, Yun BR, et al. Phonation threshold flow and phonation threshold pressure in patients with adductor spasmodic dysphonia. Phon Speech Sci 2010; 2(1):113-20.

29. Chone CT, Spina AL, Barcellos IH, et al. A prospective study of long-term dysphagia following total laryngectomy. B-ENT 2011;7(2):103-9.

30. Colton RH, Casper JK, Leonard R. Understanding Voice Problems: A Physiological perspective for diagnosis and treatment, 3rd. Baltimore, MD: Lippincott Williams & Wilkins. 2006.

31. Dacakis G., Davies S, Oates JM. Development and preliminary evaluation of the transsexual voice questionnaire for male-to-female transsexuals. J Voice 2013;27(3):312-20.

32. Dacakis G, Oates J, Douglas J. Beyond voice: perceptions of gender in male-to-female transsexuals. Curr Opin Otolaryngol Head Neck Surg 2012; 20(3):165-70.

33. Davis PJ, Boone DR, Carroll RL, et al. Adductor spastic dysphonia:heterogeneity of physiologic and phonatory characteristics. Speech Sci 1988;11(4):101-20.

34. Davies S, Goldberg JM. Clinical aspects of transgender speech feminization and masculinization. Int J Transgenderism 2006;9:167-96.

35. De Bruin MD, Coerts MJ, Grevin AJ. Speech therapy in the management of male-to-female transsexuals. Folia Phoniatr Logop 2000;52:220-27.

36. Dedo HH, Behlau MS. Recurrent laryngeal nerve section for spastic dysphonia: 5- to 14-year preliminary results in the first 300 patients. Ann Otol Rhinol Laryngol 1991;100(4):274-9.

37. Finitzo T, Freeman F. Spasmodic dysphonia, whether and where: results of seven years of research. J Speech Hear Res 1989;32:541-55.

38. Fitzsimmons M, Sheahan N, Staunton H. Gender and the integration of acoustic dimensions of prosody. Brain Lang 2001;78:84-108.

39. Gelfer MP, Schofield KJ. Comparison of acoustic and perceptual measures of voice in MTF transsexuals perceived as female versus those perceived as males. J Voice 2000;14:22-33.

40. Gorham-Rowan M, Morris R. Aerodynamic analysis of male-to-female transgender voice. J Voice 2006;20:251-262.

41. Gelfer MP, Mikos VA. The relative contributions of speaking fundamental frequencies to gender identification based on isolated vowels. J Voice 2005;19:544-554.

42. Gelfer M, Young S. Comparisons of intensity measures and their stability in male and female speakers. J Voice 1997;2:178-186.
43. Hancock A. Garabedian L. Transgender voice and communication treatment: A retrospective chart review of 25 cases. Int J Lang Commun Disord 2013;48(1):54-65.
44. Hancock A, Helenius L. Adolescent male-to-female transgender voice and communication therapy. J Commun Disord 2015;45(5):313-24.
45. Hancock AB, Stutts HW, Bass A. Perceptions of gender and feminity based on language: implications for transgender communication therapy. Lang Speech 2015;58(3):315-33.
46. Hancock AB, Krissinger J, Owen K. Voice perceptions and quality of life of transgender people. J Voice 2011;25(5):553-558.
47. Hillenbrand JM, Clark MJ. The role of fundamental frequency and formant frequencies in distinguishing the voices of men and women. Atten Percept Psychophys 2009;71(5):150-1166.
48. Hartl DM, Ferlito A, Brasnu D, et al. Evidence-based review of treatment options for patients with glottis cancer. Head Neck 2011;33(11):1638-48.
49. Hirano S, Kojima H, Naito Y, et al. Cortical dysfunction of the supplementary motor are in a spasmodic dysphonia patient. Am J Otolaryngol 2001;22(3):219-22.
50. Hirsch S. Van Borsel J. Nonverbal communication: A multicultural view. San Diego, CA: Plural..2006.
51. Holmberg E, Oates J, Dacakis G, Grant C. Phonetograms, aerodynamic measurements, self-evaluations, and auditory-perceptual ratings of male-to-female transsexual voice. J Voice 2010;24: 511-522.
52. Issihiki N, Taira T, Tanabe M. Surgical alteration of the vocal pitch. J Otolaryngol 1983;12:335-340.
53. Kojima T, Shoji K, Isshiki N, Nakamura K. Thyroplasty type III for treatment of voice problem in GID of female-to-male type. Pract Otorhinolaryngol 2008;101:39-43.
54. James AG, Barry LW, Bonnie ES, et al. Long-term follow-up of tracheoesophageal puncture results. Ann otol Rhinol Laryngol 1996;105:501-3.
55. McNeill EJ, Wilson JA, Clark S, Deakin J. Perception of voice in the transgender client. J Voice 2008;22(6):727-33.
56. Mehta RP, goldman SN, Orloff LA. Long-term therapy for spasmodic dysphonia: Acoustic and aerodynamic outcomes. Arch Otolaryngol Head Neck Surg 2001;127:393-399.
57. Murry T, Cukier-Blaj S, Kelleher A, et al. Laryngeal and respiratory patterns in patients with paradoxical vocal fold motion. Respir Med 2011;105(12):1891-5.
58. Murry T, Woodson GE. Combined-modality treatment of adductor spasmodic dysphonia with botulinum toxin and voice therapy. J Voice 1995;9(4):460-5.
59. Nakamura K, Muta H, Watanabe Y, et al. Surgical treatment for adductor spasmodic dysphonia—efficacy of bilateral thyroarytenoid myectomy under microlaryngoscopy. Acta Otolaryngol 2008;128(12):1348-53.
60. Oates, JM, Dacakis G. Speech pathology considerations in the management of transsexualism: a review. Br J Disord Commun 1983;18:139-151.
61. Rees CJ, Blalock PD, Kemp SE, Halum SL, Koufman JA. Differentiation of adductor-type spasmodic dysphonia from muscle tension dysphonia by spectral analysis. Otolaryngol Head Neck Surg 2007;137(4):576-81.
62. Patel RR, Liu L, Galatsanos N, et al. Differential vibratory characteristics of adductor spasmodic dysphonia and muscle tension dysphonia on high-speed digital imaging. Ann Otol Rhinol Laryngol 2011;120(1):21-32.
63. Roy N. Differential diagnosis of muscle tension dysphonia and spasmodic dysphonia. Curr Opin Otolaryngol Head Neck Surg 2010;18(3):165-170.
64. Roy N, Gouse M, Mauszycki SC, et al. Task-specificity in adductor spasmodic dysphonia versus muscle tension dysphonia. Laryngoscope 2005;115:311-16.
65. Roy N, Mauszycki SC, Merrill RM, et al. Toward improved differential diagnosis of adductor spasmodic dysphonia and muscle tension dysphonia. Folia Phoniatr Logop 2007;59(2):83-90.
66. Roy N, Whitchurch M, Merrill RM, et al. Differential diagnosis of adductor spasmodic dysphonia and muscle tension dysphonia using phonatory break analysis. Laryngoscope 2008; 118(12):2245-53.
67. Södersten M, Hetegard S, Larsson H, et al. Use of ambulatory biofeedback for transsexual male-to-female clients. KayPENTAX Manual – Ambulatory Phonation Monitor: Applications for Speech and Voice. Manual, KayPENTAX; 2009:29-40.
68. Södepalm E, Larsson AK, Almquist S. Evaluation of a consecutive group of transsexual individuals referred for vocal intervention in the west of Sweden Logoped Phoniatr Vocol 2004;29:18-30.

69. Stemple, JC. New Frontiers & Emerging Technologies in Comprehensive Voice Care. ASHA conference. 2011.
70. Stanley M. Alaryngeal speech: proposed research areas. Head Neck Surg 1988;10(Suppl 2):S146-9.
71. Stewart CF, Allen EL, Tureen P, et al. Adductor spasmodic dysphonia: standard evaluation of symptoms and severity. J Voice 1997;11(1):95-103.
72. Titze IR. Voice training and therapy with a semi-occluded vocal tract: rationale and scientific underpinnings. J Speech Lang Hear Res 2006; 49(2):448-59.
73. Troung DD, Rontal M, Rolnick M, et al. Double-blind controlled study of botulinum toxin in adductor spasmodic dysphonia. Laryngoscope 1991;101:630-34.
74. Van Borsel J, De Bodt, M. Breathiness as a feminine voice characteristic: a perceptual approach. J Voice 2009; 23(3):291-294.
75. van Borsel J, De Maesschalck D. Speech rate in males, females, and male-to-female transsexuals. Clin Linguist Phon 2008;22: 679-685.
76. Weed DT, Jewett BS, Rainey C, et al. Long-term follow-up of recurrent laryngeal nerve avulsion for the treatment of spastic dysphonia. Ann Otol Rhinol Laryngol 1996;105(8):592-601.
77. Witsell DL, Weissler MC, Donovan MK, et al. Measurement of laryngeal resistance in the evaluation of botulinum toxin injection for treatment of focal laryngeal dystonia. Laryngoscope 1994;104:8-11.
78. Wolfe VI, Ratusnik DL, Smith FH, Northrop G. Intonation and fundamental frequency in male-to-female transsexuals. J Speech Hear Disord 1990;53:43-50.
79. Woodson G, Hochstetler H, Murry T. Botulinum toxin therapy for abductor spasmodic dysphonia. J Voice 2006;20(1):137-43.
80. Woo P, Colton R, Casper J, et al. Analysis of spasmodic dysphonia by aerodynamic and laryngostroboscopic measurements. J Voice 1992;344-351.
81. World Health Organization, 2010 International statistical classification of diseases and related health problem 10th Revisioin (available at : http://apps.who.int/classfications/icd10/browse/2010/en).
82. Zwirner P, Murry T, Swenson M, et al. Effects of botulinum toxin therapy in patients with adductor spasmodic dysphonia: Acoustic, aerodynamic, and videoendoscopic findings. Laryngoscope 1992;102:400-06.

LARYNGOLOGY, PHONIATRICS AND LOGOPEDICS

CHAPTER 21

간접 음성치료

표화영

I 서론

음성문제가 의심되는 환자가 병원에 내원한 후 치료가 필요하다는 판정을 받게 되면 그 환자는 대개 수술이나 약물적 처치를 포함하는 의학적 처치나 행동수정 기법에 근거하는 음성치료를 받게 된다. 이 중 음성언어재활사에 의해 이루어지는 행동적 음성치료기법은 음성문제를 유발하는 음성사용 및 음성산출 습관의 제거 및 수정을 목표로 진행된다.[1]

행동적 치료기법은 음성언어재활사의 개입 정도에 따라 직접치료와 간접치료로 나뉜다. 직접치료는 음성언어재활사가 제1선에서 치료주체로서 적극적, 주도적으로 치료에 개입하는 경우를 말하고 간접치료는 한 발 물러나 제2선에서 지원자로서 치료에 개입하는 경우를 말한다. 직접치료는 음성언어재활사가 성대건강에 영향을 미치는 환자의 음성사용 및 산출 습관을 파악하고 이를 올바른 방향으로 전환하며 이를 환자가 잘 따라오도록 하는 데 초점을 둔다. 이에 비해 간접치료는 환자가 증세의 진전과 음성사용 습관의 개선에 주도적 역할을 하는 방법이니만큼 환자가 스스로의 문제점을 스스로 파악하고 개선하는 데 초점을 둔다.

이 중 본 챕터에서 초점을 두고자 하는 부분은 간접치료이다. 이 방법을 시행할 때 음성언어재활사는 환자가 음성산출 기전을 이해하고 성대건강에 나쁜 영향을 미치는 주변환경과 생활방식을 수정하여 건강한 음성을 건강한 방법으로 산출할 수 있도록 돕는다. 이를 위해 음성언어재활사는 음성위생, 음성휴식, 수분 섭취 방법 등에 대해 전달하고, 음성산출 기전의 이해를 돕는 교육을 실시한다.

간접치료는 음성문제의 중증도가 심각하지 않을 때, 대개 경도*mild*, 혹은 경중도*mild-to-moderate*일 때 효과적이라고 본다.[2] 중증도가 경중도 이상일 때는 직접치료와 간접치료를 병행하는 것이 일반적이다. 여기서 알 수 있듯이 간접치료는 음성문제가 심각하지 않은 환자에게는 독립적으로, 음성문제가 심각한 환자에게는 직접치료와 병행하여 진행되므로 음성문제의 중증도에 상관없이 모든 음성장애 환자에게 적용할 수 있는 유용한 방법이다. 특히 현재 음성문제가 없더라도 항상 음성문제가 생길 위험을 가지고 있는 직업적 음성사용자*professional voice user*의 음성문제 예방을 위한 음성관리에도 매우 유용하다.

Andrews는 음성문제의 치료를 크게 세 단계로 나누었는데 그 1단계는 예방, 2단계는 조기진단, 3단계는 음성문제의 적절한 치료이다. 이 중 1단계인 예방 단계에서 Andrews는 음성위생의 중요성을 인식하고 음성사용에 대한 예방적 전략을 전달하는 것을 중시하였다.[8] Rulnick, Heuer, Perez et al.도 음성치료를 네 단계로 나눌 때 그 첫 단계 치료*level-one therapy*로 음성위생의 중요성을 강조하였다.[23] 이렇듯 간접치료의 근간을 이루는 음성위생 관련 교육은 음성문제를 해결하는 측면뿐만 아니라 예방하는 차원에서도 중요한 역할을 한다.

이에 본 챕터에서는 간접치료에 대해 다각도로 알아보고자 한다. 일반적으로 간접치료는 음성위생과 음성산출 교육을 포함하지만 음성산출 교육은 음성산출 자체가 아니라 그에 대해 교육하는 방법에 대한 내용이니 상대적으로 그 내용이 많지 않다. 그러므로 본 챕터의 내용은 많은 부분이 음성위생 프로그램의 내용, 효과성 등에 할애될 것이다.

II 음성위생

음성위생*vocal hygiene*은 성대건강을 개선 및 유지하기 위해 지켜야 하는 주의사항이다. 음성위생이란 개념은 1943년 Froeschels가 처음 제안한 것으로 최적의 음성상태를 유지하기

위한 모든 요소를 통합하여 일컫는 말이다.[5]

이후 음성위생에 대해서 많은 임상가와 연구자들이 다양한 견해와 연구결과를 제시해왔다. Haskell은 음성위생이 평소 성대에 영향을 미치는 요인, 특히 발화 시 성대를 자극하는 요인을 인지하고 모니터할 수 있게 한다고 하였다.[14] Haskell은 음성위생 적용을 3개 범주로 나누어 제시하였다. 신체 단련*physical fitness*과 관련해서는 충분한 휴식과 올바른 식습관, 적절한 운동과 수분섭취를 권했고 주변환경 오염물질*environmental pollutants*과 약물에 대해서는 성대를 자극하는 먼지, 화학약품, 음주 및 흡연 등을 줄일 것을 권했다. 마지막으로 물리적 긴장*mechanical stress*은 성대의 과도한 긴장을 유발하는 여러 음성사용 행동의 자제를 권고하였다. Haskell은 음성관리를 위한 내용에는 '해야 할 내용*what to do*'과 '하지 말아야 할 내용*what not to do*'을 포함하여 권장사항과 금지사항을 함께 제시해야 한다고 하였다.[14]

Roy, Weinrich, Gray et al.은 음성사용과 패턴, 생활방식과 섭식이 성대와 음성산출 기전에 큰 영향을 미치기 때문에 음성위생에는 음성사용의 양과 유형, 음성외상*phonotrauma*으로 분류되는 행동, 수분섭취*hydration*, 생활방식과 섭식 패턴을 포함해야 한다고 했다.[22] Behrman, Rutledge, Hembree et al.은 음성위생은 성대에 영향을 미치는 구어 및 비구어적 요소를 감소하는 데 목적을 두고 있다고 했다. 구어적인 요소에는 지나치게 큰 목소리로 말을 하거나 말을 오랫동안 하는 것 등이 포함되고 비구어적인 요소에는 인후두역류*laryngopharyngeal reflux*, 목 가다듬기*throat clearing*, 성대를 건조하게 하는 약물, 유해물질 흡입 등이 있다고 하였다.[10] 이런 내용들을 정리하면, 음성위생은 성대를 포함하는 음성산출 기전에 좋지 못한 영향을 미치는 습관은 감소 및 제거하고 좋은 영향을 미치는 기존의 습관은 유지하며 성대건강 및 음성관리에 유용한 새로운 습관을 습득하는 데 목적을 두는 프로그램이라고 할 수 있겠다.

Prater & Swift는 음성위생은 음성오용 및 남용의 사례력이 있는 환자의 성공적인 음성재활을 위한 필수조건이라고 했다. 이들은 음성위생 교육의 첫 단계로 청능 훈련을 통해 어떤 것이 음성 오남용 행동인지 구분하는 훈련부터 시작해야 한다고 하였다.[19] 이를 통해 타인의 음성 오남용 행동을 구분할 수 있게 하고 그 후에 환자 자신의 음성 오남용 행동을 구분하도록 권장하였다. 다음 단계는 최소 1주일 정도 현재의 수준을 유지하도록 하여 음성 오남용 행동이 더 이상 증가하지 않는 데 초점을 두며, 그 이후에는 음성 오남용 사례를 꾸준히 기록하면서 그 빈도수를 차차 줄이도록 해야 한다고 하였다.[19]

이제 이런 내용들을 토대로 하여 구체적인 음성위생 준수사항에 대해 알아보도록 하겠다. 여기서는 음성위생을 성대사용의 조절, 음식물 및 기호품의 조절, 환경의 조절, 음성휴식으로 나누어 알아볼 것이다.

1. 성대사용의 조절

여기서 말하는 성대사용이란 단순히 음성사용의 범위를 넘어 성대가 사용되는 모든 범위를 포함한다. 즉 말하기, 노래하기, 소리 지르기 등의 구어적인 사용뿐 아니라 무거운 물건 들기, 헛기침 하기 등 비구어적인 사용을 포함한다는 뜻이다. 그러므로 성대사용의 조절이란 성대를 사용하는 구어적, 비구어적 사용, 즉 성대를 사용하는 모든 일상생활의 활동을 조절함을 의미한다.

이 중 가장 널리 알려져 있으며 전문가가 아니라도 쉽게 생각해볼 수 있는 주의사항은 말하는 시간을 줄이는 것이다. 말하는 시간을 줄인다는 것은 단순히 사람과 만나서 대화하는 것뿐 아니라 전화로 통화하는 것도 포함한다. 전화통화는 오직 청각적인 단서로만 대화가 이루어지기 때문에 얼굴을 마주보고 하는 대화보다 더 많은 성대의 부담을 요구한다. 음성피로로 인해 성대가 지쳐있거나 감기 등으로 인해 상기도 감염이 동반되어 있는 경우에는 더욱 말하는 시간을 줄여야 한다. 상대방이 말하는 도중에 끼어들려면 지금 말하는 상대방보다 더 큰 소리를 내야 하므로 이 또한 성대의 과도한 긴장을 유발한다. 성대에 문제가 있는 사람은 좋은 발화자보다 좋은 청취자가 되어야 한다고 한다.[23] 이를 위해 Colton, Casper, Leonard는 하루 동안 언제, 어디서, 얼마나 말을 많이 했는지 기록하게 하는 것도 유용하다고 권했다.[12]

말을 할 때는 양적인 면에서 시간을 줄이는 것뿐 아니라 질적인 면에서도 성대에 부담을 줄이는 방법으로 음성을 산출할 수 있도록 해야 한다. 말할 때는 최적음도*optimal pitch* 수준에서 하는 것이 좋다.[12] 최적음도는 후두 기전에 가장 적합한 음도범위를 말한다. 즉 성대가 가장 편한 상태에서 낼 수 있는 음도를 말한다. 그러므로 평소 말을 할 때 본인이 편하지 않은 음도로 말하는 것은 적절치 않다. 이 때문에 음성위생에서 하지 않도록 권하는 내용 중 하나가 남의 목소리를 흉내내는 성대모사이다. 남의 목소리는 내 성대에 맞는 소리가 아니니 이런 행동은 최대한 자제해야 한다.

소리를 지르거나 큰소리로 말하는 것도 자제해야 한다. 앞에서 말한 내용이 음도*pitch*의 측면에서 주의할 점을 말한 것이라면 이는 강도*loudness*의 측면에서 주의할 점을 말하는 것이다. 이를 피하기 위해서는 불필요하게 언성을 높이는 일은 피해야 함은 물론 배경소음이 시끄러운 곳에서 경쟁적으로 말하는 것을 피해야 한다.[19] 밖에서 놀고 있는 아이를 부르기 위해 소리를 지르거나 TV나 라디오를 크게 켜놓은 상태에서 말하는 것, 기계 소음이 크게 나는 작업장에서 말하는 것, 결혼식장 등 시끄러운 파티 장소에서 말하는 것, 콘서트장 등 음악소리가 크게 나오는 곳에서 말하는 것 등을 하지 말아야 한다.

그러나 부득이하게 시끄러운 장소에 말을 해야 할 수도 있는데 이런 상황에서는 얼굴을 마주보고 말을 하는 것이 좋으며 조명이 환한 곳에서 얼굴이 잘 보이게 하여 최대한 시각정보를 제공할 수 있도록 한다.[1] 가능하면 상대방과의 거리를 가깝게 하도록 하고 소리를 크게 하기보다는 조음 동작을 정확하게 하여 의사전달을 명료하게 하는 것이 좋다.[19] 학생들을 인솔하고 현장 견학을 할 때와 같이 넓고 시끄러운 장소에서 다수의 사람에게 말을 해야 할 때는 메가폰이나 마이크와 같은 음성증폭기를 사용하는 것이 좋다.[15] 주의를 집중하도록 해야 할 때는 소리를 지르기보다는 미리 양해를 구하고 약속을 정한 후 호루라기를 불거나 종을 울리거나[20] 박수를 쳐서 혹은 불빛을 깜빡거려 주의를 끌 수 있도록 한다.[12]

말을 할 때 힘을 주어 말하는 것도 좋지 않지만 몸에 힘을 주고 있는 때, 예를 들면 무거운 물건을 들거나 힘이 드는 운동을 하고 있을 때 목소리를 내는 것은 긴장된 성대의 과도한 충돌을 유발하므로 피해야 한다. 유산소 운동이나 근력 운동을 할 때는 최대한 소리를 내지 않도록 하고 긴장되거나 과내전된 상태가 지속되지 않도록 충분히 심호흡을 하면서 운동을 해야 한다. 이러한 운동을 한 직후에는 호흡이 편안한 상태로 돌아올 때까지 말을 하지 않는 것이 좋다.[1]

대개 성대를 보호하려면 소리를 작게 내는 것이 좋다고 생각하고 그래서 속삭이는 소리가 가장 좋다고 생각한다. 그러나 속삭이는 소리는 성대가 앞쪽만 진동하고 뒤쪽은 열린 상태에서 산출되므로 공기 낭비가 심한 발성법이다. 발성 시 공기가 다 소모되면 그 후에는 근육의 힘으로 소리를 내야 하기 때문에 성대의 과긴장을 유발한다. 그렇다면 어느 정도 작은 소리가 적절한 강도인지 판단하기 어려워질 수 있는데 대부분의 음성언어재활 전문가들은 불편함 없이 낼 수 있는 소리가 가장 좋은 소리라고 생각한다.[6] 결국 본인이 산출하는 데 불편함 없는 강도나 음도가 본인의 성대에 가장 적합한 음도 및 강도가 되는 것이다.

음성문제가 있을 때는 노래를 부르는 것도 피하는 것이 좋다. 노래를 부를 때는 현재 성대의 상태에 맞지 않는 높은 음이나 강한 음을 내야 할 수도 있기 때문에 최대한 피하는 것이 좋다. 부득이하게 불러야 하는 경우가 생긴다면 현재 본인이 낼 수 있는 음도나 강도 수준으로 낮춰 부르도록 한다. 성악가나 가수 등 노래를 부르는 것이 직업인 경우 본인의 성대에 부담을 주지 않는 음역범위*voice range*를 파악해두는 것도 중요하다.

목에 가래가 많이 끼게 되면 이를 떨어뜨리고자 하는 시도에서 헛기침을 하거나 목 가다듬기를 하는 경우가 많다. 특히 성대에 혹*mass*이 있는 경우 거기에 가래가 끼는 경우가 많으므로 혹으로 인한 이물감에 가래로 인한 이물감이 더해져 더욱 큰 소리로 헛기침을 하게 만든다. 헛기침을 하고 나면 소리가 더 낫게 날 때가 많다 보니 헛기침이 성대에 나쁜 것이라고 생각하지 못하는 경우도 매우 많다.

헛기침을 자주 하는 환자들 중에는 성대의 이물감을 예민하게 느끼는 환자들이 많다.[21] 이러한 환자들 중에는 여러 원인에 의해 가래가 과도하게 생성되어 이물감을 더욱 강하게 느끼는 경우도 종종 있다. 위산역류*gastric reflux*, 후비루*postnasal drip*, 알레르기 등이 그러한 원인이 될 수 있으므로 필요한 경우 의사의 진단을 통해 적절한 약물치료를 받게 하는 것이 좋다. 헛기침은 보통 이물감 때문에 시작되지만 그 유지는 습관에 의해서이다.[23] 그러므로 헛기침을 할 때마다 기록하는 습관을 들이도록 하는 것이 좋다.[1] 기록하는 습관을 들이게 되면 처음에는 헛기침을 한 뒤에 헛기침을 했다는 사실을 인지하게 되지만 차차 헛기침에 대한 인지가 헛기침 행동을 앞지르게 된다. 이는 헛기침을 줄이는 데 큰 도움이 된다.

헛기침을 대신할 대안을 제시해주는 것도 좋은 방법이다. 음식을 삼킬 때 동반되는 성대의 폐쇄가 성대에 붙은 가래를 떼어내는 데 도움을 줄 수 있다. 그러므로 마른 삼킴*dry swallow*을 하거나 물을 마시는 것도 좋다. 가볍게 허밍을 하거나 웃거나 말하는 것도 지속적인 성대진동을 통해 가래를 제거해준다.[23] 음성장애 전문가들이 자주 추천하는 방법 중의 하나는 소리를 내지 않고 기침하는 방법*silent coughing*이다. 이는 폐로부터 공기를 짧은 시간 동안 터뜨리듯이 배출하는 방법으로[19] 이렇게 하면 성대 사이로 강하게 빠져나가는 바람을 통해 가래가 떨어지게 된다.[23]

앞에서 무거운 물건을 들면서 소리를 내지 않도록 권했는데 무거운 물건을 옮기는 행위 자체도 성대에 큰 부담을 주게 된다. 후두의 기능 중 하나인 흉곽 고정*chest fixation*은 성대를 강하게 폐쇄함으로써 흉강내 공기압을 높여주는 기능으로 배설 등 증가된 공기압을 통해 이루어지는 생체활동을 지원한다.[1] 이는 배설뿐 아니라 무거운 물건 들거나 옮기기, 힘이 들어가는 운동을 할 때도 관여한다. 그러므로 무거운 물건을 들 때는 그 무게를 버틸 수 있을 만큼의 힘으로 성대가 강하게 닫히고 무거운 물건을 계속 들고 있으면 그 상태가 계속 유지된다. 그러므로 무거운 물건을 옮길 때, 배설 활동을 할 때, 힘이 들어가는 운동이나 활동을 할 때는 그 행동 자체만으로도 성대를 강하게 자극한다. 그러나 후두 기전에 대해 잘 모르는 대부분의 사람들은 목소리를 내지도 않는 이 활동이 성대를 강하게 자극한다는 건 잘 모르기 마련이다. 그러므로 더욱 주의 깊은 관심과 적절한 설명이 제공되어야 한다.

2. 음식물 및 기호품의 조절

성대의 건강을 위해서는 섭취를 줄여야 하는 음식물이나 기호품이 있고 반대로 섭취를 늘여야 하는 음식물도 있다. 카페인 음료, 술, 담배 등은 줄여야 할 기호품이고 물은 늘여야 할 음식물 중 하나이다.

음성문제가 있는 환자에게 커피, 탄산음료, 홍차 등 카페인이 함유된 음료의 섭취를 제한하도록 권하는 이유는 카페인의 이뇨작용 때문이다. 이뇨작용은 수분배출을 증가시켜 성대의 수분을 감소시키는 역할을 한다. 성대가 건조해지면 성대의 윤활작용이 감소하게 되는데 그 건조함을 해소시키기 위한 보상기전으로 가래가 다량 배출된다.[23] 카페인 섭취로 성대가 건조해지면 가래의 수분 또한 줄어들게 된다.[15] 이로 인해 성대에 강한 자극을 주는 헛기침이 늘게 되므로 카페인 음료의 섭취는 제한해야 한다. 그러나 카페인 음료, 특히 커피를 자주 마시는 환자에게 커피를 끊는 것은 쉬운 일이 아니다. 커피를 끊는 데 어려움을 호소하는 환자에게는 적절한 대안을 제시해줘야 한다. 커피를 마시지 말라고 하기보다는 줄이는 데 초점을 두어야 한다. 줄이는 것도 쉽지 않다면 디카페인 커피로 바꾸거나 커피를 마시기 전후에 꼭 물을 마시도록 권한다.

음주를 제한해야 하는 주된 이유는 알코올 분해로 인해 성대가 건조해지기 때문이다. 그러므로 음주는 최대한 자제하도록 하고 피치 못한 일로 조금이라도 술을 마시게 되었을 때는 상당량의 물을 마시도록 권한다. 카페인 음료나 술은 성대를 건조하게 만들 뿐 아니라 위를 자극하는 음식물이기도 하므로 위산역류를 방지하는 차원에서도 더욱 섭취를 제한해야 한다.

흡연은 성대점막을 건조하게 만들고 염증반응을 유발한다.[4] 특히 음주와 흡연이 동시에 이루어질 때에는 흡연만 할 때에 비해 음성문제가 나타날 확률이 4배 가까이 증가하므로 더욱 피해야 한다.[21] 담배는 본인이 피우는 것은 물론 남이 피우는 담배에 의한 간접흡연도 직접흡연 못지않게 성대와 호흡기를 자극한다. 그러므로 담배 연기는 최대한 피해야 하며 담배 연기가 자욱한 장소도 최대한 피하되 피치 못할 경우 그 속에서 말하는 일은 최대한 줄여야 한다.

음성장애 환자들은 약물 복용도 주의해야 한다. 약물 중에는 성대를 건조하게 하거나 염증을 유발하는 등 성대에 좋지 않은 영향을 미치는 약물이 있다. 이러한 약물로는 진통제, 항히스타민제, 항우울제, 코티코스테로이드 제제, 항생제, 혈압강하제, 이뇨제,[25] 비강 스프레이, 항역류성 약물, 충혈 제거제 등이 있는데 이들은 대개 성대를 건조하게 하여 가래가 증가하는 결과를 가져온다.[7] 그러나 치료를 목적으로 하는 약물의 복용을 제한할 수는 없으니 성대가 건조해지는 부작용을 막기 위해 물을 많이 마시도록 권하는 것이 좋다.

위에서 본 바와 같이 성대에 영향을 미치는 음식물, 기호품, 약물은 대부분 성대를 건조하게 하여 문제를 유발하므로 상대적으로 많이 섭취해야 하는 것이 물이다. 일반적인 성인의 물 권장량은 대략 하루 1.5~2리터, 8~10잔이다. 목이 마르지 않다고 해도 물은 자주 마시는 것이 좋다. 물은 생수를 마시는 것이 가장 좋으나 이를 힘들어하는 환자에게는 시트러스(감귤류)가 약간 섞인 물 혹은 광천수로 대신할 수도 있다.[3]

그러나 다량의 수분섭취가 모든 환자에게 다 좋은 것은 아니다. 예를 들어 신장 문제가 있는 환자는 물을 많이 마시는 것이 성대의 수분제공에 별 도움을 주지 못한다.[1] 위산역류가 있는 환자에게 감귤류가 섞인 물의 다량 섭취는 권할 만하지 않다. 물을 많이 마시는 것이 대부분의 환자에게는 유용하나 그렇지 않은 환자도 있다는 것을 항상 염두에 두어야 한다.

3. 환경의 조절

음성장애 환자의 성대에 나쁜 영향을 미치는 환경은 무엇보다도 건조한 곳, 공기가 탁한 곳이다. 성대 안에 내재하는 수분은 성대가 부딪힐 때 충격을 완화해주는 역할을 하므로 성대가 건조하다는 것은 그 역할을 제대로 하지 못한다는 것을 의미한다. 후두가 기도*airway*의 입구에 존재하는 만큼 나쁜 공기를 호흡한다는 것은 후두와 성대도 나쁜 성분이 포함된 공기의 영향을 받는다는 것을 의미한다. 그러니 건조하고 공기가 탁한 곳은 피해야 하며 피치 못할 경우에는 가능한 한 말을 줄이고 오래 머무르지 않는 것이 좋다.

실내 공기가 건조한 곳에서는 가습기를 사용하도록 하고 가습기가 없다면 물수건을 널어놓거나 물 주전자를 두는 것도 좋다.[12] 공기가 건조할 때 습포법*inhalation method*을 사용하는 것도 좋다. 따끈한 물에 축인 수건을 이용하거나 따끈한 물을 그릇에 담아 그 수증기를 흡입하는 방법으로 성대에 수분을 제공하는데 매우 효과적이다.

비행기 안이나 기차 안은 특히 건조한 곳이다. 이런 곳은 열 수 있는 창문이 없어 환기도 어려우므로 공기 질 또한 좋지 않다. 일반적으로 비행기 안의 습도는 5% 안팎이라고 한다.[5] 그러므로 비행기나 기차를 타는 일은 최대한 피하되 부득이한 경우에는 사전에 물을 준비하도록 하고 물을 들고 타기 어려운 비행기 탑승 시에는 탑승 후 승무원에게 물을 부탁하여 수시로 물을 마시도록 한다.

4. 음성휴식

성대를 충분히 쉬어주는 일은 음성문제가 있는 환자에게 가장 중요한 일 중 하나이다. 몸의 피로도 음성산출에 영향을 미치기 때문에 성대뿐 아니라 몸의 피로를 푸는 일도 중요하다.[23] 그러므로 목소리를 많이 사용하기 전이나 후에는 충분한 휴식과 수면을 취해야 한다. Ryu et al.은 갑상선 수술 후 어깨 및 목 주변 근육의 과긴장을 풀어주기 위해 어깨 근육 이완*relaxing*, 어깨 근육 스트레칭*shoulder stretching*, 머리를 전후좌우로 기울이기*head tilting*, 후두 마사지*laryngeal massage* 등을 권하였다.[24] 이는 비단 갑상선 수술 후 환자뿐 아니라 후두 주변 근육의 과긴장으로 음성피로를 쉽게 느끼는 일반적인 음성장애 환자들에게도 매우 유용하다. 스트레스로 인한 후두의 과긴장도 음성피로를 촉진시키므로 스트레스를 조절할 수 있는 나름의 방법을 찾도록 하는 것도 중요하다.[12]

수술을 앞둔 환자에게는 사전에 음성휴식*voice rest*, 특히 절대적 음성휴식에 대해 충분히 전달해야 한다. 대개 절대적 음성휴식은 3~7일 정도 유지하는데 이 기간 동안은 음성사용뿐 아니라 성대사용 자체를 최대한 자제하여 수술로 성대에 생긴 상처가 완전히 아물 수 있도록 해야 한다. 대개 이 기간 동안에는 말하는 시간을 하루 15분 이내로 줄이도록 권고한다.[19] 그러나 절대적 음성휴식의 기간이 지나치게 길어지면 오히려 성대의 원활한 기능을 방해할 수 있으므로 구체적인 방법과 기간은 음성장애 전문가가 환자의 특성을 고려하여 전달하는 것이 좋다.

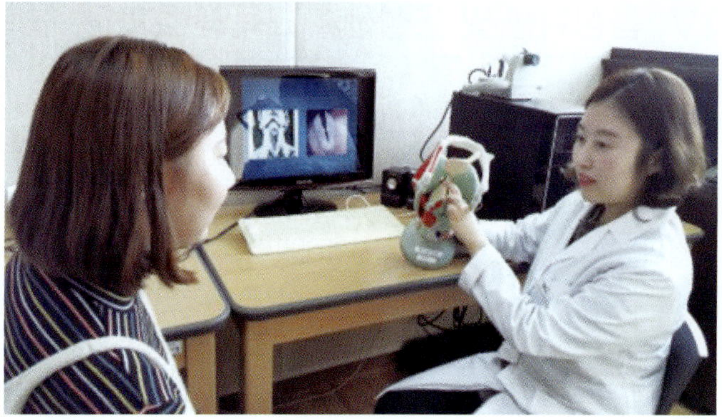

그림 21-1 후두 모형과 사진 자료를 이용하여 후두와 음성산출 기전에 대해 설명하는 모습.

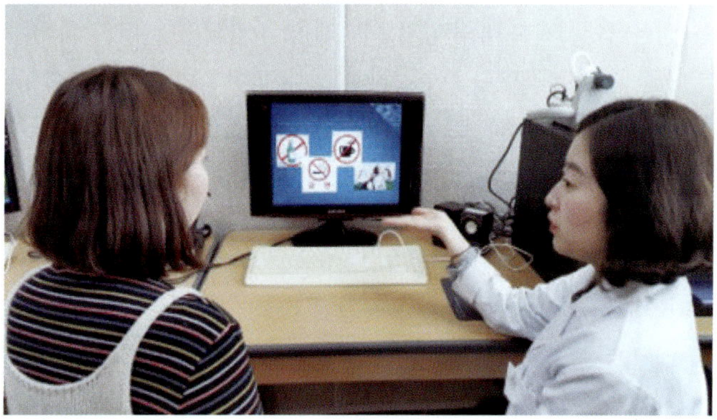

그림 21-2 시청각 자료를 이용하여 음성외상 행동에 대해 설명하는 모습.

III 음성위생 및 음성산출 교육

음성이 어떻게 산출되는지를 이해하면 목소리를 낼 때 성대가 어떤 자극을 받게 되는지 이해하기 더 쉽다. 그렇기 때문에 간접치료를 실시할 때는 음성산출 기전에 대해 함께 설명해주는 것이 일반적이다.

윤지혜, 김선우는 음성장애 환자 및 음성언어재활사를 대상으로 실시한 설문에서 다수의 음성장애 환자들은 음성위생 교육을 받을 때 성대 사진, 동영상, 성대 움직임의 시연을 보면서 교육을 받았다고 한다.[5] 이와 같이 음성언어재활사가 음성산출 기전에 대해 설명할 때에는 후두 모형, 성대 사진이나 동영상을 활용하여 환자의 이해를 높인다(그림 21-1). 음성산출 기전에 대해 설명한 후 여기에 근거하여 음성외상 행동 및 그 행동이 성대에 미치는 영향을 설명해준다. 이때 다양한 시청각 자료를 활용하는 것은 매우 유용하며, 이를 토대로 성대건강을 유지하기 위한 금지사항과 권장사항을 설명해준다(그림 21-2).

후두에 대해 익숙하지 않은 환자들은 음성장애 전문가들이 사용하는 용어가 낯설고 어려울 수 있다. 그러므로 환자에게 음성위생 및 음성산출 교육을 실시할 때는 그들의 눈높이에 맞추어 최대한 전문용어의 사용을 자제하고 쉬운 말로 설명해줘야 한다.

성대건강을 위해 지켜야 할 금지사항과 권장사항을 전달할 때도 환자의 성대 상태, 가족 상황, 직업, 취미활동, 기호품 등 환자의 개인 상황을 고려한 맞춤형 교육이 필요하다. 특히 직업적 음성사용인의 경우 본인의 의지와 달리 음성남용 및 오용을 해야 하는 경우도 다수 발생하므로 이들을 위해 제시해줄 수 있는 대안이 무엇인지 끊임없이 고민해야 한다. 예를 들면 앞서 언급한 것처럼 커피를 줄이기 어려운 환자에게 디카페인 음료나 다른 음료의 섭취를 제안하든지, 수업이 많은 교사에게는 마이크 사용을 권장하든지, 부득이하게 말을 많이 한 날은 그만큼 수분 섭취와 습포법을 더 많이 시행하도록 하는 것도 제시해줄 수 있는 대안 중 하나이다.

IV 음성위생 및 음성산출 교육의 효과

음성위생 및 음성산출 교육의 효과는 예로부터 많이 입증되어 왔다. 박성신, 심현섭, 정성민 등은 초등학교 여교사를 대상으로 음성위생 교육을 받은 군과 그렇지 않은 군을 비교한 결과, 음성위생 교육을 받은 군이 음성장애지수*Voice Handicap Index* 점수와 음향학적 평가 결과에서 개선된 양상을 보였다고 하였다.[2] 음성장애 환자의 음성위생 교육의 만족도에 대해 연구한 윤지혜, 김선우도 51명의 음성장애 환자 중 50명이 음성위생 교육이 본인의 음성문제 개선에 도움이 되었다고 응답한 것으로 보고했다.[5] 송윤경, 심현섭은 중등교사를 대상으로 음성위생 교육을 받은 군과 그렇지 않은 군을 비교한 결과, 음성위생 교육을 받은 군은 음질과 음성피로의 개선이 관찰되었으나 그렇지 않은 군은 음질 저하와 음성피로가 계속 지속되거나 더 악화되는 양상을 보였다고 했다.[3] 성악과 학생을 대상으로 음성위생 교육을 실시한 Broaddus-Lawrence, Treole, McCabe et al.은 교육 전에도 음성 오남용 사례가 많지 않았기 때문에 교육 후 음성 오남용 사례가 유의하게 감소하지는 않았지만 응답자들은 이런 교육이 자신들에게 많은 도움이 되었다고 했다고 보고하였다.[9]

이렇듯 음성위생을 실시한 군과 그렇지 않은 군을 비교하면 대부분 전자의 경우에서 더 긍정적인 효과가 나타났다. 그러나 다른 치료방법과 비교해 보았을 때 다른 치료방법보다 더 나은 개선 정도를 보였다는 연구결과는 많지 않다. Roy et al.은 음성장애 교사를 음성위생 교육을 받은 군, 음성증폭기를 사용한 군, 별다른 치료를 하지 않은 군으로 나누어 그 효과를 비교해 보았다. 그 결과 치료를 받은 군은 모두 유의한 개선을 보였다. 음성위생 교육을 받은 군과 음성증폭기를 사용한 군은 유의한 차이를 보이지는 않았으나 음성증폭기 사용군이 더 나은 결과를 보였다고 보고했다. 이 결과를 바탕으로 연구자들은 음성위생 교육만으로는 큰 효과를 기대하기 어렵다고 하였다.[22] Behrman et al.은 양성 음성장애 환자를 두 군으로 나누어 다른 한 군은 음성위생 교육을 실시하고 한 군은 음성치료를 6주간 시행하였다. 그 결과 음성치료군의 개선 정도가 음성위생 교육군보다 더 컸다고 보고하였다.[10]

Rodríguez-Parra, Adrían, Casado도 음성위생 교육군과 음성치료군의 치료효과를 비교하여 음성치료군의 효과가 더 컸음을 보고하였다. 이들에 따르면 음성치료군에서는 21명 중 10명의 환자가 정상 음성을 회복했으나 음성위생 교육군에서는 21명 중 정상 음성을 회복한 환자가 한 명도 없었다. 이러한 결과를 보면서 연구자들은 직접치료가 간접치료보다 효과적임을 시사하였다.[20] Carding, Horsley, Docherty는 음성위생 교육을 적용하여 효과를 보인 참여자는 절반을 넘지 못했지만 음성위생과 음성산출 훈련을 함께 받은 군은 90% 이상의 효과를 보였다고 하였다.[11] Vermeulen, du Toit, van Lierde et al.은 직업적 음성사용인에게 음성위생 교육을 실시했을 때 그 효과성에 대한 메타분석을 실시했는데, 그 결과 음성위생 교육(간접치료)만 단독으로 실시했을 때보다 직접치료만 단독으로 실시하거나 직접치료와 음성위생 교육을 병행해서 실시하는 것이 더 효과적이라고 했다.[27] 이런 연구들에서 보듯이 집중적인 치료가 필요한 음성장애 환자의 치료에는 음성위생 교육만 실시하는 것보다 직접치료와 병행하는 것이 더욱 효과적이라고 보는 견해가 더 우세하다.

앞서 언급한 바와 같이 음성위생 교육이 효과적이려면 환자 스스로의 적극적인 참여가 필수적이다. 이와 관련하여 Latham, Messing, Bidlack et al.은 성악과 대학원생을 대상으로 음성건강 교육*vocal health education*에 대해 실시한 설문조사에서 흥미있는 연구결과를 보고했다. 연구 참여자들은 음성산출 기전과 음성건강의 지식이 성악가에게 필요한 지식이며, 대학원 전공자들이 이에 대한 교육을 받아야 한다는 데 강력히 동의한다고 하였다(91%). 이 교육을 음성언어재활사가 실시하는 것이 가장 좋다는 데에는 '보통이다*neutral*(41%)', '동의한다*agree* 및 동의하지 않는다*disagree*(둘 다 28%)'의 순서로 응답했다. 반면 성악교사*singing teacher*가 실시하는 것이 가장 좋다는 데에는 '동의한다*agree*(41%)', '보통이다(38%)'의 순서로 응답하였다.[16] 이들은 음성건강에 대해 의학적으로 더 잘 설명할 수 있는 음성언어재활사보다 자신들을 더 잘 이해할 수 있는 성악 교사의 교육을 더 선호하는 것으로 나타났다.

성인 환자들은 대개 자신의 음성문제를 해결하기 위해 자발적으로 병원을 찾는 경우가 많으므로 치료에 대한 협조도도 높다. 그러나 아동 환자들은 대개 부모에게 이끌려 병원에 오는 경우가 많기 때문에 치료에 대한 동기부여도 적고 음성외상 행동에 대한 인식도 부족하다. Cook, Palaski, Hanson은 학령기 아동을 대상으로 음성위생 교육 프로그램을 만들어 적용하였다. 연구자들은 후두와 음성산출 체계 및 음질에 대해 설명해준 후 음성 오남용 행동에 대해 설명해 주었고, 마지막 단계에서는 목소리를 쓰는 습관 중 음성 오남용 행동에 해당되는 것이 있는지 스스로 찾아보고 구분해 보도록 하였다.[13] 이렇듯 아동이 타인의 목소리와 자신의 목소리에서 음성 오남용 행동을 구분하는 데 초점을 맞추는 것은 Nilson, Schneiderman이 초등학생을 대상으로 제시한 음성위생 프로그램에도 반영되어 있다.[17]

아동의 음성위생 교육 프로그램의 효과적 전달을 위해 Cook, Palaski, Hanson은 아동의 수준에 맞는 그림자료의 사용을 권하였다.[13] 이러한 주장은 Pindzola의 논문에서도 나타나는데 Pindzola는 아동에게 음성위생에 대해 설명할 때 아동의 관심을 끌 수 있는 간단한 도구 혹은 그림을 사용하는 것이 좋다고 하였다. 두루마리 휴지를 다 쓰고 난 뒤에 남는 휴지심에 고무밴드를 삼각형 모양으로 걸어 후두 및 성대 모형을 대신하는 방법도 제안하였다. 부드러운 음성을 설명할 때는 발레리나 그림을 활용하든가 음성남용 사례의 사진은 스포츠 잡지에 등장하는 응원 장면을 활용하든가 하여 아동이 더 친숙하게 접근할 수 있도록 권했다.[18]

V 결론

Roy et al.은 음성위생은 결국 음성의 다이어트라고 했다.[22] 음성사용을 줄이는 것이 체중감소를 목표로 하는 다이어트와 비슷하기 때문에 그렇게 말했겠으나, 마음만 먹으면 쉽게 할 수 있을 것 같지만 막상 해보려고 하면 시작하기도 쉽지 않고 유지하기도 쉽지 않기 때문에 그렇게 생각할 수도 있을 것이다.

음성위생은 음성문제를 보이는 모든 환자가 숙지하고 염두에 두어야 하는 내용이다. 그러나 음성언어재활사가 모든 활동을 계획하고 통제하여 진행되는 직접치료에 비하면 환자 스스로가 본인의 음성사용 행동을 통제해야 하므로 준수하기가 쉽지 않은 방법이다. 음성장애 전문가는 이러한 점들을 숙지하고 환자가 자신에 맞는 내용을 자신의 수행능력에 맞게 조절하고 지켜나갈 수 있도록 꾸준히 모니터링하고 지도해야 한다.

참고문헌

1. 김성태, 표화영, 권순복 역. 음성장애: 이론과 실제. 서울: 박학사. 2014.
2. 박성신, 심현섭, 정성민 등. 초등학교 여교사를 대상으로 한 음성위생법 효과성. 대한음성언어의학회지 2004;15(1):27-30.
3. 송윤경, 심현섭. 음성위생법 그룹교육의 유효성에 관한 연구: 중등교사의 음성위생법 교육 전후의 음성분석 및 음성피로 자가평가를 통하여. 언어청각장애연구 1999;4;15-36.
4. 안철민. 음성질환의 진단과 치료. 서울: 대한의학서적. 2004.
5. 윤지혜, 김선우. 음성위생교육 만족도에 대한 예비연구. 말소리와 음성과학 2013;5(3):83-93.
6. 표화영, 심현섭. 음성장애 진단 및 평가에 관한 질적 연구: 진단 및 평가 모형 정립을 위한 기초 연구. 음성과학 2007;14(2):7-22.
7. 황영진, 유재연, 정옥란 역. 음성과 음성치료. 서울: 시그마프레스. 2007.
8. Andrews ML. Voice therapy for children: The elementary school years. San Diego: Singular Publishing Group Inc. 1991.
9. Broaddus-Lawrence PL, Treole K, McCabe RB, et al. The effects of preventive vocal hygiene education on the vocal hygiene habits and perceptual vocal characteristics of training singers. J Voice 2000;14(1):58-71.
10. Behrman A, Rutledge J, Hembree A, et al. Vocal hygiene education, voice production therapy and the role of patient adherence: A treatment effectiveness study in women with phonotrauma. J Speech Lang Hear Res 2008;51:350-366.
11. Carding PN, Horsley, IA, Docherty GJ. A study of the effectiveness of voice therapy in the treatment of 45 patients with nonorganic dysphonia. J Voice 1999;13:72-104.
12. Colton RH, Casper JK, Leonard R. Understanding voice problems: A physiological perspective for diagnosis and treatment. Philadelphia: Lippincott Williams & Wilkins. 2006.
13. Cook JV, Palaski DJ, Hanson WR. A vocal hygiene program for school-age children. Lang Speech Hear Serv Sch 1979;10:21-26.
14. Haskell JA. The speech pathologist's role in the treatment of voice disorders. In Rubin JS, Sataloff RT, Korovin GS, Gould WJ(eds.). Diagnosis and treatment of voice disorders. Tokyo: IGAKU-SHOIN Medical Publishers, Inc. 1995.
15. Krouse HJ, Reavis, CW, Stachler, RJ, et al. Plain language summary: Hoarseness(dysphonia). Otolaryngol Head Neck Surg 2018;158(3):427-431.
16. Latham, K, Messing, B, Bidlack, M, et al. Vocal health education and medical resources for graduate-level vocal performance students. J Voice 2017;31(20):251.e1-251.e7.
17. Nilson H, Schneiderman, CR. Classroom program for

the prevention of vocal abuse and hoarseness in elementary school children. Lang Speech Hear Serv Sch 1983;14:121-127.

18. Pindzola RH. Clinical exchange materials for use in vocal hygiene programs for children. Lang Speech Hear Serv Sch 1993;24:21-26

19. Prater RJ, Swift RW. Manual of voice therapy. Boston: Little, Brown and Company. 1984.

20. Rodríguez-Parra MJ, Adrían JA, Casado JC. Comparing voice-therapy and vocal-hygiene treatments in dysphonia using a limited multidimensional evaluation protocol. J Commun Disord 2011;44:615-630.

22. Roy N, Merrill, RM, Gray SD, et al. Voice disorders in general population: Prevalence, risk factors, and occupational impact. Laryngoscope 2005;115(11):1988-1995.

22. Roy N, Weinrich B, Gray SD, et al. Voice amplification versus vocal hygiene instruction for teachers with voice disorders: A treatment outcomes study. J Speech Lang Hear Res 2002;45:625-638.

23. Rulnick RK, Heuer KS, Perez KA, et al. Voice therapy. In Sataloff RT(ed.). Vocal health pedagogy. San Diego: Singular Publishing Group Inc. 1998.

24. Ryu CH, Lee, SJ, Cho, JG, et al. Care and management of voice change in thyroid surgery: Korean Society of Laryngology, Phoniatrics and Logopedics clinical practice guideline. Clin Exp Otorhinolaryngol 2022;15(1):24-48.

25. Sataloff RT, Hawkshaw, M, Rosen, DC. Medications: Effects and side effects in professional voice users. In Sataloff RT(ed.). Vocal health pedagogy. San Diego: Singular Publishing Group Inc. 1998.

26. Stemple JC. Voice therapy. San Diego: Singular Publishing Group. 2000.

27. Vermeulen, R, du Toit, M, van Lierde, K, et al. The effect of vocal hygiene education programs on voice quality in professional voice users: A systematic review. J Speech Lang Hear Res 2022;65:4700-4713.

CHAPTER 22

행동적 음성치료

유재연

I 서론

음성관리*voice management*에는 의료적, 약물적, 행동적 음성치료 방법이 있다. 음성장애*voice disorder*의 원인과 증상에 따라 치료 접근방법이 달라질 수 있다, 이 중 행동적 음성치료*behavioral voice therapy*는 음성의 과기능적 또는 과소기능적인 이유로 음성 문제가 나타나는 경우에 음성산출의 방법을 변경하거나 개선하여 음성산출 기능을 향상 시키는 것을 말한다. 행동적 음성치료는 음성산출 및 의사소통과 관련된 부적절한 행동을 해결하고 수정하는 것을 목표로 하는 치료형태이다. 이러한 치료는 언어재활사(SLP)가 대상자의 음도, 강도, 음질과 전반적인 의사소통 효율성을 향상시키는 데 도움을 주기 위해 종종 사용한다. 일반적으로 행동적 음성치료에서 사용되는 주요 구성요소는 다음과 같다.

- 음성행동 분석: 언어재활사는 음성장애 또는 의사소통장애의 원인이 되는 특정한 음성산출행동을 확인하기 위해 철저한 평가를 실시한다. 여기에는 음성습관, 자세, 호흡패턴 및 말하기 기술 등이 포함된다.
- 교육 및 인식: 대상자에게 건강한 음성산출에 대해 교육을 실시하고 대상자가 자신의 발성습관과 패턴을 더 잘 인식하도록 지도한다. 음성개선이 지속적으로 나타나기 위해서는 특정한 행동이 음성에 어떤 영향을 미치는가를 이해하는 것은 매우 중요하다.
- 음성위생: 대상자는 충분한 수분을 섭취하고 음성남용(예: 고함, 과도한 목청 가다듬기 등)을 피하고 흡연이나 과도한 카페인 섭취와 같이 성대를 자극할 수 있는 요인을 최소화하기 등의 건강한 목소리를 유지하기 위한 적절한 음성위생 방법을 배워야 한다.
- 호흡훈련: 음성산출에 적절한 호흡지원을 개선하기 위해 호흡운동을 실시한다. 적절한 호흡법은 발성력, 발성조절, 발성 지속력을 향상시킬 수 있다.
- 음성훈련: 음도 조절, 공명, 발음, 음성 유연성 등을 개선하기 위해 다양한 음성연습과 훈련법이 사용된다. 이러한 음성훈련은 대상자의 개인적인 요구와 목표에 맞추어 실시한다.
- 피드백: 일부 치료법에서는 바이오피드백 기술을 이용하여 음도, 강도, 음질, 공명 등의 음성요소에 대한 실시간 시각 또는 청각피드백을 제공한다. 이 피드백은 보다 효과적으로 음성산출을 점검하고 조정하는 데 도움이 된다.
- 인지행동기법: 스트레스나 불안과 같은 심리적 요인으로 음성문제(음성긴장, 무성증 등)가 발생할 경우, 인지행동 전략 차원에서 근본적인 심리적 문제를 해결하는 것이 필요하다.
- 자가 연습: 새롭게 습득한 음성산출 행동기술을 강화하고 일상적인 의사소통 상황에서의 음성산출 일반화를 촉진하기 위해 대상자에게 자가 연습을 실시하도록 한다.
- 음성 점검: 음성치료 전반에 걸쳐 음성수행도나 음성개선 등을 정기적으로 점검하고 필요에 따라서는 치료 계획을 조정한다. 음성문제의 재발을 방지하고 지속적이면서 안정적으로 개선된 음성을 사용하기 위해 대상자와 토의한다.

이 장에서는 음성치료에 있어 직접적인 행동적 음성치료 방법을 설명하고자 하며, 다양한 행동적 음성치료방법 중 Boone 등(2014)이 기술한 25가지 음성촉진기법*voice facilitating approaches*을 중심으로 기술하고자 한다.

II 행동적 음성치료

동영상 ▶

Boone이 개발한 25개의 음성치료 촉진법이 영향을 줄 수 있는 음성매개변수는 아래 표와 같다(표 22-1).

1. 청각적 피드백

청각적 피드백*auditory feedback*은 음성치료에서 가장 일반적으로 사용되는 피드백으로서 언어재활사의 음성이나 자신의 음성을 듣고 점검하는 데 이용되는 방법이다. 대부분의 음성장애 환자들에게는 청각적 모델링이 도움이 되며, 청각적 피드백이 효과적인 환자에게는 즉각적으로 청각적 피드백을 제공할 필요가 있다.

표 22-1 25가지 음성촉진법.

음성촉진법	영향을 받는 음성 매개변수		
	음도	강도	음질
청각적 피드백		○	○
강도 변경	○	○	○
노래조로 말하기		○	○
저작하기	○	○	○
비밀스러운 음성		○	○
음성상담	○	○	○
손가락 조작법	○		○
남용제거		○	○
새로운 음도 확립	○		○
음성배치	○	○	○
성대프라이	○	○	○
머리 위치 변경	○		○
계층적 분석	○	○	○
흡기발성	○	○	
후두마사지	○		○
차폐	○	○	
비음-유음 자극			○
구강개방접근법		○	○
음도 억양	○		
발성변경법	○	○	○
이완	○	○	○
호흡훈련		○	○
혀 전방화	○		○
시각적 피드백	○	○	○
하품-한숨	○	○	○

청각적 피드백의 한 가지 예로, 음성의 높이에 문제를 보이는 경우 다음의 절차로 치료를 할 수 있다. 언어재활사는 대상자에게 녹음된 음성을 들려주고 자신이 느끼는 음성의 높이에 집중해서 듣게끔 하고 자신의 음성 높이가 어느 정도 적절한지를 평가하게 하고 적절한 높이의 음성을 들려주고 자신의 음성과 비교하게 하고 다양한 높낮이의 음성을 따라하게 한 후 적절한 음성의 높이를 유도한다.

2. 강도 변경

강도 변경*change of loudness*은 음성이 너무 약하거나 너무 강한 경우에 적절한 강도로 음성을 산출하도록 하는 방법인데, 음성의 강도 변경은 성대의 접촉과 관련이 있으므로 호흡훈련이나 발성훈련을 통해 음성 강도를 변화시킬 수 있다. 음성의 강도를 감소하거나 증가하는 것은 훈련을 통해 쉽게 이루어질 수 있으며, 다른 음성촉진기법과 병행하여 적절한 강도 조정을 유도할 수 있다. 음성을 장시간 사용하게 되면, 약하고 작은 음성이 산출되면서 성대접촉이 잘 이루어지지 않을 수도 있고 부적절하게 큰 목소리를 산출할 경우는 청력검사가 필요한 경우도 있다.

음성 강도를 줄이는 치료에서, 언어재활사는 청력검사를 통해 정상 청력 여부를 판단하고 청력에 문제가 없는 경우, 대상자가 스스로 큰 소리로 말하고 있다는 것을 인식시킨다(음성을 녹음하여 들려준다). 대상자가 본인의 음성이 크다는 것을 인식하면 치료에 대한 동기를 부여하고 조용하고 작은 음성산출을 반복적으로 연습시킨다. 음성의 강도를 증가시키기 위해서는 청력, 신체기능의 약화 혹은 성격 등과 관련이 있는지를 확인해야 하고 대상자와 언어재활사의 대화를 녹음하여 들려준 후 대상자의 음성이 약하다는 것을 인식시키고 대상자가 쉽게 큰 목소리를 산출할 수 있는 음도를 찾는다. 대상자에게 최상의 음도와 강도의 발성을 꾸준히 연습시키고 호흡훈련과 롬바드 효과*Lombard effect*를 활용하여 음성의 강도를 증가시킨다.

3. 노래조로 말하기

노래조로 말하기*chant-talk*는 특정한 음높이로 부드럽고 리듬감 있게 음성을 산출하도록 하는 방법이다. 음성을 과다하게 사용하는 음성문제를 가진 대상자들에게 노래조로 말하기는 유용하다. 이 방법은 특정한 음도로 여러 음절을 산출하여 노래하는 것이다. 노래조로 말하기는 다양한 음높이에서 모음을 연장하면서 강세 없이 부드러운 성대접촉으로 음성을 산출하도록 유도하는 것이 특징이다. 또한 이 방법은 저작하기, 구강 개방, 하품-한숨과 같은 성대의 부드러운 접촉을 유도하는 다른 접근법과 같이 사용할 수 있다.

이 접근법은 음성산출 연습기간에만 일시적으로 사용하며 일상 발화에서 계속적으로 사용하는 것은 아니다. 대상자에게 녹음된 노래조를 들려주고 언어재활사가 시연한다. 대상자에게 노래조로 말하도록 격려한다. 노래조로 말할 수 있게 되면 일상적인 음성과 노래조 말하기 음성을 번갈아 가면서 사용하고 대상자의 낭독을 녹음하여 들려준 후 평상시의 음성과 비교하도록 하며 대상자가 노래조로 말할 수 있게 되면 정상적인 음성을 산출하기 위해 노래조 말하기를 감소시킨다.

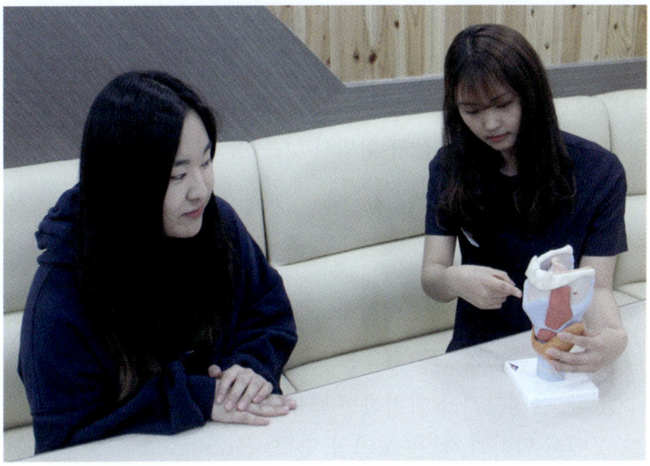

그림 22-1 발성의 원리와 성대 운동에 대한 문제 설명.

4. 저작하기

저작하기 *chewing* 는 구강과 목 주변에 근육긴장을 보이면서 말을 할 때 입을 크게 벌리지 않고 성대를 과도하게 사용하는 사람들에게 긴장을 줄이고 부드럽게 성대를 접촉하는 것을 유도하기 위해 사용되는 촉진기법이다. 저작하기를 사용하면 목과 구강 부위의 긴장이 감소되고 부드러운 성대접촉으로 음질이 향상될 수 있다.

치료는 먼저 대상자에게 구강을 개방해야 하는 이유를 이해시키고 언어재활사는 과장된 저작하기 시범을 보이고 대상자가 모방하도록 한다. 저작하는 동안 음성을 함께 산출하는 데 숫자세기, 단어/구 말하기, 문장 말하기 순으로 진행하며 점차적으로 정상적인 구강 움직임으로 저작하기를 줄여 나간다.

5. 비밀스러운 음성

비밀스러운 음성 *confidential voice* 은 과도하게 힘을 주어 말하는 대상자의 음성을 개선시키기 위한 방법이다.[4] 이 방법은 과도하게 지나친 음성을 사용하는 것을 줄이는 데 효과적이다.[1] 비밀스러운 음성은 흔히 작은 목소리 또는 조용한 소리로 말할 때의 음성 크기를 유지함으로써 전반적으로 성대의 과기능을 줄이는 데 유용하다. 이 기법은 약간의 기식적인 소리로 천천히 말하게끔 하고 보다 향상된 음성으로 도달하기 전에 일시적으로만 사용하는 것이 중요하다. 이 기법은 비밀스러운 음성을 모델로 제시하며 대상자가 반복적으로 모방하도록 하고 일시적으로 정해진 시간 동안만 비밀스러운 음성을 사용하도록 지도한다.

6. 음성상담

상담 *counseling*, 또는 문제설명 *explanation of problem* 은 모든 음성장애 대상자에게 적용할 수 있다. 음성치료에서 대상자에게 음성 문제에 대한 직접적인 상담은 증상적인 음성치료 기법을 적용하는 것보다 더 유용할 수도 있다. 음성상담을 통해 대상자는 자신의 문제를 정확하게 이해하는 것이 치료에서 매우 중요하다. 음성상담의 내용은 대상자에 따라 매우 다양하며, 대상자가 음성문제를 최대한 잘 이해할 수 있도록 설명해 주어야 한다(그림 22-1). 예를 들면, 목에 힘을 주어 장시간 말하는 사람의 경우, "목에 힘을 줄 경우 성대가 과도하게 접촉하게 됨으로써 성대결절이 발생할 수 있으며 이로 인해 기식적인 탁한 음성이 산출될 수 있습니다"라는 식으로 설명해주는 것이 좋다. 또한 기능적인 음성문제의 경우 "장기간의 음성 남 · 오용으로 인해 후두병리가 발생했고 음성의 남 · 오용을 줄이면 음성이 충분히 회복될 수 있다"고 설명할 필요가 있다.

문제설명에서는 대상자가 자신의 음성문제를 파악하는 것을 도와주어야 하는데 대상자와 지속적인 상담활동을 통해 음성의 남 · 오용을 줄이는 것과 성대에 좋지 않은 영향을 줄 수 있는 습관을 제거하거나 줄이도록 하는 데 도움을 주는 것이 필요하다.

7. 손가락 조작법

손가락 조작법 *digital manipulation* 은 성대가 위치한 갑상연골 부위를 손가락으로 눌러 음성변화를 유도하는 방법이다. 기능적인 음성의 문제를 보이는 고음도 발성의 경우, 갑상연골을 손가락으로 약간 눌러 갑상연골을 뒤쪽으로 밀면서 발성할 경우 낮은 음도가 산출된다. 변성발성장애 *puberphonia* 로 높은 음도가 산출될 경우, 손가락 조작을 통해 음도를 낮출 수 있다. 또한 삼킴 동안 적절한 후두의 상하 운동에 문제를 보이는 경우도 손가락 조작법의 적용이 가능하다. 마지막으로 편측성대마비의 경우, 갑상연골 외측면을 손가락으로 누를 경우 성대접촉이 향상되어 음성의 강도를 증가시킬 수 있다.[6,7]

음도를 낮추기 위한 치료절차는 다음과 같다. 언어재활사는 대상자에게 모음을 연장발성하는 동안 손가락으로 갑상연골을 가볍게 눌러 음도가 낮아지는 것을 경험하게 하고 손가락으로 누르고 떼는 것을 번갈아 하면서 낮은 음도를 산출하도록 유도한다. 마지막으로 손가락을 떼고 낮은 음도를 산출하도록 한다.

8. 음성남용 제거

음성의 남용과 오용은 기능적인 음성장애의 대표적인 원인이다. 이러한 음성의 남 · 오용을 줄이는 것을 통해 음성이 개선될 수 있다. 음성문제를 야기하는 남용에는 소리지르기, 소음이 많은 곳에서 말하기, 잦은 헛기침, 흡연, 큰소리로 웃기 또는 울기 등이 있다. 부적절한 음성산출을 의미하는 음성 오용에는 심한 성대접촉, 부적절한 음높이로 말하기, 지나친 큰 소리로 말하기, 장시간의 음성 사용 등이다.

언어재활사는 음성문제를 보이는 대상자에게 이러한 음성의 남 · 오용 행동을 줄이도록 권고하는 것이 필요하며 이를 통해 음성 개선을 유도할 수 있다. 언어재활사는 대상자의 음성 남 · 오용 사례를 관찰하여 음성 남 · 오용을 줄일 필요성을 알려주어야 하며 음성 남 · 오용 횟수를 줄여나갈 수 있도록 적절하게 격려해야 한다(그림 22-2).

9. 새로운 음도 확립

음성을 지나치게 낮거나 높게 사용하면 음질과 강도의 문제가 발생할 수 있다. 사실, 절대적인 최적의 음도로 말한다는 것이 불가능한 일이지만, 음도 수준의 변화를 통해 음성의 개선을 유도할 수 있다. 새로운 음도로 말하는 데 사용할 수 있는 기기들이 많이 개발되어 있고 새로운 음도를 확립*establishing a new pitch*하는 데 매우 유용하다고 밝혀졌다.[10]

언어재활사는 대상자에게 대상자의 현재 음도와 목표 음도

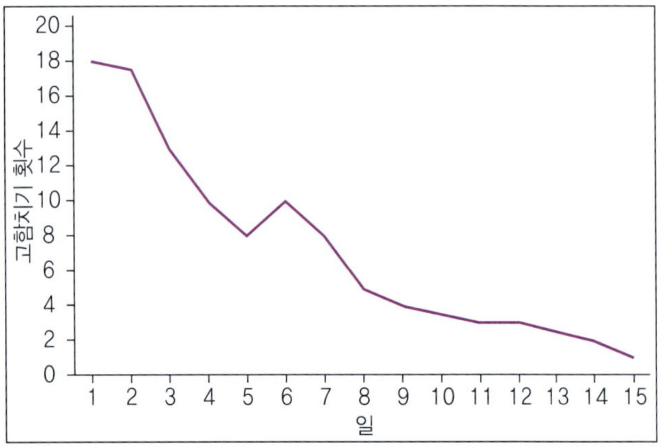

그림 22-2 음성남용 그래프.

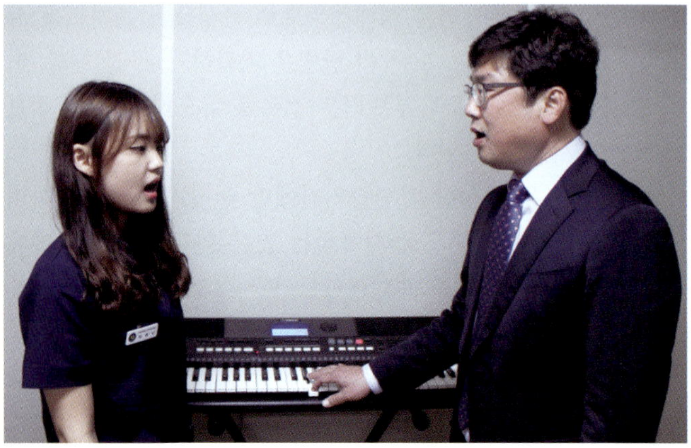

그림 22-3 피아노를 이용한 새로운 음도 확립 활동.

를 설명하고 대상자가 적절한 음도로 말할 경우 그 음성을 녹음하여 다시 들려준다. 시각적 피드백을 제공하는 real-time pitch (RTP) 등을 이용하여 주파수 정보를 제공하고 적절한 음도로 음성산출이 가능하다면 단어, 구, 문장 수준으로 진행하며 마지막으로 대화상황에서도 적절한 음도를 사용하도록 지도한다(그림 22-3).

10. 음성배치

음성배치*voice placement*는 음성이 산출되는 위치와 관련된 것으로 혀의 위치에 따라 음성배치가 변한다. 일반적으로 좋은 음성배치는 구강의 가운데 부분에서 산출되는 음성을 의미하는데, 혀가 지나치게 앞쪽에 위치해서 음성이 산출될 경우는 가는 아기 목소리가 산출될 수 있고, 반대로 혀가 너무 구강 뒤쪽으로 위치할 경우는 막히는 듯한 음성이 산출된다. 음성배치 또는 음성초점*voice focus*은 음성치료에서 자주 사용되는 기법인데 일반적으로 머리 위쪽 부분에서 공명이 되는 느낌의 두성산출이 음성치료에 자주 사용된다(그림 22-4).[8]

언어재활사는 대상자에게 음성배치(전방배치, 후방배치)에 대해 설명해주고 적절한 음성배치를 유도하면서 발성하도록 훈련시킨다. 목구멍 뒤쪽에 초점을 둔 음성의 경우에는 다소 과장된 비성을 사용하여 발성하도록 훈련시키면 효과적이다.

11. 성대프라이

성대프라이*glottal fry*는 음역 중 가장 낮은 음역에 해당하는 것으로 대개 70 Hz 높이로 음성이 산출되는데, 성대프라이는 성대가 최대한 이완된 상태에서 최소한의 기류와 성문하압으로 만들어진다.[2] 성대프라이가 만들어지는 발성생리를 고려한다면 과기능적 음성산출의 경우, 성대프라이는 후두의 긴장을 줄이고 발성 시 후두의 상승을 방지하고 후두 위치를 낮게 하여 발

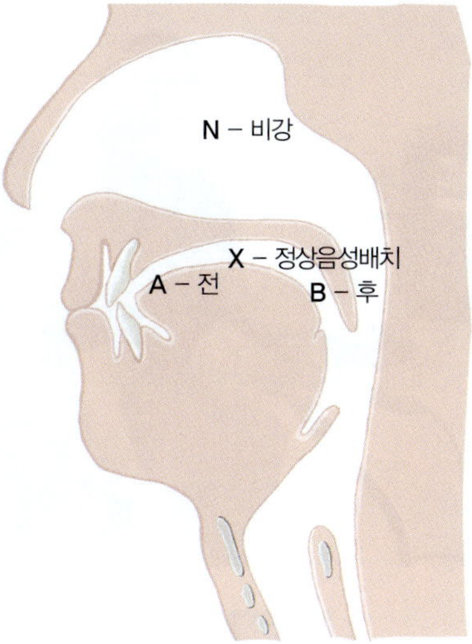

그림 22-4 **음성배치.**

성을 하도록 하는 데 유용할 수 있다.

언어재활사는 대상자에게 호기의 절반 정도를 내보낸 후, 호흡이 끝날 때까지 천천히 /i/를 부드럽게 발성하도록 한다. 다음 단계로 혀를 앞쪽에 위치시켜 더 큰 음성을 내도록 지도한다. 때로는 대상자에게 흡기 시에 성대프라이를 내도록 지도하기도 하는데 이는 흡기 시에 성대프라이가 좀 더 잘 산출되기 때문이다. 성대프라이가 산출될 때 녹음하여 대상자에게 들려주는 것도 중요하다. 대상자가 정확하게 성대프라이를 산출하면 일상생활에서 반복적으로 여러 번 성대프라이 산출을 연습하도록 지도한다.

12. 머리 위치 변경

좋은 음성을 산출하기 위한 신체적인 조건 중 한 가지는 적절한 음성산출 자세를 유지하는 것이다. 머리 위치에 따라 음성이 변할 수 있는데, 연극이나 노래 부르기에서 좋은 음성을 산출하기 위해 올바른 자세와 머리 위치는 매우 중요하다. 이러한 측면에서 볼 때, 머리의 위치를 변경*head positioning*하는 것을 통해 음성문제를 가진 대상자가 더 나은 목소리를 산출하도록 할 수 있다. 머리 위치 변경은 다양한 신경학적 음성장애 환자들의 음성 개선에 유용하다.[7] 편측성대마비 환자가 한쪽으로 고개를 돌려 말할 경우, 음성의 개선이 나타나기도 하며, 일부 과기능적 음성장애 대상자에게는 머리 위치 변경을 통해 이완된 음성산출이 유도되기도 한다. 또한 이 기법은 다양한 신경학적 문제를 가진 대상자들의 저작과 연하 기능을 개선하는 데도 유용하다.

언어재활사는 대상자에게 머리 위치 변경에 대해 설명한다. 머리 위치를 다양하게 하면서 음성변화를 관찰하고 가장 좋은 음성이 산출되는 머리 위치에서 다양한 구어과제 산출을 지도한다.

13. 계층적 분석

음성문제를 가진 사람들은 상황에 따라 목소리 산출에 차이가 나타나기도 한다. 예를 들면 심리적 불안의 정도에 따라 음성산출의 어려움에 다소 차이가 있을 수 있다. 계층적 분석*hierarchy analysis*은 가장 좋은 음성이 산출되는 조건에서부터 가장 나쁜 음성이 산출되는 조건을 계층적으로 알아보는 방법이다. 성대결절, 성대폴립, 성대비대 등을 가진 기능적 음성장애를 가진 사람들에게서 종종 말하는 상황에 따라 음성장애의 정도의 차이가 나타나기도 한다.

언어재활사는 우선적으로 대상자에게 본인의 음성문제와 관련된 목소리에 대해 계층적으로 인식하게 한다. 대상자가 계층적 분석에 대한 내용을 인식하게 되면, 대상자에게 좋은 음성에서부터 나쁜 음성까지 각 음성이 산출되는 상황을 상대적으로 순서화하도록 하고 대상자에게 가정에서, 직장에서, 사회활동에서와 같이 다양한 환경에서의 음성산출에 대한 계층적 분석을 하도록 지도한다. 음성치료는 음성이 가장 좋게 나오는 조건에서 먼저 시작하여 점차적으로 나쁜 음성이 산출되는 조건으로 진행한다. 마지막으로 대상자가 다양한 상황에서도 좋은 음성이 산출될 수 있도록 지도한다.

14. 흡기발성

정상적인 음성은 호흡주기에서 호기 시 산출된다. 폐를 통해 올라온 기류의 압력이 성대 저항보다 크게 되면 성대는 열리면서 진동하게 된다. 음성치료의 한 가지 방법 중 흡기 시에 발성을 유도하는 흡기발성*inhalation phonation*은 기능적 음성장애인과 기능적 실성증*functional aphonia* 환자의 음성치료에 매우 효과적이다. 또한 발성 시 가성대의 진동을 동반하는 가성대발성*ventricular phonation* 환자에게 진성대만의 진동으로 음성을 산출하도록 유도하는 데도 유용하다.

언어재활사는 먼저 대상자에게 어깨를 들어 올리면서 흡기 시에 고음으로 음성을 산출하는 것을 시범 보인다. 이러한 시범을 반복적으로 한 후, 높은 음도의 흡기발성과 동일하게 호기 시에 음성을 산출하는 시범을 보인다. 언어재활사는 대상자에게 흡기발성을 하도록 지도하고 다음 단계로 흡기발성에서 호기발성으로 유도한다. 대상자는 고음도의 호기발성을 하는 동안 점차적으로 정상음도로 발성하는 것을 반복적으로 연습한다. 언어재활사는 대상자에게 다양한 구어과제(단어, 문장, 대화)에서 새롭게 습득한 정상음도로 호기발성하도록 지도한다.

15. 후두마사지

후두마사지*laryngeal massage*는 후두 주변의 과긴장을 줄이기 위한 활동이다. 손가락으로 후두 주변을 마사지하는 것은 대개 발성 시 과도한 긴장을 수반하고 뚜렷한 기질적인 원인이 나타나지 않는 목쉰음성, 가성대발성, 변성발성장애, 근긴장성발성장애 등의 기능적 음성장애 환자들에게 유용하다. 손가락을 이용한 후두마사지는 후두연골의 하강을 유도하고 후두 주변 근육의 이완을 촉진할 수 있다. 후두를 상대적으로 높게 위치시켜 긴장을 수반하여 발성할 경우, 후두마사지와 함께 하품-한숨을 병행할 수도 있다(그림 22-5).

언어재활사는 대상자의 후두 위치와 과긴장 유무를 확인한다. 우선적으로 하품-한숨을 시도적으로 사용해 보고 이때 후두의 하강과 이완이 나타나면 후두마사지는 실시하지 않아도 된다. 후두마사지 활동은 엄지와 중지를 이용하여 설골을 가볍게 잡고 원을 그리면서 누른다. 이러한 방법으로 갑상연골도 원을 그리거나 위아래로 부드럽게 움직이고 후두 주변 근육을 가볍게 주무른다. 마사지를 하는 동안, 대상자에게 모음을 연장발성하게 하고 음도와 음질의 변화가 있는지 관찰한다. 언어재활사는 환자의 음성의 향상이 나타나면 적절한 강화를 제시하고 여러 가지 구어과제(모음, 단어, 구, 문장 등)에서 향상된 음성을 산출하도록 지도한다. 이러한 활동 동안에 후두(음성) 긴장이 줄어드는지를 대상자와 함께 확인하는 것이 필요하며 과도한 후두마사지로 인해 후두의 통증이나 피로가 나타날 수 있는 것에 주의해야 한다. 후두마사지를 통해 일반적으로 낮은 음도의 공명음성이 산출될 수 있다.

16. 차폐

차폐*masking*는 롬바르드 효과, 즉 소음이 있는 조건에서 음성의 크기가 증가하는 현상을 이용하는 기법이다. 롬바르드 효과는 기능적 실성증 환자의 음성치료 방법으로 개발되었는데, 시끄러운 소음이 있는 환경에서 발성을 할 경우 기능적 실성증 환자는 종종 음성을 산출하기도 한다. 차폐는 실성증*aphonia* 환자에게 가장 유용하며 일부 기능적 음성장애 환자나 변성발성장애 환자에게도 유용하다. 헤드폰을 착용하여 백색소음과 같은 차폐소음을 제시하게 되면 음성의 강도가 일시적으로 증가하는 현상이 나타나는데, 제시하는 소음의 크기가 클수록 일반적으로 큰 음성이 산출된다.

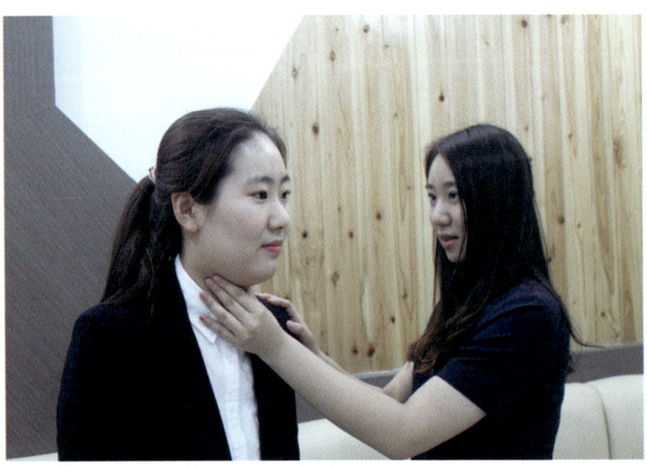

그림 22-5 후두마사지.

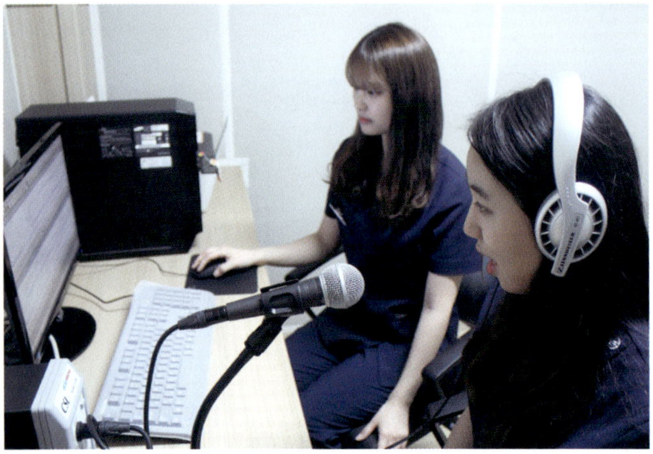

그림 22-6 차폐.

차폐 기법을 적용할 때 대상자에게 차폐를 통해 음성의 크기가 증가한다는 점을 설명해 주지 않아야 한다. 언어재활사는 대상자에게 헤드폰을 착용하여 차폐를 실시한다. 언어재활사는 대상자에게 읽기자료를 제시하고 낭독하도록 지시한다. 대상자가 낭독하는 동안 처음 5초 정도는 차폐음을 제시하고 나머지 5초 정도는 차폐음을 제시하지 않는다. 언어재활사는 대상자의 낭독 음성을 녹음한 후, 음성을 들려준다. 대상자에게 자신의 음성이 좀 더 크게 산출될 수 있다는 것을 확인하도록 한다. 차폐를 실시하는 동안 차폐소음의 강도를 70 dB 이상 제시하여 대상자가 자신의 낭독 음성을 듣지 못하게 하도록 한다. 차폐 상황에서 어느 정도 음성의 강도가 개선된다면, 대상자에게 차폐가 없는 조건에서도 음성의 강도를 증가시켜 발성하도록 유도한다(그림 22-6).

17. 비음-유음 자극

어떤 음소를 산출하느냐에 따라서 음성이 달라질 수 있다. 즉, 특정 음소를 산출할 경우 좀 더 편안하게 좋은 음성이 산출되기도 하는데, 대표적인 음소가 비음과 유음이다. 비음과 유음을 활용할 경우 보다 좋은 음성이 산출되며, 과기능적 음성장애 환자가 보다 쉽게 좋은 음성을 산출하는 데 비음과 유음이 효과적으로 사용될 수 있다. 비음과 유음을 발음할 경우 성문상부의 공명과 조음포즈가 나타나는데, 이는 발성 시 후두의 긴장을 줄이는 데 유용하다. 비음-유음 자극*nasal-glide stimulation*은 음성배치와 함께 사용할 수도 있으며 기능적 음성장애, 연축성 발성장애, 성대결절, 성대폴립 등의 다양한 음성장애 환자에게 적용할 수 있다.

언어재활사는 비음이 포함된 다양한 단음절 및 다음절 단어를 대상자에게 제시한다. 그리고 비음이 포함된 단어 사이에 /ㅏ/를 삽입하여 음성을 산출하도록 한다. 또한 언어재활사는 유음이 포함된 다양한 단음절 및 다음절 단어를 대상자에게 제공하고 위와 같은 방법으로 반복적으로 음성을 산출하도록 지도한다.

18. 구강개방 접근법

말을 할 때 지나치게 입을 벌리지 않고 말하는 경우, 후두와 구강의 긴장을 유발하는 음성 과기능이 나타날 수 있다. 상대적으로 입을 좀 더 크게 벌리면서 말을 하면 구강공명이 증가하고 구강의 긴장은 감소한다.[9] 구강개방 접근법*open-mouth approach*은 공명의 변화뿐만 아니라 적절한 성대접촉을 유도하여 음도, 강도, 음질 개선이 나타나며 이 기법은 다양한 음성치료 기법과 함께 사용될 수 있다.

언어재활사는 대상자에게 거울을 제시하고 대상자의 구강 움직임을 관찰하여 발화 시 나타나는 입술의 긴장과 제한적인 아래턱의 움직임 그리고 목 근육의 과긴장을 확인하도록 한다. 언어재활사는 대상자에게 구강을 개방하여 말하는 것과 입을 다물어 말하는 것에 대한 차이를 확인하도록 한다. 구강개방을 유도하기 위해서는 대상자에게 입술을 더 벌리고 턱을 아래로 더 내리도록 요구한다. 구강을 어느 정도 개방하면 /ㅏ/를 이완하여 부드럽게 발성하도록 한다. 치료 동안에 대상자는 긴장해서 말하는 것과 구강을 개방하여 말하는 것을 지속적으로 확인하는 것이 필요하며 입을 다물어 말하는 습관을 없애기 위해서 지속적으로 구강개방을 점검하는 노력이 필요하다.

19. 음도 억양

말을 하는 동안 음도, 강도, 그리고 말의 속도 등 언어의 초분절적 요소들이 항상 변한다. 말이 단조롭게 들리는 것은 이러한 초분절적 요소의 특징이 잘 나타나지 않는 경우이며, 정상적인 발화에서는 단음도, 단강도의 단조로운 음성은 거의 산출되지 않는다. 일부 음성장애 환자 중 단조로운 음성을 산출하는 경우가 있는데, 이것은 입술과 아래턱을 고정시키고 구강을 거의 움직이지 않으면서 말하는 과기능적 음성장애와 관련이 있다. 이러한 과기능적 음성산출의 경우, 음성의 강도와 음도를 변화시키는 운율산출 활동이 필요하다. 음도 억양*pitch inflections*은 발화 시 음도의 변화를 유도하여 음성산출 시 과도한 긴장을 줄이고 자연스러운 운율을 산출하는 데 유용하다.

언어재활사는 대상자에게 녹음한 발화를 들려주고 본인의 음성이 단조로운 음성이라는 것을 이해시킨다. 동일한 단어를 억양을 변화시켜 발화하도록 하고 점차적으로 음도변화 범위를 늘려나간다. 또한 대상자에게 일정한 강도로 억양을 변화시켜 단어를 말하도록 한다. 마지막으로 환자의 다양한 읽기 및 대화 녹음을 들려주고 음도 변화를 확인하도록 한다.

20. 발성변경

기능적 실성증의 경우, 자신의 이전의 목소리를 찾는 데 어려움이 나타나기도 한다. 발성변경*redirected phonation*은 생리적인 발성을 이용하거나 의도적인 소리 산출을 통해 다시 음성이 산출되도록 하는 것이다. 언어재활사는 이러한 생리적인 발성이나 의도적인 발성 동안에 산출된 음성을 녹음하여 적절한 모델로 사용하는 것이 좋다. 기능적인 음성문제나 실성증을 가진 대상자에게 이전의 음성산출을 되돌리기 위한 생리적인 발성법으로는 기침하기, 가글링, 허밍, 웃기 등이 있으며 의도적인 소리 산출 방법에는 카주 놀이, 노래하기, 목청 가다듬기, 트릴 등이 있다.

기침하기는 기능적 실성증 환자에게 의도적으로 기침을 하도록 하는 것으로, 잃어버린 음성을 되돌릴 수 있는 대표적인 생리적 발성방법이다. 가글링은 가글링 동안의 음성산출을 유도하는 방법으로 대개 연구개 자음과 후설모음을 이용하여 가글을 연습시킨다. 허밍은 노래를 흥얼거리게 하여 최적의 음성을 찾도록 유도하는 것으로, 대개 허밍하는 동안에는 과도한 긴장 없는 좋은 음성이 산출되는 것을 이용하는 방법이다. 또한 웃기는 과도한 긴장을 수반하여 음성을 산출하는 대상자에게 적용하는 것으로 웃음 동안에는 신체적으로 이완된 상태에서 음성이 산출된다. 노래하기는 일부 기능적 실성증 환자의 경우, 노래하기에서 더 좋은 음성이 산출될 경우, 노래 시 음성을 녹음하여 들려주고 대상자에게 노래 시 호흡, 발성, 음질을 유지하도록 지도한다. 목청 가다듬기는 음성위생 측면에서는 음성의 과도한 긴장과 성대의 강한 접촉을 유발하기 때문에 가급적이면 삼가하도록 하지만, 기능적 실성증의 음성회복 방법으로 목청 가다듬기가 주로 활용된다. 목청 가다듬기의 마지막에 모음을 연장하고 점차적으로 생리적 발성에서 대화 시 음성으로 변화시켜 나간다. 트릴은 기능적 음성장애 대상자의 음성개선을 위해 자주 사용되는데, 트릴은 입천장과 혀끝 사이로 기류를 내면서 혀를 진동시키는 방법으로 트릴을 통해 최상의 음성이 산출되기도 한다. 이와 같이 생리적 또는 의도적인 발성을 통해 발성하는 방법을 바꿔줌으로써 이전의 음성을 되돌릴 수 있다. 기능적인 실성증의 경우 다양한 음성촉진기법과 발성변경법을 함께 적용할 경우, 음성이 빠른 시간 안에 회복될 수 있다.

21. 이완

스트레스는 정신 건강뿐만 아니라 신체 건강에도 많은 영향을 미친다. 스트레스 없이 살아가는 것은 불가능하며 스트레스는 음성장애와 관련이 있다. 기능적 음성장애의 경우, 스트레스로 인해 이중음성*diplophonia*, 구강건조, 음질이상, 음도상승 등이 나타날 수 있다. 스트레스가 음성증후와 관련이 있다면, 언어재활사는 대상자에게 신체적 긴장뿐만 아니라 심리적 긴장을 줄이도록 이완*relaxation* 기법을 적용할 필요가 있으며, 이완은 구강개방, 저작, 하품-한숨 등의 다른 기법과 함께 적용하는 것이 효과적이다.

이완은 먼저 대상자에게 이완의 개념을 설명한다. 대상자는 몸통에서 멀리 떨어진 부분, 즉 손가락과 발가락에서 긴장과 이완을 경험하도록 유도한다. "자, 제가 숫자를 5까지 셀 동안에는 손가락에 힘을 서서히 주고 다시 5까지 세는 동안에는 힘을 빼보세요"라고 지시한다. 이러한 이완이 점차적으로 후두와 가까운 신체기관에서 이루어지도록 유도한다. 또 다른 이완 방법으로는 어깨 돌리기, 머리 돌리기 등이 있는데, 이 방법은 성도와 목 부위의 이완을 유도할 수 있다. 목을 돌리는 동안 모음을 연장발성함으로써 이완된 발성을 경험하도록 한다. 또한 하품을 통해 흡기 동안에 인두부위의 확장을 느끼게 하고 이 상태에서 이완된 발성을 유도할 수 있다.

22. 호흡훈련

호흡은 음성산출에 있어서 꼭 필요한 요소이다. 호기 동안 성문 사이를 지나는 기류로 인해 성대가 진동하면서 음성이 산출된다. 언어재활사뿐만 아니라 음악교사나 음성코치 등도 음성산출에서 호흡방법에 많은 관심을 가지고 있다. 가수나 배우에게는 공연을 위한 보다 전문적인 호흡훈련*respiration training*이 필요하다(그림 22-7). 살아가기 위해 가스 교환을 위한 생장적 호흡과는 달리 말을 하거나 노래를 할 경우 더 많은 호흡량이 필요하며, 이 경우 복부-횡격막 호흡을 통해 보다 많은 공기량이 공급된다. 부적절한 호흡기능은 음성문제를 야기할 수 있다. 불충분한 호흡으로 음성을 산출할 경우, 발화의 끝으로 갈수록 힘을 들여 억지로 말하는 현상이 나타날 수 있으며, 이는 성대의 과긴장을 유도하여 음성문제가 발생하게 된다.

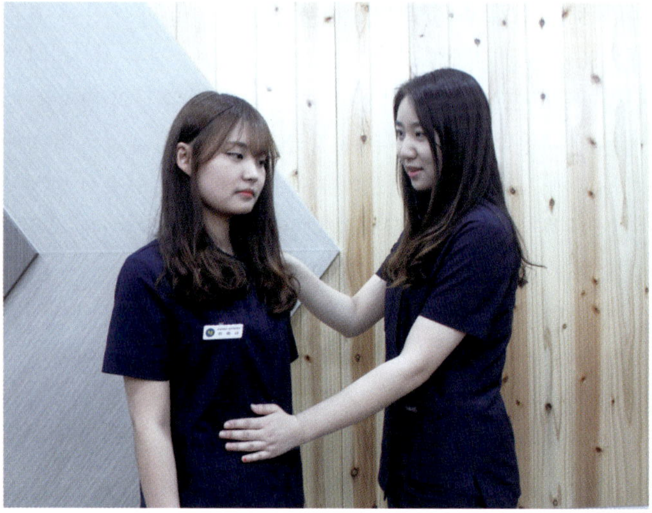

그림 22-7 복부-횡격막 호흡 훈련.

언어재활사는 대상자에게 호기가 성문을 빠져 나오면서 성대가 어떻게 진동되는지를 설명해 준다. 호기에 의해 성대가 진동하여 음성이 산출되는 것을 대상자가 이해하게 되면 언어재활사는 대상자에게 호흡의 기능에 대해 설명해 준다. 흉곽의 부피가 커지면 공기는 폐 안으로 들어오며 흉곽의 부피가 줄어들면 공기는 입 밖으로 빠져 나가게 되는 것을 설명한다. 언어재활사는 대상자에게 흡기와 호기를 약간 과장하여 시범을 보인다. 그 다음으로 대상자에게 발화를 위한 호흡, 즉 짧게 흡기하고 길게 호기하는 시범을 보인다. 대상자에게 짧은 흡기와 긴 호기를 유도하기 위해 호기 동안 모음을 최대한 길게 연장하면서 발성하도록 지도한다. 모음 연장이 어느 정도 가능하면 다양한 문장을 발화하면서 호흡훈련을 진행한다. 호흡훈련을 하는 동안 음성산출에 적절한 신체자세를 유지하도록 한다. 가수, 배우 등과 같은 음성 공연을 직업으로 하는 경우에는 보다 전문적인 호흡훈련 지도가 필요하다.

23. 혀 전방화

후두 부위에 힘을 주어 발성하는 과기능적 음성장애 환자는 발화 시 혀의 위치를 변경해 줌으로써 음성이 향상될 수 있다. 혀의 뒷부분이나 인두괄약근을 수축하는 긴장된 발성의 경우, 혀를 상대적으로 앞쪽으로 내밀면서(혀 전방화*tongue protrusion*) 발성하면 구강 및 인두부위의 긴장을 줄일 수 있다.

언어재활사는 대상자에게 고음도로 /i/를 연장발성하는 것을 제시한다. 대상자는 /i/를 연장하면서 구강을 개방하고 혀를 내밀면서 음도를 위아래로 조정한다. 대상자는 혀를 입 밖으로 내밀고 '미미미미미미' 발화를 연습하고, 다음 단계로 /i/ 모음이 포함된 단어를 발화하도록 연습한다. 혀 전방화는 구강 및 인두의 긴장을 줄여 발성하는 접근법이므로 성대프라이, 하품-한숨 등의 기법과 함께 사용된다.

24. 시각적 피드백

음성치료에 여러 가지 피드백을 사용할 수 있다. 일반적으로 청각적 피드백이 많이 사용되지만 컴퓨터 공학의 발전과 함께 음성평가 및 치료기기가 많이 개발되면서 음성치료에서 시각적 피드백*visual feedback*의 사용이 점차적으로 증가하고 있다. 음도, 강도, 음질뿐만 아니라 공기역학, 비성도에 대한 다양한 시각적 피드백이 활용되고 있으며 시각적 피드백을 이용할 경우, 음성문제를 가진 사람의 자아효능감이 개선되고 비디오를 자료를 통한 음성 치료도 효과적인 것으로 보고되었다.[10] 현재 많이 사용되는 시각적 피드백 장비로 CSL, MDVP, Nasometer 등이 있다. 언어재활사는 대상자에게 시각적 피드백 장비와 시각적 피드백이 음성의 어떤 상태를 보여주는지를 설명하고 환자에게 적절하게 활용한다. 환자는 시각적 피드백을 확인하면서 음성을 변화시킬 수 있다(그림 22-8).

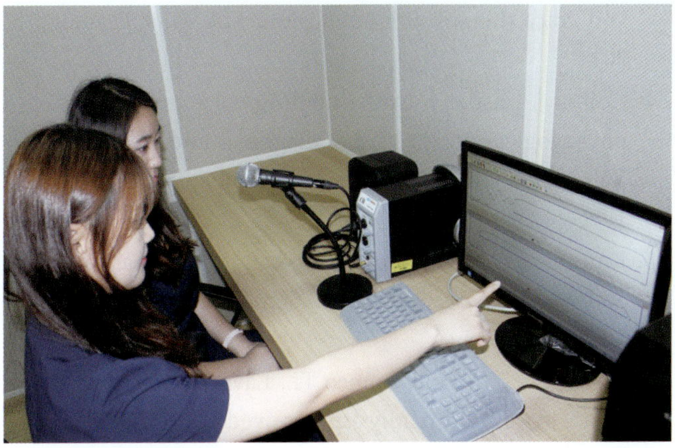

그림 22-8 시각적 피드백을 통한 음도와 강도 수준 확인.

25. 하품-한숨

하품-한숨*yawn-sigh*은 성대과기능 발성에서 나타나는 후두의 긴장을 줄이는 데 가장 효과적인 방법 중 한 가지이며, 과기능적 음성장애 치료의 대표적인 촉진기법이다. 발성 시 후두가 올라가고 혀가 위쪽으로 거상하며 인두가 수축하고 성대가 쪼이는 음성과기능은 하품-한숨을 통해 극적으로 변화될 수 있다. 즉, 하품-한숨 시 후두는 하강하고 혀는 좀 더 앞쪽으로 위치하며 성대는 좀 더 개방되며 인두는 이완된다. 하품-한숨은 다양한 음성장애 환자에게 적용될 수 있는데 성대결절, 성대폴립, 성대비대 등의 기능적 음성장애 이외에도 억압적인 음성이 특징인 연축성 발성장애 환자의 음성치료를 위해 다른 다양한 촉진법과 함께 사용된다. 언어재활사는 하품-한숨 시범을 보이고 대상자가 하품을 하고 부드럽게 호기하면서 발성하도록 한다. 대상자에게 /ㅎ/ 혹은 개모음으로 시작되는 단어를 발화하도록 한다. 하품할 때마다 하나의 단어를 말하게 하고 점차적으로 한 번의 호기로 4~5개의 단어를 말하도록 한다. 대상자가 어느 정도 부드러운 발성이 가능하면 하품을 소거시켜 나간다. 대상자에게 초성이 /ㅎ/인 단어들을 발화하게 하고 항상 이완된 발성을 유지하도록 지도한다.

III 결론

지금까지 Boone이 제시한 행동적 음성치료방법에 대해 살펴보았다. 음성장애 치료에 있어 언어재활사는 음성장애 대상자가 나타내는 음도, 강도, 음질의 문제가 어떤 원인으로 인해 나타나는지, 발성 시 성대 운동은 어떠한지, 어떤 방법이 효과적인 음성치료방법인가 등에 대한 다양한 정보를 아는 것이 중요하다. 또한 음성의 문제가 과기능적인 음성장애인가 혹은 과소기능적 음성장애인가에 따라 적용되는 음성치료 기법들이 달라질 수 있으며, 동일한 기능적 음성장애일 경우라도 대상자에 따라서는 음성치료 기법의 효과가 다소 다르게 나타나기도 한다. 모든 대상자들에게 효과적인 만병통치약 같은 음성치료 기법은 없으므로 언어재활사는 대상자의 음성문제와 치료기법에 대한 반응도 등을 잘 파악하여 효과적인 음성치료 기법을 적용해야 한다.

참고문헌

1. Behrman A, Rutledge J, Hembree A, et al. Vocal hygiene education, voice production therapy, and the role of patient adherence: A treatment effectiveness study in women with phonotrauma. J Speech Hear Res 2008;51:350-66.
2. Blomgren M, Chen Y, Ng ML, et al. Acoustic, aerodynamic, physiological and perceptual properties of modal and vocal fry registers. J Acoust Soc Am 1998;103(5):2649-57.
3. Boone DR, McFarlane SC, Von Berg S L, et al. The voice

and voice therapy. 9th ed. Boston, MA, USA:Pearson; 2014.

4. Colton J, Casper J. Understanding voice problems: A physiological perspective of diagnosis and treatment. Baltimore, MD. USA: Lippincott Williams and Wilkins. 1996.
5. Kummer AW. Perceptual assessment of resonance and velopharyngeal function. Semin Speech Lang 2011;32:159-67.
6. McFarlane SC, Holt-Romeo TL, Lavorato AS, et al. Unilateral vocal fold paralysis: Perceived vocal quality following three methods of treatment. Am J Speech Lang Pathol 1991;1:45-8.
7. McFarlane SC, Watterson TL, Lewis K, et al. Effect of voice therapy facilitation techniques on airflow in unilateral paralysis patients. Phonoscope 1998;1:187-91.
8. Perkins W H. Optimal use of voice: Prevention of chronic vocal abuse. Semin Speech Lang 1983;4:273-86.
9. van Leer E, Conner NP. Use of portable digital media players increases patient motivation and practice in voice therapy. J Voice 2012;26:447-53.
10. Watts C, Murphy J, Barnes-Burroughs K. Pitch matching accuracy of trained singers, untrained subjects with talented singing voice, and untrained subjects with nontalented singing voices in conditions of varying feedback. J Voice 2003;17:185-94.

CHAPTER 23

총체적 음성치료 프로그램

송윤경

I 서론

음성치료는 이비인후과의사*laryngologist*들이 수술이나 약물로서 해결할 수 없는 음성질환의 고유한 범주가 있음을 인식하게 되면서 대두되기 시작하였다. 19세기와 20세기 초에는 성악 발성과 그 훈련방법에 관한 연구가 주를 이루었으며, 이 시기 소수의 음성학자*phoniatrician*와 언어병리학자*speech pathologist*들은 병적 음성*pathologic voice*을 개선하기 위한 치료프로그램으로 음성위생법*vocal hygiene*과 반복연습*drills*을 사용하였다.[20]

1930년대에 정상음성을 향상시키기 위한 기법들이 급성장하면서 언어재활사들에 의한 음성치료가 시작되었다. 당시에 발표된 자료들에 따르면 음성치료의 목표는 ① 적절한 강도, ② 맑은 소리, ③ 연령과 성별에 적절한 음도, ④ 가벼운 비브라토, ⑤ 적절한 운율과 같은 음성의 특성을 개발하고 증진시키는 데 있었으며, 나아가 이러한 내용들이 정상음성의 기준으로 적용되게 되었다.[18]

음성치료의 총체적 접근은 장애음성부터 건강한 엘리트음성까지 음성건강*voice-wellness*의 연속선에 기반을 두고 있다. 개개인은 성대의 메커니즘에 도움이 되는 운동을 하고 음성위생법*vocal hygiene*의 원칙을 잘 따름으로써 자신의 음성건강을 지킬 수 있다. 총체적 건강에 대한 시각에서 볼 때 음성은 개인의 신체적, 정서적 삶의 방식의 한 부분이다. 건강 연속선*wellness-continuum*에서 볼 때 '정상음성'은 가운데쯤 위치할 것이다. 장애음성은 좌측에 치우칠 것이며, 오페라 가수나 배우와 같은 특별히 훈련된 사람들의 엘리트 음성은 우측 멀리 위치할 것이다. 향상*improvement*의 넓은 범위는 중간 지점부터 우측으로 멀리까지 가능하다. 따라서 장애음성을 개선시키기 위해 디자인된 치료기법들의 다수는 정상음성을 향상시키는 데에도 사용될 수 있다. Stemple은 악센트기법*accent method*, 성대기능훈련*vocal function exercise*, 공명음성치료*resonant voice therapy*, 그리고 리실버만 음성치료*Lee Silverman voice treatment, LSVT*를 총체적 음성치료*holistic voice therapy*라고 하였다. 총체적 음성치료는 종합적인 음성치료를 말하며, 음성산출과 연관된 호흡, 발성, 공명 모두를 통합하여 음성산출 전반에 걸친 치료를 하는 것을 의미한다. 이 치료기법들은 음성 건강이 현재 어떤 상태일지라도 건강 연속선의 우측 끝을 향하여 나아가고자 하는 동기가 있다면 음성산출의 수준을 향상시킬 수 있음을 보여준다. 호흡, 발성, 공명이 상대적으로 역동적인 평형 상태에 놓여있어야만 음성은 정상 또는 향상된 상태일 수 있으며, 그동안의 연구에 의하면 이 기법들에 의하여 장애 음성의 개선과 정상 음성의 향상이 이루어지는 것을 알 수 있었다.[16]

II 악센트기법

동영상 ▶

악센트기법*accent method*은 매우 다양한 음성장애에 적용할 수 있다. 복부횡격막 호흡, 악센트가 들어간 리드미컬한 모음발성, 몸체와 팔의 움직임 등으로 요약될 수 있는 이 기법은 전 세계적으로 많은 언어재활사들에 의하여 사용되어 왔으며, 말더듬과 같은 유창성 장애나 마비말장애에도 적용될 수 있는 것으로 알려져 있다.[12]

1. 악센트기법의 역사적 배경

과학과 임상후두학, 언어병리학 그리고 음성학이 발전해 감에 따라 생리학적 근거를 가진 새로운 음성치료 기법이 등장하게 되었다. 이러한 기법들은 1920년대와 1930년대에 유럽의 음성연구소에서 실험되었고, 미국에서도 Van Riper와 그 동료들이 언어병리학의 영역에서 체계화시키고 있었다. 그 이후로 세계

곳곳에서 다양한 음성치료 기법에 대한 소개가 잇달았으며 악센트기법도 그중의 하나이다.

악센트기법의 기본 원리는 1930년대에 덴마크의 Svend Smith에 의해 개발되었다. 당시 유명한 음성생리학자*voice physiologist*이자 언어병리학자였던 Smith는 병리적 음성에 적합한 새로운 형태의 치료기법을 개발해야 할 필요성을 느꼈다. 19세기와 20세기 초의 다양한 트레이닝 기법과 음성산출 이론에 기반하여 다양한 아이디어를 환자에게 적용시켜 보았으며, 성대 조직의 움직임에 관한 특성을 설명하는 다양한 실험을 하였다. 1937년 그의 이론이 자세하게 형성되어 치료기법의 시스템이 구축되었는데, 여기에는 휴식 시의 호흡훈련과 발성용 호기*expiration*, 말 운율에 조화시킨 다양한 음성훈련이 포함되어 있었다. 1년 후인 1938년 음성훈련에 적합한 드럼 반주*drum exercise*가 개발되어 직접 임상에 적용되고 정착화되었다. 그 후 1967년 Smith와 Thyme-Frøkjaer의 공동연구가 시작되었는데, 이 시기에는 환자들이 그들이 배운 음성훈련을 자발화로 일반화시키는 방법을 찾을 필요가 요구되었다. 이들의 공동연구는 운율에 관한 것이 많았으며, 이를 반영하여 초기의 'Svend Smith's Method of Voice Training'에서 'The Accent Method'로 치료 방법의 이름이 바뀌게 되었다. 이후 악센트기법에 관한 이론과 훈련이 유럽의 언어병리학자, 이비인후과 전문의 등을 대상으로 전파되었고, 현재에 이르고 있다.[20]

2. 악센트기법의 주요 원리

1) 이론적 측면

악센트기법의 목표는 정상기능을 증진시킴으로써 병리적 증상을 없애는 것이다. 이를 위하여 개인의 호흡, 발성, 조음, 몸동작, 그리고 언어와의 협응*coordination*을 극대화시켜야 하는데, 이러한 면에서 악센트기법은 말산출 기관을 따로 분리하여 음성 재활을 다루는 전통적인 방법과 차이가 있다. 이 치료법은 음성의 병리적 · 비효율적 측면을 직접 치료하기보다는 환자에게 음성산출의 정상패턴을 훈련시킴으로써 잘못된 음성패턴을 탈조건화*deconditioning*시킨다. 따라서 환자도 정상음성 및 말 산출을 위한 조건에 신경을 써야 하며, 언어재활사의 시범에 따라 연습하면서 자연스럽게 자신의 음성패턴이 건강한 방향으로 변화한다고 여기게 된다.

악센트기법은 말의 자연스러운 운율을 몸동작에 적용시켜 간단한 리듬에서 복잡한 리듬으로 옮겨가고, 무의미 발성에서 읽기와 자발화로 옮겨가도록 구성되어있다. 처음에는 동일한 기본요소에서 시작하나, 그 후부터는 환자의 개별적인 필요에 맞는 부분을 선택하여 진행한다. 이 기법은 치료구조가 잘 정리되어 있으며, 교육학 · 심리학 · 생리학 · 음향학, 그리고 언어학적 요소에 기초를 둔 총체적 치료기법이다.[20]

2) 생리학적 측면

음성산출의 근탄성공기역학이론*myoelastic aerodynamic theory*은 성문*glottis*에서 성대점막 진동을 유지하는 베르누이 효과*Bernoulli effect*의 핵심적인 역할을 강조하고 있다. 다른 요소들도 있지만, 베르누이 효과를 포함한 성문에서의 공기역학적인 현상은 점막 파동주기*mucosal wave cycle*의 대칭성을 정상적으로 유지하는 데 중요한 역할을 한다. 이러한 사실들을 바탕으로 Smith는 성문에서의 베르누이 효과를 증대시키는 핵심역할을 호흡조절에 두었으며, 이를 기반으로 복부-횡격막의 리드미컬한 악센트 호기 펄스*abdomino-diaphragmatic accentuated rhythmic expiratory pulse* 사용을 중심으로 하여 이 기법을 구성하였다.

이 기법은 몸동작, 호흡, 발성 및 조음패턴의 통제와 협응을 위해 신체 감각적 피드백을 이용한다. 최소의 긴장상태에서 훈련을 시작하고 긴장을 고조시켰다가 다시 처음의 이완상태로 돌아오게 되는데, 느린 운동에서 빠른 운동으로, 그리고 미세한 긴장에서 고도 긴장으로의 이동은 정신적, 신체적 상태의 이완과 조화를 유도한다. 음성훈련 초기에는 성대의 이완과 성대 전체 면적 접촉을 목적으로 하여 낮은 음도의 흉성*modal voice*을 사용하는데, 이는 과기능성 음성장애*hyperfunctional dysphonia* 환자의 경우 훈련 시 성대손상을 막고 기존의 상태에서 더 악화되지 않도록 하기 위해서도 중요하다.

훈련에서 사용하는 기식발성*breathy phonation*은 강한 공기흐름을 내보내기 위해 의식적으로 복식호흡을 함으로써 가능하다. 심호흡*deep breath*을 훈련하는 것은 정확한 호흡패턴을 보다 빨리 습득하게 해줄 뿐 아니라, 호기가 강조됨으로써 성문하압을 높일 수 있게 하여 성대 개방 단계에서 그 사이를 빠져나가는 공기의 양을 증가시킬 수 있다. 이로 인해 공기의 속도가 빨라지게 되고 양측 성대점막 사이에 음압이 생겨 성대가 닫히게 되는데, 얼마나 빨리 닫히는가는 호기활동에 달려있다. 또한 이에 따라 음향 스펙트럼의 배음*harmonics* 진폭이 결정되고, 닫히는 속도가 빠를수록 스펙트럼의 배음은 강해지게 된다. 이러한 특성을 살려 악센트기법은 두 가지의 상반된 결함, 즉 성문 사이로의 기류 손실*excessive glottal waste*, 혹은 과도한 성문 압축*excessive glottal tightness*에 적용할 수 있다. 악센트 훈련으로 증가된 기류는 공기역학적 내전효과*aerodynamic adductory effect*를 나타내어 성문 사이의 작은 틈*gap*을 닫아주는 데 도움이 될 수 있다. 반대로 과도한 내전근력*adductory muscle force*을 보이는 경우 성문 압축*glottal tightness* 때문에 점막 파동이 방해받는데, 이 훈련은 점차적인 발성호기기류*phonatory expiratory air flow*의 가속을 초래하여 적절한 음압을 형성시켜 지나친 근육의 압축 없이도 성대의 접근을 도와주어 과도한 근긴장의 경향을 감소시킬 수 있게 한다. 이러한 특성은 Kotby 등(1993)의 연구와 송윤경 등(2000)의 연구에서도 증명되었다.[4,13]

악센트기법 훈련 초기에는 폐모음인 /i:/, /y:/, /u:/를 사용하는데, 이러한 모음을 사용하면 조음기관의 협착*constriction*으로 인해 성대를 지나는 기류 압력의 감소가 보다 덜 급격하게 되어 성대에 손상을 주지 않으면서 보다 높은 성문하압력을 유지시킬 수 있다. 이는 결과적으로 복근의 활동을 원활하게 해줌으로써 복식호흡의 보다 빠른 습득을 유도한다.[20]

3. 악센트기법의 적용대상 및 준비물

음성환자의 치료는 음성치료 기법이 주된 방법인 경우와, 수술이나 약물적 치료가 주를 이루고 그에 대한 보완적 방법으로 음성치료가 적용되는 경우로 나누어 볼 수 있다. 악센트기법 역시 하나의 음성치료로서 이와 같은 두 경우에 모두 적용될 수 있는데, 먼저 전자의 경우 아동의 과긴장성 음성장애, 가성대 발성, 습관성 실성증*habitual aphonia*과 같은 기능성 음성장애*functional dysphonia*, 그리고 틈이 1~2 mm 이내인 마비성 음성장애와 같은 신경학적 음성장애*neurogenic dysphonia*가 해당된다. 후자의 경우 음성수술*phonosurgery* 1주 후부터 보다 좋은 발성패턴의 확립을 위해 이 기법이 적용될 수 있으며, 암으로 인하여 방사선치료를 받는 경우에 영구적인 발성의 혼란을 예방하는 차원에서 적용될 수 있다. 또 연축성 발성장애의 경우 보툴리눔 독소*Botulinum Toxin* 주사 후에 과잉접촉 성향을 감소시키거나, 기식성 음성을 완화시키기 위해 적용될 수 있다. 그밖에 마비말장애*dysarthria*나 말더듬*stuttering*과 같은 말장애의 경우에도 발성과 운율, 호흡의 조절 그리고 각 요소의 리드미컬한 협응을 위하여 악센트기법이 적용되기도 한다.[12]

악센트기법을 실시하기 위해서는 작은 북과 의자, 그리고 누울 수 있는 단순한 침대와 베개 2개가 필요하다. 그 외에도 환자에게 빠르기에 대한 감각을 알려주기 위해서는 메트로놈이나 스마트폰의 메트로놈 앱이 도움이 되기도 한다. 연습을 하다 보면 입이 마르는 경우가 많기 때문에 마실 물을 준비하는 것도 좋다.

4. 악센트기법의 구성

악센트기법은 크게 2가지로 구성되어 있는데, 하나는 음성위생법 교육이고 다른 하나는 잘못된 발성패턴을 바른 방법으로 이끌어 주는 훈련과정이다. 음성위생법은 이완과 음성휴식을 강조하는데, 이완의 경우 발성의 부드러운 시작뿐 아니라 머리와 목, 어깨 등의 자세를 바로잡는 것을 포함한다. 음성휴식의 경우는 급성 후두염이나 성대수술 직후, 또는 외상의 경우 외에는 성대근육의 위축을 예방하기 위하여 완전한 음성휴식을 권하지는 않는다. 이와 함께 '해서는 안 될 것'과 '해야 할 것'으로 이루어진 주의사항이 있는데 전자는 고함지르기, 담배 피우기, 술 마시기 등이 해당되며, 후자는 수분섭취, 헛기침 피하기 등이 해당된다. 잘못된 발성패턴을 정상패턴으로 이끌어주는 과정은 '호흡훈련'과 '발성훈련'으로 이루어지는데 그 내용을 간략히 살펴보면 다음과 같다.[20]

1) 호흡훈련

호흡훈련은 복부전방벽*anterior abdominal wall*과 옆구리근육*flank muscle*, 허리 근육*lumbar back muscle*을 활용한 복부-횡격막 호흡*abdomino-diaphragmatic breathing*을 강조하는 것에서 시작된다. 생리학적으로 요구되는 호흡은 주로 코를 사용하는데, 짧고 얕으며 흡기*inspiration*와 호기*expiration* 사이에 간격이 없고 그 길이가 같으나, 의사소통을 위한 호흡의 경우에는 깊고 짧은 흡기와 긴 호기가 코와 입을 통하여 나타나는 점이 다르다. 복부-횡격막 호흡은 보다 많은 양의 호흡을 할 수 있고, 목이나 어깨의 긴장을 이완시키며, 발성과 호기 간의 적절한 균형을 유지하고 공명점이 목에서 안면으로 올라오게 하는 장점이 있다.

호흡훈련을 차례대로 살펴보면 다음과 같다.

❶ 휴식상태에서 편안히 호흡하기: 목과 무릎 밑에 베개를 대고 눈을 감은 채 팔을 편안히 늘어트리고 흡기와 호기를 번갈아 몇 분간 지속한다(동영상 23-1).

❷ 휴식상태에서 호흡 느끼기: 복부에 손을 얹고 호흡과 함께 복부의 상하 움직임을 느끼며 몇 분간 지속한다.

❸ 휴식상태에서 호흡 조절하기: 한 손은 가슴에, 다른 한 손은 배에 대고 가슴 쪽 손이 움직이지 않게 조절하며 호흡을 유지한다(동영상 23-2).

❹ 호기상태의 기류 느끼기: 호기 시에 입을 오므려서 무성으로 /w/ 소리를 낸다. 이때 입 앞에 손을 대고 밖으로 흘러나오는 기류를 느낀다. 이 단계는 휴식 상태의 호흡과 발화 시 호흡의 중간 단계에 해당한다.

❺ 측면으로 누워 복식호흡 조절하기: 측면으로 누워서 복식호흡을 실시한다. 이는 복부의 내용물이 받쳐주지 않기 때문에 호기 시 복근이 좀 더 능동적으로 움직여야 하므로 보다 어려울 수 있다(동영상 23-3).

❻ 바로 앉아서 호흡하기: 바로 앉아서 한 손을 배 위에 놓고 복근의 움직임을 느껴본다. 잘 되면 /w/ 소리를 내면서 연습한다. 호기 시에 소리를 함께 내려면 복근의 움직임을 보다 능동적으로 해야 한다(동영상 23-4).

⑦ 서서 호흡하기: 다리를 30 cm 가량 벌리고 한 발을 10 cm 정도 앞으로 해서 선 다음 한 손을 배 위에 놓고 복근의 움직임을 느끼며 호흡한다. 흡기 시에는 몸이 앞으로 기울고 호기 시에는 몸이 뒤로 기우는 것을 느낄 수 있다. 흡기와 호기 사이에 간격은 없다(동영상 23-5).

2) 발성훈련

발성훈련은 Tempo I, II, III의 세 단계로 나뉘며, 천천히 부드러운 소리로 시작하여 점차 빠르고 강한 소리로 연습하고, 마지막에 다시 처음의 느리고 부드러운 소리로 돌아온다. 처음에는 폐모음인 /i:/, /y:/, /u:/ 등으로 시작하여 점차 다양한 모음과 이중모음을 섞고, 익숙해진 후에는 자음으로 연습한다.

각 단계를 살펴보면 다음과 같다.

(1) 도입 단계

① 누워서 또는 앉거나 서서, 걸으면서도 연습할 수 있다. 배 위에 손을 얹고 복식호흡을 연습한다.

② 흡기와 호기의 비율은 1:9 정도가 좋으며 호기 시에 무성마찰음 /s/를 사용하여 연습한다.

③ 무성 마찰음으로 기류를 느끼며 /s s:/, /ʃ ʃ:/와 같이 약간의 강세를 주어가며 연습한다. 그 후 기식성 음성으로 유성마찰음 /z z:/, /ʒ ʒ:/를 산출해 보는데, 그림과 같이 각 소리에 약간의 강세를 주며 연습한다(그림 23-1, 동영상 23-6).

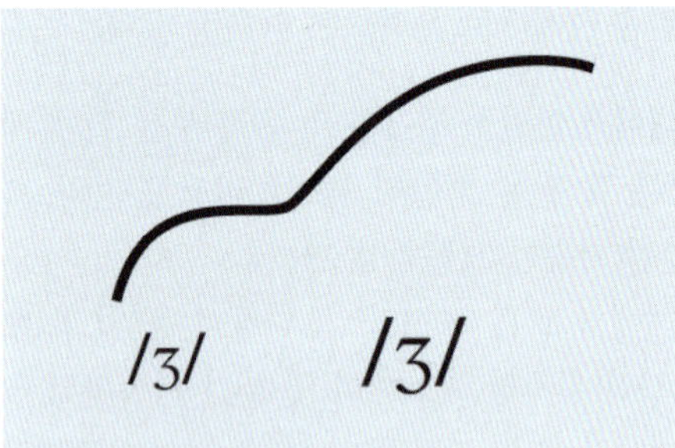

그림 23-1 강세 연습.

(2) Tempo I

보통 3/4박자로 진행하는데, 빠르기는 '아주 느리게*largo*'이며, 처음에는 눕거나 편하게 서서 서서히 흡기하고 서서히 호기한다. 각 숨 사이에 간격은 없다. 이 단계에서는 이완이 중요하며 기식성 음성을 사용한다.

① Tempo I, Variation 1: 부드럽고 깊은 호흡으로 폐모음 /u:h, /y:h/, /i:h/를 그림 23-2와 같은 방식으로 발성한다. 성대는 이완되어 있고 기식성 음성이며 음도는 낮다.

② Tempo I, Variation 2: 강세가 없는 모음과 그 뒤를 잇는 강세 모음으로 이루어져 있다. 처음에는 언어재활사와 환자가 나란히 서서 같은 리듬으로 동시에 진행한다(동영상 23-7). 그 후 익숙해지면 서로 마주보고 탁구를 치듯 번갈아 가며 연습한다(동영상 23-8). 빠르기는 1분에 10회의 호흡(흡기에 3초, 호기에 3초)을 할 정도이며, 폐모음으로 부드럽고 이완된 발성을 유지한다(그림 23-3).

③ Tempo I, Variation 3: 위의 강세가 들어간 모음이 두 개로 나뉘어 발성된다. 두 강세는 서로 같으며, 앉거나 서서 할 경우 몸동작은 팔을 앞으로 들어 올렸다 강세가 섞인 발성을 할 때 아래로 내리는 자세로 수행한다. 그림 23-4와 같은 리듬으로 번갈아 하되, /s **s s**/, /z **z z**/, /hum **um um**/, /hu **u u**/, /ha **a a**/, /hi **i i**/, /he **e e**/, /ho **o o**/, /he **ei ei**/, /ha **ya ya**/와 같이 변화를 주며 연습할 수 있다(동영상 23-9).

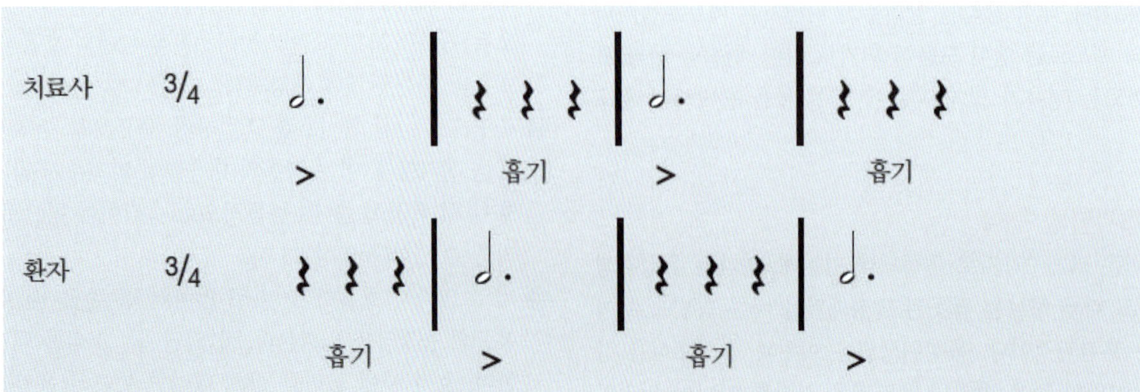

그림 23-2 Tempo I, Variation 1.

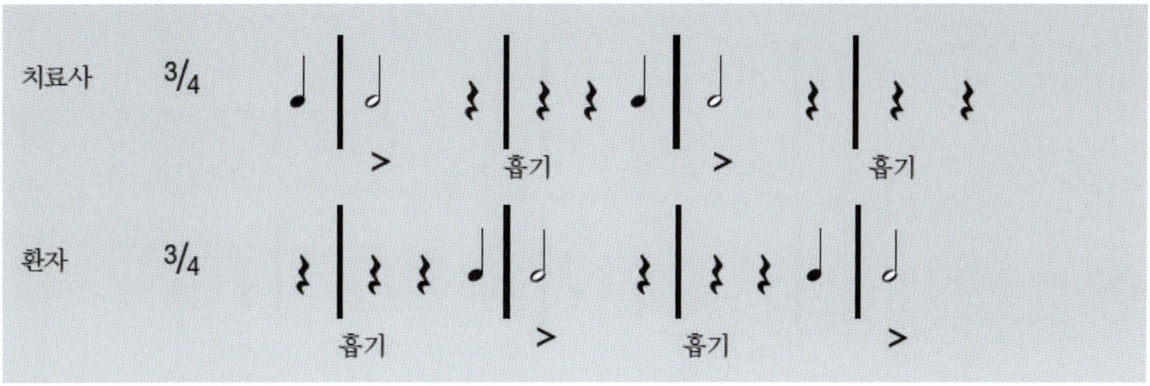

그림 23-3 Tempo I, Variation 2.

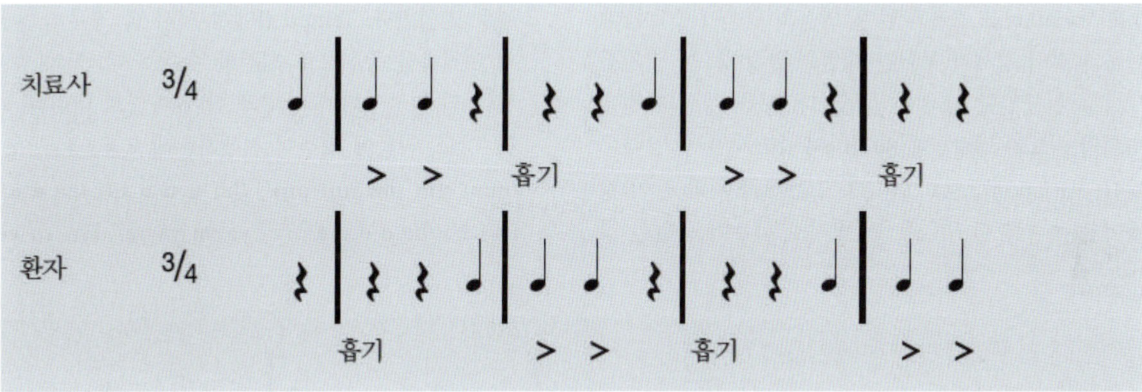

그림 23-4 Tempo I, Variation 3.

(3) Tempo II

보통 4/4박자로 진행하는데, 빠르기는 '느리게*andante*'이며 순간적으로 깊은 흡기를 하고 발성하게 된다. 이 단계에서 과기능성 음성의 경우는 낮은 음도로 기식성 발성을 하고, 과소기능성 음성의 경우는 보다 강하고 기식성 음성이 아닌 소리로 발성한다. 폐모음뿐 아니라 개모음과 이중모음이 사용될 수 있다.

❶ Tempo II, Variation 1: 환자와 언어재활사가 번갈아 가며 발성한다. 순간적인 흡기 후 짧은 비강세음을 내고 뒤이어 강세가 균일하게 들어간 세번의 발성이 나온다. 그림 23-5와 같은 리듬으로 번갈아 시행한다(동영상 23-10).

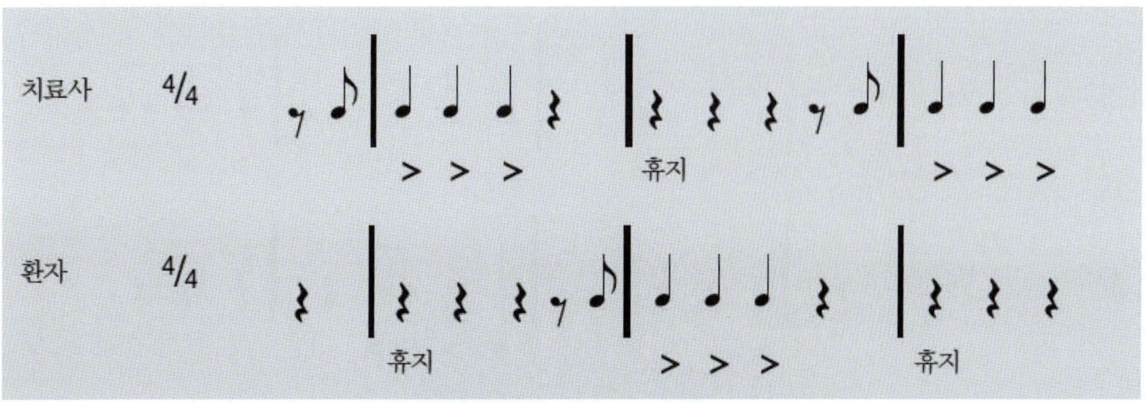

그림 23-5 Tempo II, Variation 1.

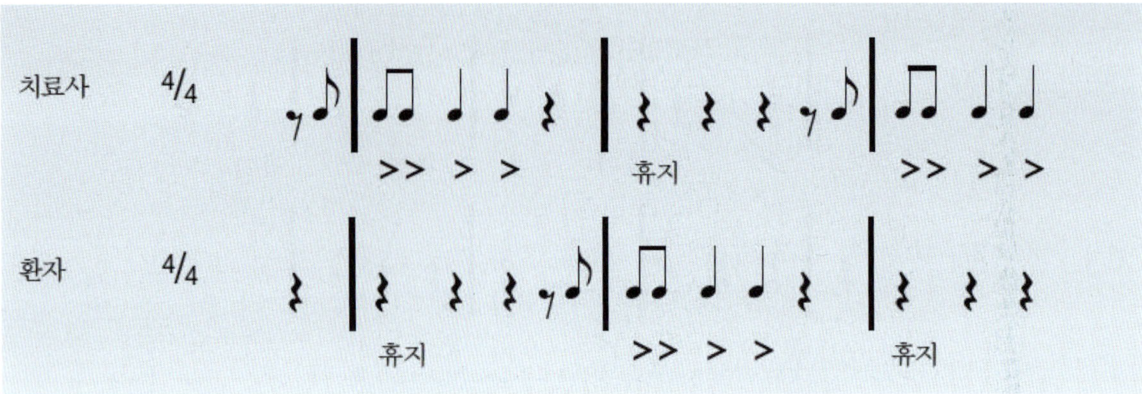

그림 23-6 Tempo II, Variation 2.

❷ Tempo II, Variation 2: 호흡과 발성, 발음의 협응이 중요한데, 그림 23-6과 같이 강세가 들어간 세번의 발성 중, 한 박자를 반으로 나누어 균일한 강세로 발성한다. 보통 성인의 경우 분당 70회의 비트가 적당한데 80회까지 증가시킬 수 있다.

❸ Tempo II, Variation 3, 4: 그림 23-7, 23-8과 위와 같이 강세가 들어가는 다른 한 박자를 반 박자로 나누어 균일한 강세로 발성한다. Tempo II에서 서서 할 경우의 동작은 몸통의 수직축을 중심으로 회전할 수 있으며, 팔의 앞부분을 수평이 되게 들었다가 강세와 함께 아래로 내린다. 다양한 음도, 강도, 리듬에 맞추어 진행하는데 /s **s s s s**/, /z **z z z z**/, /hum **um um um um**/, /hu **u u u u**/, /ha **a a a a**/, /hi **i i i i**/, /he **e e e e**/, /ya **ya ya ya ya**/, /yo **yo yo yo yo**/,

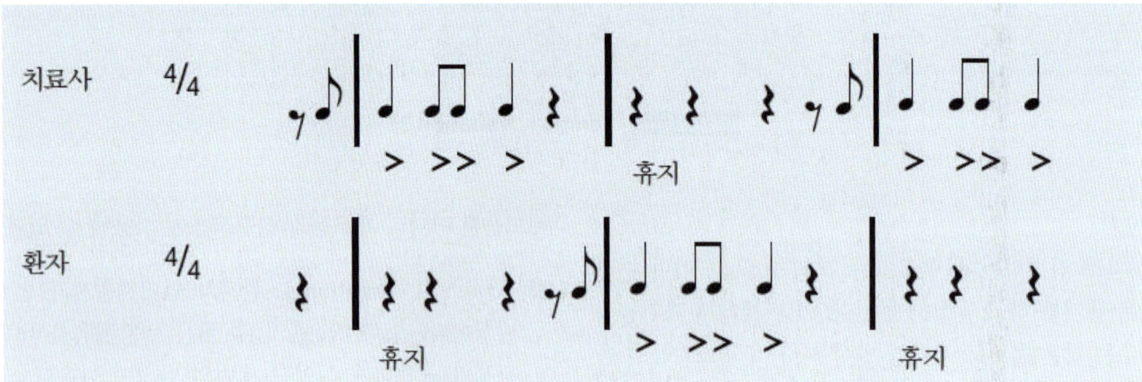

그림 23-7 Tempo II, Variation 3.

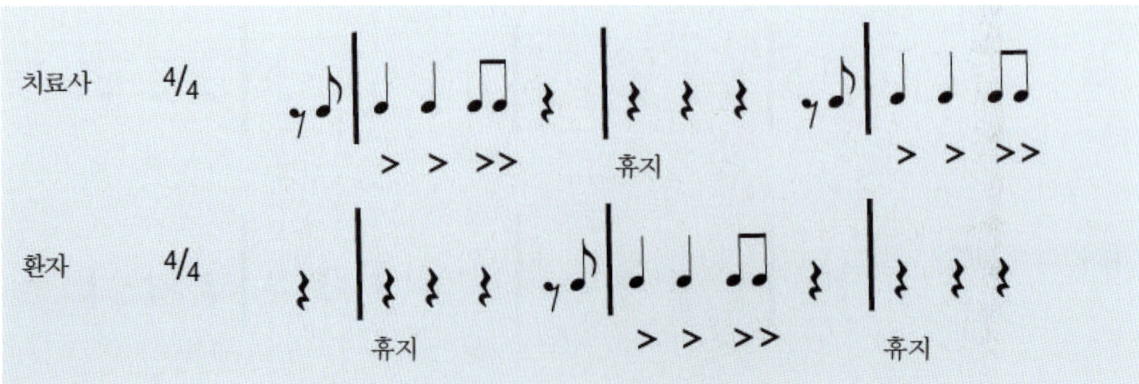

그림 23-8 Tempo II, Variation 4.

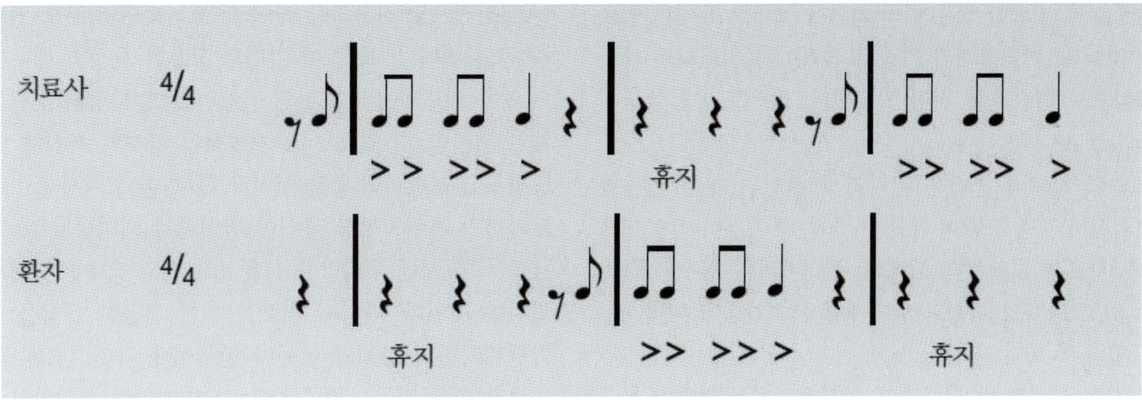

그림 23-9 Tempo III, Variation 1.

/o **ou ou ou ou**/와 같이 변화를 주며 연습할 수 있다. 복근 수축과 동시에 발성하는 것이 중요하다(동영상 23-11).

(4) Tempo III

보통 서 있는 자세로 4/4박자 변형으로 진행하는데, 빠르기는 '빠르게 allegro'이며, 보통 성인의 경우 1분에 88회의 비트를 준다. 좀 더 강하고 탄력 있는 소리로 진행되는 이 단계는 유창한 말에 가까운 리듬으로 발음 연습에 적합한데, 전설모음과 후설모음, 고모음과 저모음, 평순음과 원순음을 번갈아 가며 시도해 볼 수 있다.

❶ Tempo III, Variation 1: Tempo II의 첫 번째와 두 번째 강세 비트가 각각 반으로 나뉘어 네 개의 균일한 강세 비트가 된다. 한 번의 짧고 깊은 숨으로 각 강세를 발성하는데, 하나하나의 소리가 고르게 연결되어야 하고 충분한 성문하압으로 지지되어야 한다. 그림 23-9와 같은 리듬을 번갈아 시행하며, 몸은 리듬에 맞추어 자연스럽게 움직인다. 다양한 음소(/m/, /b/, /n/, /g/)를 섞은 음절을 산출하는데 /s **s s s s s**/, /z **z z z z z**/, /hum **um um um um um**/, /hu **u u u u u**/, /ha **a a a a a**/, /hi **i i i i i**/, /he **e e e e e**/, /ya **ya ya ya ya ya**/, /ma **ma ma ma ma ma**/, /mi **mi mi mi mi mi**/, /me **me me me me me**/, /ba **ba ba ba ba ba**/, /bi **bi bi bi bi bi**/, /be **be be be be be**/와 같이 변화를 주며 연습할 수 있다(동영상 23-12).

❷ Tempo III, Variation 2: 한 번의 흡기로 그림 23-10과 같이 13회의 강세를 주어야 하므로 배우나 성악가에게만 적용하는 단계이다. Tempo III에서의 동작은 무릎을 살짝 굽히며 수직으로 몸을 움직이는데, 손과 손가락으로 강세리듬을 따라갈 수 있다(동영상 23-13).

❸ 마지막으로 이완된 소리로 느린 3/4박자의 리듬으로 돌아간다. 서서히 숨을 내쉬며 온몸을 이완시키고 연습을 끝낸다(동영상 23-14).

이와 같은 과정을 거쳐 단계별 발성이 익숙해지면 다양한 자음과 모음을 이용한 훈련을 할 수 있으며, 보다 자연스러운 운율로 Tempo II와 III를 섞어 연습한다. 읽기나 자발화 단계로

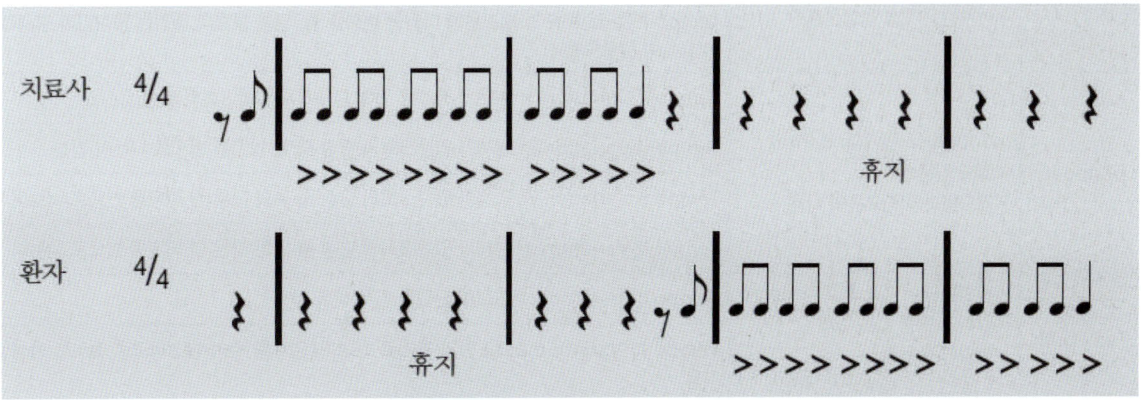

그림 23-10 Tempo III, Variation 2.

진행이 되었을 때 중요한 점은 위의 리듬을 그대로 유지할 필요가 없다는 것이며, 학습효과가 가장 효과적이기 위해서는 다소 과장된 방식으로 연습하는 것이 필요하다. 악센트기법의 구성을 요약하면 표 23-1과 같다.

일반적으로 치료의 종결은 환자가 본인의 음성에 만족하거나 음성검사나 후두소견이 호전된 경우에 이루어지며 대개 20~25회의 치료를 시행하게 되는데, 성대마비의 경우는 다소 길어질 수 있고 환자의 특성과 언어재활사의 경험에 따라서도 달라질 수 있다.[20]

이상과 같이 살펴본 바에 따르면, 악센트기법은 다양한 음성질환에 적용될 수 있으며 음질의 개선뿐 아니라 발음의 명료도까지 향상시킬 수 있는 유용한 음성치료 기법으로 여겨진다. 다만 치료대상자를 선정하거나 훈련하는 과정에서 몇 가지 고려해야 할 점이 있는데, 그 첫 번째가 이 기법이 적용 가능한가의 여부를 판단하는 것이다. 리듬에 맞추어 발성하거나 몸동작을 하는 것에 거부감을 갖거나 오히려 더 심한 근긴장을 초래하는 환자라면 이 기법이 적합하지 않을 수 있다. 또 훈련하는 과정에서 환자의 문제점을 지나치게 지적하여 좌절감을 느끼게 하거나, 이 기법을 따라하는 것이 매우 어렵게 여겨지게 하여 의욕을 상실하지 않도록 하는 것도 중요하다. 그리고 각 환자의 음성문제의 특성에 따라 말 산출 기관을 따로 분리하여 연습시킬 필요가 있을 때도 있으므로, 처음부터 끝까지 이 기법의 온전한 적용만을 고집하기보다는 다른 치료기법과 병행하여, 또는 보완적으로 사용하는 것이 더 효과적인 경우도 있음을 생각해야 할 것이다. 특히 이 기법의 고유한 특성상 배우나 성악가의 경우 일반인보다 훈련의 진척이 쉽고 다양하게 변형시킨 과제로 접근할 수 있으므로, 개별적인 환자의 특성에 맞춘 적용 방법도 고려해보면 좋을 것이다. 또 다른 고려사항으로는, 악센트기법의 훈련과정상 무의미 발성에서 의미낱말로, 또 문장으로의 이행 시에 우리말에 적용하기 힘든 강세를 고집하기는 어렵다는 것이다. 따라서 치료를 위한 적절한 문장을 개발하여, 악센트기법의 강세와 리듬이 한국어에 자연스럽게 적용될 수 있는 상황을 만들어 연습하고, 그에 기반하여 일반화시키는 것이 중요한 과제라고 여겨진다.

5. 악센트기법 적용사례

1) 배경정보

소개할 환자는 37세의 여성 초등학교 교사이다. 내원 당시의 주호소는 '쉰목소리', '고음음성곤란', '음이탈'이었고 기능적 장애의 정도를 주관적으로 평가한 바에 의하면 직업 · 사회 · 의사소통 · 신체적인 면에서 중간 정도의 장애를, 심리적인 면에서는 심한 정도의 장애를 겪고 있었다. 16년째 교사생활을 해오고 있는데 음성증상을 처음 느낀 것은 약 5년 전부터였고, 수업 도중 말을 많이 했을 경우 증상이 나타나다가 휴식을 취하면 좋아지는 것이 반복되었다고 한다. 약 2년 전부터는 그 빈도와 정도가

표 23-1 악센트기법의 구성.

음성위생법 교육			
훈련과정	호흡훈련	복부 횡격막 호흡	
	도입단계	복식호흡 호기에 무성마찰음을 산출해 보고, 약한 강세를 주어 무성마찰음과 유성마찰음을 산출	
	Tempo I	• 3/4박자, 아주 느리게(largo) • 눕거나 서서 • 이완된 기식성 음성산출	Tempo I Variation 1: 폐모음, 낮은 음도의 기식성 음성
			Tempo I Variation 2: 폐모음, 부드럽고 이완된 발성
			Tempo I Variation 3: 폐모음에 다양한 변화를 줌. 팔을 올렸다 내리는 움직임과 강세가 섞인 발성이 동시에 이루어짐.
	Tempo II	• 4/4박자, 느리게(andante) • 짧고 깊은 흡기 • 개모음과 이중모음의 사용	Tempo II Variation 1: 짧은 비강세음 뒤에 강세가 균일한 3회의 발성
			Tempo II Variation 2: 강세가 있는 3회의 발성 중 한 박자를 반으로 나누어 발성
			Tempo II Variation 3: 강세가 있는 3회의 발성 중 위와 다른 한 박자를 반으로 나누어 발성
			Tempo II Variation 4: 강세가 있는 3회의 발성 중 위와 다른 한 박자를 반으로 나누어 발성
	Tempo III	• 변형된 4/4박자, 빠르게allegro • 강하고 탄력 있는 소리 • 다양한 몸동작 • 다양한 모음을 섞어서 시도	Tempo III Variation 1: 5회의 균일한 강세 비트 발성
			Tempo III Variation 2: 한 번의 흡기로 13회의 강세를 주어 발성하므로 엘리트 음성 사용자에게 적용
	이완	마지막으로 처음의 느린 3/4박자 리듬으로 돌아감	

증가하였으며 내원 5개월 전 인근 병원에서 성대에 굳은살이 생긴 것 같다는 말과 함께 음성 휴식을 취하라는 권유를 받았다고 한다. 조심하였으나 증상의 개선이 없어 겨울방학을 맞아 치료를 받기 위해 내원하였고 성대결절로 진단받았다. 자료수집 과정에서 하루에 한 잔 정도의 커피를 마셔왔고, 습관적으로 헛기침을 하고 있다는 정보를 얻을 수 있었다. 또 학교에서 말하는 것 외에도 5세와 10세 된 자녀를 훈육하거나 책을 읽어주고 노래를 불러주는 등 과도한 음성사용이 있음을 알 수 있었다.

2) 치료 전 음성평가 결과

음성평가는 주관적 검사인 GRBAS 척도와 객관적 검사인 KayPENTAX사의 CSL*computerized speech lab* 중 MDVP*multi dimensional voice program*를 사용하였다. 평가자의 청지각적 판단에 의한 결과는 $G_2R_2B_2A_0S_1$로 나타났고, MDVP 결과는 기본주파수가 188 Hz, jitter는 1.84%, shimmer는 2.89%로 나타났다. 또한 공기역학적 검사로 KayPENTAX 사의 APII (Aerophone II)의 maximum sustained phonation 메뉴를 사용한 결과 최대발성지속시간*maximum phonation time, MPT*은 16.8초, 평균호기류율*mean flow rate, MFR*은 235 ml/sec로 나타났다.

3) 치료과정

치료의 목표는 1) 일상생활의 음성남용 제거, 2) 후두의 근긴장 감소, 그리고 3) 복식호흡을 활용한 발성 확립의 세 가지로 설정하였다.

(1) 일상생활의 음성남용 제거

음성치료 환자가 지켜야 할 주의사항을 교육하고, 그것을 어느 정도 잘 지키는가 매 회기마다 점검하였다. 여기에는 전체적인 발화의 양과 크기를 줄이고 헛기침하기나 훈육 시 큰 소리 내는 것을 중단할 것, 카페인성 음료를 피하고 수분 섭취를 늘릴 것 등이 포 함되었다.

(2) 후두의 근긴장 감소

이를 위하여 후두 마사지와 신체이완기법을 적용하였다. 후두 마사지는 3회기 동안 언어재활사가 직접 실시하였고, 수행방법을 교육하여 스스로 하루에 2회씩 실시하도록 하였다. 신체이완은 언어재활사에 의해 한 번 실시되었고 교육 후 집에서 스스로 적용하도록 하였다.

(3) 복식호흡을 활용한 발성 확립

이는 악센트기법을 사용하여 이루어졌는데, 이 환자의 경우 복식호흡을 처음 시도해 보는 것이어서 매우 어려워하였으나 세 번째 회기부터 적응하였고, 이를 이용하여 리드미컬하게 발성하는 것도 이완된 상태에서 수행할 수 있게 되었다. 자음을 활용한 단계까지 연습한 후에는 자연스럽게 일반화가 이루어져서 문장을 따로 연습하지 않아도 되었고 자발적인 발화에서도 호흡을 활용하여 발성할 수 있게 되었다.

(4) 치료의 종결

이 환자의 치료는 총 10주간 18회기에 걸쳐 이루어졌다. 치료 종결 시 MDVP 평가 결과, 기본주파수 207 Hz, jitter 0.412%, shimmer 2.4%로 나타났고, 청지각적 평가 결과는 $G_{0.5}R_0B_{0.5}A_0S_0$로 나타났다. 또 공기역학적 검사상 최대발성지속시간은 22.4초, 평균호기류율은 109 ml/sec로 나타났다. 이러한 결과들로 음질 및 발성 시 공기가 새어 나오는 증상들이 개선되었음을 객관적으로 확인할 수 있었다. 또 마지막 회기에 실시한 후두내시경 검사 결과 성대결절이 거의 사라진 것으로 관찰되었고, 환자 또한 본인의 음질에 만족하고 발성방법에도 자신감을 보여 치료를 종결하였다. 종결 시 환자는 직업 · 사회 · 의사소통 · 신체적인 면과 심리적인 면에서 모두 기능적 장애의 정도가 개선되었음을 보고하였다. 치료 전후 객관적 수치의 변화를 요약하면 표 23-2와 같다.

국내에는 이 사례 외에도 성대결절 환자에게 적용하여 개선된 경우를 보고하거나, 후두미세수술 후의 보충치료로서 악센트기법의 유용성을 제시한 연구 등이 있다.[1,3]

4) 해외 적용 사례

Abdelgoad 등(2022)은 결절, 폴립, 낭종 등의 작은 양성성대병변이 있는 직업적 음성사용인 50명을 대상으로 음성위생법 교육과 함께 총 20회기의 악센트기법을 적용하여 치료 전후를 비교하였다. 치료 전후로 GRBAS, MPT, MDVP, VHI-30을 평가하고 비교한 결과, 주로 교사들로 이루어진 이 피험자들은 성

표 23-2 악센트기법을 적용한 음성치료 전후의 변화.

	청지각적 평가	기본주파수(Hz)	Jitter(%)	Shimmer(%)	MPT(sec)	MFR(ml/sec)
치료 전	$G_2R_2B_2A_0S_1$	188	1.84	2.89	16.8	235
치료 후	$G_{0.5}R_0B_{0.5}A_0S_0$	207	0.412	2.4	22.4	109

대 낭종, 결절, 폴립, 접촉성 육아종의 순서로 의미 있는 변화를 나타내었다. 이는 악센트기법이 최근에도 음성장애 대상자에게 효과적인 치료기법으로 적용되고 있음을 보여준다.[6]

III 성대기능훈련

후두의 근육을 운동시키는 성대기능훈련*vocal function exercise*은 과기능성 음성장애와 과소기능성 음성장애를 포함하는 대부분의 음성장애에 적용될 수 있다. 성대결절이나 폴립, 낭종과 같은 후두양성종양이나 후두 마비나 약화, 그리고 구조적 결함이 없는 기능적 음성장애 등이 그 예가 될 수 있다. 또한 성대기능훈련은 장애 음성뿐 아니라 정상 음성을 더욱 향상시키는 데에도 유용한 것으로 알려져 있다.

1. 성대기능훈련의 원리

1950년대에 Briess가 처음으로 후두근육운동에 기반한 음성치료 기법을 제시하였다. 그 후 Stemple과 그 동료들이 보다 체계화된 후두근육운동 프로그램을 개발하였으며 이를 성대기능훈련이라 부르기 시작하였다. 이 운동은 음성산출의 세 가지 하부체계인 호흡, 발성, 공명의 균형을 도움으로써 일반인의 장애 음성뿐 아니라 배우 및 성악가의 경우와 같은 엘리트음성을 향상시키는 데에도 역할을 하는 것으로 알려져 왔다. 정상음성의 산출은 호흡기관에 의해 지지되는 기류, 후두근육의 힘과 협응, 그리고 인두와 구강, 비강과 같은 후두 상부 공명기관들과의 조화와 같은 하부체계의 상대적인 균형에 의해 가능하다. 이 요소들 간의 상호의존성 때문에 이 하부체계 중 어느 하나의 장애만으로도 나머지 두 체계에 영향을 미치게 되며, 그로 인하여 생리학적 불균형을 초래하고 비효율적인 음성 또는 음성장애가 발생하게 된다. 일반적인 음성치료는 다양한 촉진기법들을 복합적으로 사용해야 하지만, 성대기능훈련은 다른 치료법의 사용 없이 그 자체로 독자적인 치료법으로 사용할 수 있다.[22]

이 치료기법의 가장 기본적인 전제는 신체운동 프로그램에 의하여 우리 인체의 여러 근육들이 치료되거나 향상될 수 있는 것처럼, 후두근의 운동 프로그램으로 성대가 치료되고 향상될 수 있을 것이라는 점이다. 즉 체계적인 운동 프로그램을 통하여 후두근의 상호작용 균형 및 근력, 근육 크기가 개선되어야 한다는 것이다. 모음연장발성을 훌륭히 수행하기 위해서는 몇몇 근육들의 능력이 요구되는데, 우선 성대가 진동하는 동안 성대표면의 접촉이 잘 이루어져야 한다. 그리고 성대진동이 잘 유지되기 위해서 호흡근들이 손실을 유발할 정도는 아니면서도 충분한 기류를 제공해 줄 수 있어야 한다. 이러한 활동들은 후두근의 근력과 지구력뿐 아니라 후두근들과 호흡근들 각각의 정교한 협응이 가능해야만 이루어질 수 있다. 따라서 최대연장발성 연습은 성대근의 근력과 지구력뿐 아니라 호흡근 및 후두근들 간의 협응을 향상시키게 한다. 더 나아가 최대연장발성을 하기 위해서 성대는 아주 부드럽게 내전된 상태로 폐쇄되어야만 하는데, 이러한 방식으로 발성하게 되면 최소의 호흡노력과 최소의 성대충격으로 최대로 강하고 깨끗한 음성을 만들어낼 수 있게 된다. 또한 활창*glissando*에서의 최고음도 산출은 윤상갑상근*cricothyroid muscles*과 같은 성대 자체 근육 외의 근육도 수축하게 한다. 윤상갑상근의 수축은 윤상연골과 갑상연골이 서로 기울어져 성대의 길이를 신장시킴으로써 성대의 긴장도를 높인다. 반면 최저음도 산출은 성대근육 자체를 수축시킨다. 이렇게 높은 음으로 또는 낮은 음으로 미끄러지는 발성 연습은 윤상갑상근과 성대근을 운동시켜서 그 근육의 근력과 크기, 그리고 지구력까지 향상시킨다.[17]

성대기능훈련은 이를 위해 미리 짜여 있는 프로그램으로 하루에 두 번 실시하는데, 모음 최대연장발성하기와 활창하기가 핵심 활동이다. 이 운동 프로그램은 준비훈련, 상승활창훈련, 하강활창훈련, 근력훈련의 네 단계로 이루어져 있으며, 각 단계들은 운동목적에서 약간의 차이가 있으나, 최종적으로는 충분한 호흡 지지와 적절한 공명발성을 주목적으로 한다. 대상자는 매일 이 프로그램을 실시하며 각각의 회기 결과를 기록해야 하는데, 이 기록들이 결국 대상자의 변화와 발전을 보여주게 된다.

2. 성대기능훈련의 구성

1) 1단계: 준비훈련

각자에게 정해져 있는 지정음도를 지정된 모음 /i/로 최대연장발성하는 단계이다. 이때 음도는 여성과 아동의 경우 F3(가온다('도') 두 음 반 위의 '파'), 남성의 경우 F2(여성과 아동보다 한 옥타브 아래의 '파')로 정해져 있으나, 대상자의 개별적 특성에 따라 이 정해진 음도에서 두 개의 음까지 수정하는 것이 허용된다. 이 단계에서는 최대한 소리가 앞쪽에서 산출되도록 주의해야 하지만 단순한 콧소리와는 다르다는 것을 유념해야 한다. 또한 모든 단계에서 부드러운 소리를 산출해야 하지만 기식성 음성처럼 되지 않도록 주의해야 한다. 준비훈련 단계의 목적은 공명을 이용하여 최대한 길게 발성함으로써 호흡 지지력을 향상시키고 공명발성의 위치감각을 훈련하는 데에 있다. 이 단계에서 호흡 지지가 적절하지 못하고 바른 공명발성을 할 수 없다면 최대연장발성에 무리가 따르게 된다.

이 단계에서의 핵심을 요약하면 첫 번째, /i/ 모음으로 연장

발성할 때에 가장 편안한 상태로 성대를 이완시켜야 한다. 즉 대상자 스스로가 성대의 이완을 느끼며 자연스럽게 발성할 수 있어야 한다. 두 번째, 대상자가 자신의 발성 시간을 측정하여 성대 병변의 유무를 판단하도록 해야 한다는 것이다. 즉 같은 호흡지지로 고정된 특정 음도에서 최대연장발성을 시행하였는데 이 시간이 짧아졌다는 것은, 성문이 충분히 닫히지 못한 채 발성이 되는 것을 의미하는 것으로 성대의 병변을 의심해볼 수 있다는 것이다. 반면 발성시간이 길어지면 길어질수록 자신의 호흡지지능력이 향상되었다는 것을 알 수 있다(동영상 23-15).

2) 2단계: 상승활창훈련

자신이 낼 수 있는 가장 낮은 음도부터 가장 높은 음도까지 연장하여 미끄러져 올라가는 것을 연습하는 단계이다. 이때 지정된 모음 /o/로 연습하는데, 음이 올라가는 도중 전이기*transition*(성구*register*가 바뀌는 음역)에서 음성단절*voice break*이 발생할 수 있다. 음성단절은 안정된 호흡으로 발성을 지지하지 못할 경우에 발생하기 때문에 호흡에 주의하여 음성단절 없이 이 단계의 연습을 실시해야 한다. 가장 높은 음도에서 음성단절 없이 연습하는 것이 매우 중요하지만 혹시 음성단절이 일어나더라도 중지하지 말고 끝까지 실시하도록 해야 한다.

이 단계에서의 핵심은 가장 낮은 음도부터 서서히 부드럽게 높은 음도로 이동하면서 /o/로 발성하는 것이다. 1단계와 다른 모음인 /o/ 모음을 사용하는 것은 후두를 열리게 한 상태에서 발성을 유도하기 위해서이다. 음도가 상승하면서 소리가 자연스럽고 부드럽게 산출되기 위해서는 후두의 움직임이 규칙적이어야 하며, 음의 상승에 따라 약간의 후두긴장을 유도할 수 있지만 발성에 지장을 줄 정도로 심해지지 않도록 해야 한다(동영상 23-16).

3) 3단계: 하강활창훈련

최대한 올라갔던 음도에서 미끄러져 내려오는 것을 연습하는 단계이다. 2단계와 마찬가지로 모음 /o/를 이용하여 자신이 낼 수 있는 가장 높은 음도에서 가장 낮은 음도로 연장하여 미끄러져 내려와야 한다. 2단계 운동과 마찬가지로 음성단절 없이 실시하도록 해야 한다. 또한 낮은 음도로 내려오면서 가장 낮은 음을 산출할 때 프라이*vocal fry*나 그르렁 소리*growl*를 내지 않도록 해야 한다. 가장 높은 음도에서 내려오기 시작할 때에 마치 하품을 하듯이 인두강을 열어 발성을 시작하는 것이 매우 중요하다. 인두강을 열고 미끄러져 내려올 때에도 음성단절이 발생할 수 있으므로 주의해서 내려와야 한다. 이 단계의 발성은 갑상피열근*thyroarytenoid muscle*의 균형 잡힌 움직임을 향상시킨다.

이 단계에서의 핵심은 가장 높은 음도에서 가장 낮은 음도로 내려오면서 서서히 부드럽게 모음 /o/를 연장발성하는 것이다. 이때 성도*vocal tract*는 확성기를 거꾸로 한 것처럼 인두강을 하품하듯이 반쯤 열고 후두를 연 상태로 발성하는 것이 중요하다. 발성된 소리가 자연스럽게 연결되기 위해서는 후두의 적절한 긴장이 필요하지만 지나치지 않도록 해야 한다. 또한 부드러운 발성을 위하여 후두를 지나치게 이완시키면 성대가 충분히 접촉하지 못할 수 있으므로 주의하여야 한다(동영상 23-17).

4) 4단계: 근력훈련

준비훈련 단계와 마찬가지로 지정된 음도와 지정된 모음(/o/)으로 최대연장발성하는 단계이다. 여성과 아동의 경우 C3-D3-E3-F3-G3(도-레-미-파-솔) 음으로, 남성의 경우 C2-D2-E2-F2-G2(여성과 아동보다 한 옥타브 아래의 도-레-미-파-솔) 음으로 실시하는데, 이때에도 구강에서 인두강까지 마치 확성기를 거꾸로 한 듯한 형태의 성도를 만들어 연습한다. 각각의 음을 순차적으로 진행하여야 하며 지속하는 목표 시간은 1단계와 동일하다. 이 단계는 준비훈련 단계와 상승활창훈련 단계의 혼합으로 각 단계에서 강조된 점이 그대로 적용된다. 한 음씩 연장발성할 때는 준비훈련 단계와 같이, 한 음씩 상승시킬 때에는 상승활창훈련 단계에서와 같이 연습하도록 한다. 이 단계 역시 호흡 지지력을 향상시키고 공명발성의 위치감각을 훈련하는 데에 목표가 있다(동영상 23-18).

5) 유지 단계

유지 단계는 성대기능훈련의 기본 프로그램에는 들어있지 않다. 그러나 Stemple은 음성치료의 목표가 달성된 후 아래와 같은 유지 단계를 시행하는 것이 바람직한 것으로 제시하였다.[16] 이때 각 단계마다 일주일씩 연습해야 하는데, 이 기간 동안 대상자는 최고치의 85% 수준을 유지해야 하거나, 85% 수준을 유지할 수 있을 때까지 유지 단계를 지속해야 한다.

❶ 매일 두 번씩 프로그램을 실시하고 매 연습마다 2회 연습한다.
❷ 매일 아침 한 번 프로그램을 실시하고 이때 2회 연습한다.
❸ 매일 아침 한 번 프로그램을 실시하고 이때 1회 연습한다.
❹ 매일 아침 한 번 프로그램의 4단계를 2회연습한다.
❺ 매일 아침 한 번 프로그램의 4단계를 1회 연습한다
❻ 일주일에 사흘간 프로그램의 4단계를 1회 연습한다.
❼ 일주일에 하루 프로그램의 4단계를 1회 연습한다.

6) 훈련의 실시 및 주의사항

각각의 훈련 단계는 하루에 두 번씩 실시되어야 한다. 아침과 저녁에 실시하는데, 한 번 실시할 때마다 각 단계를 1, 2, 3, 4단

계의 순서로 2회 반복한다. 결과적으로 하루에 1, 2, 3, 4단계의 한 세트를 총 4회 실시하는 것이 된다. 모든 연습 시에 가능한 한 성대가 부드럽게 접촉하도록 노력해야 하며, 소리의 방향이 앞쪽을 향하도록 하여야 한다. 이 훈련을 충실히 실행하면 발성에 필요한 근육 움직임의 조절, 호흡 능력의 향상, 바른 발성의 유지에 도움을 줄 수 있다.

준비훈련 단계에서의 모음 /i/는 전설모음이기 때문에 발성하는 시간을 최대한 길게 유지해 줄 수 있으며 소리를 앞쪽으로 향하게 하는 데 도움을 줄 수 있다. 그러나 이 모음은 후두를 닫고 납작한 느낌의 소리로 산출할 가능성이 있으므로 주의해야 한다. 상승활창훈련, 하강활창훈련, 근력훈련 단계에서 사용하는 모음 /o/는 입술을 둥글게 하고 후두를 열고 발성하게 하여 근육을 이완시키고 공명발성에 가까운 소리로 유도하는 장점이 있다. 앞서 지적하였듯이 이 세 가지 단계에서는 모두 음성단절을 주의하여야 한다.

준비훈련 단계와 근력훈련 단계에서 최대발성지속시간의 향상은 성대진동의 규칙성에 기인하는 것으로 음성효율이 증진된 것을 의미한다. 또한 상승활창훈련 단계와 하강활창훈련 단계는 호흡의 유지능력을 향상시킬 뿐 아니라 후두위치를 안정적으로 하여 후두근의 조절능력을 증진시키는 역할을 한다.

전체적으로 각 단계에서 발성되는 모든 음성은 가능한 한 부드럽게 발성해야 한다. 그러나 음성이 흔들리거나 기식성 음성이 나지 않도록 주의해야 한다. 또한 모든 연습의 발성 시작에서 성대가 강하게 부딪치거나*forceful glottal attack*, 바람이 새면서 접촉하는*aspirate breath attack* 일이 없도록 해야 한다.

대상자가 집에서 연습하는 것을 돕기 위해서는 피치파이프를 구입하게 하거나 실제 음성이 녹음된 파일을 제공하여 주는 것도 좋다. 흔히 음치라고 하는 대상자들도 언어재활사와의 연습 과정에서 적절한 음도를 산출할 수 있게 되며, 이와 같은 도구들이 추가적인 도움을 줄 수 있을 것이다. 또한 집에서 연습할 때마다 기록할 수 있는 그래프를 제공하여, 매 연습 시마다 지속된 발성 시간을 기록하게 해야 한다. 이 기록은 매일을 비교하기보다 일주일마다의 변화를 살펴보게 하는 데에 적절하다.

이 프로그램을 연습하는 기간은 대략 6주에서 8주 사이이다. 일부 대상자 중에는 연습 첫째 날이나 둘째 날까지 후두의 통증을 호소하기도 하는데 이는 신체의 다른 근육을 운동했을 때 초기에 나타나는 증상과 같은 현상이다. 이 불편함은 곧 사라지게 될 것이며, 이 프로그램을 꾸준히 시행하도록 격려해야 한다. 성대기능훈련의 전체적인 구성을 표로 요약하면 표 23-3과 같다.

대상자가 처음에 정해놓은 목표를 달성하여 음질이 현저히 개선되거나 음성증상이 사라졌다면 위에 제시한 유지 단계의 운동을 권한다.

3. 성대기능훈련 적용사례

1) 성대결절 환자 적용사례

임혜진 등(2009)은 여성 성대결절 환자 8인을 대상으로 성대기능훈련을 적용하여 음성개선에 미치는 효과를 소개하였다. 대상자의 평균 연령은 39.9세였으며, 직업은 주부 및 교사, 판매직 등 다양하였다. 이 연구에서는 기존의 성대기능훈련에서 강도를 낮추고 성대를 이완할 수 있도록 프로그램을 수정, 보완하여 적용하였으며, 최대발성지속시간과 음향학적 측면, 그리고 청지각적 측면 및 자기평가를 통하여 음성개선의 정도를 살펴보았다. 성대기능훈련 프로그램은 크게 음성위생교육, 호흡훈련, 발성훈련, 활창훈련으로 구성되었으며 주 1회, 총 8주간 실시하였다. 그 결과 기본주파수, shimmer, NHR, 최대음도범위, 최대발성지속시간, 청지각적 평가, 자가평가에서 유의한 차이를 보이며 개선된 것을 알 수 있었다. 이러한 결과를 바탕으로 연구자는 성대기능훈련이 성대결절 환자의 음성을 개선시키는 데에 효과적이라는 결론을 내렸다.[5]

표 23-3 성대기능훈련의 구성.

단계	훈련	내용
1단계	준비훈련	• 지정음도(여성과 아동: F3 '파', 남성: F2 '한 옥타브 아래의 파')로 모음 /i/를 최대연장발성 연습 • 공명음성을 이용할 것 • 최대한 소리가 앞쪽에서 산출되도록 주의 • 부드럽지만 기식성 음성은 아님
2단계	상승활창훈련	• 모음 /o/를 이용하여 가능한 가장 낮은 음도부터 가장 높은 음도까지 연장하여 미끄러져 올라가는 연습 • 음성단절이 없도록 주의
3단계	하강활창훈련	• 모음 /o/를 이용하여 가능한 가장 높은 음도에서 가장 낮은 음도로 연장하여 미끄러져 내려오는 연습 • 음성단절 없도록 주의
4단계	근력훈련	• 지정음도로 모음 /o/를 최대연장발성 연습 • 여성과 아동: C3-D3-E3-F3-G3(도-레-미-파-솔) • 남성: C2-D2-E2-F2-G2(한 옥타브 아래의 도-레-미-파-솔)

2) 성악인 적용사례

권영경 등(2003)은 테너 3인과 바리톤 3인을 대상으로 대상자 간 중다간헐기초선 설계를 사용하여 성대기능훈련이 이들의 최대발성지속시간, 성문접촉속도율, 그리고 발성 가능한 반음의 개수에 미치는 영향을 살펴보았다. 대상자 6인의 평균 연령은 22.2세였으며, 평균성악훈련기간은 5.5년이었고, 음성병력이나 관련 병력은 없었다. 연구는 기초선 단계, 훈련 단계, 유지 단계로 나뉘어 진행되었으며, 7주간 성대기능훈련을 실시, 적용하였다. 성대기능훈련은 위에서 소개한 내용과 같이 실시되었으며, 기초선 단계에서는 훈련 없이 위의 3가지 종속변인을 측정하였고, 성대기능훈련 실시 후에는 3일에 한 번씩 평가하였다. 매일의 훈련을 기록한 기록지는 1주일 단위로 수거하였다. 유지 단계의 프로그램은 따로 적용하지 않고 훈련 단계의 운동을 같이 적용하면서 운동 종료 후 5일 간격으로 4회 평가하였다. 그 결과 피험자 모두에게서 기초선보다 향상된 결과를 얻었으며, 유지 단계 평가에서도 개인차는 있으나 훈련을 통해 습득된 내용이 유지되는 것을 알 수 있었다. 최대발성지속시간과 성문접촉속도율, 그리고 발성 가능한 반음의 개수는 성악인들의 발성 능력을 알아볼 수 있는 중요한 파라미터라고 할 수 있다. 이러한 측면에서 향상된 결과를 얻을 수 있었다는 점은 성대기능훈련이 음성장애의 경우뿐 아니라 정상음성의 향상에도 기여한다는 것을 확인할 수 있게 한다.[2]

3) 해외 적용사례

Sauder 등(2010)은 성대위축을 보이는 9인의 노인을 대상으로 6주간의 성대기능훈련을 실시하고 전·후를 비교한 결과, 음성장애지수*voice handicap index, VHI*, 발성노력수준*phonatory effort level*, 음성장애중증도*voice disorder severity* 등의 자기보고식 평가에서 의미 있는 변화를 보여주었다. 언어병리학과 대학원생 4인의 청지각적 평가에서는 음성의 기식성과 긴장성이 유의하게 감소한 것을 보여주었다.[15] Tay 등(2012)은 지역합창단원 노인 22인을 대상으로 5주간의 성대기능훈련을 실시하고 비교한 결과, 실험군에 속한 노인들의 거친 음성이 청지각적으로 개선되고, MPT, jitter, shimmer, NHR에서도 유의한 차이를 보였다는 것을 제시하였다.[19] Kaneko 등(2015)은 성대위축을 보이는 16인의 노인을 대상으로 8주간의 성대기능훈련을 실시하여 다각적으로 분석한 결과, 성대 휨 지수*bowing index, BI*에는 유의한 차이가 없었으나 GRBAS, MPT, jitter, 점막파동진폭*normalized mucosal wave amplitude, NMWA*, 성문틈*normalized glottal gap, NGG*, VHI-10에서는 유의한 개선이 나타난 것을 보여주었다.[11] 이와 같은 연구들의 결과는 성대기능훈련이 성대위축을 동반한 노인성 음성에도 의미 있는 치료기법인 것을 알려준다.

한편, Gelfer 등(2013)은 남성에서 여성으로의 성전환자 3인을 대상으로 대중적 음성치료와 함께 6주간의 성대기능훈련을 실시하여 그 변화를 비교하였다. 그 결과, 훈련 후 평가된 발화자료에서 발화기본주파수*speaking fundamental frequency, SFF*, 최고최저발화주파수*SFF upper and lower limits*, /i/모음의 제1, 제2, 제3 formant 주파수와 같은 음향학적 파라미터들이 여성에 가깝게 변화되었고, 청지각적으로 평가한 결과에서는 성별 판정상 남성으로 인식되기는 하지만 유의하게 남성성이 줄고 여성성이 증가한 것을 알 수 있었다.[10] 이는 성대기능훈련이 성전환자의 음성치료에도 의미 있게 활용될 수 있음을 보여준다.

성대기능훈련의 구체적인 방법에 따른 결과의 차이점을 살펴본 연구들도 있다. Bane 등(2019)은 정상음성의 성인 여성 28인을 성대기능훈련의 훈련량에 따라 세 그룹으로 나누어 6주간 매일 훈련을 실시하여 MPT의 변화를 살펴보았다. 훈련량이 적은 그룹은 매일 아침·저녁 2회의 훈련을 한 번씩만 수행하였고, 전통적 훈련량의 그룹은 매 훈련마다 2회씩, 그리고 훈련량이 많은 그룹은 매 훈련마다 4회씩 수행하였다. 모든 참여자의 MPT가 증가하였으나 훈련량이 적은 그룹은 변화가 크지 않았고, 전통적 훈련량의 그룹이 가장 많이 증가하였으며 가장 좋은 유지력을 보였다. 훈련량이 많았던 그룹에서는 훈련량으로 인한 발성의 문제는 관찰되지 않았다.[7] 또한 Bane 등(2019)은 정상음성의 성인 여성 26인을 성대기능훈련 시 반폐쇄성도*semi-occluded vocal tract, SOVT*의 자세에 따라 세 그룹으로 나누어 6주간의 훈련을 실시하고 MPT의 변화를 살펴보았다. 대상자들은 전통적인 반폐쇄성도 자세의 그룹, 부분적인 성도폐쇄와 모음 /o/ 자세의 그룹, 그리고 성도폐쇄 없는 모음 /a/ 자세의 그룹으로 나뉘어 성대기능훈련을 실시하였다. 그 결과 전통적인 반폐쇄성도 자세로 연습한 그룹에서는 MPT가 유의하게 개선되었지만, 나머지 변형된 두 그룹에서는 의미 있는 개선이 나타나지 않았다.[8] 이 연구의 내용을 참고하여 다음 챕터에서 다루고 있는 반폐쇄성도훈련법을 학습하고 성대기능훈련이 의미 있는 음성치료 기법으로 활용될 수 있는 근거를 다시 한번 생각해 보는 것도 좋을 것이다.

그동안 진행되어 온 연구들을 살펴보면 성대기능훈련은 장애음성, 정상음성, 그리고 엘리트음성에 다양하게 적용되고 있으며 음성건강의 연속선 상에서 우측을 향하여 지속적으로 나아가게 하는 데 확실한 역할을 하는 것으로 여겨진다.

IV 공명음성치료

공명음성치료*resonant voice therapy*는 성대에 병변이 있는 음성장애나 기능성 음성장애, 그리고 마비나 성대 휨*bowing*과 같이 서로 다른 다양한 장애에 적용될 수 있는 기법이다. 이 치료기법의 목표는 성대의 외상과 같은 문제를 최소화하기 위하여 최소의 노력과 최소의 충격으로 가능한 한 강하면서 맑은 소리를 내는 것이다.

1. 공명음성치료의 원리

공명음성치료는 언어재활사뿐 아니라 발성 트레이너들이 공명음성을 훈련시키기 위한 접근법을 찾으면서 시작되었다고 할 수 있다. Lessac은 연극공연이 이루어지는 극장무대에서 유사한 기법을 개발하였으며, Boone과 Cooper와 같은 언어재활사들도 소리의 중심을 앞으로 모아서 발성하는 공명발성을 강조하였다. 또한 성악가 출신의 언어재활사인 Verdolini 역시 Lessac의 시도와 유사한 방법에 기초하여 공명발성의 프로그램을 개발하였다. 공명발성은 흔히 안면골에 진동감각을 느끼며 힘들이지 않고 소리 내는 것이 특징인데, Lessac의 방법에 의하면 활음 /j/나 비음 /m, n, ŋ/과 같은 소리를 사용하여 공명 감각을 촉진시키는 데에 그 핵심이 있다. Verdolini의 프로그램에 의하면 일반적으로 일주일에 1번 치료하며 8주간 지속하는데, 각 치료 회기마다 기본적인 공명음성을 훈련하는 과정이 있다. 허밍*humming*이나 공명에 유리한 음소가 들어있는 구나 문장을 연습하게 되고 궁극적으로는 자발화나 노래에서 적용할 수 있게 한다. 공명음성치료는 환자에게 생리학적인 특성을 설명하기보다는 감각에 집중하게 하고 새로운 감각을 개발하게 하는 데에 중점을 둔다.

힘을 들이지 않고 공명이 이루어진 발성을 하는 동안 성대는 살짝 붙거나 살짝 떨어진 상태를 유지하며 진동하는 경향이 있다. 이러한 상태의 발성은 성대 표면에 충격을 매우 적게 주면서도 강하고 맑은 소리를 산출하게 한다. 또한 이러한 상태의 발성은 성대진동을 위한 폐의 압력 역시 최소로 요구한다. 따라서 공명음성은 생리학적으로 산출하기 쉬운 음성일 뿐만 아니라, 성대에 상처를 주지 않으면서 산출되는 강하고 맑은 소리이다.[21]

2. 공명음성치료의 구성

공명음성치료의 목표는 발성의 생체역학적인 변화*biomechanical change*를 유도하는 것인데, 이는 곧 신경근육패턴*neuromuscular pattern*을 변화시키는 것을 의미한다. 이를 위하여 악센트기법이나 성대기능훈련과 마찬가지로 음성위생법, 특히 수분섭취 및 인후두역류 예방을 강조하며, 이와 함께 큰 소리를 비롯한 모든 발화에서 살짝 외전된 성태 형태로 발성하는 것을 훈련시킨다. 가장 주된 신경근육패턴의 목표는 어떤 형태의 과기능성 음성장애이든 살짝 외전된 상태의 성문으로 발성이 이루어지게 하는 것인데, 특히 큰 소리 발성의 경우에 그러하다. 성대를 외전시킨 상태, 즉 발성 시 성대돌기*vocal process* 사이를 0.5~1.0 mm 정도 살짝 벌어지게 해서 발성하면 성대 충돌의 충격은 최소화되면서 최적화된 음성산출이 가능해지는 것이다. 이러한 가설을 뒷받침해주는 연구 또한 있는데, Verdolini 등(1998)은 성악가와 배우를 대상으로 공명음성과 기식성 음성, 그리고 성대를 꽉 누른 상태의 음성 등을 산출하게 하고 내시경과 전기성문파형검사를 시행하여 그 진동의 특성을 비교하였다. 그 결과 공명음성을 산출할 때에 성대가 살짝 외전된 상태로 진동하는 것을 확인할 수 있었다.[23]

이러한 신경근육 조절은 비활성화*deactivation*-선택적 활성화*selective activation* 양식에 의해 진행될 수 있다. Verdolini에 의하면 공명음성치료는 '음성위생법 + 비활성화 및 선택적 활성화 신경근육훈련모델'의 한 부분에 해당된다. 공명음성은 산출적 측면과 지각적 측면에서 설명이 가능한데, 먼저 전자의 경우는 앞에서 언급한 바와 같이 성대가 살며시 외전된 상태에서 산출되는 음성을 말한다. 이러한 성대 형태에서는 동일한 성문하압력과 기본주파수 조건에서 성대충돌의 충격과 음성산출의 강도 사이 비율을 최적화하는 것으로 알려져 있다. 다시 말해 이 상태의 음성산출은 동일한 강도와 높이로 발성하기 위해 최소의 성문하압력을 필요로 한다는 것이다. 다른 한편, 공명음성을 지각적 측면에서 설명하자면 구강 앞부분에 진동감각을 느끼게 해주는 소리이다. 특히 구강의 치경*alveolar ridge* 부위에 강한 진동감각을 느끼게 해주는 소리이다. 이러한 느낌을 양적으로 설명하기는 어렵지만, 이러한 느낌이 들도록 부드럽게 발성하는 것*easy phonation* 자체가 목표로 하는 성대 형태의 지표가 될 수 있다.

공명음성치료는 자세한 훈련지침에 집중해야 한다. 각 치료 회기마다, 그리고 집에서의 훈련과제에서 기본훈련제스처*basic training gesture*가 충실하게 이루어져야 한다. 각 기본훈련제스처는 다음과 같다.

1) 신경근육훈련의 비활성화 단계: 스트레칭 및 손을 사용한 각 부위의 마사지 단계로 각각의 스트레칭은 10~30초로 진행하는 데 시범을 보이거나 필요시 직접 만져준다.

❶ 흉곽: 흉곽의 앞부분, 흉곽의 뒷부분, 견갑골 부위
❷ 목: 목의 앞, 뒤, 좌우
❸ 구강, 안면, 인두, 어깨: 위턱-아래턱, 구강의 바닥, 혀, 구개, 인두, 설골 주변, 후두 주변

2) 신경근육훈련의 활성화 단계: 기본훈련제스처에 해당한다.

❶ /m/ 연장 발성: 치경 부위에 진동감각을 느끼며 편안한 음도로 발성하고, 필요시 반복한다(동영상 23-19).

❷ 다양한 변화 시도: /m/ 연장 발성, 필요시 수 회 반복
- 강도의 변화를 주면서 시도한다. 이때 부드러운 발성*easy phonation*을 연습해야 하는데, negative practice로 할 수 있다. 입술을 꽉 닫았다가 이완시키거나, 이를 악물었다가 두 손가락 정도 들어가게 벌리면서, 또는 인두를 수축시켰다가 확장시키면서 연습한다.
- 음도의 변화를 주면서 강도 조절하기를 시도한다. 최소의 노력으로 가장 강한 발성이 가능한 음도를 찾는다.
- 강도의 변화와 소리진동감각의 위치 변화를 시도한다. 이때 음도를 높이는 상상을 하되 실제로 높이지는 않으면서 연습한다(동영상 23-20).

❸ 공명음성 '단어': /m/으로 시작되는 단어를 산출한다. 이때 치경 부위의 진동감각을 느끼면서 수행한다. /m/의 진동감각이 그 이후에 따라오는 말소리에서도 지속되게끔 연습한다. 단어의 예를 들자면 '미안', '마늘', '매미', '모임', '무리' 등이 있다(동영상 23-21).

❹ 공명음성 '영창*chant*': 유성음으로 이루어진 구를 같은 음도로 지속하는데, 이때 전 과정에서 진동감각을 느껴야 한다. /mimimimimimi/, /mamamamamama/, /mumumumumumu/ 등을 연습한다. 의미 있는 문장으로 예를 들면 '미미네 메리는 머리만 미워요'와 같다. 그 후에는 /mimipipimimi/와 같이 양쪽 끝에 유성자음과 모음을 두고 중간에는 무성자음을 섞어서 연습한다. 의미 있는 문장으로 만든다면 '미미는 피피네 미미니?'와 같다(동영상 23-22).

❺ 공명음성 '이야기': 대상자는 '라면 끓이기'나 '가장 즐거웠던 휴가 이야기'와 같은 주제에 맞추어 이야기를 한다. 이때 언어재활사는 /mmmm/ 소리로 반응을 해주어 공명음성을 되새기게 한다. 이야기가 끝나면 대상자와 언어재활사는 역할을 바꾸어 수행한다.

❻ 공명음성 '캘리브레이션': 기본훈련제스처로 대상자가 선호하는 간단한 스트레칭을 하고 /mmmmm/ 소리를 내게 하여 맑으면서 쉽게 산출되는 소리를 찾을 수 있게 한다. 말 그대로 간단한 몇 가지 시도로 공명음성을 캘리브레이션하는 과정이다(동영상 23-23).

❼ 공명음성 '메사 디 보체*Messa di Voce*': 메사 디 보체는 성악에서 사용하는 용어인데, 피아노로 작게 노래를 시작해서 포르테까지 점점 크게 강도를 높인 다음 서서히 피아노로 되돌아오는 발성과정을 말한다. 공명음성치료에서도 이와 유사한 발성이 적용되는데, 공명음성으로 /mmmjjjiiiiiiii/ 소리를 아주 작게 시작해서 서서히 강도를 크게 하고, 다시 서서히 작은 소리로 돌아오는 과정을 수행하는 것이다. 이때 소리가 커지거나 작아지는 동안의 시간은 같아야 하며, 중요한 것은 성대를 누르지 않고 살짝 외전시킨 상태에서 강한 소리를 내는 것을 배우는 것이다. 이 과정에서 내내 공명음성을 내는 것 또한 중요하다(동영상 23-24).

❽ 공명음성 대화시도: 다양한 상황의 대화를 시도하는데, '치료실 상황에서의 일반적 대화 → 업무를 수행하는 전화 → 큰 음성으로 말하기 → 배경소음이 있는 상황에서 말하기 → 대상자가 감정적으로 반응할 수 있는 질문을 하고 그에 답하게 하기' 등의 순서로 점차 강한 음성을 산출하게 하되 모든 과정에서 공명음성이 사용될 수 있도록 한다. 이때 중요한 점은 발화 시 필요할 때마다 공명음성을 쉽게 산출하기 위하여 캘리브레이션 할 수 있어야 한다는 점이며, 더 나아가 매 발화 시마다 자동적으로 공명음성을 사용해야 한다는 것이다. 이를 위해서는 아주 여러 번 반복해서 앞의 과정들을 연습해야 하며, 언어재활사는 대상자의 공명음성을 꾸준히 모니터링하며 대화에 참여해야 한다.[24] 공명음성치료의 전체적인 구성을 표로 요약하면 표 23-4와 같다.

3. 공명음성치료 적용사례

1) 배경정보

소개할 환자는 52세의 남성 회사원이다. 내원 당시의 주호소는 '쉰목소리', '이중음성', '음성피로'였고 기능적 장애의 정도를 주관적으로 평가한 바에 의하면 직업 · 사회 · 의사소통 · 신체 · 심리적인 면에서 모두 심한 정도의 장애를 겪고 있었다. 면담 시 환자는 23년째 같은 직장에서 일을 해오고 있는데 음성증상을 처음 느낀 것은 약 2개월 전부터였고, 업무와 가정불화로 인한 스트레스가 지속적으로 많았으며, 평소 냉탕에 들어가면서 큰 소리로 기합을 주는 습관과 헛기침하는 습관이 있었다고 하였다. 또한 말을 할수록 음성피로가 나타나고, 힘이 들어가는 쉰목소리가 났으며, 내원 2주 전부터 말소리가 두 겹의 소리로 들리기 시작했다고 하였다. 그밖에 업무상 술을 자주 마셔야 하며, 매일 2~3잔의 커피를 마신다고 하였다. 후두 스트로보스코피 결과 근긴장성발성장애 type II로 진단받았다.

2) 치료 전 음성평가 결과

평가자의 청지각적 판단에 의한 결과는 $G_3R_3B_1A_0S_2$로 나타났고, MDVP 결과 기본주파수는 68 Hz와 145 Hz가 동시에 측정

표 23-4 공명음성치료의 구성.

단계	구성	내용
신경근육훈련의 비활성화 단계	10~20초의 스트레칭 및 각 부위(흉곽, 목, 구강, 안면, 인두, 어깨)의 마사지	
신경근육훈련의 활성화 단계 (기본훈련제스처)	① /m/ 연장발성	편안한 음도로 치경 부위의 진동감각 느끼며 발성
	② /m/ 연장발성의 다양한 변화	강도, 음도, 진동감각의 위치에 변화를 주며 시도
	③ 공명음성 '단어'	/m/으로 시작되는 단어 산출
	④ 공명음성 '영창'	유성음으로 이루어진 '구'를 같은 음도로 지속(예: /mimimimimimi/)
	⑤ 공명음성 '이야기'	공명음성으로 적절한 주제에 맞추어 '이야기'하기
	⑥ 공명음성 '캘리브레이션'	간단한 스트레칭 후 /mmmmm/ 소리를 내어 맑고 쉽게 산출되는 소리 찾기
	⑦ 공명음성 '메사 디 보체'	공명음성으로 /mmmjjjiiiiiiiii/ 소리를 아주 작게 시작해서 서서히 크게 하고, 다시 서서히 작은 소리로 돌아오는 과정 수행
	⑧ 공명음성 '대화'	다양한 상황의 대화 시도(발화 시 필요할 때마다 공명음성을 캘리브레이션 할 수 있어야 하며, 자동적으로 공명음성을 사용해야 함)

되었으며 jitter는 2.85%, shimmer는 4.58%로 나타났다. 공기역학검사 중 최대발성지속시간은 18.8초, 평균호기류율은 78 ml/sec로 나타났다. 또한 후두 스트로보스코피 중 가성대가 중앙선으로 돌출하여 진성대와 함께 진동하는 것을 관찰할 수 있었다.

3) 치료과정

치료의 목표는 1) 일상생활에서의 음성남용 제거, 2) 후두의 근긴장 감소로 이중음성 제거, 그리고 3) 공명음성을 활용한 이완발성 확립의 3가지로 설정되었다.

(1) 일상생활에서의 음성남용 제거

음성치료 환자가 지켜야 할 주의사항을 교육하고 그것을 어느 정도 잘 지키는가 매 회기마다 점검하였다. 여기에는 전체적인 발화의 양과 크기를 줄이고 헛기침하기, 큰소리로 기합주기 등을 중단할 것, 술과 카페인성 음료를 피하고 수분 섭취를 늘릴 것 등이 포함되었다.

(2) 후두의 근긴장 감소로 이중음성 제거

이중음성 제거를 위하여 흡기발성을 적용하였다. 흡기발성은 언어재활사가 모델링하고 대상자가 따라 하는 방식으로 진행하였는데, 먼저 고음도로 흡기발성을 시행하면서 가성대의 진동 없이 진성대만의 발성을 유도하였다. 치료 첫 회기에 후두마사지를 실시한 후 흡기발성을 하는 과정에서 가성대 발성 없이 진성대만의 발성이 가능하였다. 다만 이때의 발성은 비교적 긴장되고 높은 음도의 발성이었다. 흡기발성 시 진성대만의 발성이 가능한 것이 확인된 후에는 흡기발성과 호기발성을 연결시켜 발성을 유도하였고, 호기 시에도 진성대만의 발성이 가능하였다. 모음 위주로 연습을 유지하였으며, 안정적인 진성대 발성이 유지되면서부터 발성이 쉬운 음소들로 이루어진 단어와 문장들로 점차 일반화시켰다. 가성대 발성이 사라지고 진성대 발성만 가능해진 때부터는 공명음성치료의 원리를 적용하여 전반적인 회기를 진행하였다.

(3) 공명음성을 활용한 이완발성 확립

이완발성은 공명음성치료를 사용하여 이루어졌는데, 치료 초기에는 주로 후두마사지를 통한 발성기관의 이완과 허밍(/hum/)을 통한 진동감각 느끼기로 진행하였다. 후두마사지는 3회기까지 언어재활사가 실시하였으나, 그 후로는 대상자가 습득하여 일상에서 반복적으로 수행하도록 하였다. 허밍 연습 시에는 반복 산출하며 치경 및 안면의 진동감각을 느끼게 하였는데, 초기에는 코 언저리나 머리 윗부분에 손을 대고 진동감각을 느끼게 함으로써 대상자 스스로 발성과 동시에 진동감각을 찾을 수 있도록 하는 데 중점을 두었다. 대상자가 허밍을 하면서 진동감각을 쉽게 찾을 수 있게 되면서부터 '매미', '나무'와 같은 /m/ 소리로 시작되는 단어들을 반복시켰고, 진동감각을 잘 느끼며 단어 산출이 가능하면 감각을 느끼기 쉬운 단어들로 이루어진 문장을 반복하여 연습하였다. 강도를 조절하거나, 음도를 조절하면서 단어 및 문장을 연습하였지만 일반인이 메사 디 보체를 연습하기에는 어려움이 있어 이 과정은 생략하였다. 다양한 주제로 자발화를 유도하였고, 매번 스스로 진동감각을 느끼거나 느끼기 어려우면 코나 머리에 손을 대고 그 감각을 찾아가며 발화하도록 하였다. 진동감각을 느끼며 발성하는 것이 반복되면서 전반적인 발화의 음도가 낮아졌고 음성의 긴장성도 줄어들었다.

표 23-5 **공명음성치료 전후의 변화.**

	청지각적 평가	기본주파수(Hz)	Jitter (%)	Shimmer (%)	MPT (sec)	MFR (ml/sec)
치료 전	$G_3R_3B_1A_0S_2$	68 & 145	2.85	4.58	18.8	78
치료 후	$G_{0.5}R_0B_{0.5}A_0S_0$	125	1.02	2.25	20.4	108

(4) 치료의 종결

이 환자의 치료는 총 20주 동안 32회기에 걸쳐 이루어졌다. 치료 종결 시 평가자의 청지각적 판단에 의한 결과는 $G_{0.5}R_0B_{0.5}A_0S_0$로 나타났고, MDVP 결과는 기본주파수 125 Hz, jitter 1.02%, shimmer 2.25%로 나타났다. 공기역학검사 중 최대발성지속시간은 20.4초, 평균호기류율은 108 ml/sec로 나타났다. 또한 후두내시경 검사상 진성대만 진동하는 것을 확인할 수 있었으며, 환자 또한 본인의 음질에 만족하고 발성방법에도 자신감을 보여 치료를 종결하였다. 종결 시 환자는 직업 · 사회 · 의사소통 · 신체적인 면과 심리적인 면에서 모두 기능적 장애의 정도가 개선되었음을 보고하였다. 치료 전후 객관적 수치의 변화를 요약하면 표 23-5와 같다.

4) 해외 적용사례

Chen 등(2007)은 음성증상을 호소하는 대만의 초, 중, 고등학교 여성교사 24인을 대상으로 주 1회, 8주간의 공명음성치료를 실시하였다. 그 결과, 공명음성치료 후 음성의 거친 정도, 긴장성 등의 청지각적 측면과 내시경상 성대병변의 중증도, 그리고 스트로보스코피에서 관찰된 점막파동과 진폭, 성대폐쇄의 정도, VHI의 신체적 핸디캡들이 의미 있게 개선된 것을 보여주었다.[9] 그러나 Yiu 등(2017)은 1974년부터 2014년 사이에 이루어진 공명음성치료 논문들을 체계적으로 리뷰한 결과, 전반적인 치료효과의 근거 수준이 '보통'으로 나타났으며, 대부분 연구 규모가 작고 특정 인구만을 대상으로 한 경우들이므로 앞으로는 다양한 직업군을 대상으로 대규모 무작위 대조 연구가 필요하다고 제안하였다.[25] 이는 우리 언어재활사들이 임상에서 공명음성치료를 실시하면서 보다 적극적으로 치료효과를 제시하는 임상연구들을 수행하고 발표하는 것이 필요하다는 점을 일깨워준다.

한편, Salvador 등(2010)은 일반인 및 성악가를 포함한 직업적 음성사용인을 대상으로 공연발성이 아닌 일상의 말에서의 음성문제 예방과 치료를 위한 공명음성치료의 필요성을 강조하였다. 나아가 성악교사들이 공명음성치료에 대하여 특화된 역할을 할 수 있으므로 교사 등의 직업적 음성사용인을 대상으로 하는 음성치료가 가능하다고 하였다.[14] 국내 음성치료 현장에서는 비교적 제한적이지만 가수, 성악가, 배우 등과 같은 공연발성인을 위하여 이비인후과 전문의, 언어재활사, 성악교사들이 협업을 하기 시작하였으며 워크샵 등을 통하여 상호교류를 하고 있다. 앞으로 여러 전문가들이 일반인과 직업적 음성사용인들의 음성건강 유지 및 향상, 그리고 음성장애 예방을 위하여 함께 기여하는 다양한 방식을 구상해볼 필요가 있을 것이다.

5. 총체적 음성치료 프로그램의 적용 시 생각할 점

문서만으로 총체적 음성치료 프로그램의 방법을 설명하거나 배우기에는 한계가 있는 것 같다. 가능하다면 그 음성치료 방법에 익숙한 언어재활사에게 배우는 것이 바르고 쉽게 익힐 수 있는 길이니, 한국언어재활사협회나 대한후두음성언어의학회에서 실시하는 보수교육이나 심포지엄, 워크샵 등을 활용하길 권한다. 그 외에 관련 서적을 읽고 다양한 전문가의 조언을 참고하거나 관련 동영상 등을 보면서 반복 연습하는 것도 좋은 방법이다. 한편, 반복적인 연습을 한 뒤라도 다양한 환자들에게 적용할 때에는 매번 새로운 반응을 접하게 되므로, 그에 따라 조금씩 변형이 필요하기도 하다. 아래의 내용은 저자가 음성치료 기법들을 배워 임상에 적용하는 과정에서 깨닫게 된 몇 가지 사항들을 요약한 것이니 새로운 음성치료 프로그램을 배우고, 시도하고자 하는 언어재활사 및 학생들이 참고하였으면 한다.

1. 음성치료 프로그램을 충분히 연습해서 숙련되도록 하자: 관련 서적, 전문가 교육, 워크샵, 동영상 등의 다양한 경로를 통하여 충분한 시간 동안 반복 연습함으로써 각각의 기법에 익숙해지도록 한다. 언어재활사 자신이 직접 다양한 기법을 자유롭게 활용할 수 있는 것이 음성치료의 결과에 큰 영향을 미친다.
2. 대상자를 두려워하지 말자: 오랜 경험을 가진 경우도 그렇지만, 특히 음성치료를 시작한 지 얼마 되지 않은 언어재활사의 경우 다양한 대상자들을 접하면서 두려움을 느끼게 된다. 대상자를 두려워하면 그 두려움을 대상자가 알게 된다. 이는 자신감이 결여된 언어재활사, 전문성이 부족한 언어재활사로 보이게 만들고, 만족스러운 치료를 진행하는 데 방해물이 된다. 대상자를 두려워하거나 부담스러워하지 말아야 하며, 더 나아가 대상자를 리드할 수 있는 입장이 되도록 한다.

❸ 대상자의 음성에 깊은 관심을 갖자: 대상자들의 음성은 거의 비슷한 쉰목소리 같지만, 개별적으로 관심을 가지고 집중해서 들어보면 모두가 조금씩이라도 다른 음성 특징을 보인다. 또한 음성의 문제를 가지게 된 배경이 동일 직종의 사람이라 할지라도 모두 조금씩 다르고, 음성치료를 받기 위하여 찾아온 동기 또한 서로 다르다. 대상자의 개별적인 음성 특징에 깊은 관심을 가지고 대하다 보면 어떤 음성치료를 적용해야 하는지, 같은 음성치료 프로그램이라도 어떻게 변형시켜 접근해야 할지 정리가 된다.

❹ 대상자와의 치료시간을 즐기자: 음성치료는 매우 흥미롭고 매력적인 과정이지만, 고도의 집중력을 요구한다. 언어재활사가 음성치료 시간에 집중해서 그 과정을 즐길 수 있으면 대상자 역시 그 시간에 즐겁게 집중하게 되며, 스스로 책임감을 가지게 된다. 이러한 점은 음성치료의 결과에 긍정적인 영향을 미치게 된다.

❺ 성악 발성에 관심을 갖자: 음성치료 프로그램은 성악 발성과 유사한 부분이 많다. 또한 음성 클리닉에 찾아오는 대상자 중에는 성악가나 가수, 배우 등의 엘리트 음성사용인들이 있게 마련이다. 성악과 관련된 용어들이나 발성 기법에 대하여 알아두면 이들과 의사소통이 용이해지고, 이들을 대상으로 음성치료를 할 때 보다 자신감을 가지고 접근할 수 있게 된다. 언어재활사는 엘리트 음성사용인들을 따로 훈련시키는 음성 교사와는 다른 역할을 하지만, 이들의 특성이나 발성 방법들을 이해하면 음성치료에 적절하게 적용시킬 수 있으며, 일반인들의 음성치료에도 쉽게 변형시켜 적용할 수 있게 된다. 가능하다면 성악가에게 일정 기간 발성훈련을 받는 것도 좋은 방법이다.

❻ 음성치료 프로그램을 적절하게 변형시켜 적용하자: 정해진 프로그램이라 할지라도 모든 대상자에게 그대로 적용하는 것은 적절하지 않다. 프로그램의 기본 원리와 원칙을 벗어나지 않는 한도 내에서 대상자의 개별적인 특성을 고려하여 적용하는 것이 필요하다. 대상자의 직업이나 치료의 시도에 반응하는 특성에 따라 같은 치료 프로그램이라도 다르게 운용할 수 있다는 점을 기억해야 하겠다.

❼ 대상자와 힘겨루기를 하지 말자: 음성치료에 저항하는 대상자의 경우 스스로 언어재활사를 따라올 때까지 여유를 가지고 기다려 주는 것도 필요하다. 일부 대상자의 경우 언어재활사를 시험하고 이기려 들기도 하는데, 매번 경쟁하듯이 저항하면 음성치료의 진행이 어려워진다. 대상자의 이러한 반응에 때로는 적당히 허용적일 필요도 있으며, 다만 치료 회기 전체를 언어재활사가 자연스럽게 리드할 수 있도록 노력하는 것이 필요하다.

❽ 말로 설명하는 것의 한계를 인식하자: 다양한 방법을 설명할 때 이론적인 내용을 나열하는 것보다 직접적인 감각을 느끼게 하거나, 눈에 보이는 듯이 설명하거나, 직접 소리들을 비교하여 들려주는 것이 효과적이다. 공명음성치료의 경우 공명을 느끼게 하는 것이 매우 중요한데, 언어재활사가 직접 목표로 하는 소리를 내면서 대상자가 언어재활사의 코 주위의 진동을 만져서 느끼게 하고 그 후 자신의 소리에서 그 감각을 느끼게 하는 것이 그 예가 될 수 있다. 또한 같은 방법을 설명하더라도 그 묘사하는 방법이 매우 중요한데, 예를 들자면 "소리의 방향을 앞으로 해보세요"라는 단순한 지시보다는 소리의 느낌과 모습, 위치와 방향 등을 눈으로 보는 듯이 자세히 묘사해주는 것이 필요하다. 이와 같이 대상자 스스로 상상할 수 있게 도와주면 훨씬 쉽게 목표로 하는 소리를 산출할 수 있게 된다. 대상자의 눈높이를 고려하여 다양한 감각을 느끼게 하고 다양한 설명을 시도하는 것이 매우 중요하다.

참고문헌

1. 권순복, 김용주, 조철우, 등. 성대결절 환자에서 액센트 치료법의 효과. 음성과학 2001;4:87-98.
2. 권영경, 심현섭, 진성민, 등. 성악인의 발성능력 향상에 Vocal Function Exercise가 미치는 영향. 음성과학 2003;6;169-89.
3. 박혜성, 박영실, 최두영, 등. 성대 결절 및 후두 폴립의 수술 후 보충 치료로서 Accent Method의 유용성. 대한음성언어의학회지 2000;11:39-45.
4. 송윤경, 심현섭, 최홍식. 공명발성, 악센트기법 및 혀끝 트릴에 대한 전기성문파형과 공기역학적 특성 비교. 대한음성언어의학회지 2000;11:146-60.
5. 임혜진, 김정규, 권도하, 박준영. 성대기능훈련이 성대결절 환자의 음성개선에 미치는 효과. 말소리와 음성과학 2009;1:37-42.
6. Abdelgoad A & Alrusayyis D. Efficacy of the accent method of voice therapy in professional voice users with minimal associated pathological lesions of the vocal folds. Indian J Otolaryngol Head Neck Surg 2022;74(Suppl 3):S5151 – 59.
7. Bane M, Angadi V, Dressler E, Andreatta R, Stemple J. Vocal function exercises for normal voice: The effects of varying dosage. Int J Speech Lang Pathol 2019;21(1):37-45.

8. Bane M, Brown M, Angadi V, Croake DJ, Andreatta RD, Stemple JC. Vocal function exercises for normal voice: With and without semi-occlusion. Int J Speech Lang Pathol 2019;21(2):175-81.

9. Chen SH, Hsiao TY, Hsiao LC, Chung YM, Chiang SC. Outcome of resonant voice therapy for female teachers with voice disorders: Perceptual, physiological, acoustic, aerodynamic, and functional measurements. J Voice 2007;21(4):415-25.

10. Geiffer MP, Van Dong BR. A preliminary study on the use of vocal function exercises to improve voice in male-to-female transgender clients. J Voice 2013;27(3):321-34.

11. Kaneko M, Hirano S, Tateya I, Kishimoto Y, Hiwatashi N, Fujiu-Ku M, Ito J. Multidimensional analysis on the effect of vocal function exercises on aged vocal fold atrophy. J Voice 2015;29(5):638-44.

12. Kotby MN. The accent method of voice therapy. San Diego, California: Singular Publishing Group Inc. 1995. P.39-90.

13. Kotby MN, Shiromoto O, Hirano M. The accent method of voice therapy: Effect of accentuations on F0, SPL, and air flow. J Voice 1993;7(4):319-25.

14. Salvador K, Strohauer K. From the voice studio to the speech clinic: Perspectives on resonance and resonant voice therapy. J Singing 2010;67(1):19-25.

15. Sauder C, Roy N, Tanner K, Houtz DR, Smith ME. Vocal function exercises for presbylaryngis: A multidimensional assessment of treatment outcomes. Ann Otol Rhinol Laryngol 2010;119(7):460-67.

16. Stemple JC. Voice therapy: Clinical Studies. St. Louis, MO: Mosby-Year Book Inc. 1993. p.53-75.

17. Stemple JC. A holistic approach to voice therapy. Semin Speech Lang 2005;26:131-37.

18. Stemple JC. Vocal function exercises. In: Stemple JC. 2nd eds. Voice therapy: Clinical studies. San Diego, California: Singular Publishing Group. 2000. p.34-46.

19, Tay EYL, Phyland DJ, Oates J. The Effect of vocal function exercises on the voices of aging community choral singers. J Voice 2012;26(5):19-27.

20. Thyme-Frøkjær K, Frøkjær-Jensen B. The accent method: A rational voice therapy in theory & practice. Telford Road, Bicester: Speechmark Publishing Ltd; 2001. p.94-134.

21. Verdolini K. Vocal function exercises. In: Guide to vocology. National Center for Voice and Speech. 1998. p.36-7.

22. Verdolini K. Resonant voice therapy. In: Guide to vocology. National Center for Voice and Speech. 1998. p.34-5.

23. Verdolini K, Druker DG, Palmer PM, et al. Laryngeal adduction in resonant voice. J Voice 1998;12:315-27.

24. Verdolini K. Resonant voice therapy. In: Stemple JC. 2nd eds. Voice therapy: Clinical studies. San Diego, California: Singular Publishing Group. 2000. p.46-62.

25. Yiu EML, Lo MCM, Barrett EA. A systematic review of resonant voice therapy. Int J Speech Lang Pathol 2017;19:17 – 29.

CHAPTER 24

반폐쇄성도훈련법

김지성

I 반폐쇄성도운동의 정의 및 원리

반폐쇄성도운동*semi-occluded vocal tract exercise, SOVTE*은 성도의 일부가 폐쇄된 상태에서 이루어지는 발성을 의미한다. 성도의 앞인 입술이 일부 폐쇄되면 음성산출기관의 모양과 위치가 변형되고 이로 인해 음성산출 메커니즘이 변화되는데, SOVTE는 이러한 변화를 음성치료에 적용한 것이다. 인간의 음성산출은 성대에서 만들어진 음원인 성대음이 성도를 통과하면서 그 모양에 따라 특정 주파수의 에너지를 강화 혹은 약화시킨다는 전통적인 음원-필터 이론에 의해 설명된다. 그러나 SOVTE는 이와 다르게 성도의 반폐쇄로 인해 성문상부와 하부의 성도에서 일어나는 성대음과 성도의 상호작용을 통해 더 많은 공기역학적 에너지가 음향학적 에너지로 변환되며, 성도는 이 과정에서 감각 피드백으로 관여한다는 비선형적 음원-필터 이론으로 설명된다.[59,61] 다시 말해, 성도의 앞인 입술이 반폐쇄되면 성문상부의 구강의 압력이 점차 증가하다가 구강보다 상대적으로 압력이 낮은 성대쪽으로 다시 되돌아가는 역압*back pressure*이 형성되고, 역압이라는 이 공기역학적 에너지가 성대에서 음향학적 에너지로 변환되는 것이다. 성대와 성도가 독립적인 전통적인 음원-필터 이론과 달리 SOVTE는 반폐쇄된 성도 조건에 의해 성대와 성도가 서로 영향을 주고받는다. 또한, 변환된 음향학적 에너지는 청지각할 수 있을 뿐 아니라 안면의 떨림과 같이 감각적으로도 지각된다. 성도의 반폐쇄로 인한 성도에서의 기류와 성대진동의 변화는 물리법칙인 임피던스*impedance*로도 설명할 수 있다. 임피던스는 에너지의 흐름에 대한 방해나 저항을 의미하는 것으로 세부적으로 에너지를 저장하고 진동수*frequency*에 의존하는 특성을 가진 리액턴스*reactance*와 에너지를 소멸시키고 진동수와 관련이 없는 레지스턴스*resistance*로 구분할 수 있다. 리액턴스는 다시 자가진동*self-sustained oscillation*을 촉진하는 관성 리액턴스*inertive reactance*와 자가진동을 억제하는 유연성 리액턴스*compliance reactance*로 구분한다.[5] 이를 책장 옮기는 예로 보면, 바닥에 놓인 책장을 밀었을 때 책장과 바닥 사이의 높은 마찰력 또는 무게로 인한 저항으로 인해 책장이 밀리지 않게 된다. 그러나, 책장의 바닥에 바퀴를 달면 바퀴가 달린 책장은 처음 책장을 밀어 움직이기 시작할 때만 힘을 주면 적은 노력으로 쉽게 움직이게 된다. 책장의 예와 같이 SOVTE는 성대진동과 관련된 음성파동에 관한 것으로 음향학적 관성 리액턴스*acoustic inertive reactance*를 그 원리로 한다.[23,54] 다시 말해, 성도의 반폐쇄로 인해 증가된 성문상부의 구강압력은 성문터짐을 시작으로 성대 원음을 생성하는 발성에 저항으로 작용하여 성대진동을 방해하지만, 성대의 진동이 시작되기만 하면 음향학적 관성 리액턴스에 의해 저장된 에너지가 성대진동에 사용되기 때문에 발성을 개시하고 유지하는 것이 보다 쉬워지는 효율적인 성대진동이 이루어지는 것이다. 그러나 과도하게 높은 임피던스는 발성을 멈추게 하거나 성대음 산출을 위한 더 큰 에너지를 필요로 하게 되어 발성 시 진동 충격이 증가되는 비효율적인 성대진동을 일으킬 수 있다.[5] 성도의 길이는 성도의 반폐쇄와 같이 성도의 저항에 영향을 미치는 요인으로 작용한다. 성도 길이의 연장은 F_1을 낮추고 음원과 성도의 상호작용을 증가시킴으로써 관성 리액턴스를 증가시킨다.[35,61] 원순 모음이나 허밍 발성과 같이 입술을 내미는 경우나 빨대 혹은 튜브를 입에 물고 발성하는 것은 성도의 길이가 연장되는 조건이다. 성도의 길이가 성대진동에 영향을 미치기 위한 조건은 빨대발성의 경우로 보면 빨대의 직경이 2.5 mm보다 좁은 경우이다.[52] 즉, 성도의 길이는 성도의 저항이 일정 조건을 충족할 때 유의한 영향을 미치는 것이다. SOVTE 중 빨대발성이나 튜브발성은 길이보다는 직경이 성도의 저항에 더 민감한 요소로 작용된다.[11,35]

II 반폐쇄성도운동의 종류

동영상

SOVTE의 종류는 허밍*humming*, 입술 트릴 발성*lip-trill phonation*, 혀 트릴 발성*tongue-trill phonation*, 혀를 내밀고 입술과 혀를 동시에 트릴 발성하는 라즈베리*raspberries*, 손으로 입 가리며 발성하기*hand-over-mouth*, 유성양순마찰음*voiced bilabial fricative*, 유리나 실리콘 튜브, 플라스틱 빨대나 마스크 등과 같이 도구를 이용하는 방법까지 다양하다. 뿐만 아니라 모음 [i]와 반모음 [y], 성대기능훈련의 [knoll] 발성이나 공명음성 치료의 비성자음 [m, n], 악센트기법의 유성마찰음 역시 앞서 나열한 방법들과 동일하게 성도의 모양을 변형시킴으로써 반폐쇄된 조건을 만들고 이로 인해 성도의 저항이 증가된다는 점에서 모두 SOVTE로 분류할 수 있다.[25] 빨대발성*straw phonation*은 입에 빨대를 물고 발성하는 것으로, 음성치료와 발성훈련에 오래전부터 사용되어온 방법이다. 빨대발성은 쉽게 빨리 배울 수 있으며 올바른 수행을 위해 발성 동안 입술을 통해 기류가 새어나가지 않도록 입술을 완전히 폐쇄하는 것이 필요하다. 빨대를 이용한 발성은 성도의 길이를 연장하고 성도가 개방되는 정도를 감소시킨다. 또한, 물속에 빨대나 튜브를 넣어 성도의 저항을 높일 수 있다.[54,58] 튜브발성*tube phonation*은 빨대발성과 동일하게 양쪽이 열린 관이라는 공통점이 있으며, 실리콘 튜브를 물에 넣어 발성하는 Lax Vox가 대표적인 방법이다.[48,49] 그러나 일반적으로 튜브의 직경은 빨대보다 넓어 성도에 적절한 저항을 만들기 위한 주의가 요구된다. 트릴은 입술과 성대가 동일한 공기의 흐름에서 동시에 진동하는 것이다. 입술 트릴 발성은 구강안면근육을 느슨하게 만들고 일정한 기류속도와 기류와 압력의 균형에 도움이 되며, 수행 동안 입술과 입의 앞쪽에서 진동과 같은 감각이 지각된다.[14,37,61] 입술트릴이나 혀 트릴 발성은 충분한 호흡지지를 바탕으로 입술과 혀가 이완된 상태일 때 쉽게 수행된다. 유성양순마찰음은 마찰기류를 산출하기 위해 입술을 오므리는 과정에서 성도가 반폐쇄된 조건이 만들어진다. 한글이나 영어에는 없는 음소이나 산출하기 쉬우며 모음발성에 비해 근육활동은 적으나 생산된 성문음은 비슷한 효율적인 발성으로, 뱃고동 소리 혹은 증기기차 경적소리 등으로 비유되기도 한다.[29,31] 수행 시 입술 주변과 안면의 진동감을 충분히 느낄 수 있도록 바이오피드백을 함께 제시하는 것이 도움이 되며, 올바른 수행을 위해서 성문상부의 높은 구강압력이 전제되어야 한다. 비성자음은 산출 시 연인두가 열리면서 비도*nasal tract*가 성도의 역할을 한다. 비성자음 /ㅁ/, /ㄴ/는 또 다른 반폐쇄 유형 중 하나로, 음성기능훈련[53], 공명음성치료[65] 등 다양한 음성치료법의 기초가 되고 있다. 반모음 [y]는 'y-buzz'라고도 불리는데, 좁아진 성도 조건에서 음향학적인 압력이 증가하여 안면에서 웡웡거리는 소리가 만들어진다.[32] 웡웡거리는 소리는 안면의 감각으로도 지각되며, 비성자음과 함께 음성 전방화 및 공명발성 훈련에 적용될 수 있다.[28] 허밍은 공명 음성을 만들어낼 수 있는 유용한 방법이다. 연인두가 폐쇄된 조건이라는 점에서 비성자음과 유사하지만 구강의 개방되는 비성자음과 달리 입술이 완전히 폐쇄된 상태에서 성대에서 만들어진 음원이 비도를 통해 산출된다.[7,67] 단순히 음도를 상승하는 /um-hum/과 같은 방법이나 /hom/과 같이 음소 조음 특징을 이용해 허밍을 이끌어내는 방법을 사용할 수 있다.[9,28]

SOVTE는 성도에서 진동하는 진동원의 수에 따라 단일 진동원*single source vibration*과 이중 진동원*double source vibration*으로 구분할 수 있다. 단일 진동원에 속하는 SOVTE는 손으로 입 가리고 발성하기, 허밍, 빨대발성과 튜브발성이 속하며, 이중 진동원은 입술 트릴 발성, 혀 트릴 발성, 라즈베리, 빨대를 물에 넣고 발성하는 물저항빨대발성 혹은 Lax Vox와 같은 물저항튜브발성 등이 있다. 단일 진동원에 속하는 SOVTE와 이중 진동원에 속하는 SOVTE는 음성산출에서 차이를 가지는 것으로 알려져 있다. 반폐쇄된 조건에서 단일 진동원은 F_0의 변화가 없고 F_1과 F_0의 차이가 크게 나타나지 않는다. 이로 인해 성대진동의 개시와 유지가 쉬운 효율적인 발성이 산출되는데, 이는 성도의 저항으로 인해 증가된 음향학적 관성 리액턴스에 의한 것이다. 반면, 이중 진동원 수행 시 F_0의 변동이 나타나고 F_1과 F_0의 차이가 단일 진동원에 비해 크며, EGG에서도 성문폐쇄비율*closed quotient, CQ*의 변화가 나타난다. 이러한 결과는 이중 진동원이 단일 진동원에 비해 음향학적 관성 리액턴스가 낮아 발성을 쉽게 만드는 효과가 상대적으로 적음을 의미한다. 이중 진동원은 성문에서의 큰 압력의 변화로 인해 성도와 성대에서의 마사지 효과가 나타난다고 알려져 있다.[2] 앞서 기술한 두 진동원의 CQ는 입술 트릴 발성을 제외하고 모음발성과 차이가 없었음에도 진동원에 따라 F_0와 F_1의 변화에 차이가 있다. 이 같은 음향학적 차이는 단일 진동원과 이중 진동원 수행 시 발성기관의 움직임에 의한 것으로 추측된다. 즉, 빨대발성이나 허밍과 같은 단일 진동원은 수행 시 발성기관의 변화가 거의 없어 반폐쇄로 인한 저항 외에는 다른 저항이 없으나 빨대나 튜브를 물에 넣고 발성하기, 입술 트릴 및 혀 트릴 발성과 같은 이중 진동원은 성도의 반폐쇄로 인한 저항 외에도 입술과 혀의 움직임, 물의 압력 등에 영향을 받는 것이다. 진동원에 따른 차이는 아직 명확하지 않으나 발성기관의 움직임 차이는 두 진동원의 차이를 설명하는데 배제할 수 없는 요인이다.

III 반폐쇄성도운동으로 인한 공기역학적 변화

성문하압은 발성노력에 영향을 미치는 요인 중 하나로 SOVTE 중 증가된다.[16,21,22,63] 일반적으로 발성을 위해 성문하압이 높아지는 경우는 내전근의 피로*fatigue*도 역시 증가된다. 그러나, SOVTE 시 증가되는 성문하압은 구강압력*supraglottal pressure*의 증가에 의한 것이며, 성문 내부의 압력*transglottal pressure* 증가도 동반되기 때문에[16] 오히려 성대진동 시의 진동 충격이 감소되는 특징을 가진다. 뿐만 아니라 이같이 반폐쇄된 조건에서 성도와 성대에서 일어나는 역동적인 공기역학적 변화는 일종의 마사지 효과를 제공한다. 빨대발성이나 튜브발성과 같은 SOVTE는 모음과 비교 시 성문하압이 더 높게 나타난다. 빨대의 직경이 작을 때, 빨대 끝을 물에 넣어 발성하는 경우에는 물의 깊이가 깊을수록 성문하압과 성문사이 압력은 증가한다.[42] 음성산출 시 호흡능력을 나타내는 최소발성역치압력*phonation threshold pressure, PTP*은 성대진동을 시작하고 유지하는 데 필요한 최소한의 성문 압력으로, PTP의 저하는 발성을 위한 노력이 감소함을 의미한다. SOVTE와 관련된 PTP에 대한 연구에 의하면 SOVTE 수행 중과 수행 후 PTP는 감소한다. 이러한 결과는 모델링 연구뿐만 아니라 인간을 대상으로 한 정상 음성과 음성장애의 경우에서 모두 동일하게 나타난다.[8,13,23,24,36,57] 이 같은 PTP 감소는 빨대발성뿐만 아니라 호흡기 마스크를 사용한 반폐쇄된 조건 등 성도의 저항이 증가되는 조건만 갖추어진다면 동일하게 나타나며, 음성의 장애유무나 성대의 상태에 영향을 받지 않는다.[13,18] 음성산출과 관련된 또 다른 공기역학적 변수인 구강압력*oral pressure*은 역시 SOVTE 수행 동안 증가되는데, 모델링 연구[1,11,21,22,57,66]뿐만 아니라 인간 대상 연구[16,22,63]에서 동일하게 결과를 보이고 있다. 반면, 구강압력의 유지 측면에서 단일 진동원은 증가된 구강압력이 일정하게 유지되지만 라즈베리, 입술 또는 혀 트릴과 같은 이중 진동원은 발성기관의 움직임이 동반됨으로 구강압력이 일정하지 않다. 높아진 구강압력으로 인한 성도에서의 공기역학적 변화는 SOVTE 수행 시 발성기관에 영향을 미친다. 반폐쇄로 인한 높은 구강압력으로 인해 SOVTE 시 성대는 약간 외전된 상태에서 진동한다고 알려져 있다.[61]

IV 반폐쇄성도운동으로 인한 성대와 성도의 주관적 감각변화

음성산출에 있어 주관적인 인식은 치료의 시작과 종결여부를 결정짓는 중요한 요소 중 하나이다. 음성장애 환자는 발성기관의 과긴장이나 과기능에서 비롯된 발성노력이나 통증, 불편감과 같은 주관적 인식을 경험한다. 이러한 부정적 상태는 SOVTE 수행 이후 감소되거나 사라지는데, 이는 SOVTE 수행 시 나타나는 후두의 위치 변화와 마사지 효과에 의해 후두 위치가 하강되고 인두는 넓어지며, 후두 전후의 압축이 이완되기 때문이다.[2,10,15,40] SOVTE와 같이 반폐쇄된 조건에서는 F_0가 F_1보다 낮게 나타난다. 이 같은 음향학적 조건에서는 배음의 에너지가 크게 나타나 공명이 증가되고 음질이 개선될 뿐만 아니라 안면의 진동감과 같은 감각효과를 경험할 수 있다.[54] SOVTE를 설명하는 비선형 음원필터이론에서 '감각 피드백으로 관여'는 SOVTE 수행 시 안면의 공명이 증가됨을 의미한다. SOVTE 종류에 따른 정도의 차이는 있겠으나 SOVTE 수행 후 인식되는 공명감 증가는 정상 음성과 장애음성 모두 동일하며 자가 보고[4,10,13,18,33,40,45,46]뿐만 아니라 임상가의 평가에서도 일관되게 나타난다.[18,25,33,34,40,41,44,46,50,51] 한편, SOVTE 수행 시 청지각적 음성의 개선도 나타난다. 정상 음성에 비해 상대적으로 공명이 감소되는 장애음성의 경우 이러한 변화가 더 크게 지각될 수 있다. 혀 트릴 발성 수행 시 장애음성의 경우 5분 경과 시 전반적인 음질과 조조성, 기식성 등이 감소하나, 7분 수행 시에는 오히려 긴장감이 증가되는 부정적인 반응이 나타난다.[34] 또한, 빨대발성 수행 1분 경과 시 말하기 위한 노력이 감소되며 그 효과가 3분까지 유지되나, 7분 경과 시 수행 전 수준으로 다시 증가한다. 반면, 정상음성의 경우는 7분간 말하기 위한 노력에 변화없었다.[55] 임상가는 SOVTE의 임상적용 시 적절한 수행시간을 고려해야 한다.

V 반폐쇄성도운동으로 인한 발성기관의 변화

후두의 위치는 음성산출에 영향을 미치는 요소이다. 높은 후두 위치는 음성에 부정적인 영향을 미칠 수 있는데, 후두의 위치가 상승하면 성대 조직의 강성*stiffness*이 증가하고 죄는*tight* 듯한 성대 내전이 나타나며 기본주파수가 증가되고 성대접촉 속도가 느려진다.[47,56] 반대로 후두의 위치가 낮아지면 성대의 커버가 부드러워져 발성과정에서 노력 없이 음성의 강도가 증가하는 효율적인 음성산출이 가능해진다.[60] SOVTE로 인해 낮아진 성대점막의 경도는 성대의 접촉속도를 증가시켜 성대 개방구간에서 개방기가 증가된다.[3,62] 성대의 접촉속도는 음질과 관련된 요소로 성대접촉속도가 증가되면 성문 사이를 통과하여 지나가는 공기의 흐름을 순간적으로 빠르게 끊어 선명한 성대음*glottal sound*이 생성된다.[6,55] 성대접촉속도*speed quotient, SQ*는 opening phase/closing phase로 계산하며, 그 값이 1보다 크면 폐쇄기에

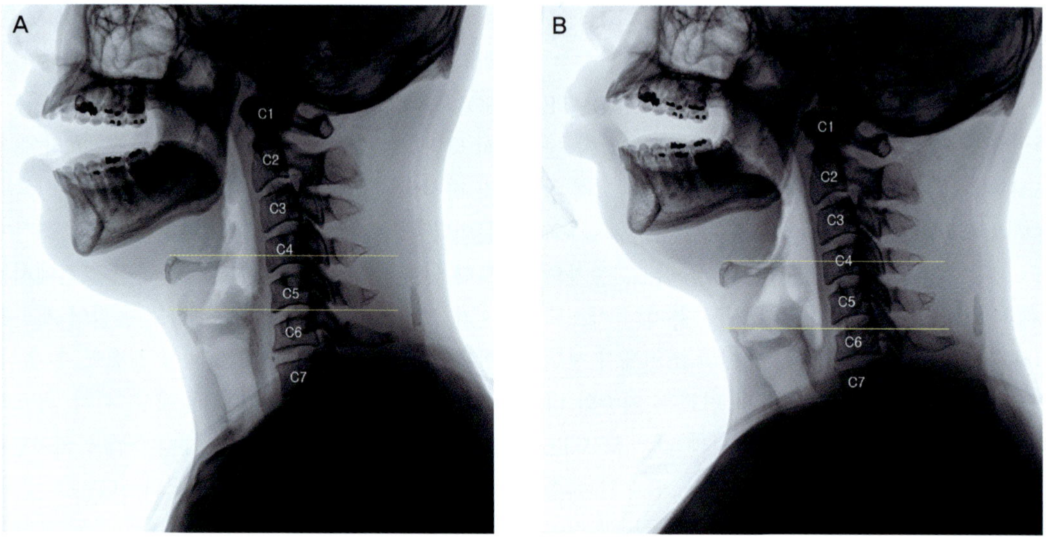

그림 24-1 모음/a/발성(A)과 물저항빨대발성 4 mm (B)의 엑스선 이미지. 모음발성과 다르게 빨대발성 시는 후두의 위치가 하강되고, 성도가 확장된 것을 볼 수 있다(C5-C6).

비해 개방기가 더 길다는 것으로 성대가 빨리 닫히고 천천히 열림을 의미한다. SOVTE 시는 성문 개방 시*glottal opening*의 기류가 성문의 주기에서 폐쇄주기*closing phase*를 억제하므로 개방기가 길게 나타나 성대의 접촉속도가 모음발성에 비해 빠르게 나타난다.[27] 이같은 고유한 SOVTE 시 성대진동 특성은 음향학적으로 모든 배음에서 큰 양의 에너지를 만들고 개선된 음질로 나타난다.[3,50] SOVTE 시 성대를 포함한 발성기관의 움직임에 대한 관찰과 이로 인한 SOVTE 시 후두와 성대의 움직임에 대한 이해는 임상가로서 SOVTE에 대한 통찰력을 제공한다는 점에서 큰 의의를 가진다. 구강을 통한 성대관찰을 성도의 반폐쇄라는 SOVTE의 전제를 충족하지 못하며, 비강을 통한 관찰은 연인두폐쇄를 약화시키나 아직까지는 SOVTE 시 성대의 진동을 직접 관찰할 수 있는 최선의 방법이다. 비인두내시경을 통해 관찰된 SOVTE 시 발성기관은 휴식 시에 비하여 후두의 위치가 내려가며 성문상부와 하인두가 넓어진다.[17] 또한, 허밍발성 시 피열후두개주름과 피열연골 상단이 고딕아치의 형태를 이루며, 가성대와 성문의 전후 압축이 이완되며 점막 파동을 만들기에 유리한 형태가 된다.[19] 빨대발성과 입술 트릴 및 혀 트릴 발성 시에는 후두 위치의 하강, 하인두 확장, 가성대와 성문 전후의 압축 개선, 성대진동 시 점막 파동과 진폭이 증가된다(그림 24-1).[12,38] 한편, 빨대발성과 유성양순마찰음 산출 시 후두내근의 움직임은 측윤상피열근과 윤상갑상근에 비해 갑상피열근의 활동이 증가된다.[30] 갑상피열근의 활동 증가는 성대진동 시 접촉 면적을 늘리고 접촉 지수를 증가시키는 반면 PTP는 감소시킨다. PTP의 감소는 성대진동의 시작과 지속을 위한 노력이 감소됨을 의미한다. 즉, SOVTE로 인한 발성기관의 변화는 음성산출메커니즘을 변화시켜 효율적인 발성을 만드는 방법이라고 할 수 있겠다.[43,68] 성대진동의 진폭*amplitude*은 성대 조직의 유연성과 성문하압, 성대 내전 시의 내측 압착*medial compression* 정도에 결정된다. 성대 조직의 유연성이 증가되면 폐로부터 올라오는 기류에 의한 성대의 움직임이 더 쉽게 나타나 성대진동 시의 진폭이 증가된다. 성문하압의 증가 역시 성대진동의 진폭을 크게 만들며, 성문하압이 감소되면 진폭도 작아진다. 성문하압은 호기의 양이 증가되거나 강한 성대 내측 압착에 의해 증가된다. 성대 내측 압착의 증가는 성문을 지나는 기류의 저항을 증가시키므로 성문하압을 증가시키지만 오히려 성대내근의 수축에 의해 진폭은 작아진다. 부드러운 발성*soft phonation*과 같이 성문 사이를 지나는 호기류의 공기역학적 에너지가 작은 경우 진폭이 작게 나타나는 반면, 호기류의 양이 증가되면 성문하압을 증가시켜 성대의 진폭이 증가된다.[26] 성도의 반폐쇄는 성문하압을 높임에도 불구하고 SOVTE 시 성대진동의 진폭은 모음발성에 비해 작게 나타난다.[27] 이는 반폐쇄된 조건에서 일어나는 SOVTE의 고유한 특성으로 모음이나 일반 대화 시의 발성과는 다른 메커니즘을 가지고 있기 때문일 것이다.

VI 반폐쇄성도운동의 적용 시 주의사항

SOVTE는 과도한 성대접촉을 개선하고, 불완전한 성대의 접촉을 향상시키는 것이 아니라 발성기관을 성대가 진동하기 좋은 상태로 최적화시키는 방법으로, 과다기능 및 과소기능 음성장애에 모두 적용될 수 있다.[20] SOVTE를 임상에 적용하는 데 있어 치료 대상자가 올바르고 정확한 방법으로 수행하도록 하는 것이 중요하지만, SOVTE를 수행하는 것만으로는 음성장애가 개선되는 것은 아님을 고려해야 한다. 가령, 근육긴장성 발성장애가 있는 치료 대상자의 후두내근 이완을 위한 방법 중 하나로 SOVTE를 적용한다는 접근은 적절하지만, 과다기능 특성을 보이는 경우이므로 SOVTE를 사용한다는 접근은 오히려 대상자의 음성장애를 심화시킬 수도 있다. 또한, 치료 대상자는 임상가의 모델링을 모방하여 SOVTE를 수행하며 임상가는 치료 대상자가 올바르게 수행하는지 판단할 수 있어야 하므로, 임상가는 SOVTE를 능숙히 수행할 수 있어야 한다. 한편, SOVTE의 음성치료 적용이 때로는 우습게 비춰질 수 있다. 이 같은 인식은 음성치료에 대한 동기나 신념에 영향을 받는 환자의 치료 순응도에 영향을 칠 수 있으므로, SOVTE의 과학적 원리와 이로 인한 음성산출 메커니즘과 발성기관의 변화를 설명하여 SOVTE를 이용한 음성치료가 과학적 근거에 기반한 효과적인 치료법임을 환자에게 제시하는 것이 필요하다.[64]

참고문헌

1. Andrade PA, Wistbacka G, Larsson H, Södersten M, Hammarberg B, Simberg S, et al. The flow and pressure relationships in different tubes commonly used for semi-occluded vocal tract exercises. J Voice 2016;30(1):36-41.
2. Andrade PA, Wood G, Ratcliffe P, Epstein R, Pijper A, Svec JG. Electroglottographic study of seven semi-occluded exercises: Lax Vox, straw, lip-trill, tongue-trill, humming, hand-over-mouth, and tongue-trill combined with hand-over-mouth. J Voice 2014;28(5):589-95.
3. Berke GS, Gerratt BR. Laryngeal biomechanics: an overview of mucosal wave mechanics. J Voice 1993;7(2):123-8.
4. Bonette MC, Ribeiro VV, Xavier-Fadel CB, da Conceição Costa C, Dassie-Leite AP. Immediate effect of semioccluded vocal tract exercises using resonance tube phonation in water on women without vocal complaints. J Voice 2020;34(6):962.e19.
5. Choi CH, Choi SH, Lee KJ. Speech science. Seoul: Sigma Press. 2015.
6. Choi HS. Vocal tract resonance. Proc Korean Soc Laryngol Phoniatr Logop 1998:201-7.
7. Colton RH, Casper J. Understanding voice problems: A physiological perspective for diagnosis and treatment. 2nd ed. Baltimore: Williams & Wilkins; 1996.
8. Conroy ER, Hennick TM, Awan SN, Hoffman MR, Smith BL, Jiang JJ. Effect of variations to a simulated system of straw phonation therapy on aerodynamic parameters using excised canine larynges. J Voice 2014;28(1):1-6.
9. Cooper M. Modern techniques of vocal rehabilitation for functional and organic dysphonias. In: Travis LE (ed). Handbook of speech pathology and audiology. Prentice Hall. 1971. p. 585-616.
10. Costa CB, Costa LHC, Oliveira G, Behlau M. Immediate effects of the phonation into a straw exercise. Braz J Otorhinolaryngol 2011;77:461-5.
11. da Silva AR, Ghirardi AC, Reiser MR, Paul S. An exact analytical model for the relationship between flow resistance and geometric properties of tubes used in semi-occluded vocal tract exercises. J Voice 2019;33(5):585-90.
12. Dargin TC, DeLaunay A, Searl J. Semi-occluded vocal tract exercises: changes in laryngeal and pharyngeal activity during stroboscopy. J Voice 2016;30(3):377.e1-9.
13. Frisancho K, Salfate L, Lizana K, Guzman M, Leiva F, Quezada C. Immediate effects of the semi-occluded ventilation mask on subjects diagnosed with functional dysphonia and subjects with normal voices. J Voice 2020;34(3):398-409.
14. Gaskill CS, Erickson ML. The effect of a voiced lip trill on estimated glottal closed quotient. J Voice 2008;22(6):634-43.
15. Guzman M, Acuña G, Pacheco F, Peralta F, Romero C, Vergara C, Quezada C. The impact of double source of vibration semioccluded voice exercises on objective and subjective outcomes in subjects with voice complaints. J Voice 2018;32(6):770.e1-9.
16. Guzmán M, Castro C, Madrid S, Olavarria C, Leiva M, Muñoz D, et al. Air pressure and contact quotient measures during different semioccluded postures in subjects with different voice conditions. J Voice 2016;30(6):759.e1-10.
17. Guzman M, Castro C, Testart A, Muñoz D, Gerhard J. Laryngeal and pharyngeal activity during semi-occluded vocal tract postures in subjects diagnosed with hyperfunctional dysphonia. J Voice 2013;27(6):709-16.
18. Guzman M, Jara R, Olavarria C, Caceres P, Escuti G, Medina F, et al. Efficacy of water resistance therapy in

subjects diagnosed with behavioral dysphonia: a randomized controlled trial. J Voice 2017;31(3):385.e1-10.

19. Harris S. Speech therapy for dysphonia. In The voice clinic handbook (pp. 139-206). London: Whurr Publishers. 1998.
20. Hijleh K, Pinto C. Realizing the benefits of SOVTEs: a reflection on the research. J Singing 2021;77:333-44.
21. Horáček J, Radolf V, Laukkanen AM. Impact stress in water resistance voice therapy: a physical modeling study. J Voice 2019;33(4):490-6.
22. Horáček J, Radolf V, Laukkanen AM. Low frequency mechanical resonance of the vocal tract in vocal exercises that apply tubes. Biomed Signal Process Control 2017;37:39-49.
23. Kang J, Xue C, Chou A, Scholp A, Gong T, Zhang Y, et al. Comparing the exposure-response relationships of physiological and traditional vocal warm-ups on aerodynamic and acoustic parameters in untrained singers. J Voice 2019;33(4):420-8.
24. Kang J, Xue C, Lou Z, Scholp A, Zhang Y, Jiang JJ. The therapeutic effects of straw phonation on vocal fatigue. Laryngoscope 2020;130(11):E674-9.
25. Kapsner-Smith MR, Hunter EJ, Kirkham K, Cox K, Titze IR. A randomized controlled trial of two semi-occluded vocal tract voice therapy protocols. J Speech Lang Hear Res 2015;58(3):535-49.
26. Kendall KA, Leonard RJ. Laryngeal evaluation: indirect laryngoscopy to high-speed digital imaging. Georg Thieme Verlag; 2010.
27. Kim JS, Choi SH, Lee K, Choi CH, Wang SG, Lee DW, et al. Vocal fold vibration characteristics during SOVTE using a vibration simulator and digital kymography. Commun Sci Disord 2021;26(4):921-32.
28. Kim JS, Lee DW. Effect of voice reinforcement method for treatment of vocal nodules: preliminary study. J Korean Soc Laryngol Phoniatr Logop 2020;31(1):13-8.
29. Laukkanen AM, Lindholm P, Vilkman E, Haataja K, Alku P. A physiological and acoustic study on voiced bilabial fricative /β/ as a vocal exercise. J Voice 1996;10(1):67-77.
30. Laukkanen AM, Titze IR, Hoffman H, Finnegan E. Effects of a semi-occluded vocal tract on laryngeal muscle activity and glottal adduction in a single female subject. Folia Phoniatr Logop 2008;60(6):298-311.
31. Laukkanen AM. Voiced bilabial fricative /β:/ as a vocal exercise: an electroglottographic and acoustic investigation. Scand J Logop Phoniatr 1992;17(3-4):181-9.
32. Lessac A. The use and training of the human voice: A biodynamic approach to vocal life. Mountain View, CA: Mayfield. 1997.
33. Meerschman I, Van Lierde K, Ketels J, Coppieters C, Claeys S, D'haeseleer E. Effect of three semi-occluded vocal tract therapy programmes on the phonation of patients with dysphonia: lip trill, water-resistance therapy and straw phonation. Int J Lang Commun Disord 2019;54(1):50-61.
34. Menezes MH, Ubrig-Zancanella MT, Cunha MGB, Cordeiro GF, Nemr K, Tsuji DH. The relationship between tongue trill performance duration and vocal changes in dysphonic women. J Voice 2011;25(4):e167-75.
35. Mills R, Hays C, Al-Ramahi J, Jiang JJ. Validation and evaluation of the effects of semi-occluded face mask straw phonation therapy methods on aerodynamic parameters in comparison to traditional methods. J Voice 2017;31(3):323-8.
36. Mills RD, Rivedal S, DeMorett C, Maples G, Jiang JJ. Effects of straw phonation through tubes of varied lengths on sustained vowels in normal-voiced participants. J Voice 2018;32(3):386.e21.
37. Nix J. Lip trills and raspberries: "High spit factor": alternatives to the nasal continuant consonants. J Singing 1999;55(3):15-9.
38. Ogawa M, Hosokawa K, Yoshida M, Yoshii T, Shiromoto O, Inohara H. Immediate effectiveness of humming on the supraglottic compression in subjects with muscle tension dysphonia. Folia Phoniatr Logop 2013;65(3):123-8.
39. Paes SM, Behlau M. Dosage dependent effect of high-resistance straw exercise in dysphonic and non-dysphonic women. Soc Bras Fonoaudiol 2017;29(1):e20160048.
40. Paes SM, Zambon F, Yamasaki R, Simberg S, Behlau M. Immediate effects of the Finnish resonance tube method on behavioral dysphonia. J Voice 2013;27(6):717-22.
41. Piragibe PC, Silverio KCA, Dassie-Leite AP, Hencke D, Falbot L, Santos K, et al. Comparison of the immediate effect of voiced oral high-frequency oscillation and flow phonation with resonance tube in vocally-healthy elderly women. CoDAS 2020;32(4):e20190074.
42. Radolf V, Laukkanen AM, Horáček J, Liu D. Air-pressure, vocal fold vibration and acoustic characteristics of phonation during vocal exercising. Part 1: Measurement in vivo. Eng Mech 2014;21(1):53-9.

43. Radolf V, Laukkanen AM, Horacek J, Vesely J, Liu D. In vivo measurements of air pressure, vocal folds vibration and acoustic characteristics of phonation into a straw and a resonance tube used in vocal exercising. In: Proceedings of the 19th International Conference Engineering Mechanics, Czech Republic; 2013. p. 478-83.
44. Ribeiro VV, de Oliveira AG, da Silva Vitor J, Siqueira LTD, Moreira PAM, Brasolotto AG, Silverio KCA. The effect of a voice therapy program based on the taxonomy of vocal therapy in women with behavioral dysphonia. J Voice 2019;33(2):256.e1-16.
45. Saters TL, Ribeiro VV, Siqueira LTD, Marotti BD, Brasolotto AG, Silverio KCA. The voiced oral high-frequency oscillation technique's immediate effect on individuals with dysphonic and normal voices. J Voice 2018;32(4):449-58.
46. Schwartz K, Cielo CA. Vocal and laryngeal modifications produced by the sonorous tongue vibration technique. Pró-Fono R Atual Cient 2009;21:161-6.
47. Shipp T, Guinn L, Sundberg J, Titze IR. Vertical laryngeal position—Research findings and their relationship to singing. J Voice 1987;1(3):220-2.
48. Sihvo M, Denizoglu I Lax Vox voice therapy technique. 2013. Retrieved from http://www.laxvox.com/ on March 22, 2016.
49. Sihvo M, Denizoglu I Lax Vox: Voice therapy technique. PEVOC, Groningen, The Netherlands. 2007.
50. Simberg S, Sala E, Tuomainen J, Sellman J, Rönnemaa AM. The effectiveness of group therapy for students with mild voice disorders: a controlled clinical trial. J Voice 2006;20(1):97-109.
51. Siracusa MDP, Oliveira G, Madazio G, Behlau M. Immediate effect of sounded blowing exercise in the elderly voice. J Soc Bras Fonoaudiol 2011;23:27-31.
52. Smith SL, Titze IR. Characterization of flow-resistant tubes used for semi-occluded vocal tract voice training and therapy. J Voice 2017;31(1):113.e1-8.
53. Stemple JC, Lee L, D'Amico B, Pickup B. Efficacy of vocal function exercises as a method of improving voice production. J Voice 1994;8(3):271-8.
54. Story BH, Laukkanen AM, Titze IR. Acoustic impedance of an artificially lengthened and constricted vocal tract. J Voice 2000;14(4):455-69.
55. Sturmel N, d'Alessandro C, Doval BA. Spectral method for estimation of the voice speed quotient and evaluation using electroglottography. In 7th Conference on Advances in Quantitative Laryngology, Groningen, The Netherlands. 2006.
56. Sundberg J, Nordström PE. Raised and lowered larynx—the effect on vowel formant frequencies. Speech Transm Lab Q Prog Status Rep 1976;17(2-3):35-9.
57. Tangney J, Scholp A, Kang J, Raj H, Jiang JJ. Effects of varying lengths and diameters during straw phonation on an excised canine model. J Voice 2021;35(1):85-93.
58. Titze IR, Laukkanen AM. Can vocal economy in phonation be increased with an artificially lengthened vocal tract? A computer modeling study. Logoped Phoniatr Vocol 2007;32(4):147-56.
59. Titze IR. Acoustic interpretation of resonant voice. J Voice 2001;15(4):519-28.
60. Titze IR. Principles of voice production: National Center for Voice and Speech. 2000.
61. Titze IR. Voice training and therapy with a semi-occluded vocal tract: rationale and scientific underpinnings. J Speech Lang Hear Res 2006;49(2):448-59.
62. Titze, I. R. (1993). Raised versus lowered larynx singing. J Singing, 50(2), 37.
63. Tyrmi, J., & Laukkanen, A. M. (2017). How stressful is "deep bubbling"?. Journal of voice, 31(2), 262-e1-6.
64. Van Leer E, Connor NP. Patient perceptions of voice therapy adherence. J Voice 2010;24:458-69.
65. Verdolini K. Resonant voice therapy. In: Stemple JC, Hapner ER. Voice therapy: Clinical studies. Plural Publishing. 2000. 46-61.
66. Wistbacka G, Andrade PA, Simberg S, Hammarberg B, Södersten M, Švec JG, Granqvist S. Resonance tube phonation in water—the effect of tube diameter and water depth on back pressure and bubble characteristics at different airflows. J Voice 2018;32(1):126.e11-22.
67. Yiu EM, Ho EY. Short-term effect of humming on vocal quality. Asia Pac J Speech Lang Hear 2002;7(3):123-37.
68. Yumoto E, Kadota Y, Kurokawa H, Sasaki Y, Fujimura O, Hirano M. Effects of vocal fold tension and thyroarytenoid activity on the infraglottic aspect of vocal fold vibration and glottal source sound quality. In: Vocal Fold Physiology: Voice Quality Control. San Diego: Singular; 1995. p. 127-45.

CHAPTER 25

난청인의 언어치료

윤미선

I 난청인의 음성

난청인은 선천적으로 또는 후천적 요인으로 발생한 난청으로 인해 소리를 듣는 데에 어려움이 있다. 언어를 습득하기 전에 난청이 발생한 경우에는 언어습득과 발달이 지연될 뿐 아니라 발음과 음성에도 장애가 생긴다. 선천성 심도 난청 성인의 음성은 농음성*deaf voice*이라는 용어로 통용될 정도로 독특한 특성을 보인다. 농음성이 난청인의 음성 특성을 말하는 일반적인 용어라면 전문 용어로는 청각적 발성장애*audiogenic dysphonia*를 사용한다.[10]

난청인은 음성을 산출하는 발성기관에 기질적인 문제를 갖고 있지 않으나, 음성 조절에서 중요한 청각적 피드백의 부족이나 결여로 음성 이상이 나타난다. 따라서 난청인의 음성 이상을 초래한 원인인 청각적 피드백의 부족을 해결하는 것이 난청인의 음성문제를 해결하는 일차적 방법일 것이다. 그러나 음성문제를 보이는 난청인의 대부분은 감각신경성 난청으로, 청력손실 자체가 치료되는 것은 아니기 때문에 청각적 피드백의 개선을 위해 보청기나 인공와우와 같은 보장기기를 사용한다. 난청인 중에는 이러한 보장기기를 사용해도 청각적 피드백의 개선이 어렵거나 청각적 피드백이 향상되어도 농음성의 특성을 그대로 갖고 있는 경우도 있다.

이런 경우 음성치료가 필요하며 음성치료의 방향은 드러나는 음성 이상의 증상에 대해 기존의 음성치료 방법 중 적절한 방법을 선택하여 적용한다. 본 장에서는 난청인의 음성문제를 이해하고 적절한 음성치료 방법을 찾기 위해서 음성 산출을 조절하는 피드백 시스템, 난청인의 일반적인 음성 특성, 인공와우 난청인의 음성 특성, 음성치료 접근 방법 등을 살펴보고자 한다.

1. 음성 산출에 관여하는 피드백

음성 산출에는 다양한 피드백이 작용한다. 그중 가장 대표적인 것은 체성감각 정보*somatosensory*와 청각 정보*auditory information*를 통한 피드백이다. 체성감각을 통한 피드백은 음성 산출에 직접 관여하는 기관들에서 습득하고 제공하는 생리적 피드백이다. 반면 청각적 피드백은 음성 산출에 직접적으로 관여하지 않는 청각 기관으로부터 제공되는 피드백이다. 이들 피드백 중 체성감각 피드백은 분절음 수준에, 청각적 피드백은 초분절음 수준에 주로 영향을 준다고 알려져 있었으나, 실제로 청각적 피드백이 분절음과 초분절음에 모두 관여하는 주된 피드백인 것으로 나타났다.[24,29]

청각적 피드백이 결여되거나 제한적인 난청인의 경우에는 음성 조절을 위해 다른 감각 정보를 이용해야 하므로 체성감각 정보를 건청인보다 많이 사용한다. 체성감각은 운동감각 피드백*kinestetic feedback*과 자성감각 피드백*proprioceptive feedback*으로 제공된다.[29] 체성감각은 근육의 위치나 움직임 등을 기억하는 감각으로서, 청각적 피드백을 대신하여 말단 조음과 발성 산출기관의 정보를 중앙으로 보내는 구심성 정보전달 통로의 역할을 한다. 그러나 체성감각을 구심성 정보통로로 사용할 때의 문제는 말소리의 음향적인 변수와의 상호호환이 어렵다는 점이다. 난청인이 말소리를 산출할 때에 후두의 근육이 과도하게 긴장되는 점이나, 높은 음도를 보이는 것 등은 체성감각에 의지하기 위해 과도하게 근육을 긴장시킨 결과로 추정한다.[24,29]

청각시스템은 음성 산출을 조절하는 데에 전-후 두 가지 조절 모니터링 시스템을 가동한다. 후-조절*feedback control*은 산출된 음성을 듣고 원하는 음성과의 차이를 분석하여 수정하고, 전-조절*feedforward control*은 본인이 이미 습득하고 있는 지식에 의거하여 원하는 음성 산출에 관여한다.[10] 난청인의 경우 이 두

가지 조절 모니터링에서 모두 어려움을 겪는다. 제한된 청각적 피드백은 후-조절을 어렵게 할 뿐 아니라 이상적인 음성 산출에 대한 정보의 축적을 방해하므로 전-조절 능력 또한 제한된다. 이는 농/난청인이 후일 인공와우 수술을 통해 청력이 향상되어도 음성장애를 갖는 요인 중 하나이다.

2. 난청인의 음성 특성

청각에 이상이 있는 모든 난청인이 음성장애를 보이는 것은 아니다. 돌발성 난청으로 최근 갑자기 청력을 잃은 성인은 음성에 특별한 문제를 보이지 않는다. 조기진단과 조기중재를 받은 난청 아동 중에는 또래 건청 아동의 음성 특성과 차이를 보이지 않는 경우도 많다.

난청인의 음성 특성에 영향을 주는 요인은 첫째, 난청의 유형과 정도, 둘째, 난청의 발생 시기, 셋째, 사용하는 보장기기의 종류와 착용 시기, 넷째, 교육과 언어치료 관련 사항 등이다. 난청의 유형은 전음성 난청보다 감각신경성 난청이, 난청의 정도는 경도보다 심도가, 난청 발생 시기는 언어습득 후보다 언어습득 전이 음성에 미치는 영향이 크다. 보장기의 종류는 보청기로 충분히 소리를 들을 수 있는 정도의 난청인이라면 영향이 없으나 중도 이상의 청력손실이 있는 경우에는 인공와우가 보청기보다 음성 산출에 도움이 된다. 또한 조기진단과 조기중재를 통해 듣기 중심의 교육을 받은 난청인의 음성이 보다 일반적인 음성 특성을 갖을 가능성이 높다.[10] 선천성 심도 감각신경성 난청으로, 인공와우이식을 받지 않고 수어 중심의 교육을 받은 농/난청인의 경우 특징적인 농음성을 보인다.

음도 이상은 난청인의 음성에 나타나는 가장 대표적인 특성으로, 일반적으로 건청인보다 음도가 높고 안정적으로 음도를 유지하는 것이 어렵다.[3,10] 언어를 습득한 후 청력손실이 발생한 경우에도 청각적 피드백이 부족한 상태로 시간이 흐른 후에는 전반적으로 기본주파수가 높고, 문장 내에서 음도가 갑자기 떨어지는 현상*pitch fluctuation*을 보였다.[10,11]

음성 강도에서 심도 난청인은 음성 강도가 증가하고 강도 조절을 잘 못하는 것으로 나타났다.[10]

음질 면에서 난청인의 음성에서 나타나는 특성은 긴장, 단조로움, 기식음화, 쥐어짜는 듯한 소리 등이다.[10] 난청인이 이러한 음질의 이상을 보이는 원인은 발성기관의 구조적 이상이 아니라 기관 간 협응이 적절하게 이루어지지 못하는 결과로 추정된다. Metz 등[18]은 청각장애인이 '모음-자음-모음' 음절을 산출할 때 후두 사진을 촬영하여, 모음 발성 시 성대의 완전한 접촉이 이루어지지 않는 것을 확인하였다. 이런 불완전한 접촉은 불필요한 공기의 유출을 일으키며 청지각적으로 기식성이 강한 음성으로 인식된다. 또한 자음 구간에서는 성대의 과도한 외전과 긴 지속 시간이 있었다. 즉 성대의 내전이 필요한 유성음의 산출 시에는 불완전한 내전이 되고 무성음의 산출 시에는 과도한 외전이 되어 결과적으로 불필요한 공기가 유출되는 것이다. 이러한 성대의 부적절한 내전과 외전은 음질과 호흡의 문제를 유발한다. 또한 호흡과 말산출의 관계에서 난청인은 호흡과 조음 사이의 협응이 부족하여 한 번에 너무 많은 숨을 내보내며, 이로 인해 말을 맺기 위해 호흡기관에 과도한 긴장을 주며 이것은 청자에게 쥐어짜는 듯한 소리로 들린다.[18]

공명 이상은 난청인의 음성에서 지속적으로 나타나는 문제이다. 난청인은 공명 문제를 일으키는 기본적인 원인인 연인두의 해부학적 문제가 없음에도 불구하고 과다비성, 과소비성, 맹관공명과 같은 공명 문제를 보인다. 일반적인 공명장애에서 과다비성과 과소비성의 발생 기전은 서로 상반되며, 두 가지 중 하나가 나타나나 난청인은 이 둘을 동시에 보이는 경우들도 관찰된다. 문맥에 따라 구강음 문단의 비음치는 정상보다 높아 과다비성으로, 비강음 문단의 비음치는 정상보다 낮아 과소비성이 된다.[4,12] 과다비성을 보이는 청각장애인의 X선 촬영 결과를 보면, 이들의 연인두폐쇄*velopharyngeal closure*는 과다비성이 없는 건청인의 것과 매우 유사하였다.[23] 또한 시각생리학적인 기기를 사용하여 관찰한 결과, 과다비성을 보이는 난청인은 정상적인 연인두 근육을 갖고 있음에도 불구하고 연인두 활동의 리듬과 강도가 부적절하였다.[36] 이렇게 난청인이 보이는 공명 이상의 기전은 해부학적인 원인보다 근육 움직임의 협응을 이루는 시간의 부적합에 기인하는 프로그래밍의 문제로 볼 수 있다.[36]

3. 인공와우이식 난청인의 음성 특성

인공와우이식은 보청기로 충분한 소리를 듣지 못하는 고심도 난청인을 대상으로 와우에 전극을 삽입하고 전기 자극을 주어 소리를 듣게 한다. 인공와우이식은 고심도 난청인이 청각적 피드백을 받을 수 있는 통로를 마련해 주었고, 이식 후 수행력 평가에서 음성 지각과 산출 모두에 긍정적인 효과를 주는 것으로 나타났다. 인공와우이식을 받은 난청인의 음성 특성은 이전 고심도 난청인의 음성 특성과 차이를 보이며 다양한 요인에 영향을 받는다.

인공와우이식 아동의 음성 특성은 보청기를 사용하는 아동과 차이가 있고, 정상 청력의 아동과 유사하다.[1,5,9] 잔존청력의 수준이 같은 보청기를 사용하는 아동과 인공와우이식을 받은 아동의 음도를 비교하면 건청 아동, 인공와우이식 아동, 보청기 사용 아동의 순으로 음도가 높아진다. 또한 남자 아동의 경우 건청 아동과 인공와우이식 아동은 연령이 높아질수록 기본주파수가 낮아지는 경향을 보였으나 보청기 사용 아동은 오히려 높아지는 경향을 보였다.[3] Baudonck 등[9]은 인공와우이식 아동의 음성에 대해 청지각적 평가와 음향분석을 실시하였다. 청지각적 평가에서 인공와우이식 아동들은 전반적으로 보청기 사용 아동보다 나은 음질을 보였으나, 건청 아동과는 차이가 있었다. 청지각적으로 인공와우이식 아동의 69%가 음도에서, 83%가 강도에서 정상 범위에 있는 것으로 평가를 받았다. 음향분석에서는 인공와우이식 아동의 기본주파수가 건청 아동과 유의한 차이가 없었던 반면 보청기 사용 아동은 유의한 차이를 보였다. 또한 인공와우이식 아동의 jitter 값은 건청 아동과 유의한 차이가 없었으나 shimmer 값은 유의하게 낮았다.[9] 인공와우이식 연령이 낮고 사용 기간이 긴 아동을 대상으로 한 연구에서는 /a/ 모음의 연장발성 시 F0, jitter, shimmer, NHR이 모두 또래 청 아동과 차이가 없었다.[5]

인공와우이식은 과다비성의 산출에도 영향을 준다. 난청 아동의 인공와우이식 전과 이식 6개월 후의 비음치를 평가한 결과, 인공와우이식 후 비음치가 낮아졌으나 또래의 평균 수준에는 이르지 못했다.[20] 반면 인공와우이식 연령이 어리고 사용 기간이 긴 아동은 진청 아동과 저모음 문맥에서 비음치가 유의한 차이를 보이지 않았다. 그러나 이 아동들도 고모음 문맥에서의 비음치는 또래 집단과 차이가 있어 문맥의 영향을 받는 것을 알 수 있었다. 또한 일부 구강음 문맥에서는 건청 아동에 비해 유의하게 비음치가 낮은 것으로 나타났다.[4] 선천성 난청으로 성인기에 인공와우이식을 받은 사람의 경우, 이식 전 과다비성을 보이던 대상자는 비음치가 낮아졌으며 반대로 과소비성을 보이던 대상자는 비음치가 높아졌다.[11] 이것은 청각적 피드백의 부족으로 비강 공명과 구강 공명의 조절이 어려웠던 난청인이 인공와우이식 후 청각적 피드백의 도움을 받아 건청인의 공명 패턴으로 이동하는 것을 의미한다.

난청의 발생 시기가 언어습득 전인 성인은 인공와우이식을 통해 청각적 피드백을 받게 되어도 언어습득 후에 청력손실이 생긴 난청인과 같은 수준의 음성을 기대하기는 어렵다. 그러나 이들도 인공와우이식 후 제한적이기는 하나 음성장애가 호전되는 것으로 나타났다.[11]

인공와우이식 시의 나이는 음성에 영향을 주는 주요 요인으로 알려져 있다. 어린 나이에 인공와우이식을 받은 아동은 또래와 음성 특성에서 큰 차이를 보이지 않는다.[1] 그러나 이식 시기가 늦은 아동은 인공와우이식 후 말산출 능력이 좋아지기는 하나 일정 기간이 경과한 후에도 말산출에서 어려움을 보였으며 이것이 지속되었다. 이들의 기본주파수는 인공와우이식 전보다 낮아졌으나 건청 아동의 평균에는 이르지 못하였다.[10,14]

인공와우이식 후 경과 기간, 재활 여부, 의사소통 방법도 음성에 영향을 주는 요인이다. 인공와우이식 전에 높은 음도, 후두의 과대긴장, 공명 문제를 보였던 선천성 청각장애 아동은 인공와우이식 후 1년, 2년의 평가에서 후두의 긴장이 감소하고 안정된 음성을 보였다.[7] Hassan 등[13]에 따르면 인공와우이식 후 청각재활 치료를 받은 난청 성인은 그렇지 않은 경우보다 빠르게 음성 관련 변인들의 호전을 보였다. 의사소통 방법에서는 수화를 사용하는 난청인은 음성 관련 변인의 호전이 없었던 반면 구화를 사용하는 난청인은 모음 연장과 연결된 발화에서 기본주파수가 낮아졌다.

4. 난청인을 위한 음성치료

동영상

난청인의 음성 이상은 청각적 피드백의 제한 때문이며 발성 기관 자체에 기질적 이상이 있는 것은 아니나, 난청인 중에는 음성의 남용과 오용으로 발성 기관 자체에 병변이 생기는 경우도 있다. 따라서 음성장애가 있는 난청인의 초기 평가 시에는 이에 대한 평가가 포함되어야 한다.

난청인의 음성 평가는 일반적인 음성장애의 평가와 원칙적으로 다르지 않다. 평가 방법에 있어서는 평가자의 청지각적 판단에 따르는 주관적 평가와 기기를 사용한 객관적 평가를 모두 하고 결과를 종합적으로 분석한다. 난청인의 음성은 매우 복합적이며, 단일 병변이 있는 음성장애와는 다른 양상을 보이기 때문에 청지각적 평가를 위해서는 숙련된 평가자가 필요하다. 또한 난청인 음성의 청지각적 평가 결과와 음향분석 결과의 상관이 높지 않고,[11] 객관적 평가 결과 또한 측정 변수와 실제 음성 특성과의 직접적 대응에 한계가 있기 때문에 두 가지 평가를 동시에 하여 상호 보완적으로 정보를 수집하고 판단하여 치료 계획을 세운다.

음향 분석 시 사용하는 말자료도 평가 결과에 영향을 준다. 난청 성인과 아동 대상의 연구에서 음향분석 결과와 비음치는 모음과 자음 문맥에 따라 차이가 있었으므로 다양한 문맥의 말자료로 평가를 하는 것이 필요하다.[4,5]

난청인의 음성문제의 근본적인 원인이 청각적 피드백의 부족에 기인한 것이므로 청각적 피드백을 증가시키는 것이 가장 기본적인 치료 방안이 될 것이다. 실제로 90 dB 이상의 심각한 청력손실이 있고 음성에 문제가 있는 난청인이 인공와우이식 후 청각적 피드백의 상승과 더불어 음성문제가 개선됨이 선행 연구를 통해 나타났다.[1,13,15,20] 그러나 이렇게 청각적 피드백을 증가시키는 접근 방법이 모든 난청인에게 가능한 것은 아니며, 음성 산출에 관여하는 근육과 신경계의 발달이 이미 완성된 후 청각적 피드백이 제공된 경우에는 음성 조절에 한계가 있을 수 있다. 이러한 경우에는 드러나는 음성장애의 증상을 치료하기 위한 다양한 음성치료 방법을 사용하게 된다.

1) 청능 훈련

Hassan 등[13]에 따르면 인공와우이식으로 청각적 피드백이 개선되었을 때, 이식 후 3개월의 평가에서는 청능 훈련 여부와 관계없이 음성 관련 변인들의 향상이 있었다. 그러나 그 이후에는 청능 훈련을 받은 집단이 그렇지 않은 집단보다 음성 관련 변인들이 유의하게 향상되었다. 이것은 청능 훈련 과정을 통해 청지각 능력을 향상시키는 것이 음성에도 영향을 주는 것을 의미한다. 따라서 인공와우이식 후 집중적인 청능훈련을 통해 청각적 피드백을 극대화하는 것 자체가 음성치료가 될 수 있다.

2) 시각적 피드백

청각적 피드백이 부족한 고심도 난청인의 음도, 강도, 공명의 문제에 대해, 시각적 피드백을 이용하여 자신의 음성이 정상적인 범주를 벗어난다는 것을 보여주고 적정한 수준으로 조절하도록 유도한다.

이 과정에서 시각적 피드백의 종류는 상황에 따라 다양하다. 기기의 도움을 받을 수 없는 상황이라면 언어재활사가 난청인의 음성을 듣고 음도의 높고 낮음이나 강도의 크고 작음을 손짓이나 그림으로 보여주는 방법이 가능하다. 이러한 방법은 특별한 도구 없이 대상자의 상황에 맞추어 적용할 수 있다는 장점이 있으나, 음도나 강도의 적정성을 판단해 주는 청자가 필요하며 청자의 주관성이 개입될 수 있다는 것이 제한점이다. 컴퓨터 화면으로 시각적 피드백을 주는 방법은 Visi-Pitch, Praat, Dr. Speech, CSL, Nasometer 등의 프로그램을 이용한다. 근래에는 스마트폰의 다양한 앱도 사용한다. 이러한 프로그램을 사용하여 시각적 피드백을 제공하는 것은 객관적이며 일관된 피드백을 줄 수 있고, 혼자서도 연습이 가능하다는 장점이 있다. 반면 기본 설비와 특정 프로그램을 설치해야 한다는 제한점이 있다. 또한 청각적 피드백이 제한된 상태에서 시각적 피드백으로 습득한 음성 조절 능력을 계속 유지하는 일반화에 한계가 있다.[2,10]

3) 긴장 완화

난청인은 말을 할 때 발성 기관을 포함한 상체에 과도한 긴장을 하고 이는 음질에서 눌린 소리나 쥐어짜는 듯한 소리와 음도의 상승을 초래한다. 따라서 이러한 과도한 긴장을 완화시키기 위해 음성 촉진 기법 중 저작하기 접근법, 비밀스러운 음성, 후두 마사지, 구강개방 접근법, 이완, 혀 내밀기, 하품-한숨 등의 방법을 사용한다.

4) 손가락 조작법

난청 환자 중 음도가 불안정한 경우 음도의 유지를 위해 손가락 조작법을 사용한다. 발성 시 후두에 손가락을 가볍게 대어 높은 음도 시 후두가 상승하고 낮은 음도 시 후두가 하강하는 것을 느끼게 한다. 적정한 음도 유지를 위해 후두가 급격한 상승과 하강 없이 일정한 수준에 있도록 조절한다. 음도가 지나치게 높은 난청인의 경우에는 모음을 연장발성하며 손가락으로 갑상연골을 가볍게 눌러서 음도가 낮아진 것을 경험하게 한다. 이를 반복하여 손가락을 떼어도 낮아진 음도를 산출했을 때 후두의 위치를 기억하게 한다.[8,10]

5) 조음 치료적 접근

난청인의 음성 특성 중 공명 이상은 기능적인 원인에 의한 것이므로 기능적 공명 이상에 대한 접근 방법인 조음 치료 방법을 이용한다.[25] 과다비성의 감소를 위해서는 조음 움직임을 강조하고 입을 크게 벌리고 말을 하게 한다. 조음 운동을 정확하게 확실히 하는 것은 말명료도를 높일 뿐 아니라 청지각적으로 과다비성의 감소 효과를 가져온다. 또한 문맥검사를 통해 과다비성이 적게 산출되는 음소를 찾고 언어학적 단위를 차차 늘여가는 방법을 사용한다. 과소비성은 비강 자음을 모음과 결합하여 단어, 문장으로 연습을 하는데, 비강 자음이 과소비성으로 산출될 때는 정확한 산출을 먼저 유도한다. 입을 다물고 허밍을 하며 비강 공명을 만들어 낸 후 입을 벌리며 /ma/ 소리를 내고, 이후 다른 모음의 결합으로 확장시킨다. 다음은 허밍을 빼고 소리를 내서 단어와 문장으로 넓혀간다.[25] 맹관공명은 혀가 지나치게 후방화하여 발생할 수 있으므로 혀 내밀기나 음성 배치 등의 방법을 통해 혀의 전방화를 유도한다.[8]

이외에 인공와우이식 후에도 지속적으로 과다비성을 보이는 아동에게 하품 유도, 구강 개방, 흡기 발성 등의 방법으로 음성치료를 한 결과 비성도의 개선 효과가 보고되었다.[6]

5. 난청인의 음성치료 사례

1) 사례 1

A는 21세의 선천성 난청 여성으로 평균 청력은 왼쪽 귀는 100 dB, 오른쪽 귀는 73 dB로 보청기를 착용하고 있었다. 높은 음도를 주호소로 내방하였고, 음성분석 결과 /아/ 모음의 연장발성 시 기본주파수(F0)가 414 Hz, 자기소개와 읽기의 발화기본주파수(SF0)는 각각 438 Hz와 422 Hz로 나타났다. 음성치료는 주 3회, 회기당 30분씩, 총 12회를 Dr. Speech 4.0 (Tiger Electronics)에서 제공하는 시각적 피드백 프로그램을 이용하여 진행하였다. Dr. Speech의 음도 훈련 프로그램은 훈련패턴과 기본주파수 범위의 상하한값과 모음발성시간을 결정한다. A의 경우는 기본주파수 범위는 150~400 Hz로, 발성시간은

표 25-1 시각적 피드백을 이용한 기본주파수 변화.

	모음			자발화	읽기
	/a/	/u/	/i/		
치료 전	414	429	408	438	442
치료 후	223	230	230	277	289
유지기	217	217	219	244	254

6초로 설정하고 각 모음의 음도훈련을 시작하였다. Dr. Speech에서 제공하는 시각적 피드백은 화자가 미리 설정된 기본주파수보다 높은 음도를 산출할 때는 화면의 장난감이 깨지거나 떨어지는 등으로 즉각적인 반응을 보여주어 스스로 자신의 음도를 조절하도록 유도한다. 훈련문항은 /아/, /이/, /우/, /에/, /오/, /으/, /어/ 7개 단모음으로, 기본주파수범위와 설정시간 내에서 3회 연속 성공 시 상한값을 10 Hz씩 하향조정하였다. 이러한 방법으로 12주간 음성치료 후, 모음 연장발성 시의 기본주파수 하강뿐 아니라 자발화와 읽기에서의 발화기본주파수도 하강하는 효과가 나타났으며 이는 2주 후 실시한 유지검사에서도 그 효과가 유지되었다(표 25-1).

2) 사례 2

B는 20세의 남성으로 5세에 보청기를 착용하기 시작했고 9세에 오른쪽 귀에 인공와우이식 수술을 받았다. 인공와우이식 후 왼쪽 귀에는 보청기를 사용하지 않고 있으며 순음청력검사 결과 평균 보정청력은 30 dB이었다. 말지각 능력은 입술을 보지 않은 상태로 보기가 없는 개방형 단어검사*open set word test*에서 단어 수준 16%, 음소 수준 33%로 나타났다. Nasometer 결과 구강음 문단은 평균 28%, 비강음 문단은 평균 32%의 비음치를 보였다. B는 구강과 발성 기관에 문제가 없었으나 구강음에서는 과소비성, 비강음에서는 과다비성이 나타나는 전형적인 난청인의 공명 특성을 보였다. 공명 이상에 대한 중재는 시각적 피드백과 조음 중재를 함께 시행했다. 시각적 피드백으로 Nasometer에 내장되어 있는 공명 훈련 프로그램을 사용하였다. 훈련 프로그램은 헤드셋을 쓴 상태에서 소리를 내면 비음치에 따라 화면에 시각적인 변화가 나타나도록 되어있다. 필요에 따라 과소비성의 중재 시에는 목표 비음치보다 높을 때, 과다비성의 중재 시에는 목표 비음치보다 낮을 때 게임에 성공하도록 설정할 수 있다. B는 문맥에 따라 과다비성과 과소비성이 모두 나타나므로 두 가지 모두를 사용하였다. 먼저 과소비성을 보이는 비강음 문맥 연습에서는 비음치 목표를 40%에서 시작하여 성공하면 목표치를 5% 높였고, 반대로 구강음 문맥에서는 비음치 목표 25%에서 시작하여 성공하면 5%를 낮추었다. 말자료는 무의미 단어-의미 단어-구문 단위로 확장시켰다.

과소비성과 과다비성의 치료에서 공통적으로 언어적 단위는 무의미 단어에서 시작해 의미 단어로 진행하였다. 1단계에서 치료자는 정확한 입모양과 소리를 들려주는 시청각적 모델을 제공하였다. B가 1단계에서 목표에 달성하지 못할 경우에 2단계는 비강음 또는 구강음에 대해 조음 방법, 조음 위치 등을 설명하고 필요하면 촉각적 단서를 사용하여 공명강의 위치를 느끼게 하였다. B는 30분씩 진행한 3회기의 치료 후 구강음 문단에서 12%, 비강음 문단에서 54%의 비음치를 보여 치료 전과 비교하여 개선된 공명 특성을 보여주었다.

II 난청인의 언어

청력 손실은 난청인의 음성뿐 아니라 언어에도 영향을 준다. 실제로 임상과 교육 현장에서는 난청인의 음성보다 언어에 평가와 중재를 집중하고 있다. 이는 의사소통 과정에서 언어의 문제가 심각하게 의사소통을 방해하는 요소이기 때문이다. 난청인의 언어가 더욱 문제가 되는 경우는 성인보다 아동의 경우이다. 성인이 되어 청력을 손실한 경우에는 언어 습득 자체가 문제가 되지 않으나 아동, 특히 선천성 난청 아동은 언어를 습득하고 발달시키는 것에 어려움을 갖게 된다. 따라서 본 장에서는 선천성 난청 아동을 중심으로 언어 특성과 언어치료를 살펴보고자 한다. 본 장에서 난청인의 언어는 말*speech*과 언어*language*의 두 가지를 포함한다. 언어치료에서 언어의 의미에는 이 두 가지가 다 포함되기 때문이다. 또한 본 장에서는 청력손실이 90데시벨 이상인 농 아동을 포함한 농/난청 DHH (Deaf and Hard of Hering) 아동을 난청 아동으로 지칭하였다.

1. 난청인의 언어 특성

난청인의 언어 문제는 언어의 하위영역인 음운론, 의미론, 형사론, 구문론, 화용론의 각 영역에서 모두 발생할 수 있다. 난청 아동의 말-언어 및 의사소통의 문제는 학령기에는 학습의 문제로 연결되며, 학령기 이후에는 직업선택의 제한, 사회적응의 어려움 등으로 이어진다. 난청 아동의 음성 언어*spoken language* 발달은 21세기 들어 인공와우의 등장, 조기진단과 조기중재의 확산, 지속적인 교육 등으로 많은 변화가 있었다. 인공와우를 사용하는 선천성 심도 청각장애 아동의 언어가 또래 건청 아동의 언어발달 수준과 차이가 없다는 연구들이 보고되었으나, 그 반대의 경우들도 지속적으로 보고되고 있다.[17,21,27,32]

음운론적인 측면에서 난청 아동과 성인은 발음이 부정확하고 음운규칙을 잘 따르지 못하며, 낮은 말명료도*speech intelligibili-*

*ty*의 말소리 장애*speech disorders* 양상을 보인다. 조음정확도와 말명료도는 말소리 장애를 평가하는 대표적인 지표이다. 조음정확도는 분절음의 정확도를 평가하며, 말명료도는 화자의 연속적인 말을 청자가 이해하는 정도를 나타낸다. 난청인의 말소리를 평가하는 데에는 말명료도가 더 좋은 평가 지표가 될 수 있는데, 말명료도는 분절음의 정확도뿐 아니라 초분절음 수준의 요소들이 평가에 작용하기 때문이다.[19] 난청인은 초분절음 수준의 음성이나 억양 등에 어려움이 있을 수 있어, 같은 수준의 조음정확도를 가진 사람보다 말명료도가 낮게 나타난다.[26] 말명료도는 난청의 정도와 기간, 사용하는 보장기기의 종류 등에 영향을 받는데 건청 아동, 양측인공와우 아동, 편측인공와우 아동, 보청기 사용 아동의 순으로 말명료도가 높았다.[9] 최근 조기진단과 조기중재를 받은 인공와우 아동들의 경우에는 또래 건청 아동과 말명료도에서 유의한 차이를 보이지 않았다.[1]

의미론에서 난청 아동은 어휘의 양과 질적인 면에서 또래 건청 아동과 차이를 보인다. Lund[17]는 난청 아동의 어휘력에 대한 선행 연구들을 메타 분석한 결과 수용 어휘와 표현 어휘 규모가 또래 평균보다 작았고, 사용하는 어휘의 질적인 면에서도 차이가 있다고 보고하였다. 어휘력의 양적, 질적 부족은 난청 아동의 문해력과 연결되며, 이는 학업 수행력에 영향을 준다.[30]

형태론과 구문론에서 난청 아동은 또래 건청 아동에 비해 평균발화길이*mean length of utterance*가 짧고 형태소의 사용과 문장 구성에 오류를 많이 보인다. 즉 단순히 양적으로 형태소의 사용이 부족할 뿐 아니라 정확하게 사용하지 못하는 일이 많다는 것을 의미한다. 이러한 현상은 난청 아동의 언어 습득과정에서 청각적 피드백을 충분히 받지 못하는 기간이 길어지거나 또는 보장기기가 아동에게 충분한 청각적 피드백을 지원하지 못할 경우 음향학적으로 낮은 에너지를 갖는 형태소의 습득과 발달이 방해를 받기 때문이다.[31]

화용론은 언어의 사용에 관한 것이다. 어휘와 형태, 구문 구조가 정확하다고 해도 상황에 맞게 사용하는 화용 능력에 문제가 있으면 의사소통은 방해를 받는다. 화용은 난청 아동, 청소년, 성인이 각자 속한 공동체에 적응하고 사회 구성원들과 관계를 형성하는 데에 중심적인 역할을 한다. 난청 아동의 어휘력, 구문능력 등의 언어 능력이 전 세대에 비해 향상되었다고 하지만 이들의 화용 능력에 대해서는 많은 우려가 있다. 난청 아동의 화용 능력은 학령전기, 학령기, 청소년기의 전 연령대에 걸쳐 또래 건청인과 차이가 있는 것으로 나타난다.[22,34]

2. 난청 아동의 조기진단과 조기중재

난청 아동의 언어문제가 청력 손실로 인한 결과인만큼 이를 예방하기 위하여 난청의 조기진단과 조기중재는 필수적이다. 신생아청력선별과 중재 EHDA (Early Hearing Detection and Intervention)의 지침을 제시하는 JCIH (Joint Committee on Infant Hearing) 보고서는 최근 조기진단과 조기중재에서 1-3-6, 즉 생후 1개월 이내에 선별진단, 3개월 이내에 확진, 6개월 이내에 중재 시작이라는 이정표를 1-2-3으로 변경할 것을 제안했다. 이는 선천성 난청 아동의 언어와 의사소통 능력, 문해 발달, 심리정서적 복지를 극대화하기 위함이다.[16]

신생아선별검사를 통해 조기에 진단을 받고 인공와우이식 수술을 받은 아동의 경우 건청 아동의 언어발달 과정에 빠른 시간에 도달하였으며, 이들의 음운발달 양상이나 언어발달 양상은 건청 아동의 발달과정과 유사하게 진행되는 것으로 나타난다.[21,32] EHDA의 효과는 Yoshinaga-Itano의 연구에서도 확인되었다. 2020년 실시한 메타 분석 결과, EHDA는 난청 아동의 진단과 중재 연령을 유의하게 낮추었으며, 조기진단과 조기중재를 받은 아동의 언어 능력이 그렇지 않은 난청 아동보다 더 좋았다. 또한 비용대비효과 측면에서도 사회경제에 도움이 되는 것으로 나타났다.[35]

3. 난청인의 언어치료

난청인의 언어재활은 전 생애에 걸쳐서 이루어지며, 각 단계에서 당사자의 환경과 요구에 따라 언어치료의 내용은 달라진다. 일반적으로 언어 습득 전에 감각신경성 난청이 발생하였으나, 조기진단과 조기중재를 받는 아동이라면 또래 건청 아동 수준의 음성 언어 발달이 일차 목표가 된다. 선천성 난청 아동의 조기중재는 듣기와 말하기를 목표로 가족중심의 접근방법인 청각구어치료 AVT (Auditory Verbal Therapy)가 효과적인 것으로 알려져 있다. AVT는 조기중재 대상인 0~3세 아동의 특성에 따라 언어발달의 기본이 되는 부모와의 상호작용과 청각적 언어 자극의 제공이 기본이다.[33] 그러나 난청의 진단과 중재 시기가 늦었거나 중복장애가 있어 음성언어 발달이 어려울 것으로 판단되는 경우 언어치료의 목표는 음성언어 발달에 국한되지 않고 가능한 의사소통 양식의 습득이 된다. 수어*sing language*나 대체의사소통*augmentative alternative communication, AAC* 사용을 또 다른 의사소통 방법으로 선택할 수 있다. 후천적으로 언어를 습득한 후 청력손실이 발생한 사람, 특히 성인기에 난청이 발생한 사람의 경우에는 이미 언어를 습득한 상태이므로 언어에 대한 중재보다는 청능 훈련을 중심으로, 필요하면 음성과 조음이 언어치료의 목표가 된다.

난청인의 언어치료에 말소리와 언어 중재 목표 외에 추가할 것은 청능 훈련이다. 청능 훈련은 난청인이 소리를 듣고 인식하는 일련의 과정을 돕는다. 청능훈련은 청지각 기술의 네 단계,

감지*detection* – 변별*discrimination* – 확인*identification* – 이해*recognition* 로 진행한다. 감지*detection*는 소리가 있고 없음을 아는 단계, 변별*discrimination*은 소리가 같고 다름을 아는 단계, 확인*identification*은 그 소리가 어떤 소리인지를 아는 단계, 이해*comprehension*는 말소리의 의미를 이해하는 단계이다. 청능훈련은 먼저 난청인의 청력수준이 어느 정도이며 청지각 기술이 어느 단계에 있는지를 파악하는 것에서 출발한다. 그 다음 대상자의 언어와 일반 발달 단계를 토대로 청지각 기술의 가능한 목표를 설정하고 중재한다.[28]

참고문헌

1. 강지혜, 윤미선.학령기 인공와우이식 아동과 건청 아동의 말소리 산출 능력 언어치료연구 2020;29(1):13-21.
2. 어수지, 윤미선. 선천성 청각장애성인의 시각적피드백 이용 음도치료 효과. 말소리와 음성과학 2005;12(4):215-26.
3. 윤미선. 청력수준에 따른 초등학교 아동의 기본주파수 비교. 말소리와 음성과학 2004;52:49-60.
4. 윤미선, 최은아, 성영주. 인공인공와우이식 아동과 건청 아동의 비음치 비교. 언어치료연구 2013; 22(1):299-310.
5. 윤미선, 최은아, 성영주. 인공인공와우이식 아동과 건청 아동의 음성 분석 비교. 말소리와 음성 과학 2013;5(4):71-8.
6. 최은아, 윤미선. 음성치료가 청각장애 아동의 과대비성에 미치는 효과: 인공와우 이식 아동을 중심으로. 언어청각장애연구 2009;14:380-92.
7. 허명진, 최성규, 이상흔. 인공와우 착용 기간에 따른 청각장애 아동의 모음산출 특성 분석. 특수교육연구 2007;41(4):21-35.
8. 유재연, 황영진. 한지연, 이옥분 역. 음성과 음성치료. 서울: 시그마프레스. 2014.
9. Baudonck N, VanLierde K, D'haeseleer E, et al. A comparison of the perceptual evaluation of speech production between bilaterally implanted children, unilaterally implanted children, children using hearing aids, and normal-hearing children. Int J Audiol 2011;50(12):912-9.
10. Coelho AC, Medved DM, Brasolotto AG. Hearing loss and the voice. In; Bahmad F, Ed. Update on hearing loss. https://www.intechopen.com/books/4654. 2020, p.103-128
11. Evans MK, Deliyski DD. Acoustic voice analysis of prelingually deaf adults before and after cochlear implantation. J Voice 2007;21(6):669-82.
12. Fletcher SG, Hendarmin FM. Nasalance in the speech of children with normal hearing and children with hearing loss. American J of Speech-Language Pathology 1999;8:241-48.
13. Hassan SM, Malki KH, Mesallam TA, et al. The effect of cochlear implantation and post-operative rehabilitation on acoustic voice analysis in post-lingual hearing impaired adults. Eur Arch Otorhinolaryngology 2011;268:1437-42.
14. Higgins M, McCleary E, Carney A, et al. Longitudinal changes in children's speech and voice physiology after cochlear implantation. Ear Hear 2003;24(1):48-69.
15. Hocevar-Boltezar I, Vatovec J, Gros A, Zargi M. The influence of cochlear imlantation on some voice parameters. Int J Pediatric Otorhinolaryngol 2005;69:1635-40.
16. Joint Committee on Infant Hearing. Year 2019 position statement: principles and guidelines for early hearing detection and intervention programs, J. of Early Hearing Detection and Intervention 2019:4(2):1-44.
17. Lund E. Vocabulary knowledge of children with cochlear implants: A meta-analysis. J. of Deaf Studies and Deaf Education 2016;21(2):107-21.
18. Metz DE, Whitehead R, Whitehead B. Mechanics of vocal fold vibration and laryngeal articulation gestures produced by hearing impaired speakers. J Speech Hearing Res 1984;27:62-69.
19. Most T, Ingber S, Heled-ariam E. Social competence, sense of loneliness, and speech intelligibility of young children with hearing loss in individual inclusion and group inclusion. J Deaf Stud Deaf Educ 2012;17(2): 259-72.
20. Nguyen LH, Allegro J, Low A, et al. Effect of cochlear implantation on nasality in children. Ear Nose Throat J 2008;87(3):138-40.
21. Nicholas JG, Geers A.(2006). Effects of early auditory experience on the spoken language of deaf children at 3 years of age. Ear Hear 2006; 27(3):286-98.
22. Paul R, Paatsch L, Caselli N, Garberoglio CL, Goldin-Meadow S, Lederberg A, Current research in pragmatic language use among deaf and hard of hearing children. Pediatrics 2020;146(s3):s237-s245.
23. Seaver EG, Andrews JR, Granata JJ. A radiografic investigation of velar positions in hearing impaired young adults. J Commun Disord 1980;3:239-47.
24. Selleck MA, Sataloff RT. The impact of the auditory system on phonation: a review. J Voice 2014; 28(6):688-93.

25. Stemple JC, Glaze L, Klaben BG. Clinical Voice Pathology. San Diego: Singular Publishing Group, 2000. p.297-301.
26. Stefánsdóttir H, Crowe K, Magnússon E, Guiberson M, Másdóttir T, Ágústsdóttir I, and Baldursdóttir O. Measuring speech intelligibility with deaf and hard-of-hearing children: A systematic review. J Deaf Stud Deaf Educ 2024;29(2):265 – 77.
27. Tomblin JB, Harrison M, Ambrose S, Walker E, Oleson J, Moeller MP. Language outcomes in young children with mild to severe hearing loss. Ear Hear 2015;36(S1):76S – 91S.
28. Tye-Murray, N. Foundation of aural rehabilitation: Children, adults, and their family members. 2009. Clifton Park: Delmar
29. Waldestein RS. Effect of postlingual deafness on speech production: implication for the role of auditory feedback. J Acoust Soc America 1990;88:2099-114.
30. Walker E, Redfern A, Oleson J. Linear mixed-model analysis to examine longitudinal trajectories in vocabulary depth and breadth in children who are hard of hearing. J Speech Lang Hear Res 2019;62(3):525 – 42.
31. Werfel K. Morphosyntax production of preschool children with hearing loss: An evaluation of the extended optional infinitive and surface accounts. J Speech Lang Hear Res 2018;6:2313 – 24.
32. Werfel KL, Reynolds G, Fitton L. Oral language acquisition in preschool children who are deaf and hard-of-hearing. J Deaf Stud Deaf Educ 2022;27(2):166-78.
33. Wischmann S, Josvassen JL, Schiøth C, Percy-Smith L. History re-written for children with hearing impairment, Int J Pediatr Otorhinolaryngol 2022;152:110991
34. Yoshinaga-Itano C, Sedey AL, Mason CA, Wiggin M, Chung W. Early intervention, parent talk, and pragmatic language in children with hearing loss. Pediatrics 2020;146(s3):S270 – 77.
35. Yoshinaga-Itano C, Manchaiah V, Hunnicutt C. Outcomes of universal newborn screening programs: systematic review. J Clin Med 2021;10(13):2784.
36. Ysunza A, Vazquez MC. Velopharyngeal sphincter physiology in deaf Individuals. Cleft Palate Craniofac J 1993;30(2):141-3.

CHAPTER 26

구개열 환자의 음성 및 공명치료

하승희

구강 및 연인두 기제*velopharyngeal mechanism*의 선천적인 결함을 가지고 태어난 구개열 환자는 1차 구개성형술을 생후 9~12개월에 일반적으로 받게 된다. 연구마다 다소 차이는 있으나 구개열 환자의 5~17% 정도가 지속적으로 남아 있는 연인두 기제의 구조적인 문제로 인해 2차 구개성형술을 받는 것으로 보고된다.[5,8,12,18] 또한 50~70% 정도는 1차 구개성형술 이후 말산출의 정확도, 공명 및 음성문제로 인해 언어치료를 받는 것으로 보고되고 있다.[5,10]

이 장에서는 1차 구개성형술 이후 구개열 환자가 일반적으로 보이는 공명, 조음, 음성상의 문제 유형을 살펴보고, 구개열 환자의 음성 및 공명장애 평가와 치료접근법에 대해서 살펴보고자 한다.

I 구개열 환자의 음성 및 말 문제

1. 공명장애

공명장애는 말을 하는 동안 구강과 비강 내 공명 정도가 부적절하여 말명료도*speech intelligibility*(화자가 하는 말을 이해할 수 있는 정도)를 감소시키거나, 말의 자연스러움 또는 용인도*acceptability*를 떨어뜨리는 말 장애의 한 유형이다. 공명장애는 구개열 환자들에게 빈번하게 관찰되는 말 장애이지만, 연인두 근육의 움직임과 조절 상의 어려움을 보이는 뇌성마비 또는 신경계 손상을 가진 환자나, 공명 정도에 대한 청지각적 피드백을 받지 못하는 청각장애인에게도 발생하기도 한다.

구개열 환자는 (1) 연인두 기제의 구조적 결함으로 인한 연인두 형성부전*velopharyngeal insufficiency*, (2) 구조적으로는 정상 범위에 속하나 말산출을 위해 연인두 기제를 기능적으로 적절하게 사용하지 못하는 연인두기능부전*velopharyngeal incompetency*, (3) 말 습득과정상에 연인두 기제의 잘못된 패턴을 학습한 연인두 학습오류*velopharyngeal mislearning*로 인해 공명문제를 보이게 된다. 이러한 공명문제를 일으키는 세 가지 원인에 따라 공명문제의 심각도와 유형, 치료접근법이 달라지게 된다.

일반적으로 보이는 공명문제에는 과다비성, 과소비성, 비누출, 맹관공명, 혼합공명이 있다. 이 중 과다비성은 구개열 환자가 1차 구개성형술 이후 보일 수 있는 연인두 형성부전과 연인두기능부전 또는 연인두 학습오류로 인해 발생하는 대표적인 공명문제로서 비강*nasal cavity* 공명이 모음과 유성자음을 산출하는 동안 과도하게 지각되는 현상이다. 모음환경에 따라 과다비성의 청지각적 정도가 달라질 수 있는데 주로 고모음 /이, 우/ 환경에서는 비강 공명이 증가한다.[1,2,7] 반면에 과소비성은 지나치게 큰 아데노이드가 비인두강에 위치해 있거나 비강로*nasal airway*가 구조적 이상 또는 코감기나 알레르기로 부분적으로 막혀있어 비강 공명이 필요한 비자음 /ㅁ, ㄴ, ㅇ/과 비자음 환경에 있는 모음을 산출하는 동안 비강 공명이 감소되어 지각되는 현상이다. 심한 경우 비자음 /ㅁ, ㄴ, ㅇ/이 조음 위치가 동일한 구강음 /ㅂ, ㄷ, ㄱ/로 지각될 수 있다. 비누출*nasal emission*은 연인두 폐쇄가 요구되는 구강 자음을 산출하는 동안 비강 공명이 과도하게 지각되는 현상으로, 연인두 간격*velopharyngeal gap*의 크기가 클수록 구강 자음의 강도*loudness*가 감소되고 왜곡되어 자음을 정확하게 지각하는 것을 어렵게 하여 말명료도를 감소시킨다. 반면에 연인두 간격이 작을 경우 구강 자음의 강도에는 영향을 주지 않고 공기가 좁은 연인두 틈을 빠져나올 때 소음이 첨가되어 구강 자음을 산출하는 동안 마찰성 소음이 지각된다. 또한 모든 자음에서 비누출이 관찰되는 것이 아니고, 자음을 습득하는 과정에서 연인두 학습상의 문제로 인해 /ㅅ, ㅆ/와 같은 일부 음소를 산출할 때 비누출이 동반되는 경우도 있다. 맹관공명*cul-de-sac resonance*은 인두와 비강 내에서는 소리의 울림이 있으나 소리가 밖으로 빠져나오지 않는 현상으로 심한 구조적 이상을 보이는 비중격*nasal septum* 또는 비정상적으로 큰 구강 편도 등으로 인해 발생한다.[17] 혼합공명*mixed nasality*은 모음과 구강자음을 산출하는 동안에는 과다비성이 지각되고 비자음을 산출하는 동안에는 과소비성이 지각되는 현상으로, 2차 구개성형술로 인두 피판술*pharyngeal flap*을 받은 구개열 환자나 말실행증으로 인해 연인두 개방과 폐쇄를 시간적으로 적절하게 이루지 못하는 환자들에게서 관찰된다.[17]

2. 조음장애

구개열 환자는 발달적으로 말소리 습득이 지연되거나 보상조음이라는 구개열로 인한 특유의 말 문제를 보일 수 있다. 구개열 환자가 빈번하게 보이는 보상조음으로는 성문파열음과 인두파열음 및 인두마찰음으로서 연인두 폐쇄가 필요한 구강자음을 산출할 때 정확한 조음점과 연인두 폐쇄를 이루지 못하고 성대와 혀의 뒷부분을 이용하여 공기의 기류를 막아 소리를 산출하는 것이다. 보상조음의 유형에서 성문파열음의 경우 정확한 조음점인 입술, 치조, 연구개 대신에 성대를 순간적으로 강하게 내전하여 소리를 산출하는 것으로 성문파열음 산출이 심할 경우 성대결절과 폴립, 부종과 같은 후두질환이 2차적으로 발생한다. 따라서 성문파열음을 보이는 구개열 환자의 경우 거친 음성*hoarse voice*을 함께 보일 수도 있다. 하지만 최근 일부 연구에서 연인두 형성부전과 거친 음성 간의 유의미한 상관관계가 없다고 보고되고 있고,[11,19] 거친 음성을 보이는 구개열 아동의 비율은 일반 아동에게서 발생하는 거친 음성의 출현율과 비슷하다고 보고되고 있다. 이러한 연구결과는 구개열 환자가 보이는 음성문제는 반드시 연인두 형성부전으로 인해 발생한다고 해석할 수 없으며, 거친 음성을 보이는 구개열 환자의 음성문제에 대해서 주의를 기울여 심화 평가를 실시해야 함을 제안하고 있다.

3. 음성장애

구개열 환자는 여러가지 다양한 원인으로 인해 기식 음성*breathy voice*, 거친 음성, 낮은 강도, 성대프라이*glottal fry*와 같은 음성문제를 보일 수 있다.[16] 연인두 폐쇄가 적절하게 이루어지지 않는 환자의 경우 연인두 폐쇄를 이루기 위해 호흡근육을 포함하여 상기도에 위치한 근육에 노력을 증가시키는데, 이것은 성대의 강한 내전을 일으켜 이로 인한 과기능성 음성장애를 보이기 쉽다. 오랜 기간 동안 성대의 과도한 내전을 보일 경우 성대가 두꺼워지고 부종이 생기며 결국에는 성대결절로 이어지게 된다. 연인두 형성부전으로 연인두 폐쇄가 전혀 이루어지지 않는 경우 구강 음향 에너지가 비강으로 소실되거나 인두 조직에 흡수되어 음성 강도가 낮아지는 문제가 발생한다. 또한 일부 구개열 환자는 과다비성과 비누출의 공명문제를 숨기기 위해 보상적인 전략으로서 낮은 강도와 기식 음성으로 말하기도 한다.

빈번하게 발생하지는 않지만, 구개열을 비롯한 선천적인 두개안면 기형을 하나의 증상으로 가지고 태어난 신드롬 환자의 경우 선천적으로 후두기관의 구조적 이상을 가지고 있어 그로 인해 음성문제를 보일 수도 있다.[16]

II 공명장애 평가

공명장애 평가는 기계를 이용한 객관적인 평가와 임상가가 환자의 말을 듣고 판단하는 청지각적 평가를 통해서 다각적으로 이루어진다. 다각적인 공명장애 평가를 통해서 공명장애 유형, 심각도뿐만 아니라 공명장애의 치료접근법 결정에 중요한 원인을 찾도록 해야 한다.

1. 기계를 이용한 평가

1) 연인두 부위에 대한 직접적 평가

과다비성과 같은 공명문제는 연인두 형성부전 또는 연인두기능부전으로 인해 발생한다. 따라서 다양한 검사 기계를 이용하여 연인두 부위의 구조와 기능을 직접적으로 관찰하는 방법이 필요하다.

(1) 비인두내시경*nasopharyngoscopy*

비인두내시경은 연인두 부위를 직접 관찰하면서 구조와 기능을 평가하는 방법으로, 현재 임상에서 가장 보편적으로 사용되고 있다. 특히 구개열 환자가 지속적인 말 문제를 보여 2차 구개성형술의 임상적 의사결정을 내려야 할 때 수술의 필요성과 수술 설계에 유용한 평가 결과를 제공한다. 비인두내시경을 비강 내 연구개 위 지점까지 삽입하여 연인두 부위의 구조와 움직임을 직접적으로 관찰할 수 있다. 연구개 위 점막과 비인두*nasopharynx*를 관찰하면서 점막하 구개열*submucous cleft palate*이나 아데노이드 비대증*adenoid hypertrophy*과 같은 구조적 이상이 없는지 평가한다. 또한 비자음 /ㅁ, ㄴ, ㅇ/이 포함되지 않은 구강자음으로 구성된 검사어 또는 문장을 말하는 동안 연구개, 뒤인두벽*posterior pharyngeal wall*, 측 인두벽*lateral pharyngeal wall*의 움직임을 관찰한다. 연구개와 뒤 또는 측 인두벽이 움직여서 연인두 폐쇄*velopharyngeal closure*를 이루는지, 연인두 폐쇄 패턴과 양상은 어떠한지, 불완전하게 폐쇄될 경우 연인두 틈*velopharyngeal gap*의 크기는 어떠한지 평가한다.

(2) 비디오조형술 *videofluoroscopy*

비강 내에 내시경을 삽입하여 평가하는 것이 어려운 경우 비디오조형술을 이용하여 연인두 폐쇄 패턴을 관찰할 수 있다. 말을 하는 동안 환자의 측면에서 촬영하는 비디오조형술의 sagittal plane에서는 연구개가 올라가서 인두벽에 닿는지 살펴보고, 환자의 정면에서 촬영하는 anterior-posterior plane에서는 측 인두벽이 연인두 폐쇄에 관여하는지 평가한다. 비인두내시경과 마찬가지로 말을 하는 동안 연인두 폐쇄가 적절하게 이루어지는지 평가하기 위해서는 구강자음과 모음만으로 구성된 문장을 준비하여 평가할 때 환자에게 말하도록 유도해야 한다. 침습적인 비인두내시경에 비해 평가의 용이한 점도 있지만 비디오조형술은 방사전 노출의 제한점이 있으므로 짧은 시간 내에 연구개 움직임과 연인두 폐쇄 여부를 정확하게 판단해야 한다.

(3) 자기공명영상 *magnetic resonance imaging*

근육과 같은 연조직*soft tissue*을 평가하는 데 탁월한 자기공명영상*magnetic resonance imaging, MRI*을 이용하여 구개열 환자를 평가할 수 있다.[9] 비인두내시경과 비디오조형술과 비교해서 MRI 평가의 최대 장점은 근육의 구조를 상세하게 살펴볼 수 있다는 점이다. 특히 점막 아래 근육 조직을 자세하게 살펴볼 수 있기 때문에 구강검사, 비인두내시경 검사를 통해서 증상을 파악하기 어려운 일부 점막하구개열 환자를 진단할 때 유용하게 사용할 수 있다.[3,20] 그림 26-1은 두경부의 oblique coronal plane에서 정상 성인의 구개올림근을 촬영한 것으로, 구개올림근은 말을 하는 동안 연구개를 위로 움직이게 하는 근육으로 연인두 폐쇄에 중요한 역할을 한다. 따라서 근육 이미징에 탁월한 MRI를 이용하여 평가하면 구개올림근의 위치와 모양을 확인할 수 있다. 그림 26-2는 동일한 각도로 구개열 환자를 대상으로 촬영한 영상인데 구개올림근 중앙 부위가 끊겨서 수술로 재건해야 할 필요성을 보여주고 있다. 과거에는 dynamic MRI 기술을 이용하여 연인두 기제나 근육의 움직임을 관찰하기에는 해상도가 떨어져 제한적이었으나, 지속적으로 기술이 발전하여 환자가 말을 하는 동안 실시간으로 연인두 기제의 움직임을 평가하는 것이 용이해지고 있다.

2) 연인두 기능에 대한 간접적 평가

비인두내시경, 비디오조형술, MRI는 연인두 기제를 직접 관찰하는 방법과 더불어, 연인두 기능을 간접적으로 반영하는 음향 에너지 등을 바탕으로 정량화된 수치로 공명문제의 원인과 심각도를 객관적으로 평가하는 방법을 동시에 사용하는 것이 필

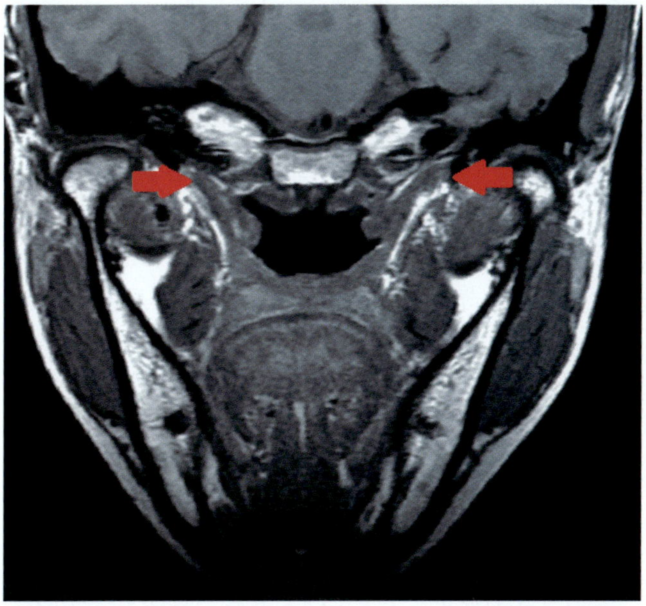

그림 26-1 MRI에서의 구개올림근(화살표는 구개올림근의 시작점).
출처: Ha, S., Kuehn, D. P., Cohen, M., & Alperin, N. (2007). Magnetic resonance imaging of the levator veli palatini muscle in speakers with repaired cleft palate. The Cleft Palate-Craniofacial Journal, 44(5), 494-505.

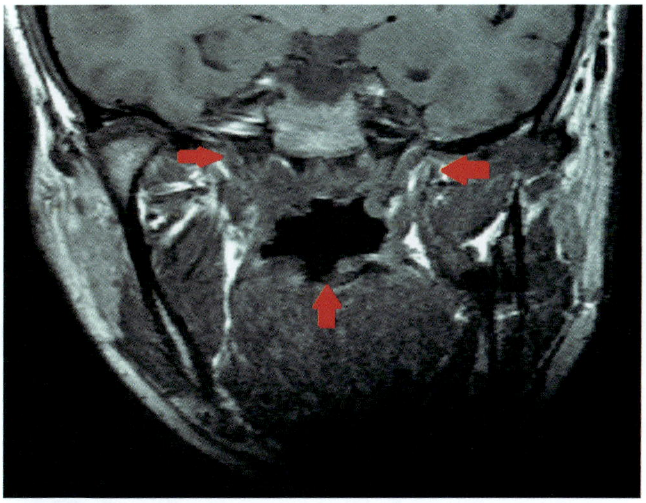

그림 26-2 구순구개열 성인의 구개올림근(좌우 화살표: 구개올림근의 시작; 가운데 화살표는 구개올림근이 중간에 끊어져 있음).
출처: Ha, S., Kuehn, D. P., Cohen, M., & Alperin, N. (2007). Magnetic resonance imaging of the levator veli palatini muscle in speakers with repaired cleft palate. The Cleft Palate-Craniofacial Journal, 44(5), 494-505.

요하다. 특히 수술이나 언어치료 전–후에 공명상의 변화를 객관적이고 민감하게 판단해야 할 때 유용하다.

(1) 비음측정기 *nasometer*

비음측정기는 PC-호환 하드웨어와 소프트웨어 시스템으로 구성된 음향학적 분석도구로서 공명 정도를 정량화하여 편리하게 평가할 수 있어, 여러 임상 현장에서 공명장애 평가와 치료 도구로서 보편적으로 사용되고 있다. 하드웨어에 포함된 헤드기어에는 위아래로 2개의 마이크로폰이 장착된 소리 분리판(채널 간에 25 dB 분리)이 있어 비강*nasal cavity*과 구강*oral cavity*에서 나오는 음향학적 에너지를 독립적으로 수집한다. 비강과 구강의 두 채널을 통해 수집된 음향 에너지는 소프트웨어 시스템에서 전체(구강 + 비강) 음향 에너지와 비교해 비강 음향 에너지의 비율에 해당하는 비음치*nasalance score*를 실시간으로 비음도*nasogram*를 통해 제시할 수 있다(그림 26-3). 비음도에서 X축은 시간을 나타내고 Y축은 비음치(%)에 해당하여, 비강 공명이 증가할 때 비음치 선은 위쪽으로 올라가고, 비강 공명이 감소할 때는 비음치 선이 아래로 내려간다.

비음측정기는 평가 후에 환자가 말을 하는 동안 보인 평균 비음치, 최대 및 최소 비음치의 수치를 제시하고, 음성을 포함하여 모든 평가 정보를 저장할 수 있다. 비음측정기를 사용할 때는 평가 목적에 따라 적합한 검사 문장을 선택하여 사용하는 것이 중요하다. 과다비성이나 비누출의 유무를 평가하기 위해서는 구강자음과 모음으로만 구성된 문장을 사용해야 하고, 과소비성의 유무를 판단하기 위해서는 비자음과 모음으로만 구성된 문장을 사용해야 한다. 비음도는 검사 문장을 구성하는 자음과 모음의 유형 및 비율과 검사 문장의 길이 등에 따라 수치가 달라지기 때문에 평가 시 공명장애의 준거*criterion*로 참조할 수 있는 문헌과 동일한 검사 문장을 반드시 사용해야 한다.

2. 청지각적 평가

공명장애를 보이는 구개열 환자의 임상적 의사결정을 위해서는 기계를 이용하여 연인두 구조와 기능을 객관적으로 평가하는 방법과 함께 숙련된 임상가가 듣고 공명문제의 유형과 심각도를 판단하는 청지각적 평가를 반드시 포함해야 한다.

한국판 구개열 말 평가*Cleft Audit Protocol for Speech-Augmented-Korean Modification, CAPS-A-K*는 구개열 환자가 빈번하게 어려움을 보이는 조음, 공명, 음성 영역에서의 청지각적 평가를 보다 체계적으로 실시하기 위해서 제안된 검사도구이다.[6] CAPS-A-K는 임상가가 구개열 환자의 말을 들으면서 조음, 말명료도, 공명, 들리는 비누출, 음성 부분에서 보이는 말 문제를 평정 척도를 이용하여 보다 체계적으로 평가할 수 있도록 구성되어 있다. 여러 말 영역의 평가 결과를 종합하여 궁극적으로 추가적인 수술적 중재 또는 언어치료 등 환자에게 적합한 임상적 권고사항을 내릴 수 있게 구성되어 있다.

비누출의 경우 소음을 동반하는 비누출은 청지각적으로 판단하는 것이 용이하나, 종종 모호한 경우에는 listening tube와 같은 간단한 도구를 이용하여 확인할 수도 있다. 또한 치과용

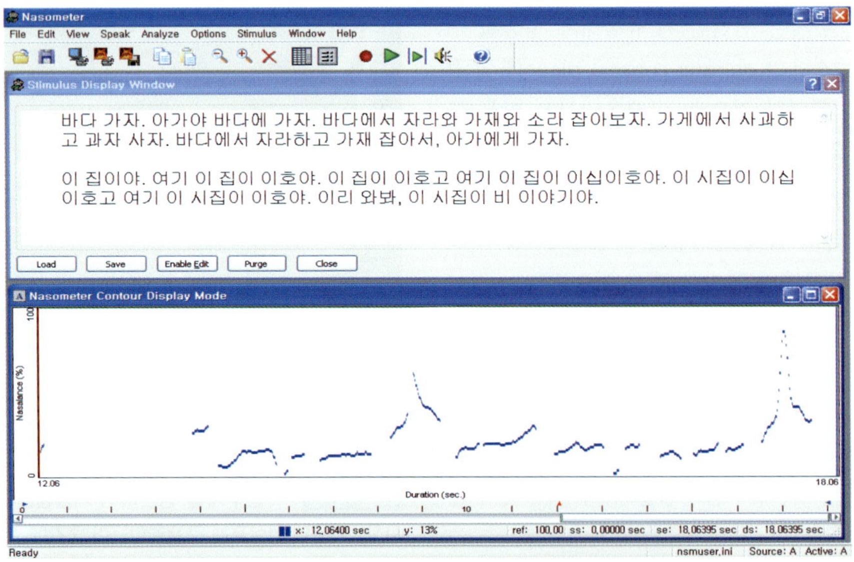

그림 26-3 비음측정기를 이용하여 비성 정도를 실시간으로 피드백.

거울을 코 밑에 놓고 구강자음이 들어간 말을 하는 동안 김서림 등이 관찰되는지를 통해 비누출의 여부를 보다 정확하게 판단할 수 있다.

III 구개열 환자를 위한 음성 및 공명치료

1. 공명장애를 위한 치료접근법

앞서 언급한 바와 같이 구개열 환자가 보이는 공명장애는 원인 및 유형, 심각도에 따라서 치료접근법이 달라진다. 따라서 공명장애를 위한 치료접근법을 공명장애의 대표적인 세 가지 원인에 따라 정리하면 다음과 같다.

1) 연인두 형성부전 *velopharyngeal insufficiency* 및 비강 내 구조적 이상으로 인한 공명장애

구개올림근의 비정상적인 구조 및 위치, 짧은 목젖, 깊은 인두 *deep pharynx* 를 포함하여 연인두 부위의 구조적 이상으로 연인두 폐쇄가 적절하게 이루어지지 않는 연인두 형성부전과 1차 구개성형술 이후 입천장에 발생할 수 있는 구개 천공 *nasal fistula* 은 일반적으로 심각도가 중등도 *moderate* 이상의 과다비성 및 비누출 문제를 일으킨다. 중등도 이상의 공명문제는 특정 음소나 모음환경에 제한받기보다는 모든 검사어 환경에서 일관성 있고 일정한 과다비성 및 비누출 정도를 보인다. 이러한 경우는 2차 구개성형술을 포함하여 수술을 통해 비정상적인 연인두 및 구강 구조 문제를 반드시 제거해야 한다. 또한 과소비성의 경우도 마찬가지로 감기나 알레르기성 질환을 제외하고는 대부분 아데노이드나 비강 내 위치한 구조적 문제로 발생하기 때문에 언어치료로서는 해결할 수 없고, 구조적 문제를 제거하는 수술적 접근법을 통해서만 해결할 수 있다.

수술적 접근법을 통해서 공명장애를 해결하는 경우 수의해야 할 사항은 수술을 통해서는 비효율적인 기능과 잘못된 말 패턴 및 습관을 변화시킬 수는 없다는 점이다. 따라서 수술 전후 공명장애에 대한 면밀한 평가를 실시해야 하고, 공명장애를 포함하여 말 문제가 남아 있는 경우 언어치료를 통해 완전하게 소거해야 한다. 즉 수술을 통해 정상적인 구조를 갖춘 말산출 기제를 말하는 동안 효율적으로 사용하고, 잘못된 말산출 패턴을 수정할 수 있도록 언어치료를 실시해야 한다.

2) 연인두기능부전 *velopharyngeal incompetency* 으로 인한 공명장애

연인두 구조는 정상적이나 기능적으로 구조를 적절하게 사용하지 못하는 경우 연인두기능부전으로 진단할 수 있다. 신경계 결함으로 인한 연구개 마비도 연인두기능부전에 해당한다. 이로 인한 공명장애, 특히 연구개 마비로 인한 공명장애는 언어치료에 대한 예후는 높지 않지만, 언어치료를 통해서 1차적으로 중재를 모색해야 한다. 연인두기능부전으로 인한 공명장애가 중등도 *moderate* 이하이며 비일관적이고 특정 문맥의 검사어에 따라 공명 정도가 달라질 경우에는 언어치료에 대한 예후가 높다. 연인두 부위를 기능적으로 적절하게 사용하도록 촉진함으로써 공명장애를 감소하는 방법에는 비성 정도와 구강 기류에 대한 청각적, 시각적, 촉각적 피드백을 사용한 치료법과 비성의 청지각적 정도를 감소시키기 위한 말 행동 패턴을 수정하는 것이 있다.

피드백을 사용한 언어치료법에는 먼저 청각적 피드백을 제공하는 방법이 있는데 listening tube나 간단하게 빨대 등을 사용하여 코나 입에서 나오는 소리를 듣게 하여 비성과 구강음에 대한 인식도를 증가시켜 말하는 동안 비강 기류는 감소하고 구강 기류는 증가시킬 수 있도록 유도한다. 시각적 피드백을 제공하는 방법에는 비음측정기 *nasometer* 를 이용하여 비강과 구강의 음향 에너지의 상대적인 비율의 변화를 시각적으로 제시할 수 있다. 예를 들어 그림 26-3과 같이 컴퓨터 모니터에 제시된 비음도를 치료하는 동안 환자와 함께 실시간으로 보면서, 비성 정도에 대한 인식도를 증가시키면서 환자가 스스로 말의 공명 정도를 조절할 수 있게 유도할 수 있다. 비인두내시경을 통해 연인두 부위의 움직임을 직접 관찰할 수 있다. 말하는 동안 얇은 종이를 코 밑이나 입 앞에 위치해 놓고 종이의 움직임을 통해 구강자음산출 시 코가 아닌 입으로 공기 기류를 내보내도록 촉진한다. 또한 말을 하는 동안 손가락을 콧등에 살짝 대고 비자음과 구강 자음을 산출하는 동안 진동의 차이를 느끼도록 한다. 구강 자음을 산출할 때 콧등에 진동이 느껴지지 않도록 산출하게 하거나 입 앞에 손을 대고 공기압력을 느끼도록 한다. 이러한 피드백을 사용한 언어치료법의 핵심은 비성 정도와 비성을 감소시키는 행동 패턴에 대한 인식도를 증가시켜 말산출 시 연인두 기제를 적절하게 조절하여 사용할 수 있도록 유도하는 것이다. 과거에 일부 언어재활사는 연구개의 움직임을 촉진하기 위해 불기, 삼키기와 같은 비구어 활동을 시켰으며 연구개를 자극시키거나 운동기법을 사용하였다. 그러나 이러한 방법은 말을 산출하는 동안 공명문제를 감소하는 데는 전혀 효과가 없는 것으로 나타났으므로 사용하지 않도록 한다.[16]

비성을 감소시키기 위한 말 행동 수정 전략으로서는 혀의 뒷부분을 낮추기, 소리의 강도를 증가시키기, 입 움직임을 증가시키기, 자음을 산출하는 동안 조음기관을 가볍고 빠르게 접촉하기, 말속도를 감소시키기 등이 사용된다. 또한 구강 자음을 산출할 때 코를 손가락으로 막아 비누출을 제거하면서 조음점

연습을 하고, 구강 내 공기와 압력이 증가됨을 느끼게 하고, 코를 손으로 막는 행동을 서서히 감소시키면서 동일한 방식으로 소리 산출을 연습하는 방법도 있다.[16] 이러한 말 행동 수정 전략은 일부 구개열 환자에게서만 효과적일 수 있고, 공명문제를 증가시키는 잘못된 행동 패턴을 보일 경우에만 효과적이므로 특정 환자에게 시범적으로 사용해 본 뒤 비성 감소에 효과적인 경우에만 사용하도록 한다.

과다비성이나 비누출의 정도가 중등도 이하이고, 비일관적인 특성을 보이고, 특히 연인두 근육의 강도, 부피, 지구력의 문제로 인해 공명문제를 보이는 경우 지속성 기도양압술*continuous positive airway pressure, CPAP*을 이용하여 공명문제를 감소할 수 있다.[4] 지속성 기도양압술은 코를 통해 연인두 부위에 공기압력이 들어가는 동안 반복적인 연인두 폐쇄와 개방을 유도하는 말 샘플을 산출 연습함으로써 연구개와 인두 부위의 근육의 움직임의 강도, 부피 및 지구력을 증가시켜 공명문제를 감소시키는 데 효과적일 수 있다. 지속성 기도양압술의 효과를 극대화시키기 위해서는 매일 규칙적으로 치료를 실시해야 하고, 점진적으로 압력을 증가시켜야 한다. 운동생리학에 기반을 둔 지속성 기도양압술은 이론적으로 타당하고 일부 연구와 사례를 통해 그 효과가 보고되었지만,[13,14,15] 좀 더 보편적으로 임상현장에서 사용되기 위해서는 효과를 볼 수 있는 적절한 대상자를 선별하는 구체적인 기준을 마련하고 장기적으로 치료효과가 유지되는지 살펴보는 지속적인 연구가 필요하다.

연인두 마비로 인해 심한 과다비성을 보이는 경우에는 구개거상기*palatal lift*와 speech bulb obturator와 같은 보철장비를 이용한 방법을 모색해볼 수 있다.

3) 연인두 학습오류*velopharyngeal mislearning*로 인한 공명장애

연인두 학습오류로 인한 공명문제는 말을 습득하는 과정에서 정확한 조음 패턴에 대한 학습이 원활하게 이루어지지 않으면서 연구개의 움직임이 부적절하게 이루어지는 상태를 일컫는다. 이러한 경우 일반적으로 특정 자음이나 모음환경에서만 과다비성과 비누출을 보이고, 조음움직임과 밀접하게 관련을 보이면서 공명장애가 발생한다. 따라서 연인두 학습상의 문제로 인한 공명장애는 정확한 조음점과 움직임을 유도하는 언어치료를 통해서 해결될 수 있고, 언어치료에 대한 예후도 상당히 높다. 연인두 학습오류로 인한 공명장애는 연인두기능부전으로 인한 공명장애를 위한 치료접근법에서 언급한 시각적, 청각적, 촉각적 피드백을 적극적으로 활용해서 정확한 조음위치와 방법으로 말소리를 산출할 수 있도록 유도하고 집중적으로 연습하면 조음문제뿐만 아니라 공명문제도 함께 향상이 될 가능성이 높다.

2. 조음 및 음성장애를 위한 치료접근법

입술, 치조, 연구개의 정확한 조음점 대신에 성대를 순간적으로 강하게 내전하여 성문파열음과 같은 보상조음 패턴을 만성적으로 과도하게 보일 경우 성대결절과 폴립, 부종과 같은 문제가 2차적으로 발생하게 된다. 구개열 환자가 보상조음과 쉰 목소리를 동시에 보인다면 보상조음 패턴을 제거하는 조음치료를 1차적으로 실시한다. 앞서 언급한 바와 같이 모든 구개열 환자들이 보상조음 패턴으로 인해 음성문제를 보이는 것은 아니므로, 보상조음 패턴이 사라진 이후에도 거친 음성문제가 남아 있는 경우 음성장애에 대한 심화 평가 및 거친 음성을 감소하기 위한 전문적인 음성치료를 고려해야 한다.

보상조음을 제거하기 위한 조음치료법은 일반적으로 운동학습 원리와 전통적인 조음치료법에 근거하여 개별음소를 독립음, 무의미음절, 낱말, 문장 수준으로 점진적으로 언어학적 단위를 확대해 나가면서 반복적으로 산출 연습하여 음소를 확립해 나가는 것이다. 또한 구개열 환자의 보상조음에 대한 조음치료법의 일반적인 기본 원리는 정확한 조음점을 강조하고, 자극반응도가 있으면서 말명료도에 큰 변화를 일으키는 음소를 먼저 선택하여 치료하고, 구강 뒤쪽보다는 앞쪽 소리부터 확립해 나가는 것이다.[16] 특히 음소를 성문파열음으로 대치할 경우 자음과 모음 사이에 /ㅎ/ 소리를 길게 연장해서 발음(예시. /ㅍ~ㅎ~ㅗ/, /ㅍ~ㅎ~ㅏ/, /ㅌ~ㅎ~ㅗ/, /ㅌ~ㅎ~ㅏ/)하게 하여 성대의 과도한 긴장을 이완시키고 성대가 순간적으로 내전되지 못하도록 유도하면 효과적이다. 연인두 학습오류로 인한 공명문제와 동일한 방식으로 시각적, 청각적, 촉각적 피드백을 적극적으로 활용해서 정확한 조음위치와 방법으로 말소리를 산출할 수 있도록 집중적으로 유도하면 효과적이다. 조음장애와 함께 경도 수준의 공명장애를 보이는 환자의 경우 조음능력이 향상되면서 공명문제가 자연스럽게 사라지기도 한다.

연인두 형성부전으로 인해 한 호흡당 발화길이가 짧거나 구강 음향 에너지가 비강으로 소실되거나 인두 조직에 흡수되어 음성 강도가 낮아지는 음성문제를 보일 경우에는 2차 구개성형술을 통해 정상적인 연인두 구조를 회복하는 것이 필요하다. 반면에 과다비성과 비누출의 공명문제를 가리는 보상적인 전략으로서 입을 벌리지 않고 이야기하거나, 낮은 강도와 기식 음성으로 말하는 경우에는 언어치료를 통해 부정적인 행동 패턴을 수정해야 한다.

IV 구개열 환자를 위한 공명치료 사례

1. 배경 정보

여아로 생후 33개월에 언어발달이 느리고 제한된 말산출을 보여 개인 언어치료실에 첫 방문을 하였다. 첫 언어평가에서 아동이 산출한 말은 적었지만 과다비성과 보상조음이 심하게 지각되었다. 구강구조 및 기능검사에서 목젖이 갈라진 것이 관찰되어 점막하 구개열이 의심되어 대학병원 구개열 클리닉으로 의뢰되었다. 구개열 클리닉에서 아동은 점막하 구개열로 진단받고 생후 37개월에 1차 구개성형술을 받았다. 구개성형술을 받고 2개월 후에 지역 내 복지관 언어치료실에서 언어치료를 받기 시작하였다. 4세 10개월에 아동은 1년 반 정도 꾸준히 언어치료를 받았으나 언어이해와 표현은 또래 수준으로 향상되었으나 보상조음과 과다비성 문제는 큰 진전을 보이지 않아 대학병원 구개열 클리닉 소속 언어치료실에 다시 심화평가를 받게 되었다.

2. 치료 전 상태

생후 4세 10개월에 구개열 클리닉에서 실시한 심화평가로 비인두내시경 검사와 비음측정기검사, 공명과 조음장애에 대한 청지각적 평가가 실시되었다. 비인두내시경 검사에서는 아동은 구강자음과 모음으로만 구성된 검사어를 따라 말하는 동안 측인두벽 움직임은 양호하나, 연구개와 뒤 인두벽이 불완전하게 접촉되어 1~2 mm 정도의 연인두 틈*velopharyngeal gap*이 관찰되면서 완전한 연인두 폐쇄를 일관성 있게 이루지 못하는 것으로 나타났다. 비음측정기 검사에서는 /아/와 /이/ 모음환경의 검사어에서 각각 30%와 53%의 비음치를 보이는 것으로 나타났다. 동일한 검사어에서 일반아동의 경우 평균 8.60 (SD 5.39)%와 18.36 (SD 9.19)%를 보이는 연구결과를 고려해 보면, 아동은 비강의 음향학적 에너지가 상대적으로 매우 높은 것으로 나타났다(표 26-1). 낱말과 문장 수준에서의 청지각적 평가를 실시한 결과 아동은 중등도*moderate* 정도의 과다비성을 보이고 비자음을 제외한 거의 모든 음소를 성문파열음으로 대치하거나 동시조음하는 것으로 나타났다. 또한 또래에 비해 음도가 낮고, 거친 음성이 지각되었다. 심화평가 결과를 종합해 보면 아동은 2차 구개성형술을 통해 비정상적인 연인두 구조를 수정해야 하고, 보상조음을 소거시키기 위해 지속적으로 언어치료를 받아야 하는 것으로 나타났다.

3. 치료과정

아동은 5세 1개월에 구개올림근을 정상적으로 재배치하고 연구개의 길이를 증가시키는 것을 목표로 Furlow double-opposing Z plasty를 2차 구개성형술로 받았다. 수술 후 한 달 정도 지난 후에 실시한 비음측정기 검사에서 아동은 /아/와 /이/ 모음환경의 검사어에서 각각 22%와 36%의 비음치를 보이는 것으로 나타났으며 청지각적인 평가에서는 경중도*mild to moderate* 수준의 과다비성을 보이는 것으로 나타났다. 수술 후에도 보상조음과 거친 음성에는 변함이 없었으나 전체적으로 말의 강도와 명료도가 증가한 것으로 지각되었다. 수술 후 한 달 정도 경과한 이후부터 다시 언어치료를 시작하였다. 언어치료는 보상조음 제거에 초점을 맞추어, 운동학습이론에 근거한 전통적 조음중재 접근법을 기반으로 정확한 조음위치와 공명 정도에 대한 시각적 청각적 피드백을 풍부하게 제공하면서 6개월 동안 이루어졌다.

4. 치료종결

2차 구개성형술 이후 6개월간 보상조음을 제거하기 위해 집중적인 언어치료를 실시한 결과 자발적인 대화 수준을 포함하여 거의 모든 문맥과 상황에서 보상조음 없이 정확한 말소리를 산출하게 되었다. 음성은 또래 여자 아동에 비해 음도가 다소 낮고 거친 음성이 경도 수준으로 지각되었지만 6개월 전보다는 감소한 것으로 나타났다. 6개월의 조음치료 후 재측정한 비음측정기 검사에서 아동은 /아/와 /이/ 모음환경의 검사어에서 각각 14%와 19%의 비음치를 보이는 것으로 나타났으며(표 26-1), 청지각적인 평가에서도 과다비성 문제가 지각되지 않았으며, 조음 능력의 향상과 함께 공명이 정상범위로 향상되어 치료를 종결하였다.

표 26-1 아동의 비음치(%) 변화.

검사어	기준치	2차 구개성형술 전	2차 구개성형술 후	언어치료 종결 시
/아/ 모음 환경	8.60 (SD 5.39)	30	22	14
/이/ 모음 환경	18.36 (SD 9.19)	53	36	19

참고문헌

1. 김민정, 심현섭, 최홍식. 음운환경과 검사어 길이가 정상성인의 비음치에 미치는 영향. Communication Sciences and Disorders 2001;5:1-15.
2. 신일산, 하승희. 검사어의 모음환경과 길이 및 연령에 따른 비음치. 말소리와 음성과학 2016;8:111-116.
3. 조은, 이성화, 김민규, 이용빈, 정휘동, & 정영수. (2016). 자기공명영상을 이용한 점막하 구개열의 진단: 증례보고. 대한구순구개열학회지, 19(1). 25-30.
4. 하승희, 정승은, 고경석. 구개열 화자의 과다비성 감소를 위한 CPAP 치료 효과 연구. 말소리와 음성과학 2012;4:171-77.
5. 하승희, 정승은, 문희원, 고경석. 1차 구개성형술 이후 구개열 아동의 말산출 능력: 후향적 연구. Communication Sciences and Disorders 2014;19:391-401.
6. Ha, S. (2018). The Cleft Audit Protocol for Speech–Augmented-Korean Modification: Reliability Test. *Communication Sciences & Disorders, 23(3)*, 703-712.
7. Ha S, Cho S. Nasalance Scores for normal Korean-speaking adults and children: Effects of age, vowel context, and stimulus length. International Journal of Pediatric Otorhinolaryngology 2015;79:1235-39.
8. Ha S, Koh K, Moon H, et al. Clinical outcomes of primary palatal surgery in children with nonsyndrominc cleft palate with and without lip. Biomed Research International 2015;185-9.
9. Ha, S., Kuehn, D. P., Cohen, M., & Alperin, N. (2007). Magnetic resonance imaging of the levator veli palatini muscle in speakers with repaired cleft palate. *The Cleft Palate-Craniofacial Journal*, 44(5), 494-505.
10. Hardin-Jones MA, Jones DL. Speech production of preschoolers with cleft palate. Cleft Palate-Craniofacial Journal 2005;42:7-13.
11. Hamming K, Finkelstein M, Sidman J. Hoarseness in children with cleft palate. Otolaryngology-Head and Neck Surgery 2009;140:902-6.
12. Jackson O, Stransky CA, Jawad AF, Basta M, et al. Solot C, Cohen M, LaRossa D. The Children's Hospital of Philadelphia modification of the Furlow double-opposing Z-palatoplasty: 30-Year experience and long-term speech outcomes. Plastic and Reconstructive Surgery 2013;132:613-22.
13. Kuehn DP, Moon JB, Folkins JW. Levator veli palatini muscle activity in relation to intranasal air pressure variation. Cleft Palate-Craniofacial Journal 1993;30(4):361
14. Kuehn DP. New therapy for hypernasal speech using continuous positive airway pressure (CPAP). Plastic and Reconstructive Surgery 1991;88:959-96.
15. Kuehn DP, Imrey PB, Tomes L, et al. Efficacy of continuous positive airway pressure for treatment of hypernasality. Cleft Palate- Craniofacial Journal 2002;39(3):267-76.
16. Kummer A. Cleft Palate and Craniofacial Anomalies: Effects on Speech and Resonance. Clifton Park: Delmar, Cengage Learning: 2014.
17. Peterson-Falzone D, Trost-Cardamone J, Karnell M. Hardin-Jones M. The clinician's guide to treating cleft palate speech. St. Louis: Elsevier; 2006.
18. Phua YS, de Chalain T. Incidence of oronasal fistulae and velopharyngeal insufficiency after cleft palate repair: an audit of 211 children born between 1990 and 2004. Cleft Palate-Craniofacial Journal 2008;45:172-8.
19. Robison J, Otteson T. Prevalence of hoarseness in the cleft palate population. Arch Otolaryngology Head Neck Surgery 2011;137:74-7.
20. Perry, J. L., Kuehn, D. P., Wachtel, J. M., Bailey, J. S., & Luginbuhl, L. L. (2012). Using magnetic resonance imaging for early assessment of submucous cleft palate: a case report. *The Cleft Palate-Craniofacial Journal*, 49(4), 35-41.

SECTION 4

직업과 음성

LARYNGOLOGY, PHONIATRICS AND LOGOPEDICS

CHAPTER 27

직업적 음성 사용인들에 대한 이해

손희영

I 직업적 음성 사용인

1. 서론

좋은 음성은 기본적인 의사소통은 물론 개인의 삶의 질에도 큰 영향을 미칠 수 있다.[1,2] 특히 직업적으로 목소리를 많이 사용하는 경우, 작은 목소리 변화나 발성의 불편감으로도 민감하게 반응하거나 치료에 대한 요구가 높을 수 있다.[3] 현대 사회에서는 노동 인구의 1/3에서 직업 유지에 음성이 중요한 역할을 하는 것으로 알려져 있다.[1,4] Koufman 등은 직업과 관련된 음성 사용 정도와 음성문제가 직업 수행에 미치는 영향에 따라 4가지 군으로 나누고, 각각의 특성에 알맞은 접근을 제시하였다. 수준 1은 전문 음성 사용인*elite vocal performer*으로 음성문제가 직업 활동에 치명적인 결과를 초래하는 경우로 가수, 성악가, 배우 등이 해당된다. 수준 2는 직업적 음성 사용인*professional voice user*으로 음성문제가 직업활동을 유지하는 데 방해가 되는 경우로 교사, 성직자, 판매원 등이 포함된다. 수준 3은 직업적 비음성 사용인*non-vocal professional voice user*으로 심한 음성문제의 발생이 직업에 방해가 되는 경우이고 수준 4는 비직업적 사용자*non-vocal non-professional voice user*로 음성문제가 직업 활동에 중요하지 않는 경우이다. 음성을 전문적으로 많이 사용하지 않는 수준 3, 4와 다르게 장시간 음성 사용량이 많은 수준 1, 2는 비슷하지만 서로 다른 양상의 음성장애의 특징을 가지고 있다. 수준 1의 전문 음성 사용인은 대부분 관련 학과를 전공하고 일반적인 발성법을 사용하지 않고 본인만의 발성법을 가지고 있거나 근무 환경이 특정되는 특징이 있어, 수준 2의 직업적 음성 사용인의 음성장애와는 다소 차이가 있을 수 있다. 이 장에서는 수준 2에 해당되는 직업적 음성 사용인의 음성 질환에 대한 내용을 다루고자 한다.[5,6]

직업적 음성 사용인은 직업과 관련된 여러 의사소통 수단 중 음성이 가장 중요한 수단으로, 직업을 유지하기 위해 지속적으로 좋은 음성을 보유해야 하는 사람을 지칭한다.[3] 이러한 분들에게 음성 건강은 직업 활동에 상당히 중요한 부분을 차지한다. 직업적 음성 사용인이 음성에 문제가 생기면 정상적인 의사소통과 교류에 문제가 발생할 수 있고, 일의 성취도와 질이 저하되거나 심한 경우 일자리를 잃고 경제적인 어려움까지 발생할 수 있어서 사회적인 문제로도 발생할 수 있다.[7-9] 따라서 중요하게 인식되어야 할 부분은, 직업적 음성 사용인은 직업, 계약 혹은 사회적 필요 등 여러 가지 이유로 음성을 불가피하게 사용하는 분들로 음성 사용을 임의적으로 조절하는 것이 어려울 수 있으므로 직종 혹은 개인별로 알맞은 진단과 치료가 필요하다.[10] 현대 사회가 발전하면서 전문적, 직업적 음성 사용인의 비율은 증가하였으며, 특히 코로나 대유행 이후 재택 근무와 온라인 근무가 대폭 증가하면서 음성 질환 비율은 상당히 증가한 것으로 알려져 있다. 따라서 이렇게 변화된 사회 환경 속에서 직업적 음성 사용인에 대한 적절한 이해와 대처도 필요할 것이다.[7,11]

직업적 음성 사용인은 전문 사용인에 비해 말할 때마다 목 통증이 있거나 목에 힘이 들어가는 증상, 음성 피로감과 쉰 목소리 등이 근무 시간 대부분에 나타난다고 호소한다. 목 주변 근육이 당기고 단단해진 느낌이 가장 흔한 증상이며, 목소리가 잘 안 나오거나 음역대의 감소 및 목이 간지럽거나 조이는 느낌이 그 뒤를 따르는 증상들이다.[8] 직업과 관련되어 장기간 반복되는 음성 불편감이 지속되면 점차 호흡 조절에 어려움이 생기거나 소리 내는 것조차 힘들어지는 등 심각한 증상으로 이어지기도 한다.[9] 이와 더불어, 퇴근 후 일상 생활 속에서도 음성 불편감으로 인해 어려움도 있다.[1,6] 그리고 병원에서 치료를 받더라도, 생계와 연관된 직업으로 인한 근무 환경을 쉽게 바꾸거나 휴식을 취하기 어려운 경우가 많아 증상 재발도 흔한 것이 특징이다.

여러 연구에서 전문적 음성 사용인과 직업적 음성 사용인이 일반적인 음성 사용인들에 비해 음성 질환 비율이 높다고 알려져 왔다. 모든 직업적 음성 사용인들은 직업의 전문성, 의사소통의 정도 및 음성 사용의 시간에 따라 잠재적인 음성장애 환자가 될 수 있다. 보고에 의하면 교사의 경우 38~80%, 전화 판매자의 경우 68%, 에어로빅 강사는 44%에서 음성장애를 경험한다고 한다.[2,4,8]

2. 본론

원인과 관련 질환

직업적 음성 사용인의 음성장애의 원인으로 3가지 부분을 볼 수 있다. 첫 번째는 직업과 관련된 일을 수행하는 것과 관련된 것으로 근무 시간, 업무 누적 정도, 집약적인 일의 형태, 과한 음성 사용의 요구, 음성 휴식 여부, 일로 인한 스트레스와 압박감 유무 등이다. 두 번째는 직업 환경과 관련된 것으로, 공기의 질, 습도 및 먼지, 연기 등 유해물질에 대한 노출 여부이다. 세 번째 인자는 개인적 요인으로 나이, 성별, 호흡기 질환 동반, 호르몬의 영향과 복용 약물 및 술 담배 등의 기호식품 유무 등이다.[12]

직업적 음성 사용인에서 일반적으로 보이는 음성장애의 원인과 이와 관련된 증상들은 다음과 같다. 음성 오남용은 대부분의 음성장애 환자에서 보이는 발성 습관으로, 정상적인 성대 구조와 음성의 질을 가지고 있으나 필요에 의해 지나친 자극을 주어 평소와 다른 강한 음성을 사용하거나 오랜 시간 비정상적으로 음성을 과하게 사용하는 경우를 말한다. 음성의 장기간 오남용은 성대의 해부학적인 이상을 가져온다. 성대결절은 음성 오남용으로 인한 대표적인 질환으로, 이것은 성대의 정상적인 진동 패턴을 방해하며 이로 인한 이차적인 음성 질환을 유발할 수도 있다. 잘못된 발성 습관으로 매일 생활하게 되는 직업적 음성 사용인의 경우 음성 피로 및 발성 범위의 감소, 발성통, 애성을 많이 호소한다. 말하는 것이 힘들어지면 무의식적으로 후두 긴장이 매일 반복되고 음성 피로감이 호전되지 못하는 상황이 지속된다. 이것으로 인해 후두 외근의 피로가 증가하여 후두의 수직적 위치가 상승되며, 성대점막이 단단하게 당겨지는 일이 많아지면서 발성 시 성대 충격이 증가되어 성대 고유층의 변형과 탄력이 저하되고, 성대결절 등 점막 병변도 많이 발생하게 된다. 또 성대 신장이 잘 되지 않게 되어 고음을 내기도 힘들어진다.[4,6,12]

이러한 잘못된 발성 습관 및 성대결절, 바이러스에 의한 상기도 감염이나 수술 이후 등 만족스러운 발성이 되지 않는다고 생각될 때, 저하된 성대의 기능을 억지로 보상하려는 노력으로 잘못된 발성이 새롭게 자리잡게 되고 기능성 음성장애로 진행될 수 있다. 따라서 장기간에 걸쳐 직업적으로 음성을 사용하는 사람들에서 흔히 나타날 수 있다. 기능성 음성장애 환자들은 장시간 말을 하면 음성 피로를 느끼게 되고 계속해서 말을 하기 위해서는 힘이 든다고 호소한다. 목과 가슴이 답답하고 아침보다는 저녁으로 갈수록 증상이 심해지며 거친 발음이 힘들어지거나 단음조로 말하게 된다. 음성 피로가 지속되면 대부분 후두 근육의 비정상적인 긴장 상태로 근긴장성 발성장애 *muscle tension dysphonia* 를 유발하기도 한다. 따라서 큰 목소리를 사용하더라도 적절한 호흡의 지지가 이루어지고 근육의 긴장도가 낮으면 음성 피로현상은 피할 수가 있다. 음성 피로는 대부분 갑상피열근 *thyroarytenoid muscle* 의 약화와 관련이 있어 성대의 활형 변화가 가속되어 목소리 변화를 초래할 뿐만 아니라 발성 시 성문의 불완전한 폐쇄를 보상하기 위하여 가성대가 과잉 내전을 하게 되는 근긴장성 발성장애가 나타나 후두통, 인후부 충만감 및 건조감, 경부 압박감 등의 다양한 임상증상을 호소할 수 있다.[4,12] 그리고 중요한 전화나 발표 등 정신적인 긴장이 있는 상황에서 발성 중에 불수의적이면서 불규칙적인 과도한 성대내전으로 인해 음성이 쥐어짜거나 목이 조이는 듯 하면서 동시에 음성 단절 *voice break* 이 나타나는 연축성 발성장애 *spasmodic dysphonia* 도 발견될 수 있다.[9,11]

직업적 음성 사용인의 음성장애와 흔히 동반되는 질환으로는 인후두역류증, 알레르기 비염, 후두염 등이 있으며 음성장애의 원인 및 악화 요인이 될 수 있다. 인후두역류증은 성대결절, 라인케 부종 *Reinke's edema*, 성대 반흔 및 근긴장성 발성장애 등 다양한 음성 질환의 원인이 되는 것으로 알려져 있다.[3] 더불어, 만성기침을 유발하거나 불필요한 헛기침을 하게 만들면서 심한 경우 후두 경련도 발생할 수 있다. 여러 연구에서 음성장애 환자의 50% 이상에서 인후두역류증을 동반하거나 관련 질환을 가지고 있는 것으로 알려져 있다. 직업적 이유로 규칙적인 식사가 어려워 늦은 시간 과식을 하거나 담배, 술, 기름진 음식, 초콜릿, 카페인을 함유한 음식, 박하 등을 즐기는 것도 식도 괄약근의 긴장을 저하시켜 역류의 주요 원인이 된다. 그리고 매운 음식이나 자극적인 음식, 강한 산성을 가지고 있는 음식은 삼킴 시 자극을 유발하면서 통증과 증상을 악화시킬 수 있다.[3,7,8,13] 인후두역류증이 오래 지속되면서 헛기침이나 목을 가다듬는 행위가 반복되면서 성대 후교련부의 점막이 두꺼워지고 단단해지는 후교련부 비대 *pachydermia* 와 접촉성 육아종 *contact granuloma* 까지 발생하는 경우도 있다.[4,13]

인후두역류증으로 인한 음성 증상으로는 아침에 음성변화

가 더 심하고 음성 피로도가 증가하면서 고음이 잘 나오지 않고 음이탈이 자주 나타나는 증상이 대표적이다. 주로 아침에 혹은 식후에 특별한 코 증상이 없어도 가래 등 분비물이 증가하거나 후비루 증상이 있고 기침을 하고 목이물감으로 인해 헛기침이나 목을 가다듬는 행동이 늘어난다. 증상이 악화되는 시점과 양상에 대한 정확한 파악이 필요하다.[14,15] 치료를 위해서는 음성위생 교육과 더불어 식이 및 생활 습관 교정이 우선되어야 하며, 양자펌프 차단제를 처방하면 효과적이다. 질병의 정도에 따라 용량과 기간에 차이가 있지만, 여러 연구에서 약제 처방 후 다양한 음성 검사 지표 향상이 나타났다.

알레르기 비염도 직업적 음성 사용인의 흔한 동반 질환으로, 코막힘과 콧물 및 후비루 등으로 인해 정상적인 소리가 나오지 않는다거나 목을 가다듬고 억지로 기침하는 등의 증상으로 인해 발성에 영향을 줄 수 있다. 특히 증상이 심해지면, 과다 비성이나 공명 이상 등으로 이어질 수도 있다. 교사의 음성장애 연구 중 알레르기 비염을 동반할수록 음성장애가 1.6배 이상 더 많이 발생한다고 한다.[7,12,16,17] 감기, 기관지염 등 상기도 감염이 잦은 경우, 그렇지 않은 경우보다 음성장애 발생 위험이 4.8배가 더 높다는 연구도 있다.[4,12] 후두염은 성대의 부종과 성대 점막의 유연성을 저하시키면서 음성장애를 유발한다. 여성의 경우 생리 전후나 임신 중 음성 사용이 많아지면 급성 후두염이 잘 발생할 수 있다. 성대의 변연부가 비후되면서 불규칙해지는 만성 후두염은 급성 후두염의 반복, 부비동염, 만성 편도염 등이 요인이 될 수 있고, 화학적 및 기계적 자극에 의해서도 생길 수 있다.[4,7,11]

II 직업적 특성에 따른 이해

직업과 관련된 음성 질환은 다양한 원인들과 주변 환경적 요인이 직간접적으로 영향을 미치면서 상태를 호전 및 악화시킬 수 있어 종합적으로 고려하여 진단하고 치료 방법을 모색하는 것이 필요하다.[7] 작업 환경에 따라 근무환경 소음, 후두 자극 물질에 대한 노출, 근무 시간 및 기간, 근무 시 이용하는 전화기, 마이크와 같은 의사소통 기구 그리고 음성 사용 요구량 등에 차이가 있을 수 있다. 근로자 개인적인 요인인 나이, 성별 그리고 일에 대한 스트레스도 영향을 미칠 수 있다. 이와 더불어 최근 연구 등에서 충분한 공기의 질과 수분 유지 및 자세 등 인체공학적 요인에 대한 고려도 필요하다고 알려져 있다. 특히 모니터 앞에서 고정된 자세로 장시간 전화나 마이크를 사용하는 경우, 강한 조명 아래에서 오랜 시간 같은 자세로 말하는 경우 음성 질환 발생 가능성이 높다.[2,4,18] 직업적 음성 사용인 중 대표적인 직업군의 음성 사용 특징을 파악하는 것은 정확한 진단과 알맞은 치료를 적용하는 데 도움이 된다.

1. 교사

직업적 음성 사용인의 음성장애 환자 중 상당 부분을 차지하는 직업군으로, 외국 연구에서 교사의 63%가 음성장애를 가지고 있는 것으로 나타날 정도로 타 직업군에 비해 높은 유병률을 보인다. 교사는 직업상 학생들 앞에서 음성의 톤에 권위가 필요하므로 힘을 주어 발성하려는 경향이 잦다. 다양한 교수 환경은 성대에 압박과 긴장을 주게 되는데, 한 연구에 의하면 교사의 96%가 음성 피로를 호소하며 86%가 성대의 병변을 가지고 있으며, 85%가 잘못된 발성습관을 가지고 있다고 한다.[9] 건강보험 심사평가원의 자료에 따르면, 교사 중 성대결절 등으로 치료받은 비율이 교사가 아닌 일반 국민들에 비해 4배 이상 높은 것으로 나타났다.[17] 동일 성별과 나이에서 교사와 비교사의 음성장애에 대한 연구에서 교사군에서 음성장애지수(VHI)의 기능적*functional*, 감정적*emotional* 지수의 증가와 특히 F_0와 jitter의 변화가 의미 있게 나타났다.[19]

학생들의 나이가 어릴수록 음성장애를 호소하는 교사의 비율이 높은데, 유치원 교사와 초등학교 교사가 중고등학교 교사보다 음성 사용 패턴과 양, 주변 소음이 많은 것에 기인한 것으로 보인다. 말의 양 자체가 많고 어린 학생들의 수준에 맞춘 말투와 신체적 활동도 함께 동반되는 경우도 많다. 담당 과목에 따라 음성 사용량의 차이가 있어 음성장애 발생에 영향을 줄 수 있고 학생 수와 교실 환경에도 영향을 받을 수 있다. 주로 담임을 맡을수록 또한 음악, 체육 등 목을 많이 써야 하는 과목일수록 음성 질환이 많다. 직업적 만족과 스트레스에 따라서도 유병률에 영향을 미칠 수 있다. 다양한 학교 및 학생과 관련된 스트레스가 발성에 영향을 미치고, 심한 경우 우울증 등 정신과적 질병과 음성 질환과의 연관성이 높다는 연구들이 많다.[9,17]

학원 및 과외 강사들에서도 음성장애가 많은데 주로 늦은 시간까지 실내 환경에서 반복적으로 이뤄지는 수업으로 인해 음성의 과남용은 물론, 생활 패턴의 변화로 인후두역류증 등의 동반 질환에도 영향을 받게 된다. COVID-19 대유행 이후 폭발적으로 증가한 온라인 수업 등으로 인해 더 다양한 형태의 교수 환경에서 음성 사용량은 증가하고 있다. 더불어 교사들의 충분한 수면 시간 및 피로감은 전신 증상은 물론, 음성변화에도 영향을 미친다.[17] 음성변화가 있지만 후두내시경상 특별한 이상을 보이지 않는 기능적 발성장애 비율도 높아, 내시경 이외 청지각적 검사 및 다양한 음성학적 검사도 필요하다.[7]

2. 성직자

상당수의 성직자들은 위엄 있는 목소리를 내기 위하여 일부러 음성의 높이를 낮춰 말하는 경향이 많고 많은 양의 음성 사용이 불가피한데, 이러한 발성습관은 성대의 과긴장을 유발한다. 또 대부분 새벽부터 다양한 일정을 소화하면서 음성 휴식을 할 수 있는 시간이 절대적으로 부족하다. 수십 년간 이어진 이러한 음성 과남용으로 인해 반복되는 음성 불편감을 가지고 있으면서도 전문적인 음성 관리 교육이나 병원 진료를 받지 못한 경우가 많다. 성직자의 경우, 고령의 남성 환자가 많은 편으로, 직업적 음성 사용인의 측면과 노인성 후두 변화를 함께 고려해야 하는 경우도 있다. 성직자의 종교적 특징이나 개인적인 특성 및 환경에 따라 세밀한 접근과 치료가 필요하다.[3,4]

목사님의 경우, 교회의 크기와 교단의 특성에 따라 차이가 있을 수 있지만 일반적으로 새벽기도를 시작으로 하루 수차례 설교와 찬양 등이 반복되고 철야 기도회나 통성 기도 등 평소보다 높고 강한 음성을 장시간 사용하게 되는 경우가 많다. 설교하는 장소에서의 마이크 설비의 상태와 장소의 크기 등에 따라 발성에 어려움이 발생할 수 있다. 심방 등 예배 이외의 업무 중 평소와 다른 높이와 세기로 음성을 상당 시간 사용하는 업무도 많은 점이 특징이다. 스님의 경우도 절의 규모와 종단에 따라 다를 수 있지만, 새벽 기도를 시작으로 하루 수차례 장시간 염불이나 법문, 제 등을 하게 되는 경우가 있다. 특히 목탁 소리 이상의 강도와 높이로 장시간 발성을 하게 되는 것이 특징적이다. 향을 피우는 경우가 많아 상대적으로 건조한 환경 속에서 오랜 시간 강한 발성을 하는 경우가 많다.

3. 방송인

방송인들은 대부분 강한 조명 아래 높은 전압을 쓰는 기계 장치에서 말하는 경우가 많다. 밀폐되고 건조한 환경 속에서 기계로부터 발생된 오존 가스도 많아 호흡기와 성대의 점막을 자극할 수 있다. 아나운서는 카메라 앞에서 긴 문장을 끊지 않고 말하거나 타액을 삼키는 것을 보이지 않기 위하여 노력한다. 이는 타액의 양과 질적인 변화로 인해 긴장을 유발하고 호흡 패턴을 변화시켜 음성 피로를 유발하게 한다. 이들은 방송 전 물을 많이 마셔야 하며 자극적인 음식은 피하는 것이 좋다. 여성 아나운서에게 생리나 임신은 음성의 질을 변화시키는 주된 요인이 된다. 특히 임신의 경우 폐의 용적이 줄어들어, 앉아서 방송하는 경우 호흡이 힘들어지게 되고 성대의 긴장을 유발한다. 마이크는 음성의 피치*pitch*를 높이는 특성이 있어 이것을 보상하기 위해 음성의 피치를 억지로 낮춰 말하려는 경향이 있을 수 있고, 전달하는 내용에 따라 오히려 평소보다 강한 발성을 하게 되는 경우도 있다. 이러한 음성 사용은 과도한 목 근육의 긴장과 음성 피로, 음성장애를 유발한다.[3,4,6] 라디오 진행자가 일하는 스튜디오는 매우 작고 주변의 소음이 거의 없는 환경이다. 그리고 마이크가 한 방향으로 향해 있기 때문에 얼굴의 위치를 장시간 마이크 앞에 고정시키는 불편한 자세를 유지해야 한다. 이러한 자세로 장시간 앉아 있게 되면 호흡 패턴의 변화와 후두 근육 경직 등으로 인해 음성 피로를 유발할 수 있고 건조하면서 환기가 잘 되지 않는 환경 속에서 음성 외상*phonotrauma*이 발생할 확률이 높아진다.[2,4,12]

4. 운동 선수와 코치

에어로빅 강사의 경우 44%에서 음성장애를 호소한다는 연구 결과가 있으며, 많은 수의 헬스 트레이너와 다양한 종목의 운동 선수와 코치들이 늘어나면서 이와 관련된 음성 질환자도 증가 추세이다.[16] 운동 선수와 코치는 직업적 특성상 운동장이나 체육관 등 상대적으로 넓고 주위 소음이 상당한 곳에서 개인보다는 여러 명에게 지도해야 하는 경우가 많고 효과적으로 전달하기 위해 평소보다 강한 발성을 사용하게 된다. 종목의 특성에 따라 먼지가 많은 환경에 노출되기도 한다. 지도하는 대상에 따라 충분한 휴식 시간 없이 주말이나 늦은 시간 등 비정규적인 시간에도 음성 사용을 해야 하는 경우가 많고, 경기 결과에 따라 받는 정신적 부담감과 신체적 스트레스 역시 음성 건강에 좋지 않은 영향을 미칠 수 있다. 종목에 따라 다소 차이가 있지만 기합을 많이 사용하는 운동의 경우, 강하고 높은 발성을 자주 사용함으로써 성대결절 발생이 많다. 본인에게 적절한 높이와 강도의 기합을 찾아서 연습할 수 있도록 진료와 음성 재활 치료를 적극적으로 시행하는 것도 도움이 될 수 있다.[2,13,16]

5. 텔레마케터, 영상 관련 업무 등

고정된 자세로 장시간 수많은 전화를 하게 되는 텔레마케터의 경우, 짧은 시간 내 고객을 설득하기 위해 평소보다 높고 긴장된 음성을 빠르게 전달하는 경향이 많다. 텔레마케터의 경우 45~68%에서 음성 관련 증상을 가지고 있다는 연구도 있다.[1,8,16] 코로나 대유행 이후, 텔레마케터, 영상 촬영을 동반하는 온라인 판매 등이 폭발적으로 증가하면서 일정한 근무 시간과 환경이 아닌 새로운 근무 형태가 증가하고 있다. 따라서 이전과 다른 직업 형태와 그 환경에 대해서도 고려하는 것이 진료에 도움이 될 수 있다.[18] 작업 환경에 따라 근무환경 소음, 후두 자극 물질에 대한 노출, 근무 시간 및 기간, 근무 시 이용하는 마이크 등 의사소통 기구 그리고 음성 사용 요구량 등에 차이가 있을 수 있다. 근로자 개인적인 요인인 나이, 성별 그리고 일에 대한 스트레스도 영향을 미칠 수 있다. 이와 더불어 최근 연구 등에서 충분한 공기의 질과 수분 유지 및 자세 등 인체공학적 요인에 대한 고려의 필요성도 제기되었다. 특히 모니터 앞에서 고정된 자세로 장시간 전화나 마이크를 사용하는 경우, 강한 조명 아래서 오랜 시간 같은 자세로 말하는 경우에 목의 건조감과 불편감, 간지럽거나 목이 굳어지는 느낌 및 통증을 주로 호소한다. 목소리가 약해지고 톤이 가라앉는 느낌이 들어 일부러 목소리에 힘을 더 주고 높게 말하려는 경향도 있다.[2,11,18]

III 직업적 음성 사용인에 대한 평가

직업적 음성 사용인의 음성 불편감을 정확하게 진단하기 위해서는 가장 먼저, 자세한 병력청취가 중요하다.[3] 직업적 특성에 따라 발성 습관이나 조건이 다를 수 있어서 직업에 따라 좀 더 세밀한 평가를 해보는 것이 좋으며, 비직업적 음성 사용인에 비해 조금 더 많은 시간을 할애하면서 음질 이외의 요소도 주의 깊게 관찰하는 것이 필요하다. 단순한 쉰 목소리, 목소리 변화가 아닌 특정한 상황 속 고음이나 특정 음의 소실, 음이탈 및 바람 새는 소리 등 음성이 불편한 상황을 자세하게 물어보는 것이 정확한 진단에 도움이 된다. 말할 때 목이 조이는 느낌이 있거나 특정 부위 통증 여부도 확인해야 한다, 특정 자세에서 증상이 악화되는지, 혹은 일할 때 취하는 자세를 확인해 보는 것도 좋다. 각 직업에 따른 특수환 환경이나 자세 등에 대해서도 물어보고, 일반적인 대화와 달리 직업과 관련된 발성 시 나타나는 특징들에 대해서도 질문하고 평가하는 것이 필요하다.[4,8,11]

환자의 음성 불편감에 대한 상세한 기술과 더불어, 환자의 다양한 과거력과 약물 복용력 등도 중요한 진단 근거가 될 수 있다. 전신마취를 비롯한 수술을 받은 적이 있는지, 호흡기 및 소화기계 질환 동반 여부 및 과거부터 현재까지 장기간 복용하고 있는 약물에 대해서도 질문해야 한다. 알레르기 질환이나 내분비, 신경계 질환 여부도 확인해야 하며, 여성의 경우 월경과 폐경 및 호르몬 치료 등에 대해서도 질문하는 것이 좋다. 이와 더불어 음주나 흡연 여부, 작업 환경에 대해서도 파악해야 한다.[8,11] 이렇게 자세한 개인 병력청취는 실제 임상 환경에서는 시행하기에 어려움이 있을 수 있으므로, 진료 전 설문지 등으로 확인하면 도움이 된다. 병력 설문지 이외 음성장애지수*VHI*, 음성증상척도*VoiSS* 및 음성 관련 삶의 질 척도*VQOL* 등 주관적 음성장애 증상을 평가할 수 있는 도구를 함께 사용하면 정확한 증상 파악 및 진단에 도움이 된다.[10,11]

직업적 음성 사용인에 대한 평가는 성대 및 성대 이외의 평가도 중요하다. 환자의 자세와 걸음걸이를 보는 것으로 시작으로 발성 시 불편감을 유발하는 악관절의 기능 이상 여부도 확인한다. 경부 근육의 압통도 성대 기능에 이상을 줄 수 있다. 청력이 나쁘면 자신의 음성을 되먹임하는 것이 어려워 발성에 어려움을 겪을 수 있고 잘 들리지 않아 음성을 크게 내는 일이 발생하여 성대점막의 외상을 초래하기도 한다. 코 상태를 파악하는 것도 중요하다. 창백하고 부종이 있는 코 점막은 알레르기 비염을 의심할 수 있다. 화농성의 분비물과 딱지가 있는 경우는 만성 감염의 증거가 된다. 코막힘 증상은 입으로 숨을 쉬게 하고 이러한 호흡은 코털에 의해 걸러지지 않은 먼지가 많고 습도도 충분하지 않은 공기가 성대 내에 들어오기 때문에, 성대 점액을 더 끈적거리고 두텁게 하며 성대의 압력을 높여 성대 기능을 저해한다. 또한 후비루가 있는 경우 기침의 원인이 될 수 있고 기침은 성대의 부종을 유발할 가능성이 있다.[3,4] 말하는 양은 물론 속도도 음성장애 발생에 중요한 요인이 된다. 따라서 문단 읽기를 하면서 속도나 강도 및 전반적인 발성 습관과 호흡 등을 평가한다. 특별히 목소리가 잘 나오지 않는 상황을 재연해 보는 것도 좋은 방법이다.[2,10] 환자가 내원하게 된 결정적인 계기나 시점 등을 고려하여 기본적인 음향*acoustic analysis*, 공기 역학적 검사*aerodynamic analysis* 이외에 voice range profile (VRP), 스펙트로그램 등 필요에 맞게 다양한 검사를 시행해 볼 수 있다.[10,20]

후두내시경을 보면서 성대점막과 후두 전반의 이상 여부를 확인할 수 있는데 필요에 따라 정상적인 호흡과 /이/, /히/ 발성부터 다양한 임무를 주면서 기능적, 신경학적 이상 유무 등도 면밀히 관찰한다. 스트로보스코피나 초고속 성대 촬영검사 등으로 점막 운동 양상을 확인하는 것도 도움이 된다. 이러한 환자들을 대상으로 시행한 후두내시경 소견상 가장 흔한 소견은 후두 점막의 염증 소견인 후두염이며 성대결절도 동반되는 경우가 많다.[7,12,20] 급성 후두염의 경우, 성대점막의 부종 및 염증 소견으로 인해 정상적인 움직임이 저하되는데 직업상 이 상황에서 무리하게 발성하게 되면 출혈이나 반흔 등 2차 질병도 발생한 가능성도 높아진다.[3] 위식도역류, 성대점막 출혈 및 성대 용종 소견도 많이 관찰된다.[8] 교사, 목사, 전화교환수에 대한 음성 연구 중 50%에서 후교련부 비후*pachydermia*가 관찰되었다. 음성 사용량이 많은 직업적 음성 사용인의 경우, 음성변화는 있고 불편감을 호소하지만 후두내시경상 해부학적 이상이 보이지 않는 기능적 음성 질환 등도 진단되기도 한다.[7,12] 굴곡형 후두내시경은 혀를 당기지 않은 자세에서 비정상적인 음성을 일으킬 만한 구조적인 변화가 있는지를 정상 호흡, 기침, 헛기침, 휘파람 등 여러 상황에서 확인하고 지속 모음이나 문장 읽기 및 특정한 임무에 따른 대답 등 성대의 경련과 진전 여부도 확인할 수 있다.[3,7,20]

신경성 발성장애로 분류되는 내전형 연축성 발성장애*spasmodic dysphonia*와 기능성 음성장애에 속하는 근긴장성 발성장애는 과도한 후두 근육의 수축 및 보상 기전으로 인해 쥐어짜거나 목이 조이는 듯한 노력성 음성과 함께 음성 단절 등의 특징적인 양상을 공통적으로 보이는데, 직업적 음성 사용인에서 흔한 증상으로 나타난다. 그런데 실제 임상에서는 두 질환을 감별하기 어려운 경우가 많다. 이 두 질환은 다양한 후두 근육이 연관된 복합적인 병인으로 인하여 음성 분석과 같은 검사에서 일관된 특징이 나타나기 어려우며, 아직까지 명확한 객관적 진단법이 없어 경험이 풍부한 이비인후과 의사가 환자의 음성을 듣고 후두 굴곡 내시경으로 성대 긴장도의 변화나 움직임을 관찰함으로써 진단하게 된다. 직업적 음성 사용인에서 두 질환의 치료 방향은 매우 상이하므로 올바른 치료를 위해서는 이 두 질환군을 정확히 감별하기 위한 다양한 노력이 필요하다.[3,4,20]

IV 직업적 음성 사용인에 대한 치료

1. 음성 건강을 위한 노력

미국에서 시행한 대규모 연구에서 전문적 및 직업적 음성 사용자 중 음성에 대한 불편감을 느끼고 병원에 내원한 비율이 전체 응답자의 76% 정도이며, 이런 전문적 도움을 찾지 못한 비율이 24%였는데, 주요 원인으로는 관련 증상이나 질환에 대한 지식 부족 및 경제적 이유였다.[8] 우리나라의 경우, 외국에 비해 음성 관련 질환에 대한 지식 전달과 치료 환경이 대학병원과 수도권 일부에 한정적인 상황으로 음성 불편감을 느끼고 병원이나 전문 기관에 도움을 찾는 데 어려움을 있을 수 있다. 음성장애 치료가 늦어지게 되면 상대적으로 높은 의료비가 지출되고, 적절한 치료시기를 놓치게 되면 더 침습적인 방법을 받아야만 한다.[8,15] 음성 위생은 좋고 편안한 음성을 만들고 유지하기 위한 기본적이면서도 꼭 필요한 사항으로 음성과 관련된 다양한 부분에 영향을 미칠 수 있다.[13,14] 적극적인 음성 위생 실천을 통해 환자의 발성 습관과 정도를 파악하고 후두에 손상을 줄일 수 있도록 평소의 행동 교정을 할 수 있다.

1) 음성 오남용 피하기

직업적 음성 사용인의 경우 과도한 업무를 마치고 성대를 안정시키기 위해 일상생활에서 속삭임의 발성을 하는 경우가 있다. 그러나 속삭임은 성대의 긴장과 함께 성대 간격을 더 넓게 만들고 성대 사이의 기류를 증가하는 동시에 성대점막 파동이 감소된 상태로 유지되므로 성대점막의 건조함과 병적 상황을 만들게 되므로 삼가는 것이 좋다. 교사의 경우, 주어진 근무 환경을 바꾸는 것이 어렵기 때문에 학생 수가 일정 이상을 넘어가거나, 교실 소음이 심하거나 혹은 발성에 어려움을 느끼게 되면 마이크 사용을 적극적으로 권장한다. 주변의 환경이 발성을 하기에 좋지 않은 환경에서는 가급적 음성의 사용을 자제하는 것이 필요하며, 소음이 심한 곳에서는 대화는 가능한 피하는 것이 좋다. 야외에서 주로 발성을 하는 직업적 음성 사용인의 경우 자신의 목소리에 대한 청각적 피드백이 부족한 경우가 많다. 이를 보상하기 위해서는 모니터나 스피커 등을 사용하여 자신의 목소리를 듣거나 자신의 귀를 손으로 막아 본인의 음성이 잘 들리도록 한 후 발성을 조절하면 도움이 된다.

2) 흡연 및 자극 노출 피하기

흡연은 성대점막의 발적과 부종을 일으키고 성도 전체에 걸쳐서 염증을 일으킨다. 간접 흡연도 성대점막의 자극을 주므로 담배연기로부터 멀리하는 것이 좋다. 밀폐된 공간에서의 먼지나 곰팡이로 인한 알레르기는 성대점막의 염증성 부종을 일으킨다. 차가운 공기나 습도가 낮은 공기는 점막의 분비물을 진하게 만들어 음성변화와 목에 가래가 걸린 듯한 이물감을 유발한다. 이를 예방하기 위해서는 구강호흡보다 비강 호흡을 하고 주변 환경을 청결하게 하며 따뜻하고 습도가 있는 실내 공기를 유지하는 것이 좋다.[4,16]

3) 상기도 감염 주의

상기도 감염은 점막의 염증과 점막 분비물의 변화가 나타난다. 이는 성대점막의 진동을 방해한다. 불편감을 없애거나 분비물의 배출을 위해 기침이나 가래를 뱉어내기 위한 헛기침은 성대점막에 자극을 더욱 주는 행위이다. 헛기침은 성대점막의 강한 충돌을 유발하여 모세혈관의 파열 및 점막의 부종을 악화시키고 음성변화를 유발한다. 상기도 감염으로 인한 중이염의 발생은 청력의 손실을 동반하여 큰소리로 대화를 하게 되므로 이에 대한 치료 역시 중요하다. 두 질환군을 정확히 감별하기 위한 다양한 노력이 필요하다. 감기 등 호흡기 질환이 있을 때 음성 사용에 주의를 하지 않으면, 음성장애가 발생할 확률이 높아진다, 따라서 좋은 음성을 유지하기 위해 감기 등 호흡기 질환에 걸리지 않도록 유의하고, 감염이 되면 평소보다 음성 사용량과 강도를 줄이는 노력이 필요하다.[4,11]

4) 치과 질환의 관리

직업적 음성 사용인들의 측두 하악관절 이상은 머리와 경부의 근육에 긴장을 줄 뿐 아니라 하악과 설골 사이의 근육에도 긴장을 주어 후두의 긴장을 증가시키며 측두 하악관절의 이상으로 충분한 구강개방이 이루어지지 않은 상태에서의 발성은 조음이 부정확할 가능성이 많아 이를 보상하기 위해 잘못된 성대의 사용을 유발하게 되므로 유의한다. [4,11]

5) 음식의 제한 및 조절

우유, 아이스크림 등의 유제품과 초콜릿은 점막 분비물의 점도나 양을 증가시킨다. 커피 등의 카페인 함유 음료는 점막을 건조하게 한다. 땅콩류는 작은 알갱이가 인후두의 점막에 붙어서 잘 제거되지 않아 헛기침이나 성대자극을 유발하여 성대점막의 손상을 유발한다. 매운 음식 역시 성대점막을 직접 자극하는 동시에 인후두역류를 유발한다. 역류성 후두염은 성대점막의 부종을 유발하며 매운 음식 외에도 불규칙적인 식습관이나 수면 등에 의한 위장장애로 유발되므로 꼭 확인해 보아야 한다. [4,11]

6) 감정의 조절

사람의 음성은 감정상태에 따라 민감하게 변화한다. 불안은 자율 신경계를 통해 점막이나 피부를 건조하고 차게 만들고 진한 점액을 유도한다. 또한 스트레스를 많이 받고 있는 상태에서는 감정 조절이 안 되어 음성을 과도하게 혹사하는 경우가 많다. 실제로 성대결절이나 폴립을 가지고 있는 환자들에게서 공격적인 성향이 많이 나타난다. 또한 음성은 신경계와 섬세한 근육 조절에 이상을 알 수 있는 중간 역할로 중요한데 음성변화가 신경학적 병변의 첫 번째 증상일 수 있기 때문에 매우 중요하다.[4,9]

7) 전신상태의 건강 유지

성대의 질환이 아니더라도 전신에 어느 부분이라도 불편감이 있으면 발성에 영향을 주게 된다. 비만의 경우에는 운동량의 저하가 있고 호흡 조절 능력과 근육의 긴장도 유지가 어려우며 역류성 식도염과 같은 이차적인 질환이 유발될 가능성이 있어 피하는 것이 도움이 된다. 노화와 함께 성대도 구조가 바뀌면서 음역이 좁아지고 성대를 조절하는 능력이 저하된다. 이는 호르몬의 영향으로 생각되는데 남성의 경우 성대 위축증을 만들어 긴장되고 고음인 기식성 음성의 형태로 나타나게 되며, 여성의 경우 폐경을 거치면서 성대부종이 증가하면서 거칠고 탁하며 낮은 음도를 가진 음성으로 변하게 된다. 이러한 노인성 변화를 막기 위해서는 신체를 건강하게 유지시킬 수 있도록 노력해야 하며 경우에 따라 호르몬 치료를 고려해 볼 수 있다. 음성은 정신적인 건강과도 매우 밀접한 관계가 있으므로 항상 긍정적인 생각과 즐거운 생활을 할 수 있도록 노력한다. 여성의 경우 생리 직전에 음성변화가 나타나는 경우가 많으므로 과도한 발성을 삼가는 것이 좋다.[4,9,16]

2. 약물 치료

환자의 과거력과 동반 증상 등을 고려하여 약물 치료를 시행해 볼 수 있다. 직업적 음성 사용인들의 약물 사용은 후두에 더욱 예민하게 영향을 줄 수 있으므로 약물의 효과를 극대화하고 부작용을 최소화하기 위해서는 개인의 특성을 고려하여 처방하는 것이 중요하다. 약물은 성대에 직접적인 영향을 줄 수도 있으며, 자율신경계에도 영향을 주어 간접적으로 성대의 변화를 유발하여 목소리의 변화를 초래하기도 한다.[16]

1) 항히스타민제, 점액 용해제

알레르기 비염이나 기타 호흡기 증상 등으로 인해 항히스타민제를 처방해야 하는 경우, 일반적으로 항콜린성 작용이 심한 1세대 항히스타민제재는 피하는 것이 좋다. 항히스타민제는 교감신경이나 부교감신경 흥분을 유도하는 약물과 병용하는 경우가 많고 이러한 경우 점액 분비가 더욱 저하되며 점액이 진해져 성대의 윤활 작용이 저하되어 음성 사용을 불편하게 하고 마른 기침을 유발할 수 있다. 따라서 항히스타민제의 사용은 알레르기 증상이 있는 직업적 음성 사용인에서 음성을 꼭 사용해야 하는 기간을 피해 간헐적으로 시도해 보는 것이 좋다. 이와 함께 항울혈제를 동반 처방하는 경우 환자의 호흡기 증상은 호전될 수 있지만, 점막이 오히려 더 건조해질 수 있어 증상 및 병변 악화 가능성 등을 고려하여 음성 사용과 수분 섭취를 조절해야 함을 설명한다. 점액 용해제는 비강이나 후두 분비물의 점도를 약화시켜 기침이나 후비루가 있을 때 성대점막 자극을 줄여줄 수 있어 도움이 될 수 있다.[4,11,16]

2) 스테로이드제

스테로이드제는 효과적인 항염증제로 급성 후두염의 치료에 아주 유용하며 후두의 부종을 가라앉히는 데 효과적이다. 그러나 스테로이드는 적응증을 제외하고는 최대한 자제해서 사용해야 한다. 분무용 스테로이드는 성대의 점막을 자극하고 성대의 곰팡이 감염의 기회를 증가시킬 수 있음에 유의한다. 또한 성대의 마취 효과로 인해 직업적 음성 사용인들이 성대를 조절하는 것을 둔감하게 한다. 경구용 스테로이드의 복용은 성대의 남용으로 인한 성대부종이 있을 때, 경도에서 중등도의 후두염이 있을 때, 알레르기성 성대 부종이 있을 때, 성대의 출혈이 있을 때만 사용하며 약물의 투여와 함께 성대의 위생과 휴식이 필요하다. 특히 중요한 일정 등으로 인해 급하게 목소리 호전이 필요하다고 하는 경우, 스테로이드 제재를 경구 혹은 주사제로 처방할 수 있다. 1일 이내 음성이 회복되어야 하는 급한 상황인 경우, dexamethasone 10 mg을 근육이나 정맥으로 투여할 수 있다. 그리고 1주 정도 후 음성 회복이 필요한 경우라면, corticosteroid를 경구로 3~5일 정도 처방해 볼 수 있다. 흡입 스테로이드 제재 처방도 할 수 있지만, 후두 점막을 직접적으로 자극하고 사용 습관에 따라 진균성 감염의 위험도 증가할 수 있어 적극적인 처방을 권유하지 않는다. 환자에게 약물과 관련된 부작용이 발생할 수 있음을 설명하고, 항상 환자의 상태와 여건을 정확하게 파악하여 꼭 필요한 경우에만 처방하는 것이 필요하겠다. 그리고 성대결절 등 일부 질환에서 성대 내 스테로이드 주입술 등도 효과적이다.[3,4,16]

3) 흡입 분무제

Diphenhydramine hydrochloride를 증류수에 섞어 후두에 뿌려주면 성대의 혈관 수축에 도움이 될 수 있으나 진통 효과가 있어 음성 남용을 초래할 수 있으므로 유의하여 사용하여야 한다. 음성을 쓰기 이전에 oxymetazoline hydrochloride를 큰 입자로 분무시켜 사용하면 심한 부종을 진정시키는 데 도움이 될 수 있다. 건조한 환경이나 비행기 여행 후에 후두의 건조 증상이 있는 경우 5% propylene glycol을 사용하여 윤활 작용에 도움을 줄 수 있다. 분무기나 네뷸라이저 등을 이용한 물, 생리식염수 등은 성대의 탈수를 예방하는 데 효과적인 치료 방법이며 이는 구강 수분의 섭취를 병행하면서 극대화할 수 있다.[1,3,4,6,16]

4) 호르몬제

환자의 상태와 호르몬제의 종류에 따라 오히려 음성변화를 유발할 수 있으므로 사용에 주의하여야 한다. 에스트로겐의 복용은 폐경 이후 나타나는 음성변화를 지연시키는 효과가 있어, 폐경 이후 환자에서 에스트로겐의 보충은 직업적 음성 사용인에게 도움이 될 수 있다.[3,4]

5) 보툴리눔 독소

내전형 연축성 발성장애가 의심되는 환자에서 가장 많이 이용되면서 효과적인 방법은 후두 근육에 직접 보툴리눔 독소를 주입하는 것이다. 보툴리눔 독소는 신경근 접합부에서 아세틸콜린의 분비를 억제하는 작용을 하여 근육의 활성도를 감소시킨다. 내전형 연축성 발성장애를 가진 환자의 90% 정도가 보툴리눔 독소 주입술을 받은 직후 음성은 비정상이었지만 3~12개월 동안 증상의 호전이 있었다. 이에 대한 장기간의 결과와 안정성은 연구가 많이 진행되고 있지만 환자의 구강 및 후두의 해부학적 형태, 구역 반사의 정도, 심리적인 요인 등을 고려하여 종합적으로 접근하는 것이 좋겠다.[4,20]

6) 주의하여야 하는 약물

음성변화에 영향을 줄 수 있는 약물을 미리 확인하고, 적절하게 처방하는 것이 중요하다. 인후통을 호소하는 환자들이 많이 사용하는 가글 용액의 경우, 종류에 따라 음성에 나타나는 영향은 다를 수 있지만 일부 국소마취 효과가 동반된 가글을 사용하고 과한 발성을 하게 되면 오히려 병변을 악화시킬 수 있다. 대부분의 항고혈압제는 부교감 신경 억제작용을 가지고 있으므로 점막의 건조를 유발한다. 또한 이뇨제와 함께 병행하여 투약되는 일이 많기 때문에 탈수가 심해질 수 있다. 염증 시 생기는 성대의 수분 저류는 이뇨제를 통해 효과적으로 제거할 수 없으며 오히려 환자의 탈수를 유발할 수 있다. 이는 성대점막의 윤활작용을 감소시켜 성대 부종을 유발하는 요인이 되므로 사용에 주의한다. 아스피린은 혈소판의 작용을 억제하여 점막하 출혈의 가능성을 증가시킬 수 있다. 위장관계 약물 중 제산제는 설사나 변비, 복부의 불편감과 함께 성대점막의 건조를 유발하여 음성장애를 나타나게 할 수 있다. H2 길항제는 후두 점막의 건조는 물론 안구의 건조함을 유발하여 악보나 문서를 보는 것을 어렵게 하고 조명에 노출되는 눈의 스트레스를 증가시켜 직업적 음성 사용인을 과민하게 만들 수 있다. 멘톨은 기분상 목의 불편함을 달래주지만 성대를 마르게 하는 작용이 있으므로 주의하며, 다량의 비타민 C는 이뇨 효과가 있어 성대의 탈수 및 건조 효과가 있어 유의한다.[3,4,16]

3. 음성치료

음성 증상의 정도와 기간에 따라 약물 치료만으로 음성 회복에 한계가 있을 수 있으며, 이런 경우 적극적인 음성치료가 필요하다.[3,4] 음성치료는 음성문제를 지속시키는 요인을 수정하는 데 초점을 두는 간접 치료, 후두의 병리적 상태를 개선시키는데 목표를 두고 특정 방법을 적용해 보는 직접 치료 및 호흡, 발성, 공명 등 전반적인 발성의 단계가 원활하게 작동하게 하는 총체적 치료 등으로 나뉠 수 있지만 실제 임상에서는 환자에 맞게 두루 사용하게 된다. 음성 위생은 대표적인 간접 치료 방법으로 음성 상해를 방지하고, 손상된 음성을 회복하여 좋은 음성을 유지할 수 있게 하는 것이다. 적절한 수분 섭취는 성대점막의 습윤 환경을 조절하여 점막 파동을 용이하게 한다. 하루에 8잔의 물을 마시고, 이뇨 작용 등으로 인해 건조감을 유발하는 카페인을 멀리하는 것이 좋다.[13,14] 말하는 양은 물론 속도도 음성장애 발생에 중요한 요인이므로, 적절한 속도로 교정해 주는 것도 필요하다. 행동 치료*behavioral therapy*는 직업적 음성 사용인의 음성장애 치료에서 많이 활용되고 있는 것으로 호기 근육 강화 훈련

으로 발성의 강도를 호전시킬 수 있고, 발성 유지 시간도 늘어날 수 있다.[2,16]

일반적으로 직업적 음성 사용인은 대부분 일과 관련되어 오랜 기간 과다 발성이 원인이 되기 때문에, 무의식적으로 말을 할 때 과도한 후두 내외부의 긴장을 하게 되는 경우가 많다. 여러 가지 원인으로 잘 나오지 않는 음성을 좋게 만들어 내기 위해 성문과 성문상부에 불필요한 근육 긴장을 많이 하면서 잘못된 발성 습관이 굳어지고 이차적인 음성 질환도 발생할 수 있다. 환자와 적극적인 상담을 통해 평소의 발성 습관과 음성의 문제점을 정확히 파악한 후 성문과 성문상부의 긴장을 감소시키면서 자연스러운 성대접촉을 강화하는 목적의 치료를 단계적으로 시행해 볼 수 있다.[3,4,16] 후두 긴장을 완화하는 치료법으로는 후두마사지를 시작으로 하품-한숨 접근법*yawn-sigh approach*, 강도 변화*change of loudness*, 노래조로 말하기, 새로운 적정 음도 잡기 등 환자 상황에 맞게 다양한 방법을 적용해볼 수 있다.

하품-한숨 접근법은 환자가 힘을 들이지 않고 상대적으로 쉽게 음성을 낼 수 있도록 해주는 방법으로, 하품을 하면서 자연스러운 발성을 하게 되면 구강과 인두는 열리면서 후두는 하강하면서 부드러운 소리를 힘을 들이지 않고 낼 수 있다. 한숨내기도 힘을 뺀 채 자신의 편한 발성을 할 수 있는 방법이다. 노래조로 말하기 방법은, 직업적 특성상 목소리 톤을 일부러 낮추어 말하는 환자들이나 성대결절이나 폴립 등 기질적 이유로 성대 무게가 늘어나 톤이 낮아진 경우, 혹은 발성 시 목의 불편감으로 목소리의 톤이 평소와 달라진 경우 등 부적절한 높이의 발성을 하는 환자들에게는 개인별로 적절한 음도를 찾아서 익힐 수 있도록 한다. 최소한의 근력으로 최대한의 발성을 낼 수 있는 높이를 찾게 하는데, 흔한 예로 도레미송을 부르게 하면서 '솔' 이상의 음을 잡고 적정 강도로 내게 한다거나, 자연스러운 성대접촉을 강화시키는 방법으로는 악센트기법*accent method*, 음성기능훈련*vocal function exercise*, LSVT® *Lee Silverman voice treatment*, 생리적 발성기법*SKTCLP®* 등이 있다.[13,16]

Koufman 등은 음성 피로가 음성치료를 통하여 71%에서 완전히 소실되었고 6%만이 지속적인 증상을 호소한다고 보고한 바 있어, 올바른 발성 기법에 대한 음성치료는 음성 피로 등을 유발하는 기능성 음성장애에 대하여 가장 적절한 치료법들 중의 하나로 평가되고 있다. 특히 직업적 음성 사용인들에서는 말이나 노래를 하기 전 충분한 워밍업이 필요하고 장기적인 음성훈련이 필요한데, 이는 성대의 효율을 높여 성대 근육의 긴장도를 해소시킴으로써 유해한 환경에 노출될 수 있는 음성의 상태를 보호할 수 있는 훌륭한 수단이 될 수 있기 때문이다.[3,4,16]

4. 수술적 치료

약물 치료나 음성치료 등 음성 질환에 대한 적극적인 치료를 시행해도 회복에 한계가 있거나 수술적 제거 및 처치가 필요한 경우 수술적 치료를 고려할 수 있다. 수술을 결정하기 전과 수술 후 충분한 음성 회복과 음성 재활 치료의 필요성을 정확하게 환자에게 설명하여야 한다. 직업적 이유로 장기간 굳어진 잘못된 발성 습관과, 개인적 이유로 수술 후 충분한 휴식과 재활 없이 치료 이전의 발성 상태로 돌아간다면 음성 회복은 어려워질 수 있다.[15,16] 수술은 성대의 정상 점막에 불필요한 외상을 주지 않으면서 병변을 제거하여 점막을 가지런하고 매끈하게 만들어주는 것이 목표로, 전신마취를 해야 하는 경우 작은 기관 내관을 사용하는 것이 좋다. 성대결절이나 폴립의 경우, 병변 주위 정상 점막 및 고유층의 천층을 과도하게 절개하지 않고 성대점막을 정상적인 형태로 복원해 주도록 하는데, 미세피판 접근법*microflap approach*이 흔히 사용된다. 성대 내 낭종*intracordal cyst*은 수술 전 정확한 진단이 먼저 이루어져야 하며, 성대점막 절개 및 낭종 벽을 성대인대에서 분리할 때 주의를 요한다. 성대 정맥류나 혈관 병변이 관찰될 때는 레이저를 이용하여 소작술을 시행할 수도 있다.[3,4,15,16] 수술 후 음성 관리는 일반적인 후두 위생 이외, 소염진통제나 항역류제 등을 처방하면서 일정 기간 완벽한 음성 휴식을 권고해야 한다. 수술의 부위와 정도에 따라 음성 안정과 발성 시작 시기를 결정하고 수술 1~2주 후부터 언어재활사와 함께 음성 재활치료를 시작한다. 수술 이후 관리의 유무, 기간 및 전문성에 따라 수술 후 결과에 차이가 있고 재발률에도 영향을 미친다.[14,15]

5. 심리적 치료

최근 여러 연구에서 음성장애와 관련된 심리적 요인 및 영향에 대한 분석이 이뤄지고 있으며, 우울감을 가지고 있는 환자에서 심리사회적인 증상과 기능적 음성장애의 강한 연관성이 있다는 것이 알려져 있다. 그리고 음성장애를 가지고 있는 기간이 길수록 우울증 발생률과 관계가 높은 편이다. 직업적 음성 사용인들은 직업과 관련된 스트레스가 높을수록 음성장애 발생률이 높아질 수 있고, 이것은 일의 결과에 좋지 않은 영향을 미칠 수 있다. 특히 음성장애를 가진 교사의 경우, 우울증과 불안장애 유병률이 음성 불편감이 없는 교사들에 비해 훨씬 높다는 연구 결과도 있다.[2,7-9,17] 연축성 발성장애를 가지고 있는 환자에서 우울증과 불안증의 유병률이 높았고 이것은 음성장애 유병률과도 연관을 보였다.[9,20] 필요하다면 정신건강의학과와의 적극적인 협진을 통해 다각적인 접근이 중요하다.

6. 결론

직업적 음성 사용인의 음성장애는 단순한 후두 질환이 아닌 신체 전반에 대한 평가와 정신적 상담까지도 고려해야 하는 종합적인 질환이다. 여러 분야를 접목한 다학제 간 치료를 통하여 문제를 해결해 나가는 것이 중요하다. 음성이 직업 수행에 상당히 중요하면서도 사회적 요건상 충분한 음성 휴식이 어려운 점 등을 고려할 때, 음성 질환이 발생하지 않도록 예방적 차원의 노력이 더 중요하며 환자의 직업적 특성 및 개인 병력 및 다양한 환경적 요소 등을 고려하여 전문적인 조언, 발성 습관 및 위생 교육을 받고 실천하도록 하며 증상 악화 시 적극적인 병원 내원 및 치료를 권유해야 한다.

참고문헌

1. Lee SJ, Lim S-E, Choi H-S, Lim J-Y. A Comparison of Voice Activity and Participation Profiles according to the Patterns of Professional Voice Use. Communication Sciences & Disorders 2019; 24 (3):758-69.
2. Miha Zabret IHB, Maja Šereg Bahar The Importance of The Occupational Vocal Load for The Occurence and Treatment of Organic Voice Disorders. Zdravstveno varstvo 2018; 5 (57):17-24.
3. Gi Cheol Park S-TK, Soon Yuhl Nam. Diagnosis and Therapy for Dysphonia in the Professional Voice User. Korean J Otorhinolaryngol-Head Neck Surg 2012; 55:206-15.
4. Jeong-Seok Choi J-YL, Young-Mo Kim. The Characteristics of the Professional Voice Users. J Korean Soc Laryngol Phoniatr Logop 2013; 24 (1):18-22.
5. Koufman JA IG. The spectrum of vocal dysfunction. Otolaryngol Clin North Am 1991; 24 (5):985-8.
6. Kim J-s. Comparison of subjective voice symptoms in elite vocal performers and professional voice users. Phonetics and Speech Sciences 2023; 15 (4):27-34.
7. Oliveira P, Ribeiro VV, Constantini AC, Cavalcante M, Sousa MDS, da Silva K. Prevalence of Work-Related Voice Disorders in Voice Professionals: Systematic Review and Meta-Analysis. J Voice 2022.
8. Weekly EM, Carroll LM, Korovin GS, Fleming R. A Vocal Health Survey Among Amateur and Professional Voice Users. J Voice 2018; 32 (4):474-8.
9. Marques da Rocha L BM, Dias de Mattos Souza L. Behavioral Dysphonia and Depression in Elementary School Teachers. Journal of Voice 2014; 29 (6):712-7.
10. Pyo Hy. 직업적 음성 사용인의 음성문제에 대한 질적 연구 (1):음성 사용 실태와 음성평가. Communication Sciences and Disorders 2011; 16:346-59.
11. Michelle M Bretl DER. Care of the Professional Voice. International Journal of Head and Neck Surgery 2022; 13 (1):18-25.
12. Priscila Oliveira MEdOBC, Cássia Abrantes do Nascimento, Vanessa Veis Ribeiro. Factors Predicting Dysphonia in Professional Voice Users. Journal of voice 2022; 9:1-7.
13. Vermeulen R dTM, van Lierde K, van der Linde J. The Effect of Vocal Hygiene Education Programs on Voice Quality in Professional Voice Users:A Systematic Review. J Speech Lang Hear Res 2022; 12 (65):4700-13.
14. Zoe Weston SLS. Demystifying Vocal Hygiene: Considerations for Professional Voice Users. Current Otorhinolaryngology Reports 2023; 11:387-94.
15. Philipp P. Caffier TS, Tatiana Ermakova,Eleanor Forbes,Seo-Rin Ko,Wen Song,Manfred Gross,Tadeus Nawka. Phonomicrosurgery in Vocal Fold Nodules. Med Probl Perform Art 2017; 32 (4):187-94.
16. Judith M Wingate WSB, Rahul Shrivastav, Paul Davenport, Christine M Sapienza. Treatment Outcomes for Professional Voice Users. Journal of Voice 2006; 21 (4):433-49.
17. Yi-Ryoung Lee H-RK, Seyoung Lee. Effect of teacher's working conditions on voice disorder in Korea: a nationwide survey. Annals of occupational and environmental medicine 2018; 30:1-10.
18. Kenny C. Dysphonia and Vocal Tract Discomfort While Working From Home During COVID-19. Journal of Voice 2020; 36 (6):877.
19. Soad E Amin MHB, Rasha M Shoeib. Comparison between Voice Disorders among Female Professional and Nonprofessional Voice Users Dealing with Early School Aged Children. An International Journal of Medicine 2023; 116 (1):115-6.
20. Tanya K. Meyer AH, Allen D. Hillel. Voice Disorders in the Workplace: Productivity in Spasmodic Dysphonia and the Impact of Botulinum Toxin. The Laryngoscope 2013; 123:S1-S14.

CHAPTER 28

성악발성에서의 올바른 자세와 호흡조절

엄은실

일반적으로 발성*phonation*이란 페에서부터 나온 숨*breath*이 성문*glottis*을 통과하면서 성대를 진동시켜 소리가 생성되는 과정을 의미한다. 그러므로 어떤 형태의 소리이든 발성의 가장 기본이 되는 원동력은 호흡*breathing*이다. 호흡은 흡기*inhalation*와 호기*exhalation*를 통하여 산소와 이산화탄소를 교환하는 물리적 과정과 생물의 세포가 영양물질을 물과 이산화탄소로 산화시켜 에너지를 얻는 화학적 과정을 포함한다. 성악교수법*vocal pedagogy*에서의 호흡은 호흡기*respiration*–진동기*vibration*–공명기*resonation*–조음기*articulation*로 이루어진 인간의 발성 4단계 중 첫 단계로, 발성의 시작과 유지를 위한 에너지를 공급하는 가장 중요한 단계를 의미한다. 따라서 무대 위에서 호흡을 효율적으로 사용하여 자신의 목소리를 관객에게 정확하게 전달하는 것은 가수나 배우가 반드시 숙고해야 할 중요한 사안 중 하나이다. 특히 장시간 또는 장기간 공연을 해야 하는 오페라 가수나 뮤지컬 가수, 실용음악 가수에게 있어서 올바른 호흡조절 능력이야말로 자신의 목소리를 건강하게 유지하면서도 효과적으로 관객에게 어필할 수 있는 필수적 요소이다.

올바른 호흡과 발성을 위해 반드시 선행되어야 하는 요건은 바른 자세이다. 일상생활에서도 바른 자세는 건강한 삶의 근본적인 요소가 된다. 그러나 대부분의 현대인들에게서 바른 자세는 거의 찾아보기 힘들다. 태블릿이나 스마트폰 등의 전자 기기들을 구부정한 자세로 장시간 사용하거나, 유행하는 패션 스타일을 위해 하이힐이나 코르셋 등을 착용하는 것들은 몸의 근육이나 골격들을 무리하게 혹사하여 올바른 자세를 위한 이완*relaxation*을 방해한다. 특히 몸을 이용하여 소리를 내는 가수들의 자세는 발성적인 기술에도 영향을 미치는 중요한 선행 요건이다. 본 장에서는 발성 시 필요한 올바른 자세와 호흡 조절 방법, 특히 성악 발성에서 주로 쓰이는 호흡 조절 방법인 아포지오*appoggio*에 관하여 알아보기로 한다.

I 발성을 위한 자세

1. 올바른 자세를 위한 준비 *warm-Up*

우리 몸을 이루는 골격*skeleton*과 근육들*muscles*은 서로 다른 기능을 주 목적으로 한다. 골격은 주로 전체적인 몸의 형태를 유지하고 보호하는 반면, 근육들은 골격을 지지*support*하여 몸의 움직임을 관장하고 몸의 각 부분들이 제자리에 위치하도록 돕는 기능을 한다. 올바른 신체 구조와 정렬은 우리 몸을 이루는 각 부분들의 상호보완작용을 통하며 유지된다. 만약 골격이 정상적 구조에서 벗어난 자세는 근육들에 불필요한 긴장이 야기되어 올바른 자세를 지탱하기 어렵게 한다. 골격 구조가 바르게 유지되었을 때 비로소 최소한의 필요한 긴장상태와 함께 근육들이 자유롭게 움직일 수 있게 되어 올바른 자세로의 전환을 용이하게 한다. 극도의 긴장*excessive tension*은 가수가 반드시 피해야 할 상황이지만, 적절한 긴장상태는 근육의 움직임에 도움을 주므로 올바른 이완과 긴장연습 패턴을 통해 습득하도록 한다. 발성 전에 시행되는 준비 패턴은 다음과 같다.[7]

- 양팔을 최대한 위로 뻗어 스트레치 하기; 오른손은 왼쪽 발목에, 왼손은 오른쪽 발목에 번갈아 닿기; 양손이 양 발가락에 동시에 닿기
- 머리를 원형으로 천천히 돌리기; 머리를 앞뒤로 천천히 끄덕이기
- 어깨를 돌리기; 반대 방향으로 돌리기
- 팔은 최대한 힘을 뺀 상태에서 몸 옆에 두고 양손을 빠르게 털기
- 양발은 서로 나란히 붙인 후, 번갈아 발뒤꿈치 들기(발가락은 바닥에 붙인 채로)
- 턱을 아래위로 자유롭게 벌리기('yah' 발음하면서); 양쪽 턱

근육을 부드럽게 마사지하면서 턱 아래쪽으로 부드럽게 움직이기

- 가장 편한 음에서 입술 트릴*lip trill* 하기: 입술의 긴장으로 입술 트릴이 힘들 때는 양 검지손가락으로 입술 양쪽을 살짝 누르며 시행
- 사이렌 소리로 입술 트릴하기
- 똑바로 선 상태에서 단계별로 천천히 몸 굽히기(머리 구부리기-척추를 늘리듯 어깨 앞으로 말기-각각의 척추 뼈를 분리하듯 구부리기); 굽힌 상태에서 몸이 충분히 늘어나게 깊은 숨 쉰 후, 반대로 천천히 몸 들어 올리기

1940년대 말, 자세와 이완을 중요시한 성악교수법을 창안했던 미국의 바리톤 가수 McClosky는 건강한 발성을 위한 필수적인 요소들에 몸의 정렬*body alignment*과 호흡뿐 아니라, 얼굴과 목 부분의 이완 등을 포함시켰다. 그의 테크닉은 불필요한 긴장들을 완화시킴으로써 성대와 조음기관*articulators*의 움직임을 좀 더 자유롭게 만들고, 구강*oral cavity*과 인후두강*laryngo-pharyngeal cavity*의 공간을 충분히 확보하여 충분한 공명을 가능케 한다. 다음은 그의 이완 방법 중 하나인 얼굴과 목 근육들의 긴장 완화 방법들이다.[5]

- 얼굴 근육: 손가락으로 머리라인과 이마부터 양볼, 입술, 아래턱까지 둥글게 원을 그리듯 부드럽고 천천히 마사지한다. 이때 턱은 힘이 빠진 상태로 아래, 윗니는 살짝 벌어지도록 둔다. 어떤 표정의 변화도 느낄 수 없을 만큼 편안한 상태가 최적이다.
- 혀: 혀는 조음기관 중 가장 활발히 활동하는 기관이고 그 뿌리는 후두와 연결되어 있는 설골*hyoid bone*에 위치하므로 혀의 긴장완화는 건강한 발성과 밀접한 관련이 있다. 혀끝은 부드럽게 앞을 향한 상태에서 아랫입술 위로 살짝 보이게 위치(또는 아랫니 뒤에)한 다음, 아래턱까지 쭉 스트레치한 후, 원상태로 복귀한다.
- 삼킴근*swallowing muscles* 또는 설골상근*suprahyoid muscles*: 얼굴근육과 혀 근육을 이완한 후, 엄지손가락으로 턱선을 따라 아래턱 중앙까지 가볍게 마사지한다. 이 근육들의 이완은 건강한 발성을 위해 후두가 자연스럽게 아래로 위치할 수 있게 돕는다.
- 턱: 엄지손가락과 집게손가락으로 아래턱을 살짝 쥐고, 위/아래 방향으로 천천히 움직인다.
- 후두를 둘러싼 혁대근*strap muscles surrounding the larynx*: 편하게 아래로 위치한 후두부*larynx* 위로 엄지와 집게손가락을 가볍게 얹고, 양옆으로 부드럽게 마사지한다.
- 목과 머리: 머리는 척추의 맨 위쪽에 균형을 가지고 위치하면 목 근육들은 자연스럽게 이완된다. 머리를 천천히 앞으로 구부려 목 뒤의 근육을 스트레칭시킨 다음, 다시 천천히 머리를 들어 올려 원위치한다. 머리를 한쪽 어깨에서 시작하여 반대쪽 어깨로 반원을 그리며 움직인다.

2. 정렬된 자세 *postural alignment*

발성을 위한 올바른 자세는 머리, 목, 어깨, 척추, 다리 등에 정확한 위치 관계가 형성되도록 완전한 이완*complete relaxation*이 선행되어야 한다.[4] 그리고 각 신체 기관들이 균형을 이루고 자유로운 상태*balanced and free*를 유지해야만 좋은 발성을 실행할 수 있다. 알렉산더 테크닉 자격증을 보유한 자세교정 교사인 Allen은 정렬된 자세를 위한 중요한 골격 중 하나로 척추*spine*를 강조한다. 스물네 개의 척추 뼈와 스물 세 개의 연골로 된 디스크들*discs*로 이루어진 척추는 경추부*cervical spine*의 가장 위에 위치한 환추를 시작으로 비교적 단단한 두 부분인 흉추부*thoracic spine*와 천골부*sacrum*, 그리고 좀 더 유연한 부분인 경추부와 요추부*lumbar spine*로 나뉘어져 있다. 이들은 4개의 곡선*curve*을 이룬다. 첫 번째 커브인 경추곡선*cervical curve*과 세 번째 요추곡선*lumbar curve*은 그림 28-1과 같이 중심으로부터 살짝 앞쪽으로 굽어

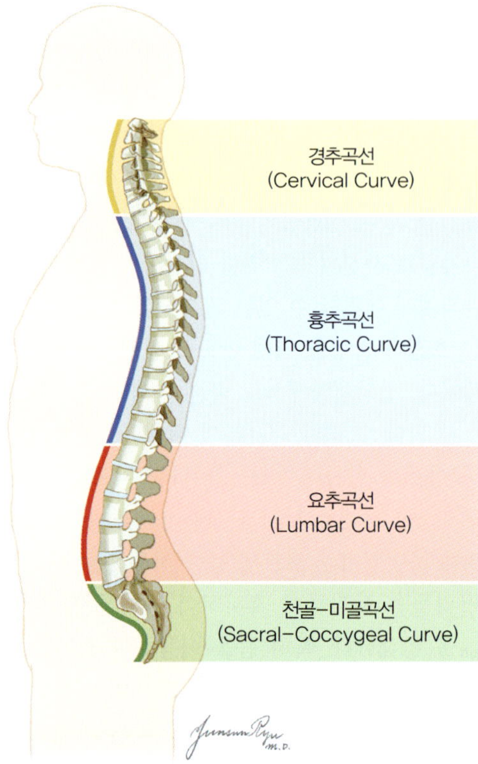

그림 28-1 네 개의 척추곡선 측면도.[1]

져 있고, 이들은 머리와 몸통의 무게*weight*를 지탱하며 이를 천골부과 골반부*pelvis*까지 분산시키는 체중 지지에 관여한다. 한편, 두 번째 흉추곡선*thoracic curve*과 천골-미골곡선*sacral-coccygeal curve*은 경추나 요추곡선과는 반대로 중심으로부터 뒤쪽에서 형성된다.[1]

몸의 평형상태를 유지하기 위해서는 비교적 유연성이 있으면서 체중을 지지해 주는 경추부와 요추부가 몸의 중심축을 이루도록 하는 것이 중요하다.[1] 이때, 경추부는 뒤/위쪽*backwards/upwards*으로 요추부는 위/아래쪽*upwards/downwards*으로 늘어나도록 스트레칭한다.

척추를 바르게 정렬하기 위해서 McCoy는 다음과 같은 연습방법들을 제시한다. 다리는 구부린 채로 등을 벽에 붙이고, 두 발은 벽에서 조금 떨어진 앞쪽에 위치한다. 이때, 허리 뒤의 움푹 들어간 부분의 공간이 최소화되는 자연스러운 커브를 유지하며 서서히 일어난다.[6] 이때, 허리 뒷부분의 커브(요추곡선)를 완만하게 만드는 것이 중요하다. 이 연습은 복부 아랫부분의 근육들, 즉 허리와 골반 사이에 위치한 근육들이 수축되어야 가능하다. 이러한 척추의 정렬은 몸무게를 지탱하는 다리의 자세에도 영향을 미치는데, 이를 위해 골반의 앞면이 안/위쪽*inwards/upwards*으로, 뒷면은 아래쪽*downwards*로 늘어나게 한다. 이러한 자세는 허리 뒤의 움푹 들어간 부분이 펴지는 느낌과 함께 골반부의 이완 자세와 요추부가 아래쪽으로 늘어나는 결과를 초래하여 몸 전체가 길게 확장된다(그림 28-2).

또한, 효율적인 발성을 위해 정렬해야 할 몸의 역동적 균형의 위치*places of dynamic balance*는 환추 후두관절*atlanto-occipital joint*, 팔 구조*arm structure*, 요추부와 관련된 흉부*thorax in relationship to lumbar spine*, 고관절*hip joints*, 무릎관절*knee joints*, 그리고 발목관절*ankle joints* 등의 여섯 가지 부분으로 구분할 수 있다(그림 28-3).[1] 이 부분들이 바른 위치에서 정렬되어야만 올바른 자세를 유지할 수 있다.

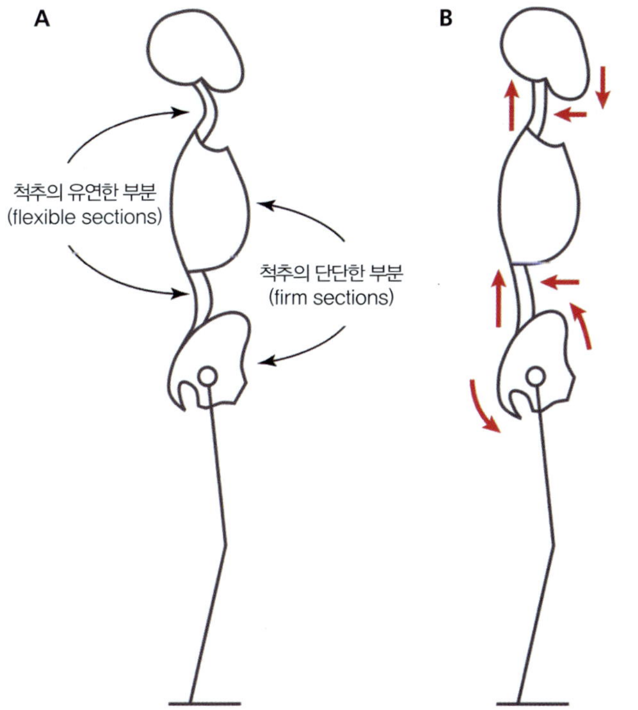

그림 28-2 척추자세. A. 척추의 단단한 부분과 유연한 부분, B. 올바른 척추자세.[4]

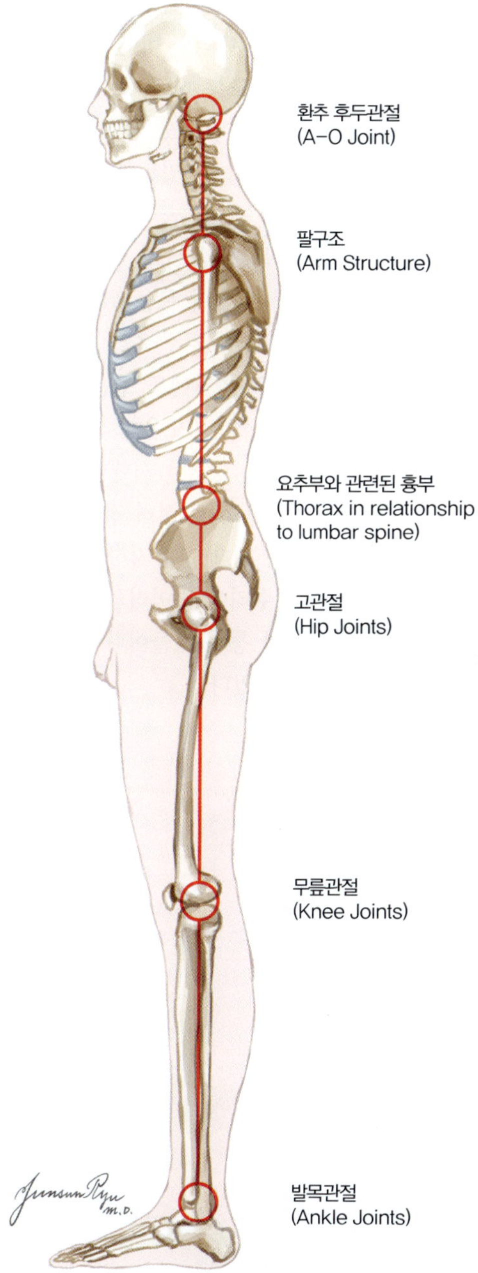

그림 28-3 균형을 이루는 골격의 위치 측면도.[1]

1) 환추 후두관절 균형 *atlanto-occipital joint balance*

척추부의 가장 윗부분에 위치한 제1경추인 환추*atlas*는 두개골*skull*의 가장 아랫부분과 만나 환추 후두관절*a-o joint*을 이루며 머리의 무게를 지탱하고, 이를 나머지 척추부에 분산시키는 역할을 한다. 이 관절은 머리의 아주 세밀한 움직임뿐 아니라 목 근육들을 포함한 나머지 몸의 근육들의 움직임도 관장한다. 머리는 목과 가슴 근육들에 의해 지지를 받기도 하고 움직이기도 한다. 균형 잡힌 자세를 위해서 머리는 몸과 일직선 상, 어깨의 중심부에 위치하고,[7] 이때 척추의 맨 윗부분에 살짝 얹혀진 느낌을 유지한다. 어깨를 중심으로 머리가 앞 또는 뒤로 기울어지는 자세는 지양한다. 이러한 자세들은 목 근육들의 긴장을 초래하여 발성과 공명*resonance*에 영향을 준다. 머리의 바른 자세를 위하여 귀의 위치가 척추와 일직선이 되도록 하고, 눈밑 뼈*lower bones of the eye socket*와 귀의 중간부가 수평이 되게 한다. 즉, 환추 후두관절을 중심으로 머리가 균형을 이룰 수 있도록 한다(그림 28-4).

다른 부분에 비해 비교적 유연한 목은 앞/뒤로, 또는 원형을 그리며 움직일 수 있다. 바른 자세를 위해서 목을 뒤/위쪽*backwards/upwards*으로 늘어나게 함으로써 후두부 근육들의 긴장을 최소화하고, 발성 시 흉곽*thoracic cage*의 확장에도 도움을 준다. 무대 위 발레리나의 당당한 자세를 상상하면 도움이 된다. 목의 바른 자세를 위한 연습으로 다음과 같은 방법을 시행한다. 등과 엉덩이를 벽에 붙여 선 자세에서 머리를 뒤로 젖혀 정수리가 벽에 닿도록 한다. 정수리가 벽에 닿은 상태를 유지하며 서서히 머리를 들어 벽에 닿는 포인트가 정수리에서 머리의 뒷부분으로 바뀌도록 한다.[3] 이때 목과 척추가 동시에 늘어나는 느낌과 함께 키도 커지는 효과를 기대할 수도 있다.

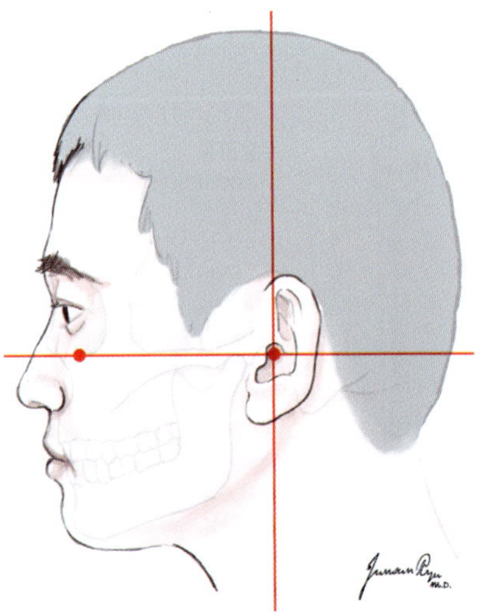

그림 28-4 균형을 이루는 머리위치.[4]

2) 팔 구조 균형 *arm structure balance*

팔 구조*arm structure*는 대칭되는 한 쌍의 쇄골*collarbone*과 견갑골*shoulder blade*을 중심으로 각각의 팔을 이루는 뼈들, 즉 상완골*upper arm bone*, 두 개의 하완골*lower arm bones*, 완골*wrist bone*, 그리고 손*hand*으로 구성된다. 또한 팔에는 네 개의 팔 관절*arm joints*들이 존재하는데, 이 중 전체 팔 구조와 흉골을 연결하는 흉쇄*sternoclavicular*관절은 팔구조의 다양한 움직임(위/아래, 앞/뒤, 회전 등)들을 주관하기 때문에 충분한 호흡을 통한 가창 활동에 매우 중요한 관절이다. 이외에도 팔관절에는 상완*upper arm*관절, 팔꿈치 관절, 그리고 완골 관절이 있다.[1] 팔 균형은 몸 전체에 적절한 균형이 이루어질 때 실행될 수 있다. 팔 균형에 중요한 역할을 하는 어깨의 위치는 그림 28-3에서와 같이 골격 측면도 위의 수직 지지선과 일치해야 한다. 이때 양어깨는 바닥과 수평이 되도록 하고, 자연스럽고 부드럽게 돌려질 수 있도록 이완된 상태에서 양팔은 자연스럽게 몸의 양옆에 둔다. 호흡할 때에도 어깨가 들리지 않도록 양옆과 바깥쪽으로 살짝 늘리는 느낌을 유지하는 것은 올바른 척추의 자세와 흉부*thorax*의 위치를 용이하게 한다. 특히 흉부와 어깨의 바른 자세와 긴장완화는 목 근육의 이완과 더불어 성대를 둘러싼 기관들이 정확한 음정*pitch*과 올바른 공명을 이룰 수 있도록 도움을 준다.[10]

3) 요추부와 관련된 흉부 균형 *thoracic balance in relation to the lumbar spine*

흉곽과 흉골*sternum*, 흉추*thoracic vertebrae* 등으로 구성된 흉부의 올바른 자세는 요추부와 관련된 균형에 의해 큰 영향을 받는다. 노래할 때 지속적으로 흉부의 중심을 뒤쪽으로 기울이는 가수는 허리 근육들과 신경들, 그리고 디스크들에 상당한 압력을 받는 한편, 흉부의 중심을 앞쪽으로 둔 채 몸을 앞으로 구부리는 가수는 구부정한 자세로 인해 효율적인 호흡을 하기 힘들다.[1] 흉부 균형은 견갑대*shoulder girdle*의 바른 위치조정과도 밀접한 관련이 있다. 견갑대는 한 쌍의 견갑골과 쇄골이 흉골을 중심으로 대칭으로 위치해 있는 부분을 지칭한다. 어깨를 양옆과 바깥쪽으로 살짝 늘리는 느낌을 유지하면서 견갑골과 쇄골이 연결되는 부분을 확장시키고, 흉골이 살짝 들리는 자세를 취함과 동시에 등 또한 최대한 넓게 늘 흉곽의 충분한 공간이 확보된다(그림 28-5).[7] 호흡을 하거나 노래를 부를 때 흉골이 자연스럽게 살짝 들리는 상태는 유지하되 흉부가 너무 올라가거나 내려가는 동작은 피한다. 척추가 위/아래로 늘어나는 느낌의 스트레칭과 흉부의 적당한 공간감이 올바른 가슴의 위치를 유지하게 한다.[10]

요추부와 관련된 흉부 균형을 체험하기 위하여 무릎을 굽힌 채 등과 두 발을 바닥에 붙이고 평평하게 누워 보는 방법이 있

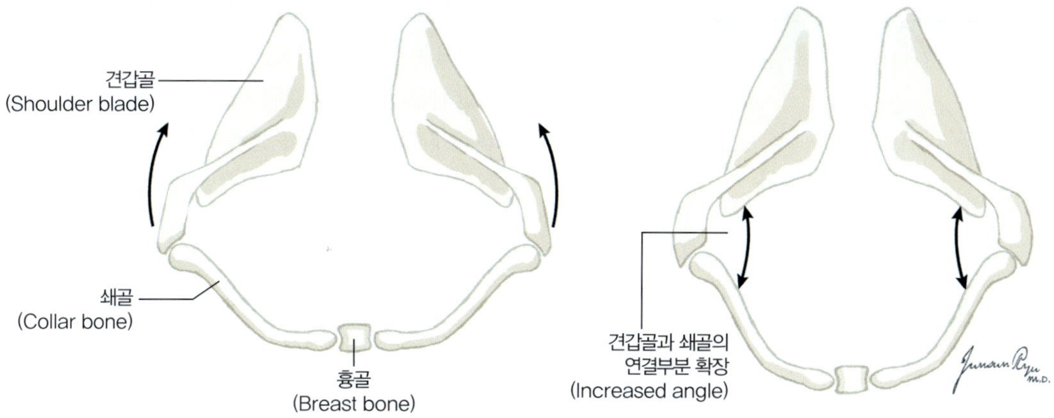

그림 28-5 **위에서 본 견갑대의 위치조절.**[4]

다. 이때 바닥이 온전하게 몸을 지지하고 있으므로 요추부와 흉부에서 편안한 균형감을 느낄 수 있다. 잠시 이 균형감을 느껴 본 후, 일어나서 반듯하게 선 채로 요추부와 흉부의 균형을 유지한다. 또 다른 흉부의 균형을 찾는 방법은 뒤로 천천히 걷는 연습이다. 이 연습은 요추부를 중심으로 흉부가 너무 앞에 위치하거나, 또는 뒤에 위치하는 가수에게 적당한 흉부의 균형감을 느낄 수 있도록 도움을 준다. 이제 이 균형을 유지하며 반대로 천천히 앞으로 걸어본다.[1]

4) 고관절 균형과 골반궁 *hip joint balance and pelvic arch*

대칭되는 두 개의 골반골로 이루어진 골반*pelvis*은 상체의 무게를 골반궁*pelvic arch*과 고관절*hip joint*을 통해 대퇴골*thighbones*의 바깥쪽으로 분산시킨다. 두 개의 골반골 사이에는 다섯 개의 융합된 척추골들*fused vertebrae*로 구성된 천골*scrum*이 위치하는데, 이 천골의 맨 윗부분은 가장 아래 요추*lumbar vertebra*와 연결되고, 맨 아랫부분은 네 개의 융합된 척추골들로 구성된 꼬리뼈인 미골*coccyx*과 연결된다. 상체와 척추로부터 전달된 체중을 지탱하기 위하여 천골의 윗부분은 다른 골반부보다 두껍지만, 그에 비해 천골의 아랫부분인 미골은 상대적으로 얇다.

골반과 대퇴골을 연결하는 두 개의 고관절은 골반의 양쪽 바깥쪽에, 그리고 골반의 맨 아랫부분인 좌골*sit bones*보다는 위쪽에 위치한다. 이 고관절은 머리와 양팔, 양다리를 제외한 부분인 몸통*torso* 중에서 인사를 하거나 물건을 줍기 위하여 몸을 구부릴 때 사용되는 경첩*hinge* 역할을 담당하기도 한다.[1] 고관절의 바른 위치를 유지하기 위해서는 허벅지 뒤쪽 근육들이 팽팽하게 하고, 발가락들과 발뒤꿈치는 바닥에 단단히 고정한다.

5) 무릎관절 균형 *knee joint balance*

무릎관절*knee joint*은 슬개골*patella*로부터 살짝 아래와 뒤쪽에 위치한다. 즉, 무릎관절 앞쪽에 위치한 슬개골은 대퇴골의 하단부와 경골*tibia*의 상단부 인대들과 연결되어 있다. 무릎관절은 세 가지 상태로 언급될 수 있는데, 첫 번째는 잠긴, 또는 고정된*locked* 상태, 두 번째는 균형 잡힌*balanced* 상태, 그리고 구부러진*bent* 상태이다(그림 28-6).

무대 위에서의 자유롭고 원활한 움직임을 위하여 무릎관절의 바른 위치와 상태가 요구된다. 요추부를 중심으로 흉부의 중심이 너무 뒤쪽에 있을 때는 몸의 균형을 잡고 넘어지는 것을 방지하기 위하여 무릎관절은 고정된 상태가 유지된다. 반대로 구부러진 무릎관절을 유지하기 위해서는 대퇴부의 불필요한 근육 운동이 유발되기도 한다. 가장 이상적인 무릎관절 상태는 적당한 균형을 이루는 상태이다. 이를 위해서는 요추부와 관련된 흉부의 균형이 우선되므로, 흉부 균형을 위한 앞/뒤로 천천히

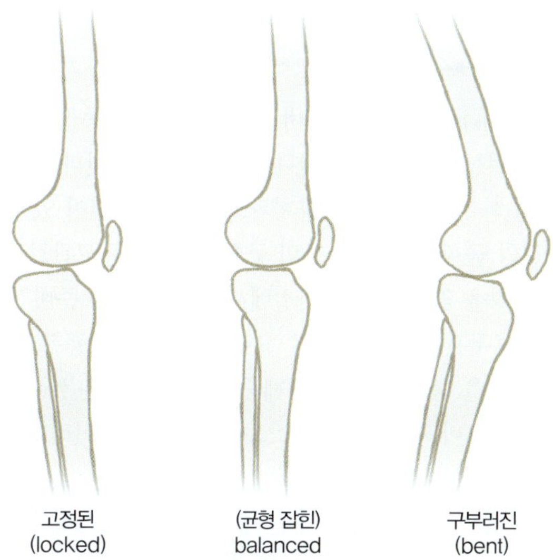

그림 28-6 **무릎관절.**[1]

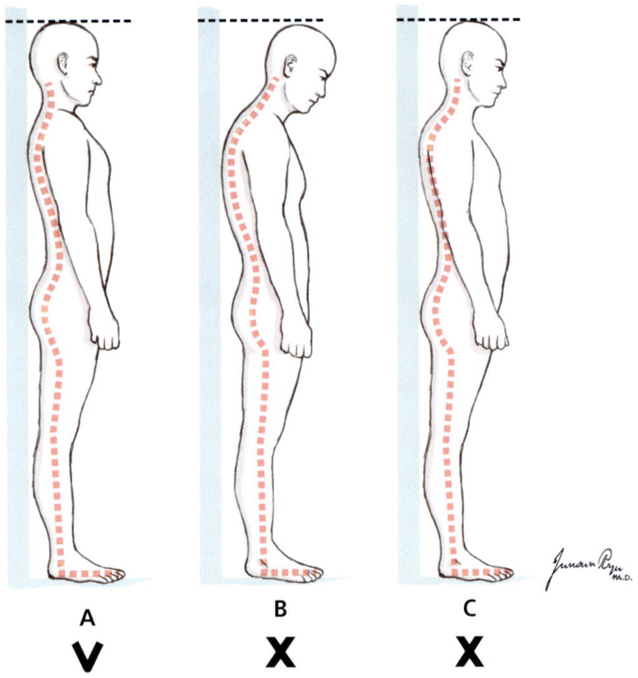

그림 28-7 올바른 자세와 그렇지 못한 자세의 예.[3]

번갈아 걷는 연습을 시행한 후 두 무릎의 균형을 찾는 것이 중요하다.[1] 올바른 다리의 자세는 고관절과 무릎이 살짝 밖을 향하고, 두 발은 어깨 넓이 정도 벌어진 자세로, 이때 한 발이 다른 발보다 조금 앞에 위치하여 보다 안정된 자세가 유지되도록 한다.[5] 양발의 위치는 필요할 때마다 서로 바꾸며 장시간 공연 시 발생할 수 있는 불필요한 긴장과 피로를 최소화할 수 있다. 무릎과 다리는 언제나 움직일 수 있게 유연하고 균형 잡힌 느낌을 유지하도록 한다.[7]

6) 발목관절 균형과 바닥까지의 무게전달 *ankle joint balance and weight delivery to the floor*

발목관절*ankle joint*은 경골과 비골*fibula*, 그리고 종골*calcaneus*의 윗부분과 접한 거골*talus*이 만나는 지점에 위치한다. 발목관절의 균형은 환추 후두관절의 균형과도 밀접한 관련이 있다. 환추 후두관절의 균형과 요추/흉부의 균형을 맞춘 후 고관절과 무릎관절의 균형을 맞추면, 발목관절에서 균형을 잡을 준비가 된다. 즉, 환추 후두관절을 시작으로 요추부와 연관된 흉부, 고관절, 무릎관절 등을 통하여 전달된 체중이 정강이뼈인 경골을 지나 발목관절에서 바닥까지 효율적으로 분산되려면, 이러한 상체의 균형이 선행되어야 한다.

발바닥에는 표면이 약간 패인 세 개의 족궁*arch of the foot*이 있고, 이들은 발까지 전달된 체중을 중심부에서 바깥쪽으로 분산시키는 데 도움을 준다. 이때 발가락들은 족궁부에 속하지 않기 때문에, 체중의 분산을 위하여 바닥에 힘을 주고 억지로 붙일 필요는 없다. 가장 긴 길이의 족궁은 엄지발가락 시작부분부터 발뒤꿈치까지 연결된 내측세로궁*medial longitudinal arch*이다. 이외에 새끼발가락 아래 볼록 튀어나온 부분부터 발뒤꿈치에 이르는 측면궁*lateral arch*과 엄지발가락과 새끼발가락 아래 볼록 튀어나온 부분*ball of the foot*을 가로지르며 존재하는 횡행궁*transverse arch*이 있다. 이 세 개의 족궁의 꼭지점에 체중을 고르게 분산시키면 가창 시 필요한 신체의 균형을 이룰 수 있다.[1]

그림 28-7은 올바른 자세와 그렇지 못한 자세를 비교해 놓은 예이다.[3] 가장 좌측의 (A)는 바른 자세의 예로, 머리의 뒷부분과 등, 그리고 엉덩이가 벽에 정렬되어 있다. 이때 앞서 언급했던 환추 후두관절, 흉쇄 관절, 고관절, 무릎관절, 발목관절 또한 일직선으로 위치한다. 척추 또한 자연스러운 커브를 유지하면서 최대한 늘여져 있고 시선은 정면을 향한다. (B)의 자세는 빈번히 행해지고 있는 잘못된 자세의 예로, 머리는 앞으로 기울어져 있다. 양쪽 그림과 비교할 때, 전체적으로 척추의 적절한 스트레치가 성공적으로 이루어지지 않음을 알 수 있다. 어깨는 앞쪽으로 말려있고 등이 구부려진 상태로, 이는 호흡 시 흉부의 충분한 확장을 방해할 수 있다. 머리와 엉덩이는 벽에 붙지 않고 골반은 앞을 향해 있으며 귀, 어깨, 엉덩이, 무릎이 일직선상에 위치하지 않는다. 이 자세는 턱이 가슴 쪽으로 향하여 목 부분을 긴장시킬 수 있기 때문에 특히 가수들이 주의해야 하는 자세이다. 가장 우측 (C)의 자세는 가장 좌측의 바른 자세와 척추의 올바른 스트레치 면에서는 비슷하지만, 머리의 윗부분이 아닌 정수리 부분이 천정과 닿아 결과적으로 시선이 아래를 향하는 상태가 된다. 특히 흉부의 위치가 낮고 어깨가 앞쪽으로 구부러져 있기 때문에 복부에 수축을 초래한다. 또한 자연스럽게 형성되는 요추곡선을 의식적으로 곧게 만들면서 척추의 자연스러운 균형이 깨지게 되고, 고정된 위치의 무릎도 불필요한 긴장감을 유발할 수 있다.

II 발성을 위한 호흡

1. 일반적인 호흡주기와 가창 시의 호흡주기

1) 일반적인 호흡주기

일반적인 호흡주기를 살펴보면 흡기*inhalation period*－호기*exhalation period*－회복기*recovery period*의 세 부분으로 나눌 수 있다. 흡기 시에 성문하압*subglottic pressure*보다 대기압력이 높기 때문에 공기가 코와 입, 기도를 통해 폐로 들어가고 흉골은 살짝 올라간 상태에서 흉곽이 팽창되면서 폐의 부피가 증가하게 되며,

흉강*thoracic cavity*과 복강*abdominal cavity* 사이에 위치한 횡격막*diaphragm*은 수축되어 아래로 내려가게 된다. 흡기가 끝나면 팽창된 흉곽의 복원력에 의해 호기가 생성되는데, 이때 성문하압은 조금씩 상승하여 대기압력보다 높아져서 폐 안의 공기는 몸 밖으로 나가게 되고 흉골은 내려가며 팽창되었던 흉곽은 수축한다. 이때 수축되었던 횡격막은 이완되어 위로 올라가게 된다. 이후 호흡에 쓰였던 모든 근육들이 이완되는 회복기가 되어 호흡의 한 주기가 마무리된다. 이러한 일반적 호흡주기는 무의식적으로 행해지는 자연스러운 호흡방법으로 흔히 일상생활에서 사용된다.[13]

2) 가창 시 호흡주기

가창 시 쓰이는 호흡은 흡기-유지기*suspension period*-조절호기 또는 발성*controlled exhalation period, or phonation*-회복기의 네 단계로 구성된다.[7] 유지기는 일반적 호흡주기에는 없는, 발성 전에 몸 안에 들어온 숨을 잠시 멈추는 단계로 다른 단계들에 비해 상대적으로 짧은 시간에 이루어진다. 조절호기 또는 발성이란 일반적인 호흡의 호기와는 다른, 가창 시 호흡을 일정하게 내보내며(또는 통제/유지하며) 소리를 내는 단계이다. 이러한 유지기와 발성의 단계에서는 흉골과 흉곽을 들숨기의 상태로 유지해야 하는 아포지오*appoggio* 호흡이 필요하다.

(1) 흡기

일반인에게는 익숙지 않은 가창 시의 호흡주기는 자연적인 반사작용으로 실행될 때까지 의식적으로 연습되어야 한다. 이때의 들숨은 일상적인 들숨보다 더 빠르고 깊은 호흡을 필요로 한다. 일반적으로 코를 통한 호흡이 촉촉하고 따뜻한 공기를 흡입할 수 있는 적합한 호흡방법이 되겠지만, 실제 노래를 할 때는 시간적 제약이 있으므로 코와 입을 통한 동시 호흡이 필요한 양의 공기를 짧은 시간에 흡입할 수 있는 최적의 방법이 된다.[7] 긴 프레이즈의 악곡을 위하여 호흡량을 증가시키려는 시도는 과도한 호흡과 함께 몸의 지나친 긴장을 유발하여 오히려 숨이 짧아지는 현상을 초래하기 때문에 유의해야 한다.

흡기의 호흡반응을 위한 연습으로 '꽃 향기를 맡듯' 호흡하는 방법이 있는데, 이때 검지손가락으로 코를 가리키며 연습하면 숨이 얼마나 쉽고 깊게 몸 안으로 들어가는지 느낄 수 있다. '하품하듯' 하는 호흡도 가창 수업 시 많이 쓰이는 방법 중 하나이다. 이때 하품의 시작 단계를 상상하는 것이 중요하다. 하품의 중간 단계나 마지막 단계는 턱 주위와 입 안 근육들의 긴장이 초래될 수 있으므로 피한다. 아래턱은 자연스럽게 떨어지도록 하고, 연구개는 살짝 올라간 상태를 유지하고, 숨이 목을 통해 몸 안으로 쉽고 깊게 들어가는 느낌이 들도록 한다. 이때 아래턱을 너무 많이 벌리거나 연구개를 의도적으로 들어 올리면 근육의 불필요한 긴장으로 인해 성대에도 영향을 미치므로 조심해야 한다. 이러한 하품호흡은 들숨 연습뿐 아니라 공명강 확장을 위한 연습에도 많이 쓰이는 방법이다.

숨을 들이마시면 공기는 기관지를 통해 폐로 들어가게 되고, 횡격막의 하강*descent*과 함께 몸의 중심부인 흉곽의 아랫부분(특히 등, 옆구리, 상복부)의 자연스러운 확장*expansion*이 일어나게 된다. 이 중 상복부는 다른 두 부분보다 눈에 띄는 확장을 보이는데, 이는 흉곽의 앞부분이 뒷부분보다 위쪽에 위치하기 때문이다. 호흡하기 전, 상복부를 안쪽으로 넣으려는 시도는 복부 근육의 지나친 긴장을 야기시키고, 이는 상복부의 자연스런 확장을 방해하기 때문에 주의한다.

(2) 유지기

가창 시 호흡주기가 일반적 호흡주기와 다른 점 중 하나는 흡기와 조절호기(또는 발성) 사이에 유지기라고 하는 단계가 존재한다는 것이다. 이 단계는 몸 안에 들어왔던 숨을 잠깐 동안 멈추는 것으로, 이는 다음 단계인 발성을 위한 호흡조절에 반드시 필요한 준비과정이다. 이 과정이 성공적으로 수행이 되면 불필요한 노력 없이 올바른 발성으로의 전환이 용이해진다. 이를 위해 횡격막의 하강상태에서 호흡이 계속되는 것과 중력이 없는 곳에서 숨을 쉰 상태에서 몸이 떠 있는 느낌*suspended buoyancy of full breath*을 상상하면 도움이 된다.[3] 이러한 느낌은 몸을 팽창시키는 근육들과 다시 이완하려는 근육들 사이에 균형이 이루어질 때 나타나며, 이것이 호흡조절의 핵심인 들숨과 날숨의 평형상태*an equilibrium between the breathing-in and the breathing-out mechanism*이다.[7] 휴지기는 일반적 호흡주기에는 없는 단계이므로 반드시 반복연습을 통해 습득되어야 한다.

유지기를 위한 연습방법을 소개하자면 다음과 같다; 쉽고 깊고 편안하게 호흡을 하고 몸통 부분의 충분히고 편안한 확장을 느낀 후 숨을 멈춘다. 이 자세로 속으로 천천히 다섯까지 센다. 성대나 입술을 닫지 말고 다만 횡격막이 수축된(하강한) 상태를 유지하도록 한다. 숨을 멈추고 다섯까지 세고 나면 바로 긴장을 풀고 빠르게 숨을 내쉰다.[7] 이러한 흡기-유지기-조절호기 단계를 반복 연습하여 습관적인 유지기가 수행되면 이 단계를 차츰 짧게 줄여 나간다.

(3) 조절호기 또는 발성

유지기에서의 몸의 팽창을 충분히 경험한 후, 다음 단계인 조절호기 또는 발성에서는 호흡조절과 적절한 성대의 움직임이 함께 수행되면서 발성이 이루어진다. 호기의 길이는 노래의 프레이즈에 따라 다양하게 조절될 수 있다. 일반적인 호흡주기에서 몸 안에 들어왔던 들숨은 빠르게 몸 밖으로 나가지만, 가창 시의 들숨은 유지기를 거쳐서 조절호기에 호흡조절로 인해 천천히 몸 밖으로 나가게 된다. 수축됐던 횡격막의 긴장이 천천히 완화되고 동시에 몸의 확장이 유지될 때 호흡조절은 성공적으로 이루어질 수 있다. 발성 시 호흡이 쓰이면서 늘어났던 흉곽이 줄어들 수 있지만 이는 서서히 행해져야 하고, 가창자는 한 프레이즈가 끝날 동안 몸이 확장되는 느낌을 계속 유지하도록 한다.

발성 시 올바른 호흡조절을 위해 다음과 같은 연습이 도움이 된다. 양손의 엄지손가락을 앞쪽 맨 아래 흉곽 위에, 새끼손가락은 허리 위에 놓는다. 나머지 양손의 세 손가락(검지, 중지, 약지)은 편안하게 서로 닿게 위치한다. 그리고 나서 깊이 숨을 들이마시면 양손의 검지/중지/약지 사이가 벌어지면서 흉곽과 복부의 확장을 느낄 수 있다. 이러한 확장을 느끼면서 잠시 숨을 멈춘 후(유지기), 최소한의 호흡의 압력을 사용하여 안정되게 치찰음인 /s/나 /z/를 소리낸다.[6] 이때 숨이 서서히 쓰이므로 복부는 천천히 안쪽으로 당겨질 수 있지만, 흉곽은 무너지지 않도록 하며 몸의 확장을 유지한다.

(4) 회복기

회복기는 호흡주기의 마지막 단계로 이는 호흡을 포함한 발성, 공명, 조음에 사용되었던 모든 근육들이 이완을 하는 단계이다. 가창 시 호흡주기에서의 회복기는 시간적 제약으로 인해 일반적인 호흡주기에 비해 짧다. 그렇다고 해서 근육들이 회복하는 단계가 불충분하게 이행될 시, 계속적인 근육의 긴장을 야기하므로 주의한다.

2. 호흡조절의 종류

가창발성에서 흔히 언급되는 호흡의 종류는 흉식호흡*chest or thoracic breathing*과 복식호흡*abdominal or diaphragmatic breathing*으로, 이는 발성 시 소비되는 숨을 의식적으로 조절하기 위하여 흔히 호흡조절*breath control*의 개념으로 설명되기도 한다. 또한 이외의 호흡조절방법으로 등 호흡*back breathing*이 추가되기도 한다. 그러나 이러한 호흡조절 방법들은 가창 시 소리*tone production*의 질*quality*을 향상시키거나 실제로 호흡을 조절하고, 나아가 효율적으로 사용하는 데 크게 영향을 미치지 않는다는 연구결과들이 존재하기도 한다. 오히려 한 가지 호흡조절 방법에만 의존하는 경우, 여러 근육과 조직들의 복합적인 상호작용으로 이루어지는 가창호흡의 본질에서 크게 벗어나기 때문에 효과적인 호흡의 효율성을 기대하기 어렵다. 호흡기관들을 직접적으로 조절을 해야 한다는 잘못된 생각들은 오히려 성악적인 기술들의 발전을 방해하는 요소들이다. 올바른 호흡은 횡격막의 운동에 영향을 주는 늑간근*intercostal muscles*, 복부근*abdominal muscles*뿐 아니라 등 근육들까지 포함되는 몸통 전체의 근육들을 통한 조화로운 상호협동작용이 선행되어야 효과적으로 실행될 수 있다.

1) 흉식호흡 *chest or thoracic breathing*

흉식호흡은 호흡 시 가슴 부위에 긴장과 팽창을 느끼는 호흡방법들을 통칭하며, 주로 성악을 시작하는 초보 성악도에서 흔히 나타나는 호흡방법이다. 긴장과 팽창을 느끼는 부위에 따라 다음과 같이 세부적 명칭으로 나누기도 한다.

(1) 쇄골 호흡 *clavicular breathing*

상흉부호흡*upper-chest breathing*이라고도 불리는 쇄골 호흡은 어깨와 쇄골 부위에 긴장이 유발되는 호흡방법으로, 어깨의 움직임을 관장하는 근육들에 의해 흉곽과 가슴 부위도 함께 올라간다.[10] 일반 여성들의 자연스러운 호흡에서도 자주 관찰되는 이 호흡방법은 구부정한 자세로 비교적 장시간 책상에서 생활해야 하는 초등학교 저학년 학생들에게도 종종 나타난다.[7] 이 호흡방법은 흡기 시 가슴이 들어 올려지면서 상복부도 동시에 몸 쪽으로 당겨지기 때문에 깊은 호흡을 위한 횡격막의 충분한 하강운동을 방해할 뿐 아니라, 흉곽을 들어 올리기 위한 불필요한 에너지의 낭비로 인해 가슴과 어깨근육의 긴장이 발생되어 발성 메커니즘에 악영향을 끼칠 수 있으므로 반드시 지양해야 하는 호흡방법이다.

쇄골 호흡은 학생들의 구부정한 자세에서 대부분 야기되므로 기본적으로 균형 있게 정렬된 자세를 유지하며, 가슴을 너무 높이 올리지 않고 깊게 호흡하는 연습을 반복하여 충분히 몸에 익힌 후 음악적인 테크닉 연습을 시행하도록 한다. 가슴부를 똑바로 펴지 못하는 학생들은 등이 바닥에 닿을 수 있도록 누워서 호흡하게 한다. 누워서 호흡하는 연습은 몸의 불필요한 긴장을 이완시키면서도 자세의 정렬을 유도할 수 있으므로 교육현장에서 빈번하게 사용된다. 이때 상복부 부분에 무게가 나가는 책 등을 올려놓고 연습하면 흉부에 주어졌던 불필요한 긴장들이 이완되면서 온전히 횡격막과 복부근들의 움직임을 느낄 수 있다.[7]

(2) 늑골 호흡 *costal breathing*

하흉부호흡*lower-chest breathing*의 다른 명칭인 늑골 호흡은 흡기 시 흉곽의 횡행 확장*transverse dimensions*[10]을 강조하므로 학생들은 흉곽의 팽창을 지탱하려는 과오를 범하기도 한다. 어린 학생들이나 여성들에게서 관찰되는 상흉부호흡과는 다르게 늑골 호흡은 주로 반복되는 잘못된 학습의 결과로 나타나기도 한다. 흡기 시 횡격막이 연결되어 있는 흉곽부분의 팽창과 더불어 호기 시에도 흡기와 같은 부분에서의 호흡의 압력을 요구하므로, 이를 위하여 학생들은 흉곽을 바깥쪽으로만 밀어내려는 시도를 하게 되고, 이때 복부 근육들은 상대적으로 안쪽으로 밀려 들어가게 된다.[7]

"배를 안으로, 위로 밀면서 노래하라"라는 표현은 늑골 호흡과 관계된, 횡격막을 가장 낮은 위치에 고정할 수 있다는 잘못된 이해로 흔히 행해지는 관습적 표현이다. 실제 횡격막은 하복부에 위치하거나, 하복부의 근육에 닿을 정도로 심하게 하강하지도 않는다. 복부를 안으로 밀어 넣으면 횡격막은 강제로 상승하게 되고, 이러한 동작은 폐의 부피를 급격히 감소시킨다. 이때 성문하압이 상승되면서 균형 있고 일정한 에너지의 전달을 불가능하게 한다. 또한 급격히 상승한 성문하압에 대한 보상작용으로 후두부근육에 과도한 긴장을 유발하여 무리를 준다.

앞서 언급했듯이 늑골 호흡 시 주된 몸통*torso*의 움직임은 횡행 확장이기 때문에 학생들의 팔꿈치가 종종 바깥쪽으로 향하기도 한다. 이때 학생들은 바른 자세를 유지하기 위해 상체에 지나친 긴장을 하게 되고, 이러한 현상들은 오히려 횡격막의 움직임을 제한하여 가창에 필요한 충분한 호흡을 방해한다. 부자연스러운 늑골 호흡을 개선하기 위해서는 상체의 지나친 긴장을 완화하고, 흡기 시 자연스러운 흉곽의 확장과 함께 상복부의 확장을 동시에 유도해야 한다.

2) 등 호흡 *back breathing*

등 호흡은 흡기 시 등 근육(특히 광배근*latissimus dorsi*)의 팽창만을 강조하기 때문에 다른 부분들의 조화로운 확장들을 간과하는 오류를 범할 수 있다. 등 호흡을 용이하게 하기 위해 어떤 가창교사들은 종종 '어깨를 앞쪽으로 끌어당기며 머리, 목, 몸통이 앞으로 향하게 호흡하기'[7]를 요구하기도 하는데, 이는 자연스러운 복부 확장을 방해하고 흉곽근육들을 경직시켜 유연성을 감소시키는 좋지 않은 방법이다. 어깨는 살짝 바깥쪽과 아래쪽으로 위치시키는 바른 자세를 유지해야 한다.

흡기 시 등과 흉곽이 확장되는 것은 사실이지만, 이는 자연스러운 상복부의 확장이 없는 등이나 흉곽 부분만의 확장만을 의미하는 것은 아니다. 한 부분만을 집중해서 팽창시켜야 한다는 생각은 횡격막의 원활한 상하운동을 방해하여 호흡에너지를 낭비할 뿐 아니라, 호흡의 낭비로 인한 보상작용으로 성대 주위 근육들의 불필요한 긴장을 초래할 수 있다. 늑골 호흡과 등 호흡이 그 예이다. 그러나 상복부의 자연스러운 확장에 집중을 하면서 호흡을 하면 오히려 늑골(또는 흉곽)과 등은 저절로 열리며 충분히 깊은 호흡을 실행할 수 있다. 이때 상/하 흉부와 등을 팽창시킬 때 불필요하게 쓰였던 많은 양의 에너지보다 훨씬 적은 양의 에너지가 쓰이기 때문에 처음에는 생소할 수 있으나, 이러한 몸통 전체의 조화로운 확장이 올바른 발성의 시작이 될 수 있다.

3) 복식호흡 *abdominal or diaphragmic breathing*

파리에서 활동했던 헝가리 출신 의사였던 Louis Mandl에 의해 1855년에 처음으로 소개되었던 복식호흡은 다음과 같은 상호 반대되는 두 가지 개념들을 포함한다.[10] 첫 번째 개념은 하복부 근육들*lower abdominal muscles*의 팽창을 통한 횡격막의 하강을 중요시하는 방법으로, 독일 악파에서 주장하는 복부를 밖으로 내미는 자세인*Bauchaussenstütz*와 일맥상통한다. 이는 복부의 압력을 증가시키며 흡기 시 복부근들이 바깥쪽과 아래쪽으로 움직이도록 하여 하복부 부분에 돌출이 유발된다.

이 호흡은 흡기 시 확장된 흉곽의 복원력에 의해 호기 시 이완되어 제자리로 가려는 횡격막의 운동을 제한할 수 있다. 이러한 호흡을 강조하는 가창교사들은 종종 '깊은 숨을 배꼽까지 들이마시고 나서 아랫배를 밖으로 밀면서 노래하라'[7]는 지시를 하곤 하는데, 이는 흡기 시 횡격막이 최대한 하강했던 그 위치에 횡격막을 고정시키려 하는 시도로 긴장을 유발시켜 호기 시 호흡근육들의 불균형을 초래한다.

가창 시 흡기근들*inspiratory muscles*과 호기근들*expiratory muscles*은 서로에 대한 저항력을 유지하면서도 폐 안에 들어온 숨을 호기근들이 균형 있게 조절하며 몸 밖으로 배출해야 한다. 그러나 복부를 밀어 내려 흉곽과 흉골이 몸 안쪽으로 이동되는 복식호흡은 흡기근들의 작용이 호기근들보다 강하기 때문에 학생들은 원활한 호흡의 배출을 위해 '흉부를 짜내거나 허리 뒤쪽을 구부리는'[7] 행동 등의 하복부의 팽창을 유도하는 동작들을 실행하게 된다. 이러한 동작들은 폐의 부피를 오히려 감소시키고, 나아가 성문하압을 상승시켜 성대의 저항력과 후두부의 긴장을 초래하여 무겁고 눌린 발성을 유발하므로 맑은 음색을 요하는 고음역대의 가수들은 반드시 지양해야 한다.

하복부의 팽창만을 중요시하는 첫 번째 복식호흡의 개념과는 반대되는, 복식호흡에 대한 두 번째 접근은 흉강의 팽창과 늑골 간의 자연스러운 확장을 위해 복부의 압력과 근육들이 안쪽과 위쪽으로 느껴진다는 개념이다.[10] 이러한 복식호흡의 개념은 기관의 압력*tracheal pressure*을 감소시키고, 동시에 성문을 자연스럽게 닫히게 하여 호흡의 흐름을 조절하여 소리를 고르게 내는 목적을 가진다. 이러한 호흡의 과정은 복부근들과 등근육들, 늑간근들과 횡격막, 후두부의 위치조정을 주관하는 현수근들*suspensory muscles* 간의 극히 복잡한 상호협력관계 안에서 긴밀하게 이루어진다. 이는 다음에 설명할 아포지오 호흡방법과 도 연결될 수 있는 호흡에 대한 개념이다.

3. 아포지오 호흡

1) 정의

19세기 이래로 현재까지의 올바른 호흡방법에 대한 과학적인 연구들 중, 이탈리아 성악 악파의 아포지오 호흡이 성악발성에서 가장 기본적이면서도 중요한 호흡조절 방법으로 인정되어 사용되고 있다. 아포지오는 이탈리아어인 'appoggiarsi a'[7]로 부터 파생된 단어이고, '~에 기대다', '의지하다', '유지하다', '접촉하다' 등으로 번역된다.[11] 정통 이탈리아 성악 악파에서의 아포지오란 흔히 호흡조절 방식의 한 형태로 주로 몸통과 목의 근육 및 기관들이 서로 병행하여 균형을 유지하는 것으로 설명되기도 하지만, 좀 더 넓은 의미로는 이러한 호흡 조절뿐 아니라 성문상부*supraglottal*의 공명기관들까지 조절하는 성악 테크닉의 한 형태로도 설명되고 있다. 또 다른 의미로는 가창자의 발성 시, 근육의 긴장을 느끼는 복부 또는 흉부의 부분(예를 들어 횡격막의 아포지오, 가슴의 아포지오)들을 지칭하거나, 또는 경부의 공명을 느낄 수 있는 안면강*facial cavity*의 부분들(예를 들어 치아의 아포지오, 구개의 아포지오, 목 뒷부분의 아포지오 등)을 지칭하기도 한다.[8]

2) 아포지오 호흡방법

일반적인 호흡주기와는 다르게 노래할 때의 아포지오 호흡의 주된 목적은 흉골과 흉곽을 흡기 자세*inspiratory posture*로 유지하여 호기를 만드는 흉곽의 복원작용(횡격막의 급격한 상승)을 지연시키고 발성에 필요한 호흡주기를 연장함에 있다. 또 다른 목적은 성대가 주는 저항의 크기에 알맞은 정확한 양의 공기 흐름을 조절하여 호흡, 발성, 공명 시스템 사이의 균형을 유지하는데 있다. 흡기 시 폐는 꽉 찬 느낌보다는 편안한 느낌이 들도록 해야 한다. 숨으로 꽉 찬 폐는 근육에 긴장감을 느끼게 하고, 이로 인한 빠른 호기를 유발하여 효과적인 발성을 기대할 수 없다. 이와 반대로 적당한 양의 호흡을 했을 경우, 쓰였던 호흡을 다시 보충할 수 있으므로 더욱 긴 프레이즈의 노래들을 할 수 있다. 또한 흡기 시 숨을 잡고 있는*holding* 느낌은 충분한 호흡을 방해한다. 이는 오히려 흉골부와 복부근육의 긴장상태를 유발하여 가창자가 지양해야 할 성문닫힘*glottal closure*을 야기시킨다. 조용히 편안하게 들이마시는 호흡은 아포지오 호흡의 특징이다. 입을 너무 많이 벌리거나 소리 내어 들이마시는 호흡은 목근육에 지나친 긴장을 주고, 더 나아가서는 성악 테크닉에 영향을 미치므로 지양해야 한다.

3) 아포지오 호흡의 자세

아포지오 호흡에서 중요시하는 자세는 흔히 말하는 '귀족적인 자세*noble posture*'이다. 무대 위의 발레리나 자세를 상상하면 도움이 될 것이다. 이 자세는 흉골, 흉곽, 앞/옆면의 복부벽*front/ lateral abdominal wall* 근육들의 상호작용을 도와 발성을 위한 올바른 호흡조절이 잘 이루어질 수 있도록 한다. 먼저 신체의 중심축이 일직선이 되도록 머리, 목, 몸통, 엉덩이, 다리까지 정렬한다. 체중은 발바닥에 두지만, 체중을 한 곳에만 두지 말고 이동 가능하도록 한다. 흉골이 살짝 들리는 자세를 취함으로 흉곽의 충분한 확장을 돕는다; 왜냐하면 흉골이 내려가면 흉곽은 확장되기 힘들고, 호기 시 횡격막은 빠르게 올라가기 때문이다. 어깨는 자연스럽게 내리고, 상복부와 하복부는 안팎의 근육들의 균형을 느끼며 편안함을 유지한다. 이때 최소한의 자세 변화를 원칙으로 한다.

4) 아포지오 호흡에 쓰이는 근육[1]

아포지오 호흡은 횡격막의 운동에 영향을 주는 흉곽 근육, 복부근육뿐 아니라 등 근육까지 포함되는 몸통 전체의 근육들의 조화로운 협동작용이 뒷받침되어야 효과적으로 실행될 수 있다. 횡격막은 흉강과 복강을 나누는 근육성의 막으로 흡기에서 수축하여 내려가고 발성 또는 조절호기에서 이완되어 수동적으로 올라간다. 횡격막 신경*phrenic nerve*에 의해 조절되는 횡격막은 의식적/무의식적인 두 가지 조절이 모두 가능하여, 일반호흡 시 무의식적으로 조절되기도 하고 가창이나 심호흡과 같은 호흡운동 시 의식적으로 호흡을 조절하게 된다. 가창 시 의식적인 호흡운동은 반복적인 훈련을 통해서 패턴화시킬 수 있으므로, 가창자는 흉곽근육과 복부근육들을 조절하는 방법을 습득하고 반복 훈련을 통하여 이들이 무의식적으로 조절될 수 있도록 한다.

(1) 늑간근

흉곽근육 중 늑간근*intercostal muscles*들은 일반적인 호흡주기 동안 성문하압의 변화에 영향을 준다. 외늑간근*external intercostal muscles*은 늑골*ribs*과 거의 직각으로 배치되어 있고, 늑골의 하연에서 시작되어 전하방으로 지나며 바로 밑 늑골의 상연에 붙는다. 내늑간근*internal intercostal muscles*은 늑골에서 약간 기울어진 상태로 평형에 가깝게 배치되어 있고, 늑골의 상연에서 시작되어 전상방을 지나며 바로 밑 늑골 하연에 붙는다. 외늑간근은 흡기에서 늑골을 들어 올려 흉곽의 확장과 폐의 팽창을 유도하고, 내늑간근은 호기에서 늑골을 안으로 끌어당기는 기능을 한다(그림 28-8).

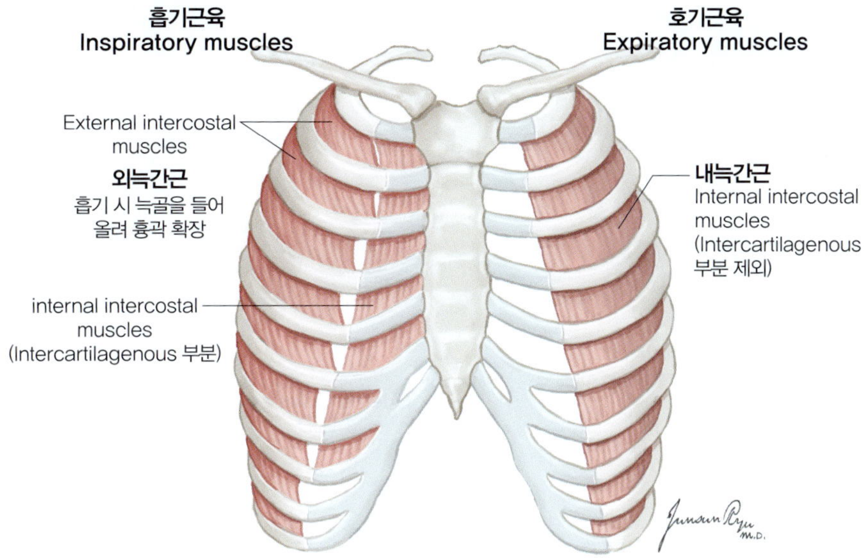

그림 28-8 외늑간근과 내늑간근.

(2) 복부 근육

발성 시 배출되는 숨은 복부가 아닌 폐에 있던 것이 하복부의 압력에 의해 밀어 올려지는 것이다. 그러므로 복부의 압력을 조절하는 것이 아포지오 호흡의 기초가 된다. 흡기 시 흉골부터 하복부까지 살짝 밖으로 나올 수는 있지만, 이보다 더 중요하게 밖으로 향하는 움직임이 일어나야 할 부분은 양 옆구리 부분이다.[8] 이 동작은 앞서 언급했던 하복부 벽을 힘으로 밀어내려는 첫 번째 복식호흡방법과는 구분되어야 할 것이다. 들숨을 쉬고 몸의 확장을 느낀 후 발성을 시작하면 거의 감지할 수 없는 안으로 향하는 움직임들이 하복부, 옆구리 부분, 허리 뒷부분에서 느껴진다. 횡행 확장*transverse expansion*은 흡기 시 행해져야 하고 이를 주로 관장하는 근육들은 복부근육들인 복횡근*transverse abdominis*, 내복사근*internal oblique abdominis*, 외복사근*external oblique abdominis*, 복직근*rectus abdominis* 등이 있다.

복부근육들은 서로 포개져서 위치해 있는데, 제일 안쪽에 있는 근육이 복횡근으로 복부 측면에 가로지르는 근육이다. 이 근육은 골반*pelvis*과 장골 부분*hip region*에서 시작되어 일곱 번째부터 열 두 번째 늑골에 연결되어 있고 옆면에서 앞면으로 갈수록 살짝 하향곡선을 그린다(그림 28-9).

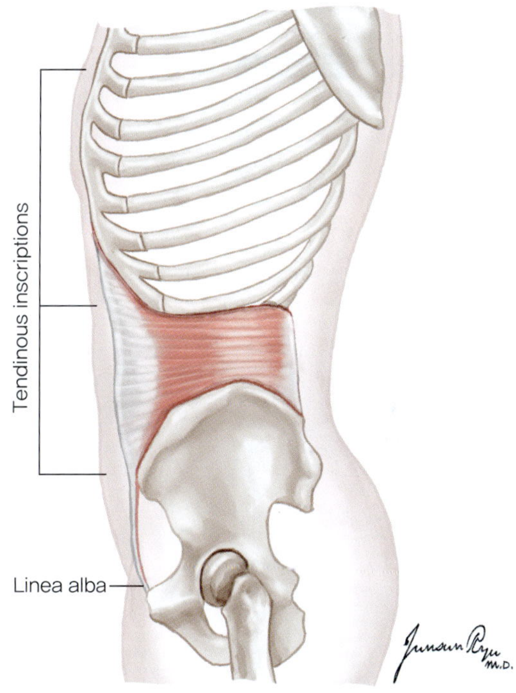

그림 28-9 복횡근.

내복사근은 복횡근 위, 외복사근 바로 아래에 위치한다. 외복사근과 교차하여 내늑간근과 같은 방향이다. 뒤쪽 근육섬유는 앞면 가운데로 가면서 위쪽 측면방향으로 뻗어 있고, 일곱 번째 늑골부터 열두 번째 늑골 하단부분과 내늑간근에 연결되어 있다(그림 28-10).

내복사근 바로 위에 위치한 외복사근은 앞에 설명한 편평한 측면 복부근육들 중 가장 크고 중요하며 가장 표면에 있다. 근육이 여덟 개로 갈라져서 다섯 번째부터 열 두번째 늑골의 연골에 부착되어 있고, 앞면 가운데로 갈수록 아래로 뻗어있다. 이 근육은 내복사근과는 교차방향으로 뻗어있다. 외복사근이 연결되어 있는 흉곽 등쪽 아래 열한 번째와 열두 번째 늑골은 호흡조절에 없어서는 안 될 중요한 기능을 담당한다(그림 28-11).

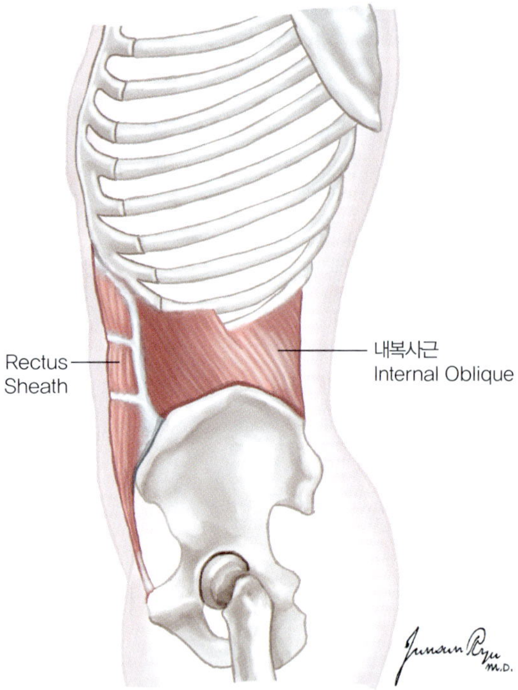

그림 28-10 **내복사근.**

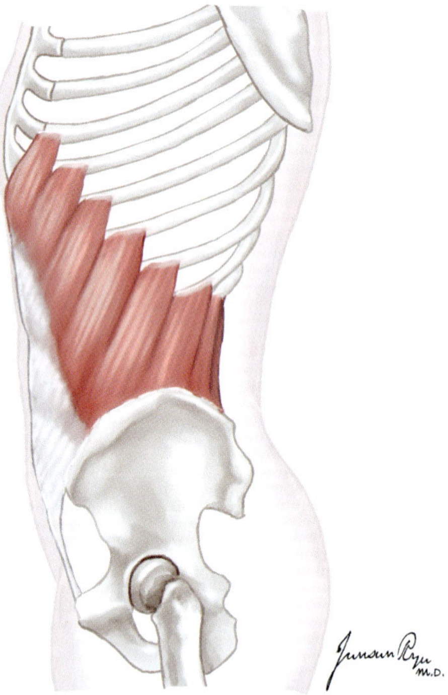

그림 28-11 **외복사근.**

복부근육 중 가장 표면에 위치한 네 번째 근육인 복직근은 복부 앞면 전체에 상하 방향으로 위치한 편평한 근육이다(그림 28-12). 이 근육은 치골부분*pubic region*부터 흉골의 가장 아랫부

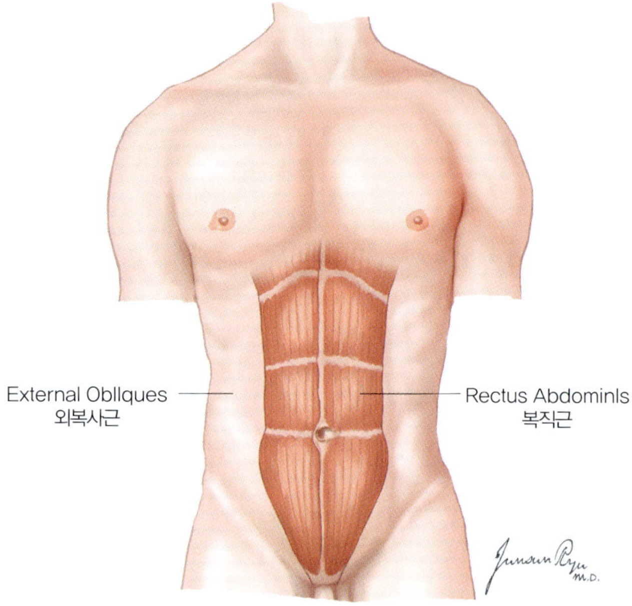

그림 28-12 **복직근.**

분까지 뻗어있고, 다섯 번째에서부터 일곱 번째 늑골에 부착되어 있다. 복직근은 복부 앞면에 비교적 위쪽에 위치하므로 호흡조절의 기능을 담당하는 다른 세 개의 복부근육들보다는 등한시 여겨지는 경향이 있다. 이 외 호흡과 직접적인 연관은 없지만 아포지오 호흡에 도움을 주는 근육들로 승모근*trapezius*, 흉쇄유돌근*sternocleidomastoids*, 거근*serratus*, 광배근*latissimus dorsi* 등이 있고,[2] 머리가 이 근육들을 중심축으로 자리를 잡으면 후두의 위치가 일정하게 유지되면서 지탱된다.[9]

5) 아포지오 습득 방법

발성 시 호흡주기를 길게 연장시키는 능력을 향상시키는 것은 가창자라면 누구나 훈련을 통해 습득해야 한다. 올바른 발성에 알맞은 적당한 양의 호흡으로 연습할 수 있는 간단한 소리시작 패턴*onset pattern*들의 반복을 통해 흡기 근육들을 훈련하고 호흡을 조절하는 능력을 체계적으로 확립한다면 이러한 능력은 향상될 수 있다. 간단한 소리시작 연습들은 발성과 호흡주기 동안 안정된 자세를 유지하도록 도와주어 복부, 가슴, 목 뒷근육을 개발하고, 후두와 호흡근육 사이의 조절능력을 증강시켜 올바른 발성을 실행할 수 있게 해준다. 발성을 할 때마다 가창자는 흡기자세를 유지하는 것이 중요하며, 그렇게 함으로써 복횡근, 내/외복사근이 협력하여 아포지오를 이룬다.

아포지오를 통한 호흡조절은 호흡 지탱*breath support* 방법과는 상반된 개념으로 이해되어져야 한다. 호기를 조절할 때 배를 안으로 밀어 넣는다든지*in-and-up method*, 반대로 복부벽을 밖

으로 미는*down-and-out method* 방법들은 근육들에 불필요한 긴장감을 유발하는 매우 위험한 방법들이다. 아포지오에 의한 호흡을 통한 들숨 시 복부근육들의 움직임은 촉각을 통해 알 수 있다. 앞에서 언급했던 복부근육들의 시작이 대부분 골반 부근에 있고 등쪽 11~12번째 늑골을 포함하는 흉곽에 연결되어 있기 때문에, 그 부분에 손을 대면 늑골의 앞/뒷면, 몸통의 옆 복부벽과 뒷면 하부벽 모두 확장하는 것을 느낄 수 있다. 이러한 호흡연습을 상체를 앞으로 구부린 채로도 할 수 있는데, 주의할 점은 허리가 아닌 고관절부터 구부려야 한다.[1] 허리부터 상체를 구부리면 복부부분이 눌려지기 때문에 자유로운 호흡이 방해를 받게 되지만, 둔부와 골반을 중심으로 하여 고관절을 사용하여 상체를 구부리면 척추가 천천히 늘어나고 호흡을 위한 복부의 공간이 확보되어 보다 효과적인 호흡연습을 기대할 수 있다.[1,6] 이로써 호흡 지탱 방법에서의 인위적으로 복부벽을 밖으로 미는 방식이 아닌, 흡기 시 여러 근육들의 상호작용을 통한 진정한 아포지오 자세를 습득하게 되는 것이다.

다음은 음정을 포함하지 않은 아포지오 호흡연습들로, 시행되는 동안 몸통의 충분한 확장이 유지되도록 주의한다.

- 앞서 설명한 바른 자세를 하고 입을 살짝 벌린 상태에서 속으로 천천히 다섯까지 세며 편안하게 깊은 호흡을 한다. 이때 등, 옆구리, 윗배의 확장을 느낀다. 성대나 입술을 닫지 말고, 다만 횡격막이 수축된(또는 하강한) 상태를 유지하면서 숨을 멈춘 상태로 같은 템포로 다섯까지 센다. 같은 자세로 속으로 다섯까지 세면서 조용하게 숨을 내쉰다. 이때 고르게 숨이 나가도록 복부의 근육을 천천히 조절한다. 흡기-휴지기-호기의 한 세트가 끝나면 다음 세트를 시작하는데, 이때 점차 숫자를 늘리며 연습한다.[8]
- 흡기 후, 잠시 멈췄다가 호기에서 치찰음인 [s]를 길게 낸다(40~50초 정도). 이 연습의 목적은 발성 시 흉곽과 복부를 흡기의 상태로 유지하는 데 있다. 발성 시 호흡이 쓰이므로 복부는 천천히 안쪽으로 당겨질 수 있지만, 흉곽은 무너지지 않도록 하며 몸통의 확장을 유지한다.[8]
- 충분한 흡기를 거친 후 턱을 자연스럽게 떨어뜨린 상태로 스타카토로 부드러운 [ha][3] 또는 [f][8] 소리를 낸다. 처음에는 천천히 시행하다가 조금씩 템포를 빠르게 한다. 이때 복부근육들이 발성에 관련이 되는 것을 알 수 있지만, 가슴이나 흉곽의 움직임은 최소화한다.
- 이 밖에도 강아지들을 숨을 할딱거리는 모습을 모방한 '숨할딱거리기'*panting* 연습이 있다.[7] 입을 살짝 벌린 채로 숨을 들이쉰 후, 잠깐의 유지기를 거쳐 '숨할딱거리기'를 한다. 처음에는 느린 템포로 시작하고, 점차 템포를 빨리한다. 이때 한 손은 흉곽 아래 옆구리 부분에 두고, 다른 한 손은 복부에 두어 흡기자세를 유지하면서 복부근육의 움직임을 최소화하도록 노력한다.

이러한 호흡연습들이 원활히 시행된 후, 간단한 음과 음정들이 포함된 연습들을 시행한다. 개인의 목소리 타입에 맞는 편안한 음에서 시작하고, 익숙하게 연습이 된 후에는 점차 음정*pitch level*을 높이거나 내리도록 한다.

- 긴 휴지를 포함한 호흡재개*renewal of breath energy*와 소리시작 연습: 소리시작 후, 호흡을 재개할 수 있는 3박의 충분한 시간이 있으므로 가창 시 호흡주기(들숨기-휴지기-발성-회복기)를 위한 연습으로도 가능하다. 동일한 음에서 모든 모음으로 연습한다.

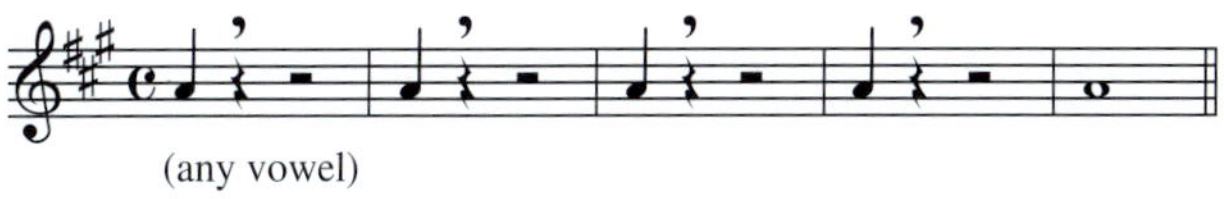

악보 1 긴 휴지를 포함한 호흡재개와 소리시작 연습.[8]

- 다양한 속도의 호흡재개 연습: 악보상에 표시된 모든 쉼표에서 호흡재개를 한다. 패턴이 연습된 후, 각 마디의 네 번째 박과 다음 마디의 첫 번째 박 사이의 쉼표에서는 새로운 숨을 쉬지 말고 살짝 끊는 느낌만 가지고 다음 마디의 첫 박의 음을 낸다. 이 연습은 이미 들이마신 호흡을 이용(흡기자세를 유지하고 복부근육을 사용)하여 성문을 이완시키는 능력을 향상시킨다.

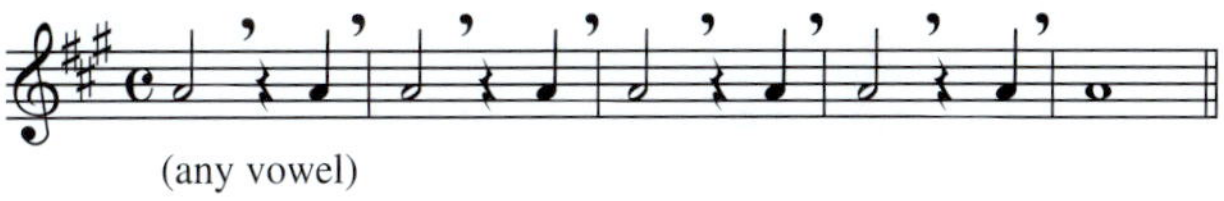

악보 2 다양한 속도의 호흡재개 연습.[8]

- 연결된 프레이즈 안에서의 빠른 호흡재개 연습: 빠른 속도의 호흡조절을 위한 연습이다. 처음에는 느린 템포로 시작하여 스타카토*staccato* 사이에 표시된 모든 쉼표에서 호흡을 한다. 점차 빠른 템포로 연습하여 패턴을 익힌 후, 표시된 쉼표에서 호흡재개를 하지 말고 가지고 있는 호흡(흡기자세를 유지하고 복부근육을 사용)으로만 스타카토를 시행한다.

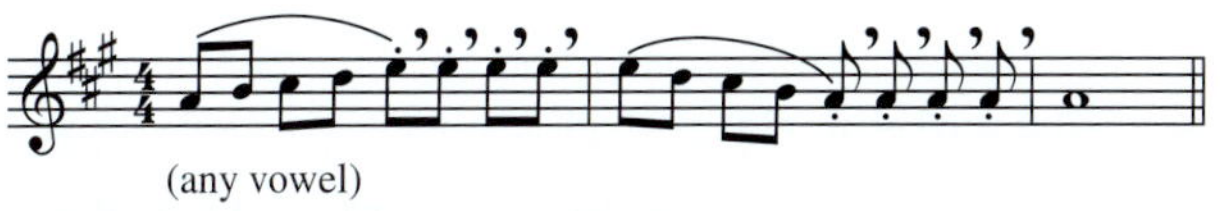

악보 3 연결된 프레이즈 안에서의 빠른 호흡재개 연습.[8]

다음은 좀 더 복잡한 음정과 리듬이 포함된 다양한 패턴의 아포지오를 위한 연습들이다.

- 허밍*humming*으로 프레이즈 연결 연습: 입술은 살짝 붙이고, 턱은 자연스럽게 떨어진 상태의 허밍으로 발성을 시작하여 공명 위치를 앞쪽으로 한 후, 흡기자세를 유지하면서 흉곽의 아랫부분(등, 옆구리, 복부)의 근육들의 작용을 느낀다.

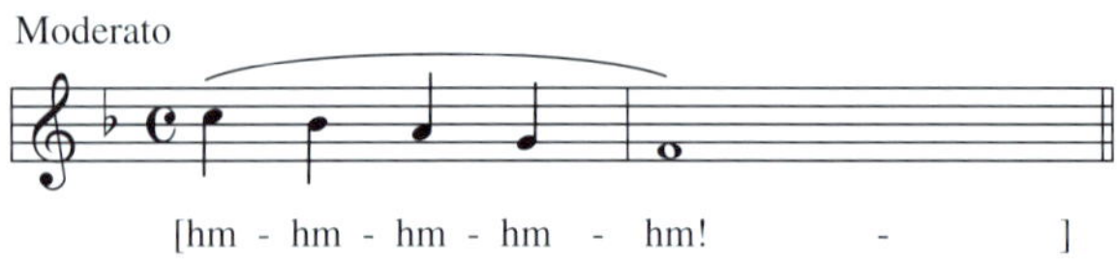

악보 4 허밍*humming*으로 프레이즈 연결 연습.[9]

- 분리된 허밍 연습: 호흡과 소리시작을 코를 통해서 하여 자유로운 성문개폐와 함께 조용한 호흡재개를 가능하게 한다.

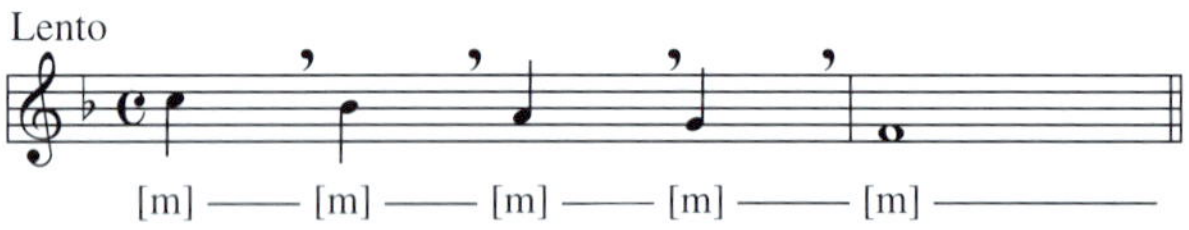

악보 5 분리된 허밍 연습.[9]

- 허밍과 모음의 교차 연습: 허밍과 모음의 소리시작 위치, 지속시간, 강도를 동일하게 유지한다.

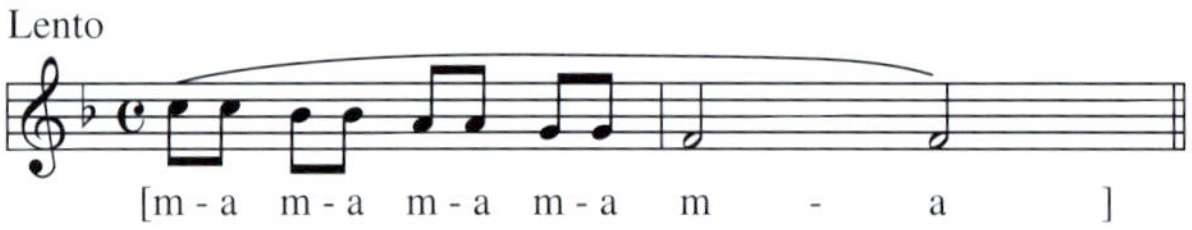

악보 6 허밍과 모음의 교차 연습.[9]

- [h]+모음 연습: 같은 음정으로 연습하고 다양한 템포로 연습 가능하다. 전설모음*front vowel*, 후설모음*back vowel*, 또는 설측모음*lateral vowel*, 원순모음*rounded vowel*을 교대로 사용하여 연습한다. 조용한 호흡재개를 통해 편안하게 확장된 흉곽을 유지하며 복부근육과 횡격막 운동의 연습을 강화한다.

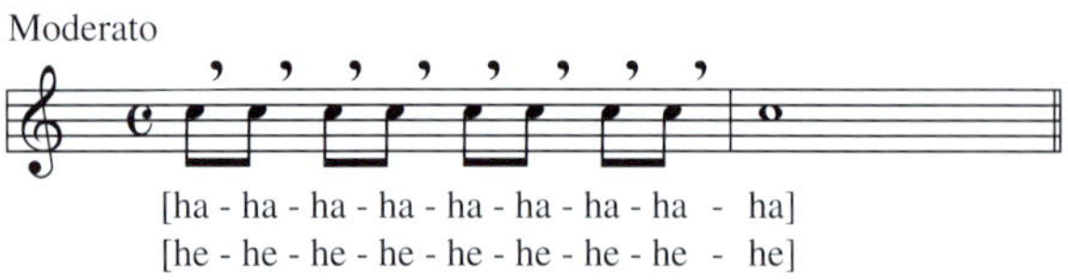

악보 7 [h]+모음 연습.[9]

- 단일음정에서의 세분화된 리듬 변화 연습: 단일모음을 사용하여 연습한 후, 설측/원순모음을 교대로 사용하여 연습한다. 호흡재개와는 상관없이 빠르게 발성된 각각의 음표 다음에 성문이 조용히 열리도록 훈련하여 후두에 고도의 유연성을 부가할 수 있는 연습이다. 발성과 호흡재개 시, 몸 전체는 곧은 자세를 유지하고 몸통의 움직임을 최소화하는 것이 관건이다.

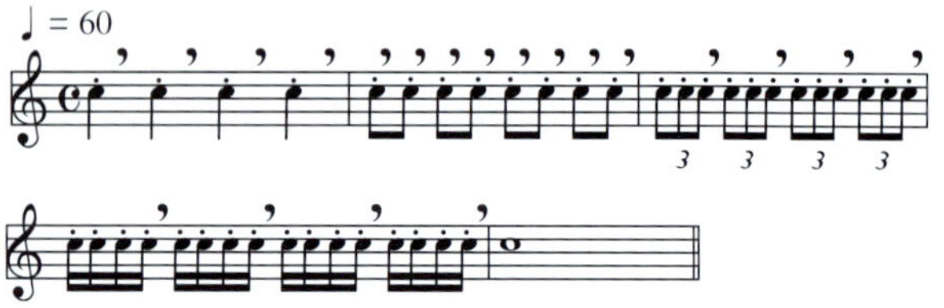

악보 8 단일음정에서의 세분화된 리듬 변화 연습.[9]

- 호흡재개와 레가토 연습: 짧은 소리시작 패턴을 시작으로 레가토 프레이즈로 끝맺는다. 길게 지속되는 레가토 프레이즈에서 복부벽이나 가슴상부의 움직임을 최소화하며 연습한다. 프레이즈 끝에서도 흉곽이 열린 상태가 무너지지 않도록 주의한다.

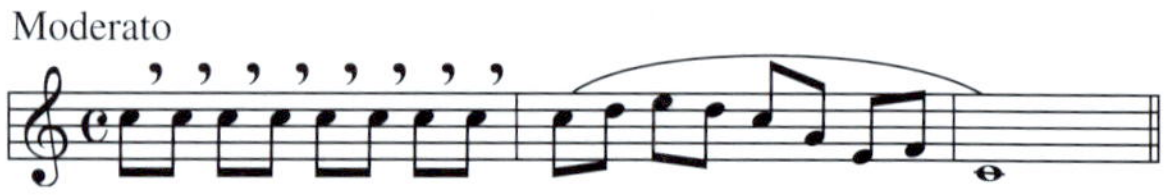

악보 9 호흡재개와 레가토 연습.[9]

- 3화음의 상행/하행 리듬 패턴 변화 연습: 편안한 음정에서 단일모음으로 시작하여 점차 음*pitch*을 높여 가며 연습한다. 모음의 동형진행*sequence*이 가능하다. 다양한 템포로 연습하여 호흡조절 능력을 향상시킨다. 짧은 리듬에서 스타카토할 때는 호흡재개와는 관계없이 빠른 성문개폐 능력이 중요하다.

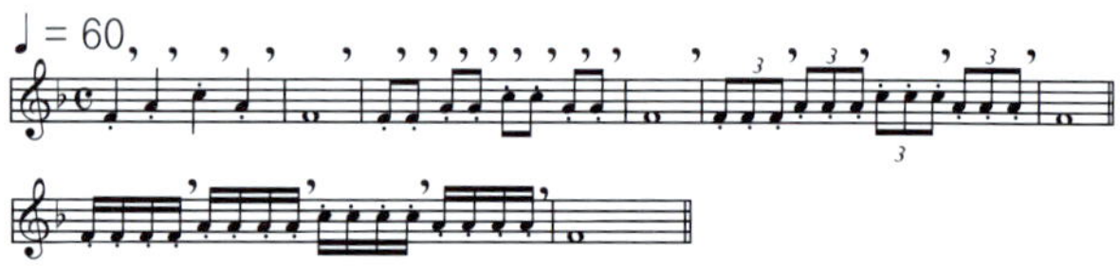

악보 10 3화음의 상행/하행 리듬 패턴 변화 연습.[9]

- 아르페지오*arpeggio*의 상행/하행 리듬 패턴 변화 연습: 소리의 유연성을 증가시킬 수 있는 연습이다.

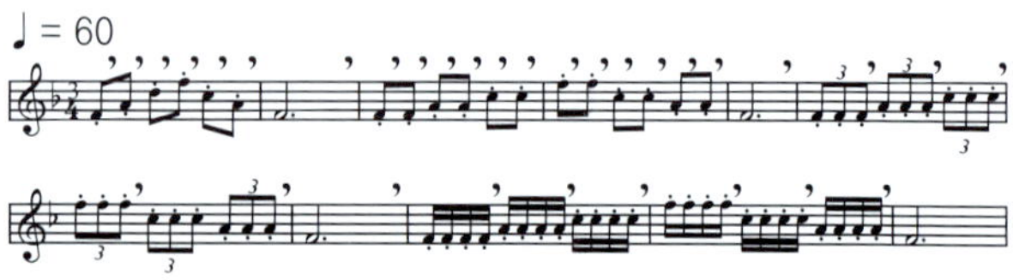

악보 11 아르페지오*arpeggio*의 상행/하행 리듬 패턴 변화 연습.[9]

성악발성에서의 올바른 자세와 호흡, 특히 호흡조절 방법으로서 널리 사용되고 있는 아포지오에 대한 일반적 개념과 뜻,

호흡방법, 아포지오에 쓰이는 근육들, 그리고 아포지오 습득을 위한 연습방법에 대해 알아보았다. 아포지오의 주된 목적들, 즉 흉골과 흉곽을 흡기자세로 유지하여 호기를 만드는 흉곽의 복원작용과 이와 동반된 횡격막 급격한 상승을 지연시켜 발성에 필요한 호흡주기를 연장하는 것, 또한 다양한 성대저항에 알맞은 정확한 양의 공기 흐름을 조절하여 호흡, 발성, 공명 시스템 사이의 균형을 유지하는 것을 숙지하고 앞서 제시한 아포지오 호흡을 위한 연습들을 연마한다면 보다 효과적으로 아포지오를 습득할 수 있을 것이다. 이러한 아포지오 호흡 방법이 성악 발성뿐 아니라 다른 공연예술발성 분야에도 바르게 적용되어 보다 효과적이고 건강한 발성으로 무대 위에서의 공연이 이루어지길 기대한다.

참고문헌

1. Allen, Mary Jean. "The Core of the Body and the Places of Dynamic Balance." *What Every Singer Needs to Know about the Body*. 4th Edition. San Diego, CA: Plural Publisging, 2020, pp.17-68.
2. Doscher, Barbara. *The Functional Unity of the Sining Voice*. Lanham. MD: Sacrecrow Press, 1994, pp. 11-16.
3. Bauer, Karen T. *The Essentials of Beautiful Singing: A Three-Step Kinesthetic Approach*. Lanham, MD: Scarecrow Press, 2013, pp. 9-12, pp. 22-23, p. 27.
4. Manén, Lucie. Bel Canto: *The Teaching of the Classical Italian Song-Schools, Its Decline and Restoration*. New York: Oxford University Press, 1987, pp. 27-28, p. 30-31.
5. McClosky, David B. *Your Voice at Its Best: Enhancement of the Healthy Voice, Help for the Troubled Voice*. 5th ed. Long Grove, IL: Waveland Press, 2011, p. 3, pp. 7-10.
6. MaCoy, Scott. *Your Voice: An Inside View*. 2nd ed. Delaware, OH: Inside View Press, 2012, pp. 80-81.
7. McKinney, James C. *The Diagnosis and Correction of Vocal Faults: A Manual for Teachers of Singing and for Choir Director*. Long Grove, IL: Waveland Press, 2005, pp. 33-39, pp. 46-55, pp. 56-64.
8. Miller, Richard. *The Structure of Singing: System and Art in Vocal Technique*. Belmont, CA: Thomson Learning, Inc., 1996, pp. 23-25, pp. 29-39,
9. Miller, Richard. *Training Soprano Voices*. New York: Oxford University Press, 2000, p. 40, pp. 44-47.
10. Reid, Cornelius. *Bel Canto: Principles and Practices*. New York: Joseph Patelson Music House, 1972, pp. 47-50, p. 147.
11. Reid, Cornelius. *A Dictionary of Vocal Terminology: An Analysis*. Huntsville, TX: Recital Publications, 1995, p. 13.
12. Rose, Arnold. *The Singer and the Voice: Vocal Physiology and Technique for Singers*. New York: St. Martin's Press, 1971.
13. 엄은실. "호흡조절방법." 『현대의학으로 바라본 발성: 공연예술발성』. 서울: 범문, 2022, pp. 60-71.

CHAPTER 29

서양음악 발성의 이해

강은현

I 서양 가창 역사의 기원과 발달

전반적인 서양음악과 마찬가지로, 서양 가창의 역사 역시 그리스-로마 문명과 유대교 문명의 융합에서 형성되었으리라 짐작할 수 있다. 다만, 현재 남아있는 기록이나 문헌 자료, 실제 작품이 단편적인 극소수에 불과하기 때문에 추측할 수 있을 뿐이다. 그런 의미에서 두 문명의 직접적인 후계자이자 양쪽 요소를 모두 아우른 고대 및 중세 가톨릭 교회음악은 현재 분명한 실체를 인식할 수 있는 서양 가창 역사의 출발점이라고 할 수 있다. 서양음악사에서 중세는 대략 450년경부터 1450년경 무렵까지를 가리킨다. 이 시대의 음악은 신을 찬미하는 종교적 작품이 중심이었다. 물론 세속적인 음악도 있었지만 아무래도 상대적으로 덜 중요했고 또 현재까지 남은 작품이 매우 드물어서 파악하기 힘들다. 따라서 가창에 대한 논의 역시 주로 종교적 맥락에서 이루어졌다.[14] 1025년 무렵 '귀도 다레초'는 찬미가 'Ut queant laxis'로부터 유래된 'Ut,re,mi,fa,sol,la'를 사용해 새로운 선율들도 쉽게 읽을 수 있는 방법을 발견해냈고 do,re,mi,-fa,sol,la,si,do로 정착되어 현재까지 사용되고 있다. 귀도 다레초의 기보체계 개선과 계명창법의 발명은 다성음악*polyphony*이 발전할 수 있는 중요한 요인이 되었다(그림 29-1). 세속 음악에서도 중세 후기부터는 기욤 드 마쇼 같은 작곡가들이 이른바 '궁정의 사랑'을 노래한 뛰어난 작품을 쓰기 시작했고, 또 고대 그리스 문명의 발견을 목표로 한 '르네상스(1450~1600)' 시대가 도래하면서 음악 역시 개인의 감정을 표현하는 데에 중점을 두기 시작했다.

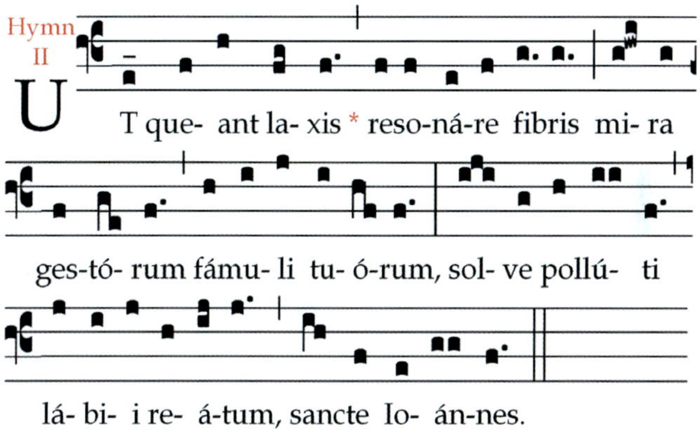

그림 29-1 귀도 다레초*Guido d'Arezzo*의 "Ut queant laxis".
출처: https://en.wikipedia.org/wiki/Ut_queant_laxis

1. 오페라의 등장: 벨칸토의 역사적 배경

르네상스 시대에서 바로크 시대로 넘어가며 음악은 16세기까지 이어진 대위법적인 다성음악의 양식에서 벗어나 화성적 다성음악인 호모포니*Homophony*라는 새로운 양식을 도입한다. 이는 16세기 말 피렌체의 바르디 백작의 집에 모여 새로운 음악 형식의 가능성을 비롯해 고대 그리스 예술의 부흥에 대해 논의했던 음악가, 시인, 학자, 귀족들의 모임에서부터 시작되었다. 이들은 음악이 갖는 감정적 효과를 인정하며 '가사와 감정 표현'에 집중하여 모노디*Monody*와 대사를 말하듯 노래하는 레치타티보*Recitativo*라는 새로운 양식을 창안했다. 모노디 양식이란 반주가 있는 단선율 노래로 가사를 분명하게 전달하기 위한 가창 양식이다. 모노디의 출현으로 가수들은 자유로운 개성적 표현이 가능해졌고 가사를 분명히 전달할 수 있게 되었으며, 이 양식은 오페라, 오라토리오, 칸타타의 모체가 되었다.

악보가 남아있는 최초의 오페라는 1600년 메디치 가의 결혼 축제 행사에서 초연된 야코포 페리와 줄리오 카치니의 '에우리디체'이며, 이후 이탈리아는 오페라의 황금시대를 맞이하게 된다. 가수들은 더 이상 엄격한 폴리포니 양식의 제약을 받지 않게 되었고, 자신들의 기량을 과시하며 성악적인 표현이 가능하게 되었다. 특히나 모노디 초기 발전의 하나인 '다카포*Da capo*' 아리아는 가수가 성악적인 기량을 유감없이 발휘하고, 즉흥 연주에 의한 음악적인 취향을 표현하는 도구가 되었다. 사람들은 가수들의 화려한 기량에 갈채와 찬사를 보냈으며 이들은 시대의 스타가 되었다. 이 시기가 바로 음악사에서 '성악의 황금시대'라고 불리던 시기이며 가창 예술은 그 정점에 이르렀고, 이 시기를 대표하는 가창 양식을 '벨칸토*Bel Canto*', 즉 아름다운 가창이라고 부르게 된 것이다.

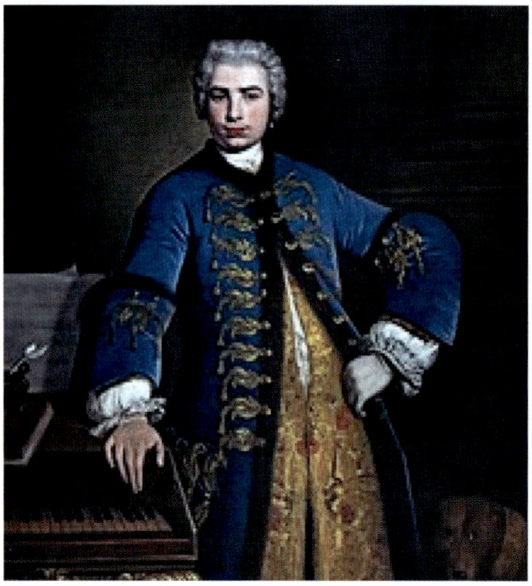

그림 29-2 Farinelli (1705~1782) 18세기 유럽의 대표적인 카스트라토.
출처: https://en.wikipedia.org/wiki/Farinelli

2. 카스트라토의 성행

성악의 황금기인 17~18세기의 가장 중요한 가수들은 '카스트라토*Castrato*'였다. 이들은 고음의 남성 가수로, 타고난 소리를 가진 어린 소년을 사춘기 이전에 거세한 다음 몇 년에 걸친 집중적인 성악 교육을 통해 양성했다. 자연스러움을 추구하는 발성 기법에 따라 억지로 후두와 목구멍을 조이지 않고 '가슴의 저항'으로 소리를 받쳐주는 방식의 발성과 함께 성구*passaggio*를 자연스레 넘나드는 기법을 구사하는 높은 수준의 발성 기법을 보여주었다.

이 시기 대표적인 성악가 파리넬리의 연주에 대한 평을 살펴보면 카스트라토들이 구사한 발성 기법의 이상을 알 수 있다. "그의 목소리는 하나의 경이로움 그 자체이다. 높은 성구와 낮은 성구가 모두 완전하고 힘차며 잘 울리고 풍부하다. 그의 뛰어난 자질은 음의 균일성, 성구의 통일성, 음을 증폭시키는 기법, 포르타멘토, 경이적인 경쾌함, 우아하고도 완벽한 가창 스타일, 찬양할 만한 트릴이다"(그림 29-2).[1] 이런 평가를 통해서 당시 성악가와 청중이 생각했던 이상적인 가창이 무엇이었는지를 엿볼 수 있다.

II 서양음악 발성지도의 역사

'벨칸토'라는 가창 양식 역시 오랜 발전 과정을 거친 뒤에야 최종적인 완성을 보았는데, 그 기원은 고대 이래 지중해 문명에 존재했던 감각적인 예술적 표현에서 태어났다고 추정할 수 있다. 그런 의미에서 가톨릭교회의 전례 단성가 전통은 매우 중요한 요소이다. 4세기 무렵부터 카논, 즉 가수들이 교회 전례에서 중요한 역할을 맡기 시작했다. 가령 실베스테르 교황이 314년에 로마에서 설립한 음악학교 '스콜라 칸토룸*Schola Cantorum*'은 본래 전례 성가를 연구하고 교육하기 위한 기관이었지만 자연스럽게 가창 기술에 대한 연구와 지도도 이루어졌다. 물론 경험적인 관찰에서 나온 훈련 원리에 기댄 발성 교육이 이루어졌겠지만, 레가토를 강조하는 부드럽고 유려한 가창 양식은 중세 교회 음악 연주에 큰 영향을 주었다. 또 최근 연구에 따르면 중세 교회 음악의 가창은 흔히 생각하는 것보다 훨씬 역동적이고 다채로웠으며 지역에 따라 뚜렷한 개성이 존재했던 것 같다. 중세 후기인 11세기로 접어들면 교회 음악 문헌에서 '노래에서 (아름다운) 음색은 리듬과 가사와 동등하게 중요한 요소이다'라고 선언하는 등 벨칸토 양식으로 이어질 뚜렷한 미학적 취향이 생겨났다.[14] 그 후 본격적인 의미의 벨칸토 가창은 르네상스 후기부터 대두되었다. 이 시기부터 인본주의의 영향을 받은 진보적인 작곡가들은 인간의 감정과 수사적 표현을 음악으로 표현하는 데 관심을 기울였고, 그에 따라 오페라를 비롯한 다양한 극적 세속 음악이 사랑받기 시작했기 때문이다.

17세기부터 18세기까지 '벨칸토 창법'이 꽃을 피운 시기의 발성 교육은 카치니의 〈신음악〉(Le Nuove Musiche)에 잘 드러난다. 카치니는 1601년 〈신음악〉을 발간하며 가창 예술의 3가지 목표인 정신적인 면의 표현, 음악의 미적인 면, 개인적인 예술적 재능 발휘를 제시하였다.[1] 그는 가창자의 자유로운 템포 조절로 인한 감정표현의 극대화와 첫소리의 중요성, 깨끗한 음질과 풍부한 울림의 중요성을 강조하였다. 즉, 벨칸토 발성의 이상이라 함은 넓은 음역, 풍부한 유연성, 저음부터 고음까지 통일성 있는 음색과 크고 잘 울리는 목소리였던 것이다.[11]

III 벨칸토의 쇠퇴: 후두내시경의 발명으로 인한 과학적 접근

하지만 바로크 후기에 이르면 화려하고 기교적인 음악을 선호하는 청중의 기호에 맞추어 가수와 작곡가들도 점차 극적 흐름이나 예술적인 구성보다는 가수의 명인기를 과시하는 음악에 몰두하게 되었다. 가령 17세기 후반이 되면 이탈리아 오페라는 등장인물들의 독창 아리아가 계속 교대로 이어지는 단순한 형식이 되었다. 18세기 후반 글루크를 위시한 몇몇 작곡가들이 오페라 개혁을 시도하면서 재정비가 이루어졌지만, 인본주의 사상의 전파와 시민혁명으로 예술적 미학과 대중의 취향이 점차 바뀌었고 시민 계급이 음악의 새로운 수요자로 떠올랐다. 이런 변화를 배경으로 19세기 초반에 카스트라토 가수들은 점차 오페라 극장에서 사라졌고, 좀 더 강한 소리를 요구하는 대중의 기호가 대두되면서 벨칸토 창법도 쇠퇴하기 시작했다. 통상적으로 19세기 초중반에 활동했던 로시니, 벨리니, 도니체티 등의 이탈리아 오페라를 벨칸토 시대의 마지막으로 본다.[13]

19세기 이후 오페라에서 카스트라토가 담당했던 영역은 점차 테너나 소프라노, 메조소프라노 가수들에게로 넘어갔다. 하지만 이들 역시 본질적으로 벨칸토 가창의 전통에서 벗어나지는 않았다. 가령 19세기 초의 테너 가수들은 대부분 카스트라토에게 가창을 배웠거나 그들의 영향을 많이 받아서 현대 가수들과는 달리 흉성과 두성을 자연스럽게 오가며 노래했다. 최초의 근대적 테너라 불리는 스페인 출신의 마누엘 가르시아*Manuel García*는 좀 더 무거운 음성을 추구하면서 처음으로 흉성에서 하이C를 노래했다고 전해지지만, 그 역시 카스트라토 가수들의 벨칸토 가창을 중시했고 실제로 완벽한 팔세토 가창 기술을 지닌 가수였다. 하지만 청중의 취향이 변하면서 점차 강한 고음이 인기를 끌게 되었고, 질베르 뒤프레*Gilbert Duprez*가 1837년에 파리 오페라 극장에서 역사상 처음으로 흉성으로 노래하는 하이C를 선보이면서 새로운 타입의 가수들*tenors di forza*이 대세로 떠올랐다. 가령 뒤프레는 직접 쓴 성악 교본에서 흉성을 가능한 한 높이까지 올려서 강한 효과를 내라고 주문했다. 이제 좀 더 무겁고 근육질적이며 웅변조의, 베르디–바그너–푸치니에 어울리는 가창 양식이 등장한 것이다.[10, 15]

이러한 과도기에 마누엘 가르시아 2세*Manuel García II*(파리 국립음악원 성악교수)가 최초의 후두내시경을 발명하여 후두 근육의 움직임과 성대의 생리학적인 작용을 영국왕립협회에 제출하게 된다. 그는 성악가라면 발성기관의 형성과 작용에 대해 과학적인 관심을 가져야 한다고 주장했고, 가창 시 성대 원음과 공명강 간의 효과를 분명히 구분함으로써 체계적인 방법으로 음질을 설명하려고 했다.[3] 이처럼 과학적 근거를 바탕으로 한 음성 연구가 시작되어, 20세기에는 음성학을 기반으로 한 다양한 발성이론들이 등장한다. 이러한 연구들은 과거 경험과 청각에 의존하여 판단했던 다수의 추상적 개념들을 과학적으로 명료화하여 체계적인 현대 발성테크닉 정립에 기여를 하게 되었다(그림 29-3, 29-4).

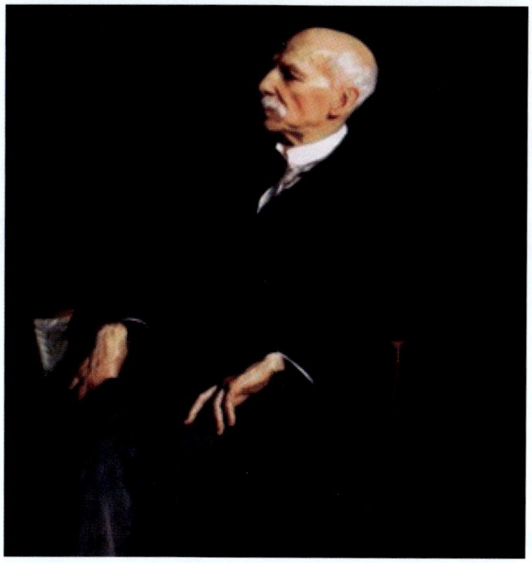

그림 29-3 **Manuel Garcia II (1805~1906) 파리 국립음악원 성악교사 시절 최초로 후두내시경을 발명하여 후두근의 움직임과 성대의 진동패턴 원리를 과학적으로 증명하였다.**
출처: https://dewintibbs.blogspot.com/2011/04/blog-post.html

IV 호흡과 자세

1. 호흡 메커니즘

호흡은 그 방법에 따라 쇄골호흡, 늑간호흡, 복식호흡 총 세 가지로 구분할 수 있다. 쇄골호흡은 가슴, 어깨 그리고 쇄골이 관여되는 호흡으로 목 근육에 긴장을 유발할 수 있으며 더불어 성대와 후두 근육에도 긴장을 유발한다. 이 호흡은 올바른 발성을 방해하고, 얕은 호흡만을 가능케 하는 비효율적인 호흡법으로 가창 시에는 사용하지 않는 것이 좋다. 늑간호흡은 늑골 사이의 근육 운동으로 인해 흉강이 팽창되는 호흡법으로 흉강의 앞과 뒤는 물론 옆구리까지 확장시키며, 호흡 조절 시 지탱해주는 역

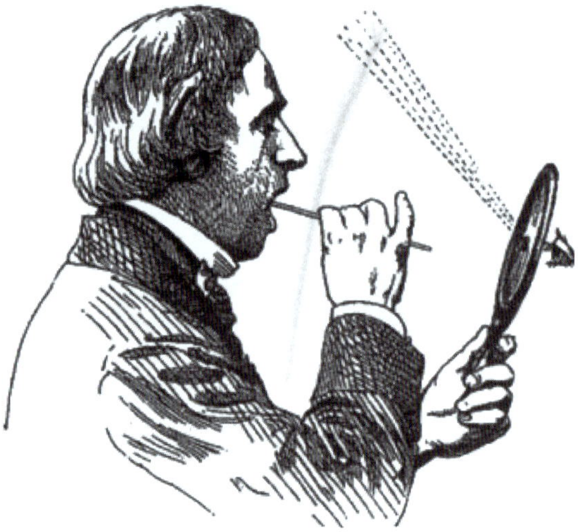

그림 29-4 **Manuel Garcia II 최초의 후두내시경 발명.** Manuel Garcia II는 치과용 거울과 햇빛을 이용해 자신의 성대를 관찰하였다.
출처: Observations physiologiques sur la voix humaine(1861)

할을 감당한다.

복식호흡은 횡격막을 위주로 훈련하는 호흡이기에 횡격막 호흡이라고도 한다. 복식호흡 시 횡격막은 면적이 늘어나며 팽창된 폐의 압력으로 하강한다. 그러면 복부 역시 연쇄적으로 압력을 받아 용적이 커지고 팽만해지는데, 이때 하복근을 당기며 상복부를 향하여 압박해줄 때에 상복부는 팽창된 채로 횡격막을 상향으로 압박하며 폐를 압축시켜 발성 시 강한 호흡의 작용을 돕는다. 복식호흡로는 흉강이 상하로만 확장되나 늑간호흡은 흉강의 전후방과 옆구리까지 확장되기 때문에, 두 호흡의 방식이 동시에 이루어질 때 성악발성에 가장 이상적인 호흡이 가능하다.

2. 아포지오 *appoggio*

보통 복식호흡은 흡기 시 배가 불룩해지고 호기 시 배가 꺼지는 것이 일반적이나, 가창 시 호흡은 조금 다르다. 흡기 시 횡격막이 하강하며 동시에 흉곽이 팽창하는 것까지는 같으나 성악가들은 호기 시 내뱉는 숨을 길게 유지하는 것이 중요하기 때문에 배를 일부러 집어넣지는 않고 호흡을 유지하면서 천천히 숨을 조절한다는 것에 차이가 있다. 이 호흡 조절방식을 이탈리아의 성악교사들은 호흡의 유지, 즉 아포지오*appoggio*라는 표현을 사용하였다.[3] 아포지오는 이탈리아어인 'appoggiare'의 명사형으로, 이는 '지탱', '기댐', '의지', '유지' 등으로 번역된다. 전통 발성에서 아포지오는 단순히 숨을 깊게 마시고 오래 내쉬는 것에만 집중하여 지도해왔지만 아포지오의 개념을 올바르게 인식하기 위해서는 호흡과 함께 반드시 성대의 벨브 역할을 인지해야 한다. 공기가 쉽게 배출되지 않도록 하는 성문저항*glottal resistance*과 호흡의 압력, 성대의 접촉률, 후두의 위치, 근육의 긴장과 이완 정도에 따라 아포지오는 영향을 받는다. 따라서 아포지오란 단순히 호흡에만 그치는 개념이 아닌 후두부분과 호흡근육의 균형 잡힌 조절, 즉 종합적으로 조절된 호흡과 발성기관의 기묘한 조화의 상태를 의미하며,[3] 이로써 횡격막의 급격한 상승을 지연시키고 발성에 필요한 호흡주기를 연장하여 보다 긴 프레이즈의 연주를 가능케 한다. 또한 성대가 주는 저항에 알맞은 정확한 양의 공기 흐름을 조절하여 호흡, 진동, 공명 시스템 사이의 균형을 유지하게 하는 성악가로서 필수적으로 익혀야 할 호흡 조절 테크닉이라 하겠다.

3. 자세의 중요성

가창 시 올바른 자세는 발성기관 주변 근육의 좋은 컨디션을 유지하고 근육 간의 협응과 길항 작용을 돕는다. 바르지 못한 자세는 호흡의 전반적 메커니즘에 장애를 초래할 뿐 아니라 불필요한 근육을 사용하게 되고, 필요한 근육에도 과도한 긴장감을 유발하므로 가창자는 훈련을 통해 올바른 자세를 습관화하며 매 가창 시 좋은 자세에 대한 인지가 필요하다. 발성에 있어 올바른 자세는 다음과 같다. 상체를 곧게 펴고 균형 잡힌 자세에 척추는 뻗어있으며 가슴은 약간의 아치형이 되게 한다. 이때 복부는 평평하게 세운 상태를 유지하며 팔은 몸 옆에 느슨히 놓여 있고, 발은 어깨넓이만큼 벌리는 것이 좋다.

V 후두

1. 후두의 위치

서양음악을 하는 사람들에게 후두의 위치에 대한 논란은 오래전부터 계속되어 왔다. 지금은 후두 위치가 아래쪽으로 고정되어야 한다는 것이 마치 정설처럼 되어있으나 그 위치는 발성과 소리에 대한 취향, 교육받은 전통에 따라 다르다고 할 수 있다. 후두는 음성을 생산하는 상자*voice box*인데 이것은 외후두근 중 위로 끌어올리는 근육과 아래로 끌어내리는 근육이 서로 밸런스를 이루며 후두가 고정되어야 내후두근이 성대를 조절하여 음의 높이를 조절하기가 원활해진다. 또한 음의 높이가 변화되거나 모음이 변하여도 후두 위치의 변화가 적을수록 좋은 가창을 할 수가 있게 된다. 후두 위치의 급격한 변화는 성대의 진동에 영향을 줄 뿐 아니라 공명강의 길이를 변화시켜 공명현상의 변화도 초래하여 고른 음질의 음성을 만들 수가 없게 된다.

후두의 높낮이의 변화는 크게 두 가지 부분에 영향을 미치게 된다. 첫 번째가 성대의 접촉률이고 두 번째가 성도, 즉 공명강의 길이에 변화를 준다. 이런 두 가지의 변화는 바로 호흡의 문제로 나타나는데, 이럴 경우 호흡이 원인인 것처럼 잘못 판단할 수가 있다. 후두 위치의 변화는 음색에 영향을 미칠 뿐만 아니라 발성 기능상에도 상당한 영향을 미치는데 보통은 자연스럽게 자신마다의 후두의 위치를 갖게 되나 잘못된 성역의 판단이나 지나치게 어릴 때 발성을 배운 경우, 발성을 잘못 배운 경우, 오랜 시간 어린이 합창을 하여 성악을 시작한 경우 후두 위치에 문제를 가지고 있다.[3]

2. 후두의 위치를 내리는 훈련

많은 사람들이 후두의 위치를 인위적으로 내리는 시도를 함으로써 많은 부작용을 겪었다. 후두를 내리게 하여 훈련하는 발성법으로 유명한 사람이 마에스트로 아르투로 멜로키 *Maestro Arturo Melocchi*이다. 그는 이탈리아 페사로 국립음악원에서 성악교사로 근무하였는데 유명한 이탈리아 테너인 마리오 델 모나코의 스승으로 그의 발성법을 멜로키 발성이라 한다. 이 발성법은 이탈리아에서 유행하던 발성법 중에 하나로 후두를 아래로 내리고 목을 최대로 열어 소리를 내는 발성법으로 유명하다. 그의 많은 제자들이 성악적인 성공을 거두면서 그는 한층 더 유명해졌는데, 원래 이는 러시아에서 사용하던 발성법으로 그의 발성에서 중요한 것이 후두를 강하게 아래로 끌어내리게 한 다음 목 안의 공간을 최대로 열어주고 강한 호흡을 하는 것이다. 이 발성법이 한동안 이탈리아에서 많은 인기를 누리면서 많은 발성의 아류들이 나타나게 되는데 성대의 생리적인 특성을 이해하지 못하는 사람들에게 과장되게 전해지면서 많은 성악가들이 잘못된 발성으로 어려움을 겪게 된다. 다음으로 자연스러운 후두 하강을 위한 몇 가지 훈련을 제안해 본다.

1. 복식호흡은 후두 하강의 가장 기본적인 방법이다. 복식호흡 호기 시 후두가 자연스럽게 아래로 떨어진다. 그러나 쇄골호흡을 할 경우 어깨와 가슴이 들리게 되고 후두는 순간 위로 상승하는 결과를 보인다.
2. 턱이 나오거나 등이 휘지 않게 하고 어깨를 잘 펼친 상태를 유지한다.
3. /우/ 또는 /오/ 모음을 이용하여 발성을 한다. 모음 중 /우/ 모음이 후두의 위치를 가장 낮게 한다.
4. /우/ 모음을 사용하여 발성을 시작한 다음 다른 모음 발성 시에도 /우/ 모음과 같은 위치에 후두가 놓이게 한다.[3]

VI 성대

성대의 진동 원리는 '베르누이 효과'로 설명할 수 있다(그림 29-5). 베르누이 효과란 유체의 위치 에너지와 운동 에너지의 합은 항상 일정하기 때문에 유체의 속력이 증가하면 운동 에너지 증가로 유체 내부 압력이 낮아지고, 유체의 속력이 감소하면 운동에너지가 감소하며 유체 내부 압력이 높아지는 공기역학의 원리이다. 이 원리는 성대의 개폐운동에 동일하게 적용된다. 성대의 진동 시 좁아진 성문 사이를 일정량의 공기가 통과하기 위해 빠른 속도로 지나가게 되는데, 이때 좁아진 성문 사이의 내부 압력이 낮아져 당기는 힘에 의해 양측 성대가 닫히게 된다. 생활 속에서 얇은 종이 두 장을 일정 간격을 유지한 채 들고 있을 때 가운데에 바람을 불면 종이가 서로 맞닿게 되는 원리와 같다. 닫힌 성대로 인해 성문의 아래쪽에 압력이 일시적으로 상승하면서 압축된 공기가 다시 성대를 밀고 올라가면 성대가 다시 열리게 된다. 이 개폐 운동을 반복하며 성대는 진동하게 된다(그림 29-6).

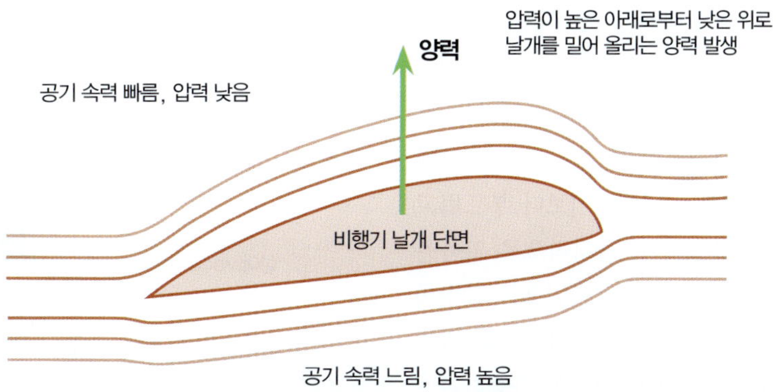

그림 29-5 **생활 속 베르누이 효과.**

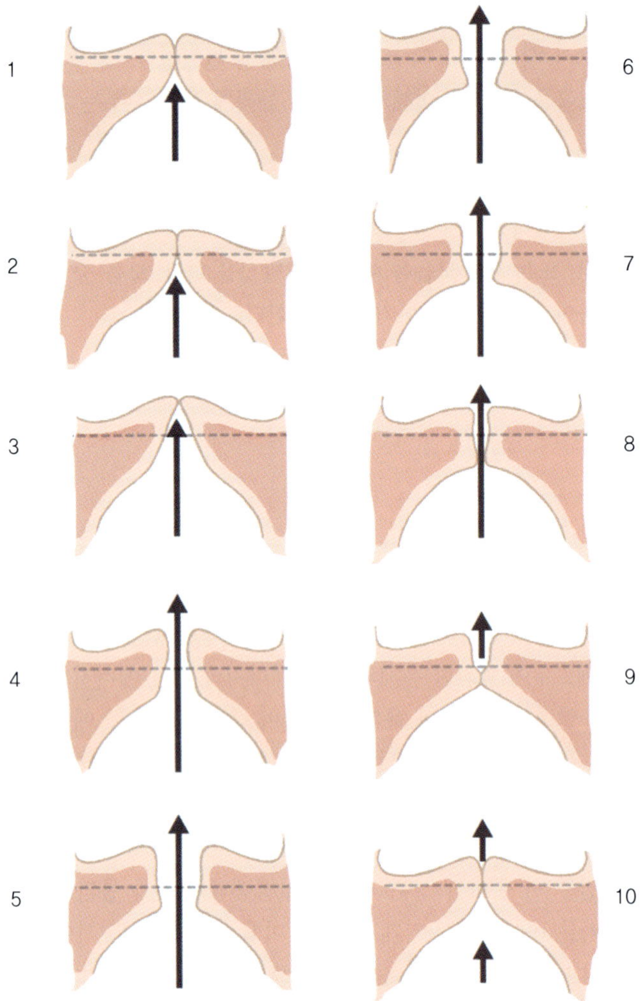

그림 29-6 성대 개폐운동의 원리.

가창 시 지나친 성대의 접촉은 성대에 무리를 일으켜 각종 부작용을 일으킬 수 있다. 따라서 가창자는 '부드러운' 성대접촉을 사용해야 한다. 그러나 많은 가창자들은 고음으로 올라갈수록 더욱 강한 성대 내전을 통해야 강하고 힘찬 고음이 가능하다고 착각하지만 지나치게 강한 성대의 내전은 오히려 성대의 움직임을 둔하게 하고 과한 긴장감을 유발한다. 높은 음을 내기 위해서는 윤상갑상근이 수축하며 성대를 길어지게 해야 하는데 강력한 성대 내전근은 이를 방해하기 때문이다. 따라서 가창자는 고음역으로 갈수록 성대를 강하게 내전하기보다 부드럽고 자유로운 상태를 유지하는 것이 중요하다. 물리적으로 고음은 중 저음의 소리보다 얇다. 따라서 가창자는 고음역으로 갈수록 저음, 중음보다 비교적 얇고 작아지는 소리를 받아들이고 과도하게 큰 소리를 내는 것에 주의할 때 올바른 가창이 가능하다.[2]

VII 공명

공명이란 성대에서 생성되는 성대음을 공명 기관을 통해 증폭시키는 스피커와 같은 역할을 의미한다. 공기가 성대를 지나며 생성된 성대음은 성도를 지나며 공명되고, 이후 조음기관을 거쳐 소리가 생성된다. 성대에서 시작된 주기적인 진동이 입 밖으로 나오기까지의 통로를 성도*vocal tract*이라 하며 성문에서부터 입술 또는 코까지의 통로를 의미한다(그림 29-7).

전통발성에서 공명의 감각은 '마스케라*Maschera*를 들고, 비강에 꽂아서, 소리를 띄우듯이' 등 대개 추상적이고 감각에 의존한 방법으로 설명되어 왔다. 하지만 이러한 지도 방식은 조절이 가능한 실제 공명 감각이 아닐 뿐더러 개개인이 받아들이는 차이에 의해 혼란을 야기할 수 있다. 따라서 올바른 가창을 위해서는 공명 감각에 대한 명확하고 실제적인 인식이 필요하다. 흔히들 공명을 이야기할 때 '비강'에 대해 설명하지만, 비강은 좁고 울퉁불퉁한 통로로 댐핑현상을 일으켜 오히려 에너지를 감소시킨다. 마스케라라고 이야기하는 '전두동과 부비동'은 양쪽 모두 막혀있는 공간으로 공기 입자의 왕복운동이 어려워 공명 효과가 없으므로 이 공간들에서 공명을 느끼는 것은 인식의 오류이다. 가창자들이 느끼고 인식해야 하는 실제적인 공명 감각은 성대의 접촉패턴과 공명강의 모양이다.

공명강의 단면적, 턱의 열림이나 혀의 위치, 구강의 열림 등

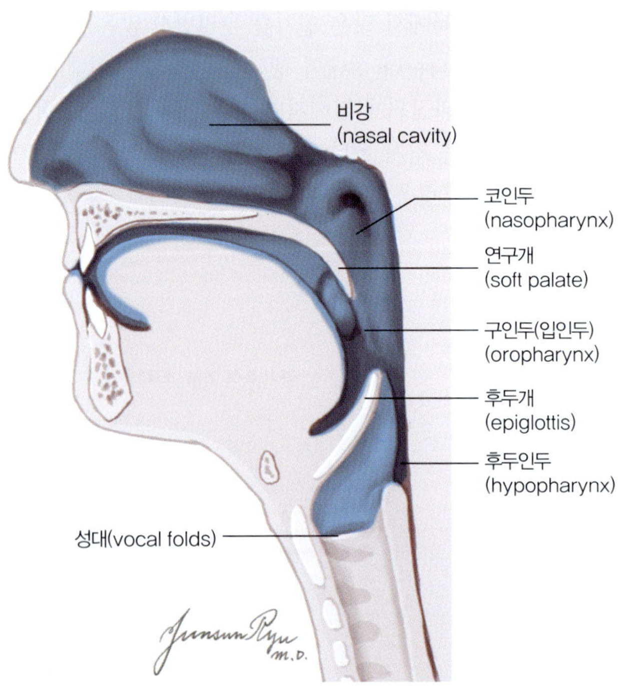

그림 29-7 성도(vocal tract).

실제로 조절이 가능한 올바른 공명 감각을 인지해야 한다. 실제 공명강인 구강과 인두강의 올바른 자세는 다음과 같다. 전방에 입술, 뺨과 입 천장, 혀와 후방의 인두강이 열려있고, 턱은 완전히 유연한 상태에서 혀 뿌리는 이완되고 뺨 근육은 느슨한 상태를 유지한다. 이때 윗입술은 적당한 긴장감을 유지하며 위쪽 치아가 일부 노출되도록 하는 상태를 유지한다. 인두강의 공간이 확보됨에 따라 더욱 깊고 풍부한 발성이 가능하기에 인두강의 공간을 확보하는 것은 가창에 있어 매우 중요하다(그림 29-8). 하지만 잘못된 공간을 넓힐 경우 오히려 소리의 '막힘' 현상이 발생할 수 있다. 따라서 가창자는 앞쪽이 아닌 뒤쪽의 넓이에 초점을 두어야 하며, 감각적으로는 '속으로 하는 하품, 하품을 머금고' 정도의 감각적 표현이 적당하다.

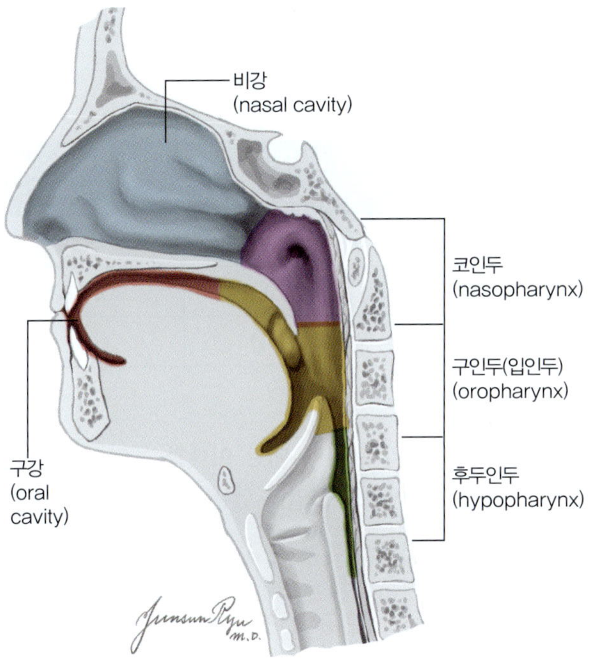

그림 29-8 인두강(pharynx).

1. 성악가음형대 *singer's formant*

성악가음형대*Singer's formant*는 잘 훈련된 성악가들에게서만 나타나는 공명현상에서의 공명에너지를 의미하며, 우리 말로는 성악가음형대라고 불린다. 음형대는 턱, 혀, 입술, 연구개의 위치에 따라, 인두강의 넓이와 길이에 따라 성도의 모양이 변하면서 음형대의 주파수가 변하게 되는데 제1, 2음형대는 모음을 인지하는데 중요한 역할을 하며 모음에 따라 변화한다. 잘 훈련된 성악가에게 나타나는 강화된 제3음형대가 성악가음형대라 불리며 이 음형대가 형성되어야 극장 끝까지 성악가의 목소리를 전달할 수 있는 공명에너지를 갖게 된다.

음성학자 준트버그*Sundberg*에 따르면 singer's formant를 형성하기 위해서는 성대 바로 윗부분인 하인두 공명강의 확장으로 성대접촉률을 조절하여 좋은 성대 원음을 형성하고, 혀와 턱의 조절로 넓은 인두와 낮은 후두 위치를 확보해야 한다. 이때 인두강은 후두관의 단면적보다 최소 6배 이상 넓어야 한다. 이를 위한 발성 훈련으로는 성도를 길게 해주는 것인데, 예를 들어 후두가 하강하면 혀뿌리 역시 자연스럽게 내려가 성도의 길이를 길게 해 공명현상을 강화시킬 수 있게 되는 것이다. 그러나 과도한 후두하강은 너무 많은 성대접촉을 유발하고 정확한 발음의 저해 등 다른 문제점을 유발할 수 있으니 후두의 적당한 위치 조절이 필요할 것이다. 또한 공명강의 확장을 위한 방법으로 그동안 많은 성악교사들이 '목을 열어라' 또는 '마치 하품하듯이'라는 표현으로 사용된 연구개의 조절도 공명강 확장에 도움을 줄 뿐 아니라 성대접촉률을 조절하는 데 도움을 준다(그림 29-9).

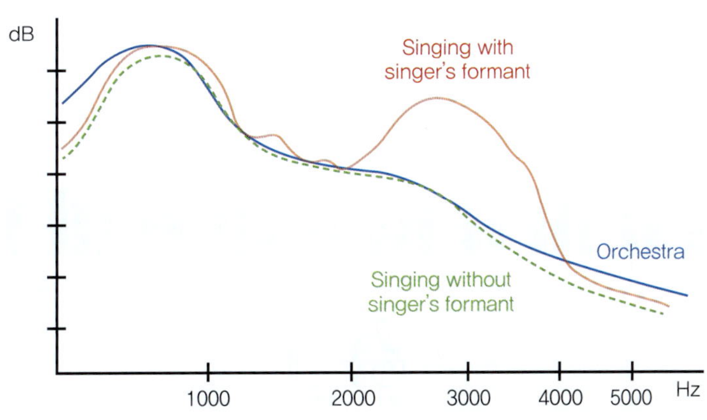

그림 29-9 성악가음형대(singer's formant)와 오케스트라의 장기평균스펙트럼.

VIII 파사지오 *Passaggio*

전통발성에서 지도자들은 경험과 청각에 의존하여 판단하고 그 느낌을 추상적인 개념의 언어로 표현하였다. 이탈리아에 성악의 황금시대를 이루었던 벨칸토*Bel Canto* 발성 중에는 여러 가지 추상적 개념의 기법들이 사용되는데 그중 가장 중요한 기법 중 하나가 파사지오이다. 파사지오*Passaggio*의 사전적 의미는 경과음, 통과 등의 뜻을 가지고 있으며, 음성학에서는 성구전환 또는 vocal register transition이라 불리며 여러 개의 다른 성구를 연결하는 발성적 테크닉을 말한다. 본래의 성구전환과 파사지오는 다른 의미를 지닌다. 성구전환은 성대의 진동패턴을 이용하여 음 높이를 조절해 넓은 음역을 확보하기 위한 발성법이고, 파사지오는 성구전환을 통하여 나누어진 저음과 고음의 다른 음색을 통일된 음색으로 만드는 기법이다. 하지만 성악 내에서는 같은 의미로 통용되고 있으며 비슷한 의미의 발성테크닉 용어로 돌리다*girare*, 덮다*coperto*, 모으다*racoliere*, 닫다*chiuso* 등의 용어들도 많이 사용되고 있다.

저음에서의 성대는 짧아지며 두껍게 진동하는데 이때 성대의 진동파형은 아랫면이 붙고 윗면이 붙는 복합진동파형의 형태를 띠고 이를 흉성이라고 하며, 흉성으로 낼 수 있는 음은 249 Hz (D_3)에서 394 Hz (F_3) 정도까지이다.[4] 하지만 흉성으로 그 주파수 이상의 고음들을 내게 되면 성대가 진동하기 어려워지고, 이를 해결하기 위해 과도한 호흡 압력을 요구하게 되며 이내 후두가 상승하고 목이 좁아지는 피치브레이크*pitch break* 현상을 겪게 된다. 이러한 현상이 일어나기 전에 성대의 윗부분만 진동하는 '두성'으로 전환, 즉 파사지오 기법을 사용하게 되면 피치브레이크 현상을 겪지 않을 수 있게 되고 성대를 보호하면서 넓은 음역을 확보할 수 있다. 파사지오의 구간은 사람마다 다르고 소리의 질, 모음의 종류, 발성테크닉에 따라 다르나 일반적으로 하나의 성구로 올라가다 피치브레이크 현상이 나타나는 음의 전후에서 하는 것으로 되어있다.

표 29-1과 표 29-2는 남성 성부와 여성 성부의 보편적인 파사지오 위치를 보여준다. 제1 파사지오는 저음역에서 이루어지며, 제2 파사지오는 고음역에서 이루어진다. 그림 29-10에는 앞서 설명한 파사지오의 위치에 대한 이해를 돕기 위해 피아노 건반을 제시했다. 일반적으로 알고 있는 '가운데 도*middle c*'가 C_4이다.

표 29-1 남성 음성의 파사지오.

목소리의 종류	제1 파사지오(1st Passaggio)	제2 파사지오(2nd Passaggio)
레제로 테너	E_4 ($E\flat_4$)	A_4 ($A\flat_4$)
리릭 테너	D_4	G_4
리릭 스핀토 테너	D_4 ($C\#_4$)	G_4 ($F\#_4$)
드라마틱 테너	C_4 ($C\#_4$)	F_4 ($F\#_4$)
리릭 바리톤	B_3	E_4
드라마틱 바리톤	$B\flat_3$	$E\flat_4$
바소 칸탄테	A_3	D_4
바소 프로폰도	$A\flat_3$ (G_3)	$D\flat_4$ (C_4)

표 29-2 여성 음성의 파사지오.

목소리의 종류	제1 파사지오(1st Passaggio)	제2 파사지오(2nd Passaggio)
소프라노	E_4 ($E\flat_4$)	$F\#_5$
메조소프라노	E_4 (F_4)	E_5 (F_5)
콘트랄토	G_4 ($A\flat_4$)	D_5

1. 파사지오 기법과 모음의 조정

파사지오 기법을 사용하기 위해선 먼저 평소 발성 시보다 후두를 하강시킨다. 이때 내려간 후두로 인해 성대접촉률이 증가하며 성도의 길이가 변화한다. 이는 청각적으로 강화되고 깊은 음색의 소리를 느끼게 할 뿐만 아니라 증가된 성대접촉률을 통해 고음에서도 흉성과 같은 음색을 유지할 수 있으며, 평균호기류율의 증가로 긴 프레이즈의 가창이 가능하다. 그 다음은 목을 열어 공명강의 공간을 확보한다. 후두가 아래로 하강하면 자연

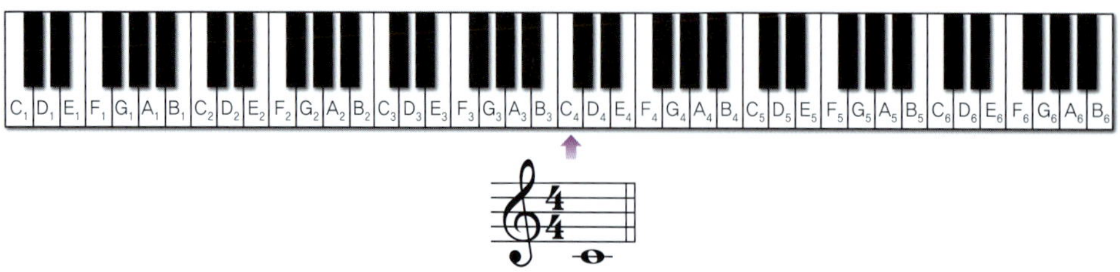

그림 29-10 피아노 건반과 가운데 도 *middle c* (C_4).

스레 가성대와 후두실 사이 공간이 확장되며 후두개는 위로 열리게 된다. 이때 혀의 뒷부분은 약간 낮아지면서 공명강의 공간 확보가 가능하다. 보다 감각적으로 이해하기 위해 전통발성에서는 '하품을 참듯이, 하품하듯이' 또는 '꽃 향기를 맡듯이 숨을 쉬며 여는 느낌' 정도로 설명하기도 한다. 목구멍의 자연스러운 열림은 공명현상을 강화시키고 음의 강도를 증가시켜 풍부하고 강한 소리를 가능하게 한다.

통일된 음색은 벨칸토 창법에서 매우 중요하게 여긴 발성의 요소이다. 저음부터 고음까지 동일한 음질과 동일한 음색을 위해서는 명확한 발음 등의 기본 가창 원칙들도 바꿀 수 있을 만큼 그 중요성을 강조했다. 따라서 가창자들은 파사지오 구간에서 밝아지는 모음을 보다 어둡게 조정해 모든 성역에 균일한 음색을 맞추도록 조절하여 노래해야 했다. 이를 모음조정, 이탈리아 전통발성에서는 아쥬스타멘토*Aggiustamento*라고 한다.[3] 그림 29-11은 모음조정을 설명한 도표이다. 일반적으로 [ɑ]를 [ɔ]로, [e]를 [ɛ]로, [ɛ]를 [a]로, [ɔ]를 [o]로 [o]를 [U]로, [U]를 [u]로 모음을 조정하는데,[3] 이는 성구 전환 시 얇아지고 조여지는 음색의 변화를 방지하고 전통발성이 추구하는 덮인*cover*소리를 위해 모음을 어둡게 조정하는 것이며 이로서 모든 성역에 통일된 음색으로의 가창이 가능하게 된다.

IX 성부 구분

일반적으로 우리가 알고 있는 음역에 따른 성악가 성부의 구분은 소프라노, 알토, 테너, 베이스이다. 그러나 이러한 구분은 일반적인 합창 전통에 따른 4성부에 의거하여 나눠진 것으로써 성악가의 전문적 음성분류는 이보다 다양하게 구분된다.

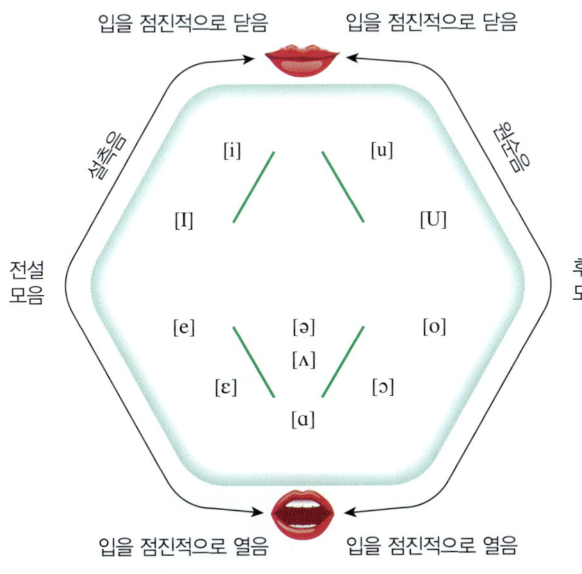

그림 29-11 성악가의 모음조정 도표.

1. 여성 성부의 구분

1) 여성의 고음 성부

(1) 레제로 / 콜로라투라 소프라노 *leggero / coloratura soprano*

레제로*leggero*는 '가벼운'이라는 뜻을 지닌 단어로 레제로 소프라노는 밝고 가벼우며 화려한 기교가 특징적인 소프라노를 칭한다. 여성 성부 중 가장 높은 성역을 담당하며, 18~19세기 오페라의 아리아 등에 즐겨 쓰인 선율 또는 그 양식의 이름을 사용하여 '콜로라투라*Coloratura*'라고도 칭해진다.

(2) 리릭 소프라노 *lyric soprano*

콜로라투라처럼 가볍거나 아주 고음역을 구사하지 않으면서도 드라마틱 소프라노처럼 강하거나 굵은 소리가 아닌 서정적이고 부드러우며 감미로운 목소리가 특징적이다.

(3) 리릭 스핀토 소프라노 *lyric spinto soprano*

리릭 소프라노보다 강한 성대접촉과 호흡의 사용으로 강인한 힘이 느껴지는 음색이 특징적이다. 이들의 소리는 리릭 소프라노에 비해 힘이 있으면서도 드라마틱 소프라노의 소리와 비교할 때 더욱 서정적인 음악 표현이 가능한 목소리이다.

(4) 드라마틱 소프라노 *dramatic soprano*

소프라노 중 가장 낮은 성역을 담당하는 목소리로 다소 어둡고 무거운 음색이 특징적이다. 강력한 성대접촉으로 오페라에서 분노, 열정 등 극적인 감정의 표현이 가능하다.

2) 여성의 중간음 성부

(1) 리릭 메조 소프라노 *lyric mezzo soprano*

메조*mezzo*란 이탈리아어로 '반의, 중간의'를 뜻하며 소프라노보다는 어둡지만 알토에 비해서는 높은 중간 성부로 구분된다. 리릭 메조 소프라노는 매끄럽고, 부드럽고, 감성적인 음색이 특징적이다.

(2) 드라마틱 메조 소프라노 *dramatic mezzo soprano*

다양한 감정을 표현해낼 수 있는 묵직하고 어두운 음색이 특징적이다.

3) 여성의 저음 성부

(1) 콘트랄토 *contralto* **혹은 알토** *alto*

여성의 성부 중 가장 낮은 성부로 흉성을 겸비하여 깊고 어두우며 풍성한 울림을 사용하는 것이 특징적이다. 라틴어로 '반대의'라는 의미를 지닌 'contra'와 높다라는 의미의 'alto'를 합한 뜻으로 '높은 소리의 반대소리'라는 의미를 지닌다.

2. 남성의 성부 구분

1) 남성의 고음 성부

(1) 카운터 테너 *countertenor*

테너 음역 바로 위 음역에 해당하는 성부로 가성을 사용하여 여성의 소프라노 또는 알토 성부의 역할을 맡아 연주한다.

(2) 레제로 테너 *leggero tenor*

밝고 가벼운 목소리로 카운터테너를 제외하고 테너의 가장 높은 성역을 담당한다. 가볍고 유연하며 화려한 기교의 구사가 특징이다.

(3) 리릭 테너 *lyric tenor*

너무 무겁지도 가볍지도 않은 밝고 따듯한 음색이 특징적인 테너로, 우아하고 서정적인 음악적 표현이 가능하다.

(4) 리릭 스핀토 테너 *lyric spinto tenor*

리릭 테너보다 힘 있는 목소리로, '밀어내다'의 의미를 지닌 'spinto'라는 어원에서 알 수 있듯이 찌르는 듯 강력한 소리가 특징적이다.

(5) 드라마틱 테너 *dramatic tenor*

거의 바리톤과 같이 풍부한 성량과 강력한 소리로 오페라에서 다양하고 극적인 감정 표현이 가능하다.

2) 남성의 중간음 성부

(1) 리릭 바리톤 *lyric baritone*

바리톤 중 전형적인 남성의 음성을 대표하는 목소리로, 부드럽고 감성적인 음색이 특징적이다.

(2) 드라마틱 바리톤 *dramatic baritone*

베이스에 가까운 강하고 어두운 음색을 지닌 드라마틱 바리톤은 다소 거칠고 웅장한 목소리가 특징적이며 다양한 감정의 표현이 가능하다.

3) 남성의 저음 성부

(1) 바소 칸탄테 *basso cantante*

선율적인 발성을 구사하는 정통적 베이스로 부드럽고 서정적인 목소리가 특징적이다.

(2) 바소 프로폰토 *basso profondo*

가장 묵직하고 낮은 소리, 동굴의 울림을 닮은 듯한 소리가 특징적이다. 아주 낮은 음역까지 소화가 가능하다.

표 29-3에는 앞서 설명한 남성과 여성의 성부에서 목소리의 특징에 따른 각 성부의 대표적인 곡을 요약하였다.

표 29-3 음역에 따른 전문적 음성분류.

성별	음역	구분	작곡자	곡명	역할	아리아
여성	고음	콜로라투라 소프라노	모차르트	마술피리	밤의 여왕	지옥의 복수가 나를
		레제로 소프라노	모차르트	피가로의 결혼	수잔나	기쁨이여, 빨리 찾아와다오
		리릭 소프라노	푸치니	라보엠	미미	내이름은 미미
		리릭 스핀토 소프라노	푸치니	토스카	토스카	노래에 살고 사랑에 살고
		드라마틱 소프라노	바그너	트리스탄과 이졸데	이졸데	부드럽고 온화하게
	중음	리릭 메조 소프라노	모차르트	피가로의 결혼	케루비노	사랑의 괴로움을 그대는 아는가
		드라마틱 메조 소프라노	비제	카르멘	카르멘	하바네라
	저음	콘트랄토 (알토)	로시니	세빌리아의 이발사	로지나	방금 들린 그 노랫소리
남성	고음	카운터 테너	헨델	세르세	세르세	정다운 나무 그늘
		레제로 테너	도니체티	사랑의 묘약	네모리노	남 몰래 흐르는 눈물
		리릭 테너	푸치니	라보엠	로돌포	그대의 찬 손

(계속)

표 29-3 음역에 따른 전문적 음성분류. (계속)

성별	음역	구분	작곡자	곡명	역할	아리아
남성	고음	리릭 스핀토 테너	베르디	일 트로바토레	만리코	아! 그대는 나의 사랑
		드라마틱 테너	베르디	오텔로	오텔로	영원히 사라진 꿈이여
	중음	리릭 바리톤	로시니	세비리아의 이발사	피가로	만물박사의 노래
		드라마틱 바리톤	베르디	리골레토	리골레토	저주받은 가신이라는 종족
	저음	바소 칸탄테	벨리니	몽유병의 여인	로돌포 백작	그리웠던 아름다운 나라
		바소 프로폰도	모차르트	마술피리	자라스트로	들어주오 이지스, 오지리스 신이여

참고문헌

1. 김선주. "이상적 성악발성." 화술 자료집 1.- (2000): 137-99. p.147-8
2. 김정현. 성악을 알면 노래가 쉽다: 성악 발성 길잡이. 한국경제신문i, 2021, pp.203-05.
3. 남도현, 최홍식. 호흡과 발성. 군자출판사, 2007, pp.29, 31, 151-2, 160-64, 167, 198, 200-04, 239-45
4. 남도현. 남도현 발성법. 코러스센터, 2011, pp.78-9
5. 노영해. 벨칸토 역사에서 카스트라토(Castrato)의 역할, 그 입체적 이해. 서양음악학, 1999, 2: 137-53. p.140
6. 박순복, 남궁희옥. 성악교수법. 경희대학교 출판문화원, 2010
7. 송주병. 성대 구조의 이해 및 발성 시 차지하는 호흡과 공명의 중요성에 관한 연구. 음악연구, 2010, 45: 131-53.
8. 한국공연예술발성연구재단. 공연예술발성. 범문에듀케이션, 2022 , pp.66-7, 150-1
9. ANZENBACHER, "Die Stimme als Instrument" Musikwissenschaftliche Diplomarbeiten,2009 (Univ. Wien).
10. J. Q. Davies: Veluti in Speculum - The Twilight of the Castrato 〈Cambridge Opera Journal〉 Vol.17, No.3 (Nov. 2005) pp.271-301 Cambridge University Press
11. Martha Feldman: The Castrato - Reflections on Natures and Kinds University of California Press (2015)
12. Daniel Heartz: Farinelli Revisited 〈Early Music〉, Vol.18, No.3 (Aug. 1990), pp.430-43
13. Meyer M. Melicow: Castrati Singers and the Lost 'Cords'Bull N.Y. Acad. Med. (1983)
14. Christopher Page: The Christian West and Its Singers - The First Thousand Years Yale University Press (2010)
15. John Potter: The Tenor-Castrato Connection, 1760-1860 〈Early Music〉, Vol.35, No.1 (Feb, 2007) Oxford University Press pp.97-110
16. Cornelius L.Reid.: Bel Canto Principles and Practice. New York: Joseph Patelson Music House. 1972

CHAPTER 30

판소리 발성의 이해

홍용태

I 서론

'판소리'는 한 명의 소리꾼과 한 명의 고수(북치는 사람)가 음악적 이야기를 엮어가는 민속가요이다. '판소리'라는 말은 '여러 사람이 모인 장소'라는 뜻의 '판'과 '노래'를 뜻하는 '소리'가 합쳐진 말인데, '판노래'가 아닌 이유는 노래는 짧고 서정적인 내용을 담고 있는 반면, 소리는 길고 서사적인 내용인데 판소리는 희로애락을 긴 스토리로 엮어서 해학적으로 표현하기 때문이다. 판소리는 오랜 세월에 걸쳐 우리 민족의 삶 속에서 여러 변화의 과정을 거치면서 전해 내려온 전승 예술이기 때문에 발생의 기원을 정확히 알기는 어렵지만 17세기 한국의 서남지방에서, 굿판에서 무당이 읊조리는 노래를 새롭게 표현한 것에서 유래되었을 것으로 짐작하고 있다. 판소리는 서민들 사이에서 구전으로 전해지다가 19세기 말경에 문학적 내용으로 더욱 세련되어졌으며 지식인들 사이에서도 많은 인기를 누리게 되었다.

판소리는 3가지 요인으로 구성된다. 1) 소리*singing*: 소리꾼이 하는 노래, 2) 아니리*speech*: 소리꾼이 하는 말이나 대사, 3) 발림(너름새)*gesture*: 소리꾼이 하는 모든 몸짓. 판소리 가수에 대한 명칭은 다양하게 사용되고 있다. 판소리 가수는 현대적인 의미로 사용되고 있으며 창자(*唱者*)는 일반적으로 노래하는 사람 전체를 의미하고 광대(*廣大*)는 곡예나 연극을 하는 사람을 뜻하며 판소리광대는 판소리를 하는 사람만을 지칭한다. 1인 오페라로 불리는 판소리는 최대 8시간 동안 북 하나만의 반주로 진행되는 해학극으로 감정*feeling*과 감각*sense*의 예술이라 할 수 있다.

현대 음악과학적인 관점에서는 판소리의 창법에 대해 과학적이지 못하고 체계적인 창법이 없었다고 말한다. 그러나 전통적으로 구전에 의해 내려온 창법을 현대 음악과학적인 관점에서 재평가해보면 비록 학습방법이 체계적으로 이론화되지는 않았지만 현대 서양음악 발성법에 비해 이미 17세기 말부터 과학적이고 체계적으로 이루어지고 있었다는 것을 알 수 있다. 대표적인 서양음악 발성법인 벨칸토 창법은 18세기 확립된 발성법으로 서양음악에 있어 가장 이상적인 것으로 여겨지며, 발성 시 성대에 무리가 없게 하기 위해 목부위의 충분한 이완을 매우 강조한다. 판소리에서도 벨칸토 창법과 마찬가지로 복식호흡이 중요시되고 성대의 긴장 완화를 위한 여러 방법들이 강조되고 있으며 효과적인 발성을 하기 위한 많은 발성법들이 전해 내려오고 있다. 현대음악에서 발성법은 두성법, 흉성법, 비성법 및 가성법 등으로 구분되지만 판소리에서는 통성(*通聲*)이라는 용어를 사용한다. 통성이란 단전호흡에 의해 복부에서 밀어 나오는 소리로서 판소리 발성에서 가장 핵심이 되는 발성법이다.

II 판소리 음성 및 득음

1. 판소리 음성

판소리는 기본적으로 쉰 소리에 의미를 두고 있다는 점에서 서양의 성악과는 확연히 다른 감각적 기준을 가지고 있다. 음성언어 의학적인 음질의 평가 중 음성 과학적인 측면에서는 GRBAS 척도를 사용한다. 그중 특히 'G'에 해당되는 Grade는 음성의 쉰 정도를 전체적으로 표현한 대표성을 나타내는 용어로서 grade 0는 전혀 쉰 정도가 없는 소리를 의미하며 그 정도에 따라 1, 2, 3으로 구분한다. 그러나 판소리 성음은 일반적으로 대표적인 4가지로 구분된다(그림 30-1, 표 30-1).

이 중 판소리에서 가장 선호되는 소리는 천구성과 수리성으로 서양음악 및 실용음악의 성음에 비해 판소리 성음은 유난히

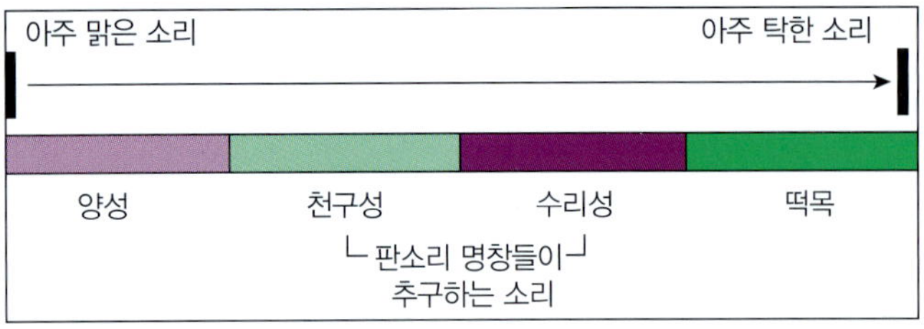

그림 30-1 **판소리 성음의 분류.**

표 30-1 **판소리 성음의 분류.**

1) 양성: 너무 맑은 소리, 깊이가 없는 소리
2) 천구성: 탁 튀어나오는 상대적으로 맑은 소리. 가장 좋은 소리
3) 수리성: 거칠고 컬컬한 쉰소리
4) 떡목: 소리가 너무 거칠어 좋지 않은 소리

탁음(濁音)을 강조한다. 탁성(濁聲)인 이유를 크게 두 가지 관점에서 볼 수 있다. 먼저 정서적 관점에서 볼 때 판소리가 주로 탁성을 사용하는 까닭은 민요(民謠) 및 무가(巫歌)에 뿌리를 두고 있기 때문이다. 민요는 민중들이 생활 속에서 그들의 감정을 표현하기 위해 만든 노래이므로, 우아하고 세련되기보다는 투박하고 거칠다. 무가는 일종의 종교음악이라고 할 수 있지만, 서양의 종교음악과는 달리 민요의 특징들을 많이 가지고 있다. 또한 민중들의 정서인 '한(恨)'을 표현하기 위해 거친 목소리를 내거나 노래를 좀 더 역동적으로 부르는 것이 더 선호되며 이러한 소리의 특성이 발성법에도 반영되어 있는 것이다. 그 결과 성대에 적절한 불규칙성이 유발되고, 이로 인해 성대진동 시 공기가 새어나오는 소음의 형태인 탁성이 발생하게 된다. 서양음악의 성음은 신을 찬양하는 교회음악에 뿌리를 두고 있기 때문에 소리가 신성해야 되며 화려하고 우아한 느낌을 주어야 한다. 특히 신(하늘)으로부터 내려오는 소리가 되기 위해서는 하늘, 즉 공중에서 울려 퍼지는 깨끗한 소리, 다시 말해서 공명(共鳴)이 잘된 미성(美聲)이어야 한다. 이러한 공명에 의한 소리가 대중들에게도 전달되어 교회음악이 아닌 대중음악에도 미성이 선호되고 이는 발성법에 그대로 적용되어 18세기경부터는 목소리를 가다듬어 아름답게 표현하는 벨칸토 창법이 발달하게 되었다. '벨칸토'라는 말은 '아름다운 노래'라는 뜻으로, 벨칸토 창법에서는 한국의 소리와 달리 깨끗한 성음을 위해 정상적인 성대의 관리가 필수적이다. 환경적 관점에서 볼 때 서양음악은 교회 및 전문 공연장 같은 닫혀 있는 공간에서 자연적인 소음 없이 다양한 악기소리 속에서 성음을 전달하는 음악으로 공명에 의한 성음의 전달을 강조한다. 그러나 판소리는 전통적으로 열린 공간에서 북장단 소리에 맞춰 주변 자연의 잡음을 극복하면서 성음을 청중에게 전달하는 음악이다. 또한 판소리는 동양음악이 추구하는 자연과 인간의 조화를 중요시하기 때문에, 일찍부터 자연 속에서 발성 연습을 하고 평상적인 자연의 잡음을 충분히 소화하면서 청중에게 음악적인 메시지를 전달한다. 이와 같은 이유로 판소리에서는 공명음보다는 잡음이 섞여 있는 탁성의 성음이 선호되며 소리의 공명에 대해 크게 고려하지 않는다고 할 수 있다. 실제로 판소리 발성에서는 공명을 많이 사용하지 않고 소리를 크게 지른다. 따라서 발성 시 성대접촉을 어느 정도 강하게 일어나게 하며 이로 인해 탁성이 발생하게 된다.

이와 같이 판소리에서는 많은 발성에 의한 성음들이 있지만 기본적으로 쉰 소리, 즉 탁음에 가치를 부여하고 있다는 점에서 서양의 성악과는 확연히 다른 감각적 기준을 가지고 있다.[7,8]

2. 득음

득음은 일차적으로 소리꾼이 갖추어야 할 음악적인 표현 능력을 말하는 것으로 해석할 수 있는데, 이 용어를 처음 기록한 신재효는 이에 대한 설명으로 '오음을 분별하고 육률을 변화하여 오장에서 나는 소리'라고 하였다. 소리꾼이 득음하기 위해서는 득음을 이루는 여러 가지 구성 요소를 갖추어야 한다. 이런 구성 요소는 학습내용에 따라 호흡법(呼吸法) breathing, 발성법(發聲法) vocalization, 발음법(發音法) pronounciation 및 독공(獨工) intensive training으로 이루어진다. 명창들은 대체로 득음을 최고의 이상적 경지로 보고 있으며, 장단을 가지고 놀 줄 알고 그 음정을 분명히 가지고 갈 줄 아는 경지라고 본다. 하지만 명창 등에 따라 득음에 관한 생각과 기준은 다음과 같이 다양하게 표현하고 있다.[2]

1. 소리할 수 있는 음을 얻고 그 이치를 깨닫는 경지.
2. 소리를 많이 해서 소리목을 얻은 경지
3. 깨지고 파손된 목[성대]이 다시 모아져 소리목으로 조합된 상태
4. 목을 단련시켜 공력이 있고 천구성과 수리성을 겸한 경지

따라서 득음은 소리꾼이 사설의 이면을 표현하는 데 있어 효율적인 호흡법과 합리적인 발성법을 구사할 수 있고, 의미화의 요소로서 발음법을 정확히 익히고 마지막으로 수련과정인 독공을 통해 스승으로부터 학습한 소리를 자기화한 경지로 볼 수 있다.

III 판소리 창법(唱法)

1. 호흡법

판소리에서 호흡은 발성의 핵심이며 장단(長短)의 근간이다. 따라서 판소리에 적절한 호흡을 익히는 것이 중요한데, 호흡법은 판소리 입문과정에서부터 기본적으로 익혀야 할 가장 필수적인 사항이다. 판소리 호흡법의 중요성에도 불구하고 실제로 학습하고 득음하는 일련의 과정을 학문적으로 체계화하는 일에는 부족한 면이 많았고 연구 또한 많지 않은 것이 현재의 실정이다.[2] 판소리에서도 서양음악에서와 같이 복식호흡(腹式呼吸) abdominal breathing이 필수적이다. 호흡은 흉식호흡(胸式呼吸)과 복식호흡으로 구분되는데, 흉식호흡이란 늑골간 및 횡격막의 확장에 의한 호흡이지만 과도한 횡격막의 하강이 없는 자연적인 호흡의 형태이다. 반면에 복식호흡이란 횡격막의 효율적인 하강과 늑골간 확장에 의해 폐로 다량의 공기를 흡인하기 위한 호흡법이다. 일반적인 발성 혹은 노랫소리를 위한 호흡법에서는 복식호흡이 가장 기본이 되는 것으로 인식되어왔다. 판소리 발성에 있어 필요한 충분한 호흡량을 위해서는 복식호흡이 필수적이지만, 전통적으로 복식호흡이라는 용어보다는 단전호흡(丹田呼吸) hypogastric breathing이라는 용어를 선호한다. 단전호흡이란 단전에 기를 모으고 호흡하는 것으로 단전의 위치는 배꼽 세치 밑(새끼손가락 길이, 약 3~5 cm)으로 전통의학적인 용어로 기해(氣海)라는 혈(穴) 이름으로 보는 것이 정설이며 참선할 때의 손의 위치가 된다. 기본적으로는 복식호흡과 같지만 단전호흡의 경우 단전에 기를 모으고 압박하면서 받쳐주고, 특히 아랫배에 많은 힘을 주면서 호흡하는 방법으로 호흡하는 장소의 중심을 어디로 인식하고 호흡하느냐에 약간의 차이가 있을 뿐이다.

이러한 판소리 호흡법에 대한 연구로서 왕은 124명의 판소리 가수들에 대한 설문조사에서 102명(82%)의 가수들이 단전호흡을 한다고 보고하였고,[5] 조는 판소리 할 때 사용하는 호흡법으로 46%(단전호흡), 29%(복식호흡), 11%(흉식호흡), 14%(기타)라고 보고하였다.[6] 이러한 호흡법에 대하여 명창들은 다음과 같이 다양하게 표현하고 있다.

1. "호흡으로 소리하라. 아랫배로 호흡하라."
2. 판소리 발성은 호흡의 테크닉이다.
3. 소리를 반드시 배로 해야 된다.
4. 가슴을 비우고 배에 힘을 주어라.

그러므로 판소리를 하기 위해서는 호흡에 관한 지식을 습득해야 함은 물론, 호흡법 향상을 위한 훈련을 지속적으로 하여 자연스럽고 효과적인 호흡법을 터득해야 한다. 호흡법의 완벽한 이해 없이 목구멍을 여는 것만 강조하거나 소리만 크게 지르는 것을 강조하다 보면, 성대가 상하거나 음색이 어두워질 뿐만 아니라 소리가 모아지지 않아 개성 없는 퍼진 소리가 되기 쉽다.

판소리 광대가 갖추어야 할 좋은 호흡의 요건은 다음과 같다.

첫째, 판소리 광대는 순간적으로 숨을 깊게 들이마시고 길게 내쉴 수 있는 호흡을 할 수 있어야 한다.

둘째, 판소리 광대는 적은 양의 숨으로 맑고 우렁찬 소리를 낼 수 있는 호흡을 할 수 있어야 한다.

셋째, 판소리 광대는 일정량의 숨을 골반과 단전에 머금어서 힘을 지탱하고 조절할 수 있는 호흡을 할 수 있어야 한다.

2. 발성법(發聲法)

현대음악에서 노랫소리에 대한 성음 및 발성법은 일반적으로 다음과 같이 구분된다.

첫째, 진성으로 정상적인 성대의 진동에 의해 발생되는 소리로서 두성, 흉성 등으로 구분된다.

1. 두성: 소리가 머리 위로 울려 퍼지게 발성하는 법으로 주로 고음 발성 시 사용하나 서양음악에서는 잘 울리는 공명음(음악 음형대)을 위한 방법이다.
2. 흉성: 주로 중-저음 발성 시 사용하는 발성법으로 가슴이 울리듯이 발성하는 방법이다.

둘째, 가성으로 정상적인 성대의 진동이 아닌 성대 일부의 진동에 의해 발생되는 소리이다.

그러나 판소리에서는 특이하게도 통성(通聲) a bouncing voice이라는 용어를 사용한다. 통성이라는 용어를 동양의학적인 관점에서 보면, 통이란 항문으로부터 허리를 통과하여 복부 및 폐를 관통하는 하나의 관을 의미하며, 소리는 이 통으로부터 밀려 나온다는 개념이다. 즉 통성이란 아랫배로부터 잘 밀어내는 소리, 즉 충분한 공기로 성문하압을 형성하여 성대의 진동을 원활히 해주는 현상으로 해석될 수 있으며 단전에서 뽑아낸 튀어나오는 소리를 말한다. 서양음악에서의 소리는 공기 흐름에 의해 발생된 음압의 영향으로 성대진동 후 공명강이 형성되고 이로 인한 음악 음형대 발생에 의해 전달되는 것으로서, 이 경우 소리를 지르지 못하게 하지만 판소리에서는 소리를 밀어서 지르게 하는데 이 소리가 바로 통성이다. 즉 통성이란 단전에만 힘을 주고 나머지는 힘을 빼야만 거침없이 막 올라오는 소리로서, 한

마디로 단전호흡에 의해 나오는 소리를 말한다. 이러한 통성법을 명창들은 다음과 같이 표현한다. 명창들은 소리는 허리 힘으로 발성한다고 한다. 소리에 입문하여 처음에는 목을 중심으로, 다음은 가슴, 그 다음은 배를 중심으로 소리하고 나중에는 허리 힘을 중심으로 소리한다. 즉 점차적으로 아랫배 단전을 중심으로 많은 수련을 통해 통성을 단련하는 것이다. 소리를 많이 한다고 되는 것이 아니고 목의 힘이 빠지고 배에 힘이 많이 들어가야 된다. 그래서 배에 힘을 주고 소리하는 사람은 배를 밀어도 밀려나지 않는다. 또한 통성 발성 중 항상 함께 강조되는 것으로 성대를 포함한 경부의 긴장 완화가 있다. 명창들의 표현에 의하면 "발성 시 목 누름(후두외근육 긴장)은 사용하면 안 된다. 목을 누르지 마라. 목에 부자연스러운 힘이 들어가면 안 된다."라고 한다.

그 외에도 통성과 경부이완을 위한 다른 표현들은 다음과 같다.[2]

❶ '오장육부를 쥐어짜내는 소리'가 통성이다.
❷ 신장(腎臟)이 뒷받침되어야 한다.
❸ 소리는 콩팥에서 나온다.
❹ 심(心)은 목소리를 주관하고, 폐(肺)는 목소리의 문이고, 신(腎)은 목소리의 근원이다.
❺ 소리를 띄어줘야 한다.
❻ 소리를 들고 간다.
❼ 목을 열어라.
❽ 높은 소리는 맑게, 낮은 소리는 탁하게 내라.

반면에 판소리에서는 다음의 네 가지 발성에 의한 성음을 피한다.

❶ 전성(顫聲): 발발이성. 만들어서 떠는 것이 아니라 자체가 떠는 음
❷ 비성)鼻聲:) 콧소리. 비음도가 높은 소리
❸ 횡성(橫聲): 노랑목 혹은 어정목. 소리의 정도를 벗어난 소리
❹ 함성(含聲): 머금은 소리, 즉 잘 튀어 나오지 않는 소리

3. 발음법

소리꾼들은 글을 제대로 익히지 못하여 사설(辭說)의 정확한 의미를 모른 채 소리를 하기도 하여 사설이 와전되기도 하였다. 반대로 사설의 의미를 이해하고 정확히 해석할 수 있는 능력이 있다 할지라도 청중에게 사설을 올바로 전달할 수 없다면 공연의 가치가 저하된다. 그러므로 소리꾼이 사설의 정확한 의미를 전달하고 표현하기 위해서는 '사설을 올바르게 발음하는 법'을 익혀야 한다.

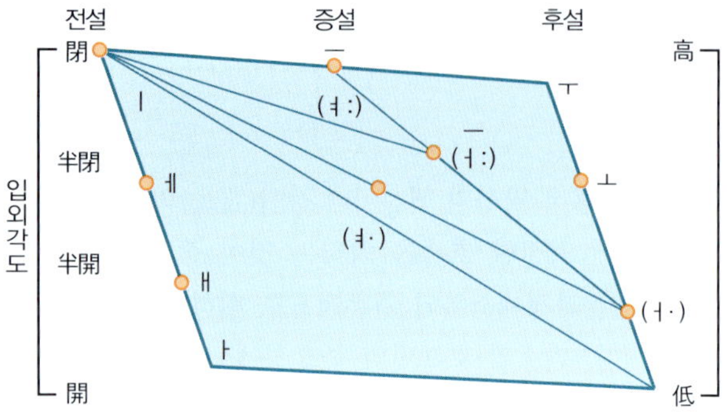

그림 30-2 모음사각도.

발음에서는 각 음소를 조음 위치와 조음 방법에 따라 정확하게 내는 것이 중요하다. 모음은 혀의 위치에 따라 고모음, 반고모음, 반저모음, 저모음으로 나눌 수 있는데, 혀의 높이가 낮아질수록 개구도(開口度)는 커진다. 또한 모음은 혀의 전후 위치에 따라 전설모음, 중설모음, 후설모음으로 나누며, 입술의 모양에 따라 원순모음과 평순모음으로 나눌 수 있다. 이러한 모음 발음의 위치는 모음사각도에서 한 눈에 잘 보여 준다(그림 30-2). 발음은 입을 벌리는 정도인 개구도에 따라 달라지고 가청도도 결정된다. 발음의 원리는 국어의 표준 발음법에 따르는 것을 원칙으로 하되, 전라도 방언을 사용하여야 맛이 있다.

1) 고저장단

고저음(高低音)은 말소리의 높고 낮음을 말한다. 훈민정음 창제 당시에는 글자의 고저를 구분하는 사성(四聲)체계가 분명하였지만 오늘날에는 고저음이 크게 약화되었다. 지금도 경상도 일부 방언과 함경도 일부 방언에 남아 있는 정도이다. 하지만 판소리는 구두전승의 학습법으로 말의 원형성이 강하여 고저음의 특성이 최근까지지도 보인다.

원래 처음에는 낮게 발음하였다가 높게 발음되는 상성(上聲)은 현재 장음으로 변하였고 평성(平聲)과 거성(去聲)은 단음(短音)으로 바뀌었다. 장단음(長短音)은 말소리의 길고 짧음을 뜻한다. 우리말의 장단음은 모음의 길고 짧음에 따라 그 의미가 달라진다. 국어의 표준발음법에 따르면, 모음의 장단은 구별하여 발음하되 단어의 첫 음절에서만 나타나는 것을 원칙으로 하며, 합성어의 경우에는 둘째 음절 이하에서도 분명한 긴 소리를 인정한다. 한편 본래의 장단음과 달리, 본디 짧은 소리도 주관적인 감정이나 정서를 의도적으로 강조하고자 길게 발음하는 것을 '표현적 장음'이라고 하며 판소리에서 종종 사용된다.

2) 어단성장

어단성장(*語短聲長*)은 말은 빨리 붙이고 소리는 길게 낸다는 원칙으로 판소리 발음에서 하나의 법칙으로 질서화하고 있다. 소리꾼들이 어딘지 모르게 말과 음악이 조화를 이루지 못할 때는 '어단성장이 맞지 않는다'고 말한다. 어단성장은 사설 중 의미를 지닌 '실질형태소'를 어(*語*)로 인식하고, 문법적 기능을 하는 '형식형태소'를 성(*聲*)으로 해석할 수 있다. 또한, 기능적인 측면에서 '어'는 소리꾼이 논리적 전개나 객관적인 이야기를 표현한다면, '성'은 감정표현을 통하여 청중과 공감대를 형성하는 것으로 볼 수도 있다. 어단성장에서 '성장'은 다양한 목재치로 구사되어 하나의 모음이 지속하면서 여러 가지로 발음 변화를 이루는 가운데 자연스럽게 발성되는데, 보통은 저음보다 고음으로의 변음이 이루어질 때 많이 덧붙여져 노래된다. 즉 '아'에 '하'가 덧붙여져 '아하'로 노래되고, '어허', '오호', '우후' 등의 발음으로 노래된다. 이처럼 원래의 모음에 'ㅎ'의 거센소리가 조음됨으로써 생긴 새로움 음악적 생명력은 확실히 소리를 힘 있게 한다. 이러한 어단성장은 소리꾼이 사설의 의미를 청중들에게 쉽게 알아들을 수 있도록 의미를 전달하는 방식이라 할 수 있다. 하지만, 어단성장은 실제 음악성과 충돌하는 경우가 있어 이를 지키다 보면 이면(*裏面*)에 어긋나는 경우가 있어 지키지 못하는 경우가 생긴다. 이러한 어단성장은 자모음 분리가 함께 이루어지기도 하며, 추후 보다 자세한 연구가 필요하다.

IV 판소리 발성의 음향음성학적 특성

1. 청지각적 평가

김 등에 의하면[4] 음성의 청각적 특성을 GRBAS scale을 이용하여 구분한 결과, 모든 판소리 가수에게 애성이 나타났던 바 주로 grade 1, 즉 경도였으며 음성의 조조성*rough* 및 기식성*breathy*은 대부분 경도 및 중등도였다. 무력성*asthenic*은 거의 나타나지 않았으나 20%에서 경도 및 중등도의 무력성을 나타내었고 노력성*strained*은 대부분 나타나지 않았으나 30%에서 경도, 15%에서 중등도를 나타내었다. 결국 청각적 검사에 의하면 모든 판소리 가수들에서 정도의 차이는 있지만 음성의 병적인 변화를 나타내고 있었다. 또한 정상인에서는 애성이 거의 나타나지 않았고 서양 성악 가수들에서도 정상 발화 시에는 전혀 애성을 호소하지 않았으며 일부에서 노래 부를 경우에 경도의 애성을 나타내었다. 따라서 판소리 가수들에게서 매우 유의하게 보인 음성의 변화, 즉 탁성은 판소리의 중요한 특징이라고 할 수 있다.

2. 음질의 변동률

음성에서의 변동률*pertubation*이란 발성 시 성대진동의 불규칙성을 의미하는 용어로 청각적으로는 조조성을 의미한다. 이는 정상적으로 모든 사람에게 매우 적은 정도이나 반드시 존재하는 것이며, 사람마다의 고유한 음질을 나타내는 하나의 요소이기 때문에 후두병변의 진단과 치료에 있어 지표로 사용될 수 있다. 이 불규칙성을 객관적으로 나타내는 방법에는 여러 가지가 있으나 대표적인 지표로는 발성되는 소리의 주파수와 강도의 변동률을 대변하는 jitter와 shimmer가 있다. 이 두 가지 지표는 서양 성악가에 비해 판소리 가수에서 비교적 높은 수치를 보이는데 청각적으로 대부분의 판소리 가수의 소리는 조조성을 보이며 큰 변동률, 즉 성대의 진동이 불규칙적인 상태에서 발성되는 탁음이 많이 보인다. 이러한 소리는 판소리 고유의 음성 특징이라 할 수 있으며 특히 여자가수에서 유의하게 높은 수치의 변동률을 보인다는 사실은 판소리 발성이 남자에 비하여 여자에서 보다 많은 성대의 변화를 초래한다는 것을 의미한다. 잡음의 강도란 발성 시 성대의 불완전 내전에 의해 공기가 새는 숨소리를 객관적으로 나타내기 위한 지표로서 청각적으로는 기식성을 의미한다. 잡음의 정도를 객관적으로 표기하는 여러 방법 중 조화음 대 잡음 비율*harmonic to noise ratio, HNR*이란 발성 시 성대의 불완전한 폐쇄에 의해 기식성이 증가된 현상으로 나타나는 지표로서 판소리 가수에서도 유의한 기식성을 보이게 되며 이는 판소리가 가지는 또 하나의 특징이라 할 수 있다.

3. 음악 음형대 *musical or singer's formant*

서양음악의 대표적인 오케스트라 반주는 약 500 Hz에서 최대의 소리에너지를 나타내고, 한 옥타브가 올라갈수록 약 12 dB의 소리에너지 감소가 나타나며, 3000 Hz 근처에서는 낮은 소리에너지를 나타내기 때문에 청중이 잘 듣지 못한다. 그러나 유명한 성악가의 노랫소리는 고주파대에 강도가 높아지는 현상이 나타나는데 이를 음악 음형대라고 한다. 음악 음형대는 노래를 부를 때 음향음성학적으로 노랫소리에 대한 스팩트럼 에너지가 2.5~3 KHz 근처에서 많이 모여 있는 하나의 음성에너지군을 말하는데 이것은 제3, 4음형대군을 말한다. 이 음악 음형대는 오케스트라 반주에 의한 높은 주파수에서의 에너지보다 더 높은 에너지이기 때문에 다양한 주파수의 오케스트라 반주하에서도 노랫소리가 관중에게 청취되는 것이다. 이 음악 음형대의 형성에 관여하는 후두의 역할은 특히 오페라 가수에서 잘 보이는데 노래를 부를 때 후두를 아래로 내리는 것이다. 즉 음악 음형대는 후두가 하강하여 전체적인 발성관이 길어지고 넓어지며, 이상와*pyriform sinus*에보다 독립적인 공명강이 형성됨으로써 만들어진다. 이때 소리의 음형대는 주파수가 약간 낮아지고 소리에너지는 커진다고 알려져 있다. 또한 후두가 하강함으로써 전체적인 인강이 넓어져 후설음이나 전설음을 위한 혀의 운동이 보다 자유로워지고 이에 대한 음형대의 에너지도 증대된다는 것이다. 이러한 음악 음형대의 위치는 음역파트에 따라 그 위치가 다른데 베이스의 경우는 2,400 Hz, 바리톤의 경우 2,600 Hz, 테너의 경우 2,800 Hz, 메조소프라노의 경우에는 2,900 Hz 그리고 소프라노에서는 3,200 Hz에서 나타난다. 이러한 현상을 숙련된 오페라 가수와 서양 유행가를 부르는 가수 사이에서 비교한 결과, 성대진동주파수에는 차이를 보이지 않아 진동주파수와 노랫소리의 음색과는 관련이 없으며 오페라 가수에서 후두강에 형성되는 독립적인 공명강이 노랫소리의 음색에 영향을 준다는 보고가 있다. 대중가요를 부르는 유행가수에게서는 모든 음형대에서 발화 시와 노랫소리에서 비교적 같은 유형을 나타내었는데, 오페라 가수의 경우 발화 시에 비해 노랫소리에서 전형적인 음악 음형대의 특성을 나타낸다. 즉 대중음악 가수의 경우 음악 음형대가 나타나지 않고 이러한 노래스타일은 성대 과용을 유발하여 성대병변을 초래할 수 있다. 즉 노랫소리를 위해 제대로 발성교육을 받은 경우에는 노랫소리를 멀리, 그리고 크게 전달하기 위해 후두를 내림으로써 발생되는 음악 음형대를 이용하지만, 그렇지 않을 경우에는 노랫소리를 전달하기 위해 과도한 성대의 진동을 유발하여 성대의 병변을 초래하게 된다. 그러나 홍 등에 의하면 판소리 가수에서는 모든 모음에서 모든 음형대 강도가 증대하여 음악 음형대를 형성한다는 증거가 없다고 하였다.[9] 이러한 현상은 서양음악은 소리의 공명, 특히 음악 음형대 형성에 의해 노랫소리를 전달하지만 판소리는 이보다는 주로 음성의 증대된 강도, 즉 통성에 의한 노랫소리의 전달을 기본으로 하기 때문이다.

V 판소리 발성의 성대 특성

노래를 직업으로 하는 가수들이나 혹은 음성을 과도하게 많이 사용해야 하는 직업을 가진 이들에게서 정상인에 비해 성대의 병변이 많이 발생할 것이라는 것은 쉽게 예상할 수 있다. 이러한 사람들에게 성대를 정상으로 유지해야 한다는 사실은 매우 중요하지만 실제로는 많은 사람들이 음성질환을 가지고 있다. 잘 알려져 있듯이 이러한 직업을 가진 사람들에게 성대병변은 폴립 혹은 결절이 대부분인데, 병변의 주위가 완만하고 잘 국소화되어 있으며 막성성대의 전 1/3에 호발하고 대부분 막성성대의 중간 1/3에 국한되는 것이 특징이다. 그러나 흡연자이면서 음성을 과다하게 사용하거나 경부근을 과다하게 사용하며 발성하는 사람들의 경우에는 성대부종 혹은 백반증 등의 상피 증식증 등이 호발한다. 우리나라 전통음악가수의 대부분은 목소리가 깨끗하지 않다. 물론 반드시 노랫소리가 청각적 혹은 음성학적으로 깨끗해야만 된다는 원칙은 없지만, 현대 서양음악을 배우는 가수들에게는 깨끗한 목소리와 적절한 공명현상 및 음고를 나타내는 소리가 청중들에게 호소력 있고 정상적인 발성이라 여겨지고 있다. 그러나 대중음악을 하는 팝 가수들 중 청각적으로 깨끗하지 못한 목소리이지만 적절한 소음과 음고 및 공명에 의해 듣는 이로 하여금 많은 지지를 받으며 호소력을 주는 경우도 있다. 그러므로 노랫소리란 듣는 이의 감정에 따라 설령 깨끗하지 못한 소리일지라도 충분한 가치가 있는 것이다. 한편, 이렇게 깨끗하지 못한 목소리가 성대의 병변에 의해 발생되는 소리라면 적절히 조화된 소음을 가진 노랫소리를 지속적으로 발성한다는 것은 매우 어렵다. 또한 시간이 지날수록 성대병변이 악화되어 노랫소리를 발성할 수 없게 되며 흡연, 음주 및 상기도 감염 등에 의해 쉽게 소리가 악화되기도 한다. 그러므로 노래를 직업으로 하는 가수나 직업적인 음성 사용자가 정상 성대를 가져야 한다는 사실은 필수적이라 하겠다.

우리나라 전통음악인 판소리 가수들의 목소리가 대부분 많은 소음을 가진 탁한 음성이라는 사실은 쉽게 알 수 있다. 그러나 이 가수들에 대한 성대병변의 특성에 대해 홍 등은[9] 성대결절 및 만성 성대 비후증이 가장 많이 보이는 소견이라 하였다. 이들 성대병변의 특징은 일반적인 음성 과다사용자에서 볼 수 있는 폴립, 결절 혹은 성대부종과는 양상이 사뭇 다름을 알 수 있다(그림 30-3). 모든 가수들에게서 양측 성대에서 병변을 관찰할 수 있고 병변의 정도도 75%에서 막성성대의 1/3 이상을 차지하는 비교적 넓은 부위에 병변이 나타났으며, 병변의 모양은 폴립 혹은 결절과는 달리 표면이 완만하지 않고 비교적 불규칙적이며, 성대부종과는 달리 상피의 증식증을 관찰할 수 있지만 백반증과 같은 양상과는 달랐다. 또한 폴립이나 결절에서 종종 나타나는 양측성대의 같은 부위에서의 돌출병변과는 달리 특이하게도 양측 돌출병변이 있지만 쟁반 위에 컵이 놓여 있는 모양*cup and saucer like*을 나타내고 있다. 잘 알려져 있듯이 고음이란 주로 윤상갑상근의 활동에 의해 성대의 길이 및 긴장도가 조절됨으로써 발성되며, 그 외 성대내전근의 활동도 및 성문하압도 미약하나마 관여하지만 판소리의 경우 주로 성문하압을 증대시킴으로써 음량을 증대시키는 효과를 나타낸다. 즉 판소리는 서양음악에서의 소리의 공명을 이용한 노랫소리의 전달효과보다는 통성에 의한 노랫소리의 전달을 기본으로 하기 때문에 이를 위해 성대근의 과다한 활동 및 성문하압의 증가와 성대의

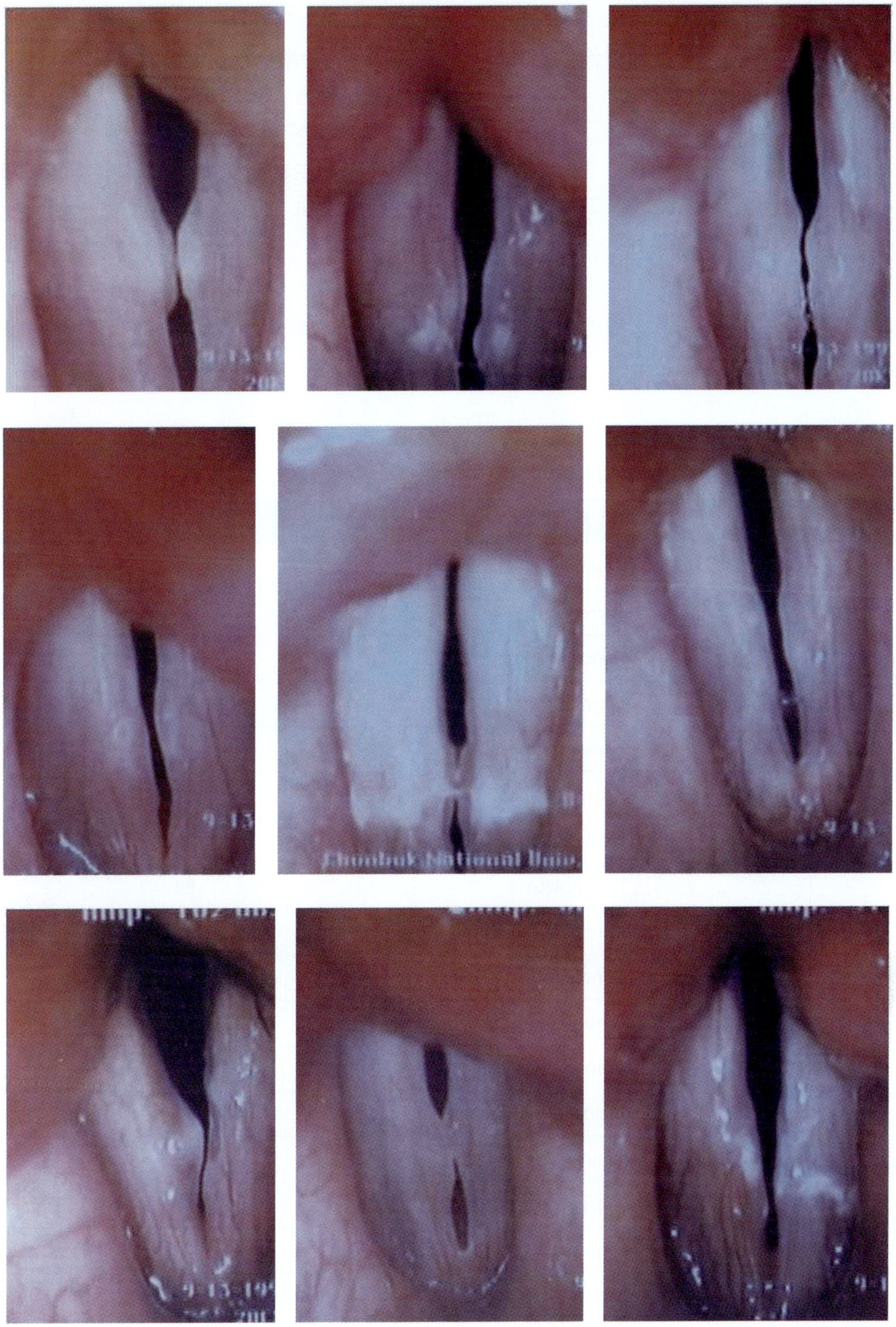

그림 30-3 판소리 가수들의 성대병변 소견.

과다한 접촉으로 인해 성대에 병변이 초래되는 것이다.

판소리 가수에서 성대진동 양상은 성대병변에서 유추할 수 있는 바와 같이 대부분 비정상적인 소견을 나타내었다. 지속 모음 '이'를 발성하게 하면서 스트로보스코프*stroboscope*로 관찰한 결과 불규칙적인 진동주기성, 비대칭성의 성대진동 진폭 및 위상, 불완전한 성문폐쇄 등을 보이며 점막운동파의 진폭은 대부분 적었고 무진동부위도 나타나 성대폴립 혹은 성대부종에서 볼 수 있는 성대진동양상을 나타내었다. 또한 특이하게 발성 시 가성대의 내전도 일부에서 나타나 판소리 가수는 발성 시 전반적인 후두의 긴장도 혹은 활동도가 많다는 사실을 알 수 있다(표 30-2).

VI 결론

판소리는 탁음(濁音)의 성음을 기본으로 하는 노랫소리로서 가장 기본이 되는 호흡법은 복식호흡의 일종인 단전호흡(丹田呼吸)이다. 통성(通聲)이란 성출단전(聲出丹田), 즉 단전(丹田)에서 밀어 올라오는 소리를 의미하며, 통성에 의한 발성법은 성대진동 후의 공명을 중요시하는 미성(美聲) 발성법에 비해 성대진동에 따른 음량을 중요시하는 탁성(濁聲) 발성법으로 통성 발성 시 과도한 성문하압이 발생하게 된다. 높은 성문하압은 성대접촉을 과도하게 함으로써 점막 손상이 필연적으로 동반될 수밖에 없으며 점막손상에 따른 진동장애의 결과인 탁성은 모든 청자와 청중이 선호하는 음질로 효율적인 탁성을 위해서는 반드시 통성법이 필요하다. 결국은 통성과 탁성은 필연적인 관계로서 득음(得音)을 위한 필수 발성법 및 성음이다.

표 30-2 Stroboscopic parameters, Western singer, Korean traditional singer.

Parameters			Western	Korean Traditional
Period regularity		1. regular	75	11
		2. irregular	8	33
		3. inconsistent	16	56
Symmetry	amplitude	1. symmetrical	96	22
		2. asymmetrical	4	78
	phase	1. symmetrical	92	17
		2. asymmetrical	8	83
Glottic closure		1. complete	84	11
		2. incomplete	8	56
		3. inconsistent	8	33
Wave	phase	1. normal phase	84	6
		2. open phase predominant	0	0
		3. close phase predominent	0	33
		4. inconsistent	16	61
	amplitude	1. great	13	22
		2. normal	79	11
		3. small	8	61
		4. zero		6
Nonvibrating portion		1. none	92	22
		2. partial(including sometimes)	8	67
		3. entire(always)	0	11
Ventricular fold adduction		1. present	0	11
		2. absent	100	89

Numerals mean percentages(%)

참고문헌

1. 김익두. 판소리 미학. 국어문학 1998;33;163-91. 판소리 발성법
2. 김정태. 판소리광대의 호흡법 연구. 판소리연구 2009;28:27-74.
3. 김정태. 판소리 득음연구. 박사학위논문, 전북대학교 2011
4. 김현기, 홍기환. 판소리의 청각미학-음성과학적 접근, 음성과학 2007;14:5-12.
5. 왕기철. 판소리 발성법의 연구. 교육대학원 석사논문, 한양대학교 1991.
6. 조동언. 판소리 성음에 영향을 미치는 발성법과 호흡법의 관계성 연구. 석사논문, 중앙대학교 2000.
7. 최동현. 판소리 목-성음에 관한 연구. 동리연구 1993;265-80.
8. 최동현. 소리의 학습-수련과 음향학적 특질. 민속원 2004;137-161.
9. Hong KH, Yang YS, Kim HK. Acoustic and Laryngeal Characteristics of Korean Traditional Singers. Korean J Otorhinolaryngol-HNS 1996;39:1622-32.
10. Hong KH, Park BA, Yang YS, Kim HK. The characteristics of musocal formant and vocal fold vibration in the classical and western style singers. Korean J Otorhinolaryngol-HNS 1998;41:238-45.

LARYNGOLOGY, PHONIATRICS AND LOGOPEDICS

CHAPTER 31

대중음악 가창과 발성의 이해

유미란

I 용어 개념과 정의

1. 대중음악

'대중음악'에 대한 정의는 학자의 견해와 역사적 시기에 따른 관점마다 다소 다르다. 키스 니거스*Keith Negus*는 대중음악의 개념이 넓고 모호하므로, 움직이는 미디어 이미지의 경우에 특정한 역사적 시기를 바탕으로 특정한 사회적, 기술적 발전을 추적하여 연구의 경계 설정을 할 수 있지만 대중음악의 연구에는 이와 같은 것이 없다고 주장하였다.[1] 래리 스타*Larry Starr*와 크리스토퍼 워터먼*Christopher Waterman* 또한 대중음악의 범주를 예술음악*art music*, 고전음악, 혹은 민속음악*folk music*과의 비교를 통해 규정하기보다 폭넓은 음악적 맥락을 고려하여 복합적으로 이해되어야 한다고 설명한다.[2]

우리나라에서는 '대중음악'과 유사한 의미로 '실용음악'이라는 말이 흔하게 사용되고 있다. 하지만 이는 한국에서만 통용되고 이해되는 용어이다. 김도수는 이를 지적하며 명확한 학문적 개념설정을 위하여 선행연구 고찰과 설문조사를 실시하였으며, 국내에서 인식되고 있는 실용음악은 대중음악보다 넓은 개념으로서 대중음악은 물론 인기 있는 비클래식 음악도 여기에 포함될 수 있다는 견해가 지배적이라고 제시하였다.[3] 이처럼 '대중음악'과 '실용음악'은 학문적 개념의 경계가 모호하며 폭넓은 음악적 맥락으로 이해된다는 공통적 견해를 보이며 비슷한 의미를 나타내고 있다. 그러므로 본 단원에서는 우리나라에서만 통용되는 용어 사용을 지양하고 대중음악*popular music*이라 칭하겠다.

대중음악에는 연주 음악도 포함된다는 측면에서는 하위 범주에 속하는 '가요'나 '가창'으로 대중음악의 범위를 제한하거나 축소해서 정의를 내리는 것은 적절하지 않다. 그러나 본 교과서에서 대중음악 부문을 직업적 음성 사용인의 이해를 위해 따로 분류한 이유는 음성 사용에 있어서 대중음악 가수에게 발견되는 음질의 차별점이 분명하다는 점이 널리 인식되고 있으며, 그 연구의 가치가 인정되고 있다는 의미이다. 따라서 음성 사용의 특징 연구를 위한 대중음악의 경계는 대중음악 가창의 범주 내로 설정됨이 타당하다.

대중음악 가창은 그 형성된 시기적 특징을 반영하여 '현대 대중음악*contemporary popular music*'이라고 불리기도 한다. 서양의 클래식 가창*western classical singing*과 대조되는 측면에서 비클래식*non-classical* 가창으로 분류되기도 하며, 이때는 록, 팝, 재즈뿐만 아니라 뮤지컬도 해당한다.

2. 대중음악 가창과 발성

본 단원에서는 '가창*singing*'과 '발성*phonation*'의 의미에 대해 구분하여 사용함을 밝힌다. 공연 · 예술 분야 전문인의 음성 사용과 관련해서 한글로 번역되는 '발성'의 영어 단어는 대략 'phonation'과 'vocalization'이라는 단어와 의미가 혼용되고 있는 것으로 파악된다. 다시 말해, 성대에서 생성되는 원음의 의미부터 언어와 음악적 표현을 포함한 가창을 의미하는 넓은 범위까지 '발성'이라는 단어로 포괄해서 사용하고 있는 것이다. 독립된 분야 내에서는 공통된 견해를 형성하는 문화적, 학문적 배경을 바탕으로 통용되므로 의미 전달에 무리가 없으나, 여러 학문 분야의 융합연구 진행에 있어서는 핵심 용어의 정의가 다르다는 면에서 혼란이 야기된다. 그러므로 가창 전문인의 음성 사용을 과학적으로 연구하는 것을 목표로 한다면 용어를 정확하게 구분해서 사용해야 할 것이다. 음성 메커니즘*vocal mechanisms*은 말하기와 노래 모두를 포함하며 호흡*respiration*, 발성*phonation*, 공명*resonance*, 조음*speech articulation*의 조합과 상호작용이 필요하다.[4] 순서대로 나열된 메커니즘에 따라, 본 단원에서 '발성'은 성대에서의 진동원*vibrating source*과 관련된 'phonation'에 한하여 사용하겠다. 그 외에 언어적 표현과 음악적 표현을 모두 아우르는 의미는 '가창*singing*'이라고 표현하겠다.

현대의 대중음악 가창은 어떠한 기원이나 원형을 추적하는 것이 더 이상 무색할 만큼 다양한 가창 방식과 그에 따른 음색, 또는 음질이 혼재된 양상이 일반적으로 나타나고 있다.[1)] 그러므로 어떠한 가창법을 특정하여 대중음악 가창을 정의하는 것은 무리다. 대중음악은 다양한 지역과 그에 따른 문화와 민족적 배경 간에 서로 많은 영향을 주고받으며 발전과 변형을 거듭해 왔기 때문이다. 그러므로 이러한 특징이 형성된 역사적 배경을 이해하는 것은 대중음악 가창 특징을 이해하기 위한 골자이다. 다음 장에서는 이를 자세히 살펴보도록 하겠다.

II 대중음악 가창 특징의 형성 배경

앞서 언급한 바대로 대중음악은 다양한 지역적, 문화적, 민족적 배경이 서로 영향을 주고받으며 발전해 오늘날에 이르렀다. 이러한 대중음악 가창 특징이 형성된 배경에는 매체의 영향이 절대적이었다고 판단된다. 본 장에서는 미국의 대중음악 발전사를 중심으로, 매체의 발전에 따라 대중음악이 어떻게 형성되었으며 가창에 미친 영향이 무엇인지 살펴볼 것이다. 미국의 대중음악이 다양한 문화와 인종적 배경을 바탕으로 발전하며 전 세계적으로 수용되고 소비되는 가운데, 글로벌 문화 산업에서 막대한 영향력을 미쳐왔기 때문이다.

대중음악 가창 특징이 형성된 배경에는 크게 4가지 기술 매체의 영향이 있었다. 바로 축음기, 라디오, 전기증폭과 마이크, 사운드 레코딩 기술매체이다.

1. 축음기의 영향

에디슨의 축음기 발명이 대중음악 가창에 끼친 결정적인 영향은 가수의 독특한 음색*timbre*을 음악적 재료로 활용할 수 있게 했다는 점이다. 이로 인해 가수의 음색이 인기와 상업적 성공에 중대한 역할을 하게 되었다.

축음기는 음악을 물질로 저장하여 시공간을 초월하도록 했다. 이전에는 실시간 가창을 통해서만 존재할 수 있었던 노래는 축음기를 통해 기록되어 영구적으로 후대에 남을 수 있게 되었으며, 청자의 폭을 확장할 뿐만 아니라 대면한 적이 없는 음악가들까지 저장된 음악을 통해 다양한 영향을 주고받을 수 있게 하였다. 미국 음악의 아버지로 불리는 스티븐 포스터*Stephen Collins Foster*[2)]는 뉴욕 거리에서 음식을 팔기 위해 노래하던 혼혈 소녀의 목소리를 '내가 닿을 수 없는 거칠고 매혹적인 톤*wild, wooing tone*'이라고 표현하며, 그녀의 목소리를 노래로 바꿀 수 없는 것을 안타까워했다.[5] 당시는 축음기가 등장하기 이전이었다. 축음기는 이처럼 악보에는 담을 수 없었던 가수의 음색, 창법, 감성과 같은 음악적 특징을 그대로 저장하고 전달될 수 있도록 하였으며, 이는 가수의 독특한 목소리가 훌륭한 음악적 재료로 사용될 수 있는 충분한 계기를 마련하였을 뿐만 아니라 대중음악 가수들의 음악 표현 지평을 넓히도록 했다.[6]

청자가 지각하는 가수의 독특한 창법이나 음색은 새롭게 발매되는 무수히 많은 신곡이 경쟁하는 대중 시장 음악*mass market music* 가운데 쉽게 기억되는 작용을 한다는 면에서 대중가요가 생명력을 이어가는 데 중요한 기능을 한다.[6] 워터먼과 스타는 바로 이러한 음색이 루이 암스트롱*Louis Armstrong*이나 프랭크 시나트라*Frank Sinatra*의 목소리와 같이 특정 음악인의 '음악적 지문*soundprint*'을 확립하는 데 결정적인 역할을 한다고 주장했다. 이로써 청취자가 그들의 음색을 단 몇 초간 듣는 것만으로도 그것이 누구의 목소리인지 쉽게 알아차릴 수 있게 한다는 것이다.[2]

축음기는 음악 산업 또한 혁신시켰다. 축음기로 인해 소리가 그 자체로 저장될 수 있게 되면서 음악은 물질적 대상으로 바뀌었으며, 소유하는 것과 사고파는 것이 가능해졌다.[7] 이는 '인기'를 얻은 곡들이 대량으로 생산되고 소비되며 상업적 가치를 창출하는 현상을 불러왔다. 이로써 오늘날 우리가 듣고 즐기는 대중음악이 모습을 드러냈다. 대중음악이 '현대 상업 음악*contemporary commercial music*'이라는 또 다른 이름을 얻은 이유는, 대중음악이 단순히 예술적 표현뿐만 아니라 상업적인 측면에서도 중요한 역할을 하며, 대중에게 판매되고 광범위하게 알려지면서 발전했다는 것을 나타낸다. 실제로 1930년대 말이 되면 팝은 기악 음반보다 가창 음반을 의미하게 될 정도로 대중음악에서

---

1) 음색*timbre*은 소리의 청지각적 특성을 나타내는 용어로서 음성 품질*voice quality*, 즉 음질과 유사한 의미로 혼용되고 있다. 그러나 본 단원에서는 음색과 음질을 구분해서 사용하고자 대중음악과 가창의 발전사를 다루는 연구에서는 청자의 입장에서 지각되는 음성을 중심으로 내용을 논의하므로 '음색'을 사용하였다. '음질' 역시 청자의 주관적 지각과 관련된 단어이지만, 다양한 음색 중 물리적 측정이나 생리학적 설명과 연관해서는 '음질'이라는 용어를 사용하였다.

2) 스티븐 포스터(Stephen Collins Foster, 1826~1864년)는 미국 최초의 전업 작사 · 작곡가로, 낭만주의 시대의 응접실 가창곡과 민스트럴(백인이 흑인으로 분장하고 춤과 노래를 공연한 무대극) 가창곡을 다수 작곡하였다. 대표곡으로는 〈오! 수재너(Oh! Susanna)〉와 〈금발의 재니(Jeanie with the Light Brown Hair)〉 등이 있다. Robert Ziegler., et al., Music: the definitive visual history, 2nd ed., DK, 2020

의 가수의 비중이 커졌다.[8] 그리고 점차 서양의 클래식 가창과 구분되는 대중음악만의 가창 특색이 뚜렷해져 갔다.

축음기의 발명으로부터 시작된 음악 재생 기기 및 기술의 발전은 대중음악 산업의 흐름에 큰 영향을 미쳤으며, 이전 시대까지 주류 음악에서 배제되었던 음악 장르, 지역 스타일, 가창 음색, 인종, 계층 등을 아우르며 대중음악의 영역이 확대될 수 있도록 하였다.[6]

2. 라디오의 영향

라디오는 녹음된 대중음악의 유통에 중요한 역할을 담당한 기술이었다. 라디오의 역사는 18세기 말 프랑스에서 군사 분쟁이 일어났던 기간 동안 지점 대 지점*point-to-point* 통신을 위해 도입되었던 전기전신 기술로부터 시작되었다.[1] 그러나 전쟁 종결 무렵에 이르러 음악 산업 시장에서 새로운 소비 형태로 발전되며 변용되었다.[7]

라디오는 국가 전반에 걸쳐 새로운 음악적 트렌드가 움직이는 속도를 증가시켰다. 음반과 라디오가 없던 시절, 낱장 악보 판매가들이 전국을 돌아다니며 음악을 전달했던 때는 하나의 히트송이 나오기까지 수개월이 걸렸으나, 라디오로 인해 히트곡의 유행은 더욱 직접적인 것이 되었다. 라디오 이전 시기에 베스트셀러 노래의 인기는 18개월 정도 유지되었지만, 라디오로 인해 한 히트곡의 수명은 넉 달 정도로 단축되었다. 이에 따라 상업적 인기 지속 기간이 짧아지는 결과가 뒤따랐으나, 빠른 전파 속도로 인해 노래를 접할 수 있는 청자의 수는 엄청나게 증가했다.[1] 청자의 증가는 대중음악 시장의 확장을 의미하며, 상업적 인기 지속 기간의 단축은 곧 시장에 유입되는 신곡 간의 경쟁 또한 점점 치열해졌다는 것을 의미한다. 이로써 특정 가수만의 독특한 가창 음색의 차별화는 그 중요성이 더욱 커졌다.[6]

또한 라디오는 유행가와 스타를 만드는 배경이 되었다. 라디오로 인하여 장르, 인종, 계층에 따라 온갖 음악이 유행할 수 있는 계기가 마련되었으며, 이에 따라 지방의 가수들이 전국적인 유명 스타가 되었다. 기업은 곧 라디오를 통한 광고가 소비자 확보에 도움된다는 것을 깨달았고, 광고주가 후원하는 음악 프로그램은 가장 중요한 오락물이 되는 현상도 뒤따랐다. 이러한 프로그램은 주로 생방송으로 진행되었으며, 여기에서 공연을 선보인 뮤지션을 스타로 만들었다. 방송국의 녹음 스튜디오에서 노래하던 가수는 마이크에 입을 가깝게 했고, 목소리의 세부적인 특징이 라디오의 전파를 타고 퍼져나갔다.[9] 이러한 계기는 가수들이 매체의 특징을 빠르게 파악하고 마이크에 어울리는 새로운 창법을 개발하도록 했다. 극장에서 다수의 관객에게 큰 목소리로 노래해야 했던 가창 환경이 기술 매체로 인해 변화된 것이다.[6]

라디오가 음악 연주를 방송하기 시작했던 1920~1930년대에, 수익 창출을 위한 음반 회사와 출판업자들의 영향으로 인해 연주곡보다 가창 곡을 선전하는 전략이 생겨났다는 점도 주목할 부분이다. 당시 라디오 방송국들의 대다수가 곡의 제목을 알리지 않았기 때문에 노래 제목은 대개 후렴구의 한 부분에서 따왔으며, 이로 청자들은 노래를 더욱 쉽게 기억할 수 있었다. 이러한 방식은 노래 출판업자나 발라드 행상인들에 의해 지속되어 온 것으로, 노래의 '후크*hook*' 부분을 강조하는 관습을 통해 계속 이어졌다. 후크는 명확하고 반복적인 요소로 청자들에게 쉽게 기억되어 그 노래를 구매하도록 영향을 주었다.[1] 이처럼 라디오는 음반과 더불어 경쟁과 공생으로 대중음악의 상업적 성공을 만들며 음악 산업 발전을 위한 근간이 되었다.

3. 전기증폭과 마이크의 영향

초창기의 축음기인 포노그래프는 어쿠스틱 녹음 방식의 한계로 인해 음향 특성이 극도로 제한적이었다.[7] 따라서 1920년대 중반에 마이크가 도입되기 전까지, 모든 녹음은 전기 없는 기계적인 과정으로 이루어졌다. 가수가 녹음용 나팔에 대고 노래하면 녹음용 나팔이 소리를 좁은 구멍으로 모으고, 그와 연결된 진동판에 의해 바늘로 진동이 전달되어 바늘이 실린더나 디스크에 진동을 새기는 방식이었다. 이와 같은 시스템으로 인해 가수는 작은 소리로 노래할 때는 확실히 녹음되도록 나팔 안에 머리를 집어넣어야 했고, 강한 소리를 낼 때는 진동을 새기는 바늘이 튕겨 나갈 수 있었으므로 적절하게 뒤로 물러나야 했다.[10]

1920년대 초반에는 이처럼 음반 산업계에 어쿠스틱 녹음 방식의 제작과 비축에 대량 투자가 이루어졌기 때문에 전기적 녹음 방식의 도입이 쉽지 않았다.[11] 그러나 당시 새롭게 등장한 라디오와 경쟁해야 했던 음반산업은 결국 전기적 기술 방식으로의 전환을 선택했다. 라디오에서 라이브로 노래하는 가수의 목소리는 음반으로 듣는 것에 비해 훨씬 섬세했기 때문이다.

축음기에 전기증폭과 마이크 등의 기술이 더해지자, 가수들은 기술 매체를 활용하여 창의성을 펼치고, 다양성과 혁신성을 강조해 나가게 된다. 이러한 맥락에서 대중음악 연구자 폴 테베르주*Paul Théberge*는 전기 증폭*electrical amplification*과 마이크*microphone*, 그리고 확성기*loudspeaker*는 현대 대중음악의 절대적인 기초로 고려되어야 한다고 강조했다.[11] 이 기술들은 작은 목소리를 크게 하는 효과뿐만 아니라 대중음악 가창 변화에 새로운 문을 열었다.

마이크는 가수의 목소리에 나타나는 미묘함을 어쿠스틱 방식보다 효과적으로 전달할 수 있게 했다. 이에 따라 부드러운 저음과 친밀한 목소리로 섬세하게 노래하는 '크루닝*crooning*'이라는 창법이 새롭게 나타났다.[11] 1920년대 중반에 마이크의 도

입과 함께 등장한 빙 크로스비*Bing Crosby*나 프레드 아스테어*Fred Astaire* 같은 크루너*crooner*의 노래는 매끄럽고, 부드럽고, 뉘앙스가 풍부했다. 이전 시대의 보드빌*Vaudeville* 극장에서 마이크 없이 노래하던 가수의 매우 과장된 창법은 소리치듯 노래 부른다는 느낌을 강하게 전달했다. 반면, 크루너의 부드러운 저음은 마치 가수가 듣는 이에게 직접 이야기해 주는 것 같은 느낌이었다. 이로써 실제로 얼굴을 맞대고 만난 적이 없는 가수와 청자 사이에 '정신적인 결합'이 일어날 수 있게 했다.[2]

한편, 크루너들이 마이크에 어울리는 새로운 가창법을 개발한 것에 대해 당시의 비평가들은 이러한 창법을 나약하다고 간주했으며, 정서적으로나 기교적으로 부정직한 것이라고 비판하며 논쟁을 일으켰다.[11] 1930년대에 호주에서도 마이크에 대한 부정적인 인식으로 인해 마이크의 도움을 '인공적'이라 여긴 남성 우위론자들이 저항적 태도를 보였으며, 주로 여자 가수들에 의해 마이크의 가능성에 대한 탐구가 이루어지기도 했다.[12] 이러한 과거의 견해들은 오늘날에 이르러 이해하기 어려울 만큼, 마이크를 사용한 섬세한 가창 음색의 표현은 대중음악 가창의 정체성이라고 할 만큼 당연한 것이 되었다. 목소리의 증폭 없이는 우리가 앨범에서 듣고 있는 표현은 불가능하며, 그것이 바로 대중음악 가창 환경이자 가창의 전제 조건이다.

4. 사운드 레코딩 기술의 영향

자기 레코딩*magnetic recording*3)은 1950년대 이후 대중음악의 제작 관습을 발전시켰다. 녹음으로 기록된 연주를 이른바 '테이크*take*'라 하는데, 여러 테이크를 편집하고 잘라 붙이는 녹음 기술의 개발은 예전의 디스크 녹음 방식으로는 불가능했던 음질과 음악의 유연성을 가능하게 했다. 빙 크로스비는 1940년대 말부터 자신의 라디오 방송을 미리 녹음하여 '완벽한' 노래를 만들고 싶어 했다. 자기 레코딩은 음반 산업의 전반적인 재편에도 기여했다. 테이프를 사용하면 제작이 쉽고 상대적으로 비용이 적게 들었으므로, 1950년대 리듬 앤 블루스와 로큰롤이라는 장르의 대두와 함께 인디펜던트 프로덕션의 증가에 중요한 요인이 되었다.[11]

멀티트랙 테이프 레코더*multitrack tape recorder*를 활용한 레코딩 기술은 1950년대 주류 팝에서 처음으로 사용되었다. 초반에는 악기연주 소리에 비하여 가수의 목소리를 향상시키는 수단으로 시작하였으나, 점차 기술적 방편 이상으로 발전하였다. 오버더빙*over dubbing*은 가수 한 명이 여러 성부를 노래하고 음색을 통합할 수 있는 기술로, 1950년대 레스 폴과 메리 포드*Les Paul & Mary Ford*의 다층적 보컬과 기타 녹음에서 훨씬 더 창조적으로 사용되었다. 1960년대 초 4트랙 레코더가 보급될 즈음에는 대중음악 프로듀서들이 새로운 팝 사운드를 창조하기 위한 전략 가운데 필수적인 요소로 녹음기술을 발전시켰다. 1960년대 말과 1970년대 초 트랙의 용량은 4에서 8, 16, 24트랙 녹음까지 늘어났다. 1960년대 초만 해도 녹음을 위해 연습하고 준비해오는 것이 일반적이었지만, 불과 10년이 지나지 않아 스튜디오에서 몇 주 혹은 몇 달을 보내며 멀티트랙을 활용한 창조적 가능성을 다양하게 실험하여 작곡하는 것이 일반화되었다. 이런 점에서 '오버더빙'은 작곡 도구로 사용되었으며, 이로써 음악가들의 기여는 스튜디오에서 조작되고 변형되고 다시 작곡되는 '원재료'에 불과하다고 평가받게 되었다.[11]

멀티트랙 테이프 레코딩이 발달하며 연주자나 가수보다 프로듀서의 역할이 점차 중시되어 갔다. 그리고 가수의 음성은 음악을 완성하는 재료로써 그 중요성과 역할이 상대적으로 축소되었다고 평가되었다. 하지만 아무리 가수의 역할이 축소되었다고 하더라도 당시 가수가 만들어 내는 발성, 공명, 박자, 발음, 음도*pitch* 등을 변형하는 것은 불가능했다. 단지 기계적인 효과를 추가하여 목소리를 돋보이게 하는 정도였다. 그러나 대중음악 가창에 영향을 끼친 모든 기술과 그로 인한 변화는 디지털 매체 시대의 컴퓨터로 인해 통합되어 극대화되었으며, 가수의 목소리는 가공 및 변형되고 원재료로서 역할도 점차 더 침범되고 있다.[6]

문제는, 가수의 목소리를 컴퓨터 기술로 가공하여 완성된 음악이 가수보다 '먼저' 대중에게 전달, 재현되는 소비 환경으로 인해 대중에게 노래의 실체, 즉 목소리의 주체는 가수가 아니라 가공된 음향신호가 되었다는 것이다. 그러므로, 이 시대의 가수는 자신의 목소리를 제공해서 완성된 노래를 역으로 '복제'하고 '모방'해야 그 노래의 진정한 주체로서 대중으로부터 인정받을 수 있게 된다. 발매된 노래와 흡사하게 가창을 구사하지 못하는 경우 가창력 논란이 불거지는 이유는 이 때문이다.[6]

결과적으로, 기술 매체와 음악 산업의 발전은 현대 대중음악 가창에 다양한 문화와 민족적 배경에서 유래한 창법들이 널리 유입되고 전파되는 계기를 마련했다. 더 나아가, 녹음 기술의 획기적인 발전과 섬세한 작업이 심화될수록 대중 가수의 차별화된 음색의 중요성이 더욱 부각되었다. 따라서 기술 매체는 대중음악 가창의 근간이 되는 동시에, 경우에 따라서는 가수의

3) 최초의 자기 레코더는 1898년까지 거슬러 올라간다. 와이어*wire*와 스틸 밴드*steel band*로 된 자기 레코더는 1930년대 라디오 방송에서 제한적으로 사용되었다. 독일의 엔지니어들은 2차 세계대전 무렵 테이프 중심의 레코딩을 완성했다. 상업적으로 성공한 최초의 테이프 머신은 1948년 미국에 도입되었으며, 라디오와 영화, 음반 제작에 널리 사용되었다. Paul Théberge. 'Plugged in': technology and popular music. The Cambridge Companion to POP AND ROCK. Cambridge University Press, 2001.

역할을 단순한 목소리 제공자로 축소할 만큼 대중음악에서 차지하는 영향이 크다고 해도 과언이 아니다.

III 대중음악 가창과 발성의 특징

1. 클래식과 대중음악 가창의 차이

벨칸토*bel canto*로 알려진 서양의 클래식 보컬 기법은 균형 잡힌 성문하압*subglottic pressure*, 안정적이고 상대적으로 낮은 후두의 위치, 올라간 연구개, 적절한 공명 전략, 음도*pitch* 조절을 위해 훈련된 청각 및 운동감각*kinesthetic* 피드백 메커니즘, 일관된 비브라토*vibrato*, 높고 둥근 모음, 일명 키아로스쿠로*chiaroscuro*라고 불리는 밝고 어두운 균형 잡힌 톤 품질*tone quality*이 있다. 벨칸토 스타일의 가창을 적절하게 사용하면 최소한의 노력으로 최대의 효과를 얻어 오랫동안 효율적이고 건강하게 파워풀한 음성으로 노래할 수 있다는 장점이 있다.[13] 오페라 가창은 적당한 성문하압과 성문 내전력*glottal adductive forces*이 특징인 것으로 보이며, 포먼트 주파수는 적당한 정도의 턱 열림과 후두가 낮아진 것을 시사한다.[14]

이와 대조적으로 현대의 비클래식*non-classical* 가창은 일반적으로 마이크와 전기 증폭을 사용하며, 기식 음성이나 거친 음성과 같은 비효율적이며 '비경제적인*uneconomic*' 음질도 유효한 미적 선택으로 사용될 수 있다.[15] 필립 카피어*Philipp Caffier* 등 연구자에 따르면 비클래식 가창 효과는 1) 후두의 진동 변화와 2) 성도의 구성 변화라는 두 가지 메커니즘에 의해 발생한다. 후두의 진동 변화는 성문 또는 성문상부에서 발생하며, 이는 음색 생성에 중요한 영향을 미친다. 성대의 진동 패턴이나 성문 개폐 방식이 달라짐에 따라 다양한 음색 효과가 나타난다. 성도의 구성 변화는 후두의 높이 및 공명의 변화에 의해 이루어진다. 성도의 모양과 크기가 변하면서 음향적 특성이 조정되며, 이는 가창자의 음색 조절에 중요한 역할을 한다. 그림 31-1을 통해 이러한 두 가지 메커니즘이 비클래식 가창 효과를 형성하는 핵심 요소임을 확인할 수 있다.[13]

대중음악 가창을 포함한 비클래식 가창에서는 의도적으로 유발된 장르 특유의 비균질한 음질로 노래하는 것으로 보고되고 있다. 비클래식 보컬 효과로는 일반적으로 기식 음성*breathy voice*, 뒤틀림*distortion*, 그르렁거리는 소리*grunting*, 덜거덕거리는 소리*rattle*, 삐걱거리는 음성*creaky voice*, 보컬 프라이*vocal fry*가 사용된다. 기식 음성은 발성이 시작될 때 호흡이 섞이고 호기유율*air flow rate*이 증가하여 들뜬 소리가 난다. 뒤틀림의 경우, 망가진 캐릭터가 '목메는*choking*' 듯 불순물이 섞인 듯한 음성을 만들어 내는 것이다. 그르렁거리는 소리, 즉 크고 어둡고 강렬하며 호흡이 섞이고 공허한 소리로 노래하는 것은 주로 메탈 음악에 적용되는 목구멍 효과*guttural effect*이다. 이 깊고 '짖는*barking*' 목청의 가창은 우울하거나 잔인한 가사 재현에 문체적으로 적합하여 악마 같은 소리를 내며 분노와 절망을 표현할 수 있다. 덜거덕거리는 소리는 짧고 날카로우며 두드리는 소리가 빠르게 연속되는 것이 특징이다. 삐걱거리는 음성[4)]은 문이 경첩에서 삐걱거리는 것처럼 들리는 음질이며 높은 보컬 프라이*high vocal fry*라고도 한다. 보컬 프라이는 가장 낮은 음역에서 거칠거나 꺽꺽거리는*raspy or croaking* 음질이 특징이다. 보컬 프라이는 삐걱거리는 음성과 비슷한 메커니즘을 가진 또 다른 효과로, 삐걱거리는 목소리와 달리 성대가 최대로 짧아지고 이완된다.[13]

4) 삐걱거리는 음성(creaky voice) 들어보기 → https://en.wikipedia.org/wiki/Creaky_voice

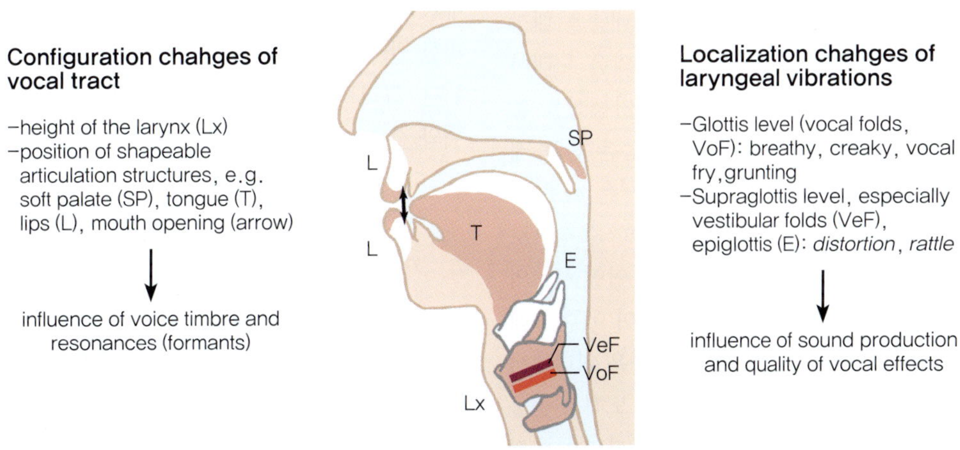

그림 31-1 비클래식 보컬 효과에 대한 체계적 설명: 중요한 변화의 요약과 함께 성도 조정의 도식적 설명.[13]

2. 벨팅 *belting*

비클래식 가창의 분류에는 대중음악과 뮤지컬이 함께 포함되며, 강한 고음 발성 스타일인 벨팅*belting*이 공통적으로 사용된다. 리사 포필*Lisa Popeil*은 '벨트*belt*'의 어원이 권투에서처럼 '강한 일격을 가하다'라는 뜻의 속어인 '왈롭*wallop*'에서 유래했을 가능성이 높다고 주장했다. 마이크와 전기 증폭의 등장으로 크루너*crooner*가 인기를 얻기 전인 20세기 초는 마이크가 없던 시절이었으며, 큰 소리로 노래하는 것이 음향적으로 필수적이었을 뿐만 아니라 청중들에게 큰 인기를 끌었다. 소피 터커*Sophie Tucker*와 앨 졸슨*Al Jolson*이 그런 파워풀한 가수의 대표적인 예이다. 그러나 오늘날 음성 교육학이나 과학계에서는 벨트를 어떻게 정의해야 하는지에 대한 합의가 이루어지지 않았다. 또한 벨팅의 하위 유형에 대한 설명으로 울리는*ringy*, 쇳소리가 나는*brassy*, 비음*nasal*, 말하는 투의*speech-like*, 고함치듯*yell-like*, 무거운*heavy* 등의 설명이 있다.[16]

마일스*Miles*와 공동연구자들은 벨팅이 비브라토는 거의 또는 전혀 없지만 비음이 많고 비정상적으로 크고 무거운 발성*loud, heavy phonation*으로 대표되는 노래 방식이라고 정의했다. '무겁다'는 용어는 가성 또는 고음부가 생성될 때 더 높은 주파수에서 급격한 에너지 강하가 나타나는 것을 의미한다. 벨팅은 소리의 증폭 여부와 관계없이 벨트를 사용하는 가수가 높은 수준의 노력을 기울이고 있다는 지각적 인상을 주는 효과가 있다.[17] 순버그*Sundberg*와 학자들의 연구에서는 벨팅이 높은 성문내전력에 의해 생성되며, 오페라 스타일에 비해 후두 위치와 성문하압이 상당히 높은 것으로 나타났다.[14] 그러나 후속 연구에서 벨팅의 하위 스타일에 따라 성문하압의 정도가 달라진다는 것이 밝혀졌다.[18]

3. 마이크와 전기증폭 기반의 대중음악 발성

다양한 대중음악 가창 음색 중에서도 물리적으로 약한 강도*intensity*의 음성은 기술 매체 등장 이후부터 다수의 대중을 대상으로 하는 가창에 사용할 수 있게 되었다. 대중음악을 노래하는 가수들에게 있어서 '마이크와 앰프의 기술적 가능성을 활용하는 것이 성도의 공명 부족을 보완하기 위해 높은 음압 레벨*sound pressure levels*로 발성하는 것보다 중요한 것'[13]은 바로 이러한 배경으로부터 비롯된 것이다. 물론 강도가 약한 음성으로 노래하는 것, 예를 들어 엄마의 자장가나 사랑하는 연인 사이의 고백 노래와 같은 형태는 기술 매체 등장과 관계없이 아주 오래전부터 있어 왔다. 하지만 친밀한 대상과 매우 가까운 거리에서 노래할 때만 사용할 수 있던 음색을 다수의 대중이 노래로 들을 수 있게 된 것은 절대적으로 기술 매체의 도움으로써 가능해진 것이다. 이처럼 기술 매체는 음성 전달 측면에서 발화자와 청자 사이에 존재하는 물리적 거리를 뛰어넘게 했을 뿐만 아니라, 심리적 거리도 매우 가깝게 만들었다. 또한 저장의 기능으로 인해 시공간마저 뛰어넘도록 하였다. 무대에서만 볼 수 있던 가수는 청자가 원하는 때라면 언제나 바로 옆에서 친밀한 목소리를 들려주는 대상이 된 것이다.[6]

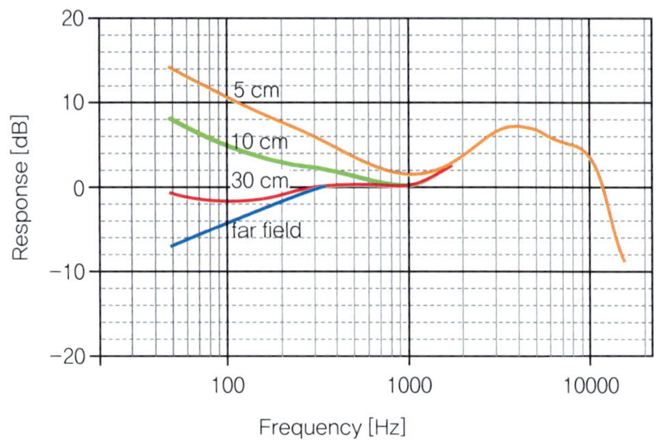

그림 31-2 일반적인 카디오이드 마이크의 근접 효과. 입에서 마이크까지의 거리가 줄어들면 등록된 스펙트럼의 저주파 성분이 증폭된다. 이 특정 마이크는 30 cm 거리에서 가장 평탄한 반응을 보인다.[19]

부드러운 저음과 섬세한 음색이 두드러지는 크루닝*crooning* 창법은 전기증폭과 마이크를 사용함으로써 형성되는 '근접 효과*proximity effect*'를 활용하여 대중음악 가창에 새롭게 나타난 창법이었다. 무지향성 마이크의 주파수 응답은 입과 마이크 사이의 거리에 따라 달라지지 않는 반면, 지향성 마이크의 경우 마이크를 입에 가까이 대면 낮은 주파수가 증폭되는 효과가 바로 근접 효과이다(그림 31-2 참조).[19]

그러나 기술 매체 사용으로 인해 발생하는 음향적 특징을 인지하지 못한 아마추어 가수들은 청각적으로 인식된 소리를 주관적으로 해석하여 마이크와 전기증폭 없이 목소리만으로 이러한 발성을 구현하려 노력하게 되고, 결국 음성을 오남용하게 된다. 그러므로 대중음악 가창에 대한 교육이나 연구에 있어서 위와 같은 기술 매체에 대한 고려는 반드시 전제되어야 한다.[6]

4. 기식성 발성*breathy phonation*과 기식 음성*breathy voice*

동영상 ▶

음질*voice quality*의 변화 원리에 대해 이해하는 것은 쉽지 않으나, 구어 산출 시스템 가운데 성문음*the glottal source*과 성도의 공명 특성 변화로부터 나타나는 것으로 여겨진다. 음질 판단의 주관적인 속성은 복잡한 문제이므로 이것의 객관적 측정에 대해서는 상당한 논란이 있어 왔다.[4] 다양한 음색 중 객관적으로 음향적 측정이 가능한 것은 기식 음성, 거친 음성, 목쉰 음성이다. 이 음질들의 공통된 특징은 성대진동이 비주기적이며 음향특징에서 스펙트럼 소음이 많다는 것이다. 특히 기식 음성은 양쪽 성대가 적절하게 닫치지 않았을 때 성대진동에서 생성되는 긴장과 함께 마찰성 소음을 만든다.[20] 이처럼 기식 음성의 품질은 완전히 닫히지 않은 성문과 관련이 있으며, 성대가 느슨하거나 불완전하게 접근되면 난기류로 인해 보컬 신호*vocal signal*에 소음이 발생하고 강도는 감소하는 것으로 나타난다.[4]

정상 음성의 서너 배 이상의 호흡량 사용을 요하지만, 강도가 낮아 비효율적인 발성인 기식 음성은[20] 마이크와 전기 증폭 없이는 소수의 관객에게조차 들리지 않을 정도로 작은 음량이므로, 대중음악 가창에서만 사용하는 독특한 음질이라고 할 수 있다. 케이트 하이데만*Kate Heidemann*은 이러한 대중가수의 기식 음성이 이완, 친밀감 또는 관능성을 표현하며, 대중음악 가창이 차별화되는 주요 요소라고 설명한다. 대부분의 대중음악 가수의 목소리에는 어느 정도 기식 음성이 있어서 음량이 커지면 미묘하게 쉭쉭거리는 소리*hissing sound*가 난다. 바로 이것이 소음*noise*의 증가로 특징지어진다. 우리는 성도의 모양과 성대가 진동하는 방식을 변화시켜서 공기가 성대를 통과한 후 공기의 흐름을 교란시키고 기식 음성을 높일 수 있다. 그 결과는 근육이 이완된 느낌을 주며, 많은 대중적인 가창 스타일과 일상 대화 사이의 물리적, 개념적 관계를 지원한다.[21]

음성의 강도와 성대접촉 조절에 미숙한 가수들이 기식 음성을 사용할 때 완전히 닫히지 않은 성문 사이로 많은 양의 숨이 빠르게 배출되면 흉부 균형이 쉽게 무너지고 복부 수축이 급격해지는 문제로 인해 호흡조절에 어려움을 겪는다. 대중음악 가창에서 기식 음성을 적절하게 잘 사용하기 위해서는 필요한 구간에서만 성대접촉을 느슨하게 하는 기식성 발성*breathy phonation*을 선택적으로 사용하되, 원하는 지점에서는 언제든지 다시 완전한 성대접촉 상태로 바꿀 수 있도록 훈련해야 한다(동영상 31-1). 약한 강도의 음성 표현법을 익혀 기식 음성과 적절하게 교차하여 사용하는 것은 호흡 에너지 사용은 줄이고 가창 효과를 높이는 방법이다. 이를 위해서는 클래식 가창 훈련에서 사용되는 메사 디 보체*messa di voce*를 이용하여 음도는 유지하되 음량만 변화시키는 훈련이 도움이 된다.

IV 결론

대중음악 가창도 서양 클래식 가창에서 사용하는 효율적이고 건강한 발성을 기반으로 노래할 수 있다. 그러나 대중음악 가창에서는 클래식 발성에서 지양하는 비효율적 발성에서 비롯된 가수의 독특한 음색, 발성, 그리고 가창법이 대중음악만의 차별화된 음악적 가치와 효능을 지닐 수 있다. 이러한 가창 특성은 가수 스스로의 창의적 선택일 수도 있지만, 대부분은 음악 프로듀서와 녹음 엔지니어를 포함한 여러 공동작업자들의 협업 결과물이다. 상업적 이윤과 인기를 추구하는 과정에서, 가수의 음성 건강을 해치고 생명력을 단축시킬 위험이 있음에도 불구하고 비효율적이고 비경제적인 발성은 반복되고 있다. 이는 그러한 음색을 선호하며 열광하는 대중의 피드백이 반영된 결과이기도 하다. 따라서 대중음악 가수가 오랜 기간 활동하기 위해서는 건강한 음성 사용을 기초로 하되 대중음악만의 차별화된 발성과 가창법을 필요에 따라 적절히 선택 사용하도록 가수 스스로 철저한 음성 훈련과 관리가 필요하다. 더 나아가 가수, 음성치료사, 가창 교사, 그리고 프로듀서와 같은 공동 작업자들 사이에서 대중음악 가수의 음색과 발성에 대해 심도 있는 논의가 이루어져야 한다. 그래야만 가수가 음성 건강을 유지하면서도 차별화된 음색을 만들어낼 수 있는 환경이 조성될 것이다. 이러한 논의와 협력을 통해 가창자의 창의성이 존중되고 지속 가능한 활동이 가능해지기를 바라며, 이는 궁극적으로 대중음악의 심화와 지속 가능한 발전을 이끄는 힘이 될 것이다.

참고문헌

1. NEGUS, Keith. *대중음악이론*. 송화숙 외 역. 마티, 2012.
2. STARR, Larry., et al. *American Popular Music*, 6th ed. Oxford University Press, 2022.
3. 김도수. 한국의 현대 '실용음악'과 '보컬'의 개념상의 문제점 및 고등교육에서 보컬의 학문적 수용 전망. *이화음악논집*, 2011, 15.1: 53-93.
4. BOONE, Daniel R., et al. *The Voice and Voice Therapy*, 9th ed. Pearson Education, Inc., 2014.
5. WRIGHT, Richardson Little. *Hawkers & Walkers in Early America: Strolling Peddlers, Preachers, Lawyers, Doctors, Players, and Others, from the Beginning to the Civil War*. JB Lippincott, 1927.
6. 유미란. 대중음악 가창에 나타난 기식음성(breathy voice)의 양상과 영향 연구. 고려대학교 대학원 박사학위 논문, 2024.

7. CHANAN, Michael. *음악 녹음의 역사*. 박기호 역. 동문선, 2005
8. FRITH, Simon. Pop music. *The Cambridge Companion to POP AND ROCK*. Cambridge University Press, 2001.
9. ZIEGLER, Robert., et al. *Music: the definitive visual history*, 2nd ed. DK, 2020.
10. KATZ, Mark. *소리를 잡아라*. 허진 역. 마티, 2006.
11. THÉBERGE, Paul. 'Plugged in': technology and popular music. *The Cambridge Companion to POP AND ROCK*. Cambridge University Press, 2001.
12. SHUKER, Roy. *Popular Music: The Key Concepts*, 2nd ed. Routledge, 2005.
13. CAFFIER, Philipp P., et al. Common vocal effects and partial glottal vibration in professional nonclassical singers. *Journal of Voice*, 2018, 32.3: 340-346.
14. SUNDBERG, Johan; GRAMMING, Patricia; LOVETRI, Jeanette. Comparisons of pharynx, source, formant, and pressure characteristics in operatic and musical theatre singing. *Journal of Voice*, 1993, 7.4: 301-310.
15. ECHTERNACH, Matthias, et al. Vocal tract shapes in different singing functions used in musical theater singing—a pilot study. *Journal of Voice*, 2014, 28.5: 653. e1-653. e7.
16. POPEIL, Lisa. The multiplicity of belting. *Journal of Singing*, 2007, 64.1: 77-80.
17. MILES, Beth; HOLLIEN, Harry. Whither belting?. *Journal of Voice*, 1990, 4.1: 64-70.
18. SUNDBERG, Johan; THALÉN, Margareta; POPEIL, Lisa. Substyles of belting: phonatory and resonatory characteristics. *Journal of Voice*, 2012, 26.1: 44-50.
19. American Journal of Speech-Language Pathology, 2010, 19.4: 356-368.
20. CAROLE T. Ferrand. *언어임상을 위한 음성과학*. 한지연, 최양규 역. ㈜시그마프레스, 2007.
21. HEIDEMANN, Kate. A System for Describing Vocal Timbre in Popular Song. *Music Theory Online*, 2016, 22.1.

찾아보기

한글

ㅇ

ㅈ

ㅊ

영어

A

B

C

D

E

F

G

H

I

J

K

L

M

N

O

P

Q

R

S

T

U

V

W

Y

기타

후두음성언어의학 3판

발성의 이해와 음성치료

3판 1쇄 2025년 3월 29일

저 자 대한후두음성언어의학회
편집인 김한수(편집위원장)
발행인 권택균(회장)
출판사 **범문에듀케이션**
주 소 서울시 양천구 목동서로 211 범문빌딩 (우 07995)
전 화 (02) 2654-5131 팩 스 (02) 2652-1500
홈페이지 www.medicalplus.co.kr
등 록 2011년 1월 3일 제 2011-000001호

ISBN 979-11-5943-499-0 (93510)
판 형 215×275 mm
편집 · 디자인 (주)우일미디어디지텍

* 저자와 합의 하에 인지를 생략합니다.
* 잘못된 책은 교환하여 드립니다.